新生儿和小儿呼吸治疗
案例教学

Neonatal and Pediatric Respiratory Care
A Patient Case Method

主　编　Julianne S. Perretta
主　审　孙　波
主　译　刘曼玲　张　勤
副主译　陈　晨

译　者　（按汉语拼音排序）
　　　　陈　晨　西安医学院
　　　　郭子凯　西安医学院
　　　　李　静　西安医学院
　　　　刘曼玲　西安医学院
　　　　孙　波　复旦大学医学院呼吸病研究所
　　　　王　敏　陕西省人民医院
　　　　谢宛玲　西安医学院
　　　　徐　娜　西安医学院
　　　　张　勤　陕西省人民医院
　　　　张燕燕　陕西省人民医院
　　　　赵　璞　陕西省人民医院
　　　　周晓丽　西安医学院

秘　书　徐　娜

人民卫生出版社

图字号：01-2016-2219

图书在版编目（CIP）数据

新生儿和小儿呼吸治疗：案例教学 /（美）朱莉安娜•S. 佩利塔（Julianne S. Perretta）主编；刘曼玲，张勤主译. —北京：人民卫生出版社，2019

ISBN 978-7-117-27963-5

Ⅰ. ①新… Ⅱ. ①朱… ②刘… ③张… Ⅲ. ①新生儿疾病－呼吸系统疾病－治疗②小儿疾病－呼吸系统疾病－治疗 Ⅳ. ①R725.6

中国版本图书馆 CIP 数据核字（2019）第 008624 号

人卫智网 www.ipmph.com	医学教育、学术、考试、健康，购书智慧智能综合服务平台	
人卫官网 www.pmph.com	人卫官方资讯发布平台	

新生儿和小儿呼吸治疗案例教学

主　　译：刘曼玲　张　勤
出版发行：人民卫生出版社（中继线 010-59780011）
地　　址：北京市朝阳区潘家园南里 19 号
邮　　编：100021
E - mail：pmph @ pmph.com
购书热线：010-59787592　010-59787584　010-65264830
印　　刷：三河市宏达印刷有限公司（胜利）
经　　销：新华书店
开　　本：889×1194　1/16　印张：31
字　　数：1004 千字
版　　次：2019 年 1 月第 1 版　2020 年 6 月第 1 版第 2 次印刷
标准书号：ISBN 978-7-117-27963-5
定　　价：268.00 元

打击盗版举报电话：010-59787491　E-mail：WQ @ pmph.com
（凡属印装质量问题请与本社市场营销中心联系退换）

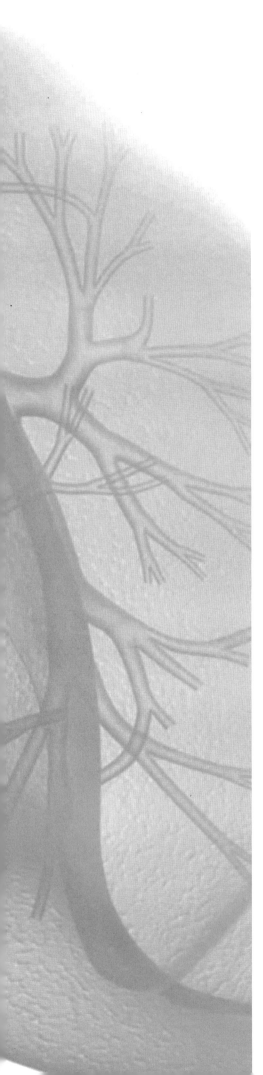

作 者

简·本森，MD
助理教授
儿科放射学
约翰霍普金斯大学医学院
巴尔的摩，马里兰州

芮妮·博斯，MD，MHS
助理教授
儿科学系新生儿学科室
约翰霍普金斯大学医学院
约翰霍普金斯大学伯曼生物伦理
学学院
巴尔的摩，马里兰州

玛丽莎·布鲁内蒂，MD
主治重症护理人员
费城儿童医院
费城，宾夕法尼亚州

希瑟·钱德勒，MD，MPH
儿科危重病人护理助理教授
艾莫利大学
亚特兰大，佐治亚州

肖恩·科尔伯恩，AS，RRT-NPS
儿科呼吸治疗师
费城儿童医院
费城，宾夕法尼亚州

伊丽莎白·克里斯托法洛，MD
儿科学助理教授
约翰霍普金斯大学医学院
巴尔的摩，马里兰州

艾伦·多伊奇，MD，FACS，FAAP
医学仿真和系统集成主任
医学仿真、高等教育和创新中心
费城儿童医院
费城，宾夕法尼亚州

迪拉吉·戈斯瓦米，MD
儿科危重病人护理人员
约翰霍普金斯医院
巴尔的摩，马里兰州

罗伯塔·黑尔斯，MHA，RRT-NPS，RN
仿真教育家
医学仿真、高等教育和创新中心
费城儿童医院
费城，宾夕法尼亚州

安德烈·L·奥内斯托，BS，RRT
呼吸治疗师 II
囊性纤维化中心
约翰霍普金斯医院
巴尔的摩，马里兰州

伊丽莎白·A·亨特，MD，MPH，P$_H$D
麻醉学和危重症医学副教授
儿科学副教授
约翰霍普金斯大学医学院
巴尔的摩，马里兰州

萨菲娜·卡拉尼，MD FRCSC
助理教授
渥太华大学
渥太华，安大略省

霍莉·洛森，PT
理疗医师 II
囊性纤维化中心
约翰霍普金斯医院
巴尔的摩，马里兰州

史黛丝·曼，BS，RRT
儿科呼吸治疗和 ECMO 服务经理
约翰霍普金斯医院
巴尔的摩，马里兰州

梅根·麦凯布，MD，FAAP
助理教授
儿科系儿科危重病学科室
儿科危重护理培训计划主任
耶鲁大学医学院
纽黑文市，康乃狄格州

莎伦·麦格拉斯·莫罗，MD，MBA
儿科学副教授
小儿肺科室
约翰霍普金斯医学院
巴尔的摩，马里兰州

彼得·小莫嘉泽，MD，P$_H$D
儿科学副教授
约翰霍普金斯医学院
囊性纤维化中心主任
约翰霍普金斯医院
巴尔的摩，马里兰州

莎拉·雅恩·莫拉，MD
儿科助理教授
马里兰地区新生儿转运方案医疗主任
马里兰大学医学院
巴尔的摩，马里兰州

怀恩·莫里森，MD，MBE
宾夕法尼亚大学佩雷尔曼医学院麻醉科和危重病人科系
助理教授
费城儿童医院
费城，宾夕法尼亚州

维纳·纳德卡尔尼，MD，MS
儿科危重病学讲席教授
宾夕法尼亚大学医学院麻醉学、危重病学和儿科学副教授
费城儿童医院
费城，宾夕法尼亚州

盖里·奥尔登伯，RRT-NPS
ECMO 和 VAD 项目经理
国家儿童医疗中心
华盛顿特区

史黛丝·B·佩蒂，MD
医学仿真、心脏重症监护室主任
麻醉学、危重病学助理教授
费城儿童医院
费城，宾夕法尼亚州

莎伦·波林，BS，RRT
医学仿真教育家
约翰霍普金斯大学医学仿真中心
巴尔的摩，马里兰州

苏珊娜·普雷斯特维奇，MD
住院儿科康复中心医疗主任
肯尼迪·克里格研究所
巴尔的摩，马里兰州

魏博拉·普利斯·道格拉斯，CRNP，IBCLC
马里兰地区新生儿转运项目协调主任
巴尔的摩，马里兰州

珍妮佛·舒特，MD
心脏 ICU 主治医师
国家儿童医疗中心
华盛顿特区

杰米·麦克尔拉思·施瓦茨，MD
心脏过程恢复中心、麻醉学和疼痛医学　医学主任
国家儿童医疗中心
华盛顿特区

提奥多拉·斯达夫罗迪思，MD
儿科学助理教授
南加利福尼亚大学
洛杉矶，加利福尼亚州

马修·特洛雅诺斯基，BA，RRT
成人呼吸治疗经理
约翰霍普金斯医院
巴尔的摩，马里兰州

凯伦·冯·伯格，PT
理疗医师 II
囊性纤维化中心
约翰霍普金斯医院
巴尔的摩，马里兰州

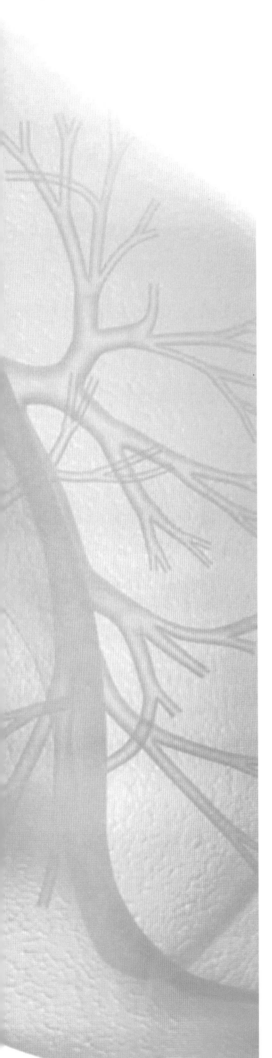

泰瑞·艾伦，BSHA，RRT-NPS
新生儿/儿科临床教育协调员
加州大学尔湾分校
奥兰治，CA

尼基·苏·布莱，BS，RRT-NPS
临床教育、呼吸治疗主任
海蓝恩社区学院
得梅因，WA

丽莎·康利，MA，RRT
斯帕坦堡社区学院临床教育主任
斯帕坦堡，SC

海伦·S·科宁，RRT
尚兹/UF医学中心注册呼吸治疗师
杰克逊维尔，FL

胡安妮塔·戴维斯，RRT
南阿尔伯塔理工学院院长
阿尔伯塔，加拿大

玛莎·德塞维拉，MED，RRT-AC-E
马萨索伊特社区大学呼吸治疗项
目主任
布罗克顿，MA

莱兹利·海兰德，BS，RRT-NPS
呼吸治疗项目主任
俄克拉荷马城社区学院
俄克拉荷马城，OK

南希·A·约翰逊，RRT-NPS
儿科呼吸治疗教育协调主任
克利夫兰大学医院彩虹婴儿
克利夫兰儿童医院，OH

罗伯特·L·小乔伊娜，PHD，RRT，FAARC
汉森科技学院副院长
呼吸疗法主任
索尔兹伯里大学
索尔兹伯里，MD

克里斯蒂·J·凯恩，PHD，RRT-NPS
呼吸治疗系主任
贝拉明大学
路易斯维尔，KY

阿乐塔·凯伊·马丁，BSRC，RRT-NPS
儿童医学中心临床教育家
达拉斯，TX

凯瑞·J·麦克尼文，MS，RRT
曼彻斯特社区大学　教授，主任
曼彻斯特，CT

丽莎·J·皮尔斯，MSA，BS，RRT
奥古斯塔工学院呼吸治疗临床主任
奥古斯塔，GA

乔吉特·罗森菲尔德，P_hD，RRT，RN
印度河州立学院呼吸治疗临床主任
皮尔斯堡，FL

梅丽莎·D·史密斯，BS，RRT
呼吸治疗教育协调主任
路易斯安那呼吸治疗协会主席
圣·坦慕尼教会医院
卡温顿，LA

史蒂芬·G·史密斯，MPA，RT，RRT
石溪大学临床助理教授
石溪大学，NY

珍娜·斯塔福德，BS，RRT，RCP
呼吸治疗教授
罗斯州立学院
米德韦斯特城，OK

乔治·斯威特，RN，RRT
霍华德县总医院呼吸治疗经理
哥伦比亚，MD

罗伯特·J·特莱朗格，MBA，RT，RRT-
NPS，CPFT，AE-C
莫洛伊学院呼吸治疗项目主任
洛克维尔中心，NY

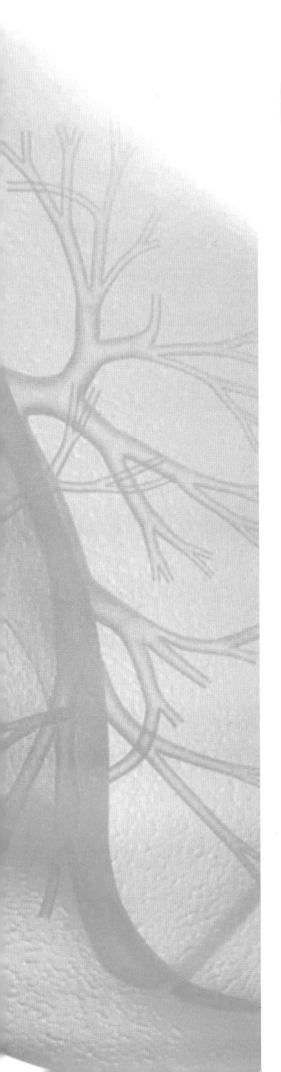

译者前言

　　呼吸治疗经过半个多世纪的发展已经成为临床医学的一个分支，它起源于美国。1947 年美国呼吸治疗学会（American Association for Respirtory Care，AARC）正式成立标志着呼吸治疗学科的建立。呼吸治疗师（Respiratory Therapist，RT）就是专门从事呼吸治疗的专业技术人员。美国已经建立健全规范的呼吸治疗教育体制和 RT 职业认证体系。目前为止美国有十几万 RT，已经形成一定的规模。他们在医生的指导下，对心肺功能不全或异常患者给予诊断、治疗和护理。例如为危重症者提供各种通气治疗、氧疗，各种医疗气体的使用和监测，各种雾化治疗、心肺复苏及其器具维护、肺康复，以及其他技术，如血气分析、肺功能测定、高压氧舱治疗等。北美、亚洲部分国家和地区也相继成立自己的专业呼吸治疗队伍。我国内地由于各种原因，呼吸治疗专业起步较晚，与之相关的专业书籍尤其是关于小儿、新生儿呼吸治疗方面的专业书籍十分匮乏。为了给广大的儿科、新生儿科临床医护人员，特别是那些入职不久的医护人员、临床实习生们提供更多的参考资料，我们组织专家将美国呼吸治疗师 Julianne S. Perretta 主编的 Neonatal and Peiatric Respiratory Care: A Patient Case Method 一书翻译成中文，以便有关的专业人员、临床规培人员及学生阅读。

　　本书原作者 Julianne S. Perretta 系美国医学类排名第三的约翰霍普金斯大学医学院医学模拟中心的优秀教育家、美国陶森大学卫生学院特聘教授。她从学生时期就立志专门从事小儿呼吸治疗，经过其不懈地努力积累了丰富的临床和教学工作经验，成为该专业领域的佼佼者。原作者以一名在儿科工作的呼吸治疗师这一独特视角，通过本书和广大儿科领域的年轻专业医护人员分享新生儿、儿科呼吸治疗的理论知识和技术，同时还通过临床案例将理论知识和临床实际相结合的方式将 RT 的工作角色定位、工作内容、在团队中的作用以及团队内部人员沟通与合作，评判性思维的理念及临床思维、判断逻辑过程展现得淋漓尽致。

　　《新生儿和小儿呼吸治疗：案例教学》共由 21 章构成，从第 1 章专门介绍儿科呼吸治疗与成人的不同开始、内容几乎涵盖所有新生儿、儿科呼吸治疗相关内容，从新生儿阶段的胎儿心肺发育、新生儿复苏、新生儿呼吸窘迫、早产儿呼吸暂停及支气管肺发育不良、足月儿疾病及新生儿常见肺部、多系统合并症，先天性心脏、气道、腹部畸形，儿科呼吸系统疾病、神经肌肉疾病和与呼吸功能有关的儿科意外伤害以及围生期、儿科呼吸治疗医学伦理和临终关怀等。本书的写作特点是每一章开始都引入临床案例，随着患儿病情进展，系统地介绍相关疾病的基础医学和临床专业知识以及呼吸治疗方法和技术，临床观察、分析治疗的结果，还有案例小结及评判性思维问题。同时格式规范统一，每一章都先列出本章的主要内容和目标，并以独特的方式介绍有关医疗团队合作、特殊病患群体和专业治疗技术方面的新观念。非常适合从事新生儿、儿科呼吸治疗方面工作的医护人员及学生阅读。

《新生儿和小儿呼吸治疗：案例教学》的翻译出版离不开所有译者的共同付出和努力。同时得到著名专家的指导、帮助和支持，孙波教授、张勤主任抽出宝贵时间审阅译稿，在此表示衷心的感谢！在后期的校对编排过程中，陕西省人民医院新生儿科的医生做了大量工作，在此也表示衷心的感谢！由于专业背景、能力和精力所限，如有疏漏之处，敬请批评指正。

再次感谢翻译团队的专家们、同事们，正是大家共同努力、团结协作才使本书的出版得以实现。

刘曼玲

2018 年 12 月

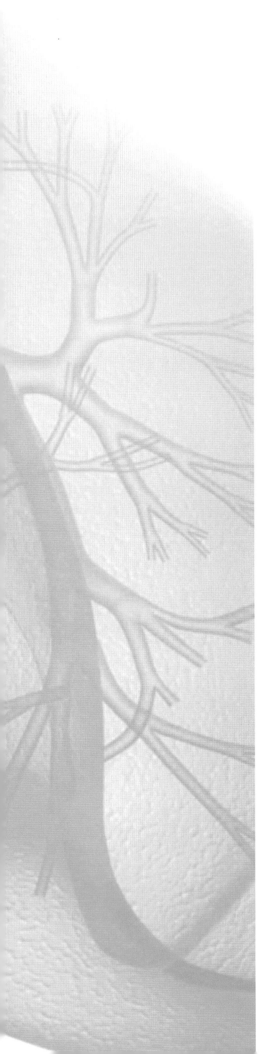

原著前言

自我开始在宾夕法尼亚州印第安纳大学的呼吸治疗学院接受呼吸治疗项目培训那时起，我就决心将儿童心肺管理作为重心。我主动在新生儿和儿科医院寻求更多地临床轮转机会。当时我的临床对象是病痛较轻的病人，因此我利用临床学习的机会向新生儿和儿科呼吸治疗师请教关于临床单元、设备和呼吸治疗师在患儿多学科管理中的作用等问题。毕业前，我在约翰霍普金斯大学的新生儿重症监护病区谋得了一个职位，这让我欣喜若狂，因为约翰霍普金斯大学是为数不多的会雇用新入职的呼吸治疗师进入儿科专业领域的几所大学之一。

我的经历并无独特之处。刚毕业的呼吸治疗专业的学生若想专攻儿童呼吸治疗领域，未来将充满了挑战。因为新生儿和儿科的临床轮转不相一致。有些学生或许在校期间未见过大量病患、疾病过程，或在课堂上也从未接触过有关治疗方法的探讨，因此毕业时没有治疗经验。纵观全国，不同专业的毕业生难以接触到新生儿和儿科病患，甚至同班同学之间的临床经验或许会完全不一样。我希望通过本书帮助学生们理解儿科和新生儿疾病、为学生能充分地理解患儿的诊疗并学会如何将所学知识用于临床奠定一定的基础。贯穿本书的临床案例有助于读者理解临床信息，同时也利于培养其评判性思维能力。

引入案例

每章的开篇首先介绍一位病患，章节的内容中不时地提到该病患。该病患的经历将补充以下主要概念，如实验室检查数值、临床观察和治疗方法等。章节的末尾再次提到病患，总结其治疗方案和结果，以及提出一些评判性思维问题。

格式一致

关于每一种疾病的章节，其呈现方式和顺序都是一样的，都包括章节论述背景，病理生理学，临床表现，管理和治疗，以及病程和预后。每章的背景信息包含以下问题：该病情的出现频率如何（发病率）？该病的易感人群是哪些？（如新生儿，还是幼儿；男孩，还是女孩）？该疾病是否为先天性疾病？是否具有传染性？还包括一般性病因和相关表述。

病理生理学重点介绍患儿身体内发生的生理学变化，疾病是如何发展,疾病的变异及其分类。临床表现介绍患儿的临床体征和症状,如生命体征、X 线影像学表现、血气检测值和其他的阳性体征,以及其他诊断工具。管理和治疗包括外科干预,药物治疗,呼吸和通气干预,以及其他跨学科方法。病程和预后部分介绍该病的发病率和死亡率、远期并发症、预计的病程和住院天数,以及诊疗花费。

每章末尾附加与本章节内容相关疾病的案例分析,并附有评判性思维问题。另外,还有选择题以供读者自测是否达到每章的主要学习目标。

特点

每一章都以独特的方式介绍有关医疗团队合作、特殊病患群体和专业治疗技术方面的新观念。

- **临床变化:**该部分介绍疾病在临床表现、患者评估或诊断工具方面的变化。这些变化或许是该疾病的非典型性表现、罕见表现或并发症。这些变化与其典型表现不同,因此容易被误诊,甚至有可能会被漏诊。
- **临床实证:**该部分引入一种新的方法和(或)即将问世的方法来管理病人或疾病。该方法或许尚未达到目前循证治疗的标准,然而其研究并未结束,并在今后有望成为治疗患者的常规方法。

- **团队合作:**该部分将团队合作和最佳临床实践的观念贯穿始终。团队合作是患儿治疗的重要组成部分。这些内容为读者诠释怎样才算是真正的团队合作及其技巧。
- **特殊人群:**该部分介绍某些疾病特殊患者的人口学特征,这些患者需要呼吸治疗师给予特殊的治疗或者关注。

图示

本书每一章都有图示,帮助读者明确主要信息。图示包括:

 医生提醒

 药理学

 动脉血气

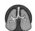 机械通气

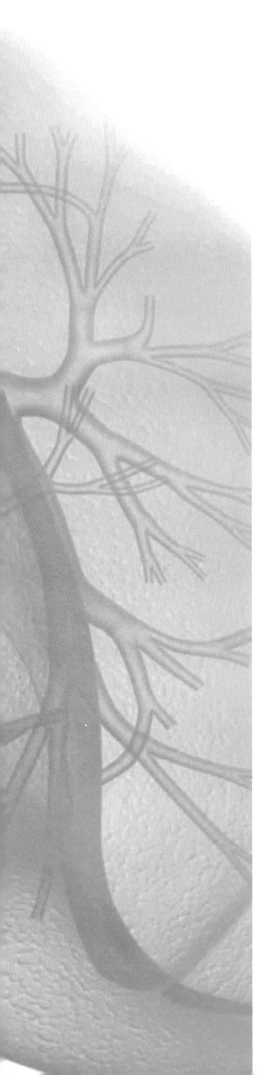

致 谢

我十分感激让本书成功问世的诸位同僚。首先,我要感谢所有的编著作者,他们在新生儿和儿科医学中的专业造诣对本书的成功出版功不可没。我要格外感谢帕特丽夏·诺兰建立了试题库,劳拉·希普设立了教师板块,丹妮丝·斯蒂克利编纂了词汇表。

感谢 F. A. Davis 戴维斯公司的安迪·麦克菲和昆西·麦克唐纳向我提供了编写创新性的儿科呼吸治疗教科书这个疯狂的想法。正是由于她们信心百倍,才鼓舞我着手编写这本书。编写第一版书,离不开大量的编辑工作和支持。我要感谢麦肯齐·劳伦斯在最初阶段的耐心和指导,感谢(Auctorial Pursuits, Inc)乔安娜·凯恩和帕梅拉·斯佩在完成文稿时的指导。

感谢我的家人在书籍编写期间给予的耐心、鼓励和并展现出坚韧的品格。非常感谢我的父母和我先生的母亲为我的研发提供了安静的家庭环境。项目开始之时,我只有一个孩子,还未到入学年龄;而现在我已有两个孩子。我十分感激"母亲"这个身份给予我的特殊意义。最重要的是,我的丈夫乔丹鼓励我开始这个项目并一直激励着我。多少个周末,他只身一人看管孩子们,只为了让我能专心致志地编书,对此,我心怀莫大的感激。

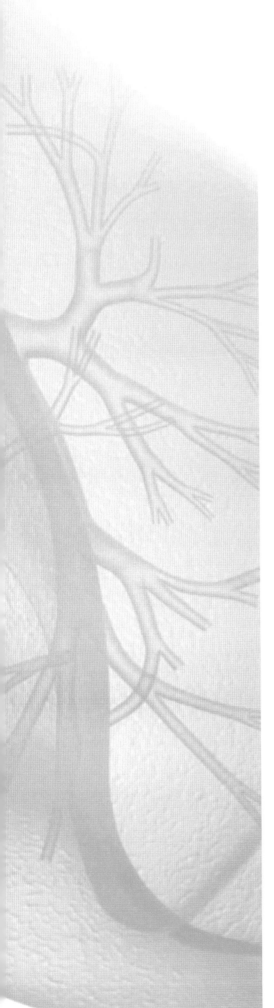

目 录

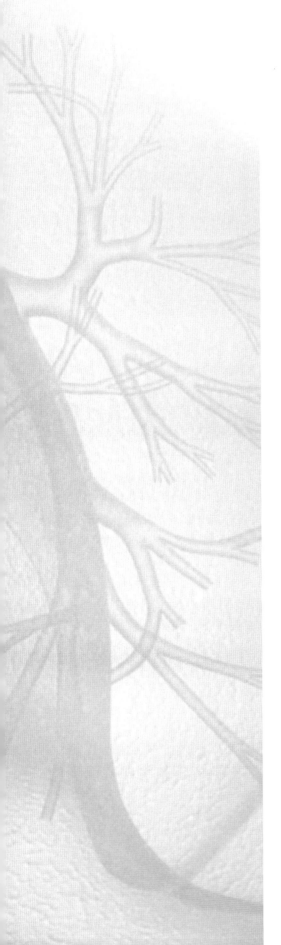

第 1 章
儿童监护：呼吸治疗的新方法

朱莉安娜·S·佩雷塔, MSEd, RRT-NPS, CHSE

本章目标

通过本章的学习，读者将能够：

1. 论述为何呼吸治疗医师应该能够监护儿科患者的两个理由。
2. 辨别儿童解剖结构与成人的主要区别及其对儿科患者气道管理的影响。
3. 叙述新生儿生理学和儿科生理学的区别如何影响呼吸功。
4. 明确儿科患者评估必须依据发育标志而调整的三种方式。
5. 列举不同年龄段心率、呼吸率、血压和动脉血气的正常值和危急值。
6. 论述监测儿童氧合和通气的方法。
7. 列举将儿科患者用药差错风险最小化的三种方法。
8. 叙述使用目标效果如何增加儿科气雾剂用药的剂量。
9. 选择特定年龄下雾化药物的用药方式。
10. 依据儿科患者的年龄或体重选择呼吸治疗设备。
11. 区分美国儿科学会提出的新生儿重症监护室的三个等级和儿科重症监护室的两个等级。
12. 阐释循证医学并叙述其对儿童保健的影响。

▌▌ 杰米·蒂博

假设你是乡村医院急诊室的呼吸治疗医师，13：30 分，分诊护士呼叫你对刚入院的女婴杰米·蒂博做检查。她 8 个月大。护士告诉你女婴的父母参加完堂兄弟的生日宴会后驱车回家，当时女婴在后座发出高调的呼吸声。护士认为杰米应该是呼吸窘迫，但是由于医院没有儿科病房，她也不敢妄自判定。该护士已经向地区儿科医疗转运队发出紧急求助，医生还在路上，而你正赶往急诊室，协助治疗该女婴。

美国医院协会 2010 年年度调查显示美国共有 5754 家注册医院（1），其中只有不到 5% 是儿科医院。对于在医院工作的临床医师来说，这一数据意味着大多数医院的照顾对象是成人而非儿童。那么，为什么呼吸治疗医师懂得如何照顾儿科患者如此重要？第一，多数社区医院都至少设有一个儿科住院部。第二，儿科的长期监护和呼吸治疗是家庭医疗保健服务的重要组成部分。

很多临床医师认为对病重患者的监护极具挑战性，然而，有人认为更有挑战性的是病情稳定的患者却快速恶化至生命垂危。儿童可被归为此类，因为与成人相比，儿童生理储备能力弱，代偿失调的速度快。儿童常见的危急情况通常源于呼吸系统，因此呼吸治疗医师对于任一儿科急救团队来说至关重要。医技高明的呼吸治疗医师能够在非急性期确诊需要高级监护的病人，进而挽救他们的生命。经验丰富的临床医师可以确定所在医院能提供的医疗资源在何时已无法满足病人的治疗需要。这种技能弥足珍贵。如果想尽早

确认患儿呼吸窘迫并请求外部支援，医师须有信心和潜心。这在照顾儿童时很有必要，因为他们需要被尽快转院到专业儿科医院，以接受更高级别的监护。

照顾儿童与成人有很多不同之处，涉及解剖结构、生理和身体发育。例如，儿童的表达方式与成人不同，随着年龄的增长，儿童的交流方式也在改变。儿童的体型不尽相同，因此设备选择也要与之适应。预期的正常生命体征在不同年龄段有所差异，因此儿科患者评估，尤其是疼痛评估应依据年龄调整。药物剂量和药理反应在成人和儿童身上也不一致，所以应采用不同的服药方法。

本章探讨了上述不同之处及其如何影响儿童呼吸管理的开展方式。儿童所需的医疗服务内涵丰富，但是只有住院的和重症监护室里的新生儿和儿童才可获得。本章确认了由美国儿科协会（AAP）所推荐的新生儿和儿童重症监护室分类体系，同时叙述循证医学及其在当前病人管理中的重要性。随着对儿童研究的推进，医疗保健社区有责任紧跟美国儿科学会新的建议并作出相应改变。

儿童和成人在身体结构和生理功能上的差异

在辨别不同年龄段的身体结构和生理功能差异之前，首先辨别属于儿科病患的年龄范围显得十分重要。这些术语见框 1-1，本书用这些术语界定儿童期的时间阶段。

极早产新生儿	胎龄不足 32 周
中度早产新生儿	胎龄 32～34 周
晚期早产新生儿	胎龄 34 0/7～36 6/7 周
足月新生儿	胎龄 38～42 周,至产后第 1 个月
婴儿期	1～12 个月
幼儿期	12 个月～36 个月
学龄前儿童	4 岁～5 岁零 1 个月
学龄期儿童	5 岁零 1 个月～12 岁
青春期	12～18 岁
成人	18 岁以上

儿童和成人身体结构上的差异在儿童尚处于婴儿期便已显著。例如,研究鼻咽、口咽和咽腔时我们会有清楚的认识,因为在儿童成长期,这些部位一直在发育。这些变化对气道管理有影响。身体结构差异及其影响概要见表 1-1。

从鼻咽开始,差异包括:

- 婴幼儿天生用鼻呼吸。他们不完全依靠鼻子呼吸但是优先通过鼻子呼吸。任何阻碍,例如黏液或炎症,将增加气流和呼吸功的阻力。
- 在儿童期,舌头大口腔小,婴儿期更是如此。这种特点使得舌头自然成为气道的阻碍物。当对昏迷不醒的儿童进行面罩通气时,必须保证经口呼吸道畅通,避免舌头阻塞气道。
- 儿童扁桃体和增殖腺较大,咽腔里淋巴组织也较多。这些部位存在潜在的肿胀可能,会导致上气道阻塞。这些部位在受到创伤或插管时会大量流血,阻碍医生的视野,给呼吸带来风险。
- 儿童的会厌体积较大灵活性差,呈 Ω 或 U 型。与成人会厌相比,其更呈水平位置,更易受到创伤的影响。
- 与成人相比,婴儿会厌和喉口的角度更尖锐,给经鼻盲探气管插管造成困难。
- 婴儿的声门处于第一颈椎骨(C1)。随着胸腔和气管生长,儿童在 7 岁时声门移至 C3-C4 间。成

表 1-1　成人和儿童的解剖结构差异

解剖特征	(与成人相比)儿童的特征	临床意义
舌头	与口腔相比舌头较大	舌头天生会阻碍气道
扁桃体、增殖腺咽、淋巴组织	体积大,咽腔内淋巴组织数量多	这些部位存在潜在的肿胀可能会导致上气道阻塞。在受到创伤或插管时会大量流血,阻碍医生的视野,给呼吸带来风险
会厌	体积较大灵活性差,呈 Ω 或 U 形,位置较水平	造成插管时可视化困难
会厌和喉口	两者之间角度锐利	插管和经鼻盲探插管可视化困难
声门	位置更高更前	造成插管时直接可视化困难
环状软骨	儿童气道内最小的部位	无套囊导管能在环状软骨处封闭
环甲膜	体积较小,小于 3 岁的儿童几乎没有环甲膜	为婴儿和儿童实施环甲膜穿刺和环甲膜切开术很困难
胸腔外气管	更易拉伸	呼吸窘迫时塌陷的风险增加
气管	较短	气管导管错位和意外拔管经常发生
气道	直径较小	由于肿胀,常发生气道阻塞
胸廓	婴儿肋骨和胸骨是软骨 肋骨位置更加水平	胸廓不稳定;负压下胸壁易塌陷 婴儿胸廓收缩更明显
膈	婴儿呼吸的主要动作	婴儿用腹呼吸;增加潮气量时 呼吸功增加
主支气管	右主支气管与气管纵轴角度小	插管误入右主支气管和右主支气管 异物阻塞时常发生
导气管	直径较小	发生反应性气道疾病时有明显痛苦
肺泡	出生时少,儿童期数量增加 婴儿无肺泡间孔	发生肺泡疾病时多见呼吸窘迫 下气道阻塞时婴儿代谢失常加快
心脏	就胸腔直径而言,心脏体积大	功能残气量少
肺弹性回缩	小于成人	
腹腔内脏	比例较大,推挤横膈膜	
胸壁	顺应性更强	

人后声门位于 C5-C6 间。因此与成人相比，儿童的声门位置更高更前。

- 环状软骨是儿童气道内最小的部位，而声带是成人气道内最小的部位。因为无套囊的气管插管（ETT）能紧紧贴住儿童的环状软骨，所以以无套囊的插管足以封闭气管和插管之间的缝隙。使用无套囊的气管插管时，合适的大小非常重要，因为 ETT 太小会导致漏气，太大会导致气管损伤。

- 儿童环甲膜较小，小于三岁的儿童几乎没有环甲膜。这意味着即使可以为婴儿和儿童实施紧急手术气道技术（如环甲膜穿刺针和环甲膜切开术），也会异常困难。

- 儿童的气管比成人气管小、韧性较强。这种特点意味着在压力下儿童气管的形状会改变。新生儿气管直径约为 6mm，软骨尚未充分发育，所以比成人的更具有可塑性。但同时意味着新生儿的气管更易塌陷。出现炎症时，气道阻力呈几何式增长。呼吸窘迫时吸气压力增加导致胸内负压增加，也会导致胸腔外气管塌陷。治疗呼吸功增加的儿科病患时应格外注意，因为病人为减轻气道阻塞而增加呼吸用力时，往往会加剧这种阻塞。

- 儿童气道直径比成人的小，更易因肿胀而发生呼吸道阻塞。

- 儿童气管较短，导管错位和意外拔管发生频率高于成人。因为头部活动引起的气管微小移位会导致气管插管移动（见图 1-1）。

无论成人还是儿童，打开气道的有效方法是使病人呈**鼻吸气位**，即病人的头和下巴略微向上，保持气道打开。然而，患儿的枕部（即其头后部）比较大，可能会导致颈部屈曲，无意间造成气道阻塞。为了保持成人患者的气道在适当位置，可以在其头下放置一个布卷。对于儿童不用这样做，对于婴儿，可以在其肩下放置一个布卷即可保持在鼻吸位。图 1-2 列举了成人、儿童和婴儿合适的鼻吸位体位。

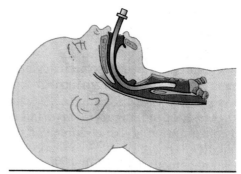
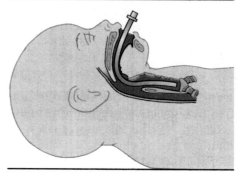
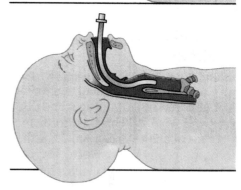

图 1-1　该图显示患儿头的位置扭动时对气管内导管位置的影响

总而言之，婴幼儿（不足 2 岁的小儿）气道位置较高较前。超过 8 岁以上小儿的气道和成人相似。2～8 岁小儿的则是处于两者之间的过渡范围之内，以上所述解剖学的差异，会影响到小儿的气道管理和护理操作。从正性的方面来看，解剖方面的差异使得患儿与患儿之间保持一致，因此，当为某一位患儿提供气道护理的时候，具有一定的预测性。然而对于成人情况就不同了，成人有与其体格、关节炎及慢性疾病相关

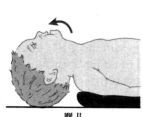
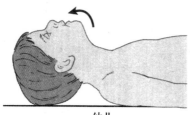
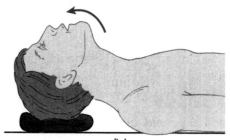

婴儿　　　　　　　　幼儿　　　　　　　　　　成人

图 1-2　婴儿、幼儿和成人的吸气位

的复杂性气道问题。

说到胸腔，必须强调小儿和成人之间的差别。

- 婴儿的肋骨和胸骨的几乎都是软骨，与成人相比其肋骨几乎处于水平位。胸廓的形状并不稳定，受到负压时，胸廓会塌陷。婴儿会出现明显的胸廓凹陷，尤其常见于早产儿。软骨质较多的肋骨意味在对患儿实施心肺复苏的胸外按压时，不会导致肋骨骨折(2)。

- 婴儿的呼吸模式主要是靠膈肌运动所产生的腹式呼吸。胸廓容积不稳定，使得其难以通过增加胸廓体积来提高每分钟通气量。婴儿必须借助于降低膈肌位置，以实现提高潮气量，这样就会引起呼吸功增加。为了避免增加呼吸功，婴儿通常会加快呼吸频率以达到增加每分通气量的目标。

- 小儿气管隆突处与右主支气管之间的夹角比成人小，使得给患儿进行气管插管时容易误入右主支气管，或者是因吸入的异物阻塞右肺。

- 在出生时其气道的数目已经发育完成，然而，气道的直径会随着肺部的发育逐渐增加。这就是导致儿童易患呼吸道高敏性疾病的原因。这倒不是说气道黏膜水肿和平滑肌再也不会引起反应，而是指因气道直径增加，气道阻塞的程度不那么明显了。

- 目前还难以在活体人身上直接测定出肺泡的数量。近年一项经电子显微镜研究测算出成年男性肺中约有 4.8 亿到 5 亿个肺泡，1 立方毫米肺实质含有近 170 个肺泡(3)。从出生到成人，肺泡表面积增加了 20 倍(4)。目前，科学界就肺泡如何增加、何时增加尚未达成一致。2006 年一篇文章对几项不同研究做了归类，这些研究分别认为肺泡停止生长的年龄为 2 岁、8 岁、11 岁和 20 岁(4)。概言之，这些研究指出，当身体停止生长，肺也停止生长。肺的大部分成长主要集中在 3 岁之前。

- 新生儿肺泡囊结构与成人不同。生命最初几年，肺经历微血管成熟阶段，此时肺泡隔融合变薄，2 至 3 年后，其外观呈成人肺的样子，只是体积较小。新生儿肺泡也没有**肺泡间孔**（相邻肺泡之间的小孔），降低了新生儿侧支通气的容量。缺乏侧支通气意味着下气道阻塞时，新生儿和婴儿将受到大的影响并很快就代偿失调。

与成人相比，婴幼儿肺储备功能低，肺储备也称为**功能残气量（FRC）**，意为平静呼吸后肺内残留的气量。其成因如下。

- 按胸腔直径比例算，婴幼儿的心脏较大，压迫了肺，降低了肺容量。

- 婴儿胸壁顺应性强于成人。

- 幼儿肺弹性回缩力小于成人。

- 儿童的腹腔内脏比例大，抵压着横膈膜。这使得面罩通气时发生胃胀气对儿童来说更加危险。使用环状软骨按压（也称 Sellick 法），即施压于环状软骨，使之压向脊椎，由此压闭食道管而防止胃内容物返流误吸入气道，可以减少儿童胃胀气，甚至在通气罩内气压大于 40cmH$_2$O（1cmH$_2$O=0.098kPa）时，该方法也适用(5)。同时也能降低通气的风险。这对婴儿而言尤为重要，因为胃胀气将极大地损害通气。

此外，儿童基本氧耗是成人的 2 倍：儿童为 6ml O$_2$/kg；成人为 3ml O$_2$/kg。儿童较低的肺储备和较高的耗氧量，在临床上意味着他们比成人氧饱和下降更迅速。通过气道管理，医师得出结论：当儿童的氧饱和度低于 90% 时采用浓度 1.0 FiO$_2$ 面罩通气(5)。

患者评估

患者评估要求采集患者过去和当前健康的主客观信息。收集儿童的主观信息十分不易，而例如生命体征和血气值等客观信息又存在年龄差异。呼吸治疗医师应意识到这些差异，精确地评估儿科患者，在充分证明的基础上做临床决策。

进行患者评估时必须了解病人病历和主诉。不同年龄、不同疾病的儿童的会意能力（**接受性语言**）和表达自己思想感情的能力（**表达性语言**）不尽相同，给主观患者评估带来挑战。社交和语言发育标志对与儿科患者进行交流和对其评估至关重要。

发育标志

以下各点叙述了从婴儿到 5 岁儿童社交和语言发展标准的典型进展。这些进展都属于一般性指南，典型发育儿童应在以下各时间范围前后与发育标志相符(2)。

- 3 个月时，婴儿开始发出长的、音乐式的元音声（喔啊声）。同时会伸手抓熟悉的人或物，还会期待喂食。

- 6 个月时，婴儿发出更高级的声音（如咿呀学语、笑声和啊呜声），并能认出陌生人。他们能预感到恐惧，但不会表达，因此，婴儿在 6 个月大时的焦虑水平反映出其父母的焦虑水平。

- 9个月时，婴儿开始不加选择地说"妈妈"和"爸爸"，做手势，摇手表达再见，明白"不"的意思。他们开始探索周围的世界，频繁地将物品放到嘴里，所以要注意婴儿吸入异物。
- 15个月时，蹒跚学步的幼儿会说4～6个字，听一个字的号令（如"走"）。他们会模仿行为，应声走来，配合穿衣，使用杯子、勺。
- 18个月时，幼儿会说7～10个字，知道5个身体部位。他们会学习成人的日常工作如扫地除尘、与其他孩子玩耍。这个阶段，他们能配合医生的评估，会问问题。此时的孩子能用"疼""伤"来表达疼痛。
- 2岁时，幼儿词汇量为50，会使用例如"我、你"等代词（尽管有用错的情况），并开始说两个字的话。
- 3岁左右，学步的儿童至少认识250个字，熟悉所有的代词，能够重复两位数。他们知道自己名字的全称，年龄和性别。他们知道自己身体上的感觉，但也许还需要视觉提示来确定感官接受如疼痛（特殊人群1-1）。
- 4岁时，儿童能识别颜色、唱歌、背诗和问问题。他们会"天方夜谭"，并与一群孩童集体玩耍。
- 5岁时，儿童能写自己的名字，遵守规则，喜欢扫地等日常家务活。这个年龄段的儿童能亲自参与医疗护理，如自己使用定量定压式雾化器，也能进一步理解身体感受如疼痛，同时在检查和评估期间进行合作。

疼痛评估

评估小孩或尚无法进行交流儿童的疼痛感尤其困难。各种工具被用于帮助医务人员评估并管理儿童的疼痛。

- **婴儿**：剧烈疼痛的生理反应包括血压升高、心率和呼吸频率加快，同时还伴有氧饱和下降嚎哭、发汗、脸色潮红和苍白。把上述表现作为慢性病痛的指标是不可靠的，因为此时身体已经不对病痛有生理反应。通过观察哭喊的特征和时长、面部表情、视觉跟踪（眼睛追随运动）、身体运动、对刺激的反应，可以注意到行为反应。一种行为评估工具叫做新生儿疼痛量表（NIPS）（7）可被用来量化早产儿、足月新生儿以及6周大婴儿的疼痛。脸、腿、活动、哭声、可安抚性（FLACC疼痛行为评估量表）是用于尚无语言能力病人的疼痛量表，通过0-10的评价系统，量化例如面部表情、腿部活动、活力、哭声和可安抚性等疼痛行为，以评价实施疼痛干预的有效性（8）。
- **学前年龄儿童**：除了与婴儿相同的生理和行为反应，Wong-Baker面部疼痛评估量表法是3岁儿童可使用的自测工具，以表达疼痛强度（图1-3）。
- **学龄儿童和青少年**：除了观察生理和行为反应，医生可要求病人描述疼痛、查找疼痛部位，表达疼的特点。约7～8岁起，儿童能使用标准疼痛评定量表，0表示无痛感，10表示从未有过的痛感。

体重

体重是儿童身上最重要的患者数据之一，但在急症中并不总能获得。药物剂量的使用基于体重，在不知道体重的情况下才考虑身高和年龄。美国疾病与控制中心和世界卫生组织为婴儿、学龄儿童和青少年制定了生长曲线表。预防护理中使用这些曲线表，监控生长与发育，以及身高和体重之间不一致的情况。在紧急医护时，这些曲标表能辅助已知年龄情况下的身高或体重评估。见本章末男女生长曲线图1-4～图1-7（9）。

研究表明以肉眼估计病人的体重通常不准确、不可靠（10）。在紧急状况下评估儿童的体重可以使用若干方法，其中包括莱弗勒公式、塞隆公式和布罗兹洛测量等三种。对于1～10岁的儿童使用莱弗勒和

● 特殊人群 1-1

自闭症谱系障碍

自闭症谱系障碍（ASDs）是一组神经发育障碍，影响儿童感知世界的方式，使他们难以和人交流并进行社会交往。在美国，每88个儿童中就有一个（每54个男孩中有一个）受该病症影响，严重影响儿童与医务人员的交流（6）。儿童在3岁前就能表现出清楚的ASDs迹象，包括语言和社交能力延迟，以及一成不变、重复的行为。患该病的儿童会表现出不同的症状，所以与他们交流很具挑战性。尽管患病儿童能听懂问题，但很难给出确切的回答，也难有目光交流，对陌生人的触碰也许很敏感。患童对痛觉刺激也许呈超敏感性或低敏感性，因此对诊断活动反映过强或过弱。ASDs儿童的父母和看护人应向医务人员告知如何最好地与患童交流。在获取主观信息和进行评估时，向孩子父母和看护人寻求帮助，就如何与患童有效交流向他们寻求建议。

Wong-Baker面部疼痛评估量表

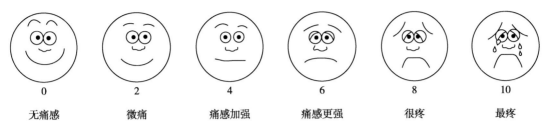

0	2	4	6	8	10
无痛感	**微痛**	**痛感加强**	**痛感更强**	**很疼**	**最疼**

图 1-3　Wong-Baker 面部疼痛评估量表。(版权 1983，Wong-Baker 面部疼痛评估量表基金会，本书使用已获许可．网站 www.WongBakerFACES.org. 最初发表于 Whaley & Wong《婴幼儿护理》的书中。©Elsevier Inc.)

塞隆公式。英国莱弗勒公式与美国心脏协会（AHA）培训大纲（儿科高级生命支持）中使用的方程式类似。研发塞隆公式的目的是希望提高对超重儿童体重估计的准确度（11），该方法对 40kg 以上的患儿最有效。公式如下：

莱弗勒公式：体重（kg）=（出生月数 /2）+4

塞隆公式：体重（kg）=（exp［(0.175 571× 年龄)＋ 2.197 099］

布罗兹洛测量是儿童医疗急救时使用的既长又耐用的卷尺装置，用于 12 岁及以下、体重最大不超过 80 磅（≈ 36.3kg）的儿童。卷尺上有色码，基于儿童身高和相对应的体重，给医护人员提供具体医疗指导。该方法会低估较大儿童的体重，但对于年龄较小的儿童，该方法能更精地帮助选择医疗设备的尺寸。

由于美国儿童身高、年龄和体重之间的关系未必适用于别国，所以对体重的估计应持续进行（见实践证据 1-1）。

● 实践证据 1-1

上臂围（12）

多年来，上臂围被用来评定发展中国家存在的营养不良情况。健康儿童生命体征和 USCOM 研究在香港小学和幼儿园征集了 1～11 岁健康的华裔儿童，实施了体重和上臂围测量以及其他一些测量。进行上臂围测量时，儿童的右臂放松，在肘部弯曲 90 度。找到相应标志以确定上臂的中点，在中点处用围尺包裹上臂一周，注意围尺应持平、不勒紧皮肤。上臂围与体重高度相关，并随年龄增长越来越相关。对于学龄儿童，其公式：体重（kg）=［上臂围（cm）–10］×3 至少与布罗兹洛测量一样精确，比莱弗勒公式精确，但该公式不适用于学龄前儿童。研究的结论是基于上臂围的体重估算公式用于学龄儿童是可靠的，上臂带可以代替布罗兹洛测量。

生命体征

与成人相比，儿童生命体征值不尽相同，并随年龄而变，认识到这一点很重要。表 1-2 列举了不同年龄儿童的心率（HR）、呼吸速率（RR）和血压（BP）的标准值。测得血压值后，平均动脉血压（MAP）的计算公式为：

MAP = 1/3 收缩压 + 2/3 舒张压

所以 12 岁男性正常的平均动脉血压为 1/3（106）+ 2/3（62）或 35.3 + 41.3，即 76.6mmHg。平均动脉血压（MAP）被儿科用来评估血压稳定性和心脏收缩与拟交感神经药物的疗效。

儿童与成人的呼吸评估方法一致，然而，评估儿童呼吸状态并获得生命体征时应留心，因为 HR、RR、脉搏血氧测定和 BP 的精确测量会受到病人活动和应激性的影响。由于很难观测早产儿的呼吸速率，所以使用听诊器计算自发呼吸速率是最好的方法。然而，婴儿受到触摸时呼吸加快，所以想测得准确的速率需要一些时间。辨别非常小的儿童的呼吸音更加困难；由于听诊时儿童会哭叫，所以常听到声带噪声。哭闹会将婴儿的呼吸功（WOB）增加至 32 倍，因此必须尽可能让处于呼吸性窘迫中的幼儿保持平静。让幼儿处于安静舒适的环境并接触熟悉的人有助于减轻焦虑，将呼吸窘迫降至最低。

脉搏血氧测定

脉搏血氧测定一直被提倡，因为它是一种精确的、简单的和无创性的测量动脉血氧饱和度（SaO_2）的方法。脉搏血氧测定（SpO_2）能精确测量标准的 SaO_2 并准确发现各种情况下的饱和不足。它能提高我们评估婴儿和儿童心肺状态的能力。与成人相似，健康儿童呼吸室内空气时，其 SpO_2 读数大于 97%。

脉搏血氧测定比观测呼吸速率更能让医务人员了解到关于儿科病患更多的诊断信息。研究表明，尽

表1-2　2、13和14岁标准生命体征值

年龄（岁）	心率（每分钟心跳次数）	呼吸速率（每分钟呼吸次数）	血压（mmHg）* 收缩压	舒张压
新生儿	95～160	30～60	72	55
婴儿	110～180	24～38	90	54
1			85	53
			86	40
2	90～150	22～30	88	42
			88	45
3			91	46
			89	49
4			93	50
	65～135	20～24	91	52
5			95	55
			93	54
6			96	55
			94	56
7	60～130		97	57
			96	57
8		18～24	99	57
			96	57
9			100	60
			100	59
10			102	61
			102	60
11			104	61
			103	61
12	60～110	16～22	106	62
			105	62
13			108	62
			107	63
14			111	63
			109	64
15			113	63
			110	65
16			116	65
		14～20	111	66
17			118	67
			111	66
18	60～100	12～20	120	80

*第50百分位的血压值是指处于同等年龄正常血压第50百分位处的血压值（即同等年龄正常血压的平均值）。男前，女后

管SpO$_2$读数小于90%，只有不到一半病人的呼吸速率升高到（相应年龄的）第80百分位（16）。这意味着脉搏血氧测定之前，未发生呼吸窘迫的血氧不足患者有可能未被诊断出来。然而，脉搏血氧测定不是唯一评估患者氧合的方法。心输出量、细胞呼吸或新陈代谢和血红蛋白的变化都会影响组织缺氧（临床变化1-1），在脉搏血氧测定时并未评估这些因素。

临床变化 1-1

脉搏血氧测定缺少的环节

夜间，14 岁女孩因白血病住院，需要召唤医生诊断其心动过速引发的呼吸困难。常规体格检查显示患者脸色苍白，心动过速达 165bpm。其体温为 98.6°F（37°C），呼吸速率为 50 次 / 分，血压是 104/54mmHg，氧饱和度为 95%。午后，完全血细胞计数显示血红蛋白（Hb）是 9g/dl，但是病人称傍晚出现了吐血。"你给氧了吗？"医生问护士。"没有，氧饱和度为 95%。她因为心动过速呼叫我过来，要不要找心脏病专家来？"又一次血样采集显示血红蛋白（Hb）下降到 6g/dl。病人需要输血，同时注入胶体（黏稠）液。护士最终克服了不情愿的心理，将氧气增加到 10L/min。病人的心动过速和呼吸困难逐渐缓和。

因为该病人血红蛋白太低（成人标准值为 12～16g/dl），其身体试图通过增加心输出量和每分钟通气量来代偿。该病人比较幸运，因为其脉搏血氧读数为 95%。然而，该例更好地证明了病人身上的某一块数据不能代表病人的整体状况。增加该患者红血细胞计数能增加她将氧输送给组织的能力，使通气和心率回归正常。

血气监测

如成人一样，动脉血 pH 是体内酸 / 碱状态唯一且最好的指标。动脉血气（ABG）取样仍是评估 pH、动脉血氧分压（PaO_2）、动脉血二氧化碳分压（$PaCO_2$）、和碳酸氢盐（HCO_3）的黄金标准。儿童 ABG 样本的适应症状与成人一致：需要估计病人通气量充足度、氧合、酸碱状态；评估病人对治疗干预的反应，和 / 或诊断评价；需要监测已有疾病过程的严重程度和过程（18）。ABG 取样的禁忌通常只出现在确定部位环节而不是全过程。其中包括改良型艾伦实验结果，其

能表明缺乏侧支循环（应选用另一肢），或病人同侧肢体前端有损伤或手术分流。若清楚所选肢体有感染或周围血管疾病，则应选取其他部位。凝血病或高剂量抗凝血治疗（如肝素或可密定）相对来说是动脉穿刺的禁忌。儿童因年龄不同，ABG 标准值有细微差别。表 1-3 列举了这些差异以及成人 ABG 标准值范围。

因为能采到的血量较小，所以儿童比成人的样本较少，因此 ABG 样本错误在儿科患者样本中更加明显。错误包括：

- **肝素稀释**：因样本容量小，新生儿和儿科样本更易受液体肝素稀释误差的影响。肝素 pH 比血低，所以肝素可以降低 pH 而不影响 $PaCO_2$。这会使 ABG 结果倾向于代谢性酸中毒，如果收集 ABG 样本之前未将肝素从位于血管置管管道中完全清理，此情况在新生儿脐血取样中更常见。对比当前 pH 并计算碳酸氢盐和之前的 ABG 结果能够帮助人们在错误发生之前就发现它。

- **样本进入空气**：气泡包含室内空气，室内空气含有 158mmHg 的 PO_2 和约 0mmHg 的 PCO_2。当 CO_2 均匀地进入气泡，血液中的 $PaCO_2$ 将降低，因为气体从高压区流向低压区直到二者平衡。室内空气会改变动脉血样中的 PaO_2 以使二者平衡，但是根据血样开始时的 PaO_2 来升高或降低它。如果样本 PaO_2 大于 158mmHg，氧气从血液进入空气样本，降低血样的 PaO_2。如果样本 PaO_2 小于 158mmHg，额外的氧分子将进入血液样本并增加所测得的 PaO_2。避免这种情况就要在取样后立即将气泡从注射器推至末端并排挤出去。

- **静脉血掺杂**：此错误易发生在穿刺时而非动脉管取样。由于局部代谢、灌注、组织和器官功能，周围静脉血含有不同的 PvO_2，$PvCO_2$ 和 pH 值。因此，静脉样本和动脉样本之间无直接相关性。总言之，会出现较低的 PO_2 值和较高的 PCO_2 值。

表 1-3　呼吸室内空气时，室温 37°C，动脉血气正常值（14, 19～20 岁）

年龄	pH	$PaCO_2$（mmHg）	PaO_2（mmHg）	HCO_3（mEq/L）
早产婴儿（<28 周孕期）	≥7.25	45～55	45～65	20～24
新生儿（出生）	7.26～7.29	55	60	19
新生儿（>24 小时）	7.37	33	70	20
婴儿（1～24 个月）	7.40	34	90	20
儿童（7～19 岁）	7.39	37	96	22
成人（>19 岁）	7.35～7.45	35～45	90～110	22～26

从右心房或右心室采集的混合静脉血样与 ABG 有相关性,后者的样本有酸碱状态变化的趋势。标准混合静脉血气值为 pH = 7.38,$PvCO_2$ = 48mmHg,PvO_2 = 40mmHg。

● **体温:** 病人体温过低过高会引起所测得血气结果的准确性降低。这是由于血气分析仪的电极加热到了正常体温水平。总言之,体温每下降 2°C 导致 $PaCO_2$ 降低,因此使 pH 降低 0.03。体温降低还引起所测得的 PaO_2 降低。体温增加也会引起相应变化。

● **代谢作用:** 血液离开人体后继续代谢。如果样本处于室温,pH 降低,CO_2 增加,PaO_2 降低。医院曾经使用过冰冻样本的方法,但是当把样本存储在塑料注射器中就无效果了。因此,当前的建议是采集得样本后立即分析(19)。

动脉穿刺和导管插入的复杂性迫使临床医生留意多种动脉样本的其他合适方案。有几种方法可以监测新生儿和儿科患者的酸碱状态。表 1-4 罗列了不同的方法及其优缺点。监测婴儿和幼儿通气量的两种特有方法是经皮监测和毛细血管血气取样。

经皮监测

经皮监测指用电化方法通过加热局部皮肤达到高灌注,测得皮肤表面的 PO_2 和 PCO_2。这种方法不产生创伤就能估计动脉氧和二氧化碳。经皮监测能减少对人造成创伤而采集的血气样本数量并能持续监测婴幼儿的通气。经皮监测被认为是患者评估的安全方法,但是要对其值进行必要的验证以避免结果错误以及发生不当治疗。验证经皮测验,应先获得动脉血样并与同时获得的经皮测验读数对比。监测的开始就应该进行验证并每隔一段时间再次验证。虽然经皮监测无创,不代表没有并发症。皮肤完整性受损的病人(尤其是早产婴儿)在监测时会出现组织损伤如红斑、水泡、烧伤和皮肤裂开(21)。对胶黏剂过敏的病人也会有电极引发并发症的风险。

毛细血管血气取样

通过动脉化毛细血管血液只能对动脉血值进行粗略估计。生理学上讲,血液流经已扩张的毛细血管床,没有时间让氧气和二氧化碳交换,所以获取的样本与动脉中的血的酸碱平衡几乎完全一致。毛细血管样本中的氧气值与动脉样本中的没有关联性,因此毛细血管血气中的 PO_2 值无临床用途(22)。**毛细血管血气(CBG)** 样本可从温暖的脚跟、指尖或趾尖的两侧获得。发生的取样错误包括:

● 对取血点的保温不够
● 取样管中有凝块
● 过度挤压或"挤"导致受静脉血和间隙液污染
● 取样时使血液接触空气

表 1-4 监测新生儿和儿科病患酸碱状况和氧合的技巧			
方式	说明	优点	缺点
脐内动脉导管留置	导管置入脐内一个或两个动脉	易于放置,使取样方便;因为取样时患者不受影响,所以血气稳定;能持续监测血压	只适用于新生儿,有重大并发症的风险,如:栓塞(空气或凝块);动脉闭塞;血流感染
外周动脉血管内导管留置	导管置入一个或几个外周动脉(桡动脉、股动脉、肱动脉、胫后动脉都是适于小孩的部位)	能持续监测血压;一旦置入,能轻松获得稳态的样本	与脐内导管置入一样,出现严重并发症,包括:局部麻醉过敏;动脉痉挛;血管创伤;疼痛;血管迷走神经反应 放置错误或移动,会形成成血肿(穿刺处的动脉渗漏引发组织下出现含血肿胀)
动脉穿刺	从桡动脉、肱动脉、胫后动脉或股动脉的一次性动脉血取样	无导管时能获取血样	取样方法对病人造成疼痛,会改变每分钟通气量,因此改变血气值。并发症包括:血管创伤;动脉痉挛;血管迷走神经反应;栓塞(空气或凝块);动脉闭塞
毛细血管取样	从脚跟或手指的一次性取样;对慢性病人是理想的方法	发生并发症的比率低;易于操作;对 pH 和 PCO_2 的估计公正	PO_2 值不可靠;外周灌注不良时,毛细血管样本不准确
经皮监测	加热皮肤的电极用来监测 PO_2 和 PCO_2	能持续监测;无创伤	比其他方法贵很多;对病人的灌注减少,结果就不准确

毛细血管取样的并发症包括足跟结节钙化、取样部位的感染、血肿、疼痛、结痂和擦伤。CBG 样本对新生儿患者最有帮助，尤其是使用机械通气的患儿，因为需要对他们进行连续的血液取样但又无法获得动脉血液。CBG 可用于连续监测并判断 pH 和 PCO_2 的趋势。

你到了急诊室分诊区，向杰米的父母做了自我介绍。你向父母询问患儿的病史。患儿从未发生过敏，最近开始吃手指食物，见到熟悉的成人会喊"爸爸"。他们当时在堂兄弟的派对上，并刚刚用完餐，那时杰米开始烦躁，因为到了午睡时间，所以父母将她抱到车里然后离开亲戚家。在车里，杰米发出"喔啊"声，在后座咿咿呀呀一阵。然后开始呜咽、大哭，进而发出高分贝、尖锐的哭闹声。高速路上他们看见指示医院的路标然后停车来到急诊室。蒂博夫妇说杰米一直很健康，没有呼吸病史。

你检查了一下杰米，注意到她肉嘟嘟的，坐在父亲的胳膊上，显得有点不舒服。她蹬腿，表情奇怪，看起来无法安定下来。你听到了一种很大声的吸气性哮鸣音，有点像喘鸣。时不时地，杰米会微弱哭一次，脸颊潮红，皮肤摸起来很热。当你开始评估时，护士将她接到心电图监护仪和脉搏血氧饱和度仪上。HR 为 180bpm，伴有窦性心律，RR 是 70 次/分，SpO_2 是 90%。血压 60/33mmHg。你正要用听诊器听她的肺时注意到杰米闭上双眼，刚才痛苦的表情也舒缓下来。她不再哭闹，但是你还是听见她呼吸时有哮鸣音。

🩺 药理学

直到 20 世纪 90 年代以前，内科治疗研究不包括对儿童的研究。因此，食品药品监督管理局（FDA）批准的药仅有 20%～30% 标记指征可适用于儿童。这表明，FDA 并未研究这些药物对儿童是否有作用；儿童会有什么不一样的反应；或者剂量是多少才合适，且不会超过大部分儿童的年龄、体重和发育阶段。2011 年，II 级儿科重症监护室的一份研究中，临床研究员写到，药剂房配发的药物，有 24% 不准用于任何年龄的儿科病人，43% 获准用于有限年龄段的儿童，33% 获准用于所有年龄段的儿童（23）。儿童对于药物、生物制剂（如基因疗法）和医疗器械会如何反应尚有很多不清楚的地方。然而，对于这种情

况的弥补方面已经有了很大的进展。"如果一种药品的儿科使用群体很大，或者该药品有积极的治疗效果"，FDA 有权命令进行儿科药品研究以获得该药品被核实的适应证。如果缺乏对药品的标识，危害将非常大（24）。

为鼓励和支持制药公司进行儿科药物研究，现已进行了两种举措：《最佳儿童医药品法案》（BPCA）和《儿科研究平等法案》（PREA）。这两个法案对在药品试验中考虑儿童的企业提供激励措施，包括专营权（即专利保护，允许这些企业制药，并在一段时期内不受其他药品供货商的竞争）。在这两个法案保护之下，2009 年 2 月 20 日，与儿科研究相关的超过 260 种药品更换了标识。BPCA 激励措施下研究的超过 170 种药物中，有 159 种更换了新的儿科标签信息，其中 45 种药品用了新的数据或者增强了儿科安全数据，而这些数据先前并不清楚。27 种药物换了新的剂量或剂量发生变化，50 种药物配以新的信息；并未发现该药物对儿童有效（25）。

然而这些举措并未缩小所有可能被儿童使用药物的差距。还有很多经常用于儿童的药物处于"超药品说明书用药"。**超药品说明书用药**（26）指药品不按照标签上的说明使用，而是有预期用途，例如年龄、特定情况。因为 FDA 不能在法律上规定某一种药物在何种使用情况下可以进行超药品说明书用药。当药物治疗用于任何适应证，应注意以下几点：

● 开药方式应遵守社区的监护标准。
● 疗法合理；疗法基于合理的生理学原则和病理需求。
● 疗法安全，意味着医生要知道到疗法已知的副作用、评估毒性的方法；基于病人的病情，病人能接受何种风险。
● 开始药物剂量之前已决定监测副作用和安全性的参数。

用药差错

美国医学研究所（IOM）将**药物不良事件**定义为与药物有关的医疗干预带来的伤害，可归为可预防和不可预防原因（28）。用药不良反应包括通常不可预知的，如意外过敏反应，以及可预知的，如与药物药理性质相关的有害反应或毒性反应。**用药差错**指配方、发药过程中任何可预防的事件，忽视病人是否有伤或有受伤的可能。用药差错是人犯错或系统缺陷的结果。据报道，成人用药差错 5% 由于处方书写错误，

但是对于儿科病患，这一数字是成人的3倍(29)。《美国药典》(USP)用药错误报告程序1995—1999年的研究显示，用药错误极大的增长率对儿科病人带来的伤害或致死率是31%，而成人为13%(30)。然而，潜在的不良药物事件——那些错误不产生危害——发生在儿科病人身上的概率是成人的3倍(29)。

由于很多药物缺乏正式的儿科适应证信息和用药剂量指导，因此增加了用药差错的风险，同时也是对儿科病人用药差错发生次数与成人巨大差别的原因(29)。美国医学研究所(IOM)1999年的报告暗示用药差错至少在部分情况下是导致每年98 000病人死亡的直接原因(28)，也使住院病人护理费用增加了约47 000美元，或使700张床位的教学医院每年护理费用增加约280万美元。儿童体重、体表面积和器官系统成熟程度不尽相同，影响了他们代谢、排出药物的能力。此外，因为大多数药物剂量需要计算体重，所以几乎没有儿童标准剂量方案。

《美国药典》(USP)确定了以下排名前10儿科用药差错原因(截止2000年12月31日，两年内)：

1. 药物选择错误
2. 不遵守程序或治疗方案
3. 沟通不畅
4. 处方抄写不准确或抄写省略
5. 信息不准
6. 药品分发系统错误
7. 知识缺乏
8. 计算错误
9. 电脑输入错误
10. 缺乏系统安全保护(30)

报告中还指出前四个原因是50%以上儿科用药差错的原因。分心、工作量增加、医护人员经验不足以及人手不足是70%用药错误的原因(30)。

医护人员能通过几十种方法减少医院不良药品事件的发生次数。以下是美国儿科学会(AAP)建议的减少儿科用药错误的方案和指导方针(29)。

- 为安全、有效的药物制备提供合适的工作环境。
- 标准医嘱单含病人体重、过去和新的过敏情况、处方医师姓名、签字、和联系电话等信息栏。
- 建立并完善实用的儿科处方汇编系统，对药物评估、选择和治疗用途制定方针。
- 确保根据体重制定的剂量不超过推荐成人剂量。
- 确保计算正确。
- 将体重写在每一个处方医嘱单上。

- 根据需要，写下剂量和数量；详细说明所使用的剂量强度。
- 拼写剂量单位而不是使用缩写(如毫克、微克，而不是mg或μg；用"单位"而不是"U")。
- 对药物改变和儿科不同情况的治疗方法都清楚、精通。
- 如果可能，请咨询药剂师。
- 给病人服药前请确认病人身份。

雾化用药

与成人相比，给儿童进行雾化用药的剂量和用药过程尤具挑战性。上、下气道解剖结构差异影响药物沉积量，所以各医院的雾化用药剂量有所差异，医师也可能缺乏对于如何进行雾化用药的了解。很多雾化用药存在超药品说明书用药的情况，因此上述情况更加复杂。

虽然FDA批准允许给12岁以上病人使用几乎所有的β受体激动促效剂和皮质类固醇制剂，但是FDA不批准给新生儿使用呼吸系统药物(31)。雾化用药是一种首选的治疗方法，比全身性用药方法有益处。益处包括：

- 全身暴露和全身效应减少。
- 比静脉注射和口服的剂量小。
- 无痛，一般来说是安全的给药方法。
- 缓解了无法给非常小的幼儿口服药片的情况。
- 避免使非常幼小的儿童在**药动学**（药物代谢、尤其是作用期间、体内分布和排泄方法）和**药效学**（药物作用）因素方面复杂化。
- 药物作用能迅速开始。

给儿童使用的大多数药物药量是以体重(kg)计算的。然而气雾剂剂量不是以体重计算，而是以到达肺部的药量计算的。确定吸入药物药量的方法要基于**目标效应**。当服用一种药物直到实现了预期效果或直到出现难以接受的副作用或中毒现象，目标效应就达到了。仅有一小部分气雾药物剂量能真正到达下呼吸道。最有可能沉积在成人气道的气雾粒径大小范围为1～5，即只有传统喷雾剂用药粒子的10%～15%大小。儿童气道直径小，加之较小潮气量和较低的吸气流量表明只有较小比例的气雾剂粒子才能到达下呼吸道，因此儿童接受的剂量占规定剂量的比例较少。此外，给儿童进行气雾剂治疗时会出现呼吸疾病常见的发炎、分泌物和感染，因此剂量又进一步减少了。潮气量较小意味着在进行持续喷雾剂治疗时会浪费更多的药物。幼儿常常难以遵从指令,因此实施气雾剂时不能屏气,减少了气雾剂在下呼吸道的存留时间,降低了吸收。现有数据表明新生儿和婴儿的达剂量低至小于 1%(32),幼儿为 2.7%(33)。尽管比率较低,到达幼儿肺部的每公斤体重的药物量仍比到达成人肺部的药物量大。一项研究采用目标效应,比较了给 4~12 岁急性哮喘儿童使用标准 2.5mg 剂量的沙丁胺醇和 0.1mg/kg 剂量的沙丁胺醇,其结果表明就流量、氧饱和、临床评分而言无临床效果区别,同时也无心血管和震颤副作用的区别。

为使雾化药物到达的有效性最大化,给儿童送达药物时应慎选设备。通过吸入器送达药物也许与送达其他药物不一样。与治疗成年病患一样,为使疗效最大化,进行吸入装置时应有必要的训练。对于每天费力给幼儿送达正确吸入药物的父母来说,很难与医嘱疗法完全一致。通过干粉吸入器和自然呼吸入定量药物吸入剂的药物送达方式非常复杂,学龄儿童或许不能正确掌控其治疗。能正确掌握压力型定量吸入气雾剂(pMDI)吸入技术的儿童占 39%~67%(35)。给 5 岁以下儿童进行药物送达应选择带有面罩和垫片的 pMDI(35)。垫片能消除口咽和胃内的药物损失,因此使得有效剂量到达气道。哭喊会破坏压力定量气雾剂和喷雾器的口罩密封,损失几乎所有的气雾剂量(36)。无论张嘴与否,婴儿偏好用鼻呼吸,因此需注意送达气雾剂时应对准鼻子而不是嘴巴(33)。9 岁时,儿童能自主使用所有带有咬口装置的面罩,吸气量也足以使任何吸气需要的传送系统起作用。

影响送达儿童和儿科病患 MDI 剂量的外部因素包括:

- 垫片内的容量
- 塑料垫片的静电荷
- 有无呼气阀及呼气阀的设计
- 有吸气阀
- 面罩和咬口死角(无效区)的数量

选择送药设备应依据病人的年龄、所用药物、治疗情况。呼吸治疗师应记住最好的送药设备是病人能用、愿用的设备,这一点非常重要。

设备选择

为儿科病患挑选呼吸治疗设备应依据年龄和/或体重。重要的是要选择正确尺寸的设备以最佳地处理气道、运输合适的氧气与药物,同时避免病人因不

适当的药物补给而引起并发症。

由于 3 岁以下儿童的声门位置较高较前、会厌松弛、舌头较大,建议使用直型喉镜窥视片(直镜 Miller)。由于气道可扩张,所以该设备能抬起气道,直接掌控会厌。根据病人的体重喉镜窥视片尺寸和类型。

- Size 0 Miller(直型):小于 3kg
- Size 1 Miller:6~11kg
- Size 2 Miller:12~31kg
- Size 2 Macintosh(弯型):19~31kg
- Size 3 Miller 或 Macintosh:大于 31kg

还有为不同年龄的儿科病人选择 ETT 的方法。新生儿的 ETT 选择或根据孕龄(出生时气管插管),或根据体重(知道体重的情况下;见表 1-5)。婴儿应首选无套囊 ETT。对于大于 1 岁的儿童,选择 ETT 时应根据以下计算方式:

$$ETT 尺寸(mm) = (16 + 年龄)/4$$

因此,6 岁孩子需要的插管尺寸为 $(16 + 6)/4$ 或 22/4,也就是 5.5mm 的 ETT。约 12 到 14 岁时,使用的插管尺寸与成人相同。这个年龄段女孩的 ETT 尺寸为 7.0~8.5mm,男孩为 8.0~10.0mm。没有证据显示哪个年龄段应该使用带套囊或无套囊的 ETT,因此美国心脏协会"儿科高级生命支持"当前的建议为:由临床医师决定是否使用带套囊或无套囊的 ETT(38)。

表 1-5　新生儿气管插管型号选择

孕龄(周)	体重	插管型号(mm)	插入深度 - 唇至管端(cm)
<28	<1000g	2.5	7
28~34	1000~2000g	3.0	8
34~38	2000~3000g	3.5	9
>38	>3000g	3.5~4.0	10

由于气管短,儿童气管插管深度适宜是重中之重。确定 ETT 插入深度的方法主要有以下三种:

对于任何年龄段的儿童,插入深度为导管内径乘以 3 计算。这样儿科医生能够获得合适的深度(经唇计算)。

对于婴儿,插入深度为体重(kg)加 6。这样儿科医生能够获得合适的深度(经唇计算)。

插管时,医生将 ETT 穿过声带,直到在声带处看见声带标志之一(图 1-8)。医生读出嘴唇处导管标记的厘米数,以记录正确的插入深度。

气道管理和氧气输送的设备型号见表 1-6。

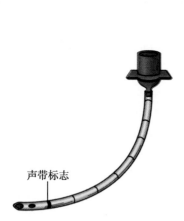

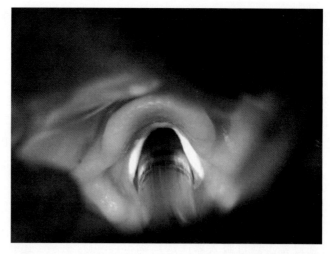

声带标志

图 1-8　声带标志

表 1-6　依据病人体重选择呼吸设备

设备	病人体重（kg）					
	6 ~ 9	10 ~ 11	12 ~ 18	19 ~ 23	23 ~ 31	>31
口腔导气管（mm）	50mm	60mm		70mm	80mm	
鼻腔导气管（法国）	14	18	20～22	24	26	30
氧气面罩	婴儿	儿童			儿童 / 成人	成人
喉面罩导气管（LMA）	1.5	2	2～2.5	2.5	3	

急诊室医生走进病房，注意到你和护士站在病床边。他向蒂博夫妇做了自我介绍后询问了关于杰米的病史。你礼貌地打断了他们，因为你担心的是杰米不再哭闹，看起来不像之前那么活跃。"医生，我有点担心，因为杰米停止了哭闹，"你说道，"她的脉搏血氧测定（SpO_2）只有 90%，吸气哮鸣。看起来不如几分钟前灵活。我不清楚她不适的原因，但我认为我们需要立即对她进行呼吸支持。"当时你注意到杰米的呼吸速率为 25 次 / 分。护士小心翼翼地从蒂博先生胳膊里接过杰米，将她放在检查台上。你将床单的一部分卷起来垫在她肩下以保持气道打开。在等待适合婴儿用的设备时，你将成人用的非再呼吸式面罩罩在杰米的口鼻上。她的 SpO_2 升至 93% 后不再上升。带有布罗兹洛带尺和色码的儿科设备车推进病房。分诊护士对杰米进行测量，估计其体重为 8～9 公斤，处于布罗兹洛带尺上的红色区间。值班护士从设备车搬下红色设备箱，递给你新生儿氧气面罩和婴儿复苏囊。杰米呼吸速率现在约为 6 次 / 分。你将复苏囊连接氧源，流量为 10L，吸入氧浓度（FiO_2）为 1.0，并检查确保复苏囊运行正常。你给她采取头部倾斜下巴抬高的方式，开始做手控通气，每分钟呼吸 20 下。

重症监护室分类

各医院的类型和服务质量不尽相同。儿科和新生儿危重病人的治疗实践相对来说时间较短，在过去几十年中一直发展。为了了解重症监护室提供的监护范围，AAP 制定了新生儿重症监护室（NICUs）和儿科儿重症监护室（PICUs）的分类方针。依据 ICU 的相应等级，了解其服务、监测、人员、药物、设备十分重要。这些分级将用于本文案例研究的始末，以证明其服务对于医生和病患是合格的。表 1-7 列举了 NICUs 的分级，表 1-8 选取了 PICUs 分级的信息。

循证医学

循证医学的创始人戴维·萨基特博士（David Sackett）将循证医学定义为"慎重、准确和明智地应用当前所能获得的最好的研究依据，同时结合医生的个人专业技能和多年临床经验，考虑病人的价值和愿望，将三者完美地结合制定出病人的治疗措施"(42)。循证医学在确定病人的治疗方案时，融合了医生的临床技能、病人价值和最好的研究依据。临床技能指的是医生的经验、教育背景和技能。最好的研究依据是

表 1-7　新生儿重症监护室分级（40）

I 级		合格的新生儿病房能够做到： 凡有婴儿出生，就能提供新生儿复苏 评估并为健康的新生儿提供产后监护 稳定并监护 35～37 周出生且生理稳定的婴儿 在新生儿被转移到能提供合适水平监护的设备之前，稳定生病的新生儿和小于 35 周孕期就出生的婴儿
II 级		II 级 NICUs 分为两类，其依据的是设备能够提供包括持续气道正压通气在内的辅助通气能力
	A	能够做到： 在早产儿和（或）病婴被转移至能提供新生儿重症监护的设备之前，能够使他们复苏或稳定 为≤32 周孕期就出生的婴儿和体重≤1500g，生理不成熟如早产儿呼吸暂停、无法维持体温、无法经口进食或者能快速康复且不需要紧急专科转院分科服务的中度症状的婴儿提供监护 为重症监护后正逐渐康复的婴儿提供监护
	B	有与 II 级 A 类监护室一样的功能，另能提供短期（<24 小时）机械通气或持续气道正压通气
III 级		III 级 NICUs 分为 3 类：
	A	能够做到： 为>28 周孕期出生、体重 1000g 的婴儿提供综合监护 仅为接受常规机械通气的新生儿提供持续生命支持 进行小外科手术，例如中心静脉导管插管或腹股沟疝修复术
	B	能够提供： 为出生体重极轻的婴儿（≤1000g，孕期≤28 周）提供综合监护 高级呼吸支持，例如：只要新生儿需要，就提供高频通气和一氧化氮吸入 各种儿科医疗专科医师能及时到达现场 紧急情况时的先进成像技术和解读，包括计算机体层摄影、磁共振成像和超声心动图 儿科外科专家和儿科麻醉师在现场或其他相关地点，能做如下大手术：动脉导管未闭结扎术，腹壁缺损修复术，伴有肠穿孔的坏死性小肠结肠炎，气管食管瘘，和 / 或食管闭锁，以及脊髓脊膜膨出症等
	C	有与 III 级 B 类 NICU 一样的功能，所在医院有能力进行体外膜式氧合、需要体外循环的复杂先天性心脏修补术

表 1-8　儿科重症监护室分级（仅列举必要的项目）（41）

种类	I 级	II 级
实体设备		
每个床位有 2 个或更多的氧气和空气出口	√	√
方便快捷到达床头	√	√
电视、收音机、玩具	√	√
医师工作人员		
每天至少有一个内科医生 24 小时在病房	√	√
每天 24 小时在病房值班的医师（儿科学或麻醉学）须住院医师规范培训研究生毕业 3 年以上	√	
儿科重症护理人员 30 分到位或最迟 1 小时内到位	√	
麻醉医师	√	√
儿科麻醉师	√	
普通外科医生	√	√
儿科外科医生	√	
神经外科医生	√	√
儿科神经外科医生	√	
耳鼻喉科医生	√	
矫形外科医生	√	
儿科专科医生		
儿科重症护理人员	√	√
儿科心脏病专家	√	
儿科肾病专家	√	
新生儿学专家	√	√

种类	I级	II级
神经科专家	√	
放射科医生	√	√
儿科放射科医生	√	
精神科医师或心理学家	√	
呼吸治疗人员		
有主管人负责培训执业呼吸治疗师（RRT）	√	√
设备维护和质量管理和评估	√	√
定科在PICU的呼吸治疗师需每天24小时在病房值班	√	
呼吸治疗师需每天24小时在病房值班	√	√
呼吸治疗师需熟悉小儿呼吸衰竭处理	√	√
完成儿科高级生命支持（PALS）的培训或相当课程（充分非必要）	√	√
呼吸支持设备		
带阀门面罩复苏气囊	√	√
氧气瓶	√	√
呼吸气体湿化器	√	√
空气压缩机	√	√
空气氧气混合器	√	√
儿科的所有型号的呼吸机	√	√
吸入疗法仪器	√	√
胸部理疗和吸引	√	√
肺活量计	√	√
带警报的持续氧分析仪	√	√

表 1-8　儿科重症监护室分级（仅列举必要的项目）（41）（续表）

指以合理方法进行的临床相关研究（42）。循证实践的方法见框 1-2。

所有已发表的数据不能同等使用，为了帮助医生和科学家，人们研究了不同的体系以区分研究证据的质量和有效性。美国预防服务工作组（USPSTF）是独立的初级保健服务提供者小组，成员是预防和循证医学的专家。小组的目标是对多种临床预防保健服务进行科学的循证评价，并为初级保健医生和医疗体系发展建议方案。USPSTF 建立了"研究设计分级结构"（44）（框 1-3）因为该小组意识到研究设计是所研究内容信息有效性的重要组成部分。

一旦获得了某个问题的数据并验证了研究的有效性，USPSTF 对每个建议用 5 个字母等级中的 1 个（A、B、C、D 或 I）进行评级，同时对临床实践和有关净效益等级的确定提供建议（表 1-9）。该分级系统证明了美国是如何安全有效地贯彻循证实践的。众所周知，USPSTF 对儿科提出的建议包括筛查新生儿听力损失、镰刀形细胞病、儿童肥胖、语言发育迟缓、高血压和各种癌症（45）。工作组还对儿童和青少年吸烟的问题咨询提供建议。

框 1-2　循证实践的方法

1. **评估患者**：从患者处获得其以往问题的信息，主诉，疾病史，曾经用药，生命体征和其他主客观数据
2. **提问**：基于已获得的数据，建立临床问题，问题的答案有助于对病人的护理或能够指导未来的治疗。标准的临床问题包括四部分，即简称为 PICO（40）：
   病人问题或人群：包括主要问题；主要关切和主诉；疾病或健康状况；人口统计数据如年龄、种族、性别、以往疾病和当前用药
   　　干预措施：你准备如何干预患者（如诊断测试、治疗、辅助治疗、用药）
   　　备选措施：考虑的其他主要方案

其他行动无法实施时当考虑备选措施
结果：你预期获得、改善或影响的结果

3. **寻找证据**：使用合适的资源，研究当前已发表的与临床问题相关的数据
4. **评价证据**：评估所得资料的**有效性**（贴近真实情况）和**适用性**（临床实践中的有用性）。高效但不适用的证据不能使用，因此搜集无助于解决特定病人问题的数据时应注意
5. **应用证据**：将新的证据和临床专业技能、病人偏好结合起来，用于实践
6. **自我评价**：评价效果和病人的结果

Ⅰ：正确进行了随机对照试验；对均匀随机对照试验进行妥善的系统评价和趋势分析

Ⅱ-1：精心设计的非随机对照试验

Ⅱ-2：精心设计的队列研究或病例对照分析研究

Ⅱ-3：多重时间序列分析（干预或非干预）；非对照试验的显著结果

Ⅲ：权威部门基于临床经验的意见；描述性研究或病例报告；专家委员会的报告

表 1-9　美国预防服务工作组对分级的定义

分级	定义	对实践的建议
A	USPSTF 推荐该服务；非常确定净效益是巨大的	提供该服务
B	USPSTF 推荐该服务；非常确定净效益中等，或比较确定净效益在中等到巨大之间	提供该服务
C	USPSTF 反对该服务的常规性提供；有其他考虑支持个体患者使用该服务；至少比较确定净效益很小	有其他考虑，支持使用该服务，或个体患者使用该服务的情况下才能提供该服务
D	USPSTF 反对该服务；比较确定或非常确定该服务无净效益或弊大于利	不允许使用该服务
I	USPSTF 的结论是当前证据不足以评价该服务的利弊；缺乏证据、证据质量不高或证据不一致，无法确定该服务的利弊	阅读 USPSTF 临床注意事项部分的建议；如果提供该服务，病人应该获知该服务的利弊不明

在研究开始之前，研究者必须达到国际和联邦指导方针的严格要求，其研究必须经国内审查委员会的批准。如果研究与人有关，该过程异常严格。儿童被认为是格外脆弱的研究对象，需要特别保护，防止被侵犯个人权利或解除不应有的危险。早期对儿童的研究是在穷苦儿童或精神病患儿、精神病院等专门机构中的儿童和残疾儿童身上完成的（46）。当纳粹体制下的德国医生被发现有上述行为后，一系列国际标准就面世了。国际标准，即《纽伦堡法典》建立于二战结束后的 1947 年，是首批保护受试人的法规。这些国际标准被认为是当今 10 大基本原则的草案。这10 大基本原则约束着对于人类研究的伦理行为（47）。附加指南最初于 1983 年由国家生物医学和行为研究受试人保护委员会提出，进一步保护医学研究中儿童

的利益、健康和安全（46）。当前的指南由美国卫生及公共服务部制定（48）。这些附加的限制使得儿童研究学术出版少于成人。这意味着，医生在衡量所得数量较少的研究以指导医疗决策时应更慎重。通常，成人的循证实践用于儿童时无法保证其结果在不同年龄人群身上有可比性。

为有效使用所得证据，人们应该审慎，同时应对病人护理做出明智决定。在决策环节考虑儿童、父母、和其他临床团队成员的意见有助于做出最合适的医疗决策。

■■　手控通气约 1 分钟后，你注意到杰米的 SpO_2 为96%，但是却无自主呼吸。尽管你注意到她的胸伴随着呼吸而隆起，但是你也不能十分确定这样的干预是否如预期般有效。你询问医生对于插管的看法，他犹豫不决并让值班护士呼叫麻醉医师，以及看看儿科医疗转运团队到哪里了。在这之前已经呼叫过儿科医疗转运团队，此时他们应该到达医院并将杰米转运到约 30 英里外的儿童医院。值班护士通知该转运团队，儿童医院的儿科小组 10 分钟内到达。医生决定在儿科小组到来前不使用高级干预措施来开放气道，因为你的措施已使杰米的胸廓抬起，在你的努力下，她的氧合作用也有所改善。麻醉师接到呼叫后几分钟就赶到病房，医生离开杰米的床边，与儿童医院的儿科重症专家商讨。你同麻醉师决定进行鼻胃插管，消除其胃胀气，并用环状软骨压迫法将胃胀气降至最小。麻醉师决定，无论何时手控通气出现难度，那么气道管理的下一步就是气管插管。

你再次评估杰米，注意到她的 HR 为 178bpm，血压为 55/30mmHg，SpO_2 为 97%。杰米的皮肤仍旧潮红，看起来脸和胸前起了皮疹。按压复苏囊时你未听见吸气哮鸣，患儿也没有任何自主呼吸。儿科医疗转运团队刚刚赶到，由他们接管治疗杰米。

■■　评判性思维问题：杰米·蒂博

1. 基于杰米的病历，她呼吸性窘迫的原因可能是什么？

2. 如果你一开始进行的面罩通气不成功也看不见杰米的胸部隆起，那么你会如何改善通气状况？

3. 作为医护人员，你所在的医院通常不治疗儿科病患，鉴于杰米的案例，你有没有要向急诊科建议立即采购的设备？

选择题

1. 为什么所有的呼吸治疗师必须能处理儿科病人？
   a. 每家医院至少有一个儿科住院部，因此总有需要照料的病人。
   b. 儿童无法和医护人员交流症状。
   c. 儿科的紧急情况常由呼吸问题引起，因此需要医技高超的呼吸治疗师服务。
   d. 吸入药物被批准可用于所有年龄的人，因此医师必须胜任雾化用药的复杂剂量计算。

2. 为何儿童的气道插管难于成人气道插管？
   a. 儿科病人的舌头较大，口咽较小。
   b. 环状软骨是气道最小的部位。
   c. 儿科病人的扁桃体和增殖腺较大。
   d. 儿科病人会厌更高更前。

3. 以下哪些儿童解剖特点是引起功能残气量减少的原因？
   I. 与胸腔直径相比，心脏较大，因此影响肺部
   II. 声门位置较高较前
   III. 肺部弹性回缩力减少
   IV. 腹腔内脏大，挤压横膈膜
   a. I, II, III
   b. I, III, IV
   c. III, IV
   d. I, IV

4. 你将使用以下何种工具评估三岁儿童的痛感？
   I. 面部疼痛量表
   II. FLACC
   III. NIPS
   IV. 生理反应
   a. III, IV
   b. II, IV
   c. I, IV
   d. IV

5. 以下哪种不是监测儿童氧合的方法？
   a. 脉搏血氧测定法
   b. 经皮肤监视器
   c. 脐动脉导管取样
   d. CBG 取样

6. 目标效应是如何用来决定气雾剂药物剂量的？
   a. 医生增加药物剂量，直到看到预期反应。
   b. 医生更换气雾输送设备，直到病人舒适并看见药物的正确反应
   c. 医生开始用大剂量，看不见反应时再减少剂量
   d. 医生用体重计算药物剂量，为实现预期结果而适当增减

7. 以下哪种是儿科病患用药差错风险最小化的方法？
   a. 确保按体重计算的剂量不超过成人的建议剂量
   b. 将病人体重写在每一份处方医嘱单上
   c. 对药物改变和儿科不同情况的治疗方法都清楚、精通
   d. 以上都是

8. 以下哪项不是给 14 岁儿童输送支气管扩张药物的正确方式？
   a. pMDI
   b. 喷射雾化器
   c. 口服糖浆
   d. 干粉吸入器

9. 以下哪些资源是 II 级 PICU 医师无法获得的？
   a. 儿科心脏病专家
   b. 儿科重症专家
   c. 两个或以上墙上氧气出口
   d. 儿科病人专用呼吸机

10. PICO 全称是？
    a. Patient problem，Investigate，Conclude，Outcomes
    b. Population，Inspect，Complete，Originate
    c. Patient problem，Intervention，Comparison，Outcomes
    d. Plan，Interrogate，Conclude，Outcomes

（陈 晨 译）

参考文献

1. American Hospital Association. Fast facts on U.S. hospitals. http://www.aha.org/research/rc/stat-studies/101207 fastfacts.pdf. Accessed November 12, 2012.
2. Custer JW, Rau RE, eds. *The Harriet Lane Handbook.* Philadelphia, PA: Mosby Elsevier; 2009.
3. Hyde DM, Blozis SA, Avdalovic MV, et al. Alveoli increase in number but not size from birth to adulthood in rhesus monkeys. *Am J Physiol Lung Cell Mol Physiol.* 2007;293:L570-L579.
4. Burri PH. Structural aspects of postnatal lung development—alveolar formation and growth. *Biol Neonate.* 2006;89:313-322.
5. Walls RM, Murphy MF. *Manual of Emergency Airway Management.* 3rd ed. Philadelphia, PA: Lippincot Williams & Wilkins; 2008.
6. Baio J. Centers for Disease Control. Prevalence of autism spectrum disorders—autism and developmental disabilities monitoring network, 14 sites, United States, 2008. http://www.cdc.gov/mmwr/preview/mmwrhtml/ss6103a1.htm?s_cid=ss6103a1_w, Accessed August 25, 2012.
7. Lawrence J, Alcock D, et al. The development of a tool to assess neonatal pain. *Neonatal Network.* 1993;12(6):59-66.
8. Merkel SI, Voepel-Lewis T, Shayevitz JR, et al. The FLACC: a behavioral scale for scoring postoperative pain in young children. *Paediatr Nurs.* 1997;23:293-297.

9. Centers for Disease Control, Department of Health and Human Services. *2000 growth charts for United States: methods and development.* May 2002;11(246).

10. Rosenberg M, Greenberger S, Rawal A, Latimer-Pierson J, Thundiyil J. Comparison of Broselow Tape measurements versus physician estimations of pediatric weights. *Am J Emerg Med.* 2011 Jun;29(5):482-488.

11. So TY, Farrington E, Absher RK. Evaluation of the accuracy of different methods used to estimate weights in the pediatric population. *Pediatrics.* 2009;123(6):1045-1051.

12. Cattermole GN, Leung PYM, Mak PSK, et al. Mid-arm circumference can be used to estimate children's weights. *Resuscitation.* 2010;81:1105-1110.

13. National Heart Lung and Blood Institute. National Institutes of Health. *Blood Pressure Tables for Children and Adolescents from the Fourth Report on the Diagnosis, Evaluation, and Treatment of High Blood Pressure in Children and Adolescents.* http://www.nhlbi.nih.gov/guidelines/hypertension/child_tbl.htm. Published May 2004. Accessed January 25, 2011.

14. Goldsmith JP, Karotkin EH. *Assisted Ventilation of the Neonate.* 5th ed. Philadelphia, PA: Saunders; 2011.

15. Malley WJ. *Clinical Blood Gases: Assessment and Intervention.* 2nd ed. St. Louis, MO: Elsevier Saunders; 2005.

16. Mower WR, Sachs C, Nicklin EL, Baraff LJ. Pulse oximetry as the fifth pediatric vital sign. *Pediatrics.* 1997;99(5):681-686.

17. Tozzetti C, Adembri C, Modesti PA. Pulse oximeter, the fifth vital sign: a safety belt or a prison of the mind? *Intern Emerg Med.* 2009;4:331-332.

18. AARC Clinical Practice Guideline. Blood gas analysis and hemoximetry. *Respir Care.* 2001;46(5):498-505.

19. Knowles TP, Mullin RA, Hunter JA, Douce FH. Effects of syringe material, sample storage time, and temperature on blood gases and oxygen saturation in arterialized human blood samples. *Respir Care.* 2006;51(7):732-736.

20. Rogers M. *Textbook of Pediatric Intensive Care.* 3rd ed. Baltimore, MD: Lippincott Williams and Wilkins, 1996.

21. AARC Clinical Practice Guideline. Transcutaneous blood gas monitoring for neonatal and pediatric patients—2004 revision and update. *Respir Care.* 2004; 49(9):1069-1072.

22. AARC Clinical Practice Guideline: Capillary blood gas sampling for neonatal & pediatric patients. *Respir Care.* 2001; 46(5):506–513.

23. Yang CP, Veltri MA, Anton B, Yaster M, Berkowitz ID. Food and Drug Administration approval for medications used in the pediatric intensive care unit: a continuing conundrum. *Pediatr Crit Care Med.* 2011 Sep;12(5):e195-9.

24. US Food and Drug Administration. Frequently asked questions on Pediatric Exclusivity (505A), the Pediatric "Rule," and their interaction. http://www.fda.gov/Drugs/DevelopmentApprovalProcess/DevelopmentResources/ucm077915.htm#the"Rule". Accessed February 1, 2011.

25. US Food and Drug Administration. Should your child be in a clinical trial? http://www.fda.gov/ForConsumers/ConsumerUpdates/ucm048699.htm. Accessed February 1, 2011.

26. US Department of Health and Human Services Food and Drug Administration Center for Devices and Radiological Health. *Determination of Intended Use for 510(k) Devices; Guidance for CDRH Staff (Update to K98-1).* http://www.fda.gov/MedicalDevices/DeviceRegulationandGuidance/GuidanceDocuments/ucm082162.htm December 3, 2002.

27. Blumer JL. Off-label uses of drugs in children. *Pediatrics.* 1999;104(suppl 3):598.

28. Kohn LT, Corrigan JM, Donaldson MS, eds. *To Err Is Human: Building a Safer Health System.* Washington, DC: National Academy Press; 1999. http://books.nap.edu/openbook.php?record_id=9728. Accessed January 28, 2011.

29. American Academy of Pediatrics. Committee on Drugs and Committee on Hospital Care. Prevention of medical errors in the pediatric inpatient setting. *Pediatrics.* 2003;112(2):431-436.

30. Cowley E, Williams R, Cousins D. Medication errors in children: a descriptive summary of medication error reports submitted to the United States Pharmacopeia. *Curr Ther Res.* 2001;62(9):627-640.

31. Gardenhire DS. *Rau's Respiratory Care Pharmacology.* 7th ed. St Louis, MO: Mosby Elsevier, 2008.

32. Rubin BK, Fink JB. The delivery of inhaled medication to the young child. *Pediatr Clin North Am.* 2003;50:717-731.

33. Chua HL, Collis GG, Newbury AM, et al. The influence of age on aerosol deposition in children with cystic fibrosis. *Eur Respir J.* 1994;7:2185-2191.

34. Oberklaid F, Mellis CM, Souef PN, et al. A comparison of bodyweight dose versus a fixed dose of nebulized salbutamol in acute asthma in children. *Med J Australia.* 1993;158:751.

35. Devadason SG. Recent advances in aerosol therapy for children with asthma. *J Aerosol Med.* 2006;19(1):61-66.

36. Nikander KN, Berg E, Smaldone GC. Jet nebulizers versus pressurized metered dose inhalers with valved holding chambers: effects of the facemask on aerosol delivery. *J Aerosol Med.* 2007;20(suppl 1):S46-S58.

37. American Heart Association/American Academy of Pediatrics. *Textbook of Neonatal Resuscitation*, 6th edition. Dallas, TX: American Heart Association; 2011.

38. Kleinman ME, Chameides L, Schexnayder SM, et al. Part 14: Pediatric advanced life support: 2010 American Heart Association guidelines for cardiopulmonary resuscitation and emergency cardiovascular care. *Circulation.* 2010; 122(suppl 3, pt.14):S876-S908.

39. Luten RC, Wears RL, Broselow J, et al. Length-based endotracheal tube and emergency equipment in pediatrics. *Ann Emerg Med.* 1992;21(8):900-904.

40. American Academy of Pediatrics. Committee on Fetus and Newborn. Policy statement. Levels of neonatal care. *Pediatrics.* 2004;114(5):1341-1347.

41. Rosenberg DI, Moss M. Section on critical care and committee on hospital care. Guidelines and levels of care for pediatric intensive care units. *Pediatrics.* 2004;114(4):1114-1125.

42. Sackett D. Evidence-based medicine—what it is and what it isn't. *Clin Orthop Relat Res.* 2007;455:3-5. http://www.bmj.com/cgi/content/full/312/7023/71. Accessed January 26, 2011.

43. Balakas K, Sparks L. Teaching research and evidence-based practice using a service-learning approach. *J Nurs Educ.* 2010;49(12):691-695.

44. United States Public Health Service. United States Preventive Services Task Force. Procedure manual section 4: evidence report development. http://www.uspreventiveservicestaskforce.org/uspstf08/methods/procmanual4.htm Accessed January 28, 2011.

45. United States Public Health Service. United States Preventive Services Task Force. Child and adolescent recommendations. http://www.uspreventiveservicestaskforce.org/tfchildcat.htm. Accessed January 28, 2011.

46. Burns JP. Research in children. *Crit Care Med.* 2003;31(3)(suppl):S131-136.

47. National Institutes of Health, Office of Human Subjects Research. Directives for human experimentation. http://history.nih.gov/research/downloads/nuremberg.pdf. Accessed January 27, 2011.

48. National Institutes of Health, Office of Extramural Research. HHS regulatory requirements for research involving children. http://grants2.nih.gov/grants/policy/hs/children1.htm Accessed January 28, 2011.

出生至36个月：男孩
年龄与身高和年龄与体重百分位数值

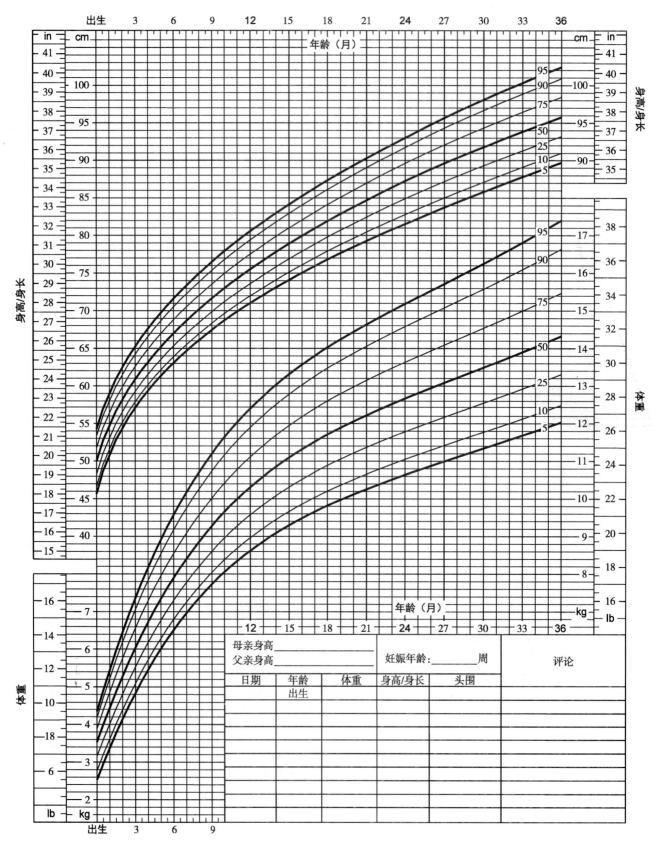

图1-4　出生至36个月的男孩：年龄与身高和年龄与体重百分位数值

(*From*：*Kuczmarski RJ，Ogden CL，Guo SS，et al. 2000 CDC growth charts for the United States：methods and development. National Center for Health Statistics. Vital Health Stat 2002；11〔246〕.*)

出生至36个月：女孩
年龄与身高和年龄与体重百分位数值

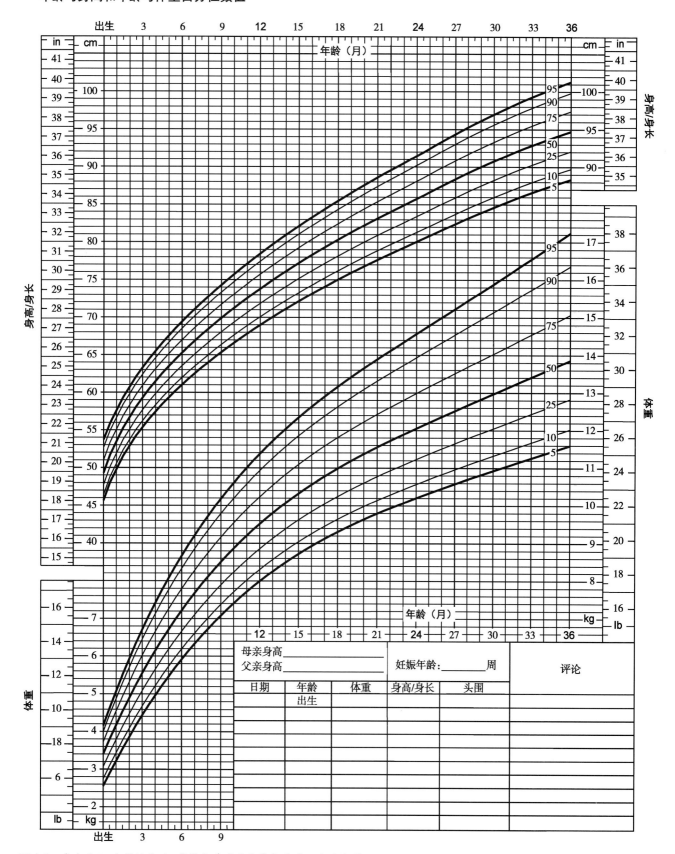

图 1-5　出生至36个月的女孩：年龄与身高和年龄与体重百分位数值

(*From：Kuczmarski RJ, Ogden CL, Guo SS, et al. 2000 CDC growth charts for the United States：methods and development. National Center for Health Statistics. Vital Health Stat 2002；11［246］.*)

2～20岁：男孩
年龄与身高和年龄与体重百分位数值

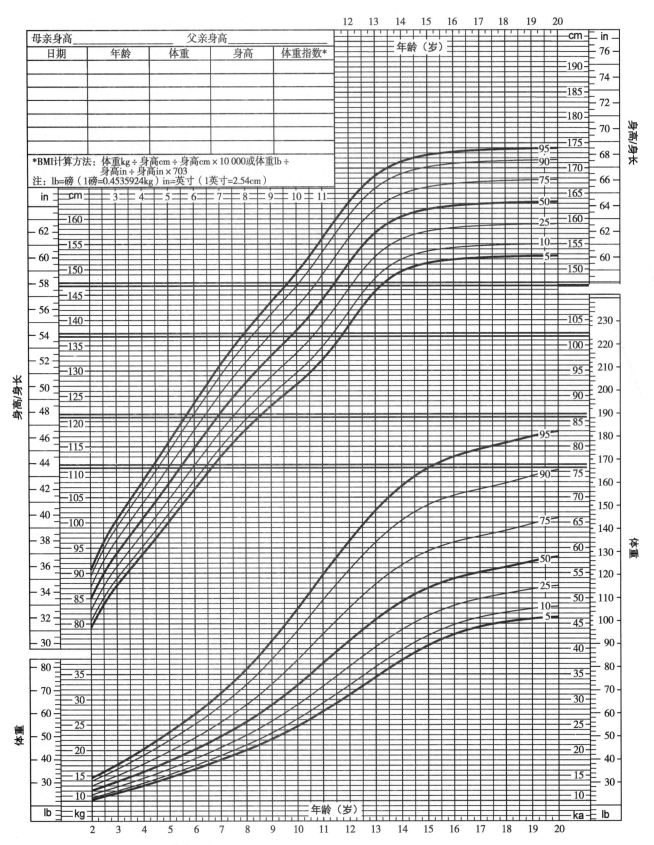

图 1-6　2～20 岁的男孩：年龄与身高和年龄与体重百分位数值

（*From：Kuczmarski RJ，Ogden CL，Guo SS，et al. 2000 CDC growth charts for the United States：methods and development. National Center for Health Statistics. Vital Health Stat 2002；11[246].*）

2～20岁：女孩
年龄与身高和年龄与体重百分位数值

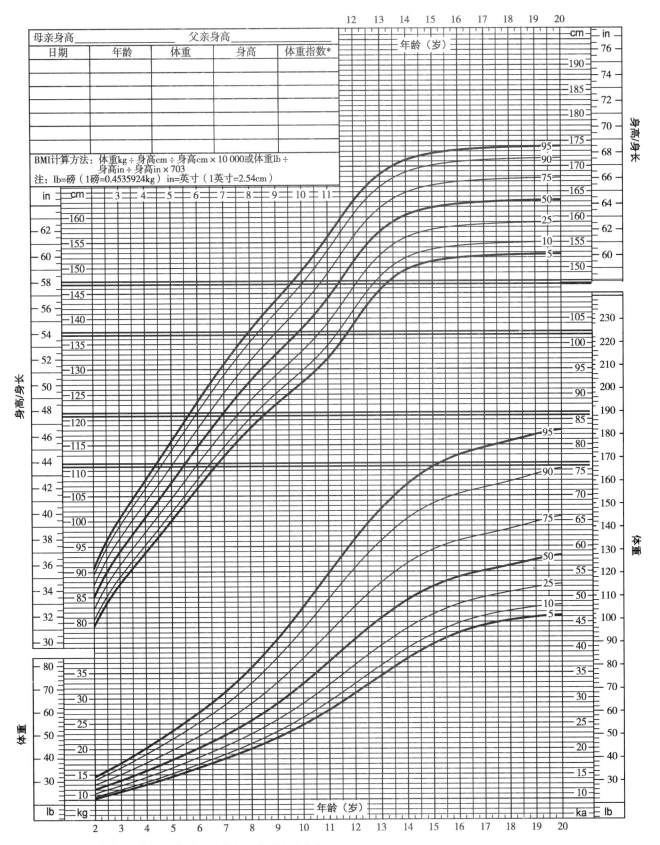

图 1-7　2～20 岁的女孩：年龄与身高和年龄与体重百分位数值
(*From：Kuczmarski RJ, Ogden CL, Guo SS, et al. 2000 CDC growth charts for the United States: methods and development. National Center for Health Statistics. Vital Health Stat 2002；11［246］.*)

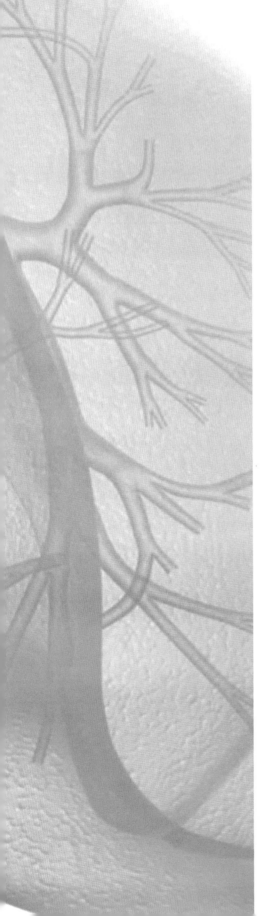

第2章
胎儿心肺发育

朱莉安娜•S•佩雷塔, MSEd, RRT-NPS, CHSE

本章目标

通过本章的学习,读者将能够:

1. 明确计算胎龄的两种方法。
2. 在肺发育阶段的胚胎期、假腺管期、小管期、囊状期和肺泡期,对比胎儿肺部结构。
3. 叙述肺发育阶段胚胎期、假腺管期、小管期、囊状期和肺泡期的解剖学标志。
4. 解释胎儿肺液的目的和其在胎儿发育中的作用。
5. 叙述肺表面活性物质的益处,注意它首次出现在胎儿肺部时的胎龄。
6. 阐述胎儿心脏发育的时间线。
7. 释义生发基质,并叙述其在胎儿神经发育中的功能。
8. 明确使胎儿血液能够循环的结构和导管。
9. 叙述正常分娩时胎儿血液循环的 3 个变化帮助新生儿正常过渡到子宫外生活。
10. 面对轻微早产胎儿,请选择一种方法评估胎儿肺成熟度。
11. 给定具体的胎龄,基于胎儿的肺、心脏和神经发育叙述其存活可能性。

■ ■ 安·威尔逊

　　你是呼吸治疗医师,在一家拥有 200 张床位和 II 级 B 类新生儿重症监护室(NICU)的社区医院上白班。当天第一次查房时,你与值班护士和 NICU 的新生儿专家交流,预计当天可能出现的分娩和入院情况。值班护士告知你,3 小时前由于早产宫缩而入院的病人安·威尔逊,40 岁,出现阵痛和分娩征兆。她怀的是单胎,胎龄估计为 34 周。但是该病人之前不能确定末次月经日期,因此,曾在胎儿 9 周胎龄时通过超声测量顶臀长度确定了其末次月经日期。1 小时前刚刚对她做过羊膜穿刺术以估计胎儿的肺成熟度,然而结果还未出来。新生儿专家与该病人见面,谈论当前的诊断测试、如果胎儿此时出生可能出现的风险。安是第一次怀孕,近期没有发烧史,怀孕前和怀孕期间不吸烟,不喝酒,也没有非法药物使用史。

　　肺对人的呼吸至关重要,它能给功能组织提供必要的氧气,防止缺氧和细胞死亡。当婴儿呼吸第一口空气,一系列的生理变化就使婴儿过渡到了子宫外的生活,肺的这一功能在生命最早的这段时期最为重要。新生儿得以进行有效呼吸的前提是:从怀孕到出生这段时间(也叫**胎龄**),肺必须完全发育。然而很多婴儿在足月(37 周～42 周)之前就出生了。美国约有 12% 的活胎在 37 周前出生,因此就成为**早产儿**(1)。这一数字在大多数欧洲国家小于 10%。因此美国的早产率显著高于欧洲(2)。

　　早产是新生儿死亡的首要原因,也是产生其他疾病和并发症的首要因素,例如呼吸窘迫综合征、脑出血、发育迟缓、神经功能缺陷和慢性肺病。2009 年,早产儿的数量超过了 528 000 例(3),对美国的保健医生而言,这样的数字十分庞大。保健医生专注于为这些幼小的早产新生儿提供适应其发育情况的医疗护理。为了将婴儿死亡和**发病率**(患病婴儿数量)最小化,保健医生需要了解胎龄和解剖生理发育之间是如何联系的,以及这样的关系如何影响婴儿过渡到正常的子宫外生活。基于此,保健医生能确定胎儿发育如何影响婴儿的成活率,以及在出生后需要的支持。

　　孕期分为以下三个阶段的发展:

1. **受孕**:怀孕的前两周,卵子和精子结合。
2. **胚胎期**:怀孕 3～12 周,包括 4～8 周的胚胎发育。此时,主要的器官,如中枢神经系统和心脏开始发育。
3. **胎儿发育期**:包括胚胎期后至足月前剩余的 13～40 周。肺的主要发育集中在这段时期。呼吸治疗医师评估胎儿发育时要集中注意肺的成熟度,还应注意心血管和神经系统的发育。婴儿出生时,这三个系统的发育水平决定了是否需要呼吸治疗医师以及需要采取什么护理策略。

确定胎龄

　　不同物种的妊娠时间不尽相同,特色明显。人类的妊娠期从末次月经日期到胎儿出生,一般为 280 天(40 周),正常范围为 259 天(37 周)到 287 天(41 周)。准确计算胎龄至关重要,涉及估计胎儿成熟度,尤其是肺的发育成熟与否。如果不确定末次月经日期，必须使用其他方法来确定孕期的开始。常用的方法是将顶臀测量、双顶径，以及头围、腹围和股骨长度等结合起来考虑。所有的测量均使用腹部超声波和阴道内超声波。

孕期前三个月（12周）使用顶臀测量，该方法在约第8周时最准确，具体方法为测量胎儿的头顶到屁股的距离。这样的测量在胎龄较小时最有效，此时胎儿大小的差异微乎其微。随着胎龄增长，胎儿大小差异增加，该方法不再准确。双顶径又叫头部大横径，该方法在13周胎龄可使用。20周胎龄时，该方法的误差不超过1周胎龄。36周胎龄时，综合考量头围、腹围和股骨长度的方法就能最好地估计胎龄。

一旦确定了胎龄，就能准确估计胎儿的成熟度，确定新生儿的风险。为了计算风险，临床医生需要熟悉胎儿的肺部发育和其他器官系统的发育，如心脏和大脑。

胎儿肺部发育

肺部发育分为5个时期：胚胎期、假腺管期、小管期、囊状期和肺泡期。表2-1列举了这些时期和相应的时间范围与标志。

表2-1　胎儿肺部发育的5个时期

时期	年龄范围	关键发育
胚胎期	受孕到第6周	食管出现左右肺芽 气管形成 横膈膜完成发育
假腺管期	7～16周	气道继续分支 软腭硬腭发育 肺血管系统发育 大的传导气道中出现纤毛和软骨
小管期	17～26周	毛细血管网形成 气道完成分支 首次出现腺泡单位 观察到不成熟表面活性物质
囊状期	27～35/36周	肺泡囊发育 肺结构形成
肺泡期	36周～足月	肺泡增殖 出生时约有5千万个肺泡

胚胎期

呼吸上皮在**胚胎期**开始生长，其生长始于第21～26天，此时**内胚层**（胚胎内最内的胚层）开始形成

咽。次周，肺芽出现在喉气管沟，外形像咽上的小囊（图2-1）。这周末段，囊已经生长并分支成左右肺芽。气管也已形成，气管食管隔将气管与食管连在一起。此阶段，食道气管之间若不能完全分离将导致食管闭锁，每3000～4500个存活胎儿中就有一例。第10章将详细介绍（4）。31天左右，肺叶支气管形成，其中两个由左肺芽分支而成，三个由右肺芽分支而成。胚性结缔组织也叫**间充质**，是**中胚层**（胚胎内中间的胚层）的一部分。间充质发育成肺间质、平滑肌、血管和软骨。

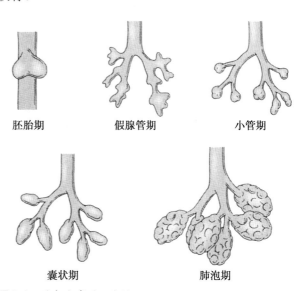

胚胎期　　假腺管期　　小管期

囊状期　　肺泡期

图2-1　肺部发育的5阶段

横膈膜由中胚层内5种不同元素形成，其发育从第31天开始，在第7周结束。如果横膈膜不能在这一阶段完全闭合，将会导致先天性横膈疝，每2000～4000个存活胎儿中就有一例（5）。

假腺管期

假腺管期因肺在此阶段的腺状样而得名。这一阶段显著的特征是气道大规模地分支。第7周，气道完成4级分支。第12周时见主要肺叶（左肺有2个肺叶，右肺3个肺叶）。第10周到24周之间是肺段内气道分离最快的时期，出生前70%的气道在此时形成。

此阶段，气道上皮开始发育成软骨、平滑肌细胞和黏液腺。气道周围的平滑肌在第7周开始发育，第11周，不成熟的软骨开始环绕着气道形成。第10周开始，肺上皮细胞表面出现纤毛。纤毛始于气管，第13周在外周气道发育。从第13周开始，胎儿的肺里出现黏液。大部分杯状细胞开始在较大气道里增殖，小部分在下气道里增殖。有些杯状细胞负责产生黏液。支气管淋巴结也开始出现，其内包含黏液生成细

胞和浆液细胞。肺血管系统与气道一同发育。第12周，尽管并非所有气道都完成发育以及此时肺泡还未产生，但气道大小与成人肺的大小比例相近。

此阶段，喉也在发育。形成会厌的组织约在第7周出现，同时杓状软骨组织开始形成。第8周出现声带，它是喉中几层小的结缔组织。

口咽和鼻咽在假腺管期经历大的变化。第7周时，使鼻腔和口咽分离的细胞薄膜开始分裂，因此口腔和鼻腔之间出现通道。如果这层细胞薄膜出生时还存在，就会造成鼻后孔闭锁。这类出生缺陷造成早期呼吸窘迫，第10章将详细探讨。硬腭和软腭（分隔口腔和鼻腔的永久结构）从第7周一直发育到第12周。

小管期

第17周～26周，肺部发育进入**小管期**。小管期发育结束意味着早产儿能够存活。这几周内，细支气管继续增多，肺血管数量也大量增加。约在第20周，毛细血管网开始在气道周围生长，为肺泡的生长做好准备。气体交换的前提是毛细血管网和肺泡表面积足够大，以及二者距离足够近从而允许氧气和二氧化碳通过肺泡-毛细胞血管膜。这两种情况在怀孕22周～24周期间发生。**腺泡单位**形成，它由呼吸细支气管、肺泡管和肺泡囊构成。呼吸细支气管内无软骨，因此易受早产儿气道塌陷的影响。肺上皮细胞分泌**胎儿肺液**，帮助胎儿从生长直至出生前维持气道和腺泡单位开放。胎儿肺液成分与羊水不一样，其pH低，碳酸氢盐和蛋白质含量少，但是钠和氯化物浓度较高。胎儿的肺每天分泌250～300mL的液体。胎儿肺液的容量约等于肺的功能残气量。

原始肺泡中，上皮组织分化为两种细胞，成人肺里均可见。**Ⅰ型细胞**组成肺泡毛细血管膜的结构。**Ⅱ型细胞**制造、储存、分泌一些物质，如Ⅰ型细胞、胎儿肺液和肺表面活性物质。随着Ⅱ型细胞的产生，肺表面活性物质也就产生了。

表面活性物质是一种类似于表面活性剂，能降低肺的气-液界面的表面张力。较低的肺泡表面张力能提高肺顺应性，因此降低呼吸功。它能减轻吸气时肺泡的张力，防止呼气时肺泡萎缩和肺膨胀不全。成熟的肺表面活性物质由脂类和糖蛋白类构成。构成成熟表面活性物质的主要磷脂是**卵磷脂（PC）**和**磷脂酰甘油（PG）**。缺少PG的表面活性物质为不成熟的表面活性物质，出现在孕期第24周的肺泡里。其结构

不稳定，受缺氧、过热和酸中毒的抑制。此时出生的新生儿易受表面活性物质不足的影响，引起高表面张力，导致呼吸功增加、呼吸性窘迫、肺膨胀不全和肺损伤。PG出现于胎龄35周左右（囊状期，见下文），因此，表面活性物质更加稳定。第4章更深入探讨表面张力及其临床意义，以及改善新生儿表面活性物质不足的策略。

囊状期

肺发育的**囊状期**得此名因为真正的肺泡于第30周在末端细支气管远侧的气道里出现，形成短浅的囊，即**扁平膜囊**。相比之下，成人的肺泡更深，呈杯状（图2-2）。人们曾认为，囊状期是出生前肺发育的最后阶段，但是现在人们知道，真正的肺泡在出生前开始发育。扁平膜囊在呼吸性支气管末端的发育标志着气道生长进入最后一代。每个囊由Ⅰ型细胞和Ⅱ型细胞构成，起着肺泡-毛细血管膜的作用。然而，与肺泡囊相比，其结构简单。扁平膜囊紧密聚集，使其间的距离（即**膈膜**）比肺泡壁厚两倍。组成肺泡壁的弹性纤维也很小。这些与不成熟表面活性物质一起，会增加早产新生儿的呼吸功。

约35周左右，囊状期接近尾声，成熟的表面活性物质开始出现。此时出生的新生儿受肺不成熟引发肺部并发症的风险极小。

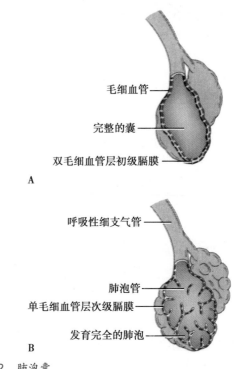

图2-2　肺泡囊

肺泡期

肺泡期始于第 36 周，约为足月产的前 1 月。此阶段，肺泡快速增殖，胎儿出生时肺泡数量以百千万计。肺泡期和囊状期无明显差异。婴儿期和幼儿期，肺泡继续增殖。研究认为肺泡期在婴儿 1～2 岁时结束，此时增殖速度减缓。据已发表的证据显示，足月婴儿肺内肺泡数量是 0～5 千万个（7）。另有资料表明，这样的数字太少，且个体肺泡数量差异较大（8～10）。在临床上，新生儿出生时的肺泡数量只相当于成人肺泡的一小部分，认识到这点很重要。在生命最初几年，肺泡快速生长并改变形状。每天，肺泡的数量都在增加。

胎儿心脏发育

心脏是复杂的器官，也是最先发育的主要器官。胎儿心脏发育经历几个不同时期。怀孕第 21 天，中胚层细胞团开始出现正在成形的心包腔内。第 3 周结束时，细胞团形成两根管，被一层**心肌细胞**包裹着。两根管在中线融合，形成单一、连续的心腔。发育的第 4 周，这种单腔心脏能有效地将血液泵给胚胎。

心管的顶端部分（头端）膨大，形成动脉囊，动脉囊产生主动脉弓。心管的中间部分（尾端）膨大，形成早期心室。心管的底端发育成三个明显不同的区域：一部分发育成右心室；另一部分称为动脉干，动脉干发育成主动脉根部和升主动脉；中部连接前两部分。此时，心室位于心房上面，但是心管的快速发展迫使心室向内弯曲。心室通过弯曲成 S 形，向下运动，然后移往右侧，旋转成端正的解剖位置。心房位于原生心室的后方和上方，在 S 形的中心分裂为左右两部分，此时是孕第 28 天左右。几乎同时，一根肺动脉自左心房外壁生长。最早始于发育的第 8 周，动脉干完全分离成主动脉和肺动脉干。发育期间，有 6 对主动脉弓为发育中的大脑提供血液。它们形成血管环，包

围着发育中的食管和气管。随着胎儿的发育，约一半的脉管系统退化，剩下主动脉弓、无名动脉、动脉导管（见胎儿循环部分）、肺动脉、降主动脉和锁骨下动脉。

第 8 周至第 10 周之间，瓣膜开始在心房、心室、肺动脉根部和主动脉之间形成。第 9 周或第 10 周，心脏两相泵血（11），与成人心脏功能相似，心脏在解剖上的发育完成了。见图 2-3 关于心脏胚胎发育的图解。心脏发育偏差将导致先天性心脏缺陷，其诸多情况详见第 11 章和 12 章。

胎儿神经发育

神经系统是胚胎内最复杂的结构。神经系统发育开始的最早，在胎儿出生后结束发育的时间最晚。其发育约在孕第 7 周开始，神经板发育成神经管，管的两端各有开口。人类新发育的脑干继续生长，构成髓质、脑桥和中脑。髓质调节唤醒、呼吸、心率、身体和头脑大幅度运动，因此截止第 9 周，胎儿能做自发运动，1 周后，胎儿第一次呼吸。第 25 周，胎儿受到刺激使心率加快。脑桥调节唤醒身体运动、平衡和感知声音震动。20～27 周，声音传到母亲的腹部时，胎儿会被唤醒，并做出身体运动。中脑的听觉视觉系统成熟的最晚：与低位脑干相连，中脑能进行细微的听觉辨别，36 周左右，中脑对胎儿心率加速、头部旋转、眼球运动时的声音有反应。

大脑正在发育，其内部形成**生发基质**，帮助细胞快速形成。生发基质最早约在第 9 周出现，其容量呈几何数增长直至第 23 周（12）。其容量在孕 28 周之前一直很高，然后急剧减少。34 周左右消失，足月新生儿大脑内便没有生发基质了。生发基质是侧脑室表面缺乏支撑、高度血管化的区域，易受缺氧缺血的伤害。生发基质血管不规则，易断裂。除了结构不稳定之外，早产儿全身血压升高将增加脑血流量，使生发基质血管断裂。这就导致早产儿脑室内出血的发病率很高。生发基质血管损伤导致

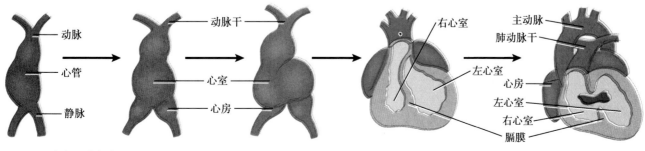

图 2-3　胎儿心脏发育

神经和大脑发育受损。动脉二氧化碳水平高（高碳酸血症）增加脑室内出血的风险。脑室内出血详见第8章。

大脑发育有助于临床医生判定胎儿的**存活力**，即胎儿存活的能力。**大脑**是脑内最大的部位，由被裂沟分成的两个半球组成。大脑控制知觉、所有的自主肌活动、意识和高级精神功能如记忆、学习、推理、判断、智力和情绪。每个半球表面布满**脑回**，脑回被**脑沟**分开。脑回和脑沟的目的是增加大脑的表面积。大脑半球覆盖着灰质（细胞体）和白质（神经纤维）。直到胎儿发育第22周，大脑表面光滑，看不见脑沟和脑回（13）。先期最主要的脑沟在孕第14周发育，但是大多数脑沟在18周以后发育。脑沟和脑回的出现能证明胎儿的存活力。直到18～26周左右，超声才能检测到脑沟（13,14），意味着用超声鉴别胎儿的大脑发育要滞后于大脑实际发育约数周。磁共振成像鉴别法更加适合，但是在胎儿早产前，没有切实可行的评估大脑成熟度的方法。

胎儿血液循环

胎儿血液循环路径与成人不同。胎儿有胎盘、肺里没有氧气，这两种情况使血流量必须在几个交互的管道内导流。这种分流和正常血压差异被称为**胎儿血液循环**。概述见框2-1。

框2-1　胎儿血液循环

- 脐静脉通过肝和静脉导管将富含O_2和营养的血液从胎盘运输给胎儿
- 胎盘的含氧血在腔静脉与身体的缺氧血混合，然后从腔静脉一直流向右心房
- 这种血液很大一部分从卵圆孔分流进入左心房
- 剩下进入右心房的胎血流入右心室，从肺动脉干流出
- 极小部分血液从肺动脉干流向肺
- 肺动脉干中的血不进入肺，而是进入胎儿血管（即动脉导管）。动脉导管连接肺动脉干和主动脉弓的下行部分
- 从卵圆孔进入左心房的高含氧血与肺静脉流回的小部分缺氧血混合
- 这种混合血进入左心室，泵向主动脉，为上半身提供营养。一部分通过冠状动脉到达心肌；通过颈动脉到达大脑
- 降主动脉将这种血液运输到下半身的各个部位
- 一部分血液进入脐动脉到达胎盘，血液在胎盘内重新充氧

要了解胎儿血液循环和正常血液循环的区别，就必须了解发育中胎儿的脉管系统与成人的脉管系统究竟有何不同，这一点很重要（图2-4）。进入胎盘，血液从两条脐动脉输送给胎儿。之后血液进入胎盘中的**绒毛膜绒毛**，其表面积非常大。母亲血液和婴儿血液在这里通过血管分支内的上皮层被动地交换营养和废物。血液通过一根大的脐静脉流回胎儿。静脉与肝内的体循环相连，使一半的血液流入肝，另一半血液流经**静脉导管**。这是从胎盘开始的第一次分流。由于这种血液直接来自胎盘，所以已氧合，于是外观呈红色。静脉导管直接与下腔静脉相连，血液在下腔静脉流向右心房。而成人右心房的血液已被脱氧。因此这是胎儿血液循环的主要变化。

血液进入右心房后，开始第二次分流。左右心房之间的开口叫做**卵圆孔**。左心房表面的薄片起着单向阀门的作用，胎儿出生后薄片将卵圆孔闭合。胎儿右心房的压力大于左心房压力，所以血流从右向左，使卵圆孔持续开放。压力差异原因有二：①胎盘对血流无阻力，因此对心脏左侧无反压，同时降低预期的全身压力。60%的血流都通过胎盘循环，只剩下少于一半的循环血量灌注到上半身和下半身，给生长中的组织输送养分，并通过上下腔静脉返回心脏。②肺血管阻力很大，这是肺缺氧的生理反应。因为阻力大，只有10%的血量通过肺循环。这些小容量的血液为生长中的肺组织输送养分。剩下的血流无处可去，只能流回心脏的右侧，这非常危险，增加了其压力。除了卵圆孔，通过肺动脉进入肺系的过多血液经**动脉导管**排出至主动脉，主动脉位于右锁骨动脉分支后方。流经动脉导管的血液绕道心脏左侧。分流血和左心室的血液经过主动脉，灌注到上半身和下半身。一部分血液流经脐动脉（脐动脉发自骨盆里的髂动脉），之后流回胎盘。

胎儿出生时血液循环的变化

胎儿出生后数分钟至数小时之内，其血液循环由子宫内血液循环变为子宫外血液循环。胎儿呼吸的第一口气对这种变化必不可少。第一次呼吸必须克服肺的表面力，也有助于建立功能残气量（FRC）代替已有的胎儿肺液。

有几大因素刺激新生儿在出生时的呼吸。主动脉和颈动脉的化学感受器调节人的通气。当胎儿下降至产道时就与胎盘脱离。这引起血液中的动脉血氧分压（PaO_2）下降，也常被称为窒息。化学感受器能

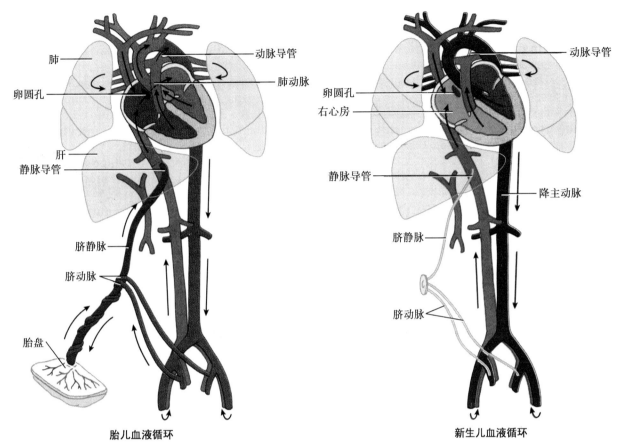

胎儿血液循环 — 肺、卵圆孔、肝、静脉导管、脐静脉、脐动脉、胎盘、动脉导管、肺动脉

新生儿血液循环 — 动脉导管、卵圆孔、右心房、静脉导管、脐静脉、脐动脉、降主动脉

图 2-4　胎儿血液循环和正常血液循环

监测到这一情况并向脑干发出信号，增加通气量。生产时，胸受到产道挤压，出生后胎儿的胸扩展至正常大小，造成胸内负压，使空气进入肺中。子宫内黑暗温暖，产房明亮寒冷而吵闹，这种环境变化以及胎儿受到触摸的物理刺激，会引起哭闹反射。

孕中期（12~24 周）胎儿开始"练习呼吸"，但是在妊娠的最后 10 周才精通这一技能。出生时，肺泡内无空气。肺泡 II 型细胞分泌胎儿肺液，以稳定子宫内的肺结构。孕晚期以及快要出生时，胎儿的肺由液体分泌变为液体重吸收。分娩时释放的肾上腺素抑制肺泡 II 型细胞的氯离子通道，引起肺液分泌。肾上腺素同时刺激钠离子通道，钠离子通道吸收肺液。通过这种机制，健康足月新生儿的肺在分娩后仅存极少肺液。绝大多数肺液在生产时通过这种机制排出，剩余的肺液被淋巴系统在胎儿出生后的几小时至数天里再次吸收。一旦肺液被再吸收或排出，新生儿必须克服大于 $-100 cmH_2O$ 的压力使肺膨胀。表面活性物质将减少这种压力并阻止肺泡在呼气时再次塌陷。生命最初几小时，FRC 逐渐增加并一直稳定肺泡。

新生儿的第一次呼吸增加了肺泡的氧气含量。当氧气穿过肺泡 - 毛细血管膜，引起肺动脉压下降，增加通向肺的血流量。几乎同一时间，脐带被剪断，阻止血液流入胎盘。这迫使血液返回下肢，增加心脏左侧的压力。这种压力迫使左心房的组织薄片封闭卵圆孔。孕期最后几周，动脉导管周围的平滑肌发育，但是仍旧松弛，因为子宫内产生"前列腺素类"激素。氧气的增加抑制了导管内的前列腺素，限制了动脉导管内的肌肉组织，使它与血流隔绝。脐带剪断后，由于没有血流，静脉导管收缩。数月后，静脉导管、脐动脉和脐静脉成为机体的支撑性韧带（表 2-2）。

表 2-2　出生后心血管结构的变化	
胎儿心血管结构	成人心血管结构
卵圆孔	卵圆孔陷窝
脐静脉（内）	圆韧带
静脉导管	静脉韧带
脐动脉和腹部韧带	脐内侧韧带、上囊状动脉（供应膀胱）
动脉导管	动脉韧带

胎儿肺成熟度的评估

健康的新生儿期取决于胎儿生长适当、分娩过程正常。早产的原因尚不清楚,但是有很多危险因素与早产有关(框2-2)。尽管人们已经得知这些因素并采取预防性护理,但30%的早产都无法解释清楚原因,它们是自发性的(16)。美国卫生部、人类服务健康研究和早产管理质量部门已提出了建议,其中包括,如果有条件,在生产前对胎儿肺成熟度进行评估(FLM)。美国妇产科医师学院(专科医师学会)建议在孕34～39周,还不确定生产安全度和肺成熟度的时候评估FLM(18)。孕32周前,大多数检测结果都将表明肺尚不成熟。孕39周,人们认为胎儿足月,患呼吸窘迫综合征(RDS)的风险非常低(特殊人群见2-1)。

框2-2　　早产危险因素
● 曾经早产
● 社会经济地位低
● 白人以外的种族
● 母亲年龄小于18或大于40
● 未足月胎膜早破
● 多胎妊娠
● 母亲有一次或多次自发性中期流产的病史
● 母体并发症(医学上或产科上)
● 母体行为:吸烟、非法用毒用药、饮酒、缺乏产前护理
● 子宫原因:子宫肌瘤(肌肉组织瘤,尤其是黏膜下和胎盘下)、子宫纵隔、双角子宫宫颈机能不全、接触己烯雌酚
● 感染原因:绒毛膜羊膜炎、细菌性阴道病、无症状性菌尿、急性肾盂肾炎、宫颈/阴道定植
● 胎儿原因:宫内胎死、宫内发育迟缓、先天异常
● 胎盘异常
● 使用宫内避孕器

● 特殊人群2-1

妊娠糖尿病

妊娠糖尿病对母亲和胎儿的健康有诸多影响,对胎儿肺成熟度尤其重要。血糖控制的不好,就大大延迟肺表面活性物质的生成(19)。这种情况下,足月产胎儿的肺看起来像发育成熟,但是在足月之前,患有妊娠糖尿病的母亲在经过FLM测试后,与预期结果相比,其结果更有可能表明胎儿肺发育不成熟。如果母亲患有妊娠糖尿病,那么胎儿体型就大于预期,误导临床医生得出胎儿体型大意味着肺更成熟的结论。所以上述情况就更复杂了。

当前有以下检测FLM的方法,包括:

- 肺发育状况检测,包括:
- 卵磷脂鞘磷脂(L/S)比值
- 磷脂酰甘油的存在度
- 震荡试验(也叫泡沫试验)
- 表面活性物质/白蛋白比值(S/A),也叫TDx胎儿肺成熟度检测或FP检测
- 板层小体集中度

这些检测观察羊水和胎儿肺液的各种特性。胎儿肺液通过气管离开肺部,与羊水混合在一起,由嘴排出。正是因为身体的这一机制,所以通过获取羊水样本就能评估肺的成熟度。尚无结论表面哪一种检测更加优良,所以检测的种类取决于医生和医院的偏好。

肺发育状况检测

L/S 比值

L/S比值出现于1971年,是时间最长、众所周知的FLM检测。该方法检测卵磷脂与鞘磷脂的比值。卵磷脂是肺表面活性剂的主要活性成分,也叫磷脂酰胆碱(PC),鞘磷脂常出现在肺部以外的身体组织。孕晚期,羊水中的卵磷脂含量升高,而鞘磷脂含量在整个孕期保持不变。孕31～32周,L/S比值约为1:1,第35周比值为2:1。L/S比值为2:1意味着肺成熟了,胎儿出生时患RDS的几率只有2%。L/S比值为1.5:1预示着胎儿出生时患RDS的几率为50%。L/S比值小于1.5:1预示着胎儿出生时患RDS的几率为73%(20)。在调查中,我们发现99%的产科医师都熟悉L/S比值检测,但只有42%的医师选择用该方法检测FLM(21)。其原因是该方法价格昂贵,测试结果需要的时间长(5～6小时)(22),并需要受过良好训练的实验人员操作。

磷脂酰甘油(PG)的存在度

妊娠35周,成熟的肺表面活性物质生成,PG首次在羊水中出现,其含量在37～40周升高。实验室结果称PG"存在"或"不存在",它是孕晚期的有效标志。该检测能有效地预估肺的成熟值。如果报告显示PG"不存在",它却不能有效地预估RDS的发生。一项文献综述发现25%～63%PG"不存在"的案例中,新生儿会患RDS(21)。羊水样本经常受血液或胎粪污染,然而,该方法是目前唯一不受上述污染影

响的检测。

震荡试验

震荡试验也叫泡沫试验,该样本检测可被用来表明是否需要进一步检测。取少量的羊水,与乙醇混合,晃动 15 秒。然后放置 15 分钟,再测取读数。乙醇中出现的一圈泡沫表明卵磷脂含量足,能够产生稳定的泡沫。阴性结果(无泡沫出现)意味着应该采取 L/S 比值检测。

S/A 比值

S/A 比值,其商标专有名"TDx 胎儿肺成熟值检测"更广为人知。FDA 正式批准该检测,雅培诊断售卖该服务(雅培科技园,Ill.)。其检测操作的原则是荧光偏振(因此也被称为 FP 检测),检测在该公司 TDx 仪器平台进行。它测量表面活性剂和白蛋白的相对浓度(表面活性剂 mg/ 白蛋白 g)。这种检测方法简单化、自动化、快速化、且易于获得。与 L/S 比值相比,它对专业技术要求低;不同实验室测得的结果差异很小;仅需要少量羊水,通常是 1ml。检测结果:高于 55mg 表面活性剂 /1g 白蛋白,则被认为肺发育成熟;比值为:小于 40mg 表面活性剂 /1g 白蛋白,则被认识肺发育不成熟;比值为:40～54mg 表面活性剂 /1g 白蛋白,则无法确定肺的成熟值。2010 年调查发现 62% 的医师选择 S/A 比值检测法,当年,临床上使用该方法的比率达到了 72%(21)。

板层小体计数

肺泡表面活性物质以板层小体的形式储存在 Ⅱ 型细胞中。板层状小体活跃在肺泡腔,最终进入羊水。与血细胞测数相似,羊水抹片被用来对指定样本进行板层小体计数。目前就截断值能否预测不发生 RDS,尚未达成共识。一些研究发现板层小体数量(LBC)大于 50 000(22)。为避免板层小体数量过少造成的负面影响,必须立即进行检测。由于尚未对成熟截断值达成共识,并缺乏检测有效性的指导方针,所以这种检测在临床上使用的较少(临床使用率为 27%)。

近年来,FLM 检测的使用率减少,这是因为胎龄较低时,胎龄、RDS 发生比率和结果的准确度之间密切相关。胎龄小于 39 周大于 32 周时做 FLM 检测最有效。然而,关于使用何种测试是由医生或医院的水平决定的。

对安•威尔逊进行羊水样本震荡试验,最初结果表明无泡沫,所以采取了 S/A 比值法和肺轮廓成熟度参数组检测法。S/A 比值为 52mg 表面活性物质 /1g 白蛋白。L/S 比值为 1.9:1,PG 为阳性。基于上述结果,产科医师和新生儿专家决定让安继续生产而不是使用药物停止宫缩。你继续等待并准备分娩时立即提供复苏抢救。

早产时的子宫抑制剂和糖皮质激素

如果胎龄和 FLM 试验表明胎儿肺不成熟的可能性很大,产科医师必须决定:继续生产是否对胎儿或(和)母亲最有益。如果决定终止分娩,可尝试使用**子宫抑制剂**,该药物被用来抑制宫缩。药物包括 β 受体激动剂,如特布他林和利托君,硫酸镁,钙拮抗药以及非甾体类抗炎药(NSAIDs),如吲哚美辛、舒林酸(23)。究竟使用哪种子宫抑制剂,目前尚无更好的建议,因此医师的偏好和药物的可用性将决定药物选择。这些药物能将孕期延长 2～7 天,足以进行治疗,加快 FLM。上述药物未被指定在所有早产情况中使用。子宫抑制剂的禁忌见框 2-3。

糖皮质激素一般属于肾上腺皮质激素类,主要起着抗压应激素、代谢碳水化合物和蛋白质的作用。研究表明它有助于加速胎儿肺的生长,在母体出现早产前服用该药,能减少 RDS、新生儿死亡、脑室出血、新生儿发病率的发生(24)。糖皮质激素不会给母亲带来短期或长期的副作用。妊娠 26～35 周期间(25)、分娩前 24 小时以上——7 天内(26)给孕妇服用该药物,其效果最好。第 4 章详细探讨孕产妇糖皮质激素用药的积极效果。

新生儿期发育的影响

出生时的胎龄将直接影响患肺病、神经损伤和其他多系统并发症的风险。因此新生儿医师了解新生儿发育情况并做出安全的临床决策至关重要。婴儿

框 2-3	子宫抑制剂的禁忌

重度先兆子痫
胎盘早剥
宫内感染
致命的先天性或染色体异常
宫颈预先扩张
胎儿窘迫的证据
胎盘功能不全

出生后,器官继续生长,但此时婴儿受制于子宫外生存的风险。缺氧、高碳酸血、体温调节和心动过缓都会在新生儿期造成早产儿的并发症。表2-3总结了胎儿发育不同阶段的心肺发育标志。如果医师以胎儿出生时的胎龄来估算早产新生儿的神经和肺发育情况,那么医师可以基于个体的发育需求为不同病人的护理计划做适当调整。医师必须清楚胎儿循环过渡到正常血液循环的过程。如果这个过程艰难异常,就会导致新生儿在出生后前几天至前几周出现严重的氧合问题和危重病。

表2-3 选定胎龄的发育过程

胎龄(周)	发育标志
24	气道结构发育,呼吸性细支气管继续发育 未成熟的表面活性物质首次出现(磷脂酰胆碱);很容易灭活 毛细血管足够接近,开始气体交换;腺泡单位发育开始 肺泡-毛细血管膜变厚,厚度达几个细胞层 脑沟和脑回开始形成 受到物理刺激出现生理反应 出现生发基质;易受脑血流量变化的伤害
28	肺结构形成结束 肺泡囊发育 不成熟的表面活性物质 受到物理刺激出现生理反应 生发基质容量高
32	腺泡单位数量增长 不成熟的表面活性物质 生发基质容量在接下来几周开始减少
36	出现成熟的肺表面活性物质(含有PG) 大脑的视听系统发育完成 生发基质容量大幅减少
40	约5000万个肺泡发育完成 成熟的肺表面活性物质 胎儿肺液容量减少 胎儿练习呼吸 生发基质消失

■■ 新生儿团队专家得到胎儿肺成熟度情况后的14小时,安产下一个男孩。男婴威尔逊出生时很活跃,哭闹,只在产房里需要一些支持性护理。男婴进入了NICU,你去值班时注意到,他出生5个小时,不需要呼吸支持,胸片很清楚,没有肺部疾病,此时他睡得很安详,自出生后,安去看了他几次。接下来几天将尝试给男婴哺乳,如果威尔逊的体重增长,并无其他呼吸不成熟的迹象,就可以出院回家了。

■■ 评判性思维问题:安·威尔逊

1. 如果安的估计妊娠期不是34周而是28周,那么你认为会有什么样的影响?
2. 如果FLM测试的结果为以下数据,你认为医生的医疗决策会有什么样的变化?
   a. S/A比值为40mg表面活性剂/1mg白蛋白
   b. L/S比值为1.5:1
   c. PG检测为阴性
3. 基于你对风险因素和病人当前病史的了解,病人早产的原因是什么?
4. 生产后,你能对婴儿进行什么评估以确定婴儿FLM检测结果的准确度?

●● 案例分析和评判性思维问题

■ 案例1:乔迪·海沃斯

你正在一家拥有20张床位的Ⅲ级C类NICU上夜班,拿着产房的呼叫器。第二天早晨你要处理各种各样的出院计划,同时分娩中心呼叫你去负责一位26周妊娠期分娩的产妇。

走向分娩室时,你与医生谈论产妇的病史。乔迪·海沃斯16岁,首次怀孕,因胎膜早破已入院卧床保胎5天。她无酗酒、吸烟和吸毒史,最近也未有发热和痛感。当你到达产房,乔迪开始屏息收肌以助婴儿产出。你与护士检查了她当前的状态,她前一天摄入了吲哚美辛和硫酸镁,但是并未能阻止分娩。病人在入院时服用了3个剂量的培他米松(一种糖皮质激素)。

● 乔迪应该接受FLM测试吗?请给出理由说明应该还是不应该。
● 乔迪的孩子患RDS的可能性有多大?
● 乔迪腹中胎儿当前的肺发育处于哪一阶段?
● 乔迪腹中胎儿的神经发育会带来什么问题?
● 你认为胎儿出生后会出现表面活性物质不足吗?

■ 案例2:玛利亚·冈萨雷斯

你在乡村社区医院的白班结束了,有人呼叫你去负责33周妊娠期的产妇生产。玛利亚·冈萨雷斯42岁,她的第四个孩子即将出生。上周她被检查患有妊娠糖尿病。今天早高峰时她遭遇了一场小车祸,之后感到腹部绞痛,被救护车送往医院。病人并未流血或羊水渗漏,也没有明显的创伤,但是这种腹部绞痛被确诊为早产征兆的子宫收缩。医生使用吲哚美辛以图停止分娩,但未成功。医生做了胎儿超声,评估车祸是否为胎儿造成任何伤害,但没有明显伤害。据产前检查和超声双顶径检查,医生估计胎儿的胎龄为 35 周。做超声时,同时施行了羊膜穿刺术,肺轮廓检测被送去分析。L/S 比值为 1.5∶1,未检测到 PG。

● 从肺成熟度检测,你能获知关于玛利亚胎儿肺成熟的什么信息?

● 当前,胎儿处于肺发育的哪一阶段?

● 这场机动车辆车祸使你担忧吗,如果是,具体是什么让你担忧?

● 你何以认为玛利亚胎儿的大小大于预期胎龄的大小?

选择题

1. 如果孕妇认为末次月经是两月前却又不记得具体日期,那么为她计算胎龄的最佳方法是什么?

a. 顶臀径测量法

b. 双顶径

c. 腹围

d. 股骨长度

2. 表面活性物质在胎儿肺发育的哪一阶段首次出现?

a. 假腺管期

b. 小管期

c. 囊状期

d. 肺泡期

3. 胎儿肺液的作用是:

a. 在生长期保持气道和肺泡的开放

b. 帮助新生儿呼吸第一口气

c. 降低肺表面张力

d. 为 I 型和 II 型细胞的生长提供营养

4. 肺表面活性物质的益处包括:

I. 降低肺表面张力

II. 降低气道阻力

III. 防止肺泡塌陷

IV. 提高肺的顺应性

a. I, II

b. I, IV

c. I, II, III

d. I, III, IV

5. 大脑发育中的生发基质其功能为?

a. 增加细胞的稳定型,防止心室出血

b. 在小脑表面发育脑沟和脑回

c. 调节中脑的视听系统

d. 胎儿发育期间帮助细胞快速形成

6. 胎儿胎龄多少时会有以下表现:不成熟的表面活性物质、功能肺泡 - 毛细血管膜、充分发育的心脏、大脑发育脑沟和脑回

a. 10 周

b. 20 周

c. 30 周

d. 40 周

7. 血液从胎盘回流,以下哪项是胎循环正确的血流顺序?

a. 脐动脉,动脉导管,静脉导管,脐静脉

b. 脐静脉,静脉导管,卵圆孔,脐动脉

c. 脐静脉,静脉导管,动脉导管,卵圆孔,脐动脉

d. 脐动脉,动脉导管,卵圆孔,静脉导管,脐静脉

8. 以下哪项不会在接近分娩时发生,以刺激新生儿呼吸:

a. 主动脉化学感受器对血氧不足有反应

b. 子宫内胎儿肺液再吸收

c. 通过产道后胸内负压

d. 环境刺激(如产房噪音、明亮灯光、产房冰冷)

9. 以下哪类病人患 RDS 的风险最低?

a. 24 周孕期

b. 36 周孕期,L/S 比值为 2∶1

c. 38 周孕期,S/A 比值为 45mg 表面活性物质 /1mg 白蛋白

d. 31 周孕期

10. 为加速胎儿肺发育而需要在出生前使用糖皮质激素,以下哪项为推荐的用药方案?

a. 分娩 24 小时内

b. 不建议 35 周孕期前使用

c. 大于分娩前 24 小时,但不能超过 7 天

d. 孕期小于 26 周最有效

(陈　晨　张　勤译)

参考文献

1. March of Dimes. March of Dimes 2011 premature birth report card. http://www.marchofdimes.com/peristats/pdflib/998/US.pdf. Accessed July 1, 2012.
2. MacDorman MF, Mathews TJ. Behind international rankings of infant mortality: how the United States compares with Europe. *NCHS Data Brief.* 2009;23(Nov):1-8. http://www.cdc.gov/nchs/data/databriefs/db23.pdf. Accessed February 10, 2011.
3. Hamilton BE, Martin JA, Ventura SJ. Births: preliminary data for 2009. *NVSR.* 2010;59(3):1-29.
4. Spitz L. Oesophageal atresia. *Orphanet J Rare Dis.* 2007; 2:24. http://www.ojrd.com/content/pdf/1750-1172-2-24.pdf. Accessed February 16, 2011.
5. Langham MR, Kays DW, Ledbetter DJ, Frentzen B, Sanford LL, Richards DS. Congenital diaphragmatic hernia: epidemiology and outcome. *Clin Perinat.* 1996; 23:671-688.
6. Jeffery PK. The development of large and small airways. *Am J Respir Crit Care Med.* 1998;157(suppl):S174-S180.
7. Burri PH. Structural aspects of postnatal lung development-alveolar formation and growth. *Biol Neonate.* 2006;89: 313-322.
8. Thurlbeck WM. Postnatal human lung growth. *Thorax.* 1982;37:564-571.
9. Hislop A, Wigglesworth JS, Desai R. Alveolar development in the human fetus and infant. *Early Hum Dev.* 1986;13:1-11.
10. Langston C, Kida K, Reed M, et al. Human lung growth in late gestation and in the neonate. *Am Rev Respir Dis.* 1984;97:237.
11. Makikillo K, Jouppila P, Räsänen J. Human fetal cardiac function in pregnancy. *Heart.* 2005;91:334-338.
12. Kinoshita Y, Okudera T, Tsuru E, Yokota A. Volumetric analysis of the germinal matrix and ventricles performed using MR images of postmortem fetuses. *Am J Neuroradiol.* 2001;22(Feb):382-388.
13. Cohen-Sacher B, Lerman-Sagie T, Lev D, Malinger G. Sonographic developmental milestones of the fetal cerebral cortex: a longitudinal study. *Ultrasound Obstet Gynecol.* 2006;27:494-502.
14. Menteagudo A, Timor-Tritsch IE. Development of fetal gyri, sulci and fissures: a transvaginal sonographic study. *Ultrasound Obstet Gynecol.* 1997;9:222-228.
15. Weismiller DG. Preterm labor. *Am Fam Physician.* 1999; 59(3):593-602.
16. Haas DM. Preterm birth. *Clin Evid (Online).* 2011;Apr 4. doi: pii:1404.
17. Agency for Healthcare Research and Quality. Management of preterm labor. National Guidelines Clearinghouse. Guideline Summary NGC-3130. http://www.guideline.gov/content.aspx?id=3993. Accessed February 12, 2011.
18. American College of Obstetricians and Gynecologists. Fetal lung maturity. *Clinical Management Guidelines for Obstetrician-Gynecology.* 2008;112(3):717-726.
19. De Luca AKC, Nakazawa CY, Azevedo BC, et al. Influence of glycemic control on fetal lung maturity in gestations affected by diabetes or mild hyperglycemia. *Acta Obstet Gynecol Scand.* 2009;88(9):1036-1040.
20. Gomella TL. *Neonatology: Management, Procedures, On-call Problems, Diseases, and Drugs.* New York: McGraw-Hill; 2004.
21. Grenache DG, Wilson AR, Gross GA, Gronowski AM. Clinical and laboratory trends in fetal lung maturity testing. *Clinica Chimica Acta.* 2010;411:1746-1749.
22. Field NT, Gilbert WM. Current status of amniotic fluid tests of fetal maturity. *Clin Obstet Gynecol.* 1997;40(2): 366-386, http://ovidsp.tx.ovid.com.ezproxy.welch.jhmi.edu/sp-3.3.1a/ovidweb.cgi. Accessed February 15.
23. American College of Obstetricians and Gynecologists. Management of preterm labor. *Clinical Management Guidelines for Obstetrician-Gynecology.* 2003;101(5): 1039-1047.
24. Agency for Healthcare Research and Quality. Preterm prelabour rupture of membranes. National Guideline Clearinghouse. Guideline Summary NGC-5920. http://www.guideline.gov/content.aspx?id=11383. Accessed February 11, 2011.
25. Roberts RD, Dalziel S. Antenatal corticosteroids for accelerating fetal lung maturation for women at risk of preterm birth. *Cochrane Database Syst Rev* 2006;Jul 19(3):CD004454.
26. Hallman M, Peltoneimi O, Kari MA. Enhancing functional maturity before preterm birth. *Neonatology.* 2010;97:373-378.

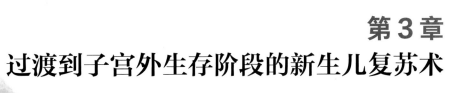

第3章
过渡到子宫外生存阶段的新生儿复苏术

提奥多拉·A·斯达夫罗迪思，MD

本章目标

通过本章的学习,你将能够:

1. 叙述分娩过程的三阶段。
2. 明确在分娩过程中评估胎儿安全的两种方法。
3. 叙述正常过渡到子宫外世界。
4. 列举产前和产时与新生儿复苏需要有关的危险因素。
5. 列举新生儿复苏术需要的设备。
6. 列举出生时快速评估的三个问题。
7. 为确保产房里的新生儿能获得足够的温暖,探讨必须采取什么措施?
8. 婴儿过渡到子宫外生存阶段时,确定何时需要供氧或正压通气?
9. 根据新生儿复苏计划指南,确定何时给新生儿实施胸外按压和肾上腺素用药?
10. 探讨新生儿复苏术时的特别考虑,如:何时不能开始或停止复苏术努力,以及如何护理先天异常的新生儿?
11. 新生儿复苏术时给婴儿进行 Apgar 评分。

■■ 女婴查凯琳

你在大型教学医院的Ⅲ级 B 类新生儿重症监护室里上夜班,有人呼叫你去 3 号待产室为 40 周孕龄的病人进行经阴道胎头吸引器助产。预计胎儿体重为 4200 克。病人 33 岁,这是她首次怀孕、首个活胎产。她宫颈扩张 10cm,宫颈管完全消失,宫缩约 2 个小时。胎心曲线显示出现了早期减速。医生收集了胎儿头皮血样。

2010 年,美国有 399 万婴儿出生(1)。约 90% 的婴儿都能毫无困难地过渡到子宫外生存阶段,不到 1% 的婴儿需要大量的复苏措施才能存活(2)。这些数据意味着约 400 000 个新生儿需要某种新生儿复苏术,40 000 个需要全面复苏支持。产前出现的具体危险因素和征兆有助于产科小组确定哪个新生儿需要复苏术。这些危险因素包括出生前或围产期的危险因素或分娩时胎儿心率(FHR)的变化。然而,产科小组必须时刻准备为婴儿做复苏术,原因在于即使新生儿未表现出危险因素也有可能需要复苏。分娩时的合理评估和对新生儿第一时间进行复苏术能提高成千上万新生儿的存活率,防止新生儿窒息带来的伤害。很多医院里,呼吸治疗医师(RT)活跃在新生儿复苏团队和产房复苏协助团队。对进入新生儿特别监护或危重婴儿监护室的新生儿来说,呼吸治疗医师(RT)将监护新生儿期出现的任何呼吸困难,因此,RT 必须要了解婴儿在分娩期间出现的问题是如何转化成产后的种种困难问题。

产程三阶段

生产,也叫**分娩**,是胎儿和**胎盘**从子宫产出,进入子宫外世界。分娩分为三阶段(3)。第一产程是指宫口全开至 10cm。分为 3 阶段:潜伏期、活跃期和减速期。在**潜伏期**,宫缩更加协调,宫口开至 4cm。有生产经历(多胎)的孕妇其潜伏期可长达 12 小时,从未生产过的孕妇其潜伏期可多达 20 小时。第一产程可能会发生胎膜自发性早破。在**活跃期**,宫口开至约 8~9cm,子宫颈在此阶段快速扩张。从未生产过的孕妇其活跃期持续约 5 小时,有生产经历的孕妇其活跃期约为 2 小时。最后就进入**减速期**,也叫过渡期,宫口全开,胎儿先露出的部位(通常是头)进入中骨盆。第二产程是指宫口全开和胎儿产出进入子宫外生存之间的时间,无生产经历的孕妇持续约 2 小时,有生产经历的孕妇为 1 小时。最后进入第三产程,其特点是胎盘产出。这一阶段的时间约 30 分钟。

分娩的胎儿监测

分娩时评估胎儿的健康有多种方法。其中两种是 FHR 监测和胎儿头皮血样。

产时胎儿心率监测

连续电子**胎儿心率(FHR)监测**自 1970 年以来一直被用于产时胎儿监测(4)。尽管与心率间歇听诊相比并未改善新生儿情况,但是 FHR 在美国是新生儿监护标准。FHR 的动态变化被用来评估胎儿对产程的忍受情况, 以及帮助产科小组决定采用何种方法加快分娩。医生监测的是胎心率基线、搏动 - 搏动变异性和慢性变异性如加速和减速。

- 标准胎儿心率基线是每分钟 120 到 160 次 (次 / 分)。FHR 小于 110 次 / 分属于**心动过缓**; 大于 160 次 / 分属于**心动过速**。
- 标准搏动 - 搏动变异性被定义为 FHR 偏离基线大于 6 次 / 分。FHR 中等变异 (6～25 次 / 分) 与脐带 pH 大于 7.5 有关。
- 无变异性是指与基线的偏离小于 2 次 / 分, 是胎儿窘迫的征兆。
- FHR **加速**与胎动有关, 是胎儿健康的标志。
- **早期减速** (见图 3-1A) 是良性的, 表示头部受压或因为短暂间歇缺氧而引起迷走神经张力的变化。其以宫缩开始, 当宫缩曲线到达峰值时胎心

率曲线下降至最低点, 宫缩结束后胎心率曲线回复至正常胎心率基线。

- **变异减速** (见图 3-1B) 是减速最常见的形式, 表示脐带压迫。变异减速与宫缩无时间关系。当 FHR 小于每分钟 (或更长时间) 60 次 / 分并且恢复缓慢就属于危险情况。
- **晚期减速** (见图 3-1C) 指示子宫胎盘功能不全, 如果复发, 就表示有胎儿窘迫情况, 需要对分娩做进一步评估。晚期减速随宫缩的出现时间而变化, 胎心率的暂时性减慢晚于宫缩高峰, 宫缩结束后, 减速的胎心率延迟回到基线水平, 减速持续时间较长, 然后逐渐回到基线水平。
- **FHR 正弦图** (见图 3-1D) 是不祥之兆, 因为它与胎儿严重缺氧、酸中毒或贫血有关。FHR 正弦图中胎心率基线变异呈有规则、平稳的振荡。持续

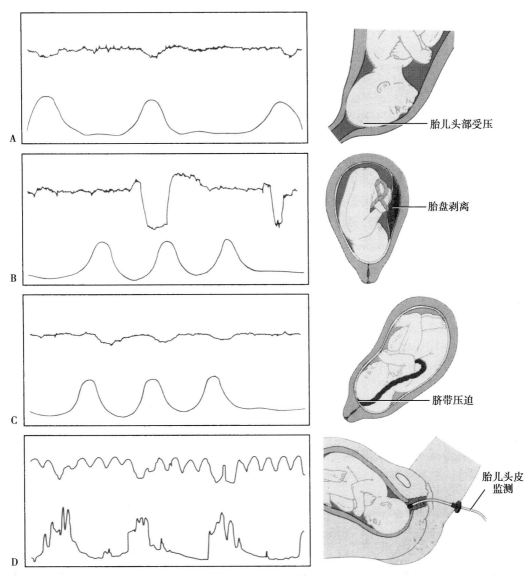

图 3-1　胎心率监测

时间通常至少 10 分钟。

胎儿头皮血样

产程中 FHR 不可靠的时候就要使用**胎儿头皮血样**以确定胎儿的酸碱比率。胎膜破裂后就要经头皮取血样。胎儿头皮血样 pH 大于 7.25 就安全（5）。pH 低表明胎儿不能很好地耐受产程。产程中需要多次获取胎儿头皮血样，并在解读结果时考虑取样时的具体情况。头皮血取样的禁忌包括母亲单纯疱疹病毒，HIV 感染，以及胎儿血液疾病或头皮异常。

> 你到达 3 号产房，产科小组告知你胎儿头皮血 pH 为 7.2，变异正常。他们说孕妇患有妊娠糖尿病。血清学试验结果无明显异常。胎膜 12 小时前已经破裂。母亲未接受任何药物。胎儿的头开始露出，你联系 NICU 呼叫医生来 3 号产房。

过渡到子宫外环境

如第 2 章所述，胎儿在子宫内靠胎盘进行气体交换。随着胎儿过渡到子宫外生存，肺成为气体交换的主要器官。过渡到子宫外生存包括一系列快速生理事件，最终使肺扩张、建立呼吸、胎儿循环转变成类似成人的血液循环功能（成人血液循环是连续的）（6）。如第 2 章所述，过渡时期的生理变化包括：

- 胎儿肺液清除
- 肺中进入空气
- 分泌肺表面活性物质
- 建立功能残气量
- 肺血管系统扩张，肺血管阻力降低
- 胎盘去除，全身血管阻力增加
- 两大胎儿通道（卵圆孔和动脉导管）功能性闭合
- 肺动脉血流增加

预判新生儿复苏术

新生儿在过渡到子宫外生存方面有可能会出现困难，其原因众多，包括胎儿健康问题、母体健康问题或胎盘问题。意识到新生儿正常的生理过渡被中断、需要进行复苏术对呼吸治疗医师来说是非常重要的。框 3-1 列举了产前（即分娩前）和产时（即分娩时）与新生儿呼吸抑制和窒息的危险因素。这些因素或许妨碍新生儿进行以下事情的能力：

框 3-1	与新生儿呼吸抑制和窒息的危险因素
产前危险因素	胎儿畸形
母体糖尿病	胎儿活动减少
妊娠诱发的高血压	无产前护理
慢性高血压	母亲年龄小于 16 岁或大于
贫血或同种免疫	35 岁
先前胎儿或新生儿死亡情况	**产时危险因素**
妊娠中晚期出血	紧急剖宫产术
母体感染	产钳或经阴道胎头吸引器助产
母体疾病	臀部或其他异常胎位分娩
● 心脏	早产分娩
● 肾脏	危险分娩
● 肺部	绒毛膜羊膜炎
● 甲状腺	* 延迟破膜（分娩前大于 18
● 神经	小时）
羊水过多	滞产（大于 24 小时）
羊水过少	第二产程延长（大于 2 小时）
胎膜早破	胎心缓慢
过期妊娠	不安全的胎心率模式
多胎妊娠	使用全身麻醉
胎儿大小和日期不一致	子宫痉挛
药物疗法	产前 4 小时内母体使用麻醉剂
● 碳酸锂	胎粪污染羊水
● 镁	脐带脱垂
● 肾上腺素能阻断剂	胎盘早期剥离
母体物质滥用	前置胎盘

*延迟破膜：是指破膜持续的时间超过 18～24 小时，即破膜时至胎儿娩出时之间的时间

- 使空气进入肺部
- 释放表面活性物质
- 维持心输出量和全身血压
- 维持足够的携氧能力
- 使肺血管床扩张

以上任何或所有功能出现问题将阻止氧气到达身体组织，这在一定程度上是新生儿需要进行复苏术的根据。

预计到需要复苏术的可能性和召集相关人员进入产房是准备复苏术的关键。呼吸治疗医生必须做到：与产科小组人员沟通产前和产时的风险因素以及出生时间，确保新生儿急救队能及时有效地救援。分娩中心通常制定内部方案，对新生儿复苏术的需要做出分级应答。然而，至少应有一位资深的医务人员能为每一个新出生的婴儿提供复苏术，为新生儿负责。此外，被召集在产房内的医务人员应能进行团队合作（7）。

儿科产房团队（儿科医师、呼吸治疗医师和新生儿护士）已经集中在3号产房，医生让你为复苏术准备设备。当你准备设备时，婴儿出生了。产科医师将新生儿放入辐射保温台时你听见婴儿自发性地啼哭声。

新生儿复苏计划

　　全世界每年预计四百万婴儿在新生儿期夭折。围产期抑郁症／出生窒息造成约23%的新生儿死亡。人们认为对新生儿进行有效的复苏术能阻止和减少约42%的死亡(8, 9)。1987年，美国儿科学会和美国心脏协会制定了《新生儿复苏计划》(NPR)，这是一个教育计划，目的是训练临床医生掌握新生儿复苏方法(1)。最近，团队合作和交流等行为能力对有效的新生儿复苏术来说起着举足轻重的作用(7, 10, 11)。

　　尽管大多数新生儿在过渡到子宫外世界时并不需要援助，但是约10%的新生儿却需要辅助呼吸，不到1%的新生儿需要大量的新生儿复苏措施(1)。因此，按照NPR训练RT就显得至关重要。RT必须有能力做复苏准备、对新生儿在出生时评估并进行必要的干预，辅助新生儿过渡到子宫外生存。

　　首先预估新生儿复苏术时应如何管理，然后开始进行复苏术。准备阶段的两大组成部分是准备复苏设备、为防止新生儿热量损失创建环境。

准备和设备

　　拥有合适的设备并在分娩时现成可用是新生儿复苏术的关键步骤。一般来说，准备设备是呼吸治疗医师的职责。产房内应划定复苏术的区域，并配以必要的抽吸术设备、面罩通气设备、气管插管设备、给药设备和新生儿保温设备。新生儿复苏术设备和供给见框3-2。

体温调节

　　防止新生儿的热量损失对有效进行复苏术和减少发病率至关重要。除了在辐射热源下使用干燥的亚麻床单使新生儿保持干燥，还应使用其他设备防止热量损失、实现**正常体温**(12)。这些设备包括(10)：

- 将产房预热到26℃
- 预热床单
- 保持干燥、用布包裹
- 使母婴肌肤接触，用毛毯遮盖母婴
- 给新生儿戴帽

框3-2　标准新生儿复苏术设备和供应清单*

抽吸术设备	喉罩气道
冲洗球	**用药**
机械抽吸和导管	肾上腺素：1：10,000(0.1mg/mL)
吸引导管：5F～12F	安瓿
8F饲管和20ml的注射器	等渗晶体溶液(生理盐水或乳
胎粪吸引器	酸林格氏液)
面罩设备	冲洗用生理盐水
带有泄压阀或压力表的新	脐血管导管：3.5F, 5F
生儿复苏器	无菌手套
面罩(足月和早产大小)	解剖刀或剪刀
氧源流量表和空氧混合仪	聚维酮碘溶液
插管设备	脐带胶布带
直叶式喉镜：No.0(早产儿	三通管
用)，No.1(足月儿用)	**其他设备**
喉镜的备用灯泡和电池	辐射保温台
ETT(可选择管芯)：内径	塑料袋
2.5-, 3.0-, 3.5-, 4.0-mm	帽子
棉纱带	听诊器
剪刀	心脏监护器或脉搏血氧仪
酒精海绵	口咽导气管(尺寸为0, 00和000
CO_2检测器	或长度为30-, 40-, 和50-mm)

　　* 若新生儿先天异常，进行复苏术还需要其他设备。来源：Modified from American Heart Association/American Academy of Pediatrics. *Textbook of Neonatal Resuscitation*. 6th ed. Dallas，TX：American Heart Association；2011.

- 将新生儿放在温暖的床上
- 如果新生儿体重低于1500克，用塑料包装纸(食用和医用级别、耐热塑料)覆盖婴儿(特殊人群见表3-1)

　　近期，一项随机对照的多中心试验表明患有轻微或严重缺氧缺血性脑病新生儿，且出生时的胎龄在36周或以上，人工亚低温能阻止其大脑损伤(12-14)。进行人工亚低温的标准很严格，且必须在出生后6小时以内。若有明确迹象表明新生儿患有轻度或重度缺氧缺血性脑病(因缺氧或酸中毒造成的急性或亚急性脑损伤)应立即接受亚低温治疗，因此呼吸治疗医师必须熟悉所在医院的政策和最近的转诊中心以及合适的随访护理。

最初评估和干预：黄金一分钟

　　在新生儿出生时进行快速评估涉及以下4问题：

1. 新生儿属于足月产还是早产？
2. 新生儿在啼哭或呼吸吗？
3. 新生儿肌张力达标吗？

● **特殊人群 3-1**

极度早产儿

　　孕期少于 32 周的婴儿生理上有诸多差异,更易在出生后受伤或出现并发症,包括:

- 组织不成熟更易氧中毒
- 胸部肌肉组织软弱可能导致无效呼吸
- 神经系统不成熟,不足以刺激呼吸
- 肺表面活性物质不足,使通气困难,更易受正压通气的伤害
- 皮肤薄,皮肤表面积大,与体重不成比例,脂肪减少,使婴儿体温容易快速损失
- 免疫系统不成熟,增加感染风险
- 脑毛细血管脆弱,断裂或出血的风险较大
- 血容量小,出血的话易受血容量减少的影响

为使风险最小化的产房干预考虑如下:

- 能进行复杂情况复苏术的其他专门人员
- 增加产房温度,77-79℉
- 使用化学激发的热垫和已经预热的辐射加温器
- 立即将新生儿置入覆盖紧密的食用级别的聚乙烯袋
- 转移至特护婴儿室时使用转运暖箱
- 使用空气 - 氧气混合器以供氧
- 使用脉搏血氧测定以调整氧输送和通气
- 使用无创性 CPAP 4～6cmH$_2$O
- 开始通气时数值在 20～25cmH$_2$O,如果新生儿未表现出明显好转,则小心谨慎地加压
- 一旦插管,PEEP 保持在 2～5cmH$_2$O
- 早期采用表面活性剂疗法
- 治疗时动作轻柔
- 避免特伦德伦伯卧位(头朝下)
- 避免液体注入过快

4. 有胎粪吗?(特殊人群 3-2)

　　如果新生儿属于足月产,哭声有力,肌张力达标,那么新生儿就不应与母亲隔离,而应该与母亲皮肤接触,因为新生儿已被擦干,盖着干燥的单子。医生观测其呼吸、肤色和活动。

　　如果新生儿是早产,没有哭,就需要进行初步的复苏干预,包括以下几点:

● **特殊人群 3-2**

胎粪吸入

　　直接气管抽吸有助于减少婴儿胎粪吸入综合征的风险。若存在胎粪且新生儿不活跃,NRP 建议进行气管抽吸。若认为新生儿不活跃(呼吸抑制、声音低迷和(或)心率小于 100 次/分),或许应请 RT 协助医生进行气管插管、气管抽吸胎粪,或者,在某些情况下让 RT 独自进行上述步骤。这种情况下,插入 ETT 之后,应进行以下步骤:

- 将 ETT 与胎粪吸引管相连,胎粪吸引管已与抽吸源相连。
- 封闭吸引器的侧口,逐渐拉出 ETT。
- 如果存在胎粪,重复插管和胎粪抽吸过程。如果胎粪已被清除,则进入复苏术。

　　然而,如果插管耗时过长或不成功,或新生儿一直心动过缓,则应启动正压通气。

- 如果有胎粪,同时新生儿不活跃,即给新生儿进行插管抽吸胎粪
- 吸引口腔
- 使新生儿保持干燥,并进行刺激
- 正压通气
- 请求新生儿救助队的其他成员提供附加帮助
- 给婴儿插管
- 胸外按压
- 放置静脉导管以输入肾上腺素和(或)扩容药物

　　新生儿复苏术(NRP)用大致 60 秒的时间完成初步评估和复苏干预(图 3-2)(10)。在这黄金一分钟内,新生儿应该平躺或侧躺,接受保暖、擦干和刺激。头应该采取鼻吸气位,这种姿势能使脖子延伸以帮助气道开放。注意勿使新生儿的脖子过度延伸或屈曲,因为这两种姿势会阻止空气进入。肩下布卷,即卷起的毛巾或毯子置于肩下,有助于缓解婴儿头变形或浮肿造成的枕骨过大等情况。

　　如有必要,用冲洗球或机械吸痰器的抽吸导管(抽吸导管受阻时吸入压力读数应为 -100mmHg)对新生儿进行口鼻吸引。首先对新生儿吸口以确保未吸入任何异物,以免吸鼻时新生儿喘息。将头转向有益于抽吸的一侧,使分泌物汇集于脸颊一侧,以便清除。若新生儿需要正压通气,或呼吸受阻,则在出生后立即进行抽吸术,因为等到复苏术期间再对鼻咽进行抽吸会导致心动过缓(15,16)。

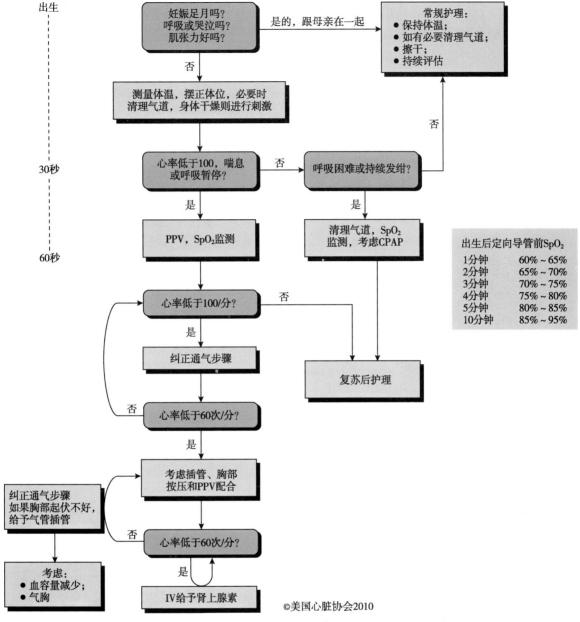

图 3-2　NRP 公式。（已获美国儿科学会同意. 新生儿复苏教程. 2011 第 6 版）

通常，体位、擦干和抽吸术等刺激足以启动新生儿的呼吸。其他能引起触觉刺激的方法包括轻打足底、轻柔地摩挲新生儿的后背或四肢。应注意不要过度刺激新生儿，以免产生后遗症。

原发性呼吸暂停与继发性呼吸暂停

尽管触觉刺激有助于促进新生儿呼吸第一口空气，但是若新生儿持续性呼吸暂停，此时继续触觉刺激已无任何作用，只会耽误有效的复苏术。有经验的新生儿抢救医生必须能分辨**原发性**呼吸暂停和**继发性呼吸暂停**之间的差异（见图 3-3）。发生原发性呼吸

暂停时，通过刺激就能让新生儿恢复呼吸。发生继发性呼吸暂停时，任何刺激都不能重启呼吸。当新生儿处于继发性呼吸暂停，NRP 医生必须启动正压通气（PPV），以逆转低心率和血压等生理特点。

胎儿出生 30 秒时，并每隔 30 秒，NRP 医生必须再次评价新生儿的呼吸，检查心率，因为这两大生命体征将指导新生儿复苏术的每一步骤。心率检查的方法有（图 3-4）：

● 用听诊器听心前区的搏动
● 触诊脐带残端脉搏
● 如果四肢灌流充足，放置脉搏血氧计

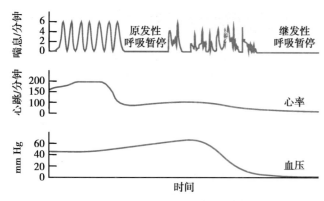

图 3-3 原发性呼吸暂停 VS 继发性呼吸暂停

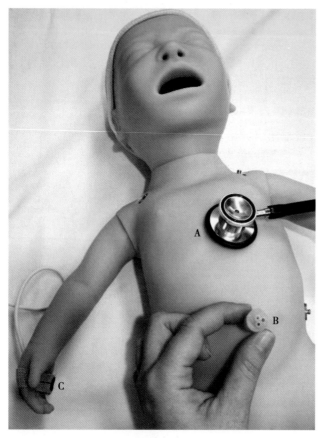

图 3-4 产房中评估心率的方法

如果新生儿呼吸良好，心率大于 100 次 / 分 /30 秒，则进行常规护理：抽吸、擦干、触觉刺激。如果心率大于 100 次 / 分但呼吸费力，则需要持续肺部护理，包括抽吸、检测动脉血氧饱和度（SpO2）和持续正压通气。如果心率小于 100 次 / 分且 / 或新生儿喘息或呼吸暂停，则必须进行正压通气和 SpO2 监测。

存在胎粪

 直接气管抽吸有助于减少婴儿胎粪吸入综合征的风险（胎粪吸入综合症详见第 6 章）。若存在

胎粪，NRP 建议对不活跃的婴儿进行气管内吸引。若认为新生儿不活跃（呼吸抑制、肌张力低和（或）心率小于 100 次 / 分），或许应请 RT 协助医生在新生儿出生后立即进行气管插管、气管抽吸胎粪，或者在某些情况下 RT 独自进行上述步骤。插入 ETT 之后应进行以下步骤：

● 将 ETT 与胎粪吸引管相连，胎粪吸引管已与抽吸源相连。

● 封闭吸痰器的侧口，逐渐拉出 ETT。

● 如果存在胎粪，重复插管和胎粪抽吸过程。如果胎粪已被清除，则进入复苏术。

然而，如果插管耗时过长或不成功，或新生儿一直心动过缓，则应启动正压通气。

> 产科医生将女婴查凯琳带到辐射加热台，并让女婴侧躺着。当你给女婴球吸口鼻时，医生开始为她擦干身子。未见胎粪。医生撤掉已潮湿的亚麻床单，团队其他成员继续用温暖的亚麻床单擦干女婴。你提醒新生儿急救队 30 秒已经过去。医生触诊脐带残端脉搏，并用手在床上叩打出心率节奏。心率是 80 次 / 分。你认为新生儿在喘息，急救队同意你的看法。医生让你进行正压通气。

新生儿复苏术期间建立并管理气道和呼吸

大多数新生儿心动过缓的原因是出生时呼吸暂停延长和 / 或窒息。有效的氧合与通气将逆转心动过缓并促进新生儿正常过渡到子宫外生存阶段。因此实施正压通气（PPV）是 NRP 最重要的技能。当新生儿呼吸暂停或喘息且心率小于 100 次 / 分（继发性呼吸暂停），就应启动 PPV。该方法和无创通气或面罩通气一样，如果没有效果或新生儿依旧呼吸暂停，则应升级至插管法。

无创通气

新生儿每分钟呼吸次数为 40～60 时应进行辅助通气，以使心率大于 100 次 / 分、胸壁运动。尽管最佳压力、充气时间和呼气量等处于未知状态，但是有研究表明，为建立功能残气量，最初充气压力的范围应在 20cm 到 40cmH2O（10, 17–19）之间。

实施 PPV 需要的设备包括：简易呼吸器，充气式气囊，T 组合复苏器。这三类设备的特征以及优缺点见表 3-1。

表 3-1　PPV 所需设备

设备	描述	优点	缺点
自动充气气囊	面罩和气囊设备,目的是在救援呼吸时输送潮气量 单向阀门,防止呼出的气进入气囊 病人呼气时,气囊压缩,然后立即自动充氧 ● 需要氧气管和储存设备,确保使用压缩气体时,FiO_2 能正常输送 ● 气囊挤压的强度决定 PIP	不需要压缩空气源就能实施 PPV 泄压阀使肺部过度充气和气压伤的风险最小化	很难确定脸部和面罩之间的契合度 面罩不能输送自流氧 需要 PEEP 阀以输送 PEEP 或 CPAP
气流充气式气囊	柔软的气囊设备,封堵面罩后才能充气 流量控制阀调节多少气体进入气囊,多少气体进入面罩,多少气体被排出 呼气量、流量控制阀和袋子挤压的强度决定 PIP	能可靠地输送 FiO_2 通过面罩输送自流氧 挤压气囊时能"感觉到"肺顺应性	需要气体源才能给气囊充气 需要脸和面罩紧密贴合才能充气 或许没有泄压阀
T 组合复苏器	压缩气体与复苏设备相连 使用复苏器上的可调控制器预置 PIP 和 PEEP T 组合复苏器与病人面部契合,通过封闭其出气口就能吸气;呼气时释放 设备上的压力计能监测 PIP 和 PEEP	PIP 稳定; 能可靠地输送 FiO_2	需要气体源以使肺部充气 无法感受到肺顺应性 开始实施 PPV 前设定压力

自动充气气囊不需要压缩气体源就能充气,挤压后就能自动充氧。该设备有压力安全阀,因此不会使肺部充气过度。然而其缺点包括以下几点:

● 无法确定设备是否与病人的脸贴合紧密

● 需要储存设备,确保吸入氧的氧浓度分数(FiO_2)为 100%。

● 无法提供 100% FiO_2 自流氧。

自动充气式气囊只有当连接到压缩氧气源时才充氧,它需要面罩和病人的脸部之间密封严紧,以保证充气。**自动**充气式气囊(也叫麻醉气囊)优于简易呼吸器的方面包括:

● 能轻松确定设备是否与病人的脸紧密贴合

● 挤压气囊时能感觉到肺顺应性

● 能提供自流氧

然而,缺点是除了需要气体源,该设备没有压力安全阀。准备使用充气式气囊时,RT 必须确保有足够的气流(通常是 5～10L/min)以使袋子在每次手动呼吸时充气。同时要确保袋装呼吸时通气压达 5cmH$_2$O。

T 组合复苏器是一种医疗设备,其设计的目的是以预定的流量进行手动呼吸,以提供持续的最大吸气压(PIP)和最大呼气压(PEEP)。与充气式气囊类似,该设备需要面罩和病人的脸部贴合紧密,以保证设备正常工作。其缺点如下:

● 使用前需要预先设定 PIP 和 PEEP

● 复苏术期间无法改变 PIP 和 PEEP

● 设备的运行需要气体源

实施 PPV 时,RT 必须确保使用尺寸合适、能封住新生儿口鼻的面罩(图 3-5)。如果出现难以密封的情况,需要两位 NRP 医生进行手动呼吸。一位医生用双手手持面罩放置在适当位置,另一位医生挤压气囊以使肺部充气。若面罩通气时间过长,则面罩通气时和面罩通气后应清空新生儿的胃,其方法是口胃管置管,因为胃胀会挤压横膈膜,降低 PPV 的效果。

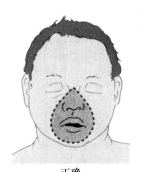

正确
覆盖口鼻而不超出
下巴或触及眼睛

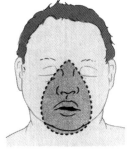

面罩太大
超出下巴以外,触及眼睛

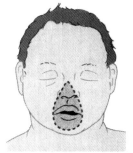

面罩太小
不能完全覆盖口鼻

图 3-5　面罩通气的可取方法

气管内插管术

在面罩通气时间延长、胎粪、或先天性缺陷（如横膈疝，必须控制气道）等情况下，应考虑气管内插管术。然而，若医生无经验，尝试数次而失败的话，对新生儿则不利。这种情况下，最好是继续进行面罩通气，等待有经验的医生赶来援助。此外，在插管法或面罩通气不成功、新生儿34周以上或大于2000g等情况下，则考虑使用喉罩气道（LMA）。

RT经常被要求为预期的气管内插管术准备好设备。一种快速估计气管导管（ETT）大小的方法是用胎龄除以10。例如，若新生儿35周大，则考虑用3.5mm的ETT。当医生考虑将ETT用胶带固定在嘴唇的何处时，用出生时的体重（公斤）加上6，则是ETT放置的合适位置。例如患儿重1.5kg，则将ETT固定在上嘴唇的7.5cm处，这是合理的起点。正确置入导管后，ETT的顶端将被置入气管的中段。此时如果听诊呼吸音，两侧的呼吸音应该一致。图3-6展示了用喉镜置入ETT的概览。

你让女婴查凯琳身体呈鼻吸气位，用气囊和面罩为她进行了3次呼吸。你用两手使面罩密封严紧，住院医生挤压气囊。你看见患儿的胸廓随着气囊呼吸而起伏，护士确认在正压通气下听见了匀称的呼吸音。30秒后，护士敲打出心率：6秒内12次。救援队松了一口气，因为这表示心率提高到120次/分。当你继续实施正压通气时，护士将脉搏血氧仪放在新生儿的右手，方便你继续监测她的心率和氧饱和度。

心血管支持：胸外按压和用药

产房复苏术时，应首先集中力量协助通气和供氧。如果有效通气成功实施的30秒后，心动过缓（仍小于60次/分），则应启动胸外按压。NRP介绍了两种心脏按压的方法：

1. 左右拇指-手掌环绕法（用双拇指按压并用其他手指环抱其胸部并支持背部）
2. 双指法（用双指按压胸廓，另一只手支撑其背部）
　　左右拇指-手掌环绕法由NRP推荐，因为有证据表明它能产生较高的心脏收缩压峰值（10）。呼吸治疗医师或许会被要求进行胸廓按压或协调按压和通气。按压的位置应该在胸骨中段，联接乳头之间横线的下方到胸部前后径约三分之一处（图3-7）。按压期间，实施者的左右拇指不能离开患儿的胸廓，同时应避免频繁地中断。

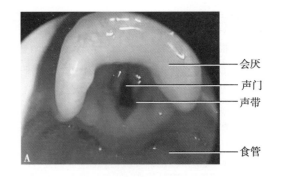

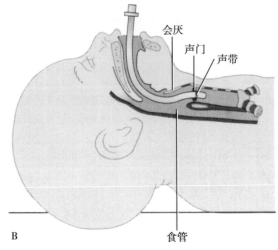

会厌
声门
声带
食管

图3-6　通过直接喉镜检查法实施气管内插管

繁地中断。通过三次按压、一次呼吸的比率，达到约120次/分（每2秒4组循环）。按压者应大声数出韵律（"1、2、3、呼吸"），因为这样能使整个过程井然有序。按压应一直进行，直到心率恢复到60次/分以上。每30秒再次评估心率是否改善。如果按压者在按压期间感到疲惫，应警示救援队成员，转换角色。

产房里的心血管支持很少需要用药，因为一般而言，心动过缓会随着肺部获得足够的充气和通气而好转。然而，若气道已经建立而心动过缓持续存在，则应进行100%的氧通气、胸外按压、给予肾上腺素和或其他扩容药物。肾上腺素1:10 000（0.1mg/mL）可通过两种途径给药：静脉注射或气管内给药。静脉（IV）用药是NRP青睐的途径因为它能确保药物进入血流，并保证肾上腺素的使用剂量在较低范围（0.01～0.03mg/kg）（10）。由于静脉途径必须建立，RT或被要求先通过ETT进行肾上腺素的首次用药。这种情况下，应考虑使用较大剂量的肾上腺素（0.05～0.10mg/kg）。可将肾上腺素直接注射到ETT，再用生理盐水（0.5～1.0ml）冲洗，或在肾上腺素注射进ETT前用1ml注射器容量的生理盐水稀释。如果在产房内考虑使用扩容药物，建议剂量为等渗晶体溶液或血液（O型阴性，巨细胞病毒照射灭活）10ml/kg。

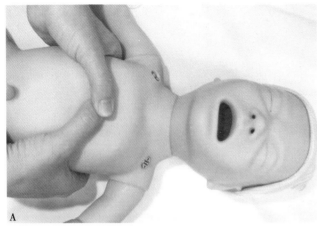

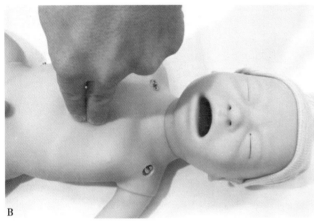

图 3-7　胸廓按压时医护人员手部位置

供氧、护理已知先天异常的新生儿、中断复苏措施，以及计算 Apgar 评分。

使用补充供氧

合理利用吸氧是新生儿复苏术的重要方面，因为氧气过多或不足都对新生儿有害。几项研究已表明，新生儿在出生后需要长达 10 分钟时间以达到 95% 的 O_2 饱和度（10）。复苏术应根据 RA 而启动。然而，当出现发绀或心动过缓，或复苏术期间进行正压通气，应使用脉搏血氧仪，有助于监测混合氧的浓度（FiO_2）。出生后的目标氧饱和值见表 3-2。如果混合氧无法获得，在心动过缓（心率低于 60 次 / 分）90 秒后进行 100% 的 FiO_2，直到心动过缓的情况得到控制。

表 3-2　出生后的目标氧饱和度值（导管前氧饱和度的四分位范围）	
出生后	SpO_2
1 分钟	60%～65%
2 分钟	65%～70%
3 分钟	70%～75%
4 分钟	75%～80%
5 分钟	80%～85%
10 分钟	85%～95%

来源：该数据使用已获美国儿科学会的许可 *Textbook of Neonatal Resuscitation*. 6th ed. Dallas, TX: American Academy of Pediatrics; 2011. Copyright holder American Academy of Pediatrics, 2011.

产房内提供自流量氧气的方法见图 3-8。

脉搏血氧仪的探头应放置在新生儿的右上肢，以反映导管前氧饱和度。放置探头后，将探头与脉搏血氧仪相连，由此可以加速信号接收。有一点非常重要：新生儿的心脏必须正常，心输出量和灌流必须足够使脉搏血氧仪进行精确的测量。

先天异常

已知患有先天异常的新生儿应优先送到拥有多学科新生儿团队的产院，协助患儿出生。作为 RT，你或许就职于其中某个产院，或遇到在产前期未检查出先天异常的新生儿。因此，意识到这些情况如何使新生儿过渡到子宫外生存的过程复杂化是至关重要的。

遇到无法成功建立气道、疑似上气道先天性堵塞（如：鼻后孔闭锁，Robin 序列征，声门喉蹼）等情况，或许需要使用口腔导气管、人工喉罩，或紧急气管切开术。遇到建立通气却导致呼吸音减小或不匀称、心前区脉动移位、或心率无改善等情况，则考虑为肺功能受损等（如：气胸，先天性膈疝，胸腔积液，**肺发育不全**，早产）。此时或许需要气管内插管、胸透视、放

复苏术后的护理

　　患儿女婴查凯琳接受了 60 秒的 PPV 后，开始自主呼吸。你停止 PPV，在患儿出生后 2 分钟内，你注意到室内空气（RA）下氧饱和度为 86%。同时注意到体格检查时，新生儿在抖动。鉴于其母亲在产前患有妊娠糖尿病，医生决定让新生儿在 NICU 内接受进一步的看护和护理。你被要求为婴儿准备转移设备，方便患儿转移至更高一级的监护单元。

　　在产房内接受复苏术的新生儿应被转移到安定的环境，进行密切监测、进一步评估和管理。尽管复苏术期间使用葡萄糖、碳酸氢钠、钙、阿托品、镇静剂和纳洛酮能有所帮助，但不建议在产房内使用这些干预。然而，在对婴儿完成进一步评估、进行复苏术后的护理时可考虑使用。有时候或许需要 RT 协助转移患儿，确认并管理新生儿进入 NICU 时的呼吸支持，因为新生儿需要继续接受评估和医疗干预。

特别考虑

新生儿复苏时应进行几项特别考虑，包括：补充

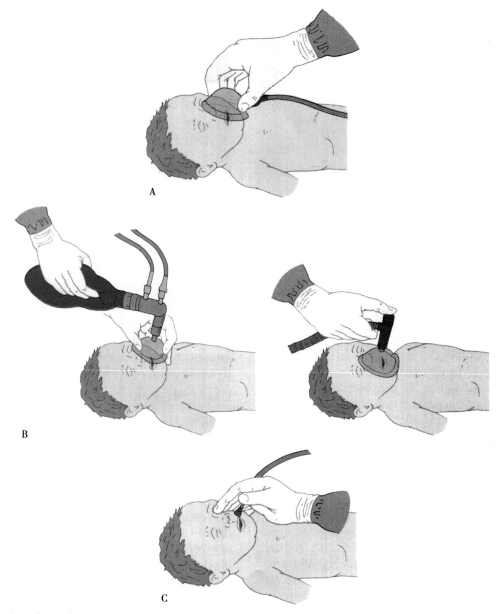

图 3-8　产房里提供自流量氧气的方法

置 Replogle 管和（或）针吸排出空气、或胸腔置管（详见第 7 章治疗气胸）。如果新生儿疑似要早产，产房里需要较高的压力和 / 或使用表面活性剂药物。一旦发现体外解剖缺陷（如腹裂、脐膨出、**脊髓脊膜膨出症**），复苏术团队应小心处理这些缺陷并将婴儿放入无菌袋，保护并保持缺陷处湿润，直到儿科专业医师的进一步评估。最后，如果氧饱和度低，尽管进行足够的通气和氧合，婴儿还是发紫，则应考虑为**发绀型先天性心脏病**。X 片、心电图和（或）超声心电图有助于确诊，如果发现因依赖导管产生的心脏损伤（如左心发育不全综合征，肺动脉瓣狭窄，法洛四联症）则需要用前列腺素，之后再进行更多的确定性治疗（详见第 12 章发绀型先天性心脏病的管理）。

　　许多医院已有章程管理组织生产、医疗小组和对先天异常新生儿的预期复苏方案。生产前的沟通、协作、准备和明确产房示意图非常必要，能确保脆弱的患儿以最安全、最平稳的方式完成过渡（团队合作 3-1）。

团队合作 3-1

　　团队成员适时评估环境、彼此通告最新情况（此过程叫做"认知分享"），就能提高团队绩效。根据"认知分享"，团队成员依据当前信息做出决策，能对事务当前状态的心智认知一致，以及对意外事件采取新的行动方案。其中包括不断分享一些信息，如生命体征、当前护理方案、病人的诊断、现用的诊断、团队领导要求信息或团队内部所有成员的建议等。

阻止和中断复苏行动

阻止复苏行动适用于以下情况：会产生高死亡率和不良结局的孕期，出生体重，和（或）先天异常（10）。以下为这些情况若干的例证：

- 胎龄小于 23 周
- 出生体重小于 400g
- 无脑畸形，属于神经管缺陷，会导致大脑主要部分、头骨和头皮的缺失
- 13-三体综合征，是染色体异常，表现为神经、肌肉骨骼、皮肤和心血管系统的问题

在这些情况下，生产前让患儿父母参与到复苏术及其结果的讨论、尽可能地获得父母对复苏术的书面同意是非常重要的。出现无法确定妊娠结局和胎儿存活的情况，应满足胎儿父母对于复苏术的渴望。与父母和医疗队的讨论应强调积极复苏的利弊和给予舒适的护理措施。此外，要强调一点，由于产前数据在预计胎儿体重、胎龄和先天异常筛检方面或许有误，因此待胎儿出生，由医疗保健团队对胎儿做出检查后，才能决定是否进行或阻止复苏努力。如果在新生儿复苏术期间，胎儿心率无法监测超过 10 分钟，则应探讨**中断复苏努力**。作为 RT，因为你预期胎儿的出生并为其出生做好准备，因此与整个医疗团队探讨这些决定是很有必要的。

Apgar 评分和记录

弗吉尼亚·阿普加博士于 1952 年设计了 Apgar **评分**，这是用来描述新生儿在出生后不同阶段状态的工具（表 3-3）。它是一组客观资料，目的是帮助复苏术后的早期监护，临床医生除用它评估心率和呼吸速率外，还使用它来评估自己复苏努力的质量。Apgar 评分有五项标准，可用首字母缩略词 Apgar 来表示（肤色，脉搏，面部的反应，活动度，呼吸）。每项标准用 0、1、2 值，然后相加，总和就是 Apgar 评分。医生习惯在新生儿出生 1～5 分钟内使用 Apgar 评分，每隔 5

分钟再重复一次，直到 Apgar 评分至少达到 7。进行 Apgar 评分期间，新生儿复苏队应即刻启动复苏策略。Apgar 评分应记录在病历中，其中还要详细说明施行的复苏努力和新生儿最初的体格检查（21，22）。

┃┃ 评判性思维问题：女婴查凯琳

1. 如果女婴查凯琳的妈妈在产前用了硫酸镁，那么你预计还需要什么额外准备？
2. 如果女婴查凯琳患有先天心脏缺陷，你会采取什么不同的方法？如果你又得知她或许有膈疝，你会怎么做？
3. 如果女婴查凯琳需要输氧超过 5 分钟，这会改变你将她从产房送往其他地方的决定吗？如果你只用给她输氧，而不需要进行 PPV，那你会将她送往何处？

●● 案例分析和评判性思维问题

■ 案例 1：女婴马茜安

你在 III 级 C 类的 NICU 工作，产科团队正呼叫你。他们告知你，再有 1 小时，一个 28 周胎龄的婴儿要出生，需要你负责。马茜安女士 14 岁，GBS 阳性。医生同意她早产分娩，1 周前她胎膜早破，服用了 2 个剂量的倍他米松。胎心轨迹让医生挺放心。尽管用硫酸镁治疗，她宫口现在已扩张至 10cm。

- 此次出生前和围产期前的哪些信息使得生产危险性很高？
- 你需要哪些设备来准备这次早产？

新生儿是女婴，软弱无力，呼吸用力差，对护士擦身的刺激无反应。护士将脉搏血氧仪夹在其右手，30 秒后你开始用 T 组合复苏器进行面罩通气。充气压为 20cmH_2O，呼吸速率为 40 次，FiO_2 0.70。在其出生的第 1 分钟，你仍用面罩通气，效果不错，女婴的胸廓起伏，心率为 100 次 / 分。女婴马茜安时而紧促呼吸（每分钟不超过 5 次），但是却没有其他自主动作，对刺激也无回应。她的嘴唇和躯干呈粉红色，双手和双脚呈蓝色。面罩通气继续进行，在出生第 2 分钟，医生放置了 2.5mm ETT 插管，之后 CO_2 探测器呈正数变化，也听到了双侧呼吸音。出生第 4 分钟，一个剂量的表面活性物质分成四份通过 ETT 用药。出生第 5 分钟，马茜安的心率是 120 次 / 分，每分钟呼气 10 次，伴有胸骨和肋骨收缩。女婴浑身皮肤红色，自主做出微小的动作。轻弹她的脚，或是摩擦她的背，她的脸

表 3-3　Apgar 评分（24）

分值

标志	0	1	2
心率	无	<100 次 / 分	>100 次 / 分
呼吸用力	无, 不规律	慢，哭声乏力	好
肌张力	无力	四肢有一些弯曲	积极地活动
反射刺激	无反应	面部痛苦	咳嗽，打喷嚏
颜色	蓝色、苍白、躯干、嘴唇、面部	手足发绀	完全粉红

皱紧，表现出难受的表情。

● 使用 Apgar 评分系统，马茜安在第 1 分钟和第 5 分钟的阿普加分数为多少？

■ **案例 2：男婴迪亚兹**

产妇 38 岁，已有 3 个孩子，进入分娩中心以待引产。她怀孕 39 周零 1 天，妊娠第二期诊断出先兆子痫。因为胎膜受到胎粪污染，2 小时前接受了人工破膜术。胎儿心脏监护仪显示每次子宫收缩伴有早发早期减速。

● 此次出生前和围产期前的哪些信息使得生产危险性很高？

男婴迪亚兹出生时你开始准备设备。产科医师说胎儿脐带绕颈，呼吸暂停，无力，被胎粪包围。

● 你该怎么做？

你站在床头位置，男婴放入保温箱 10 秒内，使用了 3.5mm 的 ETT 插管。你表示在声带上看见了胎粪，使用胎粪吸引管从肺部适度抽吸定量的茶绿色液体。你试图第二次插管，同时要求 RN 在患儿脐带残端监测心率。第二次插管完成，同时使用了胎粪吸引管，但是只抽吸了极小量的液体。RN 注意到心跳是 60 次 / 分。复苏团队开始擦干、刺激、清理上气道。出生约 45 秒时，你开始对患儿面罩通气，每分钟呼吸 40 下。15 秒后，心跳达到 110 次 / 分。迪亚兹的嘴唇、躯干、双手和双脚呈蓝色，软弱无力，对刺激无反应，呼吸无力。因此又进行了 30 秒的正压通气，30 秒后，他能自主呼吸，每分钟 25 次，微弱地哭了一下。此时迪亚兹能自主运动四肢，时而面部表情痛苦。你终止正压通气，开始通过小口径氧气管在一旁吹氧，持续约 2 分钟，然后慢慢移开氧气管，此时尽管迪亚兹的双脚

还是蓝色，但嘴唇和躯干保持粉红色。出生 5 分钟后，对他进行了评估，其呼吸速率为每分钟 60 次，心率为 140 次 / 分，能积极活动，哭闹，每次呼气时发出咕哝声。迪亚兹整个躯干和头部呈粉红色，双手双脚蓝色。

● 使用 Apgar 评分系统，迪亚兹在第一分钟和第五分钟的阿普加分数为多少？

■ **案例 3：男婴迪米兹**

22 岁的杰西卡·迪米兹进入急诊室，宫口全开，生产困难。她从未有过产前监护，承认经常吸食海洛因，上次吸食为 2 小时前。胎儿心脏监护仪注意到变异型心率减速。医生快速评估后注意到胎儿呈伸腿臀位，快要出生了。迪米兹被迅速送往进行紧急剖宫产室，II 级 B 婴儿室的团队已集合在那里准备护理新生儿。

● 此次出生前和围产期前的哪些信息使得生产危险性很高？

男婴出生，由儿科医生护理。他最初软弱无力，呼吸力弱。给他擦干身体、触觉刺激 30 秒后，男婴大声发出刺耳声音，其身材较长，极瘦，正自主运动四肢。出生第 1 分钟，呼吸速率为每分钟 60 次，心率每分钟 160 次 / 分。男婴迪米兹正在踢腿、积极地尖叫、躲避刺激。他的双手、双脚和双唇呈蓝色。你开始用小口径氧气管在一旁吹氧，他的双唇开始变粉，但是双手双脚还是蓝色。出生第 3 分钟，你慢慢将氧气从他面前移开，并在第 4 分钟停止供氧而男婴身体并未重新呈绀紫色。出生第 5 分钟，迪米兹大声哭闹，无论刺激与否都有运动四肢，呼吸速率为每分钟 60 次，心率 150 次 / 分。

● 使用 Apgar 评分系统，迪亚兹在第 1 分钟和第 5 分钟的阿普加分数为多少？

选择题

1. 胎儿在产程的哪一阶段出生，到达子宫外环境？
   a. 第一阶段
   b. 第二阶段
   c. 第三阶段
   d. 减速期
   e. 活跃期

2. 以下哪项胎心监护图让人担忧？
   a. 晚期心率减速
   b. 早期心率减速
   c. 正弦波样心率
   d. B 和 C
   e. C 和 D

3. 产妇 38 岁，已有 3 个孩子，进入分娩中心待产。她怀孕 39 周零 1 天，妊娠第二期诊断出先兆子痫。因为胎膜受到胎粪污染，2 小时前接受了人工破膜术。胎儿心脏监护仪显示每次子宫收缩伴有早发早期减速。根据以上描述，哪一项属于新生儿危险因素？
   I. 胎粪污染羊水
   II. 先兆子痫
   III. 母亲年龄
   IV. 早期减速
   V. 延迟破膜
   VI. 引产术

选择题（续）

a. I, II, III, IV, VI

b. I, II, III

c. I, II, IV, VI

d. I, II, VI

4. 以下哪项不应作为新生儿出生时的评估问题？

　　a. 新生儿足月还是早产？

　　b. 新生儿啼哭或呼吸吗？

　　c. 新生儿的肌肉张力合格吗？

　　d. 新生儿呈绀紫色吗？

5. 在产房里应该做以下哪项，以确保新生儿获得足够的温暖？

　　I. 将产房预热到 37°C

　　II. 将床上用品预热

　　III. 擦干并包裹新生儿

　　IV. 摩擦新生儿的后背

　　V. 给新生儿戴上帽子

　　a. I, II, III

　　b. II, III, V

　　c. I, II, III, V

　　d. II, III, IV, V

6. 你参与监护了一个足月臀位剖宫产儿的手术，男婴伯德，他出生时间是 08：23，被外科医生移交给新生儿复苏团队。男婴柔弱无力、呈蓝色，看起来没有呼吸。复苏队第一步应该做什么？

　　a. 擦干并刺激男婴

　　b. 评估心率

　　c. 提供 PPV

　　d. 吸氧

7. 30 秒后，男婴伯德出现几下喘息样呼吸，中枢性发绀，仍然柔弱无力。护士触摸测得心率为 80 次 / 分。复苏队下一步应该做什么？

　　a. 吸氧

b. 启动 PPV

c. 继续保持男婴干燥并刺激

d. 开始胸外按压

8. 你给胎龄 26 周出生的婴儿进行 PPV 已 30 秒。婴儿现在出生 2 分钟，脉搏血氧仪测得心率为 55 次 / 分。该婴儿此时柔弱无力，没有呼吸运动，复苏术的下一步应该做什么？

　　a. 摆正气道使其呈最佳位置

　　b. 气管插管

　　c. 继续 PPV

　　d. 开始胸外按压

9. 以下哪项产前诊断可以成为阻止复苏措施的理由？

　　I. 13 三体

　　II. 21 三体

　　III. 无脑畸形

　　IV. 20 周胎龄

　　V. 27 周胎龄

　　a. II, III, IV

　　b. I, III, IV

　　c. I, II, III, IV

　　d. I, II, IV

10. 你被呼叫去监护足月产的婴儿，到达产房时婴儿已出生。产房护士正刺激男婴并进行吸氧。婴儿出生 1 分钟时，报警音提示应该对婴儿进行评估。该男婴四肢活动多、大哭、面部表情痛苦，尽管头部和躯干呈粉色，双手双脚却呈蓝色。你触摸其心率，6 秒内跳了 12 下。请对该男婴出生第一分钟进行 Apgar 评分。

　　a. 10

　　b. 9

　　c. 8

　　d. 7

（陈　晨 译）

参考文献

1. Martin JA, Hamilton BE, Ventura SJ, et al. Births: final data for 2010. *Natl Vital Stat Rep.* 2012;61(1). http://www.cdc.gov/nchs/data/nvsr/nvsr61/nvsr61_01.pdf - table01. Accessed November 20, 2012.

2. American Heart Association/American Academy of Pediatrics. *Textbook of Neonatal Resuscitation.* 6th ed. Dallas, TX: American Academy of Pediatrics; 2011.

3. Martin RJ, Fanaroff AA, Walsh MC. *Fanaroff and Martin's Neonatal-Perinatal Medicine: Diseases of the Fetus and Infant.* 9th ed. St. Louis, MO: Mosby; 2011.

4. McCrann JR, Schifrin BS. Fetal monitoring in high-risk pregnancy. *Clin Perinatol.* 1974;1(2):149, 229-252.

5. Boylan PC, Parisi VM, et al. Fetal acid base balance. In: Creasy RK, Reznik R, Iams J, eds. *Maternal-fetal Fetal Medicine.* Philadelphia, PA: Saunders; 1989.

6. Noori S, Stavroudis TA, Seri I. Systemic and cerebral hemodynamics during the transitional period after premature birth. *Clin Perinatol.* 2009;36(4):723-736.

7. Murphy AA, Halamek LP. Simulation-based training in neonatal resuscitation. *NeoReviews.* 2005;6(11):e489-e492.

8. Lawn JE, Cousens SN, Wilczynska K. *Estimating the*

Causes of Four Million Neonatal Deaths in the Year 2000: Statistical Annex—The World Health Report 2005. Geneva, Switzerland: World Health Organization; 2005.

9. Darmstadt G, Zulfiqar AB, Cousens S, et al. Evidence-based, cost-effective interventions: how many newborn babies can we save? *Lancet* 2006;365(9463):977-988.

10. Kattwinkel J, Perlman JM, Aziz K, et al. 2010 American Heart Association guidelines for cardiopulmonary resuscitation and emergency cardiovascular care: neonatal resuscitation. *Circulation.* 2010;122(pt 15):S909-S919.

11. Thomas EJ, Sexton JB, Lasky RE, et al. Teamwork and quality during neonatal care in the delivery room. *J Perinatol.* 2006;26(3):163-169.

12. Gluckman PD, Wyatt JS, Azzopardi D, et al. Selective head cooling with mild systemic hypothermia after neonatal encephalopathy: multicentre randomised trial. *Lancet* 2005;365(9460):663-670.

13. Shankaran S, Laptook AR, Ehrekaraz RA, et al. Whole-body hypothermia for neonates with hypoxic-ischemic encephalopathy. *N Engl J Med.* 2005;353:1574-1584.

14. Azzopardi DV, Strohm B, Edwards AD, et al. Moderate hypothermia to treat perinatal asphyxia encephalopathy. *N Engl J Med.* 2009;361:1349-1358.

15. Gungor S, Kurt E, Teksoz E, et al. Oronasopharyngeal suction versus no suction in normal and term infants delivered by elective cesarean section: a prospective randomized controlled trial. *Gynecol Obstet Invest.* 2006;61(1):9-14.

16. Waltman PA, Brewer JM, Rogers BP, et al. Building evidence for practice: a pilot study of newborn bulb suctioning at birth. *J Midwifery Women's Health.* 2004;49(1):32-38.

17. Boon AW, Milner AD, Hopkin IE. Lung expansion, tidal exchange, and formation of the functional residual capacity during resuscitation of asphyxiated neonates. *J Pediatr.* 1979;95(6):1031-1036.

18. Vyas H, Milner AD, Hopkin IE, et al. Physiologic responses to prolonged and slow-rise inflation in the resuscitation of the asphyxiated newborn infant. *J Pediatr.* 1981;99(4):635-639.

19. Linder W, Vossbeck S, Hummler H, et al. Delivery room management of extremely low birth weight infants: spontaneous breathing or intubation? *Pediatrics.* 1999;103(5):961-967.

20. Wiswell TE, Gannon CM, Jacob J, et al. Delivery room management of the apparently vigorous meconium-stained neonate: results of the multicenter, international collaborative trial. *Pediatrics.* 2000;105(1 pt 1):1-7.

21. American Academy of Pediatrics, Committee on Fetus and Newborn, American College of Obstetricians and Gynecologists, Committee on Obstetric Practice. The Apgar score. *Pediatrics.* 2006;117(4):1444-1447.

22. Apgar V. A proposal for a new method of evaluation of the newborn infant. *Curr Res Anesth Analg.* 1953;32(4):260-267.

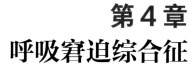

第二篇
围产期肺部疾病和并发症

第4章
呼吸窘迫综合征

朱莉安娜 •S•佩雷塔, MSEd, RRT-NPS, CHSE

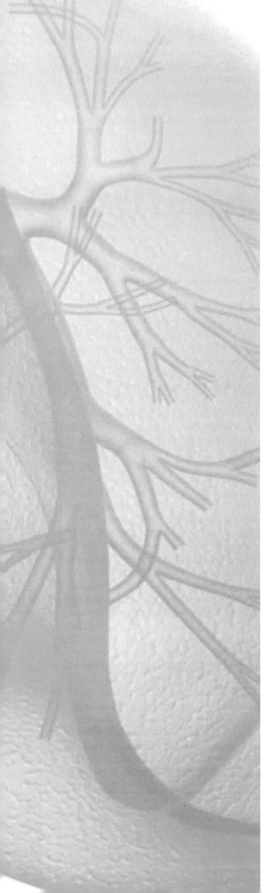

关键术语

空氧混合仪
气道阻力
镇痛
辅助 – 控制（A/C）通气
持续气道正压通气（CPAP）
死腔通气
轻柔通气
呻吟声
加热增湿、高流量的鼻导管
（HFNC）
高频喷射通气（HFJV）
高频振荡通气（HFOV）
高频通气
肺透明膜病（HMD）
发育不全
肺内分流
保暖箱
拉普拉斯定律
平均气道压（Paw）
肌松剂
无创间歇正压指令通气
（NIPPV）
呼气末持续气道压力（PEEP）
吸氧罩
患者触发的通气
泊肃叶定律
控压通气
压力支持通气
呼吸
呼吸窘迫综合征（RDS）
网状颗粒
反常式呼吸

关键术语（续）

表面活性物质	时间周期，压力限制	控容通气
表面活性物质替代疗法	时间触发型呼吸	定容通气
同步间歇正压通气	通气	呼吸功（WOB）

本章目标

通过本章的学习，你将能够：

1. 描述新生儿呼吸窘迫综合征（RDS）的病理和临床特征。
2. 探讨表面活性物质的化学组成、如何改善肺顺应性及其在 RDS 中的作用。
3. 列举为救治极早产儿而对产房复苏应做出的改变。
4. 选择初期呼吸支持，以治疗疑似患有 RDS 的极早产儿。
5. 评估 RDS 加重患者的肺功能状态，并给出呼吸支持的改变建议。
6. 阐释 RDS 期间表面活性物质替代治疗在改善肺功能中的作用。
7. 决定应何时开始侵入及无创正压通气。
8. 描述应用同步和定容通气来治疗 RDS 患者的原理。
9. 评估正在接受机械通气治疗（MV）的 RDS 新生儿的血气分析结果，并给出已有呼吸机设置的更改建议。
10. 阐释高频通气相对传统 MV 的优势，并针对高频振荡通气或高频喷射通气（HFJV）的初始设置予以建议。

■■ 女婴吉伯斯

你正在值夜班，所在的 IIIB 新生儿重症监护室（NICU）有 24 个床位。现得到通知，要接生一名胎龄为 25 周零 2 天的婴儿。4 天前，32 岁的苏珊•吉伯斯因过早阵痛入住产房。新生儿学专家与 NICU 注册护士现在要你一同前往产房。在将自己的病人移交给同事后，你赶往产房准备接生。

2011 年，美国婴儿的早产率为 1/8（约合 13%），较往年增长 6%（1）。在 NICU 里，多达 49% 的新生儿皆因早产而入住，在需重症监护患者中占比很高（1,2）。早产儿护理最早出现在 19 世纪 80 年代的法国，亚历山大•里昂发明的早产儿保育箱可以为早产儿保暖，近似于孵卵器。1896 年，马丁•库尼在柏林世博会上将真实的早产儿展出，轰动一时，但观众并不明白意义所在。而与此同时，社会认为婴儿的死亡不可避免，儿科医学的资源投入也格外匮乏。保育箱在美国的各种展览会和狂欢节上大受欢迎，纽约康尼岛后建起固定展区，售卖门票，向游客展出早产儿（3）。

1898 年，库尼发明的保育箱在芝加哥产科医院得到应用。1914 年，芝加哥萨拉•莫里斯医院的朱利叶斯•海斯使用了第一台早产儿保育箱，其整合了诸多保育箱的特点，可调节温度、供氧及特殊喂奶技术，进而提升了早产数周婴儿的存活率。可以说，婴儿死亡率大幅下降可部分归功于医疗条件的改善。20 世纪 40 年代，医生发现了体型、胎龄更小早产儿呼吸困难的表现：耗尽力气挣扎着喘气呼吸。这些早产儿通常会筋疲力尽，停止呼吸，并最终死亡。20 世纪 60 年代，机械通气（MV）开始临床试验，用于帮助患有典型呼吸窘迫综合征的早产儿。1963 年，当时的第一夫人杰奎琳•肯尼迪诞下了一名早产男婴，在给予高浓度氧气后，男婴在出生后几小时内死亡。这起高曝光率的早产儿死亡事件反映出早产儿疾病应予以更多的研究。与此同时，20 世纪 60 年代中期，美国出生缺陷基金会将重点从小儿麻痹症转至早产儿，为新生儿临床大跨步的快速发展铺平了道路，也提升了早产儿的存活率（3）。

如今，早产病因的研究有所进展，但仍有约 40% 的早产儿早产原因不明。相关流行病学综述表明早产与以下因素有关：孕产和社会逆境、多胎妊娠、辅助受孕、子宫和宫颈结构异常、母亲严重的内科、外科及妇科疾病、压力较大的生活事件、感觉紧张、心理状况不良、缺乏家庭/社会支持、吸烟、以及使用可卡因（4,5）。很多已知的危险因素极为少见，而旁人却难以改变。研究表明，或有四项主要生理因素即可导致自发性早产。

- **感染/发炎**：研究表明，早产通常是由机体自身免疫系统对某些细菌性感染的反应而引起的，比如涉及生殖道、尿道和胎膜的反应。即使在远未感染到生殖器官的情况下，类似牙周病的疾病也能导致早产。

- **母亲或胎儿承受压力**：如果母亲承受慢性心理压力，或是胎儿承受机体压力（例如胎盘供血不足），可能会导致产生与压力相关的激素，即促肾上腺皮质素释放激素（CRH）。CRH 能刺激其他激素的产生，从而引发子宫收缩和早产。
- **出血**：子宫出血的可能原因包括胎盘早剥，即胎盘在分娩前部分或全部从子宫壁剥离。出血后血液凝结，各种蛋白质释放，子宫也可能因此收缩。
- **伸展**：由于存在两个或多个婴儿、过量的羊水、或子宫／胎盘异常，子宫可能发生过度拉伸，并导致释放能刺激宫缩的化学物质（6）。

胎龄不足 23 周的分娩被认为过早产。有数据显示，如果大小与妊娠期相符的胎儿胎龄少于 23 周，且出生体重低于 500g，那么存活率会极低，基本没有完好生存的概率，其中的主要原因在于肺部及脑部系统发育极其不完善。相比之下，胎龄在 25 周及以上和体重在 600g 及以上的早产新生儿之存活率则高于60%～70%，而多达 50% 以上出生的早产儿并未显示出严重的神经系统发育异常（7）。有了这些数据作参考，临床医生可以在早产儿出生和初步救治之前采取更好的姑息治疗和产房决策（团队合作 4-1）。

出院前，早产儿要在重症监护室里度过很长的时间。新生儿待在 NICU 的平均天数是 13.2 天，而胎龄低于 34 周的新生儿则需要 46.2 天（9）。早产的主要并发症包括产前肺和脑不完全发育而导致的脑损伤、肺病、以及神经发育紊乱。在新生儿呼吸治疗方面，呼吸治疗师的一项主要任务便是照管早产儿。由于呼吸治疗技术愈发先进，早产儿（尤其是占到活产婴儿 1.97% 的极早产儿）的存活率得到提高（框 4-1）。呼吸治疗师负责治疗 RDS、肺炎、气漏（详见第 7 章）等急性重病，以及引起呼吸障碍的急性并发症，包括坏死性小肠结肠炎（NEC）和脑室内出血（IVH）（详见第 8 章）；呼吸治疗师还负责治疗慢性呼吸病，如支气管肺发育不良（BPD）和早产儿呼吸暂停（AOP）。

透明膜病／呼吸窘迫综合征

新生儿呼吸窘迫综合征（RDS）是早产儿的头号杀手（11），特征为呼吸功能严重受损，起因是表面活性物质缺乏引起的肺部不完全发育。RDS 期间肺系统的显著特征包括以下：表面活性物质的生成减少，肺泡顺应性也因此降低；胸壁顺应性过高导致通气难

以改善；肺泡腔和毛细血管之间的空隙增加致使气体交换困难；以及肺组织发育不良（图 4-1）。20 世纪初第一次定义了肺透明膜病（HMD），依据为其独特的肺细胞特点，但人们当时仍认为 HMD 只是一种罕见的肺炎，可引发早产儿肺无法充气（12）。

团队合作 4-1　以家庭为中心的产房决策（8）

当胎儿濒临极早产，医生很难向其父母预测早产儿是否正常，是否患有严重残疾，或是在分娩不久之后是否会死亡。因为这一不确定性，一些在产房做出的紧急治疗在医学、伦理、法律上是被视为合理的。有关治疗可能是积极复苏或仅施以爱心护理。美国儿科学会强调决策时要纳入父母。如此情境下，时间压力，治疗紧迫性，以及医生与父母之间关系的缺失等诸多情况阻碍了全面交流，需要医生优先考虑哪些必要信息需要向家长传递，哪些需要从家长口中获取。

虽然有大量的客观数据可以协助预测发病率和死亡率，但家长表示，他们做出的产房复苏决定并未受到这些可怕死亡或残疾数据的影响。与此相反，决定多受到宗教、信仰和希望的影响。尽管存在相关医疗信息，但家长依然心怀希望，觉得一切都会好转。在朋友和家人的鼓励下，他们祈祷并相信奇迹会发生，而并不在乎医生的预测。对于存活率，家长几乎一致持乐观态度。家长还表示很难理解那些信息，情绪上不堪重负，以及思想上充斥着自己的医疗危机，不愿再多去思考医生的预测。

父母的情感压力，对存活概率预测的认知困难，以及乐观的态度均须由呼吸治疗师谨记。父母会积极参与到复苏过程和后续的 ICU 护理，也容易因新生儿复苏这一"错误决定"而受挫。家庭希望好的结果，或是让信仰来指引他们做出决策，在需要当机立断、产后结果充满未知的时候尤其如此，这本身并无过错。医生通常告诫婴儿家属要有备无患，但在新的信息出现后，应当重新审视并调整计划。在抢救性复苏新生儿之前，最好谨记这一忠告，并认识到你的工作与患儿家庭情绪的关系。

框 4-1 早产分类（1，10）

- 晚期早产：34～36 孕周零 6 天
- 中度早产：32～34 孕周
- 极早产儿：少于 32 孕周

正常解剖

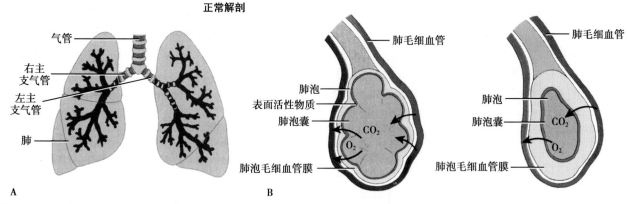

图 4-1 呼吸窘迫综合征(RDS)的特征

极早产儿 RDS 的发病率高达 60%(9),但其发生率与孕周成反比。越接近足月,RDS 发生率越低。孕周小、出生体重轻(1001～1500g)极低出生体重儿(VLBW)或出生体重极轻(501～1000g)超低出生体重儿(ELBW)极易诱发 RDS。其他危险因素如框 4-2 所列。20 世纪 80 和 90 年代,新生儿危重病医学取得进展,新生儿 RDS 的发生率和死亡率明显有所降低。胎龄低于 30 周,胎儿的发病率为 60%,但孕妇在产前注射糖皮质激素后,发病率会下降到 35%(13)。死亡率在 1970 年到 2007 年间下降了 14 倍,尽管早产率有所上升。RDS 仍多发于极早产儿和 ELBW 婴儿,体重 501～1000g 的婴儿发生率为 74%(16,17)

框4-2 引发 RDS 的危险因素(13,14)
● 孕周少于 37 周
● 母亲糖尿病
● 多胞胎
● 第二个双胞胎
● 剖腹产,且无生产史
● 围产期窒息
● 新生儿母亲有 RDS 病史
● 男性
● 绒毛膜羊膜炎
● 胎儿水肿

但是不同性别或种族的新生儿患 RDS 的几率是有所差异的。虽然还未确定具体的生理性原因,男婴罹患的概率更大。一项研究曾表明,男婴患 RDS 的概率是女婴的三倍多,而且如果孕周更长、体重更大,则情况更甚(18)。由于生成表面活性物质的速度快于白人,黑人婴儿患 RDS 的概率更小(19)。

RDS 患者需要呼吸治疗师高强度的监护,重点在于尽早恢复功能残气量(FRC),方法包括持续气道正压通气(CPAP),尽早给予表面活性物质,在不引发容积伤或肺不张伤的前提下适当地给予通气支持,保证足够氧气分压(PaO_2)的吸氧,以及尽早结束呼吸支持,以避免引起长期并发症。为提高患 RDS 早产儿的治疗效果,我们还可以密切观察评估,经常改变呼吸机设置或模式,并仔细留意临床表现中的变化。

病理生理学

呼吸窘迫的主因是肺发育不良。最大的诱发因素是缺乏表面活性物质,但肺发育不全导致的其他问题使之复杂化,包括用于换气的表面积不足,肺泡 - 毛细血管(A-C)膜较厚,血管化不良(或不足)。患 RDS 的新生儿罹患肺水肿的几率也会增加。胸腔力学同样可能引起问题,比如胸壁过于顺应,胸内压下降。最终的结果为肺顺应性极低,气道阻力正常,FRC 维持欠佳。

20 世纪早期,RDS 起初被定义为肺透明膜病(HMD),因为尸检报告发现患儿的气道内存在一层独特的透明膜。而透明膜为由无结构均质物质组成的嗜酸层,位于细支气管、肺泡管和肺泡内(20)。肺也出现异常。20 世纪 50 年代,有人将异常特征总结如下:

● 呈暗红色,而非粉色
● 肝脏样质地
● 充血、水肿
● 未见通气
● 肺泡毛细血管充血
● 实质大多塌陷
● 肺泡管、呼吸细支气管过度扩张

随着 CPAP、外源性表面活性物质、以及产前给予类固醇等先进呼吸支持技术的问世,发达国家已很少出现病理性透明膜。然而,记住本病的病理学至关重要,因为其显示了肺在没有必要干预措施情况下的特征。

表面活性物质缺乏

表面活性物质化学组成复杂，其主要功能为稳定肺泡和细支气管的气液界面，并降低表面张力。随着肺泡表面张力的减小，肺的顺应性得到改善，呼吸功（WOB）也会因此减少。表面活性物质分子由肺泡 II 型细胞生成、分泌。在胎儿发育的过程中，肺泡 II 型细胞出现于小管期（孕 17～26 周）。表面活性物质可降低吸气时肺泡的拉伸，并防止呼气时或肺泡受压时肺泡塌陷和肺不张。成熟肺表面活性物质的构成为 90% 脂类（大多为磷脂）和 10% 的糖蛋白类（图 4-2）。

脂类可分为多种，但表面活性物质的主要构成为磷脂，其在肺泡腔中与空气相互作用，帮助减少肺在受压或呼气时的表面张力。表面活性物质中最主要的磷脂为磷脂酰胆碱（PC）和磷脂酰甘油（PG），而 PC 占脂类的约 80%，PG 占脂类的 8%～15%（21，22）。约 24 孕周时，肺泡中未成熟的表面活性物质缺乏 PG，因此结构不稳，并为缺氧、体温过热和酸中毒所抑制。24～35 孕周的早产儿表面活性物质极易缺乏，会引发表面张力过高，导致 WOB 增加、呼吸窘迫、肺不张及肺部损伤。约 35 周时，肺部生长进入囊状期，PG 出现，表面活性物质稳定许多。

表面活性物质内含四种表面活性物质蛋白质（SP）—A、B、C、D，主要参与促进肺泡表面膜的吸收作用、稳定和再扩展，从而降低表面张力。蛋白质约占表面活性物质总重量的 6%～8%（23）。

- 亲水的表面活性物质蛋白 SP-A 和 SP-D 呈圆形，与肺泡膜液相接。蛋白质 A 是表面活性物质的主要蛋白质，但二者均与机体的宿主防御机制有关，可以协助清除细支气管和肺泡吸入的污染物，还能吸附细菌、病毒、真菌等病原体，从而协助吞噬作用。另外，两种蛋白质还可以防止液体进入肺泡腔，帮助维持呼吸系统表面的无菌环境。若缺失这两种蛋白质，肺部很有可能受到感染，或者产生肺气肿。

- 表面活性物质蛋白 SP-B 和 SP-C 均为很小的疏水蛋白，在表面活性物质中含量较小，但是在肺表面活性物质膜的形成和稳定过程中至关重要。

敏感的表面活性物质很容易因肺泡 - 毛细血管接口的异物或改变而失活。框 4-3 列举了可致使表面活性物质失活或者功能障碍的因素。研究人员发现，功能性表面活性物质最为关键的物质是磷脂 DPPC（二棕榈酰磷脂酰胆碱）和蛋白质 SP-B 及 SP-C（23）。DPPC 是 PC 磷脂最常见的类型，占 PC 磷脂约 50%。两种蛋白质都可以提高表面活性，尤其促进初步的膜形成和再延伸，对通气周期中肺泡的张开闭合活动来说非常重要。如果缺失以上成分，那么患者更易患肺不张、肺炎、MV 引起的容积伤，甚至死亡。

肺发育不良

新生儿出生时的孕周数会极大影响肺部的发育和呼吸窘迫的可能性。第 2 章已详细讨论了胎儿肺部发育的每一阶段。一般认为保证成活的最低周数为约 23 周（7）。为了解呼吸功能障碍的可能性，现将 23

框 4-3	抑制表面活性物质功能的物质（24）

- 胆固醇
- 胆红素
- 羊水
- 胎粪
- 弹性蛋白
- 纤维蛋白单体
- 免疫球蛋白
- 血红蛋白
- RBC 膜脂
- 血浆 / 血清
- 白蛋白

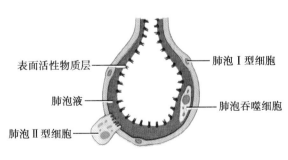

呼气

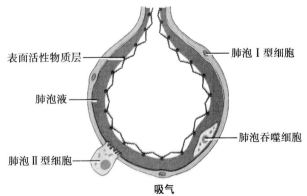

吸气

图 4-2　表面活性物质的化学组成

周后的肺部发育描述如下：

24~28 周：第 10~24 周是段内气道分裂最快的时期，此时约 70% 出生所需气道将会形成(25)。除非毛细血管网以及肺泡形成足够的表面面积，至两者足够靠近彼此后允许氧气和二氧化碳通过肺泡毛细血管膜，否则气体无法进行交换。两者在约 22~24 周形成。呼吸细支气管不含软骨，故易受到早产儿气道萎陷的影响。

- 28~34 孕周：大约 30 周时，真肺泡开始在终末细支气管远端的气道出现，形成了一个个像球囊一样又短又浅的囊，称作肺泡囊。每个肺泡囊由Ⅰ型和Ⅱ型细胞构成，起着肺泡毛细血管膜的作用。和单个肺泡比起来，肺泡毛细血管膜的结构非常简单。肺泡囊之间靠得很近，在它们中间形成的间隙称作"隔"，相当于两层肺泡壁的厚度，而构成肺泡壁的弹性纤维也非常细小。这些结构和未成熟的表面活性物质一起增加了早产儿的 WOB。和肺泡相比，肺泡囊用于气体交换的面积也更小一些，这就降低了气体交换的能力。

- 34~40 孕周：大约在 35 周时，成熟表面活性物质开始出现。此时出生的新生儿因肺未成熟而造成肺部并发症的风险也最低。大约 36 周时，肺泡开始快速增生，每日的肺泡数量持续增长，在40 周时达到了上百万个。

尽管我们能给那些在生理上还没准备好独立呼吸的病人插管并通气，但通气(气体进出肺的过程)和换气(通过肺泡毛细血管膜的氧气弥散和二氧化碳清除)之间存在一个关键的不同点。由于肺表面积减小，肺泡发育过程中肺泡和相关毛细血管间的距离增大(即肺泡毛细血管膜增大)，未成熟的肺呼吸更加低效。

局部通气和毛细血管灌注可能也无法一直处于高效状态。通气 / 血流(V/Q)不匹配指整个肺的通气分布和毛细血管灌注并非同步，其原因可能是死腔通气，也可能是肺内分流。

死腔通气

死腔通气发生在肺内有通气而无血流的区域。很多因素均可造成死腔通气，但是对于患有 RDS 的婴儿来说，死腔通气的原因多为血管形成不足、肺泡过度充气、或心输出量减小。如果肺极度不成熟，而肺泡毛细血管膜依旧增加，那么血管形成可能会不足。这便降低了有效血流面积，尽管可以通气，但是氧气和二氧化碳仍不能交换。过度充气的肺泡可直接压迫自身或邻近肺泡的毛细血管床，降低局部血流。心输出量减小可降低流向整个肺系的血流量，使整个肺处于一种相对死腔通气的状态。如果肺动脉高压合并呼吸窘迫综合征，新生儿在最初的几天也可能出现通气 / 血流比值的失调(26)。

肺内分流

肺内分流指有血流而无通气。肺泡组织发育不全、肺不张和肺水肿是导致 RDS 患者肺内分流的常见原因，可出现在肺的局部，也可出现在整个肺，肺的气体交换因此会受到严重影响。

胸腔力学和呼吸功(WOB)

RDS 患者每次呼吸运动都需要相当多的能量。一旦负荷超过了克服呼吸力学的能力时，将会导致婴儿出现进行性呼吸功能衰竭。WOB 是患者为克服摩擦阻力和对抗肺扩张的静态弹性力而所产生的力量(27)。新生儿胸壁的一些特征使得他们极易产生呼吸窘迫的体征和症状，也令他们更难克服肺不张和气道不稳定。这些特征包括早产儿胸廓顺应性过大，以及胸内压比正常人更低。表面活性物质缺乏已在上文讨论，其降低肺顺应性也是呼吸窘迫的一个重要因素。

胸壁顺应性过高

当儿童和成人有部分区域肺不张时，高负压吸气将帮助他们打开顺应性很差的肺泡。但该机制对早产儿并没有效果。早产儿胸廓顺应性过高，胸腔不稳定，胸壁会因此回缩和变形，临床上称之为凹陷，而非顺应性差的肺泡的膨胀。胸廓的不稳定性使得早产儿很难通过增加胸腔容量来增加分钟通气量(V_E)。新生儿的膈必须下降到更低才能增加潮气量(V_T)，但这将增加 WOB。为了避免增加 WOB，新生儿通常通过增加呼吸频率来增加 V_E。但当肺泡塌陷时，此种方式便不再有效，因为这可能不会提高肺泡的气体交换。

胸内压降低

RDS 患儿必须产生很高的胸膜腔内压，才能扩大和稳定气道远端和肺泡。少于 30 孕周的早产儿通常没有足够高的胸腔内压，无法扩张缺乏表面活性物质的肺(28)。随着肺在呼气时塌陷至原始静息容量，高开放压提升肺容量的积极效应会迅速全部消失。

氧耗量

如第 1 章所述，新生儿和儿童在静息状态下的氧耗量是成人的两倍。如果新生儿患有急性肺病，那么能量消耗和氧耗量的平均相对增加量为 36%（29）。病肺可被认为是一个高代谢的器官，其氧耗量增加，将进一步增加 WOB 并加重呼吸窘迫。

临床表现

RDS 的临床表现在产前或分娩后可立即发现。在分娩之前，RDS 的临床表现主要通过评估胎儿肺成熟度（FLM）来实现。当前，美国妇产科医生学会建议通过对 34～39 孕周（30）的胎儿进行羊水检测来评估 FLM，而 34～39 孕周的分娩安全性和肺成熟度尚不能完全确定。在 32 孕周之前，大多数检测结果都会提示未成熟，但是在 39 周时，一般认为胎儿已足月，因此发生 RDS 的风险就非常低了。

第 2 章已详细讨论 FLM 检测，以下为确认 RDS 的诊断结果：

- 肺概况检测：卵磷脂 - 鞘磷脂（L/S）比值 <2：1；PG 存在缺少或阴性；
- 震荡试验为阴性；
- 表面活性物质 - 白蛋白（S/A）比值（TDx 胎儿肺成熟度检测或 FP 试验）少于 40mg 表面活性物质 /g 白蛋白。

如病名所述，RDS 的临床表现与呼吸窘迫的严重程度有关。呼吸窘迫并非特异性症状，其包含一系列临床症状、体征，可表现在其他多种新生儿疾病中。然而，任何出现以下症状的早产儿都极有可能患RDS：

- 呼吸模式异常，如呼吸急促或呼吸暂停；
- 胸骨下和（或）肋间凹陷；
- 鼻翼煽动；
- 呻吟（每次呼气时对抗部分关闭的声门所发出的声音）；
- 跷跷板样呼吸模式，胃和胸廓在呼吸时不同步；
- 低氧血症，通常由脉搏血氧仪测定；
- 发绀；
- 高碳酸血症；
- 呼吸性酸中毒；
- 肺不张

呼吸评分系统是评价呼吸窘迫的一种客观方法。1956 年提出的 Silverman-Andersen 评分系统是量化早产儿呼吸窘迫的客观方法（图 4-3），使得临床医生监

测窘迫成为了可能，而且有助于指导临床决策（31）。

RDS 的明确诊断需拍胸片确认，而胸片显示的特征性表现包括均匀的网状颗粒状结构（粗糙、颗粒状的肺组织网状结构）和外周支气管充气征。表面活性物质的缺乏会导致大范围肺泡塌陷，肺容量因此更小，并产生广泛的颗粒或网状浑浊影，正常血管也变模糊（32）。此种异常的浑浊也是由从毛细血管渗到肺间质的液体而造成。机械通气前，RDS 患者典型的胸片通常被描述为"毛玻璃样"，这源于 RDS 的同质化特性（图 4-4）。一旦开始 MV，中央支气管通常会因正压而扩张，因为这些支气管的顺应性比表面活性物质缺乏的肺泡要更高。由于现在在产房对极有可能罹患 RDS 患儿的治疗早于拍摄首张胸片，所以临床医生不再像过去一样经常会看到这些经典的影像学表现。

正常情况下，轻度窘迫病例最明显的症状出现在出生后 12～72 小时，随后症状逐渐改善。极早产患儿在出生后 72 小时内可能经历一段"蜜月期"，随后需要增加呼吸支持。

RDS 患者其他加重、复杂化呼吸窘迫的临床症状可能包括：血清葡萄糖水平低下（低血糖），血清钙水平低下（低血钙），体温不稳，感染或败血症（见表 4-1）。

表 4-1 致使早产儿呼吸窘迫加重的因素（14）

临床症状	原因	表现
低血糖症	未能控制自身葡萄糖水平；可能由母亲的糖尿病导致	呼吸急促和呼吸窘迫
低血钙症	常见于生病的婴儿、禁食儿、早产儿或窒息婴儿	加重呼吸急促和其他呼吸窘迫症状
感染 / 败血症	免疫系统力下降	呼吸急促或呼吸暂停；发热导致热量需求上升
低体温症	储热的棕色脂肪减少	呼吸急促或呼吸暂停

处理和治疗

如果不进行干预，RDS 患者的肺容量将会消失，呼吸窘迫持续加重，并发展为呼吸衰竭，最终导致死亡。

自 20 世纪 50 年代开始研究并用氧气治疗 RDS 以来，该病的存活率不断上升，预防工作也取得巨大进展。RDS 的治疗从孕妇分娩开始，直至婴儿被推出

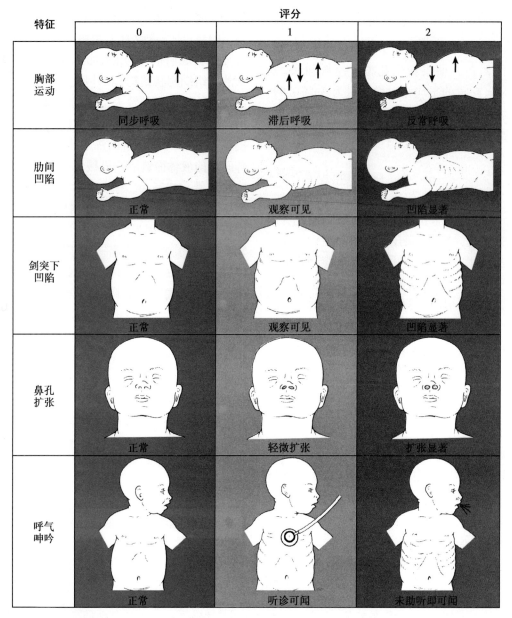

图 4-3 Silverman-Andersen 评分系统

新生儿重症监护病房结束，重点在于肺表面活性物质的替代，并建立肺功能残气量的数据记录，并在必要时提供通气和氧合治疗。

RDS 的预防

RDS 预防唯一最好的途径就是预防早产。早产在全世界范围内都是重大的公共卫生问题，发达国家的发生率为 6%～10%（33）。近些年来，20～36 周的早产比例并未下降。为使早产的发生率下降，首先应鉴别出哪些孕妇提前分娩的风险更高，其次要避免这些孕妇未足月产。如果不能确保上述，则要向她们提供药物治疗，以促进胎儿在分娩前肺的发育成熟度。如果有能力鉴别出早产风险高于平均值的孕妇，那么

临床医生可为她们提供更高级别的产前检查，从而避免早产。虽然我们在对早产孕妇的回顾性分析中可以相对容易地发现共同因素，但目前并没有一套行之有效且前后统一的评分系统可以鉴别出早产几率大的孕妇。在预测早产的各项风险因素中，早产史的意义最为重大。有早产史的孕妇，较之普通孕妇早产风险高 22.5%（34）。导致早产风险升高的其他产前原因如下，其均与孕妇本身有关：

- 长期处于物质或社交逆境
- 多胎妊娠
- 辅助受孕
- 子宫与子宫颈结构异常
- 严重的内外科或妇科疾病

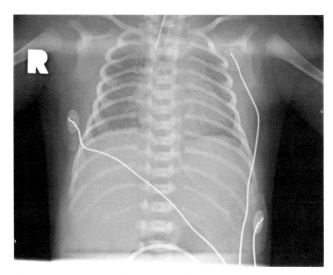

图 4-4　RDS 患者胸片。(经由简·本森许可)

- 生活压力大
- 知觉压力
- 心理健康状况不良
- 缺乏家庭或社会支持
- 吸食烟草和(或)可卡因(35)

　　上述许多风险因素均不常见，其他因素也难以改变。我们同样不能确定孕妇是否会因仅仅符合其中任何一个条件而导致早产。

　　拖延产期的策略有多种：卧床休息、服用抑制子宫收缩的药物(宫缩抑制剂)、缝合子宫颈以避免其张开(宫颈缝合)和使用抗生素。下文将详细讨论前两种策略。

　　无论是在家还是住院，卧床休息都被认为是预防早产宫缩的第一道防线，因为观察发现怀孕期间繁重的工作和重体力活动与早产之间有关联，而卧床休息可减少子宫的活动。虽然卧床在家或住院休息被广泛认为是产前的第一步，但并没有证据证明卧床休息可有效预防早产。而且，卧床休息对于孕妇及其家庭也存在潜在的副作用：如静脉血栓的风险增高、肌肉萎缩、孕妇体重下降、孕妇及其家庭压力加重、家庭花费和医保花费升高。从 2010 年开始，已不再建议临床医生默守陈规式地叮嘱孕妇卧床休息以防止早产(36)。

　　预防未足月产的药物即我们所说的宫缩抑制剂(37)，包括硝苯地平等钙通道阻滞剂(38)、特布他林等 β 受体激动剂(39，40)、硫酸镁(41)和催产素受体拮抗剂(37)。

　　如果未足月产孕妇服用了宫缩抑制剂且产期有效拖延 48 小时以上，那么在维持治疗中有时要继续应用安胎药，以进一步拖延分娩、延长产期。建议的维持治疗方案包括不同的持续时间和使用多种类型的宫缩抑制剂。这些宫缩抑制剂包括特布他林、硫酸镁、钙通道阻滞剂和孕酮。在关于这一点的研究中，各类宫缩抑制剂的有效性并没有明确给出(38，40–42)，而孕酮可能在孕周接近 37 孕周时能有效防止早产(43)。

皮质类固醇

　　产前皮质类固醇疗法在 RDS 治疗中发挥着重要作用，并应成为治疗早产的惯常疗法，其给药时间为早产儿出生前的 1～7 天。1972 年，为预防 RDS，Liggins 和 Howie 第一次用倍他米松对人体进行随机对照试验(44)。他们的假设是：皮质类固醇引发磷脂质的早期合成，将加速表面活性物质的形成。这种治疗法减少了新生儿的死亡数量，也减少了 IVH(45)和 NEC(46)出现的可能性。皮质类固醇疗法似乎并不会对母体产生副作用。2010 年的一份 Cochrane 综述显示，有证据支持产前持续使用单疗程皮质类固醇，其可加速有早产危险胎儿的肺部成熟度。文献综述表明，产前对有早产风险的孕妇进行皮质类固醇重复剂量给药，有助于出生只有几周时间胎儿的肺部呼吸，并能减少严重的健康问题(47)。

　　不同类型皮质类固醇的给药方式和剂量均有不同。目前，最适合的类型和剂量还不明确，也没有取得广泛一致。因此，医院在怎样给药方面各有不同。早产前，最常用的两种皮质类固醇是地塞米松和倍他米松，两者在对照试验中也呈现出相似的结果(48)。

产房管理

　　胎儿一出生就要展开护理，以保护肺功能，并将肺部的受损最小化。产房医疗团队要严阵以待，及时对早产儿进行复苏，并意识到所有的干预措施都有风险。正如第 3 章节中所讨论的一样，早产儿可能伴有各种并发症：一些并发症是解剖和生理未成熟导致的直接结果，而其他并发症则由早产造成。早产引起的肺部系统问题见框 4-4。

　　美国儿科学会建议配备额外的资源在场，并在复苏早产儿时展开干预，具体如下所示(总结见框 4-5)：

- 应额外配备训练有素的人员。胎儿出生时，应有足够多医技熟练的人员在场进行复杂的复苏过程，包括气管内插管和紧急脐静脉插管(49)。

框 4-4　分娩后早产儿面临的危险因素

- 未成熟组织易氧中毒
- 薄弱的胸廓肌肉组织可能引起无效呼吸
- 未成熟的神经系统可能无法提供足够的呼吸刺激
- 肺部表面活性物质缺乏造成通气困难，并且更有可能因 PPV 而受到伤害
- 由于皮肤纤薄、相对体表面积较大、脂肪减少，体温可能会快速降低
- 免疫系统未成熟增加了感染的风险
- 脑内脆弱的毛细血管极有可能破裂和出血
- 如果血容量较小，失血所致的低血容量会更有可能对新生儿产生影响

框 4-5　早产儿的产房干预措施

- 额外配备训练有素的人员准备操作复杂的复苏术
- 产房温度增加到 77～79℉
- 使用化学制热垫和预热辐射保温箱
- 立即将新生儿放在可反复闭合的食品级聚乙烯袋中
- 用转运暖箱将新生儿转向特护婴儿室
- 使用空氧混合仪供氧
- 使用脉搏血氧测定仪调整氧气的输送和流通
- 提供 4～6cmH$_2$O 的无创性 CPAP
- 进行 20～25cmH$_2$O 的 PPV；如无效，则需谨慎增加（注意避免过度的正压）
- 一旦插管，提供 2～5cmH$_2$O 的 PEEP
- 尽早给予表面活性物质
- 对婴儿进行处理时力道要轻
- 避免特伦德伦伯格卧位（头低仰卧位）
- 避免快速输入液体

- 为使热损耗降到最低，产房温度应增加到摄氏 25～26℃。应充分预热辐射保暖台后，再预热一个化学制热垫。少于 29 孕周的婴儿应立即放于可反复闭合的食品级聚乙烯袋中，而不能用毛巾擦干，因为他们易受到蒸发散热的影响（50）。转运暖箱常用于维持新生儿在复苏后转向特护婴儿室期间的体温。

- 空氧混合仪和脉搏血氧测定对所有的早产儿均适用。大量的证据显示，通常情况下，正常胎儿体内的血氧水平达不到宫外值，但出生后大约 10 分钟左右可以达到。在出生后的几分钟里，婴儿体内的血氧饱和度可能通常维持在 70%～80%，并因此导致发绀。其他研究表明，新生儿皮肤色泽的临床测定并不能准确地反映出新生儿初期的血氧饱和度。另外，新生儿无发绀似乎也不能断定正常婴儿出生后的氧合作用（51）。在没有获取更多有关早产儿出生初期时的正确信息之

前，临床医生应持续跟踪以足月儿为标准的 SpO$_2$ 水平（详见第 3 章和表 4-2）。不足 32 孕周的婴儿尤其需要进行脉搏血氧测定和使用空氧混合仪，如此才能更准确治疗低血氧症。

表 4-2　出生若干分钟后建议的脉搏血氧水平

出生后	SpO$_2$
1 分钟	60%～65%
2 分钟	65%～70%
3 分钟	70%～75%
4 分钟	75%～80%
5 分钟	80%～85%
10 分钟	85%～95%

- 分娩过后，若早产儿自然呼吸、心率（HR）大于 100bpm，则让婴儿在出生最初的几分钟自行渡过，而无需外界辅助。应考虑以下干预措施：

  - 如果婴儿呼吸和 HR 正常，但呼吸困难、有发绀迹象，或 SpO$_2$ 较低，则要进行 CPAP；CPAP 可以稳定表面活性物质缺乏婴儿的肺泡，并增加 FRC。而如果产房内也要达到相同效果，则需使用与紧贴婴儿脸或鼻的气流充气式复苏囊，或与 T 组合复苏器相连接的面罩或鼻导管。自动充气袋不能用于无创性 CPAP。在产房获得更多有关肺部功能的信息之前，CPAP 的安全和足量设置为 4～6cmH$_2$O。一些研究表明，如果在产房里对极早产儿进行 CPAP，而不进行预防性插管和 MV，那么可以减少 MV 的时间，并降低肺损伤的几率。

  - 如果自主呼吸和 CPAP 不能提供充足的氧合作用，那么就需进行正压通气（PPV）。使用必要的最低充气压，以实现 HR 大于 100bpm，且 SpO$_2$ 改善。通常来讲，早产儿的吸气峰压为 20～25cmH$_2$O，但如果临床医生未观察到改善，那可能需要谨慎增加压力。

  - 如要插管，则需提供 2～5cmH$_2$O 的呼气末压力峰值（PEEP）呼吸。

如果婴儿极度早产（不足 30 孕周），考虑产房施予表面活性物质。研究表明，即使婴儿没有呼吸窘迫的体征，表面活性物质给予也是越早越好（52, 53），但表面活性物质给予的指征和时机仍具争议（49）。

- 在不足 32 孕周胎儿大脑中的生发基质内，毛细血管网比较脆弱，容易破裂出血（详见第 8 章）。而可引起破裂的生理反应包括 PaCO$_2$、血压或血

流速变化。大脑血流不足会引起蛋白质受损，继而导致脑瘫。为将此类型脑损伤的风险降至最低，产房应采取以下几种措施：

- 对婴儿进行处理时要轻柔
- 避免特伦德伦伯格卧位（头低位）
- 避免人工通气或 CPAP 时输送过高的正压
- 使用脉搏血氧测定法和血气值，可以逐步适当地调整通气和进行氧合作用
- 避免快速输入液体

在前往产房的路上，新生儿科专家简短向你说明了苏珊妊娠的情况。她没有发烧和感染的迹象，也没有明显的出血和胎盘异常。用特布他林进行初始治疗后，苏珊宫缩停止，随后向其注射三剂皮质类固醇。婴儿的父亲于两周前开始服兵役，孕妇面临着丈夫离开的艰难时期。医生向苏珊说明了女儿早产可能会出现的后果。在了解到可能出现的不良后果后，苏珊希望在生产时做好充分的复苏准备。如果生产时出现了新的情况，她还希望医生可以告诉她，这样如果日后有必要，她会调整医疗计划。医生建议苏珊找一位家属或者好朋友陪伴她，故她同意让姐姐陪伴生产。12 小时前，宫缩又一次开始，苏珊的宫颈向完全扩张进展。5 小时前，胎膜破裂，无复杂因素表明会迎来紧张的分娩过程。你和医疗团队准备产房：你调高了产房的温度，预先加热了辐射保暖箱，并将一个聚乙烯袋放置在床尾。你准备了 T 组合复苏器，并将氧氧混合器上的吸氧浓度分数调到 0.21。医院的医疗方案是对产房内所有不到 26 周就出生的婴儿给予表面活性物质，因此你将表面活性物质加热至体温，并在准备生产时将它放置在保温箱中。

表面活性物质替代疗法

治疗 RDS 最成功的疗法之一是美国食品药物监督管理局（FDA）在 1991 年最先批准的表面活性物质替代疗法。该疗法将人工合成的活性物质直接滴注进肺部。在 RDS 早期给予表面活性物质，快速提高肺顺应性、FRC 和 V_T，使得肺免因缺乏表面活性物质而受损。实施表面活性物质替代疗法的时机仍需讨论和研究。通常情况下，表面活性物质替代疗法的策略主要有两项：

- **预防**：该种形式的疗法要尽快用于有极大风险患 RDS 的新生儿。此疗法常常在新生儿出生后的

几分钟内施行：在产房中进行表面活性物质的滴注。如此早期的治疗可以避免出现医源性的肺损伤，还能改善氧合和换气。预防性疗法还可以减少 MV 的需要，降低气漏综合征、BPD 和死亡的发生率（52, 53, 55, 56）。"高风险"的定义还没有明确的标准，而美国呼吸治疗学会（AARC）的临床实践指南建议将孕龄少于 32 周或者出生体重低于 1300g 作为标准（57）。

- **补救**：补救式表面活性物质替代疗法亦称作"选择性"表面活性物质替代疗法。该疗法在发现 RDS 后才提供表面活性物质的治疗。相关证据包括显示 RDS 主要特征的胸片、WOB 增加或需氧量增加。虽然早在 20 世纪初期就有研究表明预防性疗法可以改善病人的死亡率和发病率，但尽早使用 CPAP 和补救疗法在疗效上也会有同样的效果，而且其使用效果可能还会更强（**实践证据 4-1**）。补救疗法的优点有：MV 用时减少，可让一些病人避免插管，减少花销，只提供给那些有需要的病人。

● 实践证据 4-1

产房中表面活性物质与 CPAP 的对比（58）

21 世纪初的研究清楚地表明，在产房中插管并尽早使用表面活性物质治疗可以改善新生儿的预后。行近 2010 年，有关产房中使用经鼻持续气道正压通气（NCPAP）（使用或未使用表面活性物质疗法）的研究表明，患者的预后与使用预防性表面活性物质疗法的患者预后相似。尽早使用 NCPAP 结合补救疗法与预防性表面活性物质疗法似乎有一样的结果。为明确哪种疗法可以最大程度保护肺、降低发病率、降低 BPD 的发生率，更多研究仍在进行之中：

- 在产房中使用预防性表面活性物质疗法
- 先使用预防性表面活性物质疗法，然后拔管使用 NCPAP
- NCPAP 结合补救疗法

外源性表面活性物质（生成于肺部以外的表面活性物质）分为两种。一种是天然表面活性物质，通常取自牛或猪的肺部。天然表面活性物质可从肺粉末或肺灌洗液中获得。与原本的表面活性物质相比，弄碎后的肺粉末可能会破坏部分表面活性物质蛋白 A、B、C 和 D，因此保护肺泡免受感染和防止液体进入的能力将有所降低。肺灌洗液是更为温和的提取技术，

更多上述蛋白质可获完好保留，并得以在肺泡毛细血管膜上有效完成功能。表面活性物质还可以通过人工合成，其具有表面活性物质的生理性能，而无蛋白质。这种外源性表面活性物质的用量取决于所用的药品，具体见表4-3。

表面活性物质替代疗法所需设备包括：

- 一个5～10ml的注射器，内全装表面活性物质，并将之温热至室温
- 一根输送表面活性物质的导管：可以是一根无菌的5Fr饲管，也可以是输送表面活性物质的专用导管
- 一个复苏囊
- 吸痰设备
- 如果病人没有气管导管，要准备插管工具

新生儿呼吸治疗的额外设备包括一台可以测量输送或呼出的 V_T 和吸气压的仪器、一个混合气体源、心电图显示器（ECG）、脉搏血氧饱和度仪、二氧化碳监测仪、辐射保暖台或者保暖箱、以及复苏设备。

依据厂家的建议，表面活性物质的输送技术旨在将表面活性物质均匀分配至肺内。药量通常二等份或四等份，每一次会输送到对应的肺区——左部（左肺上叶，左肺下叶）和右部（右肺上叶，右肺中叶和右肺下叶）。两次给药之间应有短暂间隔，以确保药物灌注进肺泡。病人也应调整好体位，以促进药物在全肺的均匀分布：

- 仰头，右侧卧
- 仰头，左侧卧
- 头轻微低下，左侧卧
- 头轻微低下，右侧卧

婴儿应先进行抽吸以通畅气道，后再进行外源性表面活性物质的滴注。饲管或导管的一端连接充满表面活性物质的针管。首次给药时，要调整好病人的体位，使用无菌技术将导管插入气管内插管（ETT），直至尖端与气管内插管一端齐平。在滴注完第一份药量后，从气道处移走导管。通过复苏囊或者机械呼吸机开始PPV，从而协助物质进入肺泡，以防表面活性物质阻塞ETT或者大气道。PPV应持续至少一分钟，或者持续至病情稳定下来、不出现气道阻塞造成的心动过缓或低氧血症。重复相同的步骤给予余下等份的药物。呼吸治疗师必须在病人身旁，以确保在表面活性物质替代疗法后不会出现 V_T 过度输送。如果肺疑似过度膨胀，呼吸治疗师需切断呼吸设备。除非有必要，否则应当避免在输送表面活性物质后对气道进行抽吸，如此可保留表面活性物质于肺中。

表4-3　表面活性物质替代疗法的剂量（13）

表面活性物质	剂量	重复剂量
贝拉康坦（Survanta）—粉碎的牛肺表面活性物质	四等份内 4ml/kg	生命头24小时内，每6小时给予最大的4剂量
卡尔法坦（Infasurf）—灌洗的牛肺表面活性物质	两等份内 3ml/kg	每12小时给予最大的3剂量
猪肺表面活性物质（Curosurf）	首次剂量：两等份内 2.5ml/kg 重复剂量：两等份内 1.25ml/kg	每12小时给予最大的3剂量
棕榈胆磷（Exosurf）	两等份 5ml/kg	每12小时给予最大的3剂量
Lucinactant（Surfaxin）*	四等份 5.8ml/kg	每6小时给予最大的4剂量

* 引自Surfaxin药品说明书

表面活性物质替代疗法的积极效果：

- 血氧饱和度（SpO₂）提高而且/或者 FiO₂ 要求降低
- WOB下降
- 压力通气或胸片显示的通气改善引起 V_T 上升，肺容量增大（图4-5）。该过程可能极快，需要呼吸治疗师紧密监控，以避免表面活性物质替代疗法直接引起的过度换气和肺损伤。

表面活性物质疗法的并发症包括气道阻塞或气管内导管阻塞、低血氧症、或者心动过缓。晚期并发症可能包含由治疗后过度MV引起的肺出血和气压损伤。

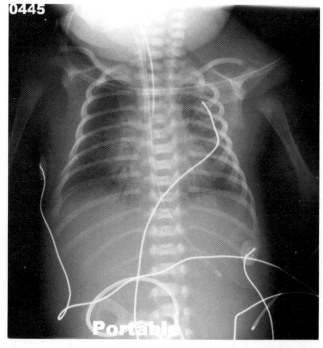

图4-5　同一患者经表面活性物质替代疗法后的胸部X线检查；注意：通气得到改善。（经由简•本森许可）

表面活性物质替代疗法可重复进行,但用药时机和重复剂量次数应遵从厂家说明(见表 4-3)。用药间隔通常至少为 6～12 个小时;若首次用药后患者有呼吸窘迫迹象,仍需呼吸机支持,或首次用药后未见好转,则应再次给药。

女婴吉伯斯出生 10 分钟后,立即被放入聚乙烯袋内。最初,她呼吸不规则,伴有鼻翼煽动,胸骨后和肋间肌四陷,而且哭声微弱。你注意到她的呼吸频率(RR)为 20 次/分,心率大约是 120bpm。1 分钟后,吉伯斯出现中心型紫绀,右手 SpO_2 为 60%,在给予 FiO_2 为 0.40 吸氧后,呼吸困难和发绀症状并未缓解。你给她戴上面罩,以进行 CPAP,医生也同意插管,为首次对她给予表面活性物质创造了条件。3 分钟后,插入一根内径长 2.5cm 的 ETT,6 分钟后,你完成了第四次给药。现在,吉伯斯每分钟呼吸 60 次,SpO_2 为 88%,FiO_2 为 0.30,并开始自主运动。医生建议拔管,在转至 NICU 前你开始进行经鼻 CPAP(nCPAP),压力 5cmH₂O。在你把她放进转运暖箱前,母亲苏珊可以看见并触摸自己的女儿。

氧气疗法

血氧不足是呼吸窘迫的首要症状之一,表现为脉搏血氧仪显示 SpO_2 值较低或动脉血气 PaO_2 较低。自 20 世纪 40 年代或更早些时候,作为新生儿护理的标准疗法,吸氧治疗提高了早产儿和低出生体重婴儿的存活率(60)。

为使效率及舒适度最大化,自主呼吸患者的供氧设备需谨慎挑选。无论何种分娩方式,氧气经无创和有创通气给予,控制 FiO_2 的方法保持不变。防止早产儿过度输氧的原因如下:生发基质内血管的不稳定会增加脑损伤的风险;过度的 PaO_2 会加大视网膜受损及早产儿视网膜病变的几率(详见第 8 章);以及肺部氧气中毒会引发肺泡内 I 型细胞永久性结构受损。

输氧过程中滴注般控制 FiO_2

临床医生认为,应密切监测输送给早产儿的氧气量,防止过度吸氧,并应尽早结束给氧治疗。然而,关于如何确定适宜的 FiO_2 水平和 SpO_2 范围,其机制是不同的。为最大程度降低早产儿高氧血症的发病率,可采用以下方法(实践证据 4-2):

● 最小化吸氧浓度突变的概率。当 SpO_2 异常时,

轻调 FiO_2(每次 0.01～0.05),并在调整间隔数分钟内做出额外调整(61,62)。

● 将吸氧控制在可接受的 SpO_2 预警极限范围内。研究表明最常见的建议范围为 85%～93%(62～66)和 89%～94%(67)。

● 在提高 FiO_2 水平前,应评估患者的低氧血症病因,以避免高氧血症的发生。同时防止脑血压波动、视网膜充盈的快速变化以及由动脉导管开关引起的血液动力不稳(68)(详见第 8 章动脉导管未闭)。评估应包括脉搏血氧测定功能、呼吸窘迫程度、是否存在呼吸暂停及血氧饱和度降低的持续时间(62)。

● 实践证据 4-2

早产儿氧疗方案(61,62,67)

为最大限度降低高氧对早产儿的伤害,许多有新生儿的医院完善了 FiO_2 的管理方案。用氧管理方案及其算法包括以下内容:

● 制定的用氧要求应包括 SpO_2 或 PaO_2 的目标范围。对于早产儿(少于 36 周)来说,范围建议值应为 85%～93%、89%～94%(67)和 82%～94%(61)。方案也应包括脉搏血氧仪上应设置的 SpO_2 预警高低极值范围。

● 调整 FiO_2 前完成测定血氧饱和度降低度的患者:
　● 发绀症状
　● 脉搏血氧仪数值的可靠性(脉搏血氧仪 HR 与 ECG 的相关性、可用的信号强度,以及运动伪差)
　● 患者呼吸状态(呼吸暂停、凹陷、呼吸急促、WOB、鼻翼煽动和有呻吟声)
　● 给氧装置的正常运转;患者与输氧装置开放/充分连接

● 调整 FiO_2 的方案,包括可接受的变动(0.01～0.05)

● 除增加 FiO_2 外,改善氧合的其他方法:
　● 通过机械呼吸机或手动复苏袋进行人工呼吸
　● 触觉刺激
　● 气道吸痰

● 充分观察期:血氧饱和度降低观察 3 分钟,期间允许患者自主克服血氧不足,后调整 FiO_2

● 记录血氧饱和度降低事件,适时施以必要干预和指导,告知有授权的处方者 FiO_2 是否已调整到基线以上大于 0.10

- 将输氧装置和复苏囊连接至空氧混合仪。空氧混合仪是指从高压源处将压缩的空气和氧气带入控制两种气体混合的计量设备。氧流量仪通常连接气体出口，病人身上的设备（如鼻导管、吸氧头罩或复苏囊）便可获得连接。混合仪的应用确保了婴儿在手控通气时可获取与输氧设备运转时相同的 FiO_2，从而避免 FiO_2 发生突变(62)。
- 一旦 SpO_2 超出预设值，则停止供氧。随后小幅增加，直至 SpO_2 再次回到正常范围。

自主呼吸新生儿的给氧装置

许多不同的装置可用于治疗自主呼吸患者的低氧血症，分为低流量设备和高流量设备。

- 低流量输氧设备或可变性能输氧设备提供的低氧气流速低于患者的吸气需求，故患者需吸入室内空气，以达到理想的 V_T。因此，输入肺泡内的 FiO_2 会随吸气流、V_T、FiO_2 设定值和流速变化而变化。V_T 越大，吸入空气越多，FiO_2 输送越少。应用于新生儿的低流量设备包括鼻导管、简易氧气罩和非再呼吸式面罩。
- 高流量输氧设备及固定性能设备提供的氧气流速高于患者的吸气需求。这就意味着无论患者呼吸模式如何改变，固定的 FiO_2 将输入肺泡。新生儿高流量输氧设备包括氧气通风帽、保暖箱以及高流量 NC。

早产儿吸氧工具包括传统 NC、高流量 NC、面罩、吸氧头罩或类似保暖箱的环境输送系统（表 4-4）。在选择给氧设备时，临床医生应评估患儿的体型大小、氧疗的目标、当前的 FiO_2 要求、患儿的舒适度以及所选设备的耐受度。

同成人 NC 相似，新生儿 NC 是口径较小的软塑料套管，包含两根可插入患儿外鼻道的导管。两根导管约一厘米长，能将氧导入鼻咽，成为解剖贮库。NC 最常用于吸氧，相对舒适，患儿在吸氧的同时仍可被抱、喂养和床旁护理。患儿吸氧多少的依据包括设定的流速、空氧混合仪、患儿吸气流量的不同以及鼻道呼吸 / 口腔呼吸（表 4-5）。NC 输氧时间过长会导致以下情形：鼻咽黏膜遭受刺激；导管在碰触脸和头部后皮肤受压被刺激；以及鼻道被导管完全堵塞后误生气道正压。导管应插入新生儿的鼻道，注意勿将两根导管阻塞鼻道。套管经过双耳，保证套管的塑料切口置于头后，以防气道阻塞，另将 NC 粘贴在脸部。因为胶带可造成皮肤刺激或表皮剥离，一些厂家设计了专门的持管装置，可减少脸部损伤。这些装置使用的微孔胶带可粘于脸部，而透明突出部分的粘性背面也将套管固定于胶带。

2000 年，美国 FDA 首次批准使用加热增湿且高流量的鼻导管（HFNC）(70)。HFNC 可产生高流量、高湿度的空气，且无水滴，温度也为体温或以上。由于湿度很高，流量也变得高了很多，达到 $1\sim 8LPM$（升 / 分钟），患儿的鼻黏膜因此不会干燥或出血。HFNC 被认为是高流量（性能固定）的输氧装置，因为一旦调为高流量模式，HFNC 能满足或超过吸气需求。HFNC 还能将鼻咽解剖死腔内的二氧化碳清

表 4-4　早产儿氧气输送装置

设备	优势	劣势	FiO_2 的范围
鼻导管	给氧时刺激触觉 给氧时可喂食和照顾病人 病人活动范围较大	FiO_2 随吸气流量和 V_T 变化而变化； 分泌物会阻塞导管	$0.21\sim 0.70$（流速 $0.25\sim 2LPM$）
高流量鼻导管	FiO_2 流量更大输送更为精确（>6.0LPM） 使病人舒适 气体温度与体温相同，100% 相对湿度	导管尺寸有误，会无意中产生膨胀正压，类似于 CPAP	$0.21\sim 1$（流速 $1\sim 8LPM$）
氧气面罩	可提供中等浓度的氧气 为鼻和口提供氧气	FiO_2 变化明显 喂食时须移除 可能刺激皮肤	$0.35\sim 0.50$（儿童和成人的 FiO_2 数据流速 $5\sim 10LPM$）
吸氧头罩	保持 FiO_2 相对稳定 无需接触病人皮肤	通风帽底部可能 FiO_2 更高 内部噪声等级高 达到 $5\sim 10LPM$ 时才能清洗呼出的 CO_2 戴通风帽的婴儿不能被抱或护理	$0.21\sim 1$
早产儿保暖器 （生产环境系统）	病人无需佩戴附加设备 新型保温箱可持续显示设定和测量的 FiO_2	暖箱打开时，FiO_2 可能改变较大	$0.21\sim 0.65$

表 4-5　通过鼻导管输送入新生儿气道的 FiO_2 水平（69）

	FiO_2 的输送流速（LPM）			
FiO_2（空氧混合仪的设置）	0.25	0.50	0.75	1.0
0.40	0.22	0.23	0.25	0.26
0.60	0.26	0.31	0.35	0.37
0.80	0.31	0.36	0.41	0.49
1.0	0.35	0.45	0.61	0.66

除，为早期吸气创造出新鲜气体的贮库，改善 FiO_2 输送的准确性。一些 HFNC 装置现可供新生儿使用，在设计和设置上有所不同，但所有 HFNC 一般都装有病人 - 导管接口，该接口与湿化器、空氧输送系统相接，可以调节气体流量、温度、相对湿度比和 FiO_2 的设置。NICU 的数据显示，相比其他所有高流量氧气输送装置（吸氧头罩、面罩、经鼻 CPAP 或 MV），患儿使用 HFNC 的舒适度更高（71）。一些研究表明，如果膨胀压近似 CPAP，那么 NC 流量越高，新生儿食道和咽部的压力就越大（72-74）。为避免 HFNC 输送中误生气道正压，选择的鼻道导管应不能严重堵塞鼻道（73，75，76）。

　　氧气面罩呈圆锥形，盖于患儿口鼻之上，由弹力带环系于患儿头部。氧气输送经由连接面罩底部的小口径管，而患儿吸入流入面罩的气体和从面罩两边小孔进入的室内空气。进入面罩的氧气流量速率必须足够清除呼出的 CO_2，后者或积累于面罩中。婴儿或新生儿的病例中，还没有面罩 FiO_2 输送值的相关研究，而儿童和成人的相关数据为 0.35～0.50。造成 FiO_2 输送不同的因素包括流向面罩的氧气量、面罩大小、以及患者的呼吸模式。喂养或哺乳时，面罩需被移除，存在局限性，而且在触及皮肤时会引起皮肤刺激。在 NICU 中，面罩常用于替换吸氧头罩，因为在移动或家人包缠怀抱婴儿时，吸氧头罩无可行性。

　　吸氧头罩是环绕在新生儿头部的塑料透明外壳，与湿润气源相接，可提供一定浓度的氧气。如果新生儿要求更高的 FiO_2，且无其他呼吸支持要求，那么氧气通风帽便是输送氧气的理想方法。若气体流量大于 7LPM，经由吸氧头罩输送的 FiO_2 可控制在 0.21～1。为保证呼出的 CO_2 流出吸氧头罩，气体流量必须保证在 5LPM 以上。为保证 FiO_2 的准确输送，应定时测定气体的流量，而且空氧混合器或空气诱导设备应该用于选择和调整理想的 FiO_2。氧气通气帽声响较大，且使用期间不能哺乳或怀抱新生儿。

　　保暖箱可迅速为患儿补充大量含氧度高的气体，对新生儿周围的温度和湿度进行不同的控制，还能通过传导最小程度地降低热损失，促成安静、昏暗环境的形成，如此有利于最小化外界刺激，减少早产儿的痛苦。通过将氧源与热潮湿器同保暖箱直接相连，并使用保暖箱的控制板设定 FiO_2，可以进行给氧。多数保暖箱设定的氧气值在 0.21 和 0.65 之间，但输送至患儿的实际氧气浓度千差万别，因为患儿进行评价和护理时，要打开手助装置，室内气体经常进入。新型保暖箱装有 FiO_2 分析仪，会持续显示保暖箱内的设定值和输送氧气的浓度。若无 FiO_2 分析仪，应定时测定保暖箱内的气体，以保证 FiO_2 的准确性。

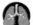无创性呼吸支持

　　无创性 CPAP 治疗新生儿的历史已有 40 余年，相比肺部支持，其侵袭性更低。CPAP 指经由鼻导管或面罩在整个呼吸周期内对自主呼吸患儿的气道应用正压，以提高 FRC，并具有如下优势：
- 肺泡和气道保持稳定
- 气道阻力下降
- 通气 - 灌注匹配改善，临床表现为氧合和通气改善
- WOB 下降
- 肺组织膨胀加强
- 保留患儿的天然活性物质
- 肺顺应性提升
- 稳定患儿的呼吸模式（77）

　　新生儿一般优先选择用鼻呼吸，所以应用经鼻持续气道正压通气（nCPAP）非常适用于 RDS 患儿，可规避插管和 MV，自主呼吸患儿的 WOB 也会因而下降，能为脱离 MV 和拔管后的患儿提供呼吸支持，还可以改善肺不张（详见第 7 章）。

　　nCPAP 的适应证如下所示（78）：
- WOB 增加，RR 升高，胸廓正常回缩、胸骨下凹陷、胸骨上凹陷、呻吟声和 / 或鼻翼煽动增加 30%。发绀和激惹也属非特异性症状，可能和 WOB 增加同时出现
- 无法维持 PaO_2 大于 50mmHg，FiO_2 小于 0.60
- PaO_2 大于 50mmHg，pH 大于或等于 7.25
- 胸片显示肺野浸润或肺不张
- MV 拔管

　　如果患儿已符合通气失败的标准（$PaCO_2$ 大于 60mmHg，pH 小于 7.25），或患儿呼吸动力不稳，呼吸不稳频繁发生，致血氧饱和度降低与心动过缓，则无需考虑 nCPAP。

为新生儿提供的新型无创性支持也包括无创性正压通气（nIPPV）。为提升 nCPAP 的成功率，nIPPV 定时为患儿输送更多的压力。比起传统的 nCPAP，这就产生了更高的平均动脉压（MAP），有助于恢复塌陷的肺泡，保持 FRC，提高气道的稳定性，并改善氧合。

经鼻持续气道正压（nCPAP）

如果 RDS 患者的呼吸窘迫有加重迹象，nCPAP 可被用作救援疗法，既能作为开始于产房的早期干预，也能作为拔管后的脱机方法。AACR 建议将 nCPAP 的初始值设定为 4~5cmH$_2$O，后可上调至 10cmH$_2$O（78）。启动后，判断 nCPAP 成功的依据包括 WOB 下降，胸片显示充气改善，氧合改善，以及呼吸暂停、心动过缓和低氧血症的发生减少（框 4-6）。

相关研究结果支持早期应用 nCPAP，产房内启动 CPAP 减少了插管的需求，并降低早产儿罹患 IVH、NEC 或氧气长期输送等并发症的风险。以上适用于除体型最小早产儿（不足 25 孕周）外所有的病例，因此，在对任何疑似 RDS 患儿进行插管之前，应考虑这一点（79-82）。其他有关研究结果支持在表面活性物质生成后要立即拔管和应用 nCPAP，如此后期便无需 MV（83-85）。nCPAP 应用中有能力的呼吸治疗师可以用其帮助减少 RDS 患者长期通气支持的需求，并可能帮助降低慢性肺病（CLD）的发生率。

nCPAP 的输送由粘连的鼻导管或盖于患儿脸部的鼻罩完成：湿润的热气体流过连接气源的环路。所有的 nCPAP 装置均包含以下特征：

- 湿润的热气体源内部设有 FiO$_2$ 调节系统，或与空氧混合器连接

框 4-6　**RDS 经鼻持续气道正压的指导策略**

初始设置应为 4~5cmH$_2$O，再提高 1~2cmH$_2$O，如有需要，最大可调至 10cmH$_2$O。FiO$_2$ 应保持先前的设置。

如果成功，将有如下表现：

- WOB 下降后，RR、凹陷、鼻翼煽动、呻吟声均有缓和，患者舒适度有所增加
- 每个 NICU 病例中（通常高于 85%），FiO$_2$ 降至 0.60 以下，PaO$_2$ 大于 50mmHg，或 SpO$_2$ 处在可接受的范围内
- 胸片充气情况得到改善
- 呼吸暂停、心动过缓和发绀发生减少

插管的适应证如下列所示：

- pH 小于 7.25，PaCO$_2$ 大于 50mmHg
- 呼吸暂停明显，并伴有低氧血症和 / 或心动过缓
- 尽管 CPAP 设置增加，但呼吸窘迫继续
- 尽管 CPAP 设置增加，但无法减 FiO$_2$

- 通过 Velcro、安全针或纽带等固定装置来固定由一套双鼻导管或鼻面罩组成的鼻道接口（图 4-6）
- 病人通气管路
- 压力生成器（86）

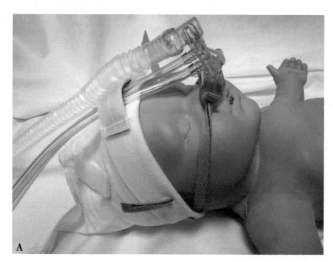

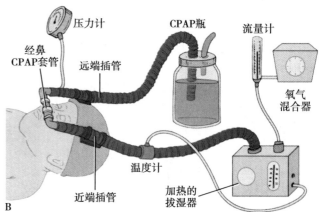

图 4-6　nCPAP 接口。（A）nCPAP 的病人接口；（B）气泡 CPAP 的简图

新生儿 nCPAP 输送设备分为三大类：呼吸机 CPAP（亦称作连续流动 CPAP）、流量可调式 CPAP 以及气泡 CPAP。下文详细讨论了每一种设备（表 4-6）。

呼吸机 CPAP

呼吸机 CPAP 最为简单有效，常被称作传统 CPAP，自 20 世纪 70 年代便投入使用（87）。因为采用了新生儿呼吸机和适合 NCPAP 的患者回路，故无需额外的设备安装。鼻导管替代了患者的 Y 形连接器。此种装置利用呼吸机的 PEEP 阀（呼气电阻阀）来设置和控制 CPAP 水平，并允许释放回路中多余的压力。体型较小的患者在面对该回路中较高的连续气流时，或许会呼吸不适，WOB 或全身舒适度可能并未有很大改善。由于存在这种呼吸阻力，在大多数的严重病例中，患者会出现 CO$_2$ 潴留的情况。

表 4-6　nCPAP 和 nIPPV 的输送方式

设备	描述	优势	劣势或局限	举例
呼吸机 CPAP	呼吸机 Y 形连接器被鼻导管和连接管所取代，附有圆帽和连接器	拔管后简单高效；无需其他设备；内置排气，防止压力过大	压力监测和压力调节系统不能及时响应病人细微的努力	Hudson 双鼻管；Argyle 双鼻管
流量可调式 CPAP	气体的流动取决于 CPAP 变速流和病人呼气时体内排出的多余气体	呼气的阻抗较小，降低 WOB	需自身发动机回路和患者接口	Cardinal 健康婴儿流量 CPAP；Hamilton ARABELLA
气泡 CPAP	新生儿双呼吸机回路；加湿器和混合器；nCPAP 导管；压力计；10cm 水柱	简单便宜	CPAP 因水位、气流和回路电阻而波动	N/A
无创正压通气	类似于流量可调式 CPAP，设有一套预设速率和两个 CPAP 等级	改善肺泡复原，增强对呼吸暂停的刺激	无需指导如何选择高 CPAP 设置、T_I 或速率	SiPAP；NeoPAP

流量可调式 CPAP

流量可调式 CPAP 旨在提供充足的吸气流量，保持鼻腔和大气道气压的稳定，并因此保证 FRC 前后更加一致。通过将患者面对流入气流时的呼气阻力最小化，CPAP 能够将强加的 WOB 保持在较低水平。如此，患者的舒适度将会增加，呼吸活动微弱、鼻腔接口漏气的新生儿的肺部功能将变得稳定。气体由气流驱动装置所控制，该驱动控制经呼气导管流向/流出患者（婴儿流）或流向低压区域（ARABELLA）的气流。如果设备感应到病人接口处的反压，就会将鼻孔中的气体转移，从而使病人更加容易呼气。这些系统的净效应即通过排出患者体内无用气体预防过量的 CPAP 压力。这些系统需要自身安装压力生成器、设备回路以及病人处接口。研究表明，变速流系统能够提供充足的 CPAP，相较其他类型的 CPAP 设计还降低需氧量和呼吸频率（88-90），并缩短 CPAP 支持的持续时间（91）。

气泡 CPAP

气泡 CPAP 廉价简单，能有效为早产儿提供 CPAP，自 19 世纪 70 年代便开始使用。这种 CPAP 输送意义重大，在资源有限的环境下尤其如此（特殊人群 4-1）。气泡 CPAP 由以下几方面组成：

● 新生儿双管呼吸机回路
● 连接到空氧混合器的增湿器，气体设置为 4～10LPM
● nCPAP 鼻塞

● 特殊人群 4-1

资源有限型环境中的气泡 CPAP（92）

通过应用气泡 CPAP 系统，斐济一个繁忙 NICU 的 MV 需求减少了 50%，而死亡率并没有上升，且花费仅为最便宜呼吸机的 15%。护士经过 1～2 个月的在职培训便可为新生儿提供上述护理，该地区儿童得到此治疗数也因此增多。人们发现气泡 CPAP 是一种安全且价格合理的呼吸支持技术。

● 鼻塞接口的压力计
● 无菌水或 0.25% 的乙酸混合液填充的 10cmH$_2$O

图 4-6 为气泡 CPAP 的简图。吸气管连接加湿器和双鼻塞；呼气管插入水柱中；管路在水面下的深度等于已产生的 CPAP（如水面下 -4cm 相当于 4cmH$_2$O CPAP）。实际输送给病人的 CPAP 量因系统内的阻力而改变；因此，应当监测 CPAP 导管中的气道压力，以确定实际输送的压力（93）。气泡 CPAP 已显示出与呼吸机 CPAP（94, 95）和流量可调式 CPAP（96）相同的效力，并可能具有缩短 CPAP 持续时间和改善氧合的额外优势。

并发症

大多数 nCPAP 并发症都可归结于由 CPAP 设置过高所引起的肺过度扩张。过度扩张可能导致如下问题：

● 通气/灌注比例失调

- 肺血管阻力升高
- 心输出量下降
- $PaCO_2$ 升高
- WOB 增加
- 气漏综合征
- 如不及时排出送入胃中的气体，可导致胃胀气

床旁陪护人员需要格外留意接受 nCPAP 治疗的病人，以确保他们的 nCPAP 导管或鼻罩和头帽置放完好，保证鼻插管和鼻罩位于鼻中，将泄漏降到最小。密切的监测可以将因鼻导管或鼻罩置放不当导致的鼻损坏降到最低，并确保传递给肺泡的压力适当。皮肤损害导致的鼻损伤是 nCPAP 的一项严重并发症。当病人接受 nCPAP 导管治疗时，医护人员应当注意观察鼻损伤的迹象，如发红、出血、结痂、皮肤磨损或鼻道变窄（95）。

经鼻间歇正压通气（NIPPV）

NIPPV 作为一种治疗的初始形式，被应用于提高 nCPAP 的效果，可防止拔管失败。在速率不变的情况下，增加正压呼吸的次数可产生比传统的 nCPAP 更高的 Paw。这有助于塌陷肺泡的复原、FRC 的维持和氧合的提高。NIPPV 不是一个封闭的系统，所以并不是所有的呼吸和全压都被传输到了肺泡。因此，NIPPV 产生效果的原因并不十分明确，但是我们推测出两种可能的生理机制。一种是 NIPPV 在肺泡水平提供些许通气。另一种机制为 NIPPV 的工作机制类似于叹气式呼吸，使微小肺不张恢复，气道稳定性因此也得到提升。在治疗 AOP 时，它也被证明同物理刺激呼吸一样有效（见第 5 章）。

NIPPV 的输送类似于 CPAP 呼吸机，外加吸气峰压（PIP），吸气时间（T_I）和膨胀率或 RR。NIPPV 的管理方法并没有标准化，但是多项研究建议采取下列在现行实践基础上提出的设置：

- CPAP 水平类似于传统的 nCPAP（4～6cmH_2O）
- PIP 从 15～16cmH_2O 开始，最高至 24～26（98）。在实践记录中，PIP 的范围较广，从 7 可至 20cmH_2O（99）
- 膨胀率 50～60（98），但实际为 10～60（99）
- T_I 设置为 0.3～0.5 秒（98，100）

实践中，下操作指令者可依据基础生理学原理做出大幅度改变。如果操作者试图向肺部输送 V_T 不同的呼吸，传统 PIP 和高 RR 的使用会协助到接受 nCPAP 新生儿的通气。病人鼻翼的 CPAP 接口不是一个封闭的系统，因此，口腔可以像压力安全阀一样，避免连续不断地向肺泡输送气体。NIPPV 期间协调同

步呼吸和病人的努力同样具有挑战性，异步呼吸尤其效果欠佳（100）。

另一种方案是利用 NIPPV 交替输送 CPAP（高水平和低水平），类似于成人 BiPAP，如此提供双水平经鼻持续气道正压（双水平 nCPAP）或叹气式 nCPAP。现有新生儿 CPAP 机器旨在如此输送 NIPPV，例如 SiPAP 和 Infant Flow Advance。NIPPV 双水平法的建议设置包括一个 4～6cmH_2O 的低 CPAP 和一个加高 2～4cmH_2O 的 CPAP（101）。一项采用此方法的研究推荐 delta P（δP）—在低 CPAP 和高 CPAP 之间压力变化—约为 4cmH_2O，速率设置为每分钟 30 次（102）。

尽管新生儿患者采用了 nCPAP 和 NIPPV，但仍然存在通气失败的风险和插管及 MV 的必要。RDS 病人记录中，初始 nCPAP 失败率约为 22%（103）～36%（98），NIPPV 失败率则稍低，为 10%（101）～13.5%（98）。患有 RDS 的 VLBW 婴儿失败率更高，过半数需要插管和 MV（104–106）。

■■ 女婴吉伯斯进入 NICU 时，被安置了一个可变流速 nCPAP 呼吸机，设 6cmH_2O，FiO_2 为 0.30，SpO_2 显示为 88%，RR 为 48 次 / 分钟。胸片不仅显示了网状颗粒，还反映出肺泡开放，通气适度。她的入院体重为 700g。出生六个小时后，你从她的脐动脉中获取动脉血气（ABG）样本，pH 为 7.25，$PaCO_2$ 为 52mmHg，PaO_2 为 60mmHg，FiO_2 为 0.45，HCO_2 为 22.5mEq/L。你把该信息告诉了新生儿专家，并建议插管再给予 1 剂表面活性物质。她表示同意，但命你在对婴儿插管给予表面活性物质治疗呼吸性酸中毒后，拔出插管。

🫁 机械通气

由于母体皮质激素和表面活性物质替代疗法的使用，以及无创通气支持的改进，使用插管法和 MV 的 RDS 新生儿数量有所下降。然而，在 NICU 中，27% 的婴儿都会经历 MV，大多数孕周不足 28 孕周的都需要机械通气（107）。此外，它还是肺损伤和 BPD 的一个独立风险因素（108，109）。呼吸治疗师呼吸机管理的目标是密切监测病人以确保恰当通气，评估病人信息以最小化过度机械通气，并及时去除插管以避免肺的进一步损伤。

近几十年来，新生儿 MV 技术迅速变革。鲜有随机对照试验指导临床医生选择最优的通气方式、设置或呼吸机调节策略。历史数据和专家意见指导呼吸

机操作策略,利用了类似呼吸机策略和技术的成人和儿科研究之作用亦是如此。

新生儿 MV 的目的与其他病人无异:促进肺泡的通气和二氧化碳的排出,提供足够的组织氧合,并降低 WOB(27)。除此之外,呼吸治疗师的其他目标还包括以下:

- 支持所有自主呼吸运动
- 避免肺组织损伤
- 最小化正压通气对心脏循环的干扰(框4-7)
- 使病人免受有创机械通气

基于过往的研究,治疗 RDS 的最优 MV 策略尚不清楚。注意用最小压力和容量,以获得合适的血气、CXR/肺充气、氧合和最小化 WOB。**平均气道压(Paw)** 近似反映出平均肺泡压,可由所有的机械呼吸机计算出,并可用于估算病人获得的机械通气支持。较高的 Paw 值反映了通气支持水平较高、肺损伤可能性较大。同样的,较低的 Paw 值反映了通气支持水平较低。应当严密监测病人,经常调整呼吸机设置,以最小化医源性肺损伤。必要时,应及时拔管。

MV 操作始于插管。气道一旦建立,便开始选择呼吸机的设置。临床医生应当不断评估已选设置是否合适,在病人通气不足或过度时调节参数。经过一段时间,要么病人符合停止通气和拔管的标准,要么传统 MV 对病人无效,此时,呼吸治疗师会辅助病人转换至新的呼吸支持方式。

框 4-7　机械通气的副作用(110)

气压伤和 / 或容积伤导致的气漏综合征包括以下几项(见第 7 章):
- 间质性肺气肿
- 气胸
- 纵隔积气
- 心包积气

支气管肺发育不良

医院获得性肺炎

输送至肺部的正压传递到心血管系统或脑血管系统时出现的并发症会导致下列情况:
- 静脉回心血量下降
- 心输出血量下降
- 颅内压上升导致脑室内出血(27, 33, 80)

供氧过量使早产儿患视网膜病的风险增加(见第 8 章)

病人呼吸与通气异步或呼吸机设置不当会导致下列情况:
- 内源性呼吸末正压
- 通气不足或通气过度
- 低氧血或高氧血
- WOB 增加

肺顺应性和气道阻力的快速变化可能导致 V_T 传递的改变,继而可能严重影响 V_E。

插管法

插管法的技术要求很高,应当交由一组技术熟练的医疗专业人士操作。500 个新生儿中,仅有 1 个可能需要插管(111),极个别需要紧急插管。插管法和气道稳定是产房中的急救程序,第 3 章中有详细介绍。RDS 病人紧急插管的指征包括面罩通气期间气道管理失控、自身气道异常、长时间复苏及表面活性物质灌注。选择性插管的指征包括长时间通气、气道不稳定、早产及气管内插管变化。所有非紧急或选择性插管都应该遵循类似的算法,以实现过程可控,气道稳定。

插管前,应在病床旁收集、准备好选择性插管所需的器材。具体包括如下几项:

- 新生儿复苏囊,配有早产或婴儿型号的面罩(适合病人的型号)
- 带有空氧混合仪的气源

  喉镜柄和直叶片(Miller):极早产儿使用 00 型,早产儿使用 0 型(足月新生儿可以使用 1 型叶片)
- 必要时提供型号合适的口腔或鼻腔气道导气道以促进面罩通气
- ETT 尺寸正确
- 低于 1000g =2.5mm
- 1000~2000g = 3.0mm
- 2000~3000g = 3.5mm
- 管心针
- 5 和 6F 吸引管
- 听诊器
- 肩卷
- 1/2 英寸布胶带或 Hy 胶带
- 剪刀
- 二氧化碳检测仪
- 脉搏血氧仪和心电图监护仪
- 配有新生儿双电加热丝回路的机械呼吸机

2010 年,美国儿科学会胎儿及新生儿委员会麻醉学和疼痛医学分会建议在选择性插管前先给新生儿用药,目的在于消除此过程中出现的疼痛、不适和生理异常,并帮助快速插管,最小化新生儿外伤几率(112)。熟练无创性通气或球囊 - 面罩通气的人员应该在婴儿服用镇痛药和(或)肌肉松弛药后,帮助其维持氧合和通气。

- **止痛** 指消除正常疼痛感。镇痛药可减轻插管过程中的疼痛与不适。理想的插管镇痛药起效快,药效短,并对呼吸力学无影响。吗啡和芬太尼等阿片类药物是最常见的新生儿止痛药，应用于所有选择性插管治疗。芬太尼的副作用之一是急性胸壁僵化，会严重妨碍通气。减慢药物注入速度或肌肉松弛药可避免其出现。

● 🩺 **肌肉松弛药**应用于插管治疗期间，旨在消除人体的自发动作。对新生儿来说，肌肉松弛剂可最小化或防止清醒插管时出现的颅内压升高，降低 IVH 的风险。琥珀胆碱、泮库溴铵、维库溴铵和罗库溴铵等肌肉松弛药广被研究，经常应用于儿童和新生儿。在婴幼儿中，常见的副作用包括心动过缓，因此，大多数医生在给予肌肉松弛药前，会先施以病人一剂如阿托品的迷走神经阻滞药(112)。

插管的第一步是为病人预供氧，以维持适当的 SpO_2。如果病人能够自主呼吸，则使用开放式吸氧或延续之前供氧方式。如果病人呼吸暂停或无呼吸，则应给予速率为 30～40 次 / 分的球囊 - 面罩通气。婴儿呈鼻吸气位(见第 1 章)，用肩卷有助于打开气道，对齐口咽和气管。一旦面罩通气期间胸部起伏可见，应为病人服用止痛剂。继续通过球囊 - 面罩通气为病人提供呼吸支持至少 1～2 分钟，直到药物起效为止。一些研究支持在新生儿插管初期不使用肌肉松弛药(112, 113)。

● 吸引口腔和咽部，并固定头部呈鼻吸气位。
● 左手持喉镜窥视片。打开口腔，将窥视片轻轻送入口腔右侧，移动窥视片至中线，将舌头推到口腔左侧。注意不要伤到齿龈。
● 轻轻抬起窥视片(将窥视片和下巴朝天花板抬起)，并沿窥视片看下去。清理一切可能阻碍视线的分泌物。保持 Miller 叶片尖端朝前，直至到达会厌下，然后抬起会厌。如果叶片位置正确，则可见声带呈倒 V 形；如叶片探入过深，则只能看到食管软组织；在这种情况下，轻轻抽出叶片，声门结构便进入视线。
● 沿着口腔右侧移动，直至声带处，ETT 的尖端便可进入视线。一旦声带打开，通过声带移动导管，直至导管声带导向标识与声带对齐。
● 移除喉镜窥视片和管心针时，抵住硬腭握紧导管。
● 开始球囊管通气。寻找导管正确位置的体征：观察胸部起伏和 ETT 内呼出的雾气，听诊双侧相同的呼吸音，通过色度法或测定体积以检验呼气末二氧化碳，并观察插管后的 HR 是否足够和脉搏血氧测定值。一旦导管固定，应拍摄一张胸片以

记录导管的确切位置：隆突上方 1～2cm 处。当通过胸片确定导管位置时，务必注意颈部弯曲(位置向下)导致的口腔 - 隆突距离缩短，导管相比头部处于中立位时距离隆突也更近。同样，颈部伸展导致口腔棘突距离增加，胸内导管较之头部中立位时上升(114)。侧旋转不会大幅改变导管的置放(115)。

确定嘴唇上标记的厘米数，然后使用胶带或插管稳定装置将 ETT 固定在新生儿上唇。

气管内插管应限制在 20 到 30 秒以内(49, 111, 116)，如果患者在插管成功之前出现心动过缓或严重的低氧血症，则应终止尝试。氧合和通气促成所有的插管尝试。一项研究建议，插管尝试经两次失败后，可以考虑可阻滞迷走神经的肌松药，但只能在有新生儿专家或麻醉医师在场的情况下使用(112, 113)。

气管内插管过程中产生的副作用包括：低氧血症、心动过缓、颅内压增高、系统性高血压病、以及肺动脉高压(112)。长期 ETT 的并发症包括(27, 110)：
● 喉气管支气管软化
● 气管腐蚀
● ETT 错位，包括意外拔管和主动插管
● 黏稠分泌物阻塞 ETT
● 无套囊 ETT 周围漏气
● 声门下狭窄
● 压迫性坏死
● 咽、食管或气管穿孔
● 腭沟
● 干扰乳牙排列
● 自主呼吸期间，ETT 强阻力引起 WOB 的增加

因气道阻力大幅增加，所有气管内插管患者通过 ETT 后自主呼吸的 WOB 会有增加。气道阻力是一种摩擦力，产生于气流中移动的分子之间，也来源于移动分子和呼吸系统壁之间。健康自主呼吸的新生儿气道阻力约为 $26cmH_2O/L/$ 秒(117)，相反，一个正常健康成人的气道阻力约每秒 $1cmH_2O/L$。婴儿气管内导管产生的阻力等于或高于一个正常新生儿的上呼吸道阻力。ETT 阻力可通过泊肃叶定律进行计算：阻力等于管长除以该管半径的四次方，即：

$$气道阻力 = 管长 / 导管半径^4 (R=L/r^4)$$

因此，一个 2.5mm 的 ETT 会比相同长度 3.0mm 的 ETT 产生更大阻力。上述公式亦表明黏液等 ETT 内的小阻塞也会对气道阻力产生很大的负面影响。呼吸机可以生成克服 ETT 阻力所需的额外压力，但

是当呼吸机支持最小的时候（如脱机时），或者当婴儿 ETT 原位不动但撤离呼吸机的时候，他 / 她或许无法克服上呼吸道增加的阻力。鉴于患者的舒适度以及气管阻力，只要患者能够适应，可预防性地再行较大 ETT（临床变化 4-1）。一旦确认 ETT 放置无误，便可启用传统的 MV。

传统的机械呼吸方式

对新生儿成功使用 MV 最早可追溯到 19 世纪 60 年代（118，119），但最初给新生儿使用的是一个由成人呼吸机改造而成的呼吸机。当时，新生儿肺部疾病的各种原因尚未查明，设备落后，监测也仅限于临床评估，断断续续的放射摄影术和血气评估（120）。即便后来引进了针对婴儿的呼吸机，新生儿的通气手段还是有限。临床医生仅仅只能控制 FiO_2、PIP、PEEP、T_I、RR 和回路流速。病人和呼吸机的异步很常见，医源性肺损伤是发病的主要原因。微处理机应用于成人和新生儿呼吸机大大提高了新生儿通气的质量。呼吸治疗师现在还能够控制通气模式，选择 V_T，调整辅助灵敏度，实现自主呼吸的同步，并精确测量肺力学。

要了解呼吸机的工作原理，呼吸治疗师和肺病临床医生必须熟悉各种呼吸机构造和相互作用的术语。有关术语的定义在介绍时就会定义，但在讨论给予新生儿通气之前还是很有必要回顾一下其中的一些：

- 触发：呼吸机启动吸气时的参数。
- 极限：呼吸机在吸气时不会超过的预定最大值。
- 周期：呼吸机停止吸气时的参数。

下文介绍了新生儿呼吸机的运行原理，现有呼吸机的设置及特点，以及治疗 RDS 新生儿时呼吸机的启动、管理、以及移除策略。

临床变化 4-1

调大成长中婴儿的气管导管

无论 RDS 有多严重，早产儿在接受 MV 时都期望体重增加。对于早产儿来说，1000g 即 1kg 是一个里程碑。此时，呼吸治疗师应观察是否出现需要使用 3.0mm ETT 的迹象：机械呼吸机检测到超过 40% 的泄漏；机械呼吸机呼吸时可听到漏气声；以及自主呼吸时发生呼吸窘迫（回缩）。选择较大的 ETT 重新插管可提高自主呼吸的效率和舒适性，减少气道阻力，并改善气体外漏。

呼吸机的种类

最初的新生儿呼吸机只能按预设时间触发呼吸，常被称为呼吸机的强制式呼吸。此种呼吸按一定频率进行，无法兼顾病人的自主呼吸。举例来讲，如果将呼吸频率设定成每分钟 30 次，那么呼吸机就会每两秒钟给予一次呼吸。传统的新生儿呼吸机通常连续流动、循环往复、压力受控（图 4-7），临床医生可以为各年龄段的新生儿提供压力持续、频率一定的呼吸。呼吸机由流量计、呼气阀门、呼吸机回路组成，具体设置如下：

- 呼吸速率
- 吸气时间
- 压力极值，PIP
- PEEP

气流速率持续将气流带入回路，通过病人的 Y 形连接器，确保病人在自主呼吸时较易呼吸。当进行机械呼吸时，呼气阀门关闭，在回路内形成气压，并使气体进入患者体内。进行吸气时，回路内气压达到预设的 PIP，吸气过程中予以保持（形成压力平台），且不得超过 PIP。吸气结束时，呼气阀门重新打开，呼气便被动进行了。

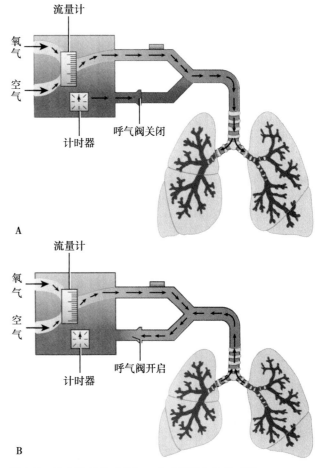

图 4-7　压力限制型呼吸机一个时间周期的原理图

病人触发型通气指可以根据测定或推测的病人自主呼吸进行机械通气的通气类型。同步间歇指令通气（SIMV）、辅助 - 控制通气（A/C）、压力支持通气（PSV）均为病人触发型通气，之后的章节均有详述。

控压通气

控压通气可保持进入肺部的压力不变，而通气量会随肺部特征的不同而改变。其依据为一定时间内肺部的通气量要达到临床医生设定的安全压力值。压力通气可用于间歇强制通气（IMV）或 A/C 通气。此外，还可融入压力支持。压力通气的优点如下所示：

● 气压性损伤风险最小化：医生能选择压力峰值，防止肺部过多的压力变化，从而可应对气道阻力和肺顺应性的改变。

● 不会受到回路可压缩容量的影响：在进行容量通气时，一部分气体会被输送至通气机回路中，无法到达病人。在为成人进行通气时，这些气体只占全部 V_T 的一小部分，但是对新生儿来说，却占比巨大，而且可能会极大影响 V_E。压力通气一直往肺部输送空气，直至达到预设的压力值，因此，即使回路压缩有变化 V_T 的输送也是均等的。

● 突破了呼吸机如何充分有效地输送小量 V_T 的瓶颈：呼吸机最初没有微处理器技术或者成熟的气流感应器，无法精确测定出生体重极低新生儿所需的极小潮气量。输送早产儿肺部的 V_T 往往少于 10ml，该数值过小，成人呼吸机无法计量。因此，若新生儿的 V_T 输送不慎超过 2～3 倍，则会大大增加肺泡过度拉伸的风险，造成肺损伤。

● 多种气流模式：新型的呼吸机可以改变空气流入肺部的速度，改善气体量的输送，同时避免过高的压力峰值。在自主呼吸中，膈肌下降时气体缓慢流动，随着更多气体快速进入肺部，气流加大。在肺部快达到饱和时，气流速度变慢，直至肺部最终停止，呼气随即开始。在压力通气时，气流速度最初较快，呼吸机输出气体，填充 ETT 和大气道。而一旦气体到达肺泡，气流会减速，以防止整个系统压力过大，肺内气体分布也更加均匀。此气流输送模式即慢速气流模式，可以减少肺泡过度膨胀，防止肺损伤。相较之下，在传统的控容通气模式中，气体模式恒定，将固定量的气体均匀送至肺部，直至容量输送完毕。

在 TCPL 通气中，吸气（PIP-PEEP）压力的改变是 V_T 的主要决定因素。改变越大，V_T 可能就相应越大。

然而，在压力通气时，可能影响 V_T 大小的因素还有很多，详见表 4-7，涉及肺部特点以及呼吸机设置。

表 4-7　压力通气过程中影响潮气量的因素

	因素		原因
呼吸机设置	吸气时间		T_I 越长，气体输送越久，V_T 越大
	吸入气流		吸入气流量越大，T_I 一定的情况下容量越大
	ΔP	PIP	PIP 越高，每次呼吸中的气体量越大
		PEEP	最优 PEEP 将稳定肺泡，改善每次吸气的气体输送
肺部因素	TC	肺顺应性	肺顺应性低，肺泡在吸气过程中不会过度拉伸，V_T 下降
		气道阻力	气道阻力越高，越限制气流进入肺泡，输送的 V_T 减少

30 多年来，TPCL 通气一直最常用于治疗新生儿呼吸衰竭的技术。它操作简单，可以生成有持续 PIP 的呼吸，而送至病人的 V_T 取决于肺部顺应性（120）。

控容通气

控容通气一直应用于成人 MV，呼吸治疗师对之所知甚多。控容通气在每一次呼吸中向肺部输送恒定的 V_T，V_E 也能得到更好的控制。在治疗 RDS 中进行容量通气的一大缺点可用拉普拉斯定律解释：气体会被优先送往肺中张开的部分。在表面活性物质缺失的肺中，这便意味着膨胀不全的肺泡通气不足，而充气量好的则膨胀过度，二者都会造成医源性肺损伤。控容通气在 RDS 治疗中产生的其他可能副作用还包括：

● 一部分由通气孔输送来的 V_T 可能会因回路和增湿器中的气体压缩或者塑料管的拉伸而损失。如前文所述，如此之量虽然可能不会对成人通气造成很大的影响，但是对于新生儿通气来说，损失较大，很难弥补。

● 由于带套囊 ETT 的泄漏，一部分 V_T 将会丢失。丢失量大小不一，因而很难预测或处理。呼吸机设置好 V_T 的量，但测定早于进入回路或病人，在机器中完成。固定量的气体会在呼吸机里压缩，称为"压缩空气丢失"，其受双肺部顺应性和呼吸机回路共同影响。除此之外，还有湿度等其他因素。由于压缩空气丢失，新生儿 V_T 的测定位置应该尽量接近气管（120）。

- 控容通气通常使用一种加速或者方形的波形模式，即压力随着气体送至肺部时会增加，这便需要更高的 PIP 来输送固定的 V_T，从而也增加了肺漏气的可能性。

鉴于所有上述特征，控容通气在治疗新生儿时会遭遇重重挑战。

定容 / 适应性通气

定容 / 适应性通气能让临床医生在压力通气的同时，完成特定的 V_T。通过将调整吸气压力或者吸气时间至目标范围，呼吸机可适应气体泄漏、病人努力、顺应性和阻力的改变。一组随机试验对比了压力和适应性通气，结果显示，后者可以减少通气的时间以及肺部损伤（121）。适应性通气旨在避免出现通气不足或者过度通气，确保进行更均匀的气体输送，将肺力学改变，以根据每次呼吸的不同撤销压力，可使用微处理器，以比临床医生能更快地撤销呼吸机参数。以下是一些不同厂家设计的适应性呼吸机，这里并不是要列一个品目齐全的清单，而是想说明适应性呼吸机的不同使用方法。若要成功实现，我们需要对精确估算 V_T，而 V_T 需尽可能地接近病人的情况，最好在 ETT 下操作，而非呼气项进行（122）。

容量保障压力支持

容量保障压力支持（VAPS）是 VIP 金鸟（Viasys 医疗，康舍霍肯，宾夕法尼亚）模式，旨在进行适应性自主呼吸。呼吸机支持病人的自主呼吸。当感应到病人吸气变慢时，也就是呼吸结束时，它会将输送的气体与设定的 V_T 进行对比。若超过设定 V_T 那么压力支持的呼吸和气流便会停止；如果测定的 V_T 小于设定的 V_T 那么吸气的时间会延长，气流将会继续，直至达到设定的量；如果呼吸量远远低于设定的 V_T，那么吸入压力就会增强。

调压容量控制

调压容量控制（PRVC）是 SERVO-i 呼吸机（Maquet 公司，布里奇沃特，新泽西）模式。临床医生设定目标 V_T 值和最大压力值（PIP）。呼吸机进行几次呼吸测试，以评估患者的顺应性，并计算达到设定 V_T 所需的压力值。呼吸机运用减速气流模式，将压力最小化，并调整基于前四次呼吸平均容量的 PIP 输送值。在 3cm 的水增量中调节压力，以避免 V_T 中的大幅度变化。

容量保证

容量保证是 Dräger Babylog 8000plus 定容的模式（德尔格医疗，特尔福德，宾夕法尼亚），其融合了 A/C、SIMV 或者 PSV，临床医生因而可以选择目标 V_T 值和最大压力极限值，方法为使用 PIP 调节器。呼吸机将提高或者降低 PIP 输送值，从而达到定容，参考为将前面呼出的 V_T 值。它将就一些连续性呼吸做出压力调节，以避免在气体输送方面出现较大波动。如果吸气 V_T 值超过目标的 130%，呼吸机也将循环呼吸一次。

呼吸机设置的选择

患者一旦气管插管，就必须选择设置：流速、通气模式、PEEP 和 FiO_2、容量和 / 或压力、还有呼吸速率。

流速

自主呼吸新生儿（足月儿和早产儿）流速峰值的范围为 0.6～9.9LPM（27），但如果呼吸机气流通过 2.5mm ETT 时速率超过约 3LPM，或气流通过 3.0mm ETT 速率超过约 7.5LPM，则婴儿 ETT 中会产生涡流。如果呼吸机在 2.5mm ETT 中流速超过 5LPM，或在 3.0mm ETT 中流速超过约 10LPM，气体可能至少部分涡流。偏流须充足，呼吸机才能在分配的 T_I 中达到 PIP；偏流也要够低，才能最小化涡流（121）。对于新生儿 TCPL 通气来说，5～8LPM 的流速比较常见。

模式

时间呈周期性、压力有限的初级呼吸机不能检测出新生儿自主呼吸的。在这种情况下，只有 IMV 这种模式可以利用。临床医生可以利用 IMV 设定呼吸机所需的 RR、PIP 和 T_I，这些参数可用来平均分隔 MV 的呼吸。例如，如果呼吸机的设置固定为呼吸频率 20，PIP15，T_I 0.30 秒，那么呼吸机每 3 秒会进行一次 0.30 秒的通气，而 PIP 为 15cmH_2O。此过程没有考虑在该方法触发通气时患者的状态，而新生儿不规则的呼吸模式经常会造成呼吸机和患者的不同步。例如，如果患者正在吸气，呼吸机就会对已部分充有气体的肺通气；如果患者正在呼气，呼吸机对正在排气的肺通气。前者将使肺过度膨胀，造成肺的容积伤，并增加了医源性肺损伤的风险；后一例中，呼吸机迅速地达到设定的 PIP，因为呼吸机试图通气时，气体经 ETT 排空，阻止了外界气体进入到肺。若新生儿呼气时伴有呼吸机的通气，则会导致其高水平的气道压力，低水平的氧合作用和颅内压的大幅波动（123）。

患者由于呼吸机和患儿无法保持同步往往发生肺损伤，精密的气流感应技术应运而生，并成功应用于新生儿的通气。气流感应器位于 ETT 和呼吸机回路 Y 形连接器患者之间，呼吸机凭此监测吸气量、呼气量以及患儿的最小自主呼吸。凭此技术，呼吸机可以计算 V_E 和气道套囊泄漏，也可以持续评估患儿的自主呼吸和自主性 V_T，进而辅助切断呼吸机。20 世纪 80 年代，用于患者触发型通气设备运用到新生儿，提升了新生儿呼吸和呼吸机通气的同步性，减少了漏气和 BPD（124）。目前建议在对新生儿进行通气时，采用患者触发型模式，以防止呼吸机和患者的不同步（123、125、126）。由于体型较小的早产儿引起了技术挑战，因此患者触发型或同步性的通气设备用于新生儿监护滞后于其对成年人的应用。理想的同步设备必须足够敏感，才能检测出生体重极低婴儿所发挥的作用，而非自动触发（将读取的错误数据作为患儿的自主呼吸从而予以通气），并可以为匹配体型较小早产儿的 T_I 值和 RRs 而做出快速反应（123）。下文将按支持程度以从大到小的顺序描述新生儿呼吸机的基本同步模式。研究表明，A/C 和 SIMV 配以压力控制和以容量支持为目标的系统具有前景。至于哪种模式更好，现无明确证据，但可以猜测到单一通气模式并不适用于每位患者。模式的选择应该符合患者的特征以及当前通气的目标。

辅助控制（A/C）呼吸中，患者最为轻松。患者 A/C 通气为时间触发（由呼吸机启动）或患者触发，呼吸机在检测到自主呼吸后，依照呼吸治疗师设定的 T_I 和 PIP 或 V_T 进行一次通气。如果呼吸机检测不到患者自主呼吸，就按设置 RR，RR 是最低或者说是必须达到的。呼吸机将考虑具体的时间期限，尽可能地平均分隔呼吸频次，并防止不规则的呼吸模式。例如，在图 4-8A 中，呼吸机的频率设定为 30，时间窗为 2 秒。如果在 2 秒的时间窗内患者未能触发呼吸机，那么在下一个 2 秒的时间窗开始时，呼吸机将强制通气。此种通气模式承担了患者大部分 WOB，此时患者的自主呼吸最小。该种模式可提供最大的呼吸支持，因为患者只需要刚开始时作吸气运动，在此之后会有充分的机械通气。

同步间歇性强制性通气（SIMV）可预先设置机械通气的数量。呼吸机可检测到患者的所有额外呼吸，但不可能支持呼吸。呼吸机将尽可能实现呼吸机通气和患者呼吸努力的同步性，如果检测不到患者的

任何呼吸，便会强制进行通气。为了平均分隔强制呼吸，防止不规律呼吸模式的出现，呼吸机可在预先设定的时间内观察患者。例如，如果给患者设定每分钟 30 次的 RR，则呼吸机需要每两秒钟进行一次通气。呼吸机为了实现同步，就会在 2 秒的时间窗监测患者。2 秒的时间窗内患者的第一次呼吸运动由呼吸机完成，其余呼吸都无呼吸机的支持。如果 2 秒的时间窗内患者没有的自主呼吸，呼吸机就会在时间窗即将结束时进行时间触发型（强制性）通气。详见图 4-8B，即 SIMV 简图。此模式可允许患者在机械通气的间歇期呼吸，因此需要患者承担部分 WOB。

压力支持通气（PSV）是一种辅助通气形式：在检测到患者吸气后，会持续为通气提供压力。在 PSV 中，患者控制 T_I、RR 和吸气流量。V_T 是由 △P（PSV 水平—PEEP），时间常数和患者的自主呼吸运动决定的。如果呼吸机检测到患者自主吸气流量下降，则说明患者将要完成吸气，那么通气也将会终止。自主呼吸时，PSV 可克服呼吸机回路和 ETT 的阻力，使得能支持自身通气患者的 WOB 更低。PSV 还可以与 SIMV 融合，以支持呼吸机通气间歇的自主呼吸努力。详见图 4-8C，即 PSV 简图。此模式需要患者承担一大部分通气任务；如果设定合理，可提供恰好足够的支持，以克服吸气时的机械阻力，并提供 PEEP。一项研究表明，将压力支持和 SIMV 融合后，与 SIMV 相比，早产儿的 MV 切断更早，时间也更短（127）。

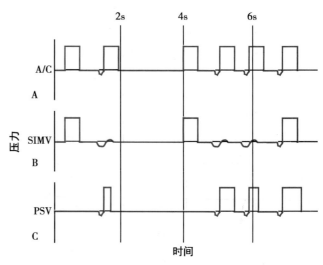

图 4-8   A/C、SIMV、PSV 的气体输送

氧合作用：PEEP 和 FiO_2

PEEP 和 FiO_2 是两项影响氧合作用的呼吸机参数。设定的 PEEP 应可以帮助稳定肺泡，维持 FRC。最优 PEEP 为静态肺顺应性最强和氧气运输最大时的

压力。处于最优 PEEP 之下的 PEEP 水平可在呼气末期造成肺不张;处于最优 PEEP 之上的 PEEP 水平可造成部分肺泡过度膨胀,使其居于平坦的顺应性曲线上方,并无法承受吸气时的额外容量。最优 PEEP 也可在呼气末期均匀地扩张全部肺泡,使吸入的气体均匀地进入肺泡,并最大化容量或以容量为目标的通气有效。

健康新生儿若肺顺应性正常,其生理性 PEEP 在 3cmH$_2$O 左右,因此利用匹配容量的呼吸机不失为一种合理的策略。低于 2cmH$_2$O 的 PEEP 是不提倡的,因为 ETT 违背了正常的气道力学。自主呼吸时,气道力学通常有小幅度的端扩张。然而,如果健康新生儿的 PEEP 超过 5cmH$_2$O,就会造成肺的过度扩张,静脉回心血量因此减少,心输出量下降。RDS 患者大多数都需要 4～7cmH$_2$O,而患严重疾病的患者所需要的 PEEP 水平可能在 8～10cmH$_2$O,甚至更多,如此才能充分实现肺泡复原,并提高通气 / 灌注比。选择更高水平的 PEEP 时应尤为小心,因为超过 8cmH$_2$O 可诱发 RDS 患者患肺漏气,心输出量减少。

如前所述,应调整 FiO$_2$,以维持适当的 SpO$_2$,其依据为此前确定的 FiO$_2$ 调整方案。呼气时,若有证据表明肺泡萎陷,则需要使用 FiO$_2$ 增加氧合作用,并增加 PEEP。

通气:压力、容量和呼吸频率

有关新生儿通气时 RR 和 PIP 间联系的研究不断取得进展。我们最常依照这两个参数来保证充分的通气,因为影响气体交换的主要因素是 V$_E$,V$_E$ 为频率和容量的乘积。公式如下:

$$V_E = V_T * RR$$

在新生儿压力通气中,决定 V$_T$ 的最大因素是 PIP。我们之前描述了不同策略的通气。尽管没有哪项策略在治疗 RDS 患者上有优势,但通过操纵具有相关性的速率和压力,这些策略可维持适当的酸碱平衡。标准通气法是一种合理策略(pH 为 7.35～7.45,PaCO$_2$ 为 35～45mmHg),但新生儿患低碳酸血症的风险会较高,复发性 PaCO$_2$ 小于 30mmHg,造成 IVH 及 BPD 的风险升高(129,130)。也有证据证明,高碳酸血症会使得 VLBW 婴儿更容易遭受脑损伤,出生后的第一周内尤其如此。20 世纪 80 年代中期,作为保护肺的一种手段,轻微通气获得引进。在轻微通气中,选择的 PIP 提供充足的气体量,初始的 IMV 频率为每分钟 20～40 次呼吸,后进行调整,将 PaCO$_2$ 维持在 40～60mmHg(132)。这种通气方法也被称为"允许性高碳酸血症",可允许稍高的 PaCO$_2$ 和 pCO$_2$s 值,避免或预防肺损害。在同步通气和 V$_T$ 监测设备出现之前,有关轻微通气法的文献就已出现。因此,已有有关呼吸机设置选择方法的文献并不符合当前实践,但其常用于治疗 RDS 病人。

频率和吸气时间

正常新生儿的呼吸频率为 40～60 次 / 分钟。新生儿自主呼吸时,正常 I/E 率(吸气时间比呼气时间)为 1:3 到 1:4(27)。RDS 的特征表明,大多数病人的肺顺应性低和气道阻力正常。这表明吸气时间会较短,约为 0.25～0.40 秒。和成年人通气相同,在对 RDS 患者通气时,先要支持大部分病人的 RR;对新生儿来说,RR 为 30 到 60 次 / 分钟。在评估完肺泡是否充足复原,输送的 V$_T$ 是否高于 4Ml/kg 后,应立即调整 SIMV 下的 RR(见表 4-8)。如果患者在设定的最小呼吸频率之上无自主呼吸努力,则应增加 A/C 下的速率。如果患者一直触发呼吸机的额外呼吸,那么速率的增加不会造成血气值的改变。

压力

在用 MV 治疗 RDS 患者时,足量但不过量的 PIP 是呼吸治疗师的最主要目标。找寻最佳压力具有挑战性,但通过评估病人,医生应该能清楚地知道选择

表 4-8　新生儿机械通气期间调整血气值时呼吸机设置的首选改变

期望改变	FiO$_2$	传统通气			HFOV			HFJV			
		容量(PIP/V$_T$)	速率	PEEP	△P	Hz	Paw	PIP	速率	PEEP	CMV 速率
↑ PaCO$_2$	—	↓	↓	—*	↓	↑		↓	↓	—**	
↓ PaCO$_2$	—	↑	↑	—**	↑	↓		↑	↑	—**	
↑ PaO$_2$	↑	—	—	↑			↑	↑		↑	↑ ***
↓ PaO$_2$	↓										

* PEEP 升高,△P 降低,所以呼吸治疗师可借此提高 PaCO$_2$。但除非有影像指征肺不张,否则不推荐用其调整 PaCO$_2$

** PEEP 降低,△P 降低,所以呼吸治疗师可借此降低 PaCO$_2$。但除非有影像指征肺泡过度充气,否则不推荐用其调整 PaCO$_2$

*** 暂时性(15～30 分钟),存在肺不张和 PEEP 升高

的 PIP 是否合适。医生应不断测定呼出的 V_T、心输出量、压力和容积数据、以及血气值，以证明 PIP 选择的准确性。充分通气病人的最低 PIP 最为合适，表现如下所示：

呼出的 V_T 大于 3ml/kg，小于 8ml/kg

pH7.25～7.35，$PaCO_2$ 45～55mmHg

过去，在无法测定 TCPL 通气输送的 V_T 之前，医生会根据可见的胸腔起伏和相同的两侧呼吸音来选择呼吸机的 PIP。这种方法缺乏准确性，可能会导致选择过多的压力。只有在无法运用其他评价病人的方式时，才会使用该法。

容量

新生儿的通气量在不同的研究中、在具体的模式里有着不同的描述。目标值的范围为 4～8ml/kg，大多数为 4～6ml/kg（102，123，133，134）。较低的 V_T 值（少于 4ml/kg）可能会增加自主通气量，但也有可能增加 CO_2、肺感染和 WOB（128，135）。如果氧合和通气量不在目标值范围内，就需要增加呼吸机设置。V_T 小于 4ml/kg 时，如果利用调整呼吸机设置来减小 $PaCO_2$ 并增加 pH，则应需增加 PIP。V_T 介于 4～7ml/kg 时，如果增加 PIP，需格外谨慎，以避免肺泡过度膨胀。如果胸片表明肺不张，或压力容量曲线指征肺泡在呼气时未复原，则应该逐步增加 PEEP 和 PIP（即二者每次增加一个单位），以提高肺泡的稳定性，维持原来的 △P（见表4-8）。

撤机

MV 撤机时，频繁出现小变化好过猛然出现的大变动。为增加 $PaCO_2$，将 PIP 降低 1～2cmH$_2$O（若 $PaCO_2$ 为 35～40mmHg，则为 1cmH$_2$O；若 $PaCO_2$ 小于 30mmHg，则为 2cmH$_2$O）；如果 PIP 处在 12～15cmH$_2$O 的最低水平，或呼出的 V_T 为 4ml/kg，则关闭速率。SIMV 下的速率变化可为按 5～10 次/分增加，并尤其注意撤去的呼吸支持量。举例来讲，如果当前的 RR 为 40 次/分钟，而且患者比设定速率还多了 20 次呼吸，则应将速率下调至 35，呼吸机对患者的支持降低约 12%，患者的全部 RR 下降 8%。相较之下，如果将同一病人的 RR 下调到 30 次/分钟，那么呼吸机对患者的支持下降 25%，全部 RR 下降 17%。因为可能不会对 V_E 产生明显的影响，所以将该患者的 RR 下调 5 并不会明显改变 CO_2。但该患者可能会出现无效的自主性 V_T，造成呼吸机速率出现小变化，V_E 也会受到更大的影响。

针对 RDS 患者的最小呼吸机设置，各机构各不相同。但是，如果多学科的健康护理小组确信病人有

支持自身 V_E 的能力，那么应考虑拔管。不推荐对新生儿进行 ETT CPAP 试验，因为气流通过 ETT 时的阻力很大，造成 WOB 很高，造成一种患者在自主呼吸试验中失败的错觉。但事实上，患者只是不能通过 ETT 呼吸（136）。一些文献记录有持续 3～10 分钟的 ETT CAPA 短期试验。如果患者能够支持自身的 V_E，且未出现心动过缓、低血氧症（SpO$_2$ 低于 85%）、或 FiO_2 的上升，则患者具备拔管条件（137，138）。如果患者的正常通气符合下列，则可认为处在呼吸机最低的设置下：

- FiO_2 小于 0.40
- PIP 处于 10～15cmH$_2$O 之间
- 呼吸频率为 10～20 次/分

拔管后转至 NCPAP 常用于新生儿病房中的撤机（139），nCPAP 水平最好维持在 5～6cmH$_2$O 之间。

在气管有插管的早产儿中，约有 30% 在拔管时经历失败，需要重新插管和 MV。ELBW 婴儿拔管失败的主要原因是上呼吸道不稳，呼吸驱动欠佳，肺泡性肺不张或肺泡未复原（140）。利用 nCPAP 拔管的失败率可达 25%～40%（139）。

常频机械性通气的失败

如何定义常频通气（CV）的失败，目前还没有确切的标准。如果患者的 pH 未能一直维持在 7.20 以上，$PaCO_2$ 的水平高出 60mmHg，便可认定通气失败。若在 MV 期间通气严重阻碍了心输出量，并导致任何水平的肺部气体漏出（详见第 7 章），就应考虑决定是否需要转换到高频率通气。

施以止痛药后，你在唇 7cm 处用 2.5mm ETT 对女婴吉伯斯进行插管，后观察胸廓起伏、管内雾气、利用比色法检测的呼气末 CO_2、以及两侧相同的呼吸音。你给予表面活性物质，并启动 SIMV，保证容量，PIP 为 20cmH$_2$O，PEEP 为 5cmH$_2$O，V_T 目标值为 3.5ml，RR 为 40 次/分，T_I 为 0.30 秒，FiO_2 为 0.40。插管后的胸片显示，虽然仍有一些部位出现肺不张，但 ETT 置放良好，位于锁骨和隆突的中间，肺充气可达后第八肋，并伴有轻微的支气管充气征。开始通气 30 分钟后的 ABG 显示，pH 为 7.40H$_2$O，$PaCO_2$ 为 38mmHg，HCO$_3$ 为 23.2mEq/L。因为近期给予了表面活性物质，自主呼吸率良好，你和新生儿学专家一致同意将呼吸速率降到 35 次/分，后续血气 pH 为 7.37，$PaCO_2$ 为 41，PaO_2 为 64mmHg，HCO$_3$ 为 23.4mEq/L。

高频通气

高频通气（HFV）采用快呼吸频率（高于 150 次 / 分）和小 V_T（通常少于解剖无效腔）来进行通气，能保护肺脏。HFV 已初步应用于治疗 RDS，并作为复苏疗法用于抢救传统通气疗法无法抢救的新生儿。如果加以合理应用，HFV 会改善 RDS 患儿（141）的氧合，CO_2 排出及其循环。1915 年，科学家杨德尔·亨德森提出"快速浅呼吸"理论，通过观察，他发现狗在维持正常二氧化碳分压的同时会持续喘气。他做了一系列的实验，证明了 HFV 作为有效疗法的生理机制（142）。HFV 将恒定、高速、非常小量的气流送到气道，用相对低的压力和 PEEP 或 Paw 维持肺泡的稳定性。当用较高的 Paw 和小容量的气流时，肺过度膨胀或膨胀不足的风险会最大程度减小，通气在"安全窗"内进行（图 4-9）。多次呼吸的净效应指新鲜气体会沿气道轴心进入肺泡，使得气体通过肺泡毛细血管膜扩散。呼出的气体会沿着气道壁排出，环绕吸进的气体，后排出大气道。该通气方式将氧合和通气分离，这意味着通过呼吸机参数变化能做到只影响氧合，而不影响 CO_2，反之亦然。持续膨胀压（CDP）的改变会调整氧合，送气量的改变会影响 CO_2 的清除。在 CV 中，$VE= RR×VT$。在 HFV 中，$V_E= RR×V_T^2$。这表明容量的小变化会对 CO_2 清除造成很大影响。当调整 HFV 设置以增加 CO_2 清除时，容量的改变较速率的改变更有效，ETT 泄漏也会促进更有效排出 CO_2，CO_2 自气管插管周围溢出而不必专门清除它。

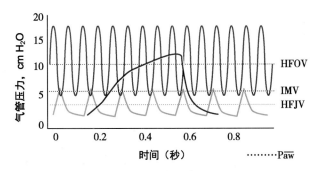

图 4-9　IMV HFOV HFJV 的压力曲线

HFV 过程中，可以将通气压设定的高一些，因为呼吸压会在进入气道再到肺泡的过程中减小。每当压力波遭遇限制和阻抗，压力便会减小，输送压下降高达 90%（143）。HFV 利用肺泡内的联系，将充气良好肺泡中的气体更均匀地分配至膨胀不全的肺泡，从而防止气体分布不均并发症。

HFV 并发症的原因多为选择或持续不当设置，主要包括以下几点：

● **低碳酸血症**：合理采用 HFV 能极有效促进 CO_2 的排出，但很容易不慎诱发低碳酸血症，从而造成肺和脑的损伤。应密切观察血液中气体。为避免此种情况出现，HFV 应由有经验的临床医生来操作。

● **气体滞留**：由于速率较高，呼气时间可能不足，气体滞留因此发生。较为常见的表现是 auto-PEEP（内源性 -PEEP），可通过高频喷射通气（HFJV）直接测量，或通过观察胸部 X 线照片以及 ABGs 中的高碳酸血症来推测。

● **Paw 过高**：当 HFV 应用到依从性较差的病人身上时，此种并发症就会出现。一旦肺泡复原，Paw 需重新评估，若过高则需降低。较高的 Paw 会过度拉伸肺泡，可能影响气体交换和心输出量。医生通过肺部 X 线片了解肺部复张的情况，以此来决定何时降低 Paw。

● **Paw 过低**：为避免造成气压性损伤和肺损伤，在进行 HFV 时往往将 PEEP 或 Paw 设置过低，造成肺泡萎陷，氧合及通气均差。

HFV 一般分为两种：包括高频振荡通气（HFOV）和 HFJV（图 4-10）。虽然两种 HFV 生理机制相同，但二者仍有很多差异，对其理解和比较还是有一定的难度。

医生在 HFOV 过程中直接设定 Paw，以控制氧合作用和 FiO_2。在 HFJV 过程中，调整 Paw 最主要在于 PEEP 以及 PIP。两种仪器均需设置频率、吸气时间（T_I）以及 FiO_2。HFOV 过程中，振幅⊗P 和 Paw 不变，而 HFJV 过程中，PIP 和 PEEP 不变。临床研究中，这些差异限制了从一个到另一个设备的判断理解能力或比较操作策略的能力（144）。在大量随机的对比研究中，CV 与 HFJV/HFOV 在针对极早产儿选择首选呼吸机治疗方面效果不存在差异。

高频振荡通气法

高频振荡通气（HFOV）本质是活塞 - 膜片振荡器，其速率为 180 到 900，Paw 已直接设定，以控制氧合与通气。HFOV 呼气活跃，气体被迫迅速进入气道，CO_2 便于排出。1991 年，HFOV 获批治疗传统 MV 无法治疗的 RDS 患儿（147）。如果能尽早采用 HFOV 治疗病人，表面活性物质的用量可能会比在 CV 中更少（148）。最近至少一项研究（2010）表明，相比应用 CV 治疗 VLBW 婴儿，HFOV 有望提高存活率，并减少肺损伤的发生率。

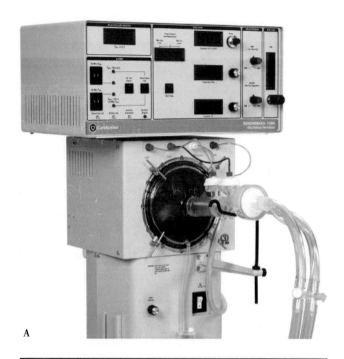

A

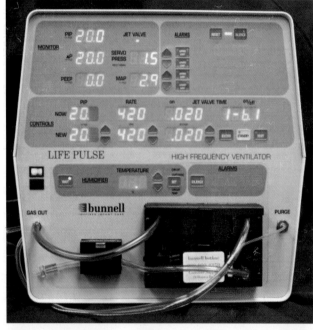

LIFE PULSE

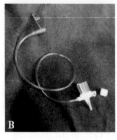

B

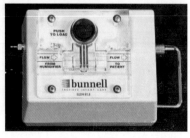

图4-10 Sensormedics 3100A 振荡器（A）以及配有 Whisper 阀和气管内接头的 Bunnel 喷射呼吸机（B）。（经由 CareFusion 公司和 Bunnell 公司许可）

HFOV 和其他形式的 HFV 主要差异为呼气活跃。Paw 设定时，活塞处于初始位置。吸气时，活塞向前

移动，气体被推入 ETT 中，并沿气道进入肺泡。吸气达到峰值之后，活塞向后移动，并积极将气体从气道拉出，在 Paw 设置下完成平等置换。活塞不断移动，表明振荡器经常处于呼气或吸气状态；气体运动伴随呼吸周期始终。产生的生理结果为每次呼吸的气体量，即潮气量，随 HFOV 速率减小而增加，使得分钟通气量随着速率减小而明显增加。

在治疗 CV 未能治疗的 RDS 患者的过程中，初始设置如下所示：

● 偏流：10～15LPM

● 频率（赫兹）：1 赫兹（Hz）=60 次。10～15Hz 的频率可有效治疗早产或足月儿。临床实践中，体型越小，设定频率会越高。随着病人体重增加，赫兹值随之减小。

● Paw：初始设置应比 CV 的测量值稍高一些（1～2cmH_2O）。

● 吸气时间百分比：宜设为 33%，使得 I/E 比为 1:2

● 振幅（⊗P）：用功率控制按钮调整振幅。功率设置越高，每次呼吸时活塞移位越大。把功率按钮调到 2，不断增大直至看到胸部适当起伏。脐到乳头线持续可见的起伏一般被称为"胸部起伏"，常被医生用作评估 HFOV 中振幅是否足够的依据。

HFOV 开始后，45～60 分钟内应进行血气分析，4 小时内应拍摄胸片，以评价酸碱状态和肺充气情况。影像学证据应为：见肺扩张至 8～9 后肋，或与前片相比不透明度减轻。

调整设置

通过调整压力幅度可以从根本上控制通气。提高 △P 可以改善通气。在治疗初期，将 △P 调高至胸部起伏恰巧显现，后以 1～2cmH_2O 的增幅继续调整，至 CO_2 排放得到改善，如果同 CV 的 PIP 一样通气过度，则降低 △P。如果最大的 △P 也不能充分改善通气，那就需要将频率降低 1Hz，以增加 V_T 的通气量。降低频率等于增加 V_T；调高频率如同减少 V_T。

控制氧合的方法应为将 Paw 维持在可达到较为满意肺充气的必要水平。如果胸片显示肺充气到横膈膜水平以上的后九根肋骨，那么肺充气较为满意。

如果肺顺应性提高，那么必须降低 Paw，以避免肺过度膨胀。在降至低 Paw 前，须先将 FiO_2 减到少于 0.6。一旦 FiO_2 少于 0.6，就要将重点放在降低 Paw 上，但仍然要维持正常的肺充气和 PaO_2（143）。如果横膈膜扩张到 9 肋或者更多，就需要将 Paw 每次降低 1cmH_2O。HFOV 治疗开始的首周内，应至少一天一次拍摄连续胸片，首个 24 小时内拍片须更频。无论何时疑似出现充气不足或过度，或氧合出现明显变化，胸片都有必要拍摄。

并发症

对该病人群来说，HFOV 存在与 CV 风险相似的内在风险：通气不足或过度、加湿不足或者过度、IVH、BPD、坏死性气管支气管炎、肺不张、低血压和气漏综合征（143）。回路顺应性差，病人需适度静止以保证气道开放，这些也增加了 HFOV 意外拔管的风险。

脱机

HFOV 治疗的 RDS 患者脱机至 CV 的条件如下所示：

- Paw 已降至 6～12cmH$_2$O 之间
- 振幅压力已降至 30cmH$_2$O 以下
- 动脉血气分析已稳定在以下的范围：
- pH=7.25～7.45
- PaCO$_2$=35～50mmHg
- PaO$_2$=50～80mmHg

高频喷射通气

20 世纪 70 年代，高频喷射通气的研究便已开始，其能够予早产儿肺部以安全通气，在接下来的几十年里，该方法得到了改善。高频喷射通气（HFJV）采用了气体输送的过渡流模式，让新鲜、含氧量高的气体以高速率呈小簇状沿气道中心流动，从气道狭窄部位向下到达肺泡，且无渗漏地绕过肺受损部位。HFJV 过程中，呼气是被动的，CO$_2$ 沿阻力最小的通道流动，即以逆向螺旋流模式沿气道壁游走（151）。与 HFOV 相比，HFJV 期间被动呼气引起较低 Paw 条件下有效的通气和氧合。HFJV 速率比 CV 快大概 10 倍，但 V$_T$ 值则小大约 5 倍，因此容量在呼气时不易受阻。一些小型研究也证实 HFJV 可以减少 BPD 出现的风险，但是长期使用的风险还不明确（152）。

HFJV 需和常频呼吸机同时使用。应用此呼吸机的目的有三：①为病人自主呼吸提供新鲜的气体；②如有必要，可维持 PEEP 的设置；③可提供"叹息式呼吸"，以重新扩张充气不全的肺。HFJV 产生 PIP、RR 和 T$_I$。

启动和调整 HFJV 的设置简单明了。首先，用 LifePo 呼吸治疗师接头代替标准 ETT 接头，LifePo 呼吸治疗师接头一般连接 CV，并通过侧口连接 HFJV。

- **PIP**：吸气峰压大约与常频呼吸机的相等。
- **Rate**：RR 为每分钟呼吸 420 次。研究表明：每分钟呼吸 320～520 次，产生大约与 RDS 患者相同的 PaCO$_2$（153）。
- **Ti**：时间是 0.02 秒。
- **PEEP**：先给予 7～12cmH$_2$O，后增加，直至 SpO$_2$ 稳定在规定范围内，且 FiO$_2$ 不增加（而呼吸机为 CPAP 模式）。该 PEEP 设置为 HFJV 中的最佳设置。
- **IMV 设置**：呼吸机的速率应仅用于逆转肺不张。与叹息式呼吸相似，其时间很短；一旦肺泡复原，便可移除。PIP 应该调整到可见胸部起伏，T$_I$ 大约 0.4 秒，速率为每分钟呼吸 5～10 次。一旦氧气饱和度提高，使用 IMV 呼吸的肺复张便可停止。

调整设置

为控制 HFJV 的通气和氧合，可遵循以下准则。CO$_2$ 排出的主要决定因素是 V$_T$，其由 △P 决定。为了增加血气中的 CO$_2$，最佳方法是减少 HFJV 的 PIP。如要降低 CO$_2$ 含量，则增加 HFJV 的 PIP。只有当高碳酸血症因气体潴留引起时，改变 HFJV 的速率才会对 CO$_2$ 清除有明显的影响。在这种情况下，降低速率可以增加呼气时间，为更多的有效呼气提供时间，从而减少 CO$_2$。氧合受 PEEP 和 FiO$_2$ 所控制。初始 PEEP 应设定至维持肺泡稳定。如果氧合较差且有肺不张，应调高 PEEP。调整 PEEP 时应多加小心，因为它可能也会调整 △P，从而改变 CO$_2$。如果 CO$_2$ 适度，PEEP 和 PIP 的增量可以维持 △P，同时仍可保证 PO$_2$ 的理想效果。举例来讲，将肺不张患者的设置从 18/5 调至 19/6，△P 就会维持在 13cmH$_2$O。如果患者无肺不张，应增加 FiO$_2$ 以改善 PO$_2$。

应用 HFJV 的另一优点是可监测伺服压力（154）。伺服压力是 HFJV 的驱动压，可为输送一定的 PIP 自动调节所需的气流量。伺服压力的改变是病人状况改变的早期预警。通常来讲，增加伺服压力就是提高肺顺应性，也意味着肺功能的改善。伺服压力降低的影响如下所示：

- 肺顺应性的降低（如患有气胸）
- 肺阻力恶化
- ETT 受阻
- 气道有黏液或需进行抽吸

脱机

RDS 患者从 HFJV 脱机至 CV 的条件如下所示：

HFJV 的 PIP 降低至 SIMV 的 PIP

Paw 低于 12cmH$_2$O

伺服压力表明肺顺应性获改善

将呼吸机的新生儿气流感应器摆成直线,增加 SIMV 的 RR,并让 HFJV 处于待机模式,从而可完成一个简短的 CV 试验。如果病人可以适应 SIMV 超过一个小时,且后续血气分析显示通气充分,那么 HFJV 就可以从 ETT 上断开,病人则继续 SIMV。

疼痛控制

早产儿缺乏自主性、功能不成熟,在子宫外无法应对噪音、混乱、压力和疼痛。病婴也通常会接触种种疼痛的干预治疗,造成脑发育改变,并出现童年晚期的学习、行为障碍(155)。新生儿经受的常见疼痛包括扎针、胶布移除、尿布更换、身体检查、护理评价和外界环境刺激(156)。呼吸治疗师通常施以的治疗程序会造成疼痛,包括为分析毛细血管血气(CBG)而需进行的针刺、动脉穿刺、气管内抽吸和长时间的 MV。

早产儿对疼痛的不同生理反应包括血氧饱和度降低、心动过缓或心动过速、呼吸暂停或呼吸急促。有研究表明,患急症的婴儿对疼痛的行为反应更少,这表明医生也许还不清楚新生儿何时会感受到疼痛,尽管脑血流量改变和 IVH 等其他生理反应可能仍然出现(157)。几种不同的工具可以用来评估婴儿的疼痛;其中就包括早产儿疼痛概述(PIPP)。作为国际认可的新生儿病房工具,PIPP 可评估新生儿对于疼痛的行为和生理反应(158)。对有疼痛表现的病人的治疗不容忽视,但最为有效的方法之一是尽可能地预防疼痛(临床变化 4-2)。呼吸治疗师应该考虑下列情况,并且和团队讨论最优方案,以最小化次要疼痛性或应激性治疗程序的数量和影响:

1. 去繁留简,减少疼痛性程序。
2. 整合干预措施,延长"免提"周期。
3. 使用非药物手段抑制疼痛:口服蔗糖或葡萄糖,母乳哺育,非营养性吸吮,皮肤接触(又称袋鼠护理),顺势蜷缩(怀抱时手臂和腿成屈曲位)和襁褓包裹。
4. 在静脉穿刺、腰椎穿刺和静脉内插入导管前三十分钟应用局部麻醉药。
5. 理解感知机械通气新生儿疼痛管理的好处,包括人-机同步性得到改善。

同步性地肺功能提高和儿茶酚胺的反应减少(162)。治疗并发症与选择的镇痛药有关:吗啡引起低血压、芬太尼引起胸壁僵硬。其他一些并发症包括对药物的耐受性、依赖性和撤药反应。虽然目前此方面的研究不多,但现有资料证明,对长期通气的早产

临床变化 4-2

早产儿疼痛评估与管理的十大规定(159)

新生儿科医生过去常常神话般地认为:由于早产儿中枢神经系统尚未发育成熟,所以他们没有痛觉。即使观察到早产儿在遭遇侵袭性操作过程中,都会明确表现出对疼痛生理和行为的反应,也不以为然。不幸的是,尽管无伤害的伦理道德准则强制医生采用一种无伤害照顾病人的方式,历来仍频繁发生医生对新生儿的疼痛治疗不足的情况。新生儿科护士已经采取积极改善早产儿疼痛的措施,并从病人的角度给医生创建了下列十项规定:

1. 花点儿时间去考虑,你是否能阻止我经历来自医疗的疼痛。
2. 我疼痛的症状也许轻微、短暂,但不代表没有。
3. 花时间妥当处理我的疼痛,把我的需求放在第一位。
4. 陪伴我经历疼痛的过程,帮助我应对痛苦和压力。
5. 用最好的药物来治疗我的疼痛。
6. 你明确知道止痛药物的副作用,并密切监测我,保证我的安全。
7. 要知道无论你怎样治疗我的疼痛,我都不会忘记。
8. 当停止使用止痛药物时,请多留心,因为我可能已对这些药物产生了依赖,需要你来监测我阿片戒断的生命体征和行为。
9. 在做影响治疗的决策时,请纳入我的父母或其他看护人。
10. 当死亡临近我时,请留下来陪着我和我的父母。

儿持续静注阿片类药物会造成呼吸机参数增高(163),MV 使用时间延长(164),脑损伤的长期风险无法改善(165,166),故上述作为常见操作不被推荐。痛苦评估后选择性使用阿片是可行的。一些研究发现吗啡比咪达唑仑更安全(167)。有初步数据表明生命前 3 天内注射阿片类药物可能会增加死亡率及早产儿视网膜病变等长期后遗症的风险(168)。

病程和预后

自 20 世纪 60 年代,早产儿存活率稳步提高。保证存活率至少超过一半的孕周数从 20 世纪 60 年代的 30～31 周已下降到 21 世纪的 23～24 周(169)。2006 年,活产婴儿的总死亡率为 6.68‰,其中,第二大死亡原因是早产和低体重引起的障碍。少于 32 孕周的新生儿只占新生儿总数的 2%,但占婴儿死亡总数的

54%（170）。自 20 世纪 60 年代，RDS 患儿的死亡率已显著下降：1968 年，10 万活产新生儿中 236 人死亡，而 2007 年为 18.5 人（1）。值得一提的是，截止 20 世纪 90 年代，24～25 孕周的婴儿中超过一半都存活下来，并且出院（171）。不过密苏里州的一项研究表明，病历上和死亡证明上的诊断有所差异，据此得出的 RDS 患儿死亡率可能存在少报（172）。产前保健的进步提升了新生儿的存活率，但也导致了发病率升高。例如：2007 年的一项研究表明，25～27 孕周胎儿的死亡率从 52.1% 降到 31.8%，但其 RDS 的发病率却从 40.3% 升到 60%（173）。早产儿的短期病症包括 BPD（见第 5 章）、持续性动脉导管未闭、IVH、脑室周围白质软化病、早产儿视网膜病、NEC（见第 8 章）。长期的病症包括神经发育后遗症，如脑瘫、认知落后、失明及失聪、CLD、发育停滞、进食困难，以及长期气管内插管导致的声门下狭窄等并发症（174）。

神经发育障碍是导致超早产儿发病的主要原因，但很难量化，因为很多体征和症状到学龄期或更大时才会出现。一项纵向研究对不满 25 孕周出生的 6 岁儿童进行了评估，发现 23 孕周出生的孩子 99% 有神经发育障碍，25 孕周出生的儿童发病率也只减少到 92%（175）。脑瘫是一组运动障碍综合征的总称，到 3～5 岁才会诊断出来，所以现有有关新生儿发病率的数据可能无法反映新生儿监护近期的变化。2005 年的一项研究表明死亡率有所下降，但是脑瘫的发病率却从 16% 上升到 25%，而且耳聋和一般神经发育障碍的发病率也有所上升（176）。幸存下来的 RDS 婴儿需要更多的特殊教育服务，同时需要密切观察，生活贫困者尤其如此（177），因为他们缺乏更多提高运动和认知发育的资源。

早产引发的主要长期呼吸并发症为 BPD，接受通气的早产儿发病率为 20%（178）。即使是在未出现 BPD 的婴儿中，曾患有 RDS 的儿童在学龄期的肺功能检查中被证明存在肺功能改变（179，180）。早产日后可能诱发反应性气道病，尽管研究还未确定 RDS 本身会引发哮喘，也不清楚新生儿期后的健康问题或者环境因素是否才是更重要的决定因素（181）。一项对 126 名早产儿进行的研究表明，即使没有患 BPD，80% 的人会出现咳嗽，44% 会出现哮喘，25% 会再次入院，13% 接受长期吸气治疗并伴有哮喘（182）。一份文献表明，五种呼吸操作可以有助于改善新生儿的预后，并减少小于 33 孕周新生儿的治疗费用。

1. 仅用气泡 CPAP 进行治疗。
2. 在产房使用气泡 CPAP。
3. 严格插管标准，仅在新生儿出现反复呼吸暂停、通气不足、或者多次 ABG 测定中 PaCO$_2$ 高于 65mmHg 时做。
4. 拔管标准要严格，在表面活性物质的输入 1 小时内或在达到预定的拔管标准 2～6 小时内。
5. 在校正胎龄 35 周之前，延长 CPAP，非 NC 吸氧（183）。

先前的数据表明，该举措降低了插管的数量、呼吸干预导致的低血压、BPD 的发病率和早期拔管的数量增加，同样设备和表面活性物质的成本也有所降低。在 NICU 患儿中有接近 2% 的人都患上感觉神经性耳聋（184）。2011 年的一项研究表明，5% 的婴儿都会出现听力损失，而听力损失最大的非先天性因素为超过 5 天的 MV（185）。

尽管生存率有所提高，但是 RDS 幸存的孩子和家庭还要面对很多其他的长期因素。例如，少于 32 孕周的患病新生儿的医疗花销是未患病孩子的 4.4 倍多，这说明了预防早产儿长期后遗症的重要性。在治疗 RDS 或者预防 CLD 时，一些疗法在动物身上已经取得了一些成功。但是，现在还没有建议常规应用于早产儿。这些疗法包括：

- 抗凝血酶
- 甲状腺激素
- 吸入一氧化氮（iNO）
- 地高辛
- 利尿药

■■ 女婴吉伯斯接受了 9 天容量保证的 SIMV 治疗。出生后第 10 天对其拔管，转至 nCPAP 加 5cmH$_2$O，直至出生后第 15 天。后将她放于 HFNC1 周。随后转为 9 天 1LPM 的 NC，FiO$_2$ 为 0.21～0.28。29 孕周零 5 天后结束 NC。

■■ **评判性思维问题：女婴吉伯斯**

1. 在送入 NICU 后，你认为对女婴吉伯斯实行插管治疗是否过早？你有什么其他的治疗方法可以提供给医生？
2. 你如何评估女婴吉伯斯 RDS 的预后？你怎么判断她已不再呼吸衰竭？
3. 女婴吉伯斯似乎可以耐受传统的通气，你要找寻什么现象才能得知她应进行 HFV？

●● 案例分析和评判性思维问题

■ 案例: 男婴古尔德斯坦

你是ⅢC级别NICU值白班的呼吸治疗师。

3天前,你参与接生了男婴古尔德斯坦,他体重550g,在母体妊娠第23周零2天后出生。母亲22岁,患有绒毛膜羊膜炎。Apgar评分:1分钟评分为1分,5分钟评分为3分。他在产房内没有自主呼吸的征象,必须实施插管,并在出生5分钟后注入外源性表面活性物质。转到NICU后,男婴接受SIMV治疗: PIP 22cmH$_2$O, PEEP4cmH$_2$O, RR为每分钟呼吸30次, T$_I$为0.35秒, FiO$_2$为0.60。最初的血气值适宜;在过去的48小时内,男婴又接受了3剂量的表面活性物质,现在已过去72小时。换为你值班,在报告中指出:男婴古尔德斯坦的RR增至每分钟60次, PEEP至4cmH$_2$O,代偿了加重的呼吸性酸中毒。1小时后,你在床旁观察到他的吸凹愈发严重,变得躁动不安,皮肤晦暗。

● 什么导致了男婴古尔德斯坦的呼吸窘迫?

你听诊后发现:双侧呼吸声均匀,呼气末伴有呻吟声。呼吸机上的测量值包括: RR为每分钟12次, Paw为11cmH$_2$O,呼出V$_T$为2ml。当前的SpO$_2$为87%, FiO$_2$为0.60,男婴古尔德斯坦的平均动脉血压从42mmHg降至35mmHg。你要求拍胸片,并从脐动脉导管采集血液样本用于ABG分析。胸片显示肺不张,支气管充气征和片状浸润等。ABG分析结果表明 pH7.19, PaCO$_2$ 55mmHg, PaO$_2$ 51mmHg, HCO$_3$ 20.7mEq/L。

● 根据上述信息,你有何建议?

你与新生儿学专家商讨对策,一致同意采取HFOV。另一位呼吸治疗师把呼吸机拉向床边,开始第一步的泄漏实验和压力校准。你与医生讨论HFOV的初始设置。

● 你将如何设置?你如何评估检查是否足够?

选择题

1. 以下哪个是呼吸窘迫综合征的特点?
   - I. 表面活性物质缺乏
   - II. 肺发育不良
   - III. 胸壁顺应性低
   - IV. 胸片呈现有网状颗粒的形状
   - V. 低碳酸血症
   - VI. 跷跷板样呼吸模式
   - a. I, II, III, IV, V, VI
   - b. I, II, IV, VI
   - c. I, II, IV, V, VI
   - d. I, II, IV, V

2. 你在产房里准备接生一个27孕周零6天的男婴,负责复苏的主治医生要求你在新生儿一出生后就给予呼吸支持,下面哪个计划最优?
   - a. 出生后接受辐射加温,并开始球囊-面罩通气。
   - b. 在确认他有自主呼吸努力后,通过T组合复苏器实现nCPAP。
   - c. 在出生的最初3分钟内插管,并施以表面活性物质治疗。
   - d. 观察新生儿,根据其自主呼吸能力提供所需的通气或氧气支持。

3. 你负责照看一个28孕周,刚出生6小时的男婴,其HR为140bpm, RR每分钟65次, SpO$_2$89%, 1 LPM NC, FiO$_2$0.40。你正在进行呼吸评估,用听诊器听音时,注意到他的跷跷板式呼吸,轻度肋间凹陷,可见的剑突凹陷,鼻翼明显煽动和呼气伴有呻吟声。那么他的Silverman-Andersen评分为多少?
   - a. 6
   - b. 7
   - c. 8
   - d. 9

4. 你会为以上病人建议何种呼吸支持变化?
   - a. FiO$_2$增加至1
   - b. NC增加到2LMP
   - c. 改用nCPAP加5cmH$_2$O
   - d. 插管并配备A/C、VT 6ml/kg

5. 你所在的NICU正在重新拟定表面活性物质替代疗法。你被要求描述该药物治疗期间预期的积极反应。下面哪个选项会被你列入?
   - a. SpO$_2$改善
   - b. FiO$_2$降低
   - c. WOB减少
   - d. 压力通气时V$_T$增加
   - e. 以上所有

6. 你负责照看一个在24孕周零5天、出生4天的婴儿,她在产房接受了一剂表面活性物质,拔管后转为并保持5cmH$_2$O的nCPAP。现在开始进行变速流nCPAP, H$_2$O为6cm, FiO$_2$0.70。她的CBG为 pH为7.24, PcCO$_2$为56mmHg, PcO$_2$为

选择题（续）

22mmHg，HCO_3 为 23.7mEq/L。伴有心动过缓和低氧血症，女婴周期性呼吸暂停增多。对此你建议什么治疗程序？

a. 插管并进行 SIMV。

b. 插管，再注射一剂表面活性物质，接着 nCPAP。

c. 持续进行 $6cmH_2O$nCPAP，观察 2～4 小时，分析呼吸状态的改善迹象。

d. 改用速率为 5、PIP24cmH_2O，T_I0.6 秒的 NIPPV。

7. RDS 患儿使用以容量为目标的通气有哪些好处？

　　I. 避免换气过度

　　II. 根据肺顺应性变化调整 V_T

　　III. 避免通气不足

　　IV. 促进均匀的气体输送

　　V. 提供方波模式

a. I，IV

b. I，II，III

c. I，II，IV

d. I，III，V

8. 你负责照看 25 孕周零 6 天、刚出生 4 天的女婴古瑟里。插管时，将 2.5mm ETT 贴于嘴唇 7.5cm 的部位，后进行有容量保证的 SIMV：PEEP 加 $5cmH_2O$，RR 每分钟 35 次，PIP 为 18cmH_2O，容量保证 3ml，$FiO_2$0.40。开始值班时，你对她进行评估，注意到她的 HR 是 142bpm，RR 每分钟 50 次，SPO_2 为 89%。SIMV 呼吸过程中的呼气量达到 3ml，PIP 输送达

到 17～19cmH_2O；自主呼吸时呼出的 V_T 为 3.7mL。女婴古瑟里的 RN 注意到她现重 785g，比两天前有所增加。胸片显示，肺充气至 7 根肋骨，脐动脉导管的 ABG 值为 pH7.28，$PaCO_2$ 54mmHg，$PaO_2$50mmHg，$HCO_3$25mEq/L。根据以上信息，你会怎么做？

a. 不采取任何措施：其生命体征，实验检测数据，呼吸机的检测值都正常。

b. 为改善肺部充气，将 PEEP 增加 $6cmH_2O$ 以上。

c. 为增加 V_T 输送，把 PIP 提高到 20cmH_2O。

d. 将 VG 至 4.0ml，以促进 V_T 的呼出。

e. 速率提高到每分钟 40 次，以帮助她更好地自主呼吸。

9. HFOV 初期如何选择 Paw？

a. 设置与 CV 上相同的 Paw 值。

b. 使用最优 PEEP 策略，查明 Paw 设置为多少才可避免低氧血症。

c. Paw 值较之 CV 高 1～2cmH_2O。

d. 较之 CV 的 PIP 调低 2～3cmH_2O。

10. 下列哪个是 HFJV 正确的初始速率？

a. 设置为每分钟呼吸 420 次。

b. 为体型较小的病人选择更高的速率，最高可达每分钟呼吸 660 次。

c. 将 HFJV 速率设置为每分钟呼吸 420 次，CMV 为每分钟 5 或 10 次。

d. 将呼吸机的当前速率乘以 10。

（郭子恺　译）

参考文献

1. March of Dimes. *March of Dimes 2011 Premature Birth Report Card.* http://www.marchofdimes.com/peristats/pdflib/998/US.pdf. Accessed July 1, 2012.
2. March of Dimes. *National Perinatal Information System/Quality Analytic Services: Special Care Nursery Admissions.* http://www.marchofdimes.com/peristats/pdfdocs/nicu_summary_final.pdf. Accessed July 1, 2012.
3. Lantos JD. *The Lazarus Case: Life-and-Death Issues in Neonatal Intensive Care.* Baltimore, MD: The Johns Hopkins University Press; 2001.
4. Berkowitz GS, Papiernik E. Epidemiology of preterm birth. *Epidemiol Rev.* 1993;15(2):414-443.
5. Kramer MS, Goulet L, Lydon J, et al. Socio-economic disparities in preterm birth: causal pathways and mechanisms. *Paediatr Perinat Epidemiol.* 2001;15(suppl 2):104-123.
6. March of Dimes. *What we know about prematurity.* https://www.marchofdimes.com/mission/prematurity_indepth.html. Updated April 2012. Accessed July 4, 2012.
7. Seri I, Evans J. Limits of viability: definition of the gray zone. *J Perinatol.* 2008;28:S4-S8.
8. Boss RD, Hutton N, Sulpar LJ, et al. Values parents apply to decision-making regarding delivery room resuscitation of high-risk newborns. *Pediatrics.* 2008;122:583-589.
9. March of Dimes. *March of Dimes Perinatal Data Center: Special Care Nursery Admissions.* http://www.marchofdimes.com/peristats/pdfdocs/nicu_summary_final.pdf. 2011. Accessed September 28, 2012.
10. Raju TNK, Higgins RD, Stark AR, et al. Optimizing care and outcome for late preterm (near-term) infants: a summary of the workshop sponsored by the NICHD. *Pediatrics.* 2006;118:1207-1214.
11. Wilson-Costello D, Friedman H, Minich N, et al. Improved survival rates with increased neurodevelopmental disability for extremely low birth weight infants in the 1990s. *Pediatrics.* 2005;115:997-1003.
12. Claireaux AE. Hyaline membrane in the neonatal lung. *Lancet.* 1953;262(6789):749-753.
13. Custer JW, Rau RE, eds. *The Harriet Lane Handbook.* Philadelphia, PA: Mosby Elsevier; 2009:Box 4-3.

14. Gomella TL. *Neonatology: Management, Procedures, On-Call Problems, Diseases, Drugs.* New York: McGraw-Hill; 2004.

15. National Heart, Lung, and Blood Institute. *Morbidity and Mortality: 2012 Chart Book on Cardiovascular, Lung, and Blood Diseases.* Bethesda, MD: National Institutes of Health; 2012.

16. Horbar JD, Badger GJ, Carpenter JH, et al. Mortality and morbidity for very low birth weights infants, 1991-1999. *Pediatrics.* 2002;110:143-151.

17. Fehlman E, Tapia JL. Impact of respiratory distress syndrome in very low birth weight infants: a multicenter South-American study. *Arch Argent Pediatr.* 2010;108(5):393-400.

18. Miller HC, Futrakul P. Birth weight, gestational age, and sex as determining factors in the incidence of respiratory distress syndrome of prematurely born infants. *Pediatrics.* 1968;72(5):628-635.

19. Hamvas A, Wise PH, Yang RK, et al. The influence of the wider use of surfactant therapy on neonatal mortality among blacks and whites. *N Engl J Med.* 1996;334(25):1635-1640.

20. Hyaline membrane. *Lancet.* 1958;2(7053):945-946.

21. Serrano AC, Pérez-Gil J. Protein-lipid interactions and surface activity in the pulmonary surfactant system. *Chem Phys Lipids.* 2006;141(1-2):105-118.

22. Wüstneck R, Pérez-Gil J, Wüstneck N, et al. Interfacial properties of pulmonary surfactant layers. *Adv Colloid Interface Sci.* 2005;117(1-3):33-58.

23. Schürch D, Ospina OL, Cruz A, et al. Combined and independent action of proteins SP-B and SP-C in the surface behavior and mechanical stability of pulmonary surfactant films. *Biophys J.* 2010;99(10):3290-3299.

24. Petit K. *Surfactant Therapy for Conditions Other than Respiratory Distress Syndrome: An Analysis of the North American Pharmaceutical and Medical Sector with Perspectives on the Future.* London: Business Briefings Ltd.; 2004:1-4.

25. Jeffery PK. The development of large and small airways. *Am J Respir Crit Care Med.* 1998;157(5 pt 2):S174-S180.

26. Yeh TF. Persistent pulmonary hypertension in preterm infants with respiratory distress syndrome. *Pediatr Pulmonol.* 2001;(suppl 23):103-106.

27. Goldsmith JP, Karotkin EH. *Assisted Ventilation of the Neonate.* 5th ed. St. Louis: Elsevier Saunders; 2011.

28. Lyra PPR, Diniz EMA. The importance of surfactant on the development of neonatal pulmonary diseases. *Clinics.* 2007;62(2):181-190.

29. Schulze A, Abubakar K, Gill G, et al. Pulmonary oxygen consumption: a hypothesis to explain the increase in oxygen consumption of low birth weight infants with lung disease. *Intensive Care Med.* 2001;27(10):1636-1642.

30. American College of Obstetricians and Gynecologists (ACOG). *Clinical Management Guidelines for Obstetrician-Gynecology: Fetal Lung Maturity.* Washington, DC: ACOG; 2008.

31. Silverman WA, Andersen DH. A controlled clinical trial of effects of water mist on obstructive respiratory signs, death rate and necropsy findings among premature infants. *Pediatrics.* 1956;17(1):1-10.

32. Agrons GA, Courtney SE, Stocker JT, et al. From the archives of the AFIP: lung disease in premature neonates: radiologic-pathologic correlation. *Radiographics.* 2005;25(4):1047-1073.

33. Tracy SK, Tracy MB, Dean J, et al. Spontaneous preterm birth of liveborn infants in women at low risk in Australia over 10 years: a population-based study. *BJOG : An International Journal of Obstetrics and Gynaecology.* 2007;114(6):731-735.

34. Petrini J, Callaghan W, Klebanoff M. Estimated effect of 17 alpha-hydroxyprogesterone caproate on preterm birth in the United States. *Obstet Gynecol.* 2005;105(2):267-272.

35. Davey MA, Watson L, Rayner JA, et al. Risk scoring systems for predicting preterm birth with the aim of reducing associated adverse outcomes. *Cochrane Database System Rev.* 2011;11:CD004902.

36. Sosa C, Althabe F, Belizán JM, et al. Bed rest in singleton pregnancies for preventing preterm birth. *Cochrane Database System Rev.* 2004;1:CD003581.

37. Papatsonis D, Flenady V, Liley H. Maintenance therapy with oxytocin antagonists for inhibiting preterm birth after threatened preterm labour. *Cochrane Database System Rev.* 2009;1:CD005938.

38. Gaunekar N, Crowther CA. Maintenance therapy with calcium channel blockers for preventing preterm birth after threatened preterm labour. *Cochrane Database System Rev.* 2004;3:CD004071.

39. Dodd JM, Crowther CA, Dare MR, et al. Oral betamimetics for maintenance therapy after threatened preterm labour. *Cochrane Database System Rev.* 2006;1:CD003927.

40. Nanda K, Cook LA, Gallo MF, et al. Terbutaline pump maintenance therapy after threatened preterm labor for preventing preterm birth. *Cochrane Database System Rev.* 2002;4:CD003933.

41. Han S, Crowther CA, Moore V. Magnesium maintenance therapy for preventing preterm birth after threatened preterm labour. *Cochrane Database System Rev.* 2010;7:CD000940.

42. Gaunekar NN, Crowther CA. Maintenance therapy with calcium channel blockers for preventing preterm birth after threatened preterm labour. *Cochrane Database System Rev.* 2004;3:CD004071.

43. Van Os MA, van der Ven JA, Kleinrouweler CE, et al. Preventing preterm birth with progesterone: costs and effects of screening low risk women with a singleton pregnancy for short cervical length, the Triple P study. *BMC Pregnancy Childbirth.* 2011;11:77-81.

44. Liggins GC, Howie RN. A controlled trial of antepartum glucocorticoid treatment for prevention of the respiratory distress syndrome in premature infants. *Pediatrics.* 1972;50(4):51-525.

45. Schwab M, Roedel M, Akhtar Anwar M, et al. Effects of betamethasone administration to the fetal sheep in late gestation on fetal cerebral blood flow. *J Physiol.* 2000;528(pt 3):619-632.

46. Crowley P, Chalmers I, Keirse MJNC. The effects of corticosteroid administration before preterm delivery: an overview of the evidence from controlled trials. *Br J Obstet Gynaecol.* 1990;97(1):11-25.

47. Crowther CA, McKinlay CJD, Middleton P, et al. Repeat doses of prenatal corticosteroids for women at risk of preterm birth for improving neonatal health outcomes. *Cochrane Database System Rev.* 2011;6:CD003935.

48. Brownfoot FC, Crowther CA, Middleton P. Different corticosteroids and regimens for accelerating fetal lung maturation for women at risk of preterm birth. *Cochrane Database System Rev.* 2008;4:CD006764.

49. American Heart Association/American Academy of Pediatrics. *Textbook of Neonatal Resuscitation.* 6th ed. Dallas, TX: American Heart Association; 2011.

50. Vohra S, Frent G, Campbell V, et al. Effect of polyethylene occlusive skin wrapping on heat loss in very low birth weight infants at delivery: a randomized trial. *J Pediatr.* 1999;134(5):547-551.

51. Kattwinkel J, Perlman JM, Aziz K, et al. 2010 American Heart Association Guidelines for Cardiopulmonary Resuscitation and Emergency Cardiovascular Care: neonatal resuscitation. *Circulation.* 2010;122(pt 15):S909-S919.

52. Rojas MA, Lozano JM, Rojas MX, et al. Very early surfactant without mandatory ventilation in premature infants

treated with continuous positive airway pressure: a randomized control trial. *Pediatrics*. 2009;123(1):137-142.

53. Yost CC, Soll RF. Early versus delayed selective surfactant treatment for neonatal respiratory distress syndrome [review]. *The Cochrane Library*. 2009;1:1-30.

54. Engle WA. Surfactant-replacement therapy for respiratory distress in the preterm and term neonate. *Pediatrics*. 2008;121(2):419-432.

55. Stevens TP, Blennow M, Soll RF, et al. Early surfactant administration with brief ventilation vs. selective surfactant and continued mechanical ventilation for preterm infants with or at risk for respiratory distress syndrome [review]. *The Cochrane Library*. 2008;3:1-34.

56. Soll RF, Morley CJ. Prophylactic versus selective use of surfactant in preventing morbidity and mortality in preterm infants (review). *The Cochrane Library* 2009;1:1-33.

57. American Association for Respiratory Care. AARC clinical practice guideline: surfactant replacement therapy. *Respir Care*. 1994;39(8):824-829.

58. Rojas-Reyes MX, Morley CJ, Soll R. Prophylactic versus selective use of surfactant in preventing morbidity and mortality in preterm infants [review]. *The Cochrane Library*. 2012;3:1-73.

59. Surfaxin [package insert]. Warrington, PA: Discovery Laboratories, Inc.; 2012. http://www.surfaxin.com/prescribing-info.pdf. Accessed October 1, 2012.

60. Avery ME, Oppenheimer EH. Recent increase in mortality from hyaline membrane disease. *J Pediatr*. 1960;57(4):553-559.

61. The Johns Hopkins Hospital. NICU pulse oximetry protocol. http://www.hopkinschildrens.org/pulse-ox-screening-for-congenital-heart-disease.aspx. Accessed December 31, 2012.

62. Chow LC, Wright KW, Sola A. Can changes in clinical practice decrease the incidence of severe retinopathy of prematurity in very low birth weight infants? *Pediatrics*. 2003;111(2):339-345.

63. Finer N, Leone T. Oxygen saturation monitoring for the preterm infant: the evidence basis for current practice. *Pediatr Res*. 2009;65(4):375-380.

64. Wallace DK, Veness-Meehan KA, Miller WC. Incidence of severe retinopathy of prematurity before and after a modest reduction in target oxygen saturation levels. *J AAPOS*. 2007;11(2):170-174.

65. Vanderveen DK, Mansfield TA, Eichenwald EC. Lower oxygen saturation alarms limits decrease the severity of retinopathy of prematurity. *J AAPOS*. 2006;10(5):445-448.

66. Deulofeut R, Critz A, Adams-Chapman I, et al. Avoiding hyperoxia in infants < or = 1250 g is associated with improved short- and long-term outcomes. *J Perinatol*. 2006;26(11):700-705.

67. The STOP-ROP Multicenter Study Group. Supplemental therapeutic oxygen for prethreshold retinopathy of prematurity (STOP-ROP), a randomized, controlled trial. I: primary outcomes. *Pediatrics*. 2000;105(2):295-310.

68. Skinner JR, Hunter S, Poets CF, et al. Haemodynamic effects of altering arterial oxygen saturation in preterm infants with respiratory failure. *Arch Dis Child Fetal Neonatal Ed*. 1999;80(2):F81-F87.

69. Vain NE, Prudent LM, Stevens DP, et al. Regulation of oxygen concentrations delivered to infants by nasal cannulas. *Am J Dis Child*. 1989;143(12):1458-1460.

70. U.S. Food and Drug Administration. Medical devices: August 2000 510(k) clearances: Vapotherm. http://www.fda.gov/MedicalDevices/ProductsandMedicalProcedures/DeviceApprovalsandClearances/510kClearances/ucm093462.htm. Accessed October 1, 2012.

71. Holleman-Duray D, Kaupie D, Weiss MG. Heated humidified high-flow nasal cannula: use and a neonatal early extubation protocol. *J Perinatol*. 2007;27(12):776-781.

72. Wilkinson D, Andersen C, O'Donnell CP, et al. High flow nasal cannula for respiratory support in preterm infants. *Cochrane Database System Rev*. 2011;5:CD006405.

73. Locke RG, Wolfson MR, Shaffner TH, et al. Inadvertent administration of positive end-distending pressure during nasal cannula flow. *Pediatrics*. 1993;91(1):135-138.

74. Spence KL, Murphy D, Kilian C, et al. High-flow nasal cannula as a device to provide continuous positive airway pressure in infants. *J Perinatol*. 2007;27(12):772-775.

75. Kubicka ZJ, Limauro J, Darnall RA. Heated, humidified high-flow nasal cannula therapy: yet another way to deliver continuous positive airway pressure? *Pediatrics*. 2008;121(1):82-88.

76. Volsko T, Fedor K, Amadei J, et al. High flow through a nasal cannula and CPAP effect in a simulated infant model. *Respir Care*. 2011;56(12):1893-1900.

77. Morley CJ, Davis PG. Continuous positive airway pressure: scientific and clinical rationale. *Curr Opin Pediatr*. 2008;20(2):119-124.

78. American Association for Respiratory Care. AARC Clinical Practice Guideline: Application of Continuous Positive Airway Pressure to Neonates via Nasal Prongs, Nasopharyngeal Tube, or Nasal Mask—2004 Revision & Update. *Respir Care*. 2004;49(9):1100-1108.

79. Aly H, Massar AN, Patel K, et al. Is it safer to intubate premature infants in the delivery room? *Pediatrics*. 2005;115(6):1660-1665.

80. Aly H, Massaro AN, Hammad TA, et al. Early continuous positive airway pressure and necrotizing enterocolitis. *Pediatrics*. 2009;124(1):205-210.

81. Ho JJ, Henderson-Smart DJ, Davis PG. Early versus delayed initiation of continuous distending pressure for respiratory distress syndrome in preterm infants [Review]. *The Cochrane Library*. 2010;3:1-29.

82. Finer, NN, Carlo WA, Walsh MC, et al.; SUPPORT Study Group of the Eunice Kennedy Shriver NICH Neonatal Research Network. Early CPAP versus surfactant in extremely preterm infants. *N Engl J Med*. 2010;362(21):1970-1979.

83. Reininger A, Khalak R, Kendig JW, et al. Surfactant administration by transient intubation in infants 29 to 35 weeks' gestation with respiratory distress syndrome decreases the likelihood of later mechanical ventilation: a randomized controlled trial. *J Perinatol*. 2005;25(11):703-708.

84. Escobedo MB, Gunkel JH, Kennedy KA, et al. Early surfactant for neonates with mild to moderate respiratory distress syndrome: a multicenter, randomized trial. *J Pediatr*. 2004;144(6):804-808.

85. Thomson MA. Continuous positive airway pressure and surfactant; combined data from animal experiments and clinical trials. *Biol Neonate*. 2002;81(suppl 1):16-19.

86. Diblasi RM. Nasal continuous positive airway pressure for the respiratory care of the newborn. *Respir Care*. 2009;54(9):1209-1235.

87. Wung JT, Driscoll JM Jr, Epstein RA, et al. A new device for CPAP by nasal route. *Crit Care Med*. 1975;3(2):76-78.

88. Liptsen E, Aghai ZH, Pyon KH, et al. Work of breathing during nasal continuous positive airway pressure in preterm infants: a comparison of bubble vs variable-flow devices. *J Perinatol*. 2005;25(7):453-458.

89. Stefanescu BM, Murphy WP, Hansell BJ, et al. A randomized, controlled trial comparing two different continuous positive airway pressure systems for the successful extubation of extremely low birth weight infants. *Pediatrics*. 2003;112(5):1031-1038.

90. Mazzella M, Bellini C, Calevo MG, et al. A randomised control study comparing the Infant Flow Driver with nasal continuous positive airway pressure in preterm infants.

Arch Dis Child Fetal Neonatal Ed. 2001;85(2):F86-F90.

91. Buettiker V, Hug MI, Baenziger O, et al. Advantages and disadvantages of different nasal CPAP systems in newborns. *Intensive Care Med.* 2004;30(5):926-930.

92. Koyamaibole L, Kado J, Qovu JD, et al. An evaluation of bubble-CPAP in a neonatal unit in a developing country: effective respiratory support that can be applied by nurses. *J Trop Pediatr.* 2005:52(4):249-253.

93. Kahn DJ, Courtney SE, Steele AM, et al. Unpredictability of delivered bubble nasal continuous positive airway pressure: role of bias flow magnitude and nares-prong air leaks. *Pediatr Res.* 2007;62(3):343-347.

94. Courtney SE, Kahn DJ, Sing R, et al. Bubble and ventilator-derived nasal continuous positive airway pressure in premature infants: work of breathing and gas exchange. *J Perinatol.* 2011;31(1):44-50.

95. Tagare A, Kadam S, Vaidya U, Pandit A, Patole S. A pilot study of comparison of BCPAP vs. VCPAP in preterm infants with early onset respiratory distress. *J Trop Pediatr.* 2010;56(3):191-194.

96. Gupta S, Sinha SK, Tin W, et al. A randomized controlled trial of post-extubation bubble continuous positive airway pressure versus Infant Flow driver continuous positive airway pressure in preterm infants with respiratory distress syndrome. *J Pediatr.* 2009;154(5):645-650.

97. Yong SC, Chen SJ, Boo NY. Incidence of nasal trauma associated with nasal prong versus nasal mask during continuous positive airway pressure treatment in very low birthweight infants: a randomised control study. *Arch Dis Child Fetal Neonatal Ed.* 2005;90(6): F480-F483.

98. Sai Sunil M, Kishore M, Dutta S, Kumar P. Early nasal intermittent positive pressure ventilation versus continuous positive airway pressure for respiratory distress syndrome. *Acta Paediatr.* 2009;98(9):1412-1415.

99. Owen LS, Morley CJ, Davis PG. Neonatal nasal intermittent positive pressure ventilation: a survey of practice in England. *Arch Dis Child Fetal Neonatal Ed.* 2008;93(2): F148-F150.

100. Davis PG, Morley CJ, Owen LS. Non-invasive respiratory support of preterm neonates with respiratory distress: continuous positive airway pressure and nasal intermittent positive pressure ventilation. *Semin Fetal Neonatal Med.* 2009;14(1):14-20.

101. DiBlasi RM. Neonatal noninvasive ventilation techniques: do we really need to intubate? *Respir Care.* 2011;56(9):1273-1294.

102. Lista G, Castoldi F, Fontana P, et al. Nasal continuous positive airway pressure (CPAP) versus bi-level nasal CPAP in preterm babies with respiratory distress syndrome: a randomised control trial. *Arch Dis Child Fetal Neonatal Ed.* 2010;95(2):F85-F89.

103. Meneses J, Bhandari V, Alves JG, et al. Noninvasive ventilation for respiratory distress syndrome: a randomized controlled trial. *Pediatrics.* 2011;127(2):300-307.

104. Morley CJ, Davis PG, Doyle LW, et al.; COIN Trial Investigators. Nasal CPAP or intubation at birth for very preterm infants. *N Engl J Med.* 2008;358(7):700-708.

105. Finer NN, Carlo WA, Duara S, et al. Delivery room continuous positive airway pressure/positive end-expiratory pressure in extremely low birth weight infants: a feasibility trial. *Pediatrics.* 2004;114(3):651-657.

106. Menon G, McIntosh N. How should we manage pain in ventilated neonates? *Neonatology.* 2008;93(4):316-323.

107. Avery ME, Tooley WH, Keller JB, et al. Is chronic lung disease in low birth weight infants preventable? A survey of eight centers. *Pediatrics.* 1987;79(1):26-30.

108. Ramanathan R, Sadesai S. Lung protective ventilatory strategies in very low birth weight infants. *J Perinatol.* 2008;28(suppl 1):S41-S46.

109. American Association for Respiratory Care. AARC Clinical Practice Guideline: Neonatal Time-Triggered, Pressure-Limited, Time-Cycled Mechanical Ventilation. *Respir Care.* 1994;39(8):808-816.

110. Wyllie JP. Neonatal endotracheal intubation. *Arch Dis Child Educ Pract Ed.* 2008;93:44-49.

111. Kumar P, Denson SE, Mancuso TJ.; Committee on Fetus and Newborn, Section on Anesthesiology and Pain Medicine. Premedication for nonemergency endotracheal intubation in the neonate. *Pediatrics.* 2010;125(3):608-615.

112. VanLooy JW, Schumacher RE, Bhatt-Mehta V. Efficacy of a premedication algorithm for nonemergent intubation in a neonatal intensive care unit. *Ann Pharmacother.* 2008;4(7):947-955.

113. Donn SM, Kuhns LR, Mechanism of endotracheal tube movement with change in head position in the neonate. *Pediatr Radiol.* 2008;9(1):37-40.

114. Rotschild A, Chitayat D, Puterman ML, et al. Optimal positioning for endotracheal tubes for ventilation of preterm infants. *Am J Dis Child.* 1991;145(9):doi 10071012.

115. O'Donnell CP, Kamlin CO, Davis PG, et al. Endotracheal intubation attempts during neonatal resuscitation: success rates, duration, and adverse effects. *Pediatrics.* 2006;117(1):e16-e21.

116. Swyer PR, Reiman RC, Wright JJ. Ventilation and ventilatory mechanics in the newborn: methods and results in 15 resting infants. *J Pediatrics.* 1960;56(5):612-622.

117. Delivoria-Papadopoulos M, Levison H, Swyer P. Intermittent positive pressure respiration as a treatment in severe respiratory distress syndrome. *Arch Dis Child.* 1965;40(213):474-478.

118. Glover WJ. Mechanical ventilation in respiratory insufficiency in infants. *Proc R Soc Med.* 1965;58(11 pt 1): 902-904.

119. Donn SM, Sinha SK. Invasive and noninvasive neonatal mechanical ventilation. *Respir Care.* 2003;48(4):426-439.

120. Wheeler K, Klingenberg C, McCallion N, et al. Volume-targeted versus pressure-limited ventilation in the neonate [review]. *The Cochrane Library.* 2011;6:1-86.

121. Cannon ML, Cornell J, Tripp-Hamel DS, et al. Tidal volumes for ventilated infants should be determined with a pneumotachometer placed at the endotracheal tube. *Am J Respir Care Crit Care Med.* 2000;162(6):2109-2112.

122. Keszler M. State of the art in conventional mechanical ventilation. *J Perinatol.* 2009;29(4):262-275.

123. Greenough A, Sharma A. What is new in ventilation strategies for the neonate? *Eur J Pediatr.* 2007;166(10): 991-996.

124. Brown MK, DiBlasi RM. Mechanical ventilation of the premature neonate. *Respir Care.* 2011;56(9):1298-1311.

125. Ramanathan R. Optimal ventilatory strategies and surfactant to protect the preterm lungs. *Neonatology.* 2008;93(4):302-308.

126. Reyes ZC, Claure N, Tauscher MK, et al. Randomized, controlled trial comparing synchronized intermittent mandatory ventilation and synchronized intermittent mandatory ventilation plus pressure support in preterm infants. *Pediatrics.* 2006;118(4):1409-1417.

127. Keszler M. Volume-targeted ventilation. *Early Human Dev.* 2006;82(12):811-818.

128. Erickson SJ, Grauaug A, Gurrin L, et al. Hypocarbia in the ventilated preterm infant and its effect on intraventricular haemorrhage and bronchopulmonary dysplasia. *J Paediatr Child Health.* 2002;38(6):560-562.

129. Okumura A, Hayakawa F, Kato T, et al. Hypocarbia in preterm infants with periventricular leukomalacia: the relation between hypocarbia and mechanical ventilation. *Pediatrics.* 2001;107(3):469-475.

130. Kaiser JR, Gauss CH, Williams DK. The effects of hypercapnia on cerebral autoregulation in ventilated very low birth weight infants. *Pediatr Res.* 2005;58(5):931-935.

131. Wung JT, James LS, Kilchevsky E, et al. Management of infants with severe respiratory failure and persistence of the fetal circulation, without hyperventilation. *Pediatrics.* 1985;76(4):488-494.

132. Sinha SK, Donn SM, Gavey J, et al. Randomised trial of volume controlled *versus* time cycled, pressure limited ventilation in preterm infants with respiratory distress. *Arch Dis Child Fetal Neonatal Ed.* 1997;77(3):F202-F205.

133. Singh J, Sinha S, Clarke P, et al. Mechanical ventilation of very low birth weight infants: is volume or pressure a better target variable? *J Pediatr.* 2006;149(3):308-313.

134. Herrera CM, Gerhardt T, Claure N, et al. Effects of volume-guaranteed synchronized intermittent mandatory ventilation in preterm infants recovering from respiratory failure. *Pediatrics.* 2002;110(3):529-533.

135. Davis PG, Henderson-Smart DJ. Extubation from low-rate intermittent positive airway pressure versus extubation after a trial of endotracheal continuous positive airway pressure in intubated preterm infants (Review). *The Cochrane Library.* 2009;2:1-16.

136. Kamlin COF, Davis PG, Morley CJ. Predicting successful extubation of very low birthweight infants. *Arch Dis Child Fetal Neonatal Ed.* 2006;91(3):F180-F183.

137. Gillespie LM, White SD, Sinha SK, et al. Usefulness of the minute ventilation test in predicting successful extubation in newborn infants: a randomized controlled trial. *J Perinatol.* 2003;23(3):205-207.

138. Davis PG, Henderson-Smart DJ. Nasal continuous positive airway pressure immediately after extubation for preventing morbidity in preterm infants [review]. *The Cochrane Library.* 2009;2:1-31.

139. Gizzi C, Moretti C, Agostino R. Weaning from mechanical ventilation. *J Matern Fetal Neonatal Med.* 2011; 24(suppl 1):61-63.

140. Nelle M, Zilow EP, Linderkamp O. Effects of high-frequency oscillatory ventilation on circulation in neonates with pulmonary interstitial emphysema or RDS. *Intensive Care Med.* 1997;23(6):671-676.

141. *High-Frequency Oscillatory Ventilation User's Manual.* www.fda.gov/ohrms/dockets/ac/01/briefing/3770b1_15 .doc. Accessed December 31, 2012.

142. Henderson Y, Chillingworth FP, Whitney JL. The respiratory dead space. *Am J Physiol.* 1915;38:1-19.

143. Bass AL, Gentile MA, Heinz JP, et al. Setting positive end-expiratory pressure during jet ventilation to replicate the mean airway pressure of oscillation. *Respir Care.* 2007;52(1):50-55.

144. Johnson AH, Peacock JL, Greenough A, et al.; the United Kingdom Oscillation Study Group. High-frequency oscillatory ventilation for the prevention of chronic lung disease of prematurity. *N Engl J Med.* 2002;347(9):633-642.

145. Marlow N, Greenough A, Peacock JL, et al. Randomised trial of high frequency oscillatory ventilation or conventional ventilation in babies of gestational age 28 weeks or less: respiratory and neurological outcomes at 2 years. *Arch Dis Child Fetal Neonatal Ed.* 2006;91(5):F320-F326.

146. Food and Drug Administration. *Summary of safety and effectiveness data: high-frequency ventilator.* http://www.accessdata.fda.gov/cdrh_docs/pdf/P890057S014b.pdf. Accessed July 21, 2012.

147. Tissières P, Myers P, Beghetti M, et al. Surfactant use based on the oxygenation response to lung recruitment during HFOV in VLBW infants. *Intensive Care Med.* 2010;36(7):1164-1170.

148. Kessel I, Waisman D, Barnet-Grinnes O, et al. Benefits of high frequency oscillatory ventilation for premature infants. *Isr Med Assoc J.* 2010;12(3):144-149.

149. VIASYS Healthcare-Critical Care Division. 3100A Quick Reference Card. http://www.carefusion.com/pdf/Respiratory/HFOV/l23243100aquickrefcard775895_101.pdf. Accessed October 2, 2012.

150. Plavka R, Dokoupilova M, Pazderova L, et al. High-frequency jet ventilation improves gas exchange in extremely immature infants with evolving chronic lung disease. *Am J Perinatol.* 2006;23(8):467-472.

151. Bhuta T, Henderson-Smart DJ. Elective high frequency jet ventilation versus conventional ventilation for respiratory distress syndrome in preterm infants (Review). *The Cochrane Library.* 2009;1:1-34.

152. Keszler M, Modanlou HD, Brudno DS, et al. Multicenter controlled clinical trial of high frequency jet ventilation in preterm infants with uncomplicated respiratory distress syndrome. *Pediatrics* 1997;(4):593–599.

153. Chalak LF, Kaiser JR, Arrington RW. Resolution of pulmonary interstitial emphysema following selective left main stem intubation in a premature newborn: an old procedure revisited. *Pediatr Anesth.* 2007;17(2):183-186.

154. Badr LK, Abdallah B, Hawari M, et al. Determinants of premature infant pain responses to heel sticks. *Continuing Nurs Ed.* 2010;36(3):129-136.

155. American Academy of Pediatrics, Committee on Fetus and Newborn and Section on Surgery, Section on Anesthesiology and Pain Medicine, Canadian Paediatric Society and Fetus and Newborn Committee. Prevention and management of pain in the neonate: An update. *Pediatrics.* 2006;118(5):2231-2241.

156. Mainous RO, Looney SA. Pilot study of changes in cerebral blood flow velocity, resistance, and vital signs following a painful stimulus in the premature infant. *Adv Neonatal Care.* 2007;7(2):88-104.

157. Stevens B, Johnston C, Taddio A, et al. The premature infant pain profile: evaluation 13 years after development. *Clin J Pain.* 2010;26(9):813-830.

158. Walden M, Carrier C. The ten commandments of pain assessment and management in preterm neonates. *Crit Care Nurs Clin North Am.* 2009;21(2):235-252.

159. Okan F, Coban A, Ince Z, et al. Analgesia in preterm newborns: the comparative effects of sucrose and glucose. *Eur J Pediatr.* 2007;166(10):1017-1024.

160. Cignacco EL, Sellam G, Stoffel L, et al. Oral sucrose and "facilitated tucking" for repeated pain relief in preterms: a randomized control trial. *Pediatrics.* 2012;129(2):299-308.

161. Hall RW, Boyle E, Young T. Do ventilated neonates require pain management? *Semin Perinatol.* 2007;31(5): 289-297.

162. Aranda JV, Carlo W, Hummel P, et al. Analgesia and sedation during mechanical ventilation in neonates. *Clin Ther.* 2005;27(6):877-899.

163. Bhandari V, Bergqvist L, Kronsberg S, et al.; NEOPAIN Trial Investigators Group. Morphine administration and short-term pulmonary outcomes among ventilated preterm infants. *Pediatrics.* 2005;116(2):352-359.

164. Simons SH, van Dijk M, van Lingen RA, et al. Routine morphine infusion in preterm newborns who received ventilatory support: a randomized controlled trial. *JAMA.* 2003;290(18):2419-2427.

165. Anand KJ, Hall RW, Desai N, et al. Effects of morphine analgesia in ventilated preterm neonates: primary outcomes from the NEOPAIN randomised trial. *Lancet.* 2004;363(9422):1673-1682.

166. Bellù R, de Waal KA, Zanini R. Opioids for neonates receiving mechanical ventilation [review]. *The Cochrane Library.* 2008;4:1-58.

167. Shah PS, Dunn M, Lee SK, et al.; Canadian Neonatal Network. Early opioid infusion and neonatal outcomes in preterm neonates < 27 weeks' gestation. *Am J Perinatol.* 2011;28(5):361-366.

168. Seri I, Evans J. Limits of viability: definition of the gray zone. *J Perinatol.* 2008;28(suppl 1):S4-S8.

169. Matthews TJ, MacDorman MF. Infant mortality statistics from the 2006 period linked birth/infant death data set. *National Vital Statistic Reports.* 2010;58(17):1-32.

170. Alexander G, Kogan M, Bader D, et al. US birth weight/gestational age-specific neonatal mortality: 1995-1997 rates for whites, Hispanics, and blacks. *Pediatrics.* 2003; 111(1):e61-e66.

171. Hamvas A, Dwong P, DeBaun M, et al. Hyaline membrane disease is underreported in a linked birth-infant death certificate database. *Am J Public Health.* 1998;88(9):1387-1389.

172. de Kleine MJK, den Ouden AL, Kollée LAA, et al. Lower mortality but higher neonatal morbidity over a decade in very preterm infants. *Paediatr Perinat Epidemiol.* 2007;21(1):15-25.

173. Boat AC, Sadhasivam S, Loepke AW, et al. Outcome for the extremely premature neonate: how far do we push the edge? *Pediatr Anesth.* 2011;21:765-770.

174. Marlow N, Wolke D, Bracewell MA, et al. Neurologic and developmental disability at six years of age after extremely preterm birth. *N Engl J Med.* 2005;352:9-19.

175. Wilson-Costello D, Friedman H, Nimich N, et al. Improved survival rates with increased neurodevelopmental disability for extremely low birth weight infants in the 1990s. *Pediatrics.* 2005;115:997-1003.

176. Patrianakos-Hoobler AI, Msall ME, Huo D, et al. Predicting school readiness from neurodevelopmental assessments at age 2 years after respiratory distress syndrome in infants born preterm. *Dev Med Child Neurol.* 2010; 52(4):379-385.

177. Kennedy JD. Lung function outcome in children of premature birth. *J Paediatr Child Health.* 1999;35(6): 516-521.

178. Cano A, Payo F. Lung function and airway responsiveness in children and adolescents after hyaline membrane disease: a matched cohort study. *Eur Respir J.* 1997;10(4): 880-885.

179. Fawke J, Lum S, Kirkby J, et al. Lung function and respiratory symptoms at 11 years in children born extremely preterm: the EPICure study. *Am J Respir Crit Care Med.* 2010;182(2):237-245.

180. Holditch-Davis D, Merrill P, Schwartz T, et al. Predictors of wheezing in prematurely born children. *J Obstet Gynecol Neonatal Nurs.* 2008;37(3):262-273.

181. Pramana IA, Latzin P, Schlapbach LJ, et al. Respiratory symptoms in preterm infants: burden of disease in the first year of life. *Eur J Med Res.* 2011;16(5):223-230.

182. Levesque BM, Kalish LA, LaPierre J, et al. Impact of implementing 5 potentially better respiratory practices on neonatal outcomes and costs. *Pediatrics.* 2011;128(1):e218-e226.

183. Coenraad S, Goedegebure A, van Goudoever JB, et al. Risk factors for sensorineural hearing loss in NICU infants compared to normal hearing NICU controls. *Int J Pediatr Otorhinolaryngol.* 2010;74(9):999-1002.

184. Bielecki I, Horbulewicz A, Wolan T. Risk factors associated with hearing loss in infants: an analysis of 5282 referred neonates. *Int J Pediatr Otorhinolaryngol.* 2011;75(7): 925-930.

185. Korventranta E, Lehtonen L, Rautava L, et al.; PERFECT Preterm Infant Study Group. Impact of very preterm birth on health care costs at five years of age. *Pediatrics.* 2010; 125950:e1109-e1114.

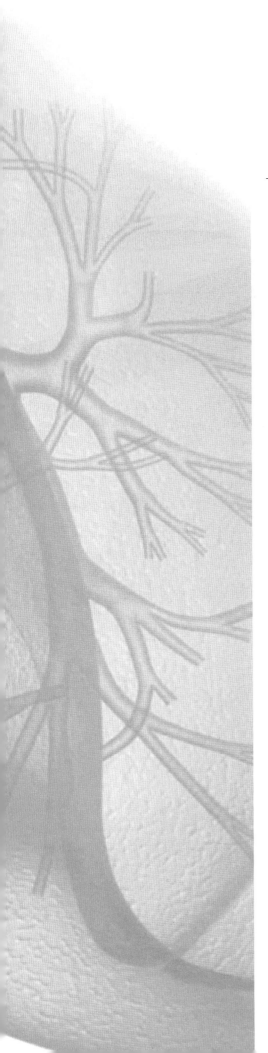

第 5 章
早产儿呼吸暂停和支气管肺发育不良

朱莉安娜·S·佩雷塔，MSEd，RRT-NPS，CHSE

本章目标

读完本章之后，你将能够：

1. 辨别早产儿呼吸暂停（AOP）的临床症状与体征。
2. 区分周期性呼吸与 AOP。
3. 介绍 AOP 药物与非药物治疗方法。
4. 评估 AOP 患儿出院指征。
5. 描述促成"新支气管肺发育不良"的生理机制。
6. 区分出不同程度的支气管肺发育不良（BPD）患儿及其标准。
7. 提出预防严重 BPD 的策略。
8. 描述目前推荐的预防 BPD 策略，在保持肺功能上起的作用。

▌▌ 女婴吉伯斯

> 四周前，女婴（BG）吉伯斯在你工作的医院出生，你一直照顾她。现在她的体重是 1640g，没有呼吸支持，鼻饲喂养良好。她的呼吸支持包括 2 个剂量的表面活性物质，9 天气管插管机械通气，5 天经鼻持续正压通气，7 天高流量、加热湿化鼻导管吸氧和 9 天普通经鼻导管吸氧。你刚刚停了鼻导管，她现在正常呼吸室内空气。

极度早产儿更容易患呼吸窘迫综合征（RDS）。幸存者在新生儿期后，因不同后遗症所致其他严重的呼吸系统疾病仍可威胁其生存。早产儿呼吸暂停可以引起致命的心动过缓、低氧血症，要求医务工作者迅速采取干预措施，以防止呼吸、心跳骤停和神经系统损伤。自机械通气得到应用以来，新生儿慢性肺部疾病就开始出现。支气管肺发育不良是一种主要由正压通气造成的慢性肺疾病。随着表面活性物质替代疗法和产前应用糖皮质激素，除了患有严重 RDS 的极度早产儿，该类型的肺病在新生儿中已非常罕见。为极大降低这些疾病的发病率和严重程度，作为新生儿临床团队成员的呼吸治疗师，在病人的早期临床治疗中可以减少氧气和通气过度，并当通气不足的时候及时采取干预措施。

早产儿呼吸暂停

早产儿呼吸暂停（AOP）是指小于 37 孕周的新生儿突然发生呼吸停止并至少持续 20 秒，或伴有心动过缓、或氧饱和度下降（发绀）（1）。AOP 通常不会发生于胎龄大于 37 周的新生儿，但是可能发生于胎龄不满 37 周的新生儿，尤其是 28 周以前出生的新生儿

（2）。近 43 孕周的过期产儿更是极少发生（3）。

呼吸暂停通常发生于早产儿，特别是胎龄不足 30wG 的早产儿。随着孕周的减少，AOP 发病率和严重程度逐渐增加。呼吸暂停的发病率在早产儿中显著增加，胎龄 34～35 周早产儿中 7% 会受累，胎龄在 32～33 周早产儿发病率达 14%，胎龄 30～31 周者增加到 54%，而在胎龄不足 30 周早产儿发病率增加到了 80%（4）。

有很多原因可引起早产儿呼吸暂停。典型的是由神经信号传导异常和气通阻塞共同造成的，但也可能是一种潜在病理改变的表现（框 5-1）。AOP 是一种特殊的发育性疾病，由机体调节呼吸和对低氧血症、高碳酸血症应答的神经和化学感受器生理功能未发育成熟所造成。另一种在新生儿中常见，但是良性的不规则呼吸被称作**周期性呼吸**，其特征是周期性的过度换气与 3 秒以上短暂的呼吸暂停（6）（临床变化 5-1）。

AOP 和其他类型呼吸暂停一样，可以分为中枢性、阻塞性以及混合性呼吸暂停。**中枢性呼吸暂停是**由脑干中向呼吸肌传递信号的神经中枢功能紊乱造成，观察不到有主动吸气。**阻塞性呼吸暂停的特征是**有呼吸的企图，导致胸壁运动但无气体进入，通常由上呼吸道阻塞引起。**混合型呼吸暂停**是由中枢性呼吸暂停与阻塞性呼吸暂停共同组成，大概也是呼吸暂停中最常见的类型（6）。不管是哪种呼吸暂停类型，新生儿的低功能残气量（FRC）加之患儿较高的新陈代谢率，在呼吸停顿之后导致低氧血症急性发作（7）。

AOP 的治疗要及时，否则与之相关的心动过缓和低氧血症不仅需要积极复苏，而且很可能导致长期不良的神经发育结局（8）。

框5-1	新生儿呼吸暂停的原因（5,8,16）
败血症	高血压
脑膜炎	心力衰竭
坏死性小肠结肠炎（NEC）	贫血
颅内出血	胃食管返流
惊厥	腹胀
窒息	药物（镇静剂、镁、前列腺素 E_1）
先天性神经畸形	疼痛
低氧血症	气道畸形
RDS	体位
肺炎	低血糖症
吸引术	低钙血症
动脉导管未闭	低钠血症
血容量不足	

临床变化5-1

周期性呼吸（6）

　　胎儿呼吸以短暂的脉冲式呼吸和呼吸停顿为特点，受氧分压和葡萄糖水平调节。周期性呼吸类似于胎儿呼吸，是以短暂呼吸停顿后过度换气循环往复为特点的呼吸。周期性呼吸的过度通气阶段降低了 $PaCO_2$，中枢对呼吸的驱动作用减少，导致短暂呼吸停顿，之后，使得 $PaCO_2$ 升高，刺激再度呼吸。周期性呼吸已被认为是一种良性的早产儿呼吸模式，无显著的氧饱和度下降或心动过缓。对于儿童和成人，周期性呼吸归为潮式呼吸，通常（但不总是）由大脑的神经中枢的损伤所致。

病理生理学

　　呼吸调节系统的主要功能是调节通气以提供人体所需氧，并排出二氧化碳。这一调节系统由脑干神经元、脑部高级中枢及为通气带来有关呼吸气体变化提供反馈的脑和颈动脉体化学感受器共同组成。呼吸调节系统的发育不良似乎是 AOP 的中枢性呼吸暂停的主要原因（9）。另外，早产儿解剖学和生理学特征也使他们发生阻塞性呼吸暂停的风险较高。这些特征包括枕骨较大，颈部肌肉张力较低，呼吸道狭窄，这些都会增加上呼吸道阻塞的风险。早产儿的肺容量低，也使得他们活动时与其他儿童和成人相比更容易发生疲劳，并更早发生低氧血症（8）。

　　呼吸中枢位于脑干，早在胎儿期就开始发育，大约孕9周时形成完整的结构。出生后每一秒的通气变化是脑干整合回应呼吸系统信号的结果。除了来自上呼吸道和肺组织的神经反馈外，呼吸调节的信号也被传递至脑干，通过中枢和外周化学感受器调节基础呼吸模式。

　　中枢化学感受器位于脑干，当脑脊液（CSF）pH降低时反应性地增加通气，这种调节受透过血脑屏障 CO_2 数量的影响。由于二氧化碳很容易通过血脑屏障，以致 CSF 的 pH 基本上和动脉血一样。因此，动脉血二氧化碳分压（$PaCO_2$）升高也可引起 CSF 中 CO_2 升高，继而使得 CSF 的 pH 降低；这将刺激中枢化学感受器增加通气。

　　外周化学感受器位于颈内、颈外动脉之间的颈动脉体上，其对 O_2、CO_2、pH、葡萄糖及体温的变化均较敏感。其中细胞内含有氧感应器。对一般正常人而言，如果颈动脉体中的动脉血氧分压（PaO_2）低于 80mmHg 或 $PaCO_2$ 大于 40mmHg 时，外周化学感受器就会传递一个迅速、有效启动增加呼吸的信号。研究表明：外周动脉化学感受器为早产儿提供 16%～44% 的基础通气（10-12）；他们在 28 孕周以后开始活跃；新生儿似乎较成人更为活跃，表明新生儿期其对呼吸的影响作用更大（13,14）。外周化学感受器对低氧血症的反应也包括心动过缓和末梢血管收缩（15），这也是低氧血症和窒息时确保充足脑血流的一种代偿机制。在足月儿、儿童、成人，心动过缓被肺膨胀时激活肺牵张感受器引起心动过速所抵消（15），使正常人以过度换气、心动过速和末梢血管收缩的形式应对低氧血症。相反，早产儿应对低氧血症是由外周化学感受器刺激引发的一种短暂增加的通气，伴随呼吸暂停和心动过缓，而且不会出现通过增加呼吸频率应对高碳酸血症的情况（16）。这种呼吸暂停可能是外周化学感受器对高 PaO_2 或者低 $PaCO_2$ 超敏反应的结果，引起呼吸频率明显下降（17）。当心动过缓变得更明显时，收缩压和舒张压均可下降（6），导致脑血流量减少和增加婴儿低氧性脑损伤的风险。

　　还有一种推测：某种神经递质可能是低氧抑制的介质，其包括腺苷、内啡肽、γ- 氨基丁酸（GABA）和 5-羟色胺。细胞因子也参与涉及前列腺素 E2 产物的生产中。这些化学物质的知识也许可以帮助医疗团队创造更多特殊的、副作用小的针对 AOP 的药物治疗方法。

　　不管早产儿低氧呼吸抑制的真正原因是什么，其临床表现基本都是一样的，且 AOP 的监护与治疗过程对所有婴儿来说均相似。

临床表现

AOP 的定义包含了这种疾病的临床症状：包括超过 20 秒的呼吸暂停，伴有持续 4 秒或更久的心动过缓和低氧血症。心动过缓是指 HR 低于正常心率基线值的 2/3，低氧血症是指 SpO_2 小于 80%（18）。Finer 等描述了一种临床上快速评估呼吸暂停的简易方法：当呼吸停止超过 20 秒或者呼吸停止超过 10 秒，但伴有心率（HR）小于 100 次/分（bpm）或 SpO_2 小于 80% 两者之一（19）（图 5-1）。这两种临床症状任何一个出现时，需要立即进行干预。

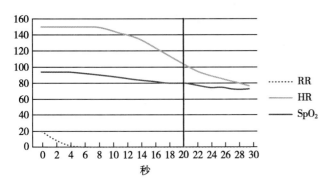

图 5-1 早产儿呼吸暂停

为了更好地表达呼吸暂停发作的严重程度及其对远期疗效的影响，CHIME 团队研发出呼吸暂停发作的更先进的定义。他们界定出经典呼吸暂停和极端呼吸暂停发作两种概念：经典的呼吸暂停发作是指那些持续 20～29 秒的呼吸暂停或 HR 小于 50～80bpm，并持续 5～15 秒的 AOP；极端呼吸暂停发作是指持续 30 秒或更长时间的呼吸暂停或 HR 小于 50～60bpm，持续 10 秒或更长的 AOP（20）。

心动过缓不一定总是和呼吸暂停同时出现，它更有可能伴有持续时间较久的呼吸暂停。在持续 10～14 秒的呼吸暂停者中心动过缓的发生率为 10%，持续 15～20 秒的 AOP 中为 34%，超过 20 秒的 AOP 中心动过缓的发生率为 75%（21）。心动过缓通常发生于那些伴随相应的氧饱和度下降的呼吸暂停，而一旦呼吸暂停结束，心动过缓的恢复通常早于 SpO_2 的恢复。

由于 AOP 的临床表现在很大程度上依赖于床旁监护系统，因此为床旁临床医生提供精确信息的灵敏系统是必要的，同时该系统会过滤掉错误的或不正确的数据。有很多呼吸监测技术可以利用，最简单的一种是腹压感受器：通过一个带导线连接到腹壁的膜片，传递一个小的压力变化给传感器，当腹部运动停止超过了预设定好的时间段，系统就会发出警报声或

信号。大多数新生儿单元心肺监护仪使用经胸廓阻抗肺成像术：电极被放置在婴儿胸部两侧上下的膜片。当气体进出肺部时，在两个电极间电阻抗发生变化，监护仪可以使用阻抗数据来显示患儿实时的呼吸波形和计算的呼吸频率。为了最小的婴儿，监护系统一直不断寻求改进技术，数个质量改进计划已经颁布，以便在鉴别中枢性呼吸暂停中，将假报警降至最低和提高准确性（见临床实证 5-1）。

因为呼吸或药物治疗策略的制定均基于患儿的呼吸暂停发作频率和是否需要干预，故每一次呼吸暂停发作都应该被监测到并被记录在病历中。

当临床上观察到明显的呼吸暂停时，任何一位监护者均应给予干预（如给予触觉刺激），并将每一次为逆转呼吸暂停所采取必要的干预记录在档。患儿临床表现呼吸暂停发作增加，有助于临床医生决定进行诊断性实验和采取临床干预措施。干预措施可能包括败血症筛查、全血细胞计数、胸片、血气分析、血清电解质和葡萄糖检测、脑电图（EEG）、pH 测定以及神经系统影像学检查。

胸片、血气分析、血清电解质、葡萄糖测定、脑电图（EEG）、pH 测定和神经影像学检查（8）。

● 临床实证 5-1

提高 AOP 床旁监护质量（22，23）

目前监护系统的主要问题是不能鉴别阻塞型呼吸暂停，它表现为有胸部和腹部运动，但没有气体进入上呼吸道。另一个问题是心动过缓期间升高的血压可引发心脏搏动的加速（使监护仪误读），加之浅弱的呼吸频率，因此，床旁监护仪无法识别此种呼吸暂停。第三个问题是对呼吸暂停频繁的错误报警率，导致工作人员对呼吸暂停真正发生时不敏感、忽略了报警音，误认为那仍是假报警。

一种解决办法就是使用鼻热敏电阻，这是一种通过检测吸气和呼气过程温度变化来量化呼吸频率的装置。它附着在上唇之上，出人意料地可被患儿所接受（23）。另一解决方案是在一项研究中使用一种被称为支持向量机（SVM）的一个外在的监护装置，它可综合监护仪同时所提供的患儿 HR、RR 和 SpO_2 相关信息，对呼吸暂停报警进行过滤和评估，同时也保证了监测信号的质量（22）。这种 SVM 可以按照所有新生儿科医生对呼吸暂停报警所做出的回应进行自动化分析所有相关信息以协助决定哪一种干预措施是有必要的。

当你在女婴吉伯斯床边待几个小时后，就会观察到自从移除鼻导管（NC），她就有伴随心动过缓发作和低氧血症的呼吸暂停发作。当你问女婴吉伯斯责任护士上述问题时，她会告诉你当女婴吉伯斯的 NCPAP 撤除后，就已经给予药物治疗她的 AOP。

管理和治疗

单纯的呼吸暂停，不会对新生儿造成威胁。然而，与心动过缓、低氧血症、高碳酸血症和低血压有关联的呼吸暂停可以引起不良结果（23）。为了确保引起 AOP 的病因得以恰当的治疗以及将严重 AOP 的不良后果降至最低，准确的诊断和管理显得尤为重要。针对一位正经历着临床典型的呼吸暂停的病人，最需要的是立即恢复其有效通气。可以通过提供某种呼吸刺激（通常是触觉）来完成。其他一些长期治疗选项包括药物、呼吸和环境的治疗方法，被用于治疗和潜在预防呼吸暂停发作。这些方法包括甲基黄嘌呤、输血、鼻导管、无创通气、有创正压通气和环境干预，例如改变体位和触觉刺激。

甲基黄嘌呤

甲基黄嘌呤是兴奋剂类药品，通常兴奋中枢神经系统和心肌。同时，它也被认为可以激发呼吸运动、增加膈肌活动、增加每分通气量（V_E）、提高化学感受器对二氧化碳的敏感性、减少周期性呼吸、减少低氧呼吸抑制、增加新陈代谢率、增加耗氧量和促进利尿。甲基黄嘌呤是四种已知腺苷受体中的两种受体的非特异性抑制剂（24），腺苷则被公认为是一种重要的睡眠和觉醒状态的调节物质，其准确的作用方式尚不清楚。在年长儿和成人中，甲基黄嘌呤类药物，如茶碱，已经被证实可以使哮喘患者实现支气管扩张。然而，众所周知茶碱治疗范围较窄，当其血清含量达 20mg/L 以上时，会显现其毒性作用（25）。对于新生儿来说，人们担心茶碱的治疗范围可能更窄，观察到控制呼吸暂停发作的茶碱血清浓度为 6.6mg/L，但提示当血清浓度在 13～32mg/L 时出现心血管的毒性作用（心率大于 180 次 /min）（26）。因此，甲基黄嘌呤的替代药物咖啡因被认为比茶碱更安全，且已经证实咖啡因的血浓度低至 3～4mg/L，似乎就能有效终止呼吸暂停（27）。

枸橼酸咖啡因

枸橼酸咖啡因治疗范围非常广泛，总体上安全、不需要常规血清药物治疗监测。Aranda 等在 1977 年首先证明枸橼酸咖啡因在治疗新生儿呼吸暂停方面的疗效和安全性（28），但随机试验用了近 20 年的时间来证明其安全性和有效性（29）。1996 年，枸橼酸咖啡因被 FDA 批准作为胎龄 28～33 周新生儿 AOP 短期治疗药物。1999 年，一项多中心、多国参与的咖啡因治疗早产儿呼吸暂停随机性对照试验（CAP 实验），开始评估枸橼酸咖啡因的性能。这项研究清楚地显示出该药物在治疗 AOP 方面的巨大益处，以及对新生儿短期发病率的有益影响，例如降低支气管肺发育不良（BPD）的发病率、手术结扎动脉导管（PDA）的需要；还有长期损伤，例如脑瘫、严重的早产儿视网膜病及神经认知缺陷（30）。咖啡因与其他治疗呼吸暂停方法比较也表现得更安全和有效，如触觉刺激（31）和像多沙普仑这样的药物刺激（32）。

枸橼酸咖啡因治疗按照每天一次经静脉注射或口服给予，负荷量 10～20mg/kg，每天维持量为 5～10mg/kg（33）。枸橼酸咖啡因半衰期很长，并且随患儿胎龄和当前体重的变化有所波动。在胎龄 30～33 周之间的患儿半衰期为 52～101 小时（34-36），标准差约为 24 小时。这一点在中断、停止咖啡因治疗时显得很重要，因为它可能需要一周或更长时间才能恢复至低于治疗性血清咖啡因水平，这将使临床医生能够在没有药物治疗的情况下观察到真正的 AOP。

甲基黄嘌呤的副作用包括：心动过速、心律失常、易激惹和哭闹、喂养不耐受和惊厥。只有当甲基黄嘌呤治疗明显达到中毒量时，才会出现这些副作用。由于咖啡因有一个宽泛的治疗量范畴，故罕见副作用发生。尽管有报告显示在早产儿使用甲基黄嘌呤会增加坏死性小肠结肠炎（NEC）的风险，但几项大型多中心枸橼酸咖啡因治疗 AOP 的试验，并未证实此观点（37）。耗氧量增加有可能在短期内减少体重增加（31），但从长远来看，并不引起实质性改变。

输血

贫血，另一种早产儿常见问题，是 AOP 的一种潜在诱因。尽管输血的潜在危险已经限制了它在呼吸暂停治疗中的使用，但已经证实输血可以改善早产儿不规则呼吸模式。据推测其生理机制是当输注红细胞时增强了携氧能力，从而减少了低氧诱导呼吸抑制的可能性。

一项对 67 名患儿的研究表明：输血与经床旁监护仪监测到的患儿呼吸暂停发作减少有关，而且随着患儿红细胞压积升高，呼吸暂停发生频率降低（38）。只有当临床有显著的呼吸暂停和低红细胞压积的证据并存时,输血才被认为是一种合适的治疗方法。

鼻导管(NC)

尽管使用 NC 输送压力或气流来减少呼吸暂停和氧饱和下降的频率并未得到充分的验证,但它在 AOP 患者中使用已相当普遍(39)。其作用机制被认为是双重的,第一点是在上呼吸道输送轻微的正压,以防止阻塞型呼吸暂停;第二点是双鼻腔触觉刺激,作为一种防止发生中枢性呼吸暂停的方法。这些可以在不添加额外的 FiO_2 的情况下进行,通过 NC 额外送氧可以延长呼吸暂停和氧饱和度下降之间的间期。在一项关于 52 例接受 NC 供氧的 AOP 患儿的综述,其中 22 名(11.8%)有意经 NC 给予室内空气治疗 AOP。

无创通气

经鼻持续正压通气(nCPAP)是治疗成年人阻塞性睡眠呼吸暂停的一种既定疗法,在新生儿患者中,其力学和生理机制与成人相同。在阻塞性或混合性呼吸暂停过程中,nCPAP 在整个呼吸周期中提供一个正压以增加咽喉部压力,这样可以用正压支撑上呼吸道,减少上呼吸道塌陷导致的阻塞和继发的呼吸暂停(40,41)。这个设备本身对鼻孔触觉刺激也可以带来和通过提供肺泡稳定、增加 FRC 来提高氧合一样的效果。较高的 FRC 也将延长从呼吸暂停到低氧饱和度及心动过缓的时间周期。nCPAP 压力设置在 4～6cmH₂O 通常是合适的。

nCPAP 仪和病人的连接及输气装置与第 4 章讨论到的内容相同。尽管有一个小样本研究表明:一种可变流量的 nCPAP 仪会更好(42),但具体哪一种 nCPAP 仪能更有效降低呼吸暂停的发作并不清楚。CPAP 只能有效地减轻阻塞型呼吸暂停,对中枢型呼吸暂停无效。

当 nCPAP 下的早产儿呼吸暂停频发或严重时,无创性正压通气(NIPPV)也许是增强 nCPAP 有益效果的一种有效方法。NIPPV 与 nCPAP 有着类似的送气方式,多加了一个吸气峰压(PIP)、吸气时间(T_1)和肺膨胀率或呼吸频率(次/分)。它的使用似乎比 nCPAP 更能有效地减少呼吸暂停的发生频次,并对减少呼吸做功也许更有效(43)。

有创正压通气

气管插管有创机械通气(MV)可能是针对那些经无创通气模式、药物治疗无效或患有严重难治呼吸暂停发作患儿的治疗方法。和其他早产儿一样,为了允许患儿的自主呼吸动作和减少呼吸机造成肺损伤(VILI)的危险,应该采用一种同步呼吸机模式和最小呼吸机参数设置。

体位

俯卧位可以提高胸腹同步、稳定胸壁而不影响呼吸模式或血氧饱和度。尽管俯卧位对呼吸暂停、心动过缓、血氧饱和度下降是否有明确的改善作用是存在争议的,但它可能在改善阻塞性呼吸暂停方面发挥一定作用。(44)。其他的体位已显示可改善呼吸暂停的发作,如"头高倾斜位"和"三阶梯体位",但迄今为止还没有证据显示他们在临床呼吸暂停发作中有显著差异(45-47)。然而,体位治疗是一种廉价、容易改变且几乎没有副作用的干预形式,不论什么时候它都应被认为适用于早产儿 AOP。临床医生应向家长解释:为什么在医院的监护病房里将患儿置于俯卧位,而出院后居家时有必要改为仰卧位。因为在没有持续监测条件下,仰卧位能降低婴儿因呼吸暂停和睡眠发生婴儿猝死综合征(SIDS)的危险(8)。

刺激

两种不同的方法被认为是触觉或肌肉运动觉刺激。首先,临床医护人员常常采用温和的皮肤刺激方法使呼吸暂停患儿恢复呼吸。这就提出一个问题:频繁的物理刺激能否减少呼吸暂停发生的次数。第二,一些学者认为:早产儿被剥夺了频繁的宫内刺激,一种振动床垫或充气床取而代之,并提供经常性的运动刺激可能促进其生长发育。床系统潜在的负作用是即使呼吸暂停发生在不同的时间,婴儿对刺激的感受可能越来越不敏感,以至于床系统对呼吸暂停的作用逐渐消失。目前尚未发现连续的刺激与其他治疗方法如甲基黄嘌呤药物一样有效(48)。

也有研究显示,医院和家庭心肺监护仪的音调都足以唤醒新生儿并且中断呼吸暂停的发生(49)。

> 枸橼酸咖啡因的日常剂量似乎并不足以阻止女婴 Gibbs 的呼吸暂停,你怀疑她可能接受了来自于 NC 的触觉刺激,要求新生儿专家重新开始鼻导管治疗。将 NC 调回流量 1L/min、FiO_2 21%,在你值班剩下的 8 小时女婴 Gibbs 没有发生任何需要触觉刺激的呼吸暂停。

病程和预后

对于早产儿,解决呼吸暂停和建立正常的呼吸模式是患儿发育的重要里程碑。呼吸暂停缓解的年龄跨度很大。大多数新生儿达到矫正胎龄 37 周时呼吸暂停已经缓解;然而,一项研究表明,80% 的极低出生体重儿(VLBW)直到 37 周仍有显著的呼吸暂停(50)。对于早产儿来说可能直到他们长到矫正胎龄 43~44 周时才能达到足月儿发生呼吸暂停几率的水平(51)。大多数早产儿当他们准备好出院时,伴随着其体温调控功能及喂养日趋成熟,不再出现显著的呼吸暂停。新生儿病房规定在患儿出院前,通常是在停用枸橼酸咖啡因后,需要进行为时 3~8 天的观察期,以证实患儿不再出现呼吸暂停(49)。如果患儿其他方面稳定并准备出院,但咖啡因尚未停止,患儿可以出院回家继续应用咖啡因治疗并由医院提供一个家用心肺监测仪直到咖啡因的用量低于治疗量水平(图 5-2)。如果出院后 10 天到 2 周的时间里,家用心肺监护仪记录是正常的,那么监护可以安全终止(27)。另一种情况则需推迟出院,直到停用咖啡因且血清学检查证明咖啡因血药浓度低于治疗量,这个过程将需要至少 5~7 天。如果停用咖啡因期间再出现呼吸暂停则需重新开始应用咖啡因,在将近 2 周时间里这个过程可能被重复。如果持续发生伴有心动过缓和低氧血症的呼吸暂停,则需延长住院时间。延长住院时间的另一种选择包括直到矫正胎龄 43~44 周携带心肺监护仪出院。这个家用监护仪在长时间呼吸暂停时报警,提醒护理人员患儿处于潜在危险状态,使护理人员可以及时的干预。

无论出院护理计划是什么,家庭教育与指导是有必要的,因为在家中发生呼吸暂停是十分危险的。在医院使用心肺监护仪会让家属感到安慰,这些设备在家里一般是没有的。父母和照顾者也应得到一些指导教会给予患儿简单的刺激技巧,用以应对呼吸暂停发作和确保呼吸暂停不再会导致患儿死亡和使其孩子不再处于持续增加的婴儿猝死综合征危险中(8,23,30)。同时还应该巩固他们设法获得急救服务的方法。而且在患儿出院前,应该为他们提供有关基础生命支持的课程。

确定 AOP 的远期预后具有挑战性,因为早产儿有许多其他潜在的共同的神经系统损伤病因(第 8 章)。目前已知:呼吸暂停延长和心动过缓降低全身血压并导致大脑低灌注,均可致早产儿发生缺氧缺血性脑损伤(52)。然而,早产儿中枢神经系统损伤如脑白质软化和脑室内出血(IVH)的发生率更高,这两者均可引起呼吸暂停。目前的研究很难明确呼吸暂停到底是脑损伤的原因抑或是脑损伤的结果。

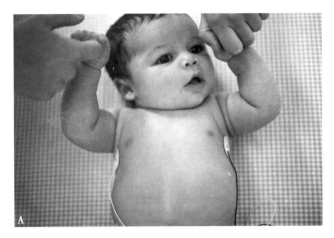

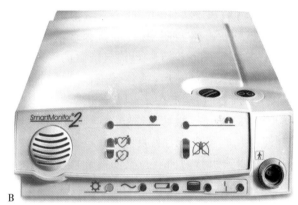

图 5-2 家用心肺监护仪

不管是否出现 AOP,早产儿的智力和运动发育已经遭受延迟(53)。一些病例对照研究报道,发生呼吸暂停的新生儿的结局无差别,而另一些报道证明频繁呼吸暂停患儿总体神经发育落后、脑瘫、失明的发生率较高(32,54,55)。过去曾有枸橼酸咖啡因对于神经发育结局有负面影响的顾虑,但 CAP 试验证明在 18 个月或 5 岁时,死亡率、运动障碍、行为问题、健康状况不佳、耳聋或失明的等这些结局方面无差异(56)。咖啡因有助于降低 BPD 的发生率,这将在下一章节早产儿慢性肺部疾病中讨论。

在矫正 35$^{+3/7}$ 周时女婴 Gibbs 准备出院回家。她在停氧 3 周且停止咖啡因治疗 10 天的时间里没有发生呼吸暂停。现在必须作出关于她的肺部疾病程度和家庭支持需要的评价。

支气管肺发育不良(BPD)

任何由新生儿期呼吸系统疾病所致的肺部疾病被统称为慢性肺部疾病。支气管肺发育不良是慢性肺部疾患的一类。它最新被定义为：新生儿生后超过28天，在出院评估时或矫正胎龄接近预产期仍需氧。

1967年机械通气治疗肺透明膜期间引起的肺部疾病被首次报道。斯坦福早产儿研究中心研究了30例伴有发绀和呼吸暂停且无创氧疗无效的肺透明膜病患儿。他们的研究结果定义了BPD，BPD被描述为广泛肺内氧中毒包括黏膜、肺泡、血管组织，它与新生儿呼吸窘迫综合征愈合期延长有关，并且这个现象在吸入氧浓度80%～100%超过150小时的患儿中被观察到（58）。

1985年有报道指出体重小于1500g且因RDS接受机械通气的早产儿BPD的发病率为15%～38%（59）。在上世纪80年代BPD的病因包括因治疗引起的器官氧中毒和来自于机械通气所致的气压伤，也包括混合因素，例如早产、液体过量、动脉导管未闭、来自于严重肺部疾病的损伤和家族性哮喘。1993年至2006年期间，BPD诊断率显著下降，但似乎诊断为BPD的婴儿所需的护理增加（60）。在19世纪90年代新生儿研究组认为随着肺表面活性剂替代治疗和产前糖皮质激素应用的增加，BPD最初的描述和特征可能不再反映患者群体中观察到的现象。胎龄较大的早产儿BPD诊断数量有所减少，但研究人员指出，胎龄更小的早产儿群中BPD诊断有所增加。二十一世纪初的报告显示，近三分之二的BPD患儿体重小于1，000g，胎龄小于28周，并且他们往往没有严重的RDS病史。对那些发展为BPD的超早产儿和极低出生体重儿的临床观察表明，他们在生后初期常常需要少量氧气支持，但很少需高压力或高容量的机械通气（61）。这种新的流行病学资料和临床表现表明需要重新审视BPD的特征。建议一个新术语——慢性肺部疾病或"新型BPD"。

2000年美国国立儿童健康和人类发展研究所、国家心脏、肺和血液研究院及少见病委员会共同举办研讨会，旨在更好地揭示表面活性剂和糖皮质激素治疗出现后BPD的性质。更温和的通气技术、产前糖皮质激素治疗和外源性表面活性剂使更多新生儿肺损伤的严重程度最小化（62），这些方法仍用于接近预产期的极低出生体重儿。研讨会小组制定了BPD的新定义，以及在婴儿出院前进行诊断的标准（见表5-1），此定义已经由随后的患者数据验证（63）。

"新旧支气管肺发育不良"之间关键的生理差异是旧BPD被认为是由于氧气和机械通气引起肺组织的结构性损伤。新型BPD被认为是肺组织发育迟缓或停滞。在肺小管及囊泡的发育（胎龄23至30周）

这个阶段出生的早产儿患新型BPD的风险最大（64）。现在，胎龄大于30周或出生体重大于1200g的新生儿很少发生BPD（63，65）。

表5-1　目前BPD的定义（62）

BPD的严重程度	如果胎龄<32周	如果胎龄≥32周
BPD的诊断是根据患儿依赖>0.28浓度的氧气超过28天以上，在某特定的评估时间还需要呼吸支持，这个特定的时间依据患儿的早产程度而定		
何时评估	矫正胎龄满36周时或出院时（无论哪一个先达到）	日龄>28天但是<56天时或出院时（无论哪一个先达到）
轻度	在评估时患儿不需要供氧	
中度	在评估时患儿需要$FIO_2≤0.3$和/或PPV或NCPAP	
重度	在评估时患儿需要$FIO_2≥0.3$和/或PPV或NCPAP	

由于患者分类、BPD的诊断标准和治疗措施不同（临床变化5-2），对比支气管肺发育不良的发病率具有挑战性。研究数据表明使用新型BPD定义，极低出生体重儿和超早产儿的发病率为52.8%～77%（63，67，68），其中46%的患儿符合中度或重度支气管肺发育不良的诊断标准（63）。同时，发病率差异很大，佛蒙特牛津网络数据显示，个体机构之间的发病率为5%～65%（66）。

新型BPD由多因素引起。然而这些因素与BPD并不是因果关系，也没有一个因素被认为与BPD有明确关联。高危因素如下：

- 胎龄小于28周
- 出生体重小于1000g
- 新生儿监护室中的低体温
- 入院时低血压
- 新生儿呼吸窘迫综合征（RDS）
- 胎龄大于26周的早产儿需要2小时以上机械通气，需要延长使用机械通气可能是BPD发生发展的早期标志（69）
- 高碳酸血症（$PCO_2>50mmHg$），尤其是在超早产儿和极低出生体重儿出生后最初的6天内
- 需要外源性肺表面活性剂
- 过多的液体治疗（71）
- 医源性感染（67）
- 两个以上红细胞输血（72）
- 绒毛膜羊膜炎，即使没有RDS，也可增加BPD的风险（71，73）
- 子痫前期（74）

支气管肺发育不良发病率的变化（66）

新型 BPD 的发病率因国家，地区和地方卫生机构之间差异很大。许多因素影响 BPD 的发生率：如极低出生体重儿的产房复苏，有创和无创机械通气策略，早期肺表面活性剂的使用，拔管标准以及可接受的脉搏血氧饱和度范围。地理特征也可能发挥作用，因为在高海拔地区，新型 BPD 的发生率远高于海平面。

有一些明确的高危因素增加了发生更严重 BPD 的可能性，如：

- 入院时的酸中毒
- 肺表面活性剂治疗
- 医院感染
- 动脉导管未闭相关性 BPD 在症状性动脉导管未闭的新生儿中更常见，并且认为通过动脉导管的左向右分流引起的肺血流过多导致对氧气和通气支持的需求增加（67，75）。
- 羊水过少（76）
- Apgar 评分 5 分钟评分小于 6 分（76）

病理生理学

虽然在发达国家不再能观察到旧 BPD 的肺部疾病病理特征，但呼吸治疗师们有必要理解这类患者肺损伤的机制。由于呼吸机技术和诊疗水平的提高，旧 BPD 的病理特征基本上已被消除，但不恰当的机械通气和患者评估仍可能导致旧 BPD 的发生。

旧 BPD 的病理生理学变化是由正压通气，氧中毒和其他复合因素如 PDA，液体过量和早产引起的。新 BPD 的病理生理学被认为是由肺泡发育不良引起的——早产后肺血管和气道发育异常。表 5-2 总结了新旧 BPD 的特征。

旧 BPD

旧 BPD 的主要病理特征包括纤维增生性气道损伤，广泛性炎症和肺实质纤维化。旧 BPD 分为 4 个阶段，类似于慢性支气管炎的血管期（58）：

- 第 1 期（生后 2~3 天）：与呼吸窘迫综合征急性期表现相同。胸部 X 线片显示广泛的网状结构，广泛肺不张所致肺密度增加，类似于 RDS。1980 年，这个阶段被称为"透明膜病"。
- 第 2 期（生后 4~10 天）：将开始出现肺泡上皮细

胞的坏死和修复，但是也存在持久的透明膜和肺泡融合，类似于成人肺气肿。气道中存在毛细血管基底膜增厚，以及细支气管坏死和渗出（高浓度细胞碎片的液体）。这一阶段后来被称为"动脉导管未闭"。

- 第 3 期（生后 10~20 天）：呈现近乎完整的肺的放射学变化，肺部不透明区域减小，类似肺大疱的圆形放射区域分布于整个肺部，与不规则密度的区域交替，类似于海绵。之后，支气管充气征消失，心影变大。此期透明膜减少，但肺泡上皮细胞和气道基底膜局灶性增厚以及支气管和细支气管黏膜细胞存在持续性损伤。这个阶段存在部分肺气肿与周围肺不张。这个阶段被称为"过渡期"。
- 第 4 期（>30 天）：幸存患儿仍需氧，胸部 X 线显示类似肺大疱的圆形放射区域增大。右心衰的患者出现心影肥大。尸体解剖资料显示与支气管平滑肌肥厚相关的肺气肿肺泡与普通的细支气管相连。肺泡上皮细胞的变化包括气道中巨噬细胞数量增加，这表明外来物质的量增加。同时还存在增厚的基底膜使肺泡毛细管（A-C）膜距离增加。这一阶段后来被归类为"慢性肺部疾病"。

旧 BPD 的临床病因被认为是多方面的：

- 重度 RDS 婴儿肺部治疗的结果
- 氧对肺的毒性效应与肺部治疗的叠加作用。在动物研究中，氧自由基对肺毛细血管的内皮细胞造成损伤，随后肺液渗入肺间质。随着氧气的暴露，肺间质出现严重的出血，并对气道上皮细胞造成损伤。随着持续暴露，间质性水肿被纤维化代替，支气管和支气管上皮存在永久性细胞变化（77）。
- 机械通气的损伤，特别是吸气峰压超过 $35cmH_2O$（77）或发生诸如气胸等气漏的患者（59，78）。
- 继发于气管插管的支气管分流
- PDA，因为肺部并发症之一的动脉导管未闭需要增加吸入氧浓度和呼吸机参数维持新生儿正常生命体征，故导致了氧毒性和气压伤的增加。并且，PDA 时肺血流量的增加可能导致额外的肺损伤（59，79）。
- 输液过多。布朗等（80）发现，那些发生 BPD 的新生儿比未发生 BPD 的新生儿生后 5 天液体输入量明显增加。这些研究者认为过多液体治疗可能会诱发其他因素并增加 BPD 的风险。

表 5-2　新、旧支气管肺发育不良的特点

	旧 BPD	新 BPD
气道	气道纤维增生 平滑肌增生	存在不同程度的平滑肌最小损伤增生
肺泡	肺泡组织纤维化 肺气肿的变化 不均匀的肺不张与肺扩张	肺泡数目减少、体积增大 直接损伤肺泡组织的证据较少
肺血管系统	基底膜增厚，继之A-C 膜之间距离增加	血管发育不良 A-C 面积减少
炎症	存在	不突出

新 BPD

新 BPD 显示出似乎不同的病理表现。肺纤维化较少，肺通气更均匀。大小气道无上皮细胞的显著变化、平滑肌肥厚和纤维化，外观未表现损伤(64)。然而，更少且更大的肺泡、肺毛细血管血管化程度降低(62)这些特征被一个小胎龄新生儿的肺部发育变化所证实。24 周肺处于微血管发育期，意味着真正的肺泡还未形成。在肺泡表面区域，很少有气体交换发生，而且没有表面活性物质形成。24～32 周是肺发育的关键时期，此时肺泡和毛细血管开始发育成熟，并有细支气管、平滑肌和囊泡。早产和早期肺部气体交换妨碍了正常肺泡和末梢血管形成，从而引发新支气管肺发育不良主要特点的出现(81)。正常肺结构的复杂性消失导致更少更大的肺泡形成，所有的气体交换可利用面积减少(82)。

新 BPD 的主要特点包括：
- 肺泡发育不全(83)
- 气道、肺泡及相关的血管和毛细血管发育停滞(81)。这包括肺动脉的减少和肺间质中肺动脉分布的改变，导致气体交换的 A-C 表面积减少(84,85)。
- 肺血管和小气道中丰富的平滑肌(61,62,85,86)
- 间质性改变，例如弹性蛋白和胶原蛋白数量上的差异以及肺间质液体积聚(61,62,82)机械通气和氧合仍可能是这种 BPD 的缓解因素。动物模型已经证明，有和没有氧气输送的 MV 会严重减少肺泡的数量并干扰肺囊泡发育(87,88)。在囊泡期，单独吸氧会阻滞肺的发育(89)。还有研究表明，血管损伤是新 BPD 的诱发机制(90)，早产儿生后短时间内出现的高碳酸血症或高氧血症导致血管痉挛(70)。缺氧也可能延缓肺泡发育(71)。此外，有一种假说，极低出生体重儿血清皮质醇低浓度可能引起严重的炎症反应导致肺损伤，并可诱发 BPD(75)。

临床表现

旧 BPD 的临床表现常为气漏综合征、肺水肿、呼吸衰竭、气道高反应性和右心衰竭。新 BPD 的临床表现相对较轻，表现为呼吸窘迫患者的常见症状。BPD 的定义描述了一些临床表现，但是仍可能存在一些 BPD 定义中未包括的其他症状。当氧气和正压通气（PPV）是肺损伤病理学的直接原因时，患者病史也在诊断 BPD 中发挥作用，但其作用并不像旧 BPD 那样明显。BPD 的主要高危因素是一致的：小胎龄和机械通气 7 天。然而，一项研究显示，生后接受机械通气 14 天的新生儿有 33% 未发生 BPD，而在未吸氧新生儿中有 17% 发生了 BPD(91)。这证明决定哪些患儿会发展为 BPD 的因素尚未明确。因此，应采取持续监测和评估，以尽量减少风险，防止发生 BPD。

出现和发展支气管肺发育不良的临床表现如下(59)：
- 胎龄 36 周仍需延长用氧
- 延长使用有创或无创机械通气
- 哮喘
- 毛细血管或动脉血气分析示代偿性呼吸性酸中毒。2008 年对 BPD 患儿的研究发现，越高的二氧化碳分压会增加 BPD 的严重程度，无 BPD 患者 PCO_2 平均值为 45mmHg，轻度 BPD 为 47mmHg，中度 BPD 为 54mmHg，重度 BPD 为 62mmHg(92)。
- 在 21% 室内空气氧浓度下出现发绀和缺氧，其低氧血症程度与 BPD 程度有关。同样 2008 年研究发现，室内空气氧浓度下，没有 BPD 的新生儿 SpO_2 为 97%，轻度 BPD 患儿 SpO_2 为 95%，中重度 BPD 者 SpO_2 低于 80%(92)。
- 肺萎缩
- 产生痰液过多
- 胸片示过度通气和肺不张（图 5-3）
- 一部分患儿由肺血管挛缩增加导致肺动脉高压

在评估该患者群体的用氧需求时需谨慎。如第 4 章所述，不同的机构具有不同的脉搏血氧饱和度和用氧标准。一篇已发表的研究将 BPD 区分为胎龄 36 周仍需氧的"临床性 BPD"和室内空气氧浓度下 SpO_2 低于 90% 的"生理性 BPD"。在 1,598 名患者的研究中，35% 存在临床性 BPD，而仅 25% 存在生理性 BPD(93)。这些结果说明在这个人群中进行持续呼吸评估和不需要维持过高氧合条件下撤氧的重要性。

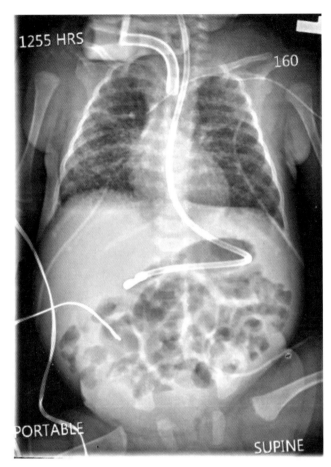

图 5-3 支气管肺发育不良患儿的胸片

> 根据目前的 BPD 定义，女婴吉布斯患有轻度 BPD，因为她需氧超过 28 天且仍未出院。她已经脱氧 3 周，在没有呼吸支持的情况下不能出院。然而，她将使用一个家庭心肺监护仪观察有无呼吸暂停 1 周，直到她矫正胎龄 37 周。那时，如果没有呼吸暂停记录，监护可停止。

管理和治疗

BPD 治疗的重点是预防其发生发展，其中许多被认为是 RDS 的常规治疗策略，如最低限度用氧，外源性表面活性剂，开放性肺通气和温和通气策略。已经建议的 BPD 预防方法还包括允许性高碳酸血症、糖皮质激素、肥大细胞稳定剂、维生素 A、肌醇、抗氧化剂、一氧化氮吸入（iNO）、限制液体摄入、利尿剂和咖啡因。这些疗法有效性的证据差异很大，许多不推荐常规使用。目前推荐的基于循证医学的策略清单见框 5-2。

进展期支气管肺发育不良的治疗主要是支持治疗，根据病情吸氧，通气和使用支气管扩张剂以减轻症状。

框 5-2 推荐的支气管肺发育不良预防措施
最低限度用氧
外源性表面活性物质
开放性肺通气和温和肺通气策略
允许性高碳酸血症
肾上腺糖皮质激素
肥大细胞稳定剂
维生素 A
肌醇
抗氧化剂
吸入 NO
限制液体摄入量
利尿剂
咖啡因
干细胞
H2 受体阻滞剂

预防策略

目前，预防支气管肺发育不良的唯一方法是预防早产。第 4 章管理与治疗部分讨论了预防早产的措施。

 氧疗

氧化应激是早产儿肺损伤的原因之一，尽管充足的氧气对预防组织缺氧是必要的，但应避免高氧血症。BPD 高危儿用氧的最佳策略尚未明确且是目前正在进行临床试验的课题（71）。如第 4 章详细讨论的，在最佳氧饱和度范围方面尚未达成共识；然而，维持低于 95% 的氧饱和度和小于 90mmHg 的动脉氧分压可能是适当的。如果 BPD 已经发生，应谨慎制定更高的目标，以避免发生肺动脉高压（66）。

肺表面活性物质治疗

机械通气小于 1 小时条件下早期使用表面活性剂，然后拔管转为 NCPAP 无创辅助通气，可减少 BPD 发生率（94）。临床医生认为，肺表面活性物质降低 BPD 的证据应该更多，而这一明确证据的缺乏可能与 BPD 高风险的超早产儿存活率增加有关（74）。这导致了患 RDS 的超早产儿存活率增加，但 BPD 的发生率不变。

后期肺表面活性剂治疗已被提出用于治疗那些由于氧化应激，肺水肿，炎症或生后第一周其他生理机制导致的 RDS 患者。初步研究显示这样可短暂改善氧合和通气，但目前还没有证据表明额外的后期肺表面活性剂治疗能降低 BPD 的发生率（95，96）。

🫁 辅助机械通气措施

即使需要少量机械通气，也可预测胎龄小于 26 周出生的早产儿支气管肺发育不良的发展情况(69)，并且建议将延长使用机械通气作为 BPD 发展的标志。在生后最初的一周，拔管改为 NIPPV 或 NCPAP 与 BPD 发生率的降低有关(97)，并且与插管和连续强制通气(CMV)相比优先使用 NIPPV 可降低 BPD 的发生率(60, 98)。这些结果有希望但尚未达成共识，说明需要考虑更多因素而不仅仅是机械通气(74)。在需要插管的患者中，目标潮气量通气优于传统的压力控制通气，它能减少死亡和慢性肺部疾病(99)(图 5-4)。更为普遍的是，通气治疗早产儿时，使用合适的呼气末正压(PEEP)和避免肺扩张可最小化人机对抗并降低 BPD 的风险。它的目标是减少 V_T 值并稳定肺动脉单位的肺保护通气策略。虽然 HFV 是一种有效的肺开放和肺保护通气策略，但没有证据显示 HFV 在预防 BPD 方面明显优于 CMV(100)。

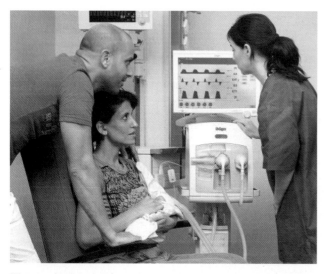

图 5-4　新型儿呼吸机

🩸 允许性高碳酸血症是管理接受辅助通气患儿的策略之一，即在机械通气期间接受相对较高的 $PaCO_2$ 水平(45 至 55mmHg)以避免由过度通气引起的人机对抗(101)。目前还没有足够的证据表明这种通气策略降低了 BPD 的发生率(102)。回顾性研究显示生后最初 3 天的高碳酸血症与早产儿脑室内出血(103)相关，这表明该策略应谨慎使用，特别是在 RDS 早期。

这些干预措施单独应用或与其他干预措施共同应用均可有效改善对 RDS 患者的管理。一个机构在启动包括避免插管，脉搏血氧饱和度限制和早期

NCPAP(104)的质量改进过程中发现，这些措施可改善低于 1,500g 新生儿 BPD 的发病率。

与 RDS 的管理一样，没有明确的机械通气模式在预防 BPD 方面是优越的，但是最低限度的用氧和肺容量将减少旧 BPD 中的肺损伤。

⚕️ 肾上腺糖皮质激素

肾上腺糖皮质激素是由大脑中肾上腺皮质分泌的一组激素，也可人工合成。他们可敏感的改善肺功能和气体交换，并减少 BPD 患者气管中的炎症细胞及其产物(105)。由于对增加死亡率和抑制大脑、神经系统发育以及肺组织成熟等副作用的担忧，使用糖皮质激素的风险 - 收益存在许多问题，(93, 106)。1983 年(107)和 1985 年(108)发表了第一篇关于使用肾上腺糖皮质激素治疗 BPD 的随机对照研究。最有影响力的研究发表于 1989 年，它研究早期应用和延长用药疗程的问题(109)。自此肾上腺糖皮质激素开始被广泛应用，直到开始关注长期后遗症，特别是早期使用大剂量地塞米松增加脑瘫风险(110)。早期应用肾上腺糖皮质激素治疗(生后最初 1 周内)有助于拔管并降低慢性肺部疾病和动脉导管未闭的风险，但会引起短期不良反应，包括感染，胃肠道出血，肠穿孔，高血糖症，高血压，肥厚型心肌病和生长抑制。长期随访研究报导早期应用肾上腺糖皮质激素治疗增加神经系统异常和脑瘫的风险，但在学龄前或学龄儿童还没有关于神经系统预后的重要数据。生后早期应用肾上腺糖皮质激素治疗(特别是地塞米松)的益处并不明确，可能不会超过该治疗已知或潜在的不良反应；因此不推荐早期肾上腺糖皮质激素治疗(111, 112)。2010 年，美国儿科学会重申其之前关于早产儿肾上腺糖皮质激素的使用建议(113)(框 5-3)。因此，生后最初 1 周使用低剂量和较短疗程(5 至 7 天)肾上腺糖皮质激素的方法通常被保留于治疗患有严重持续性肺疾病(不能撤机)的通气依赖型新生儿(114)。由于观察到地塞米松的副作用，采用生后予类固醇药物氢化可的松预防 BPD。虽然没有研究指出氢化可的松给药的明显益处，但所有研究中结果都优选氢化可的松(74)。在一项呼吸机依赖型 BPD 患儿的研究中显示，氢化可的松 5mg / kg / 天开始并在 3 周逐渐减量的方法在新生儿撤机和降低需氧量方面与地塞米松一样有效，且短期影响更小、无长期不良影响(115)。

尽管一直进行早期吸入肾上腺糖皮质激素的研究，仍没有证据表明它在预防(116)或治疗(117)呼吸

机依赖型早产儿慢性肺部疾病方面优于全身性应用激素。吸入糖皮质激素可能比全身性应用的副作用更少，故进一步的研究可促进多方面了解吸入疗法的益处。

框 5-3 美国儿科研究协会对使用肾上腺糖皮质激素预防或治疗早产儿慢性肺部疾病的建议（113）

1. 缺乏随机试验结果证明增加长期和短期效果，不建议使用大剂量地塞米松[0.5mg/(kg·d)]
2. 没有足够证据推荐使用小剂量地塞米松治疗[0.2mg/(kg·d)]
3. 早期使用氢化可的松治疗[1mg/(kg·d)]可能对特殊人群有效。然而，没有足够证据推荐所有支气管肺发育不良高危儿使用
4. 现有数据不推荐使用大剂量氢化可的松治疗[3～6mg/(kg·d)]

关于其他糖皮质激素剂量和准备的证据不充分，不推荐使用。

咖啡因

上一个章节中，枸橼酸咖啡因作为兴奋剂治疗呼吸暂停已经被讨论过。在一项大型多中心试验中，出生体重 500～1250g 的新生儿在生后最初 10 天里开始应用枸橼酸咖啡因，与安慰剂组相比，咖啡因组 BPD 的发生率降低了（36% vs 47%）。这种降低可能由于应用咖啡因治疗的新生儿接受机械通气的时间更短，或者通过其利尿作用改善了肺功能。因为许多早产儿应用咖啡因治疗后没有出现任何损伤的证据，所以常规使用这种方案似乎是有必要的（2）。

肥大细胞稳定剂

肥大细胞集中在呼吸道黏膜下方，它释放化学介质引发气道平滑肌收缩、组织肿胀、黏液生成和血管舒张。肥大细胞稳定剂如色甘酸钠防止化学介质释放，因此理论上其应有助于防止 RDS 早期的肺部炎症反应。在患 BPD 人群的研究中显示色甘酸钠改善了肺顺应性并减少其对机械通气的需求（118），但在统计学上预防性治疗并没有导致慢性肺部疾病的显著减少，因此不推荐用于早产儿 CLD 的预防（119）。

维生素 A

维生素 A 或视黄醇对于细胞和组织的最佳生长至关重要。BPD 患者维生素 A 低水平的证据以及其在组织分化和生长中的作用，支持维生素 A 缺乏可能有助于 BPD 发生发展的假说。因为矫正胎龄 36 周时，对氧气的依赖和极低出生体重儿 BPD 发生率均降低，一些 NICU 采用补充维生素 A 的预防措施，但补充不会改变远期呼吸道预后（120）。尽管存在有关维生素 A 潜在益处的数据，但其临床用途不一致，也没有建立统一共识。即便已表现良好的作用机制和维生素 A 缺乏的证据，最佳补充治疗可能成为其他措施的潜在补充疗法用于减少 BPD（2）。

肌醇

肌醇是促进肺泡表面活性物质磷脂合成和分泌从而改善肺功能的一种磷脂。维持和子宫内相似的肌醇浓度，也许可以减少早产儿视网膜病和支气管肺发育不良的发病率。20 世纪 90 年代初期，有关肌醇的研究发现，它能显著改善无 BPD 患儿的生存率（121），但表面活性剂出现后更多的研究正在进行，因此，目前没有提出任何建议（122）。

抗氧化剂

自由基参与 BPD 的发病机制。早产儿易受氧化损伤，因为它们在暴露于氧中毒水平时相对缺乏抗氧化酶（123）。药理上抗氧化剂可减少肺损伤，它包括超氧化物歧化酶（SOD），N- 乙酰半胱氨酸，维生素 E 和 C 以及别嘌呤醇（123）。迄今为止的研究尚未表明抗氧化剂治疗有效降低 BPD 的发生率，但目前少数新生儿的研究数据表明其耐受性良好，没有严重的不良反应。因此，对抗氧化剂的进一步研究是有必要的（124）。

吸入 NO

患有严重 RDS 和呼吸衰竭的早产儿通常发生肺血管阻力升高和通气灌注不良，导致高氧需求和机械通气，这增加了氧化损伤和人机对抗。吸入性 NO 是一种选择性肺血管扩张剂，它可以改善气体交换并降低肺血管阻力，它是一种半衰期小于 30 秒的吸入性气体，非常适合治疗肺动脉高压，其用于足月儿持续性肺动脉高压（PPHN）的疗效已经明确，但是关于早产儿吸入 NO 的有效性及安全性数据很少。对于一些肺动脉高压相关的临床低氧血症早产患儿，吸入 NO 是最佳治疗方法。一些研究显示，出生体重小于 750g 的早产儿在生后的最初几天使用高剂量一氧化氮可能增加早产儿脑室内出血（IVH）的风险（125）。

此外，iNO 在 BPD 实验模型中已被证明能有效改善肺功能（74），但人体研究已经显示出相互矛盾的结果。一项大型研究显示出生体重大于 1,000g 的新生

儿使用低剂量 iNO（5ppm）治疗，BPD 和脑损伤发生率显着降低（126）。随后的研究发现，低剂量一氧化氮的早期应用并不能阻止 BPD 的发展（127）。为了更好地了解 iNO 的风险和益处，最近进行了一项早产儿吸入 NO 的多中心随机、双盲、对照试验，试验对象是日龄 7～21 天需呼吸支持且体重小于等于 1250g 的早产儿。这些患儿接受起始剂量 20ppm 的气体治疗 48 至 96 小时，随后每周气体剂量渐降至 10、5、2ppm，并维持最小剂量治疗共 24 天。研究目的主要是观察矫正胎龄 36 周无 BPD 患儿的存活率。iNO 治疗组无 BPD 患儿存活率更高，且住院时间更短，对氧的需求更少（128）。这不存在短期安全问题。对这些患儿直到 1 岁的随访显示使用 iNO 治疗的患者自 NICU 出院后使用支气管扩张剂、利尿剂、吸入或全身应用糖皮质激素以及对氧的需求明显减少（129）。与安慰剂治疗组比较，直到 2 岁时的随访显示神经发育障碍没有显着增加（130）。最近的这些发现可能会促是在 BPD 高风险早产儿中应用 iNO。

尽管这些研究显示使用 iNO 未增加早产儿脑室内出血或神经发育障碍的风险，但是没有足够的证据支持将常规应用 iNO 作为 RDS 救治方法之一。它有希望用于预防 BPD，尚需进一步的证据（131，132）。

肺水肿治疗

肺泡水肿使 BPD 变得复杂。液体摄入量的增加，人机对抗或感染所致炎症反应引起的毛细血管渗漏，或通过动脉导管左到右分流引起的肺淤血都可能导致肺水肿。限制液体和使用利尿剂是防治肺水肿的常用方法。

限制液体摄入量

BPD 患儿的管理准则通常包括适当的限制液体（120-130ml / kg /day），以预防肺间质水肿。需要密切监测液体治疗以确保提供生长所需的足够热卡（75）。

利尿剂

利尿剂通过增加肺液的重吸收减轻肺水肿。支气管肺发育不良患者通常使用最多的两种利尿剂是髓袢利尿剂和噻嗪类利尿剂，两者作用于不同的肾单位。然而只有很少的随机对照试验显示噻嗪类利尿剂适用于呼吸机依赖型 BPD 患儿（133）。袢利尿剂如呋塞米，用于治疗急性肺水肿时会增加其他风险，这些风险包括听力障碍，肾小管中钙盐沉积，增加 PDA 的发生率和骨质疏松（134）。呋塞米也可用于雾化

（一次剂量为 1mg / kg），它能够短暂改善慢性肺部疾病早产儿的肺功能。然而，没有足够的证据支持长期雾化呋塞米利于改善氧合和肺功能（135）。无论使用哪种类型的利尿剂和使用哪种方法，都应防止电解质紊乱。

支气管扩张剂

BPD 患者因平滑肌肥大和气道高敏感性使气道阻力增加。β_2- 肾上腺素受体激动剂可降低气道阻力，改善通气。沙丁胺醇是新生儿最常用的支气管扩张剂。支气管扩张剂最常见的副作用是震颤、心动过速和高血压。支气管扩张剂的应用不能预防或显著降低 CLD 的死亡率（136）。与其他患者群体一样，支气管扩张剂治疗应限用于支气管痉挛的新生儿，并且只有对治疗有效时才能持续使用（123）。

病程和预后

BPD 患者的病程差异很大，预后相对不可预测。应用表面活性剂和糖皮质激素治疗的超早产儿刚刚开始成熟，故还没有时间对其呼吸系统预后进行充分的评估。而更好的护理可以改善超早产儿和极低出生体重儿生存预后这一点是显而易见的。一些 BPD 患儿表现出不同程度的阻塞性肺部疾病，并持续至青春期和成年后早期。他们在儿童期早期往往反复住院治疗，肺功能异常，需要家庭氧疗。有一些患儿肺功能异常如呼吸道高敏感性，哮喘，胸片与慢性阻塞性肺疾病（COPD）类似的肺气肿症状可持续到学龄期和青春期。

肺功能

初步肺功能结果显示，中度和重度 BPD 患儿在 2 岁内肺功能异常无改善（137）。与对照组早产儿、足月儿相比，BPD 存活儿不论任何年龄段关于反映气流的肺容量测试（用力肺活量（第一秒用力呼气容积）、用力肺活量及 25%～75% 的用力呼气量）结果均低于对照组，且存在气道阻塞和肺泡过度膨胀（64，138-141）。对比儿童期早期，8～18 岁的 BPD 受试者的 FEV1 / FVC 比例更低，提示其肺功能也可能比其他儿童恶化的更快（139）。使用肺功能测试来评估 BPD 肺功能障碍是具有挑战性的，因为这些测试旨在评估小气道异常，而 BPD 所致肺泡发育的变化在流量测量中通常不明显。Balinotti 等设计了一氧化碳扩散技术以评估肺泡体积，并且他们发现 BPD 患儿的气体扩散能力降低，但肺泡气体容积正常。这表明 1 岁时

肺泡发育仍持续受损。纵向研究表明，随着时间的推移，BPD 的幸存者直到 2 岁后才能观察到肺顺应性的改善(82)。大多数 BPD 患者在儿童期和成年早期均存在胸部 CT 异常(142,143)。这些异常包括多灶性充气过度，线性状高密度影及胸膜增厚。

 家庭氧疗

一项研究报告指出，诊断为 BPD 的早产儿中有 40% 需要家庭氧疗(144)。虽然这些患儿可能需要数月的家庭氧疗，但只有极少数持续至 2 岁以上(145,144)。家庭氧疗使新生儿更早从 NICU 出院(146)。早期出院降低了相关的护理花费。

 呼吸道恶化

支气管肺发育不良患儿出院后频繁因"病"就诊、急诊室就诊，且因呼吸道症状及感染反复住院。他们常需呼吸科专家及新生儿科专家诊治，需要吸氧，利尿剂和（或）呼吸系统药物治疗(147)。与足月儿相比，极低出生体重儿因运动引发呼吸系统症状，需要吸入药物、定期随访、住院治疗、理疗、专业治疗、技术援助及社会经济支持的情况更普遍。并且与对照组比较，支气管肺发育不良患儿呼吸道感染时需要更频繁使用抗生素(148)。

尽管现有证据表明 BPD 和哮喘具有不同的潜在病理表现，BPD 患儿常因表现出类哮喘症候群和肺功能测试示气流受限，导致被误诊为哮喘(141)。气道高反应性是另一个与早产显著相关的功能异常表现，患 BPD 的青少年约一半发生这种反应(138,149)。应用 β2 受体激动剂治疗 BPD 仅可部分逆转气流受限情况，表明这是一个稳定的重塑过程(149)。BPD 患者中气道炎症并不普遍，他们常被给予糖皮质激素吸入治疗，但没有证据支持这种做法。使用 CT 扫描，BPD和哮喘均可见气道壁增厚，而肺实质纤维化和肺结构紊乱在 BPD 患儿中更常见，却很少出现在哮喘儿童中(141)。此外，BPD 学龄儿童与同龄人比较无特异性反应(150)，而哮喘学龄儿童存在特异性反应。

特别是那些 BPD 患儿反复入院是很常见的，但仅限于在早产儿 2 岁以前(151)。一项研究中显示有 73% 的 BPD 患儿至少需要 2 次入院，27% 的患儿需要 3 次甚至更多次住院(144)。他们常常因呼吸系统问题再次住院，特别是罹患呼吸道合胞病毒细支气管炎。需要家庭氧疗的 BPD 患儿在生后 2 年内需再入院的次数增加两倍(145)。患 BPD 的学龄前儿童存在呼吸系统症状很常见。在 190 例 BPD 患者中，28% 的

患儿每周咳嗽超过 1 次，7% 患儿每周哮喘超过 1 次(144)。在学龄期和青春期，呼吸道症状反复发作且需治疗很常见。

一些影像学研究显示，在存活至年轻成年人群中肺气肿的变化可能由早期呼吸机相关性肺实质性损伤(152)或不完全的肺泡分离致终末气道扩张引起，这个特征仅来自于目前 BPD 长期患者的病理学标本(153)。

神经认知功能障碍

BPD 是预示神经系统发育不良预后的主要因素，它包括增加脑瘫和其他感觉神经、运动异常的发生率，以及幼儿期和学龄期的认知障碍(154)。严重的 BPD 与发育迟缓相关(151)。BPD 是 6 月龄左右患儿神经运动落后的主要原因，但随着时间推移，运动落后的结果可改善(155)。

经济影响

新生儿期后与 BPD 相关的慢性健康问题对家庭日常生活影响重大。与足月儿家庭相比，更多 BPD 儿童的父母认为这个孩子的健康影响了其他家庭成员的业余生活，并对家庭造成远比新生儿期更显著的负担(148)。家庭氧疗也对家庭成员生活质量产生不利影响(146)，尽管临床表现没有显著差异(144)，但它导致更高的花费，这主要指处方药和呼吸相关的护理。

与其他儿童慢性呼吸系统疾病相比，BPD 患儿的健康与社会经济地位、性别和种族/民族关联最小(147)，这意味着针对 BPD 患者的护理和医疗资源似乎分布平衡。

> 1 年后，苏珊参加新生儿重症监护病房出院后派对。她带来了女婴吉伯斯及她刚刚结束派遣返回的爸爸。女婴吉伯斯已经 8kg 了，并且相当健康。在冬季的那几个月里，她因呼吸困难在医院住了一夜，医生认为这是由轻度呼吸道高敏感性引起的，并没有给她额外的药物去治疗她的支气管肺发育不良。吉布斯的神经和运动发育延迟，但如果按矫正胎龄，她处于该发育阶段的正常范围。当你抱过她并举起她的时候，她开始爬行，并尝试把你的住院识别卡放在她的嘴巴里。苏珊对 NICU 团队在过去 10 周的住院时间里为她和她的孩子所做的一切工作表示感谢。

■ 评判性思维问题：女婴吉伯斯

1. 在吉伯斯患 BPD 早期，可以采取哪些治疗措施最大化降低其严重程度，还应该采取哪些其他有利措施？哪些因素可以诱发支气管肺发育不良？

2. 应该为她的父母提供哪些出院指导，以及还应该提供哪些必需的家庭护理支持？新生儿重症监护室工作者应该如何评估父母要求出院回家的意愿？

3. 如果早期没有无创 CPAP 辅助通气或在产房未使用肺表面活性物质，她的病程会怎样？如果给她应用糖皮质激素帮助拔管和撤机，病程会有什么不同？

● 案例分析和评判性思维问题

■ 案例 1：女婴斯托克

你是一个流动的 RT，在一家可提供二级特护的乡村医院工作，你被特护病房的责任注册护士（RN）叫去协助评估昨晚出生的晚期婴儿。女婴斯托克胎龄 33^{+2} 周。RN 叫你是因为这个孩子在过去的几个小时里间断出现氧饱和度下降，你同意去并待在那观察女婴斯托克。当你站在房间内，将她放在辐射台上，你会发现监护仪显示呼吸频率增快——每分钟 70 次，然后呼吸基线变平，同时你观察到新生儿没有胸廓运动，呼吸暂停 15 秒后监护仪开始报警，而且还有低氧饱和度的额外报警音。又过了 5 秒，斯托克的心率从 140 次 / 分降至 100 次 / 分。

● 你应该做什么？

● 你认为这是呼吸暂停吗？为什么？

● 下一个应采取的最佳处理措施是什么？

■ 案例 2：男婴瑞杰

你在一家大型地区医院的儿科重症监护室工作，接到与你医院密切配合的 IIIB 级 NICU 的转诊通知。男婴瑞杰有气管切开放置导管且依赖机械通气，他需要转诊，由儿科呼吸小组进一步评估。他是一个胎龄 25 周的非洲裔美国婴儿，现在日龄 94 天，他有 RDS 病史，并接受了 3 剂的表面活性剂治疗。他已经拔管 3 次，第一次是生后 9 天，生后 14 天因严重的呼吸暂停重新插管，生后 27 天再次拔管，在生后 46 天因可疑败血症第三次插管，生后 60 天拔管，日龄 75 天，因行腹股沟疝修复术在手术室插管至今。

● 基于转诊单提供的信息，男婴瑞杰的支气管肺发育不良处于哪种程度？

男婴瑞杰到达后，我们得到了一系列实验室检查结果。动脉血气分析（ABG）：pH 7.39，$PaCO_2$ 58mmHg，PaO_2 88mmHg，HCO_3^- 34.6mEq/L。根据血气分析他的呼吸机设置为压力控制下的压力支持，PIP 24cmH$_2$O，PEEP 6cmH$_2$O，呼吸频率为 30 次 / 分，压力支持增加 15cmH$_2$O，FiO$_2$ 0.45，Ti 0.5 秒。他的自主呼吸频率为 12～25 次 / 分。他的胸部 X 线示：透光度极不均匀，存在大面积的肺不张和肺实变。双侧呼吸音对称，双肺散在湿啰音。瑞杰到达时很烦躁、一直哭，当他最沮丧的时候，你能听到他低沉的哭声。

● 如何分析血气？

● 你对该患者呼吸情况的印象是什么？当他等待肺部评估时你会怎样处置他？

选择题

1. 下列哪一项不是早产儿呼吸暂停的特征？
   a. 一次突然中断的呼吸
   b. 持续时间超过 20 秒
   c. 并发心动过缓
   d. 并发低氧血症
   e. 只有在胎龄小于 30 周的早产儿中出现

2. 周期性呼吸和早产儿呼吸暂停的区别是什么？
   a. 周期性呼吸是一种良性的呼吸模式，早产儿呼吸暂停是一种显著的呼吸障碍。
   b. 周期性呼吸与 $PaCO_2$ 升高有关，PaO_2 无变化；早产儿呼吸暂停与 PaO_2 降低有关，$PaCO_2$ 无变化。
   c. 周期性呼吸只发生在足月儿中，早产儿呼吸暂

停发生在胎龄 37 周以前出生的早产儿中。
   d. 周期性呼吸类似于胎儿的呼吸，早产儿呼吸暂停类似于潮式呼吸。

3. 你收到来自胎龄 33 周出生且未吸氧患儿呼吸暂停的报警，当你到床旁时，她的心率为 90 次 / 分，SpO$_2$ 为 79%，你首先应做什么？
   a. 观察，直至心率小于 60 次 / 分
   b. 通知医生和护士到床旁
   c. 触觉刺激
   d. 开始持续正压通气

4. 你的病人恢复呼吸，你在病历上记录并且标明在此前的 4 小时出现 5 次呼吸暂停伴心动过缓和低

选择题(续)

氧血症,你嘱咐护士执行医嘱,护士告诉你患儿计划明天回家,你对患儿的担心是什么?

  I. 她可能会有早产儿呼吸暂停

  II. 她出院时需要携带家庭心肺监护仪

  III. 她可能有败血症

  IV. 应该给她使用咖啡因

  V. 她明天不应该出院

  a. I, III, IV, V

  b. I, II, IV

  c. I, V

  d. III, V

5. 根据 1967 年所描述的,新支气管肺发育不良区别于旧支气管肺发育不良的特征是什么?

  a. 明确的肺泡发育不全

  b. 肺泡毛细血管膜功能障碍

  c. 肺损伤时典型的肺泡肺气肿改变

  d. 存在气道损伤

6. 你正在照顾一个胎龄 24^{+3} 周的男婴,他现在矫正胎龄 36 周。在生后最初的 35 天里,他接受插管氧疗,他现在接受 nCPAP 无创辅助通气(PEEP $7cmH_2O$,FiO_2 0.28),请为他的支气管肺发育不良严重程度分级

  a. 轻度

  b. 中度

  c. 重度

  d. 他没有患支气管肺发育不良

7. 下列哪个病人应该接受糖皮质激素治疗?

  a. 胎龄 26 周的新生儿,日龄 3 天,正在接受 SIMV 辅助通气。

  b. 胎龄 34 周的新生儿,日龄 14 天,正在接受 NCPAP 辅助通气,FiO_2 0.40。

  c. 胎龄 24 周的新生儿,日龄 28 天,正在接受 SIMV 辅助通气。

  d. 胎龄 27 周的新生儿,日龄 5 天,正在接受 NCPAP 辅助通气。

8. 当护理超早产儿时,应该避免下列哪一项呼吸护理措施,最大程度的降低严重支气管肺发育不良的风险?

  a. 尽可能使用最低的 FiO_2 实现合适的氧合。

  b. 使用低水平呼气末正压防止肺泡过度膨胀和肺泡损伤。

  c. 尝试调节目标潮气量至 4~7ml/kg 以防止过度通气。

  d. 使用肺表面活性物质替代治疗。

  e. 避免有创机械通气,使用无创鼻导管持续正压通气。

9. 下列哪一项是已确定的可以降低支气管肺发育不良风险的药物治疗方法?

  a. 糖皮质激素

  b. 肥大细胞稳定剂

  c. 肌醇

  d. 吸入性 NO

(徐　娜　赵　璞　译)

参考文献

1. Daily WJ, Klaus M, Meyer HB. Apnea in premature infants: monitoring, incidence, heart rate changes, and an effect of environmental temperature. *Pediatrics*. 1969;43 (4):510-518.
2. Eichenwald EC, Aina A, Stark AR. Apnea frequently persists beyond term gestation in infants delivered at 24 to 28 weeks. *Pediatrics*. 1997;100(3, pt 1):354-359.
3. Hoffman HJ, Damus K, Hillman L, et al. Risk factors for SIDS: results of the National Institute of Child Health and Human Development SIDS Cooperative Epidemiological Study. *Ann N Y Acad Sci*. 1988;533:13-30.
4. Barrington K, Finer N. The natural history of the appearance of apnea of prematurity. *Pediatr Res*. 1991;29(4, pt 1): 372-375.
5. Martin RJ, Abu-Shaweesh JM, Baird TM. Apnoea of prematurity. *Paediatr Respir Rev*. 2004;5(5, suppl A):S377-S382.
6. Gauda EB, McLemore GL, Tolosa J, et al. Maturation of peripheral arterial chemoreceptors in relation to neonatal apnoea. *Semin Neonatol*. 2004;9(3):181-194.
7. Zhao J, Gonzalez F, Mu D. Apnea of prematurity: from cause to treatment. *Eur J Pediatr*. 2011;170(9):1097-1105.
8. Atkinson E, Fenton AC. Management of apnoea and bradycardia in neonates. *Paediatr Child Health*. 2009;19(12): 550-554.
9. Edwards BA, Sands SA, Berger PJ. Postnatal maturation of breathing stability and loop gain: the role of carotid chemoreceptor development [published online ahead of print June 13, 2012]. *Respir Physiol Neurobiol*. doi.org/ 10.1016/j.resp.2012.06.003.
10. Aizad T, Bodani J, Cates D, et al. Effect of a single breath of 100% oxygen on respiration in neonates during sleep. *J Appl Physiol*. 1984;57(5):1531-1535.
11. Cross KW, Oppe TE. The effect of inhalation of high and low concentrations of oxygen on the respiration of the premature infant. *J Physiol*. 1952;117(1):38-55.
12. Krauss AN, Tori CA, Brown J, et al. Oxygen chemoreceptors in low birth weight infants. *Pediatr Res*. 1973;7:569-574.
13. Rigatto H, Brady JP, de la Torre Verduzco R. Chemoreceptor reflexes in preterm infants, I: the effect of gestational and postnatal age on the ventilatory response to inhalation of 100% and 15% oxygen. *Pediatrics*. 1975;55(5):604-613.

14. Kutbi I, Al-Matary A, Kwiatkowski K, et al. Increased peripheral chemoreceptor contribution to respiration early in life: a major destabilizing factor in the control of breathing [abstract]. *Pediatr Res*. 2003;53:436A-437A.

15. Daly MD, Angell-James JE, Elsner R. Role of carotid-body chemoreceptors and their reflex interactions in bradycardia and cardiac arrest. *Lancet*. 1979;1:764-767.

16. Bayley G, Walker I. Special considerations in the premature and ex-premature infant. *Anaesth Intensive Care Med*. 2007;9(3):89-92.

17. Macfarlane PM, Ribeiro AP, Martin RJ. Carotid chemoreceptor development and neonatal apnea [published online ahead of print July 25, 2012]. *Respir Physiol Neurobiol*. doi.org/10.1016/j.resp.2012.07.017.

18. Moriette G, Lescure S, El Ayoubi M, et al. Apnea of prematurity: what's new? *Arch Pediatr*. 2010;17(2): 186-190.

19. Finer NN, Higgins R, Kattwinkel J, Martin RJ. Summary proceedings from the apnea-of-prematurity group. *Pediatr*. 2006;117:S47.

20. Ramanathan R, Corwin MJ, Hunt CE, et al. Cardiorespiratory events recorded on home monitors: comparison of healthy infants with those at increased risk for SIDS. *JAMA*. 2001;285(17):2199-2207.

21. Poets CF. Apnea of prematurity: what can observational studies tell us about pathophysiology? *Sleep Med*. 2010;11 (7):701-707.

22. Monasterio V, Burgess F, Clifford GD. Robust classification of neonatal apnoea-related desaturations. *Physiol Meas*. 2012;33(9):1503-1516.

23. Sale SM. Neonatal apnoea. *Best Pract Res Clin Anaesthesiol*. 2010;24(3):323-336.

24. Dunwiddie TV, Masino SA. The role and regulation of adenosine in the central nervous system. *Ann Rev Neurosci*. 2001;24:31-55.

25. Gardenhire DS. *Rau's Respiratory Care Pharmacology*. St. Louis: Mosby-Elsevier; 2008.

26. Shannon DC, Gotay F, Stein IM, et al. Prevention of apnea and bradycardia in low-birthweight infants. *Pediatrics*. 1975; 55(5):589-594.

27. Spitzer AR. Evidence-based methylxanthine use in the NICU. *Clin Perinatol*. 2012;39(1):137-148.

28. Aranda JV, Gorman W, Bergsteinsson H, et al. Efficacy of caffeine in treatment of apnea in the low-birth-weight infant. *J Pediatr*. 1977;90:467-472.

29. Center for Drug Evaluation and Research. Application Number 20-793. Caffeine citrate [approval letter]. Rockville, MD: Food and Drug Administration; September 21, 1999. http://www.accessdata.fda.gov/drugsatfda_docs/nda/99/ 020793_000_Cafcit_AP.pdf. Accessed October 2, 2012.

30. Schmidt B, Roberts RS, Davis P, et al. Caffeine therapy for apnea of prematurity. *N Engl J Med*. 2006;354(20): 2112-2121.

31. Osborn DA, Henderson-Smart DJ. Kinesthetic stimulation versus methylxanthine for apnea in preterm infants. *Cochrane Database System Rev*. 1998;2:CD000502.

32. Henderson-Smart DJ, Steer PA. Doxapram treatment for apnea in preterm infants. *Cochrane Database System Rev*. 2004;4:CD000074.

33. Custer JW, Rau RE, eds. *The Harriet Lane Handbook*. Philadelphia, PA: Mosby Elsevier; 2009:Box 4-3.

34. Pearlman SA, Duran C, Wood MA, et al. Caffeine pharmacokinetics in preterm infants older than 2 weeks. *Dev Pharmacol Ther*. 1989;12(2):65-69.

35. Ahn HW, Shin WG, Park KJ, et al. Pharmacokinetics of theophylline and caffeine after intravenous administration of aminophylline to premature infants in Korea. *Res Commun Mol Pathol Pharmacol*. 1999;105(1-2):105-113.

36. Charles BG, Townsend SR, Steer PA, et al. Caffeine citrate treatment for extremely premature infants with apnea: population pharmacokinetics, absolute bioavailability, and implications for therapeutic drug monitoring. *Ther Drug Monit*. 2008;30(6):709-716.

37. Davis JM, Stefano JL, Bhutani VK, et al. Changes in pulmonary mechanics following caffeine administration in infants with BPD. *Pediatr Pulmonol*. 1989;6(1):49-52.

38. Zagol K, Lake DE, Vergales B, et al. Anemia, apnea of prematurity, and blood transfusions. *J Pediatr*. 2012; 161(3):417-421.

39. Walsh M, Engle W, Laptook A, et al.; National Institute of Child Health and Human Development Neonatal Research Network. Oxygen delivery through nasal cannulae to preterm infants: can practice be improved? *Pediatrics*. 2005;116(4):857-861.

40. American Association for Respiratory Care. AARC Clinical Practice Guideline: Application of Continuous Positive Airway Pressure to Neonates via Nasal Prongs, Nasopharyngeal Tube, or Nasal Mask—2004 revision & update. *Respir Care*. 2004;49(9):1100-1108.

41. Diblasi RM. Nasal continuous positive airway pressure for the respiratory care of the newborn. *Respir Care*. 2009;54(9): 1209-1235.

42. Pantalitschka T, Sievers J, Urschitz MS, et al. Randomised crossover trial of four nasal respiratory support systems for apnoea of prematurity in very low birthweight infants. *Arch Dis Child Fetal Neonatal Ed*. 2009;94(4):F245-F248.

43. Lemyre B, Davis PG, De Paoli AG, et al. Nasal intermittent positive pressure ventilation (NIPPV) versus nasal continuous positive airway pressure (NCPAP) for apnea of prematurity. *Cochrane Database System Rev*. 2002;1: CD002272.

44. Bredemeyer SL, Foster JP. Body positioning for spontaneously breathing preterm infants with apnoea. *Cochrane Database System Rev*. 2012;6:CD004951.

45. Bauschatz AS, Kaufmann CM, Haensse D, et al. A preliminary report of nursing in the three-stair-position to prevent apnoea of prematurity. *Acta Paediatr*. 2008;97(12): 1743-1745.

46. Reher C, Kuny KD, Pantalitschka T, et al. Randomised crossover trial of different postural interventions on bradycardia and intermittent hypoxia in preterm infants. *Arch Dis Child Fetal Neonatal Ed*. 2008;93(4):289-291.

47. Sher TR. Effect of nursing in the head elevated tilt position (15 degrees) on the incidence of bradycardic and hypoxemic episodes in preterm infants. *Pediatr Phys Ther*. 2002;14(2): 112-113.

48. Osborn DA, Henderson-Smart DJ. Kinesthetic stimulation for treating apnea in preterm infants. *Cochrane Database System Rev*. 1999;1:CD000499.

49. Baird TM. Clinical correlates, natural history and outcome of neonatal apnoea. *Semin Neonatol*. 2004;9(3):205-211.

50. Cheung PY, Barrington KJ, Finer NN, et al. Early childhood neurodevelopment in very low birth weight infants with predischarge apnea. *Pediatr Pulmonol*. 1999;27(1): 14-20.

51. Ramanathan R, Corwin MJ, Hunt CE, et al.; Collaborative Home Infant Monitoring Evaluation [CHIME] Study Group. Cardiorespiratory events recorded on home monitors: comparison of healthy infants with those at increased risk for SIDS. *JAMA*. 2001;285(17):2199-2207.

52. Pilcher G, Urlesberger B, Muller W. Impact of bradycardia on cerebral oxygenation and cerebral blood volume during apnoea in preterm infants. *Physiol Meas*. 2003;24(3):671-680.

53. Koons AH, Mojica N, Jadeja N, et al. Neurodevelopmental outcome of infants with apnea of infancy. *Am J Perinatol*. 1993;10(3):208-211.

54. Janvier A, Khairy M, Kokkotis A, et al. Apnea is associated with neurodevelopmental impairment in very low birth

weight infants. *J Perinatol*. 2004;24(12):763-768.

55. Sreenan C, Etches PC, Demianczuk N, et al. Isolated mental developmental delay in very low birth weight infants: association with prolonged doxapram therapy for apnea. *J Pediatr*. 2001;139(6):832-837.

56. Schmidt B, Anderson PJ, Doyle LW, et al. Survival without disability to age 5 after neonatal caffeine therapy for apnea of prematurity. *JAMA*. 2012;307(3):275-282.

57. Allen J, Zwerdling R, Ehrenkranz R, et al. Statement on the care of the child with chronic lung disease of infancy and childhood. *Am J Respir Crit Care Med*. 2003;168(3): 356-396.

58. Northway WH, Rosan RC, Porter DY. Pulmonary disease following respiratory therapy of hyaline-membrane disease: bronchopulmonary dysplasia. *N Engl J Med*. 1967;276(7): 357-368.

59. Nickerson BG. Bronchopulmonary dysplasia. Chronic pulmonary disease following neonatal respiratory failure. *Chest*. 1985;87(4);528-535.

60. Stroustrup A, Trasande L. Epidemiological characteristics and resource use in neonates with bronchopulmonary dysplasia. *Pediatrics*. 2010;126(2):e291-e297.

61. Bland RD. Neonatal chronic lung disease in the post-surfactant era. *Biol Neonate*. 2005;88(3):181-191.

62. Jobe AH, Bancalari E. Bronchopulmonary dysplasia. *Am J Respir Crit Care Med*. 2001;163(7):1723-1729.

63. Ehrenkranz RA, Walsh MC, Vohr BR, et al. Validation of the National Institutes of Health consensus definition of bronchopulmonary dysplasia. *Pediatrics*. 2005;116(6): 1353-1360.

64. Baraldi E, Filippone M. Chronic lung disease after premature birth. *N Engl J Med*. 2007;357:1946-1955.

65. Walsh MC, Szefler S, Davis J, et al. Summary proceedings from the Bronchopulmonary Dysplasia Group. *Pediatrics*. 2006;117(3, pt 2):S52-S56.

66. Pfister RH, Goldsmith JP. Quality improvement in respiratory care: decreasing bronchopulmonary dysplasia. *Clin Perinatol*. 2010;37(1):273-293.

67. Demirel N, Bas AY, Zenciroglu A. Bronchopulmonary dysplasia in very low birth weight infants. *Indian J Pediatr*. 2009;76(7):695-698.

68. Stoll BJ, Hansen NI, Bell EF, et al. Neonatal outcomes of extremely preterm infants from the NICHD Neonatal Research Network. *Pediatrics*. 2010;126(3):443-456.

69. Lopez ES, Rodriguez EM, Navarro CR, et al. Initial respiratory management in preterm infants and bronchopulmonary dysplasia. *Clinics (Sao Paulo)*. 2011;66(5):823-827.

70. Subramanian S, El-Mohandes A, Dhanireddy R, et al. Association of bronchopulmonary dysplasia and hypercapnia in ventilated infants with birth weights of 500-1,499 g. *Matern Child Health J*. 2011;15(suppl 1):S17-S26.

71. Chess PR, D'Angio CT, Pryhuber GS, et al. Pathogenesis of bronchopulmonary dysplasia. *Semin Perinatol*. 2006; 30(4):171-178.

72. Valieva OA, Strandjord TP, Mayock DE, et al. Effects of transfusions in extremely low birth weight infants: a retrospective study. *J Pediatr*. 2009;155(3):331-337.e1.

73. Lacaze-Masmonteil L, Hartling Y, Liang C, et al. A systematic review and meta-analysis of studies evaluating chorioamnionitis as a risk factor for bronchopulmonary dysplasia in preterm infants. *Paediatr Child Health*. 2007; 12(suppl A).

74. Gien J, Kinsella JP. Pathogenesis and treatment of bronchopulmonary dysplasia. *Curr Opin Pediatr*. 2011;23(3): 305-313.

75. Eichenwald EC, Stark AR. Management of bronchopulmonary dysplasia. *Paediatr Child Health*. 2009;19(12): 559-564.

76. Kim D, Kim H, Choi CW, et al. Risk factors for pulmonary

77. Taghizadeh A, Reynolds EO. Pathogenesis of bronchopulmonary dysplasia following hyaline membrane disease. *Am J Pathol*. 1976;82(2):241-264.

78. Moylan RMB, Walker A, Dramer SS, et al. Alveolar rupture as an independent predictor of bronchopulmonary dysplasia. *Crit Care Med*. 1978;6(1):10-13.

79. Gay JH, Daily WJR, Meyer BHP. Ligation of the patent ductus arteriosus in premature infants: report of 45 cases. *J Pediatr Surg*. 1973;8(5):677-683.

80. Brown ER, Stark A, Sosenko I, et al. Bronchopulmonary dysplasia: possible relationship to pulmonary edema. *J Pediatr*. 1978;92(6):982-984.

81. Coalson JJ. Pathology of new bronchopulmonary dysplasia. *Semin Neonatol*. 2003;8(1):73-81. 82. Balinotti JE, Chakr VC, Tiller C, et al. Growth of lung parenchyma in infants and toddlers with chronic lung disease of infancy. *Am J Respir Crit Care Med*. 2010;181(10):1093-1097.

83. Kramer BW, Kallapur S, Newnham J, et al. Prenatal inflammation and lung development. *Semin Fetal Neonatal Med*. 2009;14(1):2-7.

84. De Paepe ME, Mao Q, Powell J, et al. Growth of pulmonary microvasculature in ventilated preterm infants. *Am J Respir Crit Care Med*. 2006;173(2):204-211.

85. Hussain AN, Siddiqui NH, Stocker JT. Pathology of arrested acinar development in postsurfactant bronchopulmonary dysplasia. *Hum Pathol*. 1998;29(7):710-717.

86. Hislop AA, Wigglesworth JS, Desai R, et al. The effects of preterm delivery and mechanical ventilation on human lung growth. *Early Hum Dev*. 1987;15(3):147-164.

87. Coalson JJ, Winter VT, Siler-Khodr T, et al. Neonatal chronic lung disease in extremely immature baboons. *Am J Respir Crit Care Med*. 1999;160(4):1333-1346.

88. Mokres LM, Parai K, Hilgendorff A, et al. Prolonged mechanical ventilation with air induces apoptosis and causes failure of alveolar septation and angiogenesis in lungs of newborn mice. *Am J Physiol Lung Cell Mol Physiol*. 2010;298(1):L23-L35.

89. Warner BB, Stuart LA, Papes RA, et al. Functional and pathological effects of prolonged hyperoxia in neonatal mice. *Am J Physiol*. 1998;275(1, pt 1):L110-L117.

90. Thebaud B, Abman SH. Bronchopulmonary dysplasia: where have all the vessels gone? Roles of angiogenic growth factors in chronic lung disease. *Am J Respir Crit Care Med*. 2007;175(10):978-985.

91. Laughon M, Allred EN, Bose C, et al. Patterns of respiratory disease during the first 2 postnatal weeks in extremely premature infants. *Pediatrics*. 2009;123(4): 1124-1131.

92. Kaempf JW, Campbell B, Brown A, et al. PCO$_2$ and room air saturation values in premature infants at risk for bronchopulmonary dysplasia. *J Perinatol*. 2008; 28(1):48-54.

93. Philip AGS. Chronic lung disease of prematurity: A short history. *Semin Fetal Neonatal Med*. 2009;14(6):333-338.

94. Stevens TP, Blennow M, Soll RF, et al. Early surfactant administration with brief ventilation vs. selective surfactant and continued mechanical ventilation for preterm infants with or at risk for respiratory distress syndrome (review). *The Cochrane Library*. 2008;3:1-34.

95. Stevens TP, Harrington EW, Blennow M, et al. Early surfactant administration with brief ventilation vs. selective surfactant and continued mechanical ventilation for preterm infants with or at risk for respiratory distress syndrome. *Cochrane Database Syst Rev*. 2007;4:CD003063.

96. Donn SM, Dalton J. Surfactant replacement therapy in the neonate: beyond respiratory distress syndrome.

Respir Care. 2009;54(9):1203-1208.

97. Dumpa V, Northrup V, Bhandari V. Type and timing of ventilation in the first postnatal week is associated with bronchopulmonary dysplasia/death. *Am J Perinatol.* 2011;28(4):321-330.

98. Kulkarni A, Ehrenkranz RA, Bhandari V. Effect of introduction of synchronized nasal intermittent positive-pressure ventilation in a neonatal intensive care unit on bronchopulmonary dysplasia and growth in preterm infants. *Am J Perinatol.* 2006;23(4):233-240.

99. Wheeler K, Klingenberg C, McCallion N, et al. Volume-targeted versus pressure-limited ventilation in the neonate (review). *The Cochrane Library.* 2011;6:1-86.

100. van Kaam A. Lung-protective ventilation in neonatology. *Neonatology.* 2011;99(4):338-341.

101. Thome UH, Carlo WA. Permissive hypercapnia. *Semin Neonatol.* 2002;7(5):409-419.

102. Kugelman A, Durand M. A comprehensive approach to the prevention of bronchopulmonary dysplasia. *Pediatr Pulmonol.* 2011;46(12):1153-1165.

103. Kaiser JR, Gauss CH, Pont MM, et al. Hypercapnia during the first 3 days of life is associated with severe intraventricular hemorrhage in very low birth weight infants. *J Perinatol.* 2006;26(5):279-285.

104. Birenbaum HF, Dentry A, Cirelli J, et al. Reduction in the incidence of chronic lung disease in very low birth weight infants: results of a quality improvement process in a tertiary neonatal intensive care unit. *Pediatrics.* 2009;123(1):44-50.

105. Yoder MC, Chua R, Tepper R. Effect of dexamethasone on pulmonary inflammation and pulmonary function of ventilator-dependent infants with bronchopulmonary dysplasia. *Am Rev Respir Dis.* 1991;143(5, pt 1): 1044-1048.

106. Garland JS, Alex CP, Pauly TH, et al. A three-day course of dexamethasone therapy to prevent chronic lung disease in ventilated neonates: a randomized trial. *Pediatrics.* 1999;104(1, pt1):91-99.

107. Mammel MC, Green TP, Johnson DE, et al. Controlled trial of dexamethasone therapy in infants with bronchopulmonary dysplasia. *Lancet.* 1983;1(8338):1356-1358.

108. Avery GB, Fletcher AB, Kaplan M, et al. Controlled trial of dexamethasone in respirator-dependent infants with bronchopulmonary dysplasia. *Pediatrics.* 1985; 75(1):106-111.

109. Cummings JJ, D'Eugenio DB, Gross SJ. A controlled trial of dexamethasone in preterm infants at high risk for bronchopulmonary dysplasia. *N Engl J Med.* 1989; 320(23):1505-1510.

110. Stark AR. Risks and benefits of post-natal corticosteroids. *NeoReviews.* 2005;6(2):e99e103.

111. Shah VS, Ohlsson A, Halliday HL, et al. Early administration of inhaled corticosteroids for preventing chronic lung disease in ventilated very low birth weight preterm neonates. *Cochrane Database of System Rev.* 2007;4: CD001969.

112. Halliday HL, Ehrenkranz RA, Doyle LW. Early (< 8 days) postnatal corticosteroids for preventing chronic lung disease in preterm infants. *Cochrane Database System Rev.* 2009;1:CD001146.

113. Watterberg KL; Committee on Fetus and Newborn. Postnatal corticosteroids to prevent or treat bronchopulmonary dysplasia. *Pediatrics.* 2010;126(4):800-808.

114. Onland W, Offringa M, van Kaam A. Late (> 7 days) inhalation corticosteroids to reduce bronchopulmonary dysplasia in preterm infants. *Cochrane Database System Rev.* 2012;4:CD002311.

115. Rademaker KJ, Uiterwaal CS, Groenendaal F, et al. Neonatal hydrocortisone treatment: neurodevelopmental outcome and MRI at school age in preterm-born children. *J Pediatr.* 2007;150(4):351-357.

116. Shah SS, Ohlsson A, Halliday HL, et al. Inhaled versus systemic corticosteroids for preventing chronic lung disease in ventilated very low birth weight preterm neonates. *Cochrane Database System Rev.* 2003;1:CD002058.

117. Shah SS, Ohlsson A, Halliday HL, et al. Inhaled versus systemic corticosteroids for the treatment of chronic lung disease in ventilated very low birth weight preterm infants. *Cochrane Database System Rev.* 2007;4:CD002057.

118. Viscardi RM, Adeniyi-Jones SC. Retrospective study of the effectiveness of cromolyn sodium in bronchopulmonary dysplasia. *Neonatal Intensive Care.* 1994;7: 18-20.

119. Ng G, Ohlsson A. Cromolyn sodium for the prevention of chronic lung disease in preterm infants. *Cochrane Database System Rev.* 2001;1:CD003059.

120. Darlow BA, Graham PJ. Vitamin A supplementation to prevent mortality and short- and long-term morbidity in very low birthweight infants. *Cochrane Database Syst Rev.* 2007;4:CD000501.

121. Hallman M, Bry K, Hoppu K, et al. Inositol supplementation in premature infants with respiratory distress syndrome. *N Engl J Med.* 1992;326:1233-1239.

122. Howlett A, Ohlsson A, Plakkal N. Inositol for respiratory distress syndrome in preterm infants. *Cochrane Database System Rev.* 2012;3:CD000366.306.

123. Baveja R, Christou H. Pharmacological strategies in the prevention and management of bronchopulmonary dysplasia. *Semin Perinatol.* 2006;30(4):209-218.

124. Suresh G, Davis JM, Soll R. Superoxide dismutase for preventing chronic lung disease in mechanically ventilated preterm infants. *Cochrane Database System Rev.* 2001;1:CD001968.

125. Van Meurs KP, Wright LL, Ehrenkranz RA, et al. Inhaled nitric oxide for premature infants with severe respiratory failure. *N Engl J Med.* 2005;353(1):13-22.

126. Kinsella JP, Cutter GR, Walsh WF, et al. Early inhaled nitric oxide therapy in premature newborns with respiratory failure. *N Engl J Med.* 2006;355(4):354-364.

127. Su PH, Chen JY. Inhaled nitric oxide in the management of preterm infants with severe respiratory failure. *J Perinatol.* 2008;28(2):112-116.

128. Ballard RA, Truog WE, Cnaan A, et al. Inhaled nitric oxide in preterm infants undergoing mechanical ventilation. *N Engl J Med.* 2006;355(4):343-353.

129. Hibbs AM, Walsh MC, Martin RJ, et al. One-year respiratory outcomes of preterm infants enrolled in the Nitric Oxide (to prevent) Chronic Lung Disease trial. *J Pediatr.* 2008;153(4):525-529.

130. Walsh MC, Hibbs AM, Martin CR, et al. Two-year neurodevelopmental outcomes of ventilated premature infants treated with inhaled nitric oxide. *J Pediatr.* 2010; 156(4):556-561.

131. Barrington KJ, Finer N. Inhaled nitric oxide for respiratory failure in preterm infants. *Cochrane Database System Rev.* 2010;12:CD000509.

132. Donohue PK, Gilmore MM, Cristofalo E, et al. Inhaled nitric oxide in preterm infants: a systematic review. *Pediatrics.* 2011;127(2):e414-e422.

133. Stewart A, Brion LP, Ambrosio-Perez I. Diuretics acting on the distal renal tubule for preterm infants with (or developing) chronic lung disease. *Cochrane Database System Rev.* 2011;9:CD001817.

134. Stewart A, Brion LP. Intravenous or enteral loop diuretics for preterm infants with (or developing) chronic lung disease. *Cochrane Database System Rev.* 2011;9: CD001453.

135. Brion LP, Primhak RA, Yong W. Aerosolized diuretics

for preterm infants with (or developing) chronic lung disease. *Cochrane Database System Rev*. 2006;3:CD001694.

136. Ng G, da Silva O, Ohlsson A. Bronchodilators for the prevention and treatment of chronic lung disease in preterm infants. *Cochrane Database System Rev*. 2001;2: CD003214.

137. Fakhoury KF, Sellers C, Smith EO, et al. Serial measurements of lung function in a cohort of young children with bronchopulmonary dysplasia. *Pediatrics*. 2010;125: e1441-e1447.

138. Northway WH Jr, Moss RB, Carlisle KB, et al. Late pulmonary sequelae of bronchopulmonary dysplasia. *N Engl J Med*. 1990;323:1793-1799.

139. Doyle LW, Faber B, Callanan C, et al. Bronchopulmonary dysplasia in very low birth weight subjects and lung function in late adolescence. *Pediatrics*. 2006;118; 108-113.

140. Filippone M, Bonetto G, Cherubin E, et al. Childhood course of lung function in survivors of bronchopulmonary dysplasia. *JAMA*. 2009;302(13):1418-1420.

141. Baraldi E, Filippone M, Trevisanuto D, et al. Pulmonary function until two years of life in infants with bronchopulmonary dysplasia. *Am J Respir Crit Care Med*. 1997;155(1):149-155.

142. Oppenheim C, Mamou-Mani T, Sayegh N, et al. Bronchopulmonary dysplasia: value of CT in identifying pulmonary sequelae. *AJR Am J Roentgenol*. 1994;163(1): 169-172.

143. Aukland SM, Rosedahl K, Owens CM, et al. Neonatal bronchopulmonary dysplasia predicts abnormal pulmonary HRCT scans in long-term survivors of extreme preterm birth. *Thorax*. 2009;64(5):405-410.

144. Greenough A, Alexander J, Boorman J, et al. Respiratory morbidity, healthcare utilisation and cost of care at school age related to home oxygen status. *Eur J Pediatr*. 2011;170(8):969-975.

145. Ali K, Greenough A. Long-term respiratory outcome of babies born prematurely. *Ther Adv Respir Dis*. 2012; 6(2):115-120.

146. Mclean A, Townsend A, Clark J, et al. Quality of life of mothers and families caring for preterm infants requiring home oxygen therapy: a brief report. *J Paediatr Child Health*. 2000;36(5):440-444.

147. Collaco JM, Choi SJ, Riekert KA, et al. Socio-economic factors and outcomes in chronic lung disease of prematurity. *Pediatr Pulmonol*. 2011;46(7):709-716.

148. Korhonen P, Koivisto AM, Ikonen S, et al. Very low birthweight, bronchopulmonary dysplasia and health in early childhood. *Acta Pædiatr*. 1999;88(12):1385-1391.

149. Halvorsen T, Skadberg BT, Eide GE, et al. Pulmonary outcome in adolescents of extreme preterm birth: a regional cohort study. *Acta Paediatr*. 2004;93(10): 1294-1300.

150. Guimaraes H, Rocha G, Pissarra S, et al. Respiratory outcomes and atopy in school-age children who were preterm at birth, with and without bronchopulmonary dysplasia. *Clinics (Sao Paulo)*. 2011;66(3):425-430.

151. Landry JS, Chan T, Lands L, et al. Long-term impact of bronchopulmonary dysplasia on pulmonary function. *Can Respir J*. 2011;18(5):265-270.

152. Wong PM, Lees AN, Louw J, et al. Emphysema in young adult survivors of moderate-to-severe bronchopulmonary dysplasia. *Eur Respir J*. 2008;32(2):321-328.

153. Cutz E, Chiasson D. Chronic lung disease after premature birth. *N Engl J Med*. 2008;358:743-745.

154. Kobaly K, Schluchter M, Minich N, et al. Outcomes of extremely low birth weight (<1 kg) and extremely low gestational age (<28 weeks) infants with bronchopulmonary dysplasia: effects of practice changes in 2000 to 2003. *Pediatrics*. 2008;121(1):73-81.

155. Karagianni P, Tsakalidis C, Kyriakidou M, et al. Neuromotor outcomes in infants with bronchopulmonary dysplasia. *Pediatr Neurol*. 2011;44(1):40-46.

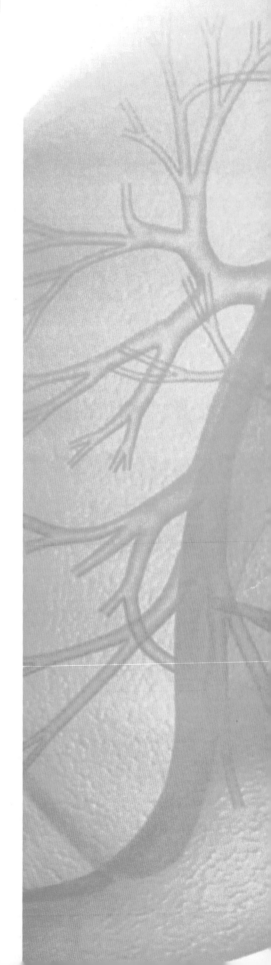

第 6 章
足月儿疾病

莎拉•雅恩•莫拉, MD

魏博拉•普利斯•道格拉斯, PhD, CRNP, IBCLC

朱莉安娜•S•佩雷塔, MSEd, RRT-NPS, CHSE

莎伦•波林, BS, RRT

盖里•奥尔登伯, RRT-NPS

关键术语

活化凝血时间(ACT)

羊膜腔内灌注

球瓣梗阻

心脏扩大

化学性肺炎

拔管

体外循环生命支持(ECLS)

体外膜肺氧合(ECMO)

体外膜肺氧合泵

体外膜肺氧合(ECMO)加热器

适应不良

畸形

胎粪

胎粪吸入综合征(MAS)

胎粪吸引器

高铁血红蛋白(MetHb)

一氧化氮

无活力

氧合指数(OI)

氧合器

部分阻塞

新生儿持续性肺动脉高压
(PPHN)

动脉导管后的血氧饱和度

动脉导管前的血氧饱和度

肺动脉高压危象

Starling 力

完全阻塞

新生儿暂时性呼吸急促(TTN)

发育不全

静脉 - 动脉 ECMO

静脉 - 静脉 ECMO

本章目标

通过本章的学习,你将能够:

1. 描述在出生时导致胎儿循环转变为成人循环失败的机制

2. 评估持续性肺动脉高压(PPHN)患儿氧合情况并推荐纠正低氧血症的措施

3. 提出降低严重 PPHN 患儿肺血管阻力(PVR)的治疗方法

4. 评估吸入一氧化氮(iNO)治疗的疗效,并提出必要的改善

5. 确定低氧性呼吸衰竭患者是否应该插管并给予体外生命支持(ECLS)

6. 说出接受 ECLS 的病人给予呼吸机支持的必要性

7. 列出 5 条与羊水胎粪污染(MSAF)危险性增加和随后发生的胎粪吸入综合征(MAS)有关的危险因素

8. 描述针对 MSAF 患儿产房的处理需要有哪些变化?

9. 详细说明 MSAF 对患者影响的最常见症状与体征

10. 为 MAS 患儿制定呼吸支持的方案

11. 识别分娩时影响胎肺液体吸收的常见原因

┃┃ 男婴波特

你上夜班时收到一份病历,患儿系足月男婴波特,出生体重 3.5kg。12 小时前在乡村医院由于发绀、心动过速、低氧血症、呻吟和呼吸凹陷,收到你所在的三级 D 类新生儿重症监护室(NICU)。给予患儿经鼻持续正压通气(NCPAP),压力为 5cmH₂O,脐动脉血气分析(ABG)结果:pH 7.35,二氧化碳分压(PaCO₂)42mmHg,HCO₃ 22.9mEq/L,氧分压(PaO₂)50mmHg,在吸氧浓度分数(FiO₂)0.90 时,血氧饱和度(SpO₂)为 89%。

大多数胎儿能过渡到宫外独立生存不发生并发症,一些(10%)新生儿需要一些协助。足月新生儿(38~42 孕周)在产房时几乎不需要复苏措施,因为他们与早产儿相比发生并发症的危险更低。那些确实需要的,尤其是需要特殊护理的,通常在出生前已被诊断为先天性畸形,详见第 9~12 章。足月儿与先天性畸形无关的住院原因,通常是患儿存在一些不同程度的呼吸窘迫,需要密切监护或干预。这种呼吸窘迫通常是由于胎儿的心肺功能向宫内外生理性转换时失败所造成的,其中最严重的是持续性肺动脉高压(PPNH),最为熟知的原因是胎粪吸入综合征(MAS)。次之严重的呼吸窘迫为新生儿暂时性呼吸急促(TTN),这些疾病很难预知和预防,而且患儿的严重程度有差异。负责这些患儿的呼吸治疗师(RT)协助患儿维持氧合与通气,使有害刺激最小化并且经常评估和调整以预防低氧性呼吸衰竭。

新生儿持续性肺动脉高压

新生儿持续性肺动脉高压(PPHN)是一种综合征,即正常时在宫内一般比较高的肺血管阻力(PVR),当出生时未能正常下降所引起肺动脉高压和严重的低氧血症。最早用于描述该综合征专业术语是持续胎儿循环,它准确地描述了 PPHN 的病因,但没能准确描述疾病的病理生理学改变。它通常发生在患儿出生时或生后不久,以没能建立足够的肺和全身的氧合为特征。如果不给予治疗,就会导致严重地心功能衰竭,多器官功能衰竭,甚至死亡。

PPHN 主要影响足月儿与近足月儿,虽然有些 32 孕周以前出生的早产儿有 PPHN 超声心电图征象(特殊人群 6-1),但足月儿与近足月儿 PPHN 发生率大概为活产的 0.1%~0.2%(2-4)。

> **● 特殊人群 6-1**
>
> **早产儿 PPHN**
>
> PPHN 发生在并发 RDS 的近足月早产儿中,通常是在 34~37 孕周出生的(1)。这个时段妊娠期肺动脉活动度的增加使新生儿气体交换受损如表面活性物质缺乏,易致肺动脉高压。

MAS 是最常见的 PPHN 病因诊断,有原发性和特发性(5),其他与肺动脉高压有关的诊断见框 6-1。

许多可能增加 PPHN 的危险因素如下:

● 用非甾体类抗炎药(7)

- 男性（8）
- 择期剖宫产（4，8）
- 产妇因素，孕期身体质量指数高如妊娠期高营养摄入、糖尿病、哮喘
- 出生体重超过正常值的第90百分位以上
- 孕周大于41周（8）

PPHN尤其是特发性的PPHN确切病因尚不清楚。有一种学说认为在分娩前和分娩后不久，是因为那些能够调节胎儿肺血管张力和肺扩张的正常且复杂的理化信号转导过程发生中断所致。

病理生理

PPHN是由于胎儿循环向成人循环转换失败造成的结果。这是一个复杂的过程，涉及胎儿肺内液体被清除，PVR降低以及几项胎儿解剖学结构的关闭，以助新生儿吸入氧气和排出二氧化碳（气体交换）。同时胎儿循环成功过渡时还有一些化学媒介参与，如果其中一个或一些失效将会阻止有效肺循环。第2章已经针对胎儿循环进行详细地讨论，这里只是复习一下。

胎儿循环

胎儿血液经两条脐动脉流向胎盘，在此营养物质和氧气被输送到胎儿血而废物被排出。含氧量丰富的血液通过一条脐静脉进入胎儿体内，这个脐静脉通过肝脏的静脉导管进入下腔静脉和右心房。一旦血液进入右心房，不足10%的血液通过右心室进入肺动脉，其余的通过卵圆孔进入左心房。因存在对肺部缺氧的生理反应，使得PVR非常高，也有助于防止血流经过充满液体的肺部。经肺动脉进入肺循环中过多的血液经动脉导管分流入主动脉，主动脉位于右侧锁骨下分支的后方。最后血液通过动脉导管回到左心室。这些经动脉导管分流的血液和来自于左心室的血液均经主

动脉灌注胎儿的上肢和下半身。还有一部分流经脐动脉的血液，来自盆腔的髂动脉回到胎盘。

分娩时胎儿循环的正常改变

由胎儿循环转换为成人循环需要PVR下降及体循环阻力（SVR）显著增加，这是由新生儿第一次呼吸，钳夹脐带以及新的宫外环境对躯体的刺激而促成，这些改变通常发生在出生后数分钟至数小时内。

分娩时，有许多因素会刺激新生儿呼吸。主动脉和颈动脉的化学感受器调节人类的通气。当胎儿经产道下降时会脱离胎盘。这会导致其PaO_2下降，化学感受器检测到该变化并将化学信号传递给脑干以增加通气。在分娩时胸部经过产道时受到挤压，娩出后扩张至正常大小，这样即形成胸腔内负压，使得气体被吸入肺内。胎儿所处的环境由黑暗温暖的子宫来到明亮、寒冷、嘈杂的产房，还有处理新生儿操作对其躯体的刺激激发了啼哭反射。成功地转换至新生儿呼吸主动及肺氧合增加，使得肺血流量增加10倍，导致肺血管扩张且PVR下降（9）。通气也会使得肺血管床pH升高，进一步降低PVR。

当出生时结扎脐带，除去了低阻力的胎盘循环，大大地增加了SVR。出生时增加SVR的其他因素有：儿茶酚胺的飙升及与宫外寒冷环境引起皮肤血管收缩有关。SVR增加驱使血液流向下肢，左心压力增大。这种压力迫使左心房组织的瓣膜堵住卵圆孔。在出生后第一个24小时内，肺循环的压力减少到只有体循环压力水平的一半。

PPHN时胎儿循环的改变

在出生时或者出生之前、之后，当发生某些状况时，生后肺血管的正常调节被阻断导致持续性肺动脉高压。当肺动脉压力高于体循环压力时，血液会从右心室向左心室分流，就像胎儿循环一样，经卵圆孔或动脉导管分流，导致全身缺氧和发绀。低氧血症、高碳酸血症和酸中毒均可增加PVR。因此，右向左分流会形成一个恶性循环能持续增加肺动脉压力，这个循环很难停止和逆转。

源自肺血管细胞的化学调节物质，被称为内皮源性血管介质，它在出生时调节PVR发挥着重要作用（10，11），包括一氧化氮（NO）、环前列腺素和内皮缩血管肽。NO被认为是胎儿转换到宫外生存过程中最重要的血管张力调节剂；PPHN患儿，内源性NO的合成受到影响。环前列腺素是一种由肺血管产生的血管舒张剂，受出生时呼吸的刺激而产生。内皮缩血管

肽是一种高效的血管收缩剂在胎儿和发生 PPHN 的新生儿体内浓度较高。

PPHN 的分类

1984 年，Geggel 根据引起肺动脉高压的潜在病因将 PPHN 分为三型：发育不全、发育异常及适应不良（12）。

- **发育不全**：是以肺发育不全导致的肺血管发育不良为特征，产生了相对固定水平的肺动脉高压。典型病变包括先天性膈疝（第 9 章讨论）、先天性囊性腺瘤样畸形（CCAM）、肾缺如（一侧或双侧肾不发育）、一些羊水过少的病例（羊水水平低）及宫内生长迟滞。

- **发育不良**：是指肺正常发育，但肺动脉肌层异常增厚且那些正常应该无肌层的小血管内长出肌层组织。显示出血管介质刺激肺血管结构发育异常。与肺血管健康的患者相比，严重 PPHN 的新生儿血管收缩剂化学介质的血浆浓度较高，而血管舒张因子的浓度较低（13）。血管发育不良所引起的 PPHN 的情况包括过期产和 MAS。在这些异常情况下，肺血管系统对氧气和通气的反应性很差，而在生理情况下应该会导致 PVR 下降。在胎儿发育过程中，由于动脉导管收缩及肺静脉阻塞，肺内灌注量过多也可使胎儿易于发生发育不良性 PPHN。

- **适应不良的患儿**，肺血管床发育正常。然而，不利的围产期状况导致血管主动性收缩，影响到出生后 PVR 的降低。这些状况包括：围产期抑郁，肺实质病变及细菌感染，如 B 组肺炎链球菌（第 7 章讨论）以及其他不常见的畸形，如 Galen 动静脉畸形（14）。也有可能由围产期应激造成，包括低氧血症、低血糖症和寒冷（15）。

临床表现

任何出生后不久的新生儿如果氧合不稳定或进行性发绀均应怀疑发生 PPHN，通常在出生后 12～24 小时内。确诊需结合病史，体格检查，胸片，动脉导管前、后的血气分析，高氧实验以及超声心动图。如果没有病史或其他肺部症状，但是其低氧血症与肺部疾患的程度不一致，应怀疑是 PPHN。鉴别肺部疾患、PPHN 和紫绀性先天性心脏病很困难。因此，对低氧血症的新生儿需要采取系统地针对措施并及时诊断出 PPHN。

患儿一般足月或接近足月，之前没有诊断为先天

性呼吸系统或心血管系统疾病的体征。PPHN 经常发生于先天性膈疝和胎粪吸入综合征的患儿。如果新生儿有框 6-1 中任何一项临床诊断，则应高度怀疑 PPHN。

呼吸系统检查会表现出呼吸急促、三凹征、呻吟和发绀。听诊可能正常或有异常心音，如收缩期杂音、P_2 亢进、S_2 亢进或分裂音，或有舒张期杂音。心电图检查（ECG）一般正常，但可能有 ST 段抬高。体循环血压（BP）可以正常，或者可能是充血性心力衰竭或低血压的体征（16）。

胸片结果无特异性。可以是正常、轻度到中度的器质性病变。可能有心影扩大，指心脏轮廓占胸腔直径 60% 以上。也可能有血管突出或肺充血。胸片是最有用的排除或诊断其他急性肺部病变的方法，如气胸、MAS、肺炎，或先天性异常。PPHN 胸片征象包括右心室增大以及增大的肺门动脉阴影。

当动脉导管前后 SpO_2 相差 10% 以上即可怀疑 PPHN。**动脉导管前 SpO_2** 的氧饱和度测量的是身体某个部位的氧饱和度，这个部位的动脉血供在动脉导管之前供给头部和右上肢。动脉导管前 **SpO_2** 感受器通常置于右手，**动脉导管后 SpO_2** 是检测身体某个部位血氧饱和度，该部位的动脉血供是来自动脉导管后的血液，通常检测下肢血液。当右心室压力大于左心室压力时，动脉导管前后的 **SpO_2 数值**不同。因此，动脉导管开放，迫使缺氧血（静脉血）从肺动脉流向主动脉（图 6-1），PPHN 患儿中大约有一半会出现该结果（17）。

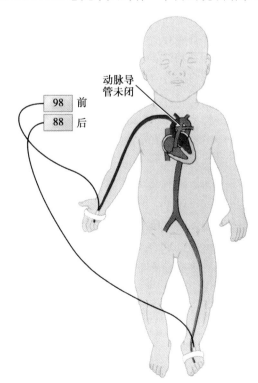

图 6-1 脉搏血氧仪测量动脉导管闭合前和闭合后的血氧饱和度

还应该做高氧实验，分别在吸入室内空气（RA）和吸入 FiO_2 1.0 氧气时测患儿的动脉血气，然后比较和评估新生儿的氧合能力。第 12 章描述了如何做高氧实验。在 RA 中动脉血气典型呈现出低氧血症 $PaCO_2$ 相对正常。通常氧气是强效肺血管扩张剂。当给予 FiO_2 1.0 后，动脉血气分析结果显示 PaO_2 升高超过 20mmHg 时，应怀疑患儿存在 PPHN。诊断后动脉血 PaO_2 不稳定，高 FiO_2 及机械通气时，可能会有短暂的间歇性动脉血 PaO_2 增加大于 100mmHg。如果同时获取动脉导管前和导管后血气分析，动脉氧分压梯度超过 15mmHg，提示在动脉导管水平有血液右向左分流。

一旦获得临床资料，怀疑是 PPHN，需要做经胸超声心动图以明确诊断，并排除造成低氧血症的先天性心脏病。超声波心电图可以证实存在右向左分流及其位置。同时还可以无创性准确评估肺动脉压力。PPHN 的诊断依据是超声心动图显示患儿心脏解剖学结构正常、肺动脉压力大于或等于体循环压力以及在动脉导管和（或）卵圆孔水平有右向左分流。

氧合指数（OI）是一个用来评估肺功能衰竭严重程度的公式。常用于协助确定患儿是否需要升高监护水平。使用以下公式可以推算出需要给予患儿多少肺的支持才能维持其当前动脉血 PaO_2：

$$Paw \times FiO_2 \times 100/PaO_2$$

Paw 是指平均气道压力，分子值高表明需要大量的肺泡氧气支持，分母值越低表明组织氧合越差。综合考虑，OI 值越高，尽管有高水平支持，病人的氧合能力仍越差。当 OI 为 20 时就要注意了，当 OI 大于 40 表明患儿需要进行体外膜肺氧合（ECMO）。

入院时，给予男婴波特气管插管通气以维持 $PaCO_2$ 在 35～45mmHg，pH 大于 7.40 以减少 PVR。目前设置同步间歇指令通气（SIMV），呼吸频率（RR）40 次/min，吸气时间（TI）0.45 秒，吸气压力峰值（PIP）26cmH$_2$O，呼气末正压（PEEP）8cmH$_2$O，FiO_2（Paw 13.4cmH$_2$O）。之后脐带 ABG 结果如下：pH 7.30，$PaCO_2$ 55mmHg，HCO_3 26.7mEq/L，PaO_2 60mmHg。导管前和导管后 SpO_2 分别为 96% 和 85%，OI 为 22。

管理和治疗

PPHN 的治疗目标是纠正原发病、维持足够的体循环血压、降低 PVR、维持最理想的氧气供给组织，使 pH 正常，最大限度地减少呼吸机相关性肺损伤（VILI），根据低氧血症及心肺不稳定的程度制订治疗计划。一些轻度 PPHN 患者对氧气反应佳，然而其他患儿则需要镇静、止痛、机械通气、强心剂和血管扩张药，完全的心肺支持以防止死亡。因为，PPHN 常与肺实质病变或系统性疾病相关，呼吸治疗应针对基础疾病。支持应根据需要提供，并经常进行评估。专注于恢复独立和正常的心肺功能，以避免肺损伤以及对体循环灌注的负面影响。记住这一点至关重要即心、肺功能是一个整体系统，改变其中一个就会影响到另外一个。接下来重点讨论没有潜在疾病或直接病因的先天性 PPHN 的治疗。详见框 6-2 中总结的 PPHN 管理策略。

框 6-2　PPHN 管理策略
● 氧气维持在导管前 PaO_2 90～120mmHg
● CMV 使血碳酸正常或轻度低碳酸血症
● HFOV 用在 CMV 需要高的压力和频率时
● 肺血管扩张药，比如 iNO
● 保持血细胞容积在 35%～42%
● 对以上治疗措施不敏感，且 OI 大于 40 的患者使用 ECMO

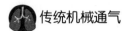

氧疗

氧疗是治疗 PPHN 的第一道防线。它是强效及选择性的肺血管扩张剂（18），有轻度呼吸窘迫的新生儿经单纯地鼻导管或面罩给氧即可获得效果。由于有发生氧中毒和吸入性肺不张的危险，临床医生尽量维持轻度高氧血症，PaO_2 维持在 90～120mmHg（5）。已有动物实验研究发现延长使用高浓度吸氧可能会产生相反的结果，并使 PPHN 恶化。因此无论何时只要存在高氧血症都应该停用 FiO_2（19）。

呼吸支持

有中度呼吸窘迫和低氧血症的新生儿需要给予通气支持。机械通气（MV）能够支持氧气输送，提供肺泡稳定性，在呼吸衰竭时协助通气。MV 目标应该是血氧正常，pH 正常，避免高碳酸血症，预防 VILI。表 6-1 中有呼吸系统支持的建议。

传统机械通气

一般来说，机械通气支持措施取决于肺疾病的程度和病人治疗的反应。通常，对肺损伤不太严重的病人给予传统机械通气（CMV）维持 $PaCO_2$ 在 35～45mmHg。动物实验和 PPHN 患儿的研究证明了低

PaCO$_2$ 和 pH 增加会导致肺血管扩张（20, 21）。这些作用只是暂时的，然而也会增加 VILI 的风险和其他全身有害影响（框 6-3）。由于有其他使肺血管扩张的办法，因此不再建议使用过度通气治疗 PPHN。

应该使用同步式通气，只要对氧合没有不利的影响，就应鼓励呼吸做功。PEEP 对稳定肺泡和预防肺不张十分重要。正压通气在婴儿中常见，目标潮气量（V$_T$）至少在 4～8ml/kg，用 PaO$_2$ 调整 FiO$_2$ 水平。应测量导管前后的 **SpO$_2$** 以监测氧合的敏感变化，确定什么时候血液通过未闭的动脉导管（PDA）出现右向左分流，即当出现导管前和动脉导管后相差大于 10% 的数值时。

表 6-1　基于 OI 的 PPHN 治疗

OI	治疗	建议设置
<20	供氧	调节 FiO$_2$
		使 PaO$_2$ 在 90～120mmHg
	CMV	SIMV
		PEEP>4cmH$_2$O
		PIP 容量目标为 4～8ml/kg
		RR 20～60 次 / 分，保持 PaCO$_2$ 35～45mmHg
	HFOV	偏流 10～20LPM
		Hz 10～12
		T$_1$ 33%
		Paw 大于 CMV 2～3cmH$_2$O
		P 可见胸腔摆动
	HFJV	频率为 420（需要时降低，增加呼吸次数至 60 次 / 分）
		T$_1$ 0.02 秒
		最理想的 PEEP>5cmH$_2$O（步骤见第 4 章）
		PIP：血碳酸正常，与 CMV 相同开始
>20	iNO	开始剂量 20ppm，有效时撤除 FiO$_2$
		先减半量至 5ppm，然后停用
>40	ECMO	

框 6-3　呼吸性碱中毒和新生儿持续性肺动脉高压

尽管过度通气（PaCO$_2$<35mmHg）可能引起肺血管扩张，表现为血气分析 pH 增加。不幸的是，低碳碱血症和碱中毒均可导致脑灌注量减少，在针对持续性肺动脉高压幸存者进行的研究发现脑灌注减少与神经损伤及听力丧失有关（22, 23）。碱中毒也可以导致血红蛋白氧合曲线左移，这意味着氧分子更易与血红蛋白结合。在毛细血管这可阻止结合氧从血红蛋白解离，进而减少氧释放到组织引起组织缺氧（44）。特异性肺血管扩张剂的应用使得临床上不必使用过度换气诱发碱中毒治疗，它不再属于一种支持性治疗。

必要时使用镇静剂给予安慰，降低由于低氧血症引起新生儿烦躁的耗氧量。尽管它的使用还没有经随机实验验证（5）。如果有人机不协调导致低氧血症，可以使用如吗啡或芬太尼这样的麻醉剂。延长使用镇静剂会引起低血压，水肿，肺功能差。如果没有明确的原因，持续不同步则可以使用神经肌肉阻断剂，但是它们的应用与 PPHN 存活者的听力障碍发生率增加有关（24）。镇静剂与麻醉剂可用于那些如果不适用该药就不能有效通气及氧合的病人，使用时间不得超过 48小时（5, 25）。对于那些传统通气失败以及护理不良的低氧呼吸衰竭的患儿来说，医务人员直接有效的治疗是关键的，这些人员包括医生，护士和 RTs，他们有资格使用多种通气模式和复苏疗法。影像学和实验室支持需要宽广范围的管理知识也是很有必要的。

高频通气

CMV 时较高的高峰压及 FiO$_2$ 增加容积损伤风险，且通常持续性肺动脉高压患者难以耐受。高频通气（HFV）是在较快的频率下以较小的 V$_T$ 值达到最大程度的肺膨胀及氧合。在控制通气无法提高持续性肺动脉高压患儿氧合及通气功能时，可应用高频振荡通气（HFOV）和高频喷射通气（HFJV）以提高持续性肺动脉高压患儿的氧合与通气功能。有关此类人群应用高频振荡通气的相关数据已发表公布，在此研究讨论将集中于高频振荡通气。在相同的平均气道压（Paw）下，高频振荡通气较控制通气能够较快提高氧合，且较少发生并发症（26）。这很有可能是由于高频振荡通气时优先使得肺复张（27）。与控制通气相比，高频通气促进气体交换，使得肺均匀膨胀，减少气漏，减少肺内炎性介质（28）。肺血管扩张剂的有效应用，如吸入 NO（iNO），需要肺充分膨胀以优先保证肺泡内药物弥散。高频振荡通气能安全有效地使肺泡复张，并且提高了持续性肺动脉高压患儿对吸入 NO 的反应性，并且降低持续性肺动脉高压患儿及肺实质疾病患儿的死亡风险及 ECMO 的使用率（29）。重症持续性肺动脉高压患儿应尽量应用高频振荡通气以改善通气，如果使用得当，会取得显著疗效。事实上，一项研究表明，经高频振荡通气治疗痊愈的持续性肺动脉高压患儿中的 23% 并未吸入 NO（29）。尽管没有预防性高频通气优于其他通气模式的明确证据，某些中心仍将高频通气作为新生儿持续性肺动脉高压患儿呼吸治疗的首选通气策略。

应用高频振荡通气治疗新生儿持续性肺动脉高压的目标是：应用 Paw 尽快复张并稳定肺泡，在肺泡复张后振幅差（ΔP）促进可见的胸壁运动（被称作"胸部摆动因素"），以清除 $PaCO_2$ 及调整 FiO_2 以维持常氧。建议初始设置如下：

- 偏流 10～20LPM
- 频率 10～12Hz
- 吸气时间 33%
- Paw 比控制通气高 2～3cmH_2O（29）
- ΔP 以确保胸壁运动（30）

高频通气期间，每分钟通气量计算公式如下：$f \times V_T^2$；较大的 $PaCO_2$ 改变后产生较小的容量变化。因此通气主要受振幅变化影响。振幅增加会使 $PaCO_2$ 降低，振幅减少会使 $PaCO_2$ 增加。在高频振荡通气中，可直接改变振幅设置，而在高频喷射通气中，可以通过调节吸气峰压。如果在最大振幅下仍不能充分改善通气，则可通过降低频率 1Hz（高频喷射通气 60 次呼吸/分）会改善肺泡气体交换，增加 V_T。有两个原因：

1. 较低频率会相对增加呼气时间，利于 CO_2 排出。
2. 高频通气频率较低时压力衰减较少；这意味着较多的设置压力进入肺泡，进而在吸气及呼气时产生较大的压力梯度，从而每次呼吸循环的气体交换更大。

通过气道压力使得肺泡充气及稳定来进行氧合，血气分析和胸片评估当前气道压力效果。如果胸片可见肺不张，气道压力及 PEEP 每次增加 1cmH_2O 指导复张，间歇提高 FiO_2 直至 PaO_2 大于 60mmHg。

表面活性物质疗法

外源性表面活性物质治疗可促进肺实质病变中的肺泡扩张。对于那些肺表面活性物质不足或失活的患者非常有帮助。还没有足够的证据表明外源性表面活性物质治疗能够改善先天性新生儿持续性肺动脉高压患儿治疗效果，但在肺实质病变时可促进氧合及减少 ECMO 的应用，例如败血症或胎粪吸入综合征（MAS）（31-33）。近年来，新生儿持续性肺动脉高压患者使用肺表面活性物质逐渐增加，目前近 80% 的中度 - 重度呼吸衰竭新生儿接受这项治疗（33，34）。

心脏支持

如要逆转动脉导管未闭时的右向左分流，需要在维持体循环血压的同时，降低肺动脉压力。重症患者可通过多巴胺、多巴酚丁胺、肾上腺素等强心剂增强心功能，此类药物可通过增加心率及增强心脏收缩功能提高心输出量（35）。去甲肾上腺素可增加新生儿持续性肺动脉高压患者的体循环收缩压及氧合（5）。

通过静脉输液维持足够的血容量（3），通常输注浓缩红细胞，使红细胞比容在 35%～45%，以补充因采血所致失血，并增加组织氧供。

肺血管扩张剂

当吸氧和酸碱平衡无法逆转肺动脉高压时，应给予肺循环靶向血管扩张剂。理想的肺血管扩张剂可直接作用于肺血管，很快扩张血管，并且可选择性作用于肺循环系统，对体循环无效。常用于新生儿的肺血管扩张剂是吸入 NO，其半衰期短，可吸入给药，且选择性作用于肺循环。其他用于新生儿持续性肺动脉高压的肺血管扩张剂包括西地那非、环前列腺素、甲氰吡酮和硫酸镁。靶向选择性作用于肺循环吸入用药改良方法正在研制。目前正在研发的肺动脉高压治疗方法包括多组织进行的吸入用药疗法（36）。

NO 吸入

几乎人体每个细胞及器官均可产生 **NO**。NO 的功能较多，包括扩张血管、抑制血小板、免疫调节、酶调节及神经传导。其在医疗中的主要作用是松弛肺血管床平滑肌。通气良好肺组织的血管扩张即可改善氧合（3），因此通气不良肺组织血流重新分配以减少肺内分流。吸入 NO 可选择性扩张邻近肺血管以打开肺单位，肺不张或充满液体的肺泡不能进行 NO 转运。尽管到目前为止并没有显示出某一种通气模式能显著改善 NO 吸入疗效（37），对于 RT 来说最重要的是在吸入 NO 前，确保患儿肺泡稳定和有效通气。吸入 NO 的半衰期小于 5 秒，因为其与血红蛋白结合并很快转化为高铁血红蛋白和硝酸盐，因此它对 SVR 和全身血压几乎没有影响。

临床上使用的 NO 吸入设备需经美国食品及药物管理局（FDA）批准，这些设备可持续性保障在整个呼吸周期中输出的 NO 浓度处于每百万分之几（ppm）的浓度范围，正如图 6-2 所示。应根据已有的规章对接受 NO 吸入治疗的患儿进行监测，这些规章可避免出现与吸入 NO 有关的潜在毒副反应（25）。临床或超声心动图提示存在肺动脉高压的低氧呼吸衰竭的足月儿和近足月儿，美国食品药品管理局已批准在呼吸支持时同时使用 NO 吸入，以改善氧合并减少体外膜肺氧合的应用（38）。

吸入 NO 的一般指征是，机械通气无法恢复正常肺血管阻力时可应用吸入 NO。许多研究将 OI 作为进行 NO 吸入治疗的指征。许多研究将 OI 大于 25 作为进行 NO 吸入的标准（17，40，41），但该数值变化范围大，最低可以从 10 或 15 起。推荐 NO 吸入起始剂量是 20ppm（42，43），治疗应持续达 14 天，或者直至低氧纠正甚至到婴儿断奶时。那些对 20ppm 无效的患儿，NO 吸入临床研究小组将剂量增加到 80ppm，但疗效无明显提高（40）。NO 吸入疗效可见于大约 50% 患儿，表现为氧合增加（可通过观察 SpO$_2$ 及 PaO$_2$），导管前后 SpO$_2$ 差降低，表明经未闭合动脉导管的右向左分流减少（43）。

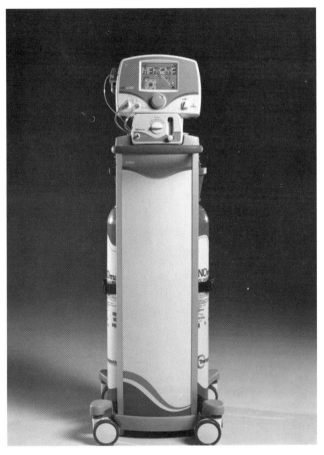

图6-2 INOMAX 吸入一氧化氮输送系统

当 PaO$_2$>120mmHg，撤离 FiO$_2$ 时，NO 剂量应减半至 5ppm。基于这种情况，即可缓慢下调剂量直至停止，也可在进行耐受程度评估后直接将剂量下调至零。缓慢下调剂量可预防因停止 NO 吸入引起的低氧血症反弹及肺血管阻力迅速增加。

最常见的两个副作用是复发低氧血症和高铁血红蛋白血症。为了预防低氧血症复发，缓慢停止吸入 NO，可以避免突然中断吸入 NO。高铁血红蛋白是红细胞亚铁离子失去一个电子。高铁血红蛋白随着吸入 NO 剂量增加而增加，高铁血红蛋白血症是指高铁血红蛋白浓度>2%（44），尽管直到高铁血红蛋白浓度大于 10% 才给予治疗（45）。高铁血红蛋白不能参与氧运输，因此对新生儿持续性肺动脉高压是不利的。在临床实验中，高铁血红蛋白通常在吸气后 8 小时即可达到最大值，尽管高铁血红蛋白水平在吸入 NO 40

小时后才能达到峰值（17，40）。高铁血红蛋白血症的症状包括心动过速、发绀、呼吸抑制增加，如不治疗可导致死亡（46）。减量或停用 NO 后，在几个小时后，高铁血红蛋白可达基线水平。一旦开始吸入 NO，按照规定应间隔每 6～8 小时对高铁血红蛋白水平进行监测，可通过血气分光光度测定法进行测量。高铁血红蛋白血症的治疗包括降低 NO 吸入剂量、静推亚甲蓝（44）、抗坏血酸（47），高压氧（48）或换血治疗。

对吸入 NO 无效的患儿，可以尝试其他肺血管扩张剂。如果肺血管阻力未降低，则必须准备进行 ECMO 以避免死亡。无条件进行 ECMO 医疗结构应建立 NO 吸入治疗失败标准，并与最近的拥有 ECMO 的医疗机构合作，以便尽早将危重患儿转运，而非等待 NO 吸入起效。

> 吸入 NO 起始于 20ppm，接下来的动脉血气分析结果显示：PaO$_2$90mmHg，高铁血红蛋白 1.8%。高频振荡通气用以改善通气及氧合，MAP 15cmH$_2$O，吸气时间 33%，10Hz，振幅为 35mmHg，FiO$_2$ 1。

西地那非

新生儿持续性肺动脉高压死亡率很高。目前，新生儿持续性肺动脉高压主要治疗方法是通气和吸入 NO。然而，NO 昂贵，且不适合用于资源贫乏地区。新生儿持续性肺动脉高压时肺血管中高浓度磷酸二酯酶可应用磷酸二酯酶抑制剂，比如西地那非（49）。西地那非在临床上用于勃起功能障碍，但其用于成人肺动脉高压患者时，口服剂量是安全有效的（5）。羊胎儿模型显示相似的病理机制，磷酸二酯酶增加导致血管舒张功能受损（50）。已证实在先天性心脏缺陷患儿，当 NO 吸入治疗停用后，西地那非可降低肺动脉压力，预防肺动脉高压反弹（51）。

持续性肺动脉高压患儿在给予西地那非第一剂治疗 6～12 小时后其氧合即明显改善，并无体循环血压降低（52）。口服昔多芬尤其对吸入 NO 无效的持续性肺动脉高压新生儿有效，这些新生儿在停用 NO 后肺动脉高压反弹（54），或者因经济等原因无条件接受 NO 吸入治疗的患儿。新生儿和儿童的使用剂量尚不明确。但口服剂量为每剂 0.3～1mg/kg，6～8 小时给药 1 次（54），在无条件进行 NO 吸入治疗患儿，剂量可高达每剂 3mg/kg（55）。同时推荐其他肺血管用于持续性肺动脉高压患儿，但其安全性和疗效尚未证实（见临床实证 6-1）。

● 临床实证6-1

其他肺血管扩张剂

其他推荐用于新生儿持续性肺动脉高压的肺血管扩张剂包括其他磷酸二酯酶抑制剂（如米力农）和前列腺素（如环前列腺素）。

- 尽管米力农对体循环血管压力作用最小并可吸入给药的优势，使它成为今后研究药物之一（56），但在新生儿，尚无随机对照试验数据可证实其疗效及安全性。
- 环前列腺素吸入给药，是有效的肺血管扩张剂，可增加血管平滑肌细胞中的环磷酸腺苷。新生儿剂量较年长儿常规剂量大，且其体循环血管舒张副作用需应用强心剂治疗（57）。

肺动脉高压危象

肺动脉高压危象以肺血管阻力迅速升高为特点，当肺动脉压力超过体循环血压，进而出现右心衰竭。导致肺动脉高压危象的危险因素如下：

- 低氧血症
- 低血压
- 通气不足
- 右心室前负荷不足
- 有害气体刺激

肺动脉高压危象的处理措施包括消除引起肺血管阻力增加有害气体刺激，应用肺血管扩张剂，补充足够的血容量以及增加心输出量。治疗如下：

- 立刻吸入纯氧（FiO_2 1.0）
- 纠正酸中毒
- 提高镇静深度或使用芬太尼麻醉
- 应用肺血管扩张剂
- 使用强心剂增加心输出量

▌▌ 你值接下来的夜班，男婴波特现在使用高频振荡通气，Paw 18cmH_2O，9Hz，ΔP 40mmHg，FiO_2 1.0，吸入 NO 为 40ppm，此条件下，脐血动脉血气分析结果为：pH 7.28，$PaCO_2$ 65mmHg，HCO_3 30.1mEq/L，PaO_2 35mmHg，高铁血红蛋白 3%，OI 51。他正在以输注正性肌力药物多巴胺[20μg/(kg•h)]、多巴酚丁胺[20μg/(kg•h)]及肾上腺素[0.3μg/(kg•h)]，并已输注 2 组液体提高体循环血压，并以 10ml/kg 量输注红细胞悬液。新生儿医生要求进行 ECMO。

🔵 体外膜氧合技术

如果以上所有减少肺血管阻力的方法均无效，此时需立即进行体外膜氧合治疗（39）。其他指征包括持续 OI>20 或 NO 吸入治疗 4 小时后，肺泡 - 动脉氧分压（$A-aO_2$）差>600。

体外生命支持是一项当自身的心脏和（或）肺不再能够提供足够的支持时，体外进行心脏或肺支持的技术。这项技术最初被用于手术室（心脏直视手术），很快被发展用于重症监护病房呼吸衰竭和（或）心功能衰竭病人。体外生命支持，也称为体外膜肺氧合，通常给重症监护病人人工支持治疗，使患者自身心肺得以休养（图 6-3）。对肺而言，治疗目标是预防高气道压力导致的医源性损伤。对心脏而言，治疗目标是预防大剂量毒性药物应用，以保证心功能。一旦机体自身能够控制疾病进程，即可停止体外生命支持。

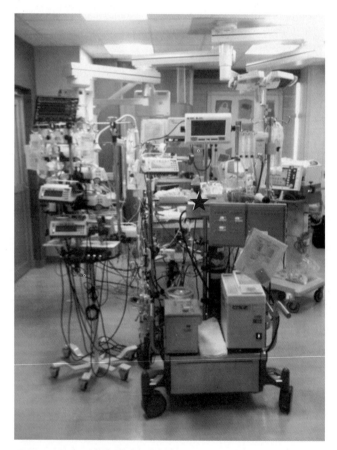

图 6-3 新生儿患者接受 ECMO

John Gibbon 发明了机械氧合器，该设备于 1953 年成功地对病人进行体外循环治疗。尽管过去几年进行了更多研究，直到 1975 年，在加利福尼亚警官学院成功为一名胎粪吸入综合征新生儿进行体外膜肺治疗。继首例病例之后的成功病例日益增多，1982

年 Bartlett 等报道，在接受体外膜肺治疗的 45 名重症新生儿中有 55% 存活(58)。20 世纪 80 年代，两项关于 ECMO 及 CMV 对比的前瞻性随机试验得以发表。Bartlett 研究报道接受 ECMO 治疗的 11 个病人全部存活，而对照组无一例存活(59)。尽管这项研究被进行审查，但 O'Rourke 等进行的第二项试验显示相似的数据，9 名接受体外膜肺治疗的患者全部存活，6 名接受控制通气病仅 33% 的存活(60)。

自从这些试验成功后，体外膜肺氧合中心持续增多，目前世界各地有 160 多个中心。1989 年成立的体外生命支持组织旨在协调临床研究，制定体外生命支持指南，并维护国际注册数据库，该数据库有 40 000 多位患者。

选择标准

体外膜肺氧合的成功取决于合适的病人选择标准。每个机构都有自己的标准，但是体外生命支持组织中的持续性肺动脉高压患者的纳入条件见框 6-4。大多数持续性肺动脉高压患者病程可逆。ECMO 治疗前已有的肺损伤范围可能造成不可逆的肺损伤。肺损伤的程度成为评定患者进行 ECMO 治疗的重要标准。

框6-4　新生儿 ECMO 患者的选择标准
OI>40
无严重心脏损伤
可逆性肺疾病
孕周>33 周
机械通气少于 14 天
无严重脑室内出血
无严重凝血或出血并发症(相对禁忌证)

支持类型

体外膜肺氧合输送可通过一系列置管技术以满足体外膜肺氧合支持的特殊需要。两种最常用置管术是静 - 动脉通路和静 - 静脉通路。决定使用哪种支持类型应该根据心肺功能不全的程度及当时病人基础状况而定。每种技术各自的优缺点见表 6-2。

静脉 - 动脉(VA)体外膜肺氧合时，两个大管经手术置入，一个置入颈内静脉，另外一个置入右颈总动脉。这些导管与体外膜肺循环连接，其形成的心肺旁路系统与自身心肺系统平行(图 6-4)。血液从置于患者右心房的静脉导管流出，经右颈总动脉回流至主动脉。这就避开患儿自身的心肺，并对心肺系统进行支

持使得机体心肺得以休养。这样低氧血经体外生命支持系统人工肺循环，该系统可提供氧合及通气。此外，体外膜肺泵可为病人提供适合心输出量。动静脉体外膜肺可为病人提供血流动力学支持及并进行气体交换。

表6-2　　VV-ECLS 和 VA-ECLS 的优缺点		
	优点	缺点
VV	准备颈动脉	无心肌支持
	保持搏动血流	PaO_2 低
	正常肺流量	再循环
	自身肺灌注	
	冠状动脉灌注	
	患者静脉隐性血栓	
VA	提供心脏支持	颈动脉结扎
	气体交换充分	无搏动血流
	快速稳定患儿的病情	减少肺血流量
		心肌输氧量低
		动脉隐性血栓

在静脉 - 静脉(VV)体外膜肺中，手术将双腔导管置入右颈内静脉，这将使右心房中低氧血流出，通过一个人工肺氧合器进行循环，将血液泵回右心房，病人心脏将血液泵入全身。这种类型的体外膜肺在血液到达右心室前已进行呼吸气体交换支持(携带氧气，释放二氧化碳)。在严重呼吸衰竭患者当常规治疗失败时可考虑应用此方法。然而，它没有提供血流动力学支持，因为血液流出及流入均经中心静脉系统。此外，因流出及流入的血液均来源于右心房，再循环很常见。当血液流经体外膜肺氧合循环后，会进入静脉引流套管中发生再循环。身体中动脉血混入静脉血，使混合静脉血氧饱和度无效，这是氧支持的真正指标。

主治医生确定静脉 - 动脉(VA)体外膜肺氧合作为生命支持模式。 对于该方案，医生与家属进行了讨论。家属决定全力以赴。家属签署知情同意书。已经通知体外生命支持、重症监护室及外科手术等人员，患者准备进行置管。

启动

一旦决定实施 ECMO，整个团队需快速行动，因需要使用 ECMO 的患者病情不稳定且危重。需要将病人头搬至床尾，因为导管在病人颈部，而 ECMO 设

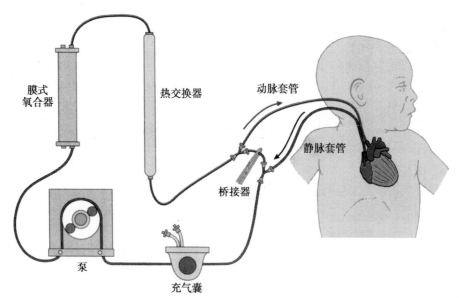

图 6-4　VA-ECMO 系统示意图

（图中标注：膜式氧合器、热交换器、动脉套管、静脉套管、桥接器、泵、充气囊）

备放置于床尾处。

　　头偏向左侧，暴露右侧颈部便于插管，胸部和颈部消毒。呼吸治疗师进行气管内插管和通气支持，将床旁手术脱管危险降到最低。流动氧，如复苏囊，应撤离床旁以预防在烧灼过程中起火。

　　当体外膜肺氧合团队成员正在准备置管和 ECMO 支持时，重症监护医生和护士监测患者生命体征，并给予基础治疗。

　　在外科医生及其助手在进行置管同时，ECMO 治疗组应准备好体外膜肺氧合设备。体外膜肺氧合的环路必须先启动泵，并与外科医生即将植入的管道连接。准备体外膜肺氧合的第一步二氧化碳代替空气预充管路。二氧化碳在血液中高度可溶，且可减少微气泡产生。晶体液进入，排出循环中各个部分的二氧化碳。当整个循环流动时，即开始清除气泡，此过程将任何残留的空气泡都会被清除掉。当循环内无空气时，晶体液会被悬浮红细胞代替。向充满血液的循环回路内加入碳酸氢盐以调节其 pH、肝素和氯化钙。一旦血液流经全部循环，抽取血样以评估泵回路系统内血液的血气、钠、钾及钙离子水平，以及凝血时间。这些数值需大致与患者机体参数一致。血液被加热至体温的温度，准备连接导管。

　　一旦成功置管，经胸片明确所置导管定位是否合适。经确认插管无误之后，手术人员和体外膜肺氧合组的成员将已清除空气 ECMO 回路与患者导管连接。病人即开始体外膜肺治疗，当人工系统取代患者自身的心肺完成心肺功能后，患者自身心脏和肺功能开始降低。

- 静 - 静脉回流体外膜肺氧合（VV-ECMO）支持，血流量需经 10～15min 缓慢增加，才能达到患者所需要的量，尽管导管内还存在再循环。VV-ECMO 支持病人最大流量通常为 150ml/（kg·min）。
- 静 - 动脉回流体外膜肺氧合（VA-ECMO）支持治疗开始以缓慢增加泵流量，使含氧丰富的血液与低氧、呼吸窘迫患者。在接下来的 20～30 分钟内流量增加达到患者需求水平。VA-ECMO 最大流量通常为 120。

体外膜肺氧合循环与设备

　　与呼吸机和其他呼吸设备不同，ECMO 没有标准设置或设备。每个 ECMO 中心也许使用不同的设备，但是所有系统将包含以下设备：

- 体外膜肺氧合导管，合适的导管型号和插管部位对成功进行体外膜肺氧合至关重要。VA-ECMO 导管有一个静脉导管和一个动脉导管。如之前提到的，静脉导管经右颈内静脉被置入右心房。导管通常会用金属丝强化加固，防止打结，并可在胸片上显影（图 6-5）。而且，导管末端多孔可保证最大静脉排出量。这种导管尖端将有一个不透射线的点以显示导管末端及定位。除此，静脉排出量是一个问题，置入第二个静脉导管应增加静脉血流量流向 ECMO 泵。通过股静脉即可完成，并可经 Y 形三通进入已有的体外膜肺氧合循环。动脉导管导管低位用金属线加强防止打结，通过尖端的一个喷嘴流向降主动脉。

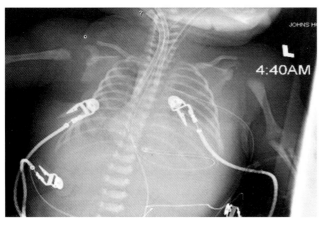

图 6-5　VA-ECMO 患儿的胸片

- 体外膜肺氧合泵：圆头泵通常用于年幼儿，它按照伺服控制操作，正性置换泵并且有两个滚轴通过堵住或挤压泵中导管，使血液流经导管，产生压力并进入体循环。另外一种常见泵是离心泵。这种泵利用的是驱动涡流和内锥旋转的原理，引导血流流过回路。该能量经这些旋转的内锥传递给血液，血液流过泵。血流流经该系统依赖于系统的前负荷与后负荷。这就意味着病人血液必须足以产生迅速向前的血流。除此之外，如有任何压力的增加都会减少泵输出量。
- 氧合器：氧合器能够进行氧合及换气，在体外膜肺氧合系统中发挥重要作用。当血液通过聚甲基戊烯中空纤维氧合器（PMP），微孔中空纤维处可进行气体交换。这可进行有效的低压力气体交换。氧合及气体交换可同时进行，并可维持病人适当的血气值。
- 加热器：因为血液由机体流出，进入体外膜肺氧合循环，当血液重新回流体内之前，将血液预热是很有必要的。ECMO 里的人工热交换器能把热量传导至血液。
- 体外膜肺氧合安全监控设备：体外膜肺治疗期间，可能出现危及生命的情况及并发症，体外膜肺治疗中预防、处理及将问题最小化非常重要。安全监控设备类型有：动静脉血管血压监测、气泡检测系统、血液和废气流量表、动静脉血氧饱和度监测、血气分析监测，脑血氧监测及床旁活化凝血时间（ACT）监测。

体外膜肺治疗病人的护理

一旦启动体外膜肺氧合支持，且患者病情稳定，即可下调呼吸机设置。因为目前体外膜肺氧合可提供呼吸支持，将那些潜在致高气压伤呼吸机的设置应调节至"肺休息"档设置。典型的设置是 PIP 20cmH$_2$O，PEEP 10cmH$_2$O，RR 10 次 / 分，FiO$_2$ 为 0.30～0.40。

体外膜肺治疗期间病人会得到连续性的全程监护。同时评估氧合、通气及心功能支持，体外膜肺将以最低支持水平达到最佳设定标准。每 4～8 小时监测并评估血气分析、血凝、实验室血液检查。患者进行体外膜肺治疗期间体外膜肺治疗师及护士应全程床旁监护。体外膜肺治疗师应确保体外膜肺设备安全运转，并且当出现问题时能够立即发现问题。

心血管支持

体外膜肺的目标是为婴儿提供充足的心肺支持。体外膜肺泵应根据许多数值进行调节，包括 SvO$_2$ 和脉搏血氧饱和度。

SvO$_2$ 反映组织耗氧量，正常值为 75%。当护理体外膜肺治疗病人时，对动脉氧饱和度 SaO$_2$ 和血气也应同时监测。脉搏血氧饱和度监测可持续对 SaO$_2$ 进行评估，应大于 90%。

一旦病人通过外科留置导管与体外膜氧合循环连接，在监测动脉血压情况下应缓慢增加体外膜肺治疗流量。流量增加目标是每分钟 100～120mg/kg 或直至 SvO$_2$ 大于 75%。这大概接近病人总心输出量的 70%～80%。在高代谢情况下，体外膜氧合泵流量可能将大于上述值，来提供的充分的心脏支持。一旦达到充分支持，呼吸机即停止调至静息设置。典型设置为 PIP 20cmH$_2$O，PEEP 10cmH$_2$O，RR 10 次 / 分，FiO$_2$0.40，这些设置可预防剪切伤，尽管有些医院可能会对体外膜氧合治疗患者拔管。较高设置并没有必要，因为体外膜氧合系统氧合器为患者提供充分的气体交换。

如果在体外膜氧合治疗期间需给予正性肌力药物，则无需给予该治疗，因为体外膜氧合泵现可提供心肌支持。

抗凝血系统

因为循环血将与外物表面接触，此时即需进行抗凝治疗。肝素可防止血栓形成。抗凝治疗时为了监测肝素效果，应床旁检测活化凝血时间。活化凝血时间可检测血样进入设备后多久会凝集。正常值为 180～220 秒。通过增加或减少进入循环肝素量来调节活化凝血时间范围。

液体平衡

由于体外膜氧合治疗开始后由于全身炎症反应，及体外膜氧合前的液体复苏，大多数患者出现水肿。限制液体摄入量为 60～80ml/kg/day 会有利于控制液体过多。利尿剂也可利于排出过多液体，这可改善心输出量和肺实变。

体外膜氧合患者营养是以氨基酸及全胃肠外营养以摄入热卡。医生应对患者营养状况进行检测，并调整每个患者的身体状况。

通常会有少尿或无尿发生，必要时可在体外膜氧合循环使用超滤膜过滤。该系统可以增加输出量，对液体液超负荷患者进行治疗。除此之外，如果病情需要可进行透析。

血液制品

体外膜氧合循环需要多种血液制品以维持血液学稳定。浓缩红细胞用于维持红细胞在正常范围内（血细胞比容为35%～45%，血红蛋白为12～16g/dl）。

新鲜冷冻血浆和冷凝蛋白是用于治疗出血并发症患者的重要血液制品。

体外膜氧合循环时持续消耗血小板，需检测血小板水平，如果其计数低于正常值范围即大于100 000微升，则需要治疗。

> 男婴波特被给予静动脉回流体外膜氧合，FiO_2 为 1，泵流量为 120mg/(kg·min)。胸部 X 线片显示右心房中静脉导管位置良好，大约在膈肌上 1cm，动脉导管位于主动脉弓，位置良好，尖端指向降主动脉粗隆水平，已停用强心剂。静滴肝素[速度 35U/(kg·h)]维持适当的抗凝血，活化凝血时间为 200～300 秒。脐动脉血气分析结果显示：pH7.4，$PaCO_2$40mmHg，$PaO_2$200mmHg。呼吸机从高频振荡通气改为常频通气：PIP 20cmH$_2$O，PEEP 10mmHg，RR 10 次 / 分，$FiO_2$0.40。
>
> 波特每 4～8 小时监测血气分析。在整个体外膜氧合过程中，需每 4～8 小时进行抗凝血与血液实验室检查。在体外膜氧合治疗期间，医生和护士需在病人床旁监护。
>
> 波特的心血管系统病情已进行评估，已停用强心剂。体外膜氧合泵提供必要的心脏支持，且会持续评估病人状况，直到停止体外膜氧合后机体可耐受为止。每小时检测活化凝血时间以维持适当的抗凝血，范围为 180～220 秒，必要时通过肝素进行调节。波特既无置管穿刺部位出血并发症，也无其他组织出血。其他监测抗凝的实验室检测项目有部分凝血活酶时间、国际标准化比值、纤维蛋白原、D- 二聚体、抗凝血因子Ⅹa、抗凝血酶Ⅲ。同时每 4 小时还需监测血红蛋白、血细胞比容、血小板计数。可输注血液制品维持每项数值的正常范围。

肺支持

一旦给病人应用体外膜氧合，撤离呼吸机并将设置转为"静息档设置"很重要。压力控制为 20～25cmH$_2$O，RR 5～10 次 / 分，PEEP 4～10cmH$_2$O，FiO_2 0.21～0.30。这些设置可使肺愈合，且体外膜氧合循环提供肺支持。每天复查胸部 X 线片以观察阴影及肺愈合情况，同时也可确保气管内插管与体外膜氧合导管位于适当的位置。

肺功能恢复通常在 3～5 天后，可通过胸部 X 线片、肺顺应性及气体交换来确定。

神经学支持

通常镇静可使患者舒适，也可避免病人过度活动导致突然脱管。除了置管、拔管或其他要求病人静止的操作，在体外膜氧合过程中一般不会使用麻醉剂。

常规进行颅脑超声检查以利于排除脑室内出血。如果确诊为脑室内出血，意味着动脉血压下降，活化凝血时间应缩短。应考虑使用抗纤维蛋白溶解药物。当合并任何并发症时，应仔细考虑持续体外生命支持利弊。因为体外生命支持是可移动的，在脑室内出血时应考虑 CT 扫描以提供更多详细信息。

撤除体外膜氧合及拔管

撤离应缓慢下调体外膜氧合支持，并评估患者对于停用的反应。患者体外膜氧合治疗时间因疾病不同而有差异。持续性肺动脉高压新生儿平均持续使用时间为 4～6 天，停止体外膜氧合几天后病人即可耐受，包括降低体外生命支持 FiO_2，体外膜氧合泵流量大约降为 20ml/(kg·min)。一旦达到此水平，必须适当增强呼吸支持以代偿体外膜氧合的下调。在夹闭试验时，患者无体外膜氧合支持，此时可评估患者自身心肺功能情况。当夹闭循环时，应监测血气分析和血流动力学。如果在此期间患者能够适应，可认为当长期拔出导管后其一般情况良好，这被称为拔管病人。

静 - 静脉回流体外膜氧合（VV-ECMO）支持，其撤离试验稍有不同。在静 - 静脉回流体外膜氧合支持中，当 FiO_2 下降至 0.21 时可停止体外膜氧合治疗。呼吸机参数设置增加合适水平。最后，血液进出薄膜实现平衡，反映静脉流量。监测血气分析，如果结果可被接受，即可准备为病人拔管。

拔管是撤离体外膜肺氧导管并结扎血管，这是一项外科操作，因此外科医生应在无菌环境下完成。一旦拔除体外膜氧合导管，应结扎并保护血管，应观察并控制出血。预防性局部使用抗生素。

并发症

大多数体外膜氧合病人无并发症。然而，这一有创操作并非没有问题。体外膜氧合并发症可被分为病人相关及机械相关两类。所有病人的并发症也许由两种生理性改变所造成：血液介质表面相互影响及血流形式改变。这两种改变对所有器官系统均有副作用。当血液进入任何外界表面，即会发生血栓形成及血小板消耗。必要时使用肝素，随后可能导致体外膜氧合治疗出血并发症的发生。

体外膜氧合病人脑室内出血令人担忧，这些病人全身应用肝素，脑室内出血及其他生理组织，如果不密切监测也会出血。除此之外，结扎右颈内静脉和右颈总动脉导致的血流动力学改变也令人担忧。

体外膜氧合系统的机械系统并发症见框6-5。经体外膜氧合治疗培训人员应全程床旁监护，以解决机械故障等紧急突发状况。

> 波特仍插管通气治疗中。因给予抗凝治疗，所以应谨慎吸痰。每天胸部X线片显示病人肺野清晰，双侧呼吸音对称。未给予麻醉药，但给予镇静治疗以确保患儿舒适。波特对轻微移动刺激有反应，并瞳孔反射存在。他可做轻微移动，但必须密切监测，谨防导管因活动或变位而受影响。

框6-5	体外生命支持并发症

体外生命支持机械相关并发症
循环回路内有凝块
导管问题
氧合器故障
空气进入循环
泵故障
加热转换器故障
导管破裂
体外生命支持患者相关并发症
出血
心律失常
透析或血液透析滤过
溶血
高血压
感染
脑室内出血
心肌顿抑
气胸
惊厥

病程和预后

20世纪80年代，诊断为持续性肺动脉高压足月新生儿有中1/3的患儿在住院期间死亡(61,62)。高频通气、外源性肺表面活性物质、体外膜氧合、NO吸入的应用使发达国家的该数据下降大约10%(34)，然而，这些治疗方法费用高，在发展中国家却无法用于临床。

某些持续性肺动脉高压病因可增加死亡率，比如肺泡-毛细血管发育不良和肺表面活性物质蛋白质B基因突变(5)，还有先天性膈疝(见第9章)。

近期多数研究报道，持续性肺动脉高压发病率显著升高，且幸存者听力丧失风险很大，其可能在18~24个月没有任何表现(63)。25%的幸存者中存在神经发育障碍，包括脑瘫、听力或视力丧失、智力或精神运动发育指数分值低(29)。一项针对2010名学龄期幸存者进行的评估研究中，24%有呼吸问题，60%胸部X线片异常，6.4%有一些感觉神经听力障碍。总的来说，幸存者在认知和其他神经检测得分一般，而那些具有高于预期智商的人群百分数值小于70点(64)。Hoskote等对中重度持续性肺动脉高压患者呼吸系统结局进行评估，发现他们在1岁时与健康同龄人相似(65)，尽管研究中他们发现亚临床呼吸道功能减退。这一轻度减退需注册治疗师做出很多努力以避免呼吸机相关性肺损伤，病情允许时尽早拔管。

胎粪吸入综合征(MAS)

胎粪是婴儿的第一次排出的粪便，通常在生后不久即排出。然而大约有8%~20%胎儿在分娩时在宫内排出胎粪，导致羊水胎粪污染(66-68)。将胎粪排入子宫的胎儿中，大约有3%~5%的胎儿在分娩之前将胎粪吸入呼吸道(66-68)，这就会引起不同程度的多种呼吸窘迫症状及肺功能障碍临床表现。胎粪吸入综合征是指有羊水被胎粪污染的新生儿在出生后不久即出现呼吸窘迫，没有其他原因，并有典型胸片表现(69,70)。Wiswell报道，7%羊水胎粪污染的婴儿出现呼吸抑制，3%进展为胎粪吸入综合征，4.2%有其他异常(68)。报道每1000活产婴儿中胎粪吸入综合征婴儿需机械通气者为0.61(71)。

胎粪吸入综合征是主要见于足月和过期产儿。胎龄34周时羊水胎粪污染发生率为1.6%，42周增加到30%或者更高(67)。Singh报道，胎粪吸入综合征的发生率从37周的1.1%增长到42周时的24%或者更高。

羊水胎粪污染风险增高和胎粪吸入综合征进展相关因素如下：

- 过期妊娠（孕周>42 周）
- 子痫前期或子痫
- 妊娠期高血压
- 妊娠期糖尿病
- 胎儿宫内发育迟缓
- 体表畸形
- 羊水过少
- 孕妇严重吸烟或慢性呼吸或心血管疾病
- 胎儿心率异常或测不到
- 胎儿宫内窘迫表现
- 5 分钟 Apgar 评分低
- 种族：与其他种族相比，美洲和非洲黑人风险增加，太平洋岛屿与澳大利亚土著人同样高危
- 家中分娩

病理生理

胎粪是妊娠期胎儿的代谢废物，经肠道首次排泄。通常向家长解释羊水胎粪污染是出生前胎儿即排出粪便胎粪。胎粪与其他消化物不同，它的组成有胎毛、上皮细胞、胆汁盐和黏液。胎粪是黏稠的，其黏稠度与柏油相似，无味，几乎无菌。通常，超过 90% 的足月儿在出生后 16 小时内排胎便，生后第一天未排胎粪也许与其他异常有关（特殊人群 6-2）。羊水胎粪污染时，应估计胎粪排出时间，脐带被胎粪染色估计胎粪排出时间在 15 分钟内，指甲被粪染估计为 4～6 小时，胎脂污染估计为 12 小时，取决于粪便排出量及浓度。导致胎儿子宫内排出胎粪的确切机制尚不明，但可见于但胎儿缺氧、酸中毒，以及头或脐带挤压导致迷走神经兴奋等情况（67）。

一旦胎粪进入羊水，喘息和不规则深呼吸可导致吸入。在子宫中，也就是未出生前，肺内黏稠液体可阻止吸入胎粪污染羊水。分娩时及产后不久，届时肺内液体被吸收，此时即可发生胎粪污染羊水吸入。胎粪吸入会导致呼吸道阻塞、化学性肺炎（吸入特定化学物质引发的肺炎）、肺不张和肺动脉高压。胎粪抑制肺表面活性物质作用，并对肺上皮细胞有直接毒性作用。

胎粪引起的呼吸道阻塞可因位置和严重程度而不同。部分阻塞允许部分空气进出肺泡。球瓣样阻塞即在吸气时开放，使气体进入肺泡，呼气时气道关闭，导致局部肺组织膨胀（图 6-6）。完全阻塞则无法进行呼吸，导致肺不张和通气不足。这可导致肺泡过

度膨胀、气漏或肺不张及通气灌注比失衡。复苏时可发生气漏。

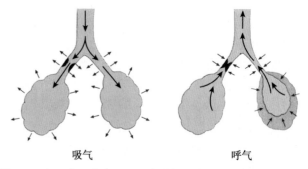

吸气　　　　　呼气

图 6-6　由胎粪阻塞在呼吸道中引起的球阀样阻塞效应

胎粪具有刺激性，可导致炎症反应，胎粪吸入综合征患儿可发生化学性肺炎。数小时内，呼吸道和肺实质中浸入大量白细胞，如分叶核白细胞和巨噬细胞。强烈的炎症反应通过释放炎性介质 - 细胞因子和氧自由基直接引起局部损伤。血管渗漏可因出血性肺水肿引起局限性毒性肺炎。胎粪还可替代或使表面活性物质失活，降低表面张力，引起通气不均、肺不张、通气灌注失衡及低氧合。低氧、肺过度膨胀、酸中毒等导致肺血管阻力增加。肺动脉高压，合并或不合并心房或导管水平分流，加重低氧血症和呼吸性酸中毒，形成恶性循环，称为排出循环。

> ● **特殊人群 6-2**
>
> **哪些情况下没有排胎粪？**
>
> 胎粪塞子引起低位结肠和直肠梗阻，与孕妇糖尿病有关，也许表明是巨结肠。巨结肠是一种大便阻塞引发的先天性缺陷。
>
> 胎粪性肠梗阻，是发生于回肠末端的肠内阻塞，是新生儿囊性纤维化最常见的临床表现。90% 胎粪性肠梗阻婴儿有囊性纤维化病变（囊性纤维化更多信息见第 14 章）。
>
> 胎粪也可以用来检测宫内已暴露于烟草、酒精和其他药物的婴儿。

临床表现

羊水胎粪污染新生儿可能无临床症状，或出生时即发生呼吸衰竭。大多数呈呼吸窘迫的体征（框 6-6），如下所示：

- 异常呼吸频率，最初表现为呼吸急促，疲劳可以恶化成呼吸暂停

异常呼吸模式(呼吸急促或窒息)

呻吟

鼻翼扇动

胸廓凹陷

肺部听诊异常(呼吸音减弱、两侧不对称,湿啰音,干啰音,喘息)

胸廓前后径增大

胸部不对称

发绀

低氧血症

呼吸性酸中毒

- 呼吸困难,如可听见呻吟,见鼻翼扇动和胸廓凹陷
- 发绀

听诊可能闻及呼吸音减弱或两侧不对称、湿啰音,干啰音或喘息,取决于胎粪如何影响呼吸道。胸廓前后径增大提示可能存在气胸。气漏时常见胸廓不对称。

对羊水胎粪污染和呼吸窘迫的新生儿需监测动脉血气分析,脐动脉或外周动脉血气分析检测是有必要的。血气分析结果提示低氧血症和高碳酸血症。

最初的胸部 X 线片显示肺部絮状浸润、不规则斑点状、线样密度增高和肺实变。随着疾病进展(图 6-7),也许可见肺过度膨胀、肺不张和气胸。典型表现为肺过度膨胀,或随扩张范围改变的絮状高密度影扩散。部分或完全肺不张可导致功能残气量及肺顺应性减低。相反,功能残气量增加和肺顺应性减低可能因肺过度膨胀造成(2)。

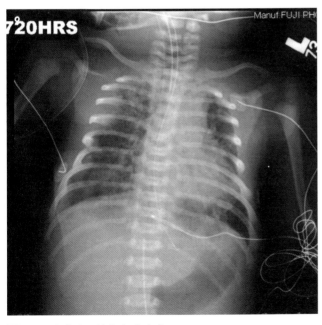

图6-7 胎粪吸入综合征的胸片

对持续性肺动脉高压患儿,加强监测导管前后血氧饱和度及超声心动图,有助于明确诊断、监测、评估肺动脉高压和分流情况。

早期实验室评估必须包括:

- 血细胞计数及分类
- 检测 C 反应蛋白对炎症进行评估
- 血培养判断败血症,尤其是败血症所导致胎粪排出的情况
- 凝血功能、血型鉴定及交叉配血试验

任何有呼吸窘迫表现新生儿均应进行败血症评估并给予治疗,直至败血症不再是呼吸窘迫的致病因素。对羊水被胎粪污染的患儿应怀疑细菌性败血症。持续评估包括电解质和代谢评估。当这些患儿经历过围产期窒息、低氧血症和组织缺氧时,应考虑末梢器官损伤。

管理和治疗

胎粪吸入综合征治疗关键在于呼吸支持,可选择经鼻导管吸氧到高频振荡通气、NO 吸入、体外膜氧合,取决于疾病严重程度。Singh 报道,出生后第 1 天内采用以下方法治疗,10 年治愈 7000 多个婴儿:RA(11%);面罩给氧(33%);鼻导管(10%);持续气道正压通气(7%);常频机械通气(28%);高频通气(8%);肺表面活性物质(16%);吸入 NO(6.1%);体外膜氧合(1.4%)。从 2000 年到 2006 年,吸入 NO 和肺表面活性物质应用增加。高频通气保持在 6%~9%,血管加压药和体外膜氧合使用下降(66)。

羊水胎粪污染新生儿监护在产房就已经开始,根据患儿缺氧程度、呼吸窘迫、呼吸性酸中毒程度不同进行调整。当发生持续性肺动脉高压时需要治疗,方法详见本章前部分所述。

产房干预

直到 2005 年,所有羊水胎粪污染新生儿出生时常规进行气管插管和吸引,胎粪吸引器反复清理气道直至气管插管中没有胎粪(74)。Lancet 在 2004 年以来发表一些随机研究表明,如果分娩时见羊水粪染,一旦头部娩出产科医生应及时清理新生儿口腔和鼻咽分泌物以避免过多胎粪吸入;然而只有当新生儿出生时无反应,才能尝试气管插管及清理气道(75,76)。对有活力新生儿进行气管插管可能引起声带损伤,或插入喉镜时刺激迷走神经反应。据新生儿身体状况及其需要护理(70)。尽管是否进行胎粪吸引没有有力证据进行对比,但美国儿科学会仍然推荐

对无活力羊水胎粪污染新生儿产后应进行气管内胎粪吸引（临床实证 6-2）。无活力新生儿是指呼吸抑制、肌张力低下和（或）心率小于 100 次 / 分。在这种情况下，出生后立即进行气管插管及胎粪吸引。每次吸引不得超过 5 秒，如果没有胎粪吸入，不建议进行再次气管插管吸引。如果有胎粪吸入，无心动过缓，应判断是否需再次插管二次吸引。如果心率慢，即开始进行擦干新生儿全身、刺激呼吸、再次摆放体位，吸氧或正压通气等复苏措施。

● **临床实证 6-2**

分娩时清理气道——证据是什么？

美国儿科学会新生儿复苏计划实施委员会在 2010 年对存在羊水胎粪污染新生儿做出如下推荐：

● 产科医生在胎头娩出时无需常规清理口咽部，但可在胎肩娩出后清理口咽部，因随机对照试验证明前者无意义。

● 有活力儿气管吸引没有意义。

● 如母亲羊水胎粪污染，且新生儿呼吸微弱、肌张力低，气管内吸引术并不能降低这些婴儿的发病率或死亡率。

● 目前尚无有关吸引与否的随机对照试验研究，因此羊水胎粪污染无活力儿仍建议给予气管内吸引。

● 如果气管插管过程太长且未成功，尤其是出现持续心动过缓时，可考虑给予气囊面罩通气。

有活力儿指呼吸、肌力正常，心率大于 100 次 / 分。对这样新生儿不需要气管插管。相反，需在擦干全身、刺激、摆正体位、吸氧或正压通气等复苏措施前用球形注射器或大孔吸引导管吸引残留胎粪。

为了吸出气管内胎粪要实施气管插管，需选择合适型号气管内导管（ETT），其与胎粪吸引管及吸引器相连，此时气管内导管即相当于大孔径吸引管（图 6-8）。护士、呼吸治疗师或临床医生可在新生儿肩下垫一软枕使患儿处于鼻吸气位，此时可看清声带，左手拇指或食指打开患儿口腔，将喉镜叶片缓慢滑入口腔。镜片进入深度应能挑起会厌暴露声带。注意喉镜镜片不要压迫牙龈导致损伤及出血。一旦看见声带，沿口腔右侧插入气管导管，小心不要阻挡视野，看见声门即标志着通过声带。如使用导丝协助插管，在 ETT 连接胎粪吸引管之前将导丝拔出。胎粪

吸引管末端有 15mm 接口与气管插管相连，另一接口连接吸引器。拇指堵塞胎粪吸引管侧孔并拔出气管插管。评估吸引物，如可见较多胎粪，且婴儿心率无明显下降，则应再次进行胎粪吸引。如婴儿心率下降且没有吸出很多的胎粪，则应进行擦干、刺激、摆正体位、吸氧或正压通气等复苏措施。

有一段时期常使用羊膜腔灌注以减少胎粪吸入综合征的发生。羊膜腔灌注是在羊膜囊破裂时将生理盐水或林格氏液注入子宫的操作。这种作法试图用温热无菌生理盐水稀释胎粪将羊水胎粪吸入综合征风险最小化。没有证据证实羊膜腔灌注可预防胎粪吸入综合征，因为可能远在临床出现症状之前胎儿已经将胎粪排入子宫，因此对婴儿结局并无影响（75）。

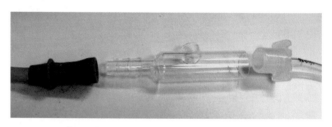

图 6-8　胎粪吸引器

新生儿治疗

目前尚无胎粪吸入综合征预防措施，因此多以支持治疗为主。治疗目标是保持血氧正常及通气，维持全身血压，必要时纠正酸中毒及低血糖症（77）。

 氧疗

轻度胎粪吸入综合征者，供氧即能稳定病情。必要时吸氧以维持更高的血氧饱和度，监测导管前血氧饱和度在 94% 到 98% 为最佳。如果右侧动脉（导管前）可用，给氧以维持 PaO_2 在 60～100mmHg（77）。在轻度病例中，产房可采用鼻导管或氧气头罩进行吸氧。经鼻持续气道正压通气可稳定肺泡、扩张呼吸道、输送氧气。大约 10%～20% 胎粪吸入综合征患儿通过 NCPAP 即可得到有效治疗（66，78，79）。压力 5～8cmH₂O，NCPAP 治疗期间应监测患儿有无烦躁不安或不舒适，这些表现会加剧持续性肺动脉高压，必要时给予气管插管。低氧及高碳酸性呼吸衰竭者必要时可给予气管插管及机械通气治疗。

机械通气

大约 30% 胎粪吸入综合征新生儿需不同程度通

气支持(78,81)。

插管和通气的指征如下：

- FiO_2 大于 0.80
- 呼吸性酸中毒，pH<0.25 持续几小时
- 肺动脉高压
- 低血压和低灌注(77)

早期治疗重点是维持 pH 在 7.3～7.4，PaO_2 在 40～60mmHg(80,81)。很少有关于胎粪吸入综合征呼吸机治疗的临床试验，因此几乎没有明确的建议。呼吸机治疗指南与用于其他新生儿疾病呼吸治疗指南相似，包括(见表6-1)：

- 尽可能采用同步通气模式
- 监测气管插管漏气，避免自动触发
- 采用同步间歇指令通气(SIMV)，而非辅助/控制(A/C)通气模式，避免因呼吸频率过快而导致空气过多和肺过度膨胀。
- 呼吸末气道压力(PEEP)设定为 4～7cmH$_2$O 时(82)，肺不张时上调 PEEP，胸片见膈肌扁平，肺过度膨胀，或当患儿有静脉回流减少提示存在血液动力学不稳定时，可下调 PEEP。
- 吸气时间(Ti)设定为 0.50 秒左右，密切监护确保吸气时间和呼气时间设置以满足整个呼吸过程，在下一呼吸周期开始前使呼气流量降为零及呼气末压接近 PEEP。在不造成气道塌陷时，延长吸气时间可促进肺泡复张。健康新生儿正常呼吸频率为 30～60 次/分，但是胎粪吸入综合征患儿呼吸频率应维持低于 50 次/分。
- 目标潮气量为 4～6ml/kg(77,83)，这也许要求较高的吸气峰压(PIP)。如果 PIP 必须维持在 30cmH$_2$O 以上，则应考虑高频通气。

正确选择呼吸机设置可减少病人呼吸作功，低氧血症及胸廓塌陷治疗可证实此观点，并可降低同步呼吸频率。如前所述，镇静可缓解焦虑不安，但在胎粪吸入综合征及持续性肺动脉高压患儿会面临低氧血症的风险。

血气分析无好转和(或)提示血液动力学不稳定时，表明常频呼吸机不能稳定病情，对肺顺应性差者，高频振荡通气作为保证肺泡通气的一种通气策略。高频振荡通气采用肺复张措施减少肺容积伤和肺剪切伤，也可预防胎粪吸入综合征患儿发生气漏综合征(80)。高频振荡通气联合 NO 吸入可显著改善重症胎粪吸入综合征患儿并发持续性肺动脉高压时的氧合状况(84)。

高频震荡通气初期需较高的平均气道压以促

使肺不张的肺泡复张，当 Paw 在 16～20cmH$_2$O 时能够使得大多数胎粪吸入综合征患儿病情稳定(77)。当患儿能耐受时应降低 Paw 以避免对全身血压造成影响。因为胎粪吸入综合征患儿存在气体残留风险，频率应低于其他疾病新生儿。起始频率 10Hz 是合理的，如果用 ΔP 不能控制 $PaCO_2$，必要时频率可设置为 8 或 6Hz。如之前所建议的，吸气时间应设置为 33%，ΔP 设置应保证充分胸廓运动(表6-3)。

肺血管阻力增加所致组织缺氧及酸中毒常见于此类人群，应频繁监测动脉血气分析。

表6-3　胎粪吸入综合征患者常频机械通气(CMV)和高频振荡通气(HFOV)推荐设置

	常频机械通气	高频振荡通气
模式	同步间歇指令通气	—
频率	<50 次/分	10Hz(必要时可为6)
容量目标	4～6ml/kg(PIP<30cmH$_2$O)	—
振幅 ΔP	—	胸部起伏
T$_1$	0.50 秒	33%
PEEP	4～7cmH$_2$O	—
气道压力	—	16～20cmH$_2$O

 表面活性物质替代治疗

肺表面活性物质替代治疗是一种针对胎粪吸入综合征的治疗，因为胎粪可以使肺表面活性物质功能异常或失活。胎粪也占据肺泡内的空间，取代失活的肺表面活性物质。胎粪吸入综合征患儿外源性肺表面活性物质灌注方法与第4章中早产儿肺表面活性物质灌注方法一致。肺表面活性物质并不能降低这类人群死亡率，但已经证实可以减轻疾病严重程度及缩短住院时间(84)。当呼吸道不再有胎粪时，应用肺表面活性物质会更有效。令人失望的是，有一项研究发现 40% 胎粪吸入综合征患儿应用肺表面活性物质无效(85)。在发达国家，肺表面活性物质替代治疗常规用于胎粪吸入综合征治疗中，用于 30%～50% 的合并胎粪吸入综合征的通气治疗患者(66,79)。

肺血管扩张剂

肺血管扩张剂对胎粪吸入综合征、持续性肺动脉高压患儿与及特发性持续性肺动脉高压患儿均有利。最常用的肺血管扩张剂是 NO 吸入。大约 1/4 胎粪吸

入综合征新生儿通气治疗时给予了 NO 吸入治疗（66，79），其中约 1/2 有效（29，81）。NO 吸入治疗胎粪吸入综合征的关键首先是达到最佳肺膨胀度，其次再考虑其治疗有效性。Gupta 和他的同事们在允许性高碳酸血症下应用常频机械通气及 NO 吸入进行治疗，胎粪吸入综合征及持续性肺动脉高压患儿死亡率为 9.8%（81）。

体外膜肺氧合

在应用体外膜氧合治疗的新生儿疾病中胎粪吸入综合征是最常见的疾病之一。胎粪吸入综合征患儿中 35% 需给予体外膜氧合治疗，其应用标准与其他引起低氧性呼吸衰竭原因一样（86）。体外膜氧合治疗胎粪吸入综合征患儿存活率接近 95%（87），自 NO 吸入治疗以来，体外膜氧合治疗应用有所减少（80）。

心血管支持

心血管支持包括静脉输液和强心药，如多巴胺、多巴酚丁胺和肾上腺素。当患者出现心输出量减少、低血压、脉搏减弱、毛细血管再充盈减慢时应给予心血管支持。在复苏及病情稳定初期液体疗法是输注晶体溶液。12～24 小时后给予全肠外营养，注意电解质水平。

除了呼吸和心血管并发症（组织缺氧、低氧血症、低血压），胎粪吸入综合征患儿还有发生低血糖症、低体温、败血症的危险，此时应减少家属介入（团队合作 6-1）。

团队合作 6-1　提供父母支持

不能过分强调父母支持。胎粪吸入综合征患儿需转院以接受出生医院无法进行的其他治疗。在新生儿重症监护室父母的功能完全丧失，拥抱，甚至抚摸孩子对父母而言都很困难。面对其家长进行反复解释、鼓励其提出问题，推荐使用吸奶器以及意识到新生儿重症监护病房对其的压力。孩子出生时恭贺父母、婴儿起名时给予建议、与父母交谈时使用爸爸妈妈这样的词，理解新生儿重症监护室的压力及父母与孩子隔离的必要性。乐于倾听及安抚父母。不断向父母提供相关信息是很有必要的。这些可在包括呼吸治疗师在内的多学科查房时完成。当父母提出问题，如果你不知道答案，去找出正确答案并告知家长。

病程和预后

那些接受机械通气治疗的胎粪吸入综合征患儿死亡率差异较大，其中有低至接近零的，也有高达 37% 的死亡率（69）。死亡率与可供选择的通气治疗方法及联合应用的治疗方法诸如吸入 NO 和体外膜氧合有关。造成机械通气治疗的胎粪吸入综合征患儿的两个主要死亡原因是肺部疾病和新生儿缺氧缺血性脑病。有 1/4～1/3 的患儿因肺部疾病造成死亡（77）。

气胸是机械通气常见副作用，见于大约 10% 胎粪吸入综合征患儿（79）。其他短期发病包括气漏综合征（纵隔气肿、肺间质水肿）和肺出血。

有多达一半的胎粪吸入综合征出院患儿会在其生后第一年内出现喘息及咳嗽症状，气道高反应性、气道阻塞的表现，年长儿可见到肺过度膨胀（77）。在特发性持续性肺动脉高压患儿中，被诊断为脑瘫的患儿有所增多，胎粪吸入综合征患儿中生长发育迟缓的患儿也增多（88）。

新生儿短暂呼吸急促（TTN）

新生儿短暂呼吸急促发生在足月或近足月儿中，特点是出生后最初的几小时内轻度呼吸窘迫，是因产前胎儿肺液清除障碍所引起的。它是一种自限性疾病，典型病例在出生后 48～72 小时症状消失。在分娩时，很难将新生儿短暂呼吸急促与其他原因所致的呼吸窘迫疾病区分开来，比如败血症、误吸及肺炎。新生儿短暂呼吸急促准确的发病率尚不清楚，但 2012 年的一份报道估计有 0.5%～2.8% 活产儿发生短暂呼吸急促，在择期剖宫产儿中占 30%（89，90）。

与新生儿短暂呼吸急促有关的主要危险因素如下：

- 剖宫产分娩
- 巨大儿（出生体重大于第 90 百分位）
- 产妇患哮喘
- 产妇患糖尿病
- 男性新生儿

其他危险因素见框 6-7。

病理生理

胎儿肺液是正常胎儿肺发育所必需的，它由 II 型肺泡细胞分泌，以稳定子宫内胎儿肺结构。在晚期妊娠和出生前不久，胎儿肺从分泌液体变为重吸收液体。产时胎儿肾上腺素释放可抑制 II 型肺泡细胞内引起肺液分泌的氯离子通道，同时还刺激吸收肺液的钠离子通道。这些均标志着肺内上皮细胞停止分泌肺液，开始重吸收肺液。通过这种机制，足月新生儿出生时肺内仅留有少量肺液，一部分剩余肺液产时通过产道挤压排出，其他肺液由呼吸道、纵隔和胸腔内纤毛摆动得以进一步清除。产时产道挤压胸部使得大部分肺液被排出。产时子宫收缩改变胎儿姿势也可压迫胸部，这两种外力可将 25%～35% 的液体从肺内排出(89)。在此过程中，物理机制紊乱或化学成分改变可使肺液残留肺泡腔内造成肺泡通气不足。胎儿近足月分娩时，尤其是自然分娩发动之前选择性剖宫产时，没有以上的改变，导致胎儿向新生儿过渡较为困难。液体清除障碍导致过多对的液体进入肺泡腔及间质，液体聚集于血管周围组织及叶间裂内，直到数日后被淋巴管清除或重吸收入小血管中。

框6-7	新生儿短暂呼吸急促危险因素

剖宫产分娩
巨大儿(出生体重大于第90百分位)
产妇患哮喘
产妇患糖尿病
男性新生儿
羊水磷脂酰甘油检查阴性(详细内容见第2章)
产妇体液超负荷
延迟结扎脐带
臀位分娩
红细胞增多症
早产
极低出生体重儿(小于1500g)
产妇药物依赖
孕妇使用镇静剂
围产期抑郁症
急产
产程延长

　　肺发育不成熟也许对新生儿短暂呼吸急促病理生理过程中有一定影响。磷脂酰甘油检查结果阴性(见第2章)，甚至卵磷脂/鞘磷脂比值正常，均与新生儿短暂呼吸急促风险增加有关(91)。胎龄大于36周小于38周出生的婴儿发生短暂呼吸急促风险较高。

　　至少有一项研究将健康足月新生儿和短暂呼吸急促新生儿的胃分泌物进行比较，发现短暂呼吸急促患儿胃分泌物中板层小体水平较低，而板层小体可使肺表面活性物质功能下降。这表明，某些短暂呼吸急促发病与肺表面活性物质异常有关(92)，但目前尚不清楚这种异常是指肺表面活性物质不足、功能障碍，或两者兼而有之。肺水肿会抑制表面活性物质的有效性，因此液体潴留可能会减轻。

临床表现

　　全面采集病史对于确定短暂呼吸急促危险因素非常重要。短暂呼吸急促患儿通常在生后 6 小时内有过呼吸窘迫发作。呼吸急促(RR>60 次/分)、呻吟、鼻翼扇动和胸廓塌陷都很常见。

　　胸部 X 线片检查(图 6-9)，其特点如下：
- 广泛肺实质渗出
- 心脏周围湿性轮廓或肺内积液，表示肺间隙、肺泡、胸腔积液增多
- 正常肺组织胸片呈均匀一致性，很难与 RDS 区分
- 粗糙间质性改变(可见于新生儿短暂呼吸急促)，与肺水肿、胎粪吸入综合征时不规则浸润或新生儿肺炎相似
- 可能短暂轻度心脏增大

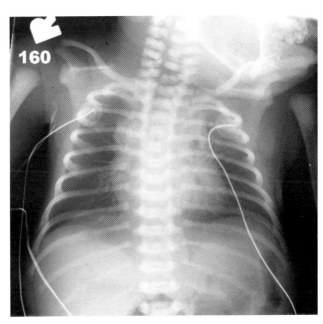

图 6-9　新生儿短暂呼吸急促的胸片

　　通常，婴儿血流动力学稳定。他们因胸部淋巴系统回吸收过多，可能出现低蛋白血症和(或)中心静脉压升高。可能发生轻度窒息，导致轻度肺毛细血管渗漏，且充盈压过高导致心功能不全。

　　尽管并不理想，在短时间内症状得以缓解即可做出短暂呼吸急促诊断。如果 72 小时内新生儿短暂呼吸急促的症状未缓解或 FiO_2 大于 0.40，则新生儿短暂呼吸急促诊断即不正确，应考虑进行其他评估以确定呼吸窘迫原因。

管理和治疗

　　新生儿短暂呼吸急促的治疗为支持治疗，包括吸

氧、暂停经肠内营养、静脉输液及应用抗生素。新生儿短暂呼吸急促患儿也会面临低血糖症、低体温症、败血症等风险，根据需要可给相关支持治疗。

氧疗是新生儿短暂呼吸急促主要治疗方法。吸氧方法包括氧气头罩或与空氧混合仪连接的鼻导管吸氧，保持 SpO_2 在 90%～96%（93），中度呼吸窘迫患儿可能需给予 NCPAP（4～6cmH₂O）以缓解呻吟或胸廓凹陷，48～72 小时后可见症状逐渐改善，通常 FiO_2 低于 0.40 即可。

Armangil 等尝试应用舒喘灵，一种吸入 β₂ 受体激动剂，治疗新生儿短暂呼吸急促，结果发现与安慰剂组相比，舒喘灵组血气分析值升高、呼吸频率减慢、可停吸氧（94）。

支持治疗有体温调节、输液及营养支持，必要时给予营养支持（早期因呼吸急促，人工喂养较困难），包括父母亲自哺喂，但持续性肠内营养在病情稳定后才能耐受。低体温时应进行监护，并将患儿置于暖箱或辐射台等适中温度环境中。还需要对患儿进行评估以排除因败血症所致短暂呼吸急促。很少需要其他心血管方面的支持。

母体皮质类固醇可促进胎儿肺液再吸收，为了减少 37～38 周剖宫产分娩新生儿短暂呼吸急促的发病率，可采用产前 48 小时内给予皮质类固醇（95）。其作用机制是双重性的：皮质类固醇加速肺和肺表面活性物质成熟，也可以增强钠通道的活性。

病程和预后

新生儿短暂呼吸急促是自限性疾病，很少导致死亡或长期发病。一项研究表明曾患有新生儿短暂呼吸急促者，其学龄前哮喘发作的风险较高，这种相关性在男婴更显著（96）。对于新生儿短暂呼吸急促是否能引起肺动脉高压仍有一些争论，这可能与 PVR 升高、肺液残留有关（97）。随后临床病程与 PPHN 相同，本章节已经讨论过了。

■■ 5 天动静 - 静脉回流体外膜氧合支持后，胸片清晰，病人双侧呼吸音清晰，体外膜氧合泵的流量为 60ml/（kg·min），体外膜氧合 FiO_2 为 0.30。主治医生决定将波特的泵流量减少至 20ml/（kg·min），同时准备进行夹闭试验。

夹闭试验，1 小时后相关检查，动脉血气分析显示：pH 7.32，$PaCO_2$ 46mmHg，PaO_2 为 150mmHg，呼吸机参数为：SIMV PIP 24cmH₂O，PEEP 6cmH₂O，RR 25 次 / 分，FiO_2 0.6。他无需血流动力学干预，病情稳定，准备做手术为其拔管。

■■ **评判性思维问题：男婴波特**

1. 你认为应该在波特吸入 NO 之前给予高频振荡通气吗？你的判断依据是什么？
2. 应该用导管前或导管后血气分析监测波特氧合状况吗？其护理方面你还有什么不同想法吗？
3. 大多数研究表明将 NO 提高到 20ppm 以上疗效甚微。医疗小组为什么要将波特吸入 NO 增加到 40ppm？

●● 案例分析和评判性思维问题

■ 案例 1：男婴罗杰斯

你在Ⅲ级 C 类新生儿重症监护室工作，接班。罗杰斯，胎龄 41 周，日龄 2 天，剖宫产出生，Apgar 评分 3 和 6，超声波心动图诊断特发性持续肺动脉高压。现已给予同步间歇指令通气治疗（SIMV），RR 35 次 / 分，吸气峰压为 PIP 25cmH₂O，PEEP 6cmH₂O，Ti 0.5 秒，FiO_2 0.90，Paw 11.5cmH₂O。目前动脉血气分析结果为：pH7.37，$PaCO_2$ 44mmHg，HCO₃ 25.1mEq/L，PaO_2 68mmHg，HR 125 次 / 分，BP 50/30mmHg，同步呼吸频率 10 次 / 分，导管前 SpO_2 98%，导管后 SpO_2 93%。

● 你认为病人目前是否已得到良好治疗？为什么是或为什么不是？

医生想将罗杰斯通气模式改为高频振荡通气，如果还不能改善通气和氧合，将会给予 NO 吸入治疗。

你建议的高频震荡通气初始参数设置是什么？
你推荐该患儿给予 NO 吸入吗？

■ 案例 2：女婴菲茨杰拉德

你和产房工作小组被呼叫，系 41⁺⁶/⁷ 周，羊水被胎粪污染。其母亲病史无特殊。

● 为羊水被胎粪污染的胎儿分娩做准备时，你需要准备哪些其他的器械与设备？

菲茨杰拉德出生即交给儿科医生，生后即哭，四肢活动自如，中枢性紫绀，同时你发现其甲床有胎粪污染。

● 菲茨杰拉德在产房内所需最佳干预措施是什么？

你将脉搏氧饱和仪固定在菲茨杰拉德右手上，数值为 55%。1 分钟时，她仍有紫绀，你给予鼻前吸氧（FiO_2 0.5），其躯干和口唇变红润，2 分钟时，其血氧饱和度为 70%。4 分钟时，当你准备停止鼻前吸氧时，其口唇发绀。

● 你认为女婴菲茨杰拉德应该被送往哪里，和母亲在一起、新生儿病房或新生儿重症监护室？

进入新生儿重症监护病房后，给予面罩吸氧（FiO_2 1），监测导管前后血氧饱和度，分别为99%和87%。胸片提示肺过度膨胀、双肺斑片状浸润影。医生放置动脉导管，脐血血气分析，pH7.29，$PaCO_2$ 50mmHg，PaO_2 62mmHg。

● 你认为女婴菲茨杰拉德是持续肺动脉高压吗？哪些信息促使你得出此结论？

● 你建议采取哪些呼吸支持措施？

■ 案例3：男婴柯克伍德

你被叫去新生儿病房处理1位呼吸窘迫患儿。男婴柯克伍德 37^{-4} 周胎龄，3小时前因臀位择期剖宫产出生。当你到达时，你注意到男婴柯克伍德的呼吸频率为65次/min，伴有轻度胸廓凹陷和鼻翼扇动，右脚 SpO_2 数值为88%。

● 你会怎样做？

给予吸氧后，你发现其血氧饱和度快速增长至97%，你将他转至特护病房，考虑其为呼吸窘迫。在护士对其进行入院处理之前，你右颈动脉采血行血气分析，pH7.38，$PaCO_2$ 34mmHg，HCO_3 19.8mEq/L，PaO_2 60mmHg。医生同意你的进行氧疗建议，因此你给予患儿头罩吸氧（FIO_2 0.40）。听诊闻及呼气末啰音，胸片显示弥漫性肺实质浸润，肺膨胀至第8后肋水平。

● 你认为造成男婴柯克伍德呼吸窘迫的原因是什么？怎样才能明确诊断？

选择题

1. 下列哪项是评估新生儿持续肺动脉高压病人氧合最好的方法？
   a. 氧合指数
   b. 血氧饱和度
   c. 氧分压
   d. 二氧化碳分压

2. 下列哪些是推荐用以降低重症持续肺动脉高压新生儿肺血管阻力的治疗方法？
   I. 吸氧
   II. 麻痹浸润
   III. 过度换气
   IV. 高频振荡通气
   V. 吸入NO
   a. I, II, IV, V
   b. I, IV, V
   c. I, III, IV, V
   d. I, III, III, IV, V

3. 吸入NO降低肺血管阻力有效的首要临床表现是什么？
   a. PaO_2 增加
   b. 超声心动图肺动脉压降低
   c. 全身血压升高
   d. 导管前和导管后血氧饱和度梯度变窄

4. 你正在护理一名日龄3天患特发性持续性肺动脉高压女婴，她接受气管插管，FiO_2 1，同步间歇指令通气（SIMV）PIP 30cmH_2O，PEEP 8cmH_2O，RR 45次/min（Paw 16.25cmH_2O）。其最近一次血气分析结果是 pH7.39，$PaCO_2$ 40mmHg，HCO_3 23.9mEq/L，PaO_2 40mmHg。基于此病人

OI，接下来将给她进行什么治疗？
   a. 增加吸气峰压
   b. 高频振荡通气
   c. 吸入NO
   d. 体外膜氧合

5. 开始使用体外膜氧合后，应该如何调整参数？
   a. 病人的呼吸机设置不变
   b. 应增加吸气峰压与呼气末压力，直到病人在体外膜氧合治疗下病情稳定
   c. 应将参数设置为"肺休息"模式，包括低呼吸频率、FIO_2，PIP 20cmH_2O，PEEP 10cmH_2O
   d. 给予持续正压通气或拔管

6. 下列哪些是羊水被胎粪污染发生的危险因素？
   I. 羊水过多
   II. 过期妊娠
   III. 子痫前期
   IV. 先天性膈疝
   V. 5分钟Apgar评分低
   a. I, II, III, V
   b. II, III, IV, V
   c. II, III, V
   d. I, II, V

7. 你被叫去产房，一胎龄 41^{+4} 周羊水胎粪污染患儿，胎儿娩出后被送到新生儿护理人员那里，该患儿不哭、不动，手和躯干青紫。根据你的评估，最理想的治疗措施是什么？
   a. 快速气管插管，胎粪吸引管清理气道
   b. 擦干，刺激，给氧
   c. 口鼻吸引

选择题(续)

d. 开始正压通气

8. 列举羊水胎粪污染最常见的症状与体征

9. 你正在护理一名生后 4 小时的羊水被胎粪污染的新生儿，面罩给氧（1 FiO_2）。右侧腕部血气分析：pH 7.36，$PaCO_2$ 41mmHg，PaO_2 47mmHg。你推荐给予以下什么呼吸治疗？

   a. 继续给予目前治疗

   b. 改为 1L 鼻导管吸氧

   c. NCPAP

   d. 气管插管，高频振荡通气

10. 再次进行择期剖宫产的孕妇，41 岁，有严重哮喘病史，患妊娠期糖尿病和羊水过多，娩出一男婴，出生体重为 4500g。下列哪些是增加男婴生后发生新生儿短暂呼吸急促的危险因素？

   I. 剖宫产

   II. 高龄

   III. 产妇患哮喘

   IV. 妊娠期患糖尿病

   V. 羊水过多

   VI. 男性新生儿

   VII. 出生体重 4500g

   a. I, III, IV, V, VI

   b. II, III, V, VI

   c. I, III, IV, VI, VII

   d. I, II, III, VI, VII

（徐 娜 译）

参考文献

1. Heritage CK, Cunningham MD. Association of elective repeat cesarean delivery and persistent pulmonary hypertension of the newborn. *Am J Obstet Gynecol*. 1985;152 (6, pt 1):627-629.
2. Walsh-Sukys MC, Tyson JE, Wright LL, et al. Persistent pulmonary hypertension of the newborn in the era before nitric oxide: practice variation and outcomes. *Pediatrics*. 2000;105(1, pt 1):14-20.
3. Stayer SA, Liu Y. Pulmonary hypertension of the newborn. *Best Pract Res Clin Anaesthesiol*. 2010;24(3):375-386.
4. Wilson KL, Zelig CM, Harvey JP, et al. Persistent pulmonary hypertension of the newborn is associated with mode of delivery and not with maternal use of selective serotonin reuptake inhibitors. *Am J Perinatol*. 2011;28 (1):19-24.
5. Konduri G, Kim UO. Advances in the diagnosis and management of persistent pulmonary hypertension of the newborn. *Pediatr Clin North Am*. 2009;56(3):579-600.
6. Ostrea EM, Villanueva-Uy ET, Natarajan G, et al. Persistent pulmonary hypertension of the newborn: pathogenesis, etiology, and management. *Pediatr Drugs*. 2006;8(3):179-188.
7. Alano MA, Ngougmna E, Ostrea EM, et al. Analysis of nonsteroidal anti-inflammatory drugs in meconium and its relation to persistent pulmonary hypertension of the newborn. *Pediatrics*. 2001;107(3):519-523.
8. Hernandez-Diaz S, Van Marter LJ, Werler MM, et al. Risk factors for persistent pulmonary hypertension of the newborn. *Pediatrics*. 2007;120(2):e272-e282.
9. Rudolph A. Distribution and regulation of blood flow in the fetal and neonatal lamb. *Circ Res*. 1985;57:811-821.
10. Ziegler JW, Ivy DD, Kinsella JP, et al. The role of nitric oxide, endothelin, and prostaglandins in the transition of the pulmonary circulation. *Clin Perinatol*. 1995;22(2): 387-403.
11. Steinhorn RH, Millard SL, Morin FC III. Persistent pulmonary hypertension of the newborn: role of nitric oxide and endothelin in pathophysiology and treatment. *Clin Perinatol*. 1995;22(2):405-428.
12. Geggel RL, Reid LM. The structural basis of PPHN. *Clin Perinatol*. 1984;11(3):525-549.
13. Christou H, Adatia I, Van Marter LJ, et al. Effect of inhaled nitric oxide on endothelin-1 and cyclic guanosine 5'-monophosphate plasma concentrations in newborn infants with persistent pulmonary hypertension. *J Pediatr*. 1997;130(4):603-611.
14. Ashida Y, Miyahara H, Sawada H, et al. Anesthetic management of a neonate with vein of Galen aneurysmal malformations and severe pulmonary hypertension. *Paediatr Anaesthes*. 2005;15(6):525-528.
15. Dakshinamurti S. Pathophysiologic mechanisms of persistent pulmonary hypertension. *Pediatr Pulmonol*. 2005;39(6): 492-503.
16. Henry GW. Noninvasive assessment of cardiac function and pulmonary hypertension in persistent pulmonary hypertension of the newborn. *Clin Perinatol*. 1984;11(3):627-640.
17. The Neonatal Inhaled Nitric Oxide Study Group. Inhaled nitric oxide in full-term and nearly full-term infants with hypoxic respiratory failure. *N Engl J Med*. 1997;336:597-604.
18. Cornfield DN, Reeve HL, Tolarova S, et al. Oxygen causes fetal pulmonary vasodilation through activation of a calcium-dependent potassium channel. *Proc Natl Acad Sci USA*. 1996;93(15):8089-8094.
19. Lakshminrusimha S, Swartz DD, Gugino SF, et al. Oxygen concentration and pulmonary hemodynamics in newborn lambs with pulmonary hypertension. *Pediatr Res*. 2009;66 (5):539-544.
20. Drummond WH, Gregory GA, Heymann MA, et al. The independent effects of hyperventilation, tolazoline, and dopamine on infants with persistent pulmonary hypertension. *J Pediatr*. 1981;98(4):603-611.
21. Schreiber MD, Heymann MA, Soifer SJ. Increased arterial pH, not decreased $PaCO_2$, attenuates hypoxia-induced pulmonary vasoconstriction in newborn lambs. *Pediatr Res*. 1986;20(2):113-117.
22. Hendricks-Munoz KD, Walton JP. Hearing loss in infants with persistent fetal circulation. *Pediatrics*. 1988;81(5): 650-656.
23. Marron MJ, Crisafi MA, Driscoll JM Jr, et al. Hearing and neurodevelopmental outcome in survivors of persistent pulmonary hypertension of the newborn. *Pediatrics*. 1992;90(3):392-396.

24. Cheung PY, Tyebkhan JM, Peliowski A, et al. Prolonged use of pancuronium bromide and sensorineural hearing loss in childhood survivors of congenital diaphragmatic hernia. *J Pediatr*. 1999;135(2, pt 1):233-239.
25. Committee on Fetus and Newborn. Use of inhaled nitric oxide. *Pediatrics*. 2000;106(2):344-345.
26. Froese AB, Kinsella JP. High-frequency oscillatory ventilation: lessons from the neonatal/pediatric experience. *Crit Care Med*. 2005;33(suppl 3):S115-S121.
27. Kinsella JP, Abman SH. Inhaled nitric oxide and high frequency oscillatory ventilation in persistent pulmonary hypertension of the newborn. *Eur J Pediatr*. 1998;157 (suppl 1):S28-S30.
28. Yoder RA, Siler-Khodr T, Winter VT, et al. High-frequency oscillatory ventilation: effects on lung function, mechanics, and airway cytokines in the immature baboon model for neonatal chronic lung disease. *Am J Respir Crit Care Med*. 2000;162(5):1867-1876.
29. Kinsella JP, Truog WE, Walsh WF, et al. Randomized, multicenter trial of inhaled nitric oxide and high-frequency oscillatory ventilation in severe, persistent pulmonary hypertension of the newborn. *J Pediatr*. 1997;131(1, pt 1): 55-62.
30. SensorMedics Corporation. *High Frequency Oscillatory Ventilation User's Manual*. Homestead, FL: SensorMedics Corporation; 2001. Available at www.fda.gov/ohrms/ dockets/ac/01/briefing/3770b1_15.doc. Accessed September 28, 2012.
31. Engle WA; Committee on Fetus and Newborn. Surfactant-replacement therapy for respiratory distress in the pre-term and term neonate. *Pediatrics*. 2008;121(2):419-432.
32. Finer NN. Surfactant use for neonatal lung injury: beyond respiratory distress syndrome. *Paediatr Respir Rev*. 2004; 5(suppl A):S289-S297.
33. Hintz SR, Suttner DM, Sheehan AM, et al. Decreased use of neonatal extracorporeal membrane oxygenation (ECMO): how new treatment modalities have affected ECMO utilization. *Pediatrics*. 2000;106(6):1339-1343.
34. Konduri GG, Solimano A, Sokol GM, et al. A random-ized trial of early versus standard inhaled nitric oxide ther-apy in term and near-term newborn infants with hypoxic respiratory failure. *Pediatrics*. 2004;113(3, pt 1):559-564.
35. Seri I. Circulatory support of the sick preterm infant. *Semin Neonatol*. 2001;6(1):85-95.
36. Siobal MS. Pulmonary vasodilators. *Respir Care*. 2007; 52(7):885-899.
37. Coates EW, Klinepeter ME, O'Shea TM. Neonatal pul-monary hypertension treated with inhaled nitric oxide and high-frequency ventilation. *J Perinatol*. 2008;28(10):675-679.
38. Food and Drug Administration. *NDA 20-845 approval letter for INO Therapeutics, Inc.* Rockville, MD: Food and Drug Administration; 1999.
39. Fakioglu H, Totapally BR, Torbati D, et al. Hypoxic res-piratory failure in term newborns: indications for inhaled nitric oxide and extracorporeal membrane oxygenation therapy. *J Crit Care*. 2005;20:288-295.
40. Clark RH, Kueser TJ, Walker MW, et al.; Clinical Inhaled Nitric Oxide Research Group. Low-dose nitric oxide ther-apy for persistent pulmonary hypertension of the newborn. *N Engl J Med*. 2000;342:469-474.
41. González A, Fabres J, D'Apremont I, et al. Randomized controlled trial of early compared with delayed use of in-haled nitric oxide in newborns with a moderate respiratory failure and pulmonary hypertension. *J Perinatol*. 2010;30 (6):420-424.
42. INOMax [label]. Clinton, NJ: INO Therapeutics, Inc.; 2012. Available at http://www.accessdata.fda.gov/ drugsatfda_docs/label/1999/20845lbl.htm. Accessed October 18, 2012.
43. Finer N, Barrington KJ. Nitric oxide for respiratory fail-ure in infants born at or near term. *Cochrane Database Syst Rev*. 2006;4:CD000399.
44. Malley WJ. *Clinical Blood Gases: Assessment and Interven-tion*. 2nd ed. St. Louis, MO: Elsevier Saunders; 2005.
45. Salguero KL, Cummings JJ. Inhaled nitric oxide and methemoglobin in full-term infants with persistent pul-monary hypertension of the newborn. *Pulm Pharmacol Ther*. 2002;15(1):1-5.
46. Verklan MT. Persistent pulmonary hypertension of the newborn: not a honeymoon anymore. *J Perinat Neonatal Nurs*. 2006;20(1):108-112.
47. Boran P, Tokuc G, Yegin Z. Methemoglobinemia due to application of prilocaine during circumcision and the effect of ascorbic acid. *J Pediatr Urol*. 2008;4(6):475-476.
48. Lindenmann J, Matzi V, Kaufmann P, et al. Hyperbaric oxygenation in the treatment of life-threatening isobutyl nitrite-induced methemoglobinemia—a case report. *Inhal Toxicol*. 2006;18(13):1047-1049.
49. Shah PS, Ohlsson A. Sildenafil for pulmonary hyperten-sion in neonates. *Cochrane Database Syst Rev*. 2011;8: CD005494.
50. Hanson KA, Ziegler JW, Rybalkin SD, et al. Chronic pulmonary hypertension increases fetal lung cGMP phosphodiesterase activity. *Am J Physiol*. 1998;275 (5, pt 1):L931-L941.
51. Atz AM, Wessel DL. Sildenafil ameliorates effects of inhaled nitric oxide withdrawal. *Anesthesiology*. 1999;91 (1):307-310.
52. Baquero H, Soliz A, Neira F, et al. Oral sildenafil in infants with persistent pulmonary hypertension of the newborn: a pilot randomized blinded study. *Pediatrics*. 2006;117(4):1077-1083.
53. Huddleston AJ, Knoderer CA, Morris JL, et al. Sildenafil for the treatment of pulmonary hypertension in pediatric patients. *Pediatr Cardiol*. 2009;30(7):871-872.
54. Custer JW, Rau RE, eds. *The Harriet Lane Handbook*. Philadelphia, PA: Mosby Elsevier; 2009.
55. Vargas-Origel A, Gómez-Rodríguez G, Aldana-Valenzuela C, et al. The use of sildenafil in persistent pulmonary hyperten-sion of the newborn. *Am J Perinatol*. 2010;27(3):225-230.
56. Bassler D, Kreutzer K, McNamara P, et al. Milrinone for persistent pulmonary hypertension of the newborn. *Cochrane Database Syst Rev*. 2010;11:CD007802.
57. Dhillon R. The management of neonatal pulmonary hypertension. *Arch Dis Child Fetal Neonatal Ed*. 2012;97 (3):F223-F228.
58. Bartlett RH, Andrews AF, Toomasian JM, et al. Extracor-poreal membrane oxygenation for newborn respiratory failure: 45 cases. *Surgery*. 1982;92(2):425-433.
59. Bartlett RH, Roloff DW, Cornell RG, et al. Extracorporeal membrane oxygenation in neonates with respiratory failure: a prospective randomized study. *Pediatrics*. 1985;76(4): 479-487.
60. O'Rourke PP, Crone RK, Vacanti JP, et al. Extracorpo-real membrane oxygenation and conventional medical therapy in neonates with persistent pulmonary hyperten-sion of the newborn: a prospective randomized study. *Pediatrics*. 1989;84(6):957-963.
61. Hageman JR, Adams MA, Gardner TH. Persistent pul-monary hypertension of the newborn: trends in incidence, diagnosis, and management. *Am J Dis Child*. 1984;138(6):592-595.
62. Davis JM, Spitzer AR, Cox C, et al. Predicting survival in infants with persistent pulmonary hypertension of the newborn. *Pediatr Pulmonol*. 1988;5(1):6-9.
63. Robertson CM, Tyebkhan JM, Hagler ME, et al. Late-onset, progressive sensorineural hearing loss after severe neonatal respiratory failure. *Otol Neurotol*. 2002;23(3):353-356.

64. Rosenberg AA, Lee NR, Vaver KN, et al. School-age outcomes of newborns treated for persistent pulmonary hypertension. *J Perinatol.* 2010;30(2):127-134.

65. Hoskote AU, Castle RA, Hoo A, et al. Airway function in infants treated with inhaled nitric oxide for persistent pulmonary hypertension. *Pediatr Pulmonol.* 2008;43(3):224-235.

66. Singh BS, Clark RH, Powers RJ, et al. Meconium aspiration syndrome remains a significant problem in the NICU: outcomes and treatment patterns in term neonates admitted for intensive care during a ten-year period. *J Perinatol.* 2009;29(7):497-503.

67. Gomella TL, Cunningham MD, Eyal FG, et al, eds. *Neonatology: Management, Procedures, On-Call Problems, Diseases, and Drugs.* 6th ed. New York: McGraw Hill; 2009.

68. Wiswell TE, Knight GR, Finer NN, et al. A multi-center, randomized, controlled trial comparing Surfaxin (Lucinactant) lavage with standard care for treatment of meconium aspiration syndrome. *Pediatrics.* 2002;109(6):1081-1087.

69. Cleary GM, Wiswell TE. Meconium-stained amniotic fluid and the meconium aspiration syndrome: an update. *Pediatr Clin North Am.* 1998;45(3):511-529.

70. Fanaroff AA. Meconium aspiration syndrome: historical aspects. *J Perinatol.* 2008;28(suppl 3):s3-s7.

71. Gouyon JB, Ribakovsky C, Ferdynus C, et al. Severe respiratory disorders in term neonates. *Paediatr Perinat Epidemol.* 2008;22(1):22-30.

72. Herting E, Rauprich P, Stichtenoth G, et al. Resistance of different surfactant preparations to inactivation by meconium. *Pediatri Res.* 2001;50(1):44-49.

73. Oelberg DB, Downey SA, Flynn MM. Bile salt-induced intracellular Ca++ accumulation in type II pneumocytes. *Lung.* 1990;168(6):297-308.

74. Kattwinkel J, Perlman JM, Aziz K, et al. Neonatal resuscitation: 2010 American Heart Association Guidelines for Cardiopulmonary Resuscitation and Emergency Cardiovascular Care. *Circulation.* 2010;122:S909-S919.

75. The American Congress of Obstetricians and Gynecologists. ACOG Committee Opinion Number 379: Management of delivery of a newborn with meconium-stained amniotic fluid. *Obstet Gynecol.* 2007;110(3):739.

76. Vain NE, Szyld EG, Prudent LM, et al. Oropharyngeal and nasopharyngeal suctioning of meconium-stained neonates before delivery of their shoulders: multicentre, randomised controlled trial. *Lancet.* 2004;364(9434): 597-602.

77. Dargaville PA. Respiratory support in meconium aspiration syndrome: a practical guide. *Int J Pediatr.* 2012;2012: 965159.

78. Wiswell TE, Gannon CM, Jacob J, et al. Delivery room management of the apparently vigorous meconium-stained neonate: results of the multicenter, international collaborative trial. *Pediatrics.* 2000;105(1):1-7.

79. Dargaville, PA, Copnell B. The epidemiology of meconium aspiration syndrome: incidence, risk factors, therapies, and outcome. *Pediatrics.* 2006;117(5):1712-1721.

80. Yeh TF. Core concepts: meconium aspiration syndrome. *Neonatal Rev.* 2010;11(9):e503-e512.

81. Gupta A, Rastogi S, Sahni R, et al. Inhaled nitric oxide and gentle ventilation in the treatment of pulmonary hypertension of the newborn—a single-center, 5-year experience. *J Perinatol.* 2002;22(6):435-441.

82. Fox WW, Berman LS, Downes JJ Jr, et al. The therapeutic application of end expiratory pressure in the meconium aspiration syndrome. *Pediatrics.* 2004;56(2):198-204.

83. Dawson C, Davies MW. Volume-targeted ventilation and arterial carbon dioxide in neonates. *J Paediatr Child Health.* 2005;41(9-10):518-521.

84. Kinsella JP, Abman SH. Efficacy of inhalational nitric oxide therapy in the clinical management of persistent pulmonary hypertension of the newborn. *Chest.* 1994;105 (suppl 3):92S-94S.

85. Halliday HL, Speer CP, Robertson B. Treatment of severe meconium aspiration syndrome with porcine surfactant Collaborative surfactant study group. *Eur J Pediatr.* 1996; 155(12):1047-1051.

86. Swarnam K, Soraisham AS, Sivanandan S. Advances in the management of meconium aspiration syndrome. *Int J Pediatr.* 2012;2012:359571.

87. Short BL. Extracorporeal membrane oxygenation: use in meconium aspiration syndrome. *J Perinatol.* 2008;28(3): S79-S83.

88. Beligere N, Rao R. Neurodevelopmental outcome of infants with meconium aspiration syndrome: report of a study and literature review. *J Perinatol.* 2008;28(3):S93-S101.

89. Yurdakok M, Ozek E. Transient tachypnea of the newborn: the treatment strategies. *Curr Pharm Des.* 2012;18(21): 3046-3049.

90. Yurdakok M. Transient tachypnea of the newborn: what is new? *J Matern Fetal Neonatal Med.* 2010;23(suppl 3): 24-26.

91. Tennant C, Friedman AM, Pare E, et al. Performance of lecithin-sphingomyelin ratio as a reflex test for documenting fetal lung maturity in late preterm and term fetuses. *J Matern Fetal Neonatal Med.* 2012;25(8):1460-1462.

92. Machado LU, Fiori HH, Baldisserotto M, et al. Surfactant deficiency in transient tachypnea of the newborn. *J Pediatr.* 2011;159(5):750-754.

93. De La Roque ED, Bertrand C, Tandonnet O, et al. Nasal high frequency percussive ventilation versus nasal continuous positive airway pressure in transient tachypnea of the newborn: a pilot randomized controlled trial (NC T00556738). *Pediatr Pulmonol.* 2011;46(3):218-223.

94. Armangil D, Yurdakök M, Korkmaz A, et al. Inhaled beta-2 agonist salbutamol for the treatment of transient tachypnea of the newborn. *J Pediatr.* 2011;159(3): 398-403.

95. Stutchfield P, Whitaker R, Russell I; Antenatal Steroids for Term Elective Caesarean Section (ASTECS) Research Team. Antenatal betamethasone and incidence of neonatal respiratory distress after elective caesarean section: pragmatic randomised trial. *BMJ.* 2005;331:662-667.

96. Birnkrant DJ, Picone C, Markowitz W, et al. Association of transient tachypnea of the newborn and childhood asthma. *Pediatr Pulmonol.* 2006;41(10):978-984.

97. Guglani L, Lakshminrusimha S, Ryan RM. Transient tachypnea of the newborn. *Pediatr Rev.* 2008;29(11): e59-e65.

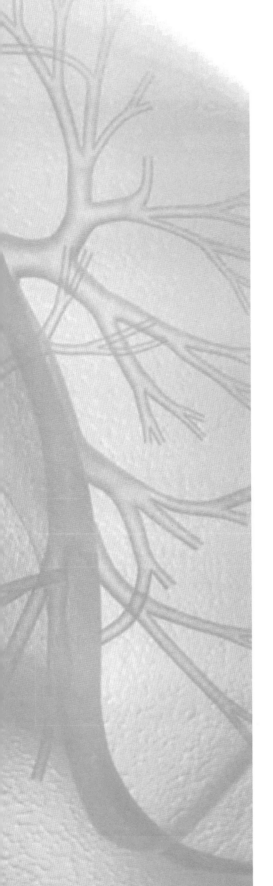

第7章
肺部并发症

朱莉安娜·S·佩雷塔, MSEd, RRT-NPS, CHSE

本章概要（续）

本章目标

读完本章之后，您将可以：

1. 列出一位新生儿发展为肺不张时呈现的四个症状和体征。
2. 讨论肺不张新生儿经鼻导管持续正压通气的适应证和益处。
3. 明确两种常见的造成新生儿肺发生气漏的原因。
4. 列出呼吸治疗师在早产儿方面对于管理防止肺间质性肺气肿采取的三项技术。
5. 区分间质肺气肿、气胸、纵隔积气、心包积气的 X 线摄片。
6. 为间质性肺气肿的患者选择初始呼吸机设置使用的高频喷射通气（HFJV）
7. 讨论快速地识别和紧急治疗张力性气胸的技术。
8. 列出引起新生儿肺炎的三种常见微生物。
9. 提出新生儿重症监护室初步治疗先天性肺炎的治疗和预防措施。

■■　女婴约翰逊

你开始值夜班了，在大型教学医院三级 B 类的新生儿重症监护室（NICU）。女婴约翰逊是 25 周的早产儿现在 4 天了。她母亲 42 岁初次怀孕。对先兆子痫要格外重视，本次早产原因不清，有胎膜早破（PROM）。出生后 1、5、10 分钟的 Apgar 评分，分别是 3、5 和 6 分。生后 3 分钟给予 2.5mm 的气管插管（ETT）距口唇 7.5cm 处固定，并且在产房出生最初的 10 分钟内给她了一剂量的肺表面活性物质，生后间隔 8 小时给予她了二次剂量的肺表面活性物质。转到 NICU 后，应用同步间歇指令通气（SIMV），吸气峰压（PIP）初始设置 19cmH$_2$O，72 小时之后在 17～23cmH$_2$O 之间调整，潮气量目标 4.0ml。呼气末压（PEEP）保持在 4cmH$_2$O。FiO$_2$ 开始 0.50，后来降至 0.35，并在 48 小时保持在 0.30～0.55 范围内来维持血氧饱和度 88%～94%。呼吸频率（RR）开始 40 次 / 分，24 小时内降到 30 次 / 分，随后一直不变。目前她的体重是 685g。

早产儿易患许多不同的肺部并发症。未发育成熟的肺组织可出现呼吸窘迫综合征（RDS）患儿在正压通气期间肺过度膨胀，容易导致严重后果和致命的危险。早产儿发育不成熟的免疫系统增加了感染的可能性，如早期阶段的肺炎。对于非早产婴儿，还有其他因素会导致肺部并发症。新生儿医疗团队需要判定病人的最具危险的肺不张、气漏（间质性肺气肿、气胸、纵隔积气或心包积气）及肺炎，并且密切监测他们的呼吸窘迫征象。识别这些并发症的早期征象，及时对症处理是所有呼吸治疗师的基本技能。

肺不张

■■

不断更新的报告显示，女婴有微弱的自主呼吸运动。来自于她脐动脉导管（UAC）最新的血气分析（A 女婴）值是：pH 7.29，PaCO$_2$ 52，下面设置为：SIMV 20/4，潮气量（V$_T$）的目标 4ml 30 次 / 分，FiO$_2$ 0.55，吸气时间（T$_1$）0.35 秒，氧流量每分钟 8L（LPM）。目前生命体征如下：心率（HR）150～165 次 / 分；血压（BP）57/32mmHg（平均动脉血压［MAP］40mmHg，5μg 的多巴胺静脉滴注；在早产儿保育箱内保持皮肤温度 36℃，SpO$_2$ 90%，FiO$_2$0.55；机械通气下 RR 30 次 / 分。责任护士叫你过来因为氧饱和度需要增加 FiO$_2$。

肺不张是一种肺部塌陷或无气体的状况。它是由肺顺应性的降低、潮气量不足、或气道阻塞所导致。

导致新生儿肺不张常见病因如下所示：

● 终末气道被胎粪阻塞

● 肺被占位挤压、肿瘤或胃内容（如先天性膈疝）

● 在 RDS 由于肺部顺应性低和表面活性物质的缺乏，最终导致呼吸衰竭和肺换气不足

肺损伤是由于肺泡的重复塌陷和肺泡复张所致，称为剪切力损伤（肺不张伤），新生儿机械通气也是肺损伤的主要原因之一。

病理生理

早产儿的解剖学和生理特点使他们易患肺不张。早产儿的胸壁比成人更具有顺应性，并且在呼气肺泡塌陷时不提供阻力。再加上缺乏肺表面活性物质使得肺泡内表面张力增加，以及呼气终末气泡首先塌陷导致结构不稳定，使早产儿更加容易患肺不张和剪切力损伤（肺不张伤）（图 7-1）。新生儿胸部形状的差异也意味着肋间肌在自主呼吸时有效的机械功能更差。框 7-1 是导致新生儿肺不张的其他解剖因素。

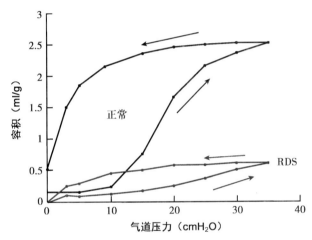

图 7-1 压力容积曲线图

框 7-1 导致新生儿肺不张的解剖因素

● 胸壁的顺应性过度
● 表面活性物质缺乏
● 相对较低的功能残气量
● 气道支撑结构发育不全
● 筋膜交叉导致肋骨在吸气时向内移动，需要为有效通气提供更多的能量

早产儿的另一个弱点是有效自发呼吸时必须要消耗许多能量，因为小气道阻力相对高且肺泡顺应性低，这使得他们处于较高呼吸衰竭的危险。不断进展的呼吸障碍在肺部的表现首先是肺不张，因为每次呼吸不是所有的肺泡都有能力张开，这将导致通气/灌流（V/Q）比失调。血液循环至塌陷的肺单位无法氧合，不能呼出二氧化碳和吸入氧气，表现为呼吸衰竭，血气呈现低氧血症。

剪切力损伤（肺不张伤）的表现是小气道和肺泡重复的塌陷和重新开放，损害气道和肺泡细胞并导致炎症。这在肺内开始了恶性循环，炎症增加到肺泡内和毛细血管之间的氧气空间（称为扩散屏障）。这个情况需要增加 FiO_2 以及克服气道压力，致使更多的损伤和进一步的细胞功能障碍。由于肺不张带来进一步损伤，下一张将讨论肺不张的预防措施，为了避免肺损伤，快速有效的治疗是必不可少的。

临床表现

患有 RDS 的新生儿通过两个机制抵抗肺的低顺应性状态来防止肺不张。第一个是呼气呻吟像呼噜，一种呼气延迟的形式。新生儿关闭部分声门在呼气末创造一个负压状态去维持肺泡和终末呼吸道以防止塌陷，其功能类似于患有慢性阻塞性肺部疾病的成人患者撅起嘴唇呼吸。第二个是呼吸急促，新生儿增加呼吸频率直到气体聚集完成，功能残气量（FRC）达到正常水平。

肺不张患者的严重程度不同会有不同的临床表现。临床症状包括如下：

● 发绀
● 呼吸急促
● 鼻翼煽动
● 凹陷
● 呼气呻吟（呼噜）
● 增加 FiO_2 需求
● 机械通气或自发性呼吸的潮气量趋于降低，尽管吸气峰压（PIP）和持续呼气末正压（PEEP）无变化
● 毛细血管血液血气（CBG）或动脉血气（ABG）值显示高碳酸血症
● 动脉血气（ABG）分析结果显示低氧血症
● 胸片显示（CXR）肺野不透明度增加的区域，系经塌陷的和没有充气的肺泡单位所致（图 7-2）。如果病情严重，纵隔可能移向塌陷一侧。如果累及全部，X 线片中描述为"白肺"，极少提示有充气的地方。在这种情况下，提示有膈肌抬高。

管理和治疗

预防和早期处理肺不张对于防止新生儿剪切力损伤（肺不张伤）至关重要。作为一名呼吸治疗师识别患者发生肺不张的风险和发现早期征象尤为重要。预防肺不张的措施包括以下这些方面：

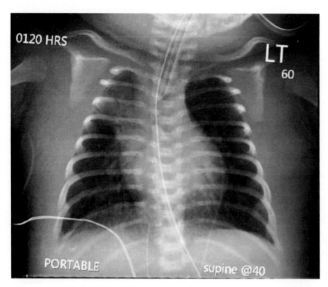

图 7-2　胸片显示右上肺叶肺不张（*Courtesy of Jane Benson, MD*）

- 早期拔管和撤除有创伤性的机械通气（MV）
- 适度吸痰清理呼吸道
- 频繁变换患儿的体位
- RDS 的患儿预防性使用肺表面活性物质

你到达女婴约翰逊的床边，看到她 FiO_2 现在设置 0.80 并且 SpO_2 89%。听闻及她的肺底部呼吸音减弱，并且以左肺明显。你观察到其自主呼吸时胸骨下有凹陷。在监测超过 1 分钟的呼出 V_T 读数后，得出结果平均 2.2ml V_T。检查数据图时，你注意到之前的呼出 V_T 潮气量和当时的最新 A 女婴值证实为 4.1ml。你叫医生到床边并做 ABG 和 CXR 协助诊断，寻找女婴呼吸窘迫加重的原因。ABG 结果显示：pH7.27，$PaCO_2$ 56mmHg，PaO_2 54mmHg，HCO_3 25.3mEq/L。CXR 显示左边肺野的不透光区域增大，符合肺不张。

使用肺表面活性物质时，一旦患儿的肺顺应性好转，必须注意降低其吸气时压力，否则很容易引起肺过度膨胀而导致肺组织损伤，称为容积损伤及肺部气漏（在本章后面讨论）。为防止肺泡过度膨胀，在应用肺表面活性物质后，呼吸治疗师应该在病人床边观察 30 分钟确保病人无危险。患儿潮气量、流速容量环、压力容量环的变化表示其肺顺应性的变化，可以据此确定何时降低吸气时气道压力。SpO_2 的改善是肺泡复原的特异性征象，所以随着氧合改善应降低 FiO_2。不能等动脉血气结果出来才调整通气设置，因为在结果出来之前肺泡有可能已经受到损害了。

呼吸治疗师可以通过使用现代呼吸设备上的先进的监测工具，使气管插管患儿肺剪切伤（肺不张伤）的风险降至最低。使用压力 - 容量环可以帮助呼吸治疗师，来识别在不考虑相关容量的情况下，何时将过量的压力输送至肺部。呼气潮气量的变化趋势将帮助呼吸治疗师评估肺顺应性不断发生的变化，并识别出形成肺不张的早期迹象。

胸部理疗（CPT）被建议用于预防患儿肺不张，但是对于新生儿还没有足够的依据来证明该方法能防止患儿发生拔管后肺不张。然而，据近期发表的一篇文献综述报道，并没有拔管后 CPT（胸部拍击和振动）会对婴儿造成伤害的依据（1）。体位引流属于经常作为一种机制或方法以利于所有患者排出分泌物和预防肺不张，因其利于新生儿的肺和发育也鼓励应用。但是，由于早产儿发生脑室出血的风险较高，体位引流时应避免特伦德伦波体位（即垂头仰卧位）。当给插管的新生儿变换体位时必须注意避免发生意外脱管。

尽管机械通气是一种有创性和有潜在危害的呼吸治疗模式，但是合理的通气管理是治疗肺不张的关键措施。对于气管插管的病人，理想的 PEEP 须与肺的临界开启压力值相一致，该压力值可以通过压力 - 容量环来决定（见图 7-1）或者通过临床观察患儿对 FiO_2 的需要和之前所述的症状和体征得到缓解，以及患儿肺部影像学肺泡复原征象作为判断。

对于没有插管的患者，可以考虑经鼻持续正压通气（nCPAP），这是一种复原塌陷肺泡以及维持肺泡稳定的方法。nCPAP 是用于有自主呼吸的患者，在整个呼吸循环中使用鼻塞或面罩给氧（2）。它提供了一个正压增加了 FRC 并且有以下益处（3）：

- 通畅气道
- 增加肺部膨胀
- 防止肺泡塌陷
- 保护病人自然的肺表面活性物质
- 改善 V/Q 比值
- 提高氧合
- 增加肺顺应性
- 降低气道阻力
- 减少呼吸做功
- 稳定病人的呼吸模式

nCPAP 的功能类似于成人的无创式通气，可以用在由于气道或肺泡不稳定而导致肺不张的任何肺部疾病。世界范围内的治疗设备千差万别，但 nCPAP

初始设置为 5～7cmH₂O 通常认为是合理的。美国呼吸治疗学会的临床实践指南建议初始设置为 4～5cmH₂O，并且根据需要逐步增加至 10cmH₂O（2）。要复原较低的肺顺应性需要更高的 nCPAP 值，但高于 8～10cmH₂O 可能会通过口腔使压力泄漏，高于 10～12 的水平有胃胀气的风险（4）。在给患者进行 nCPAP 时，应经口置一胃管以最大限度的降低胃胀气风险。

无创性正压通气（NIPPV）能够提供类似于成人双水平气道正压通气（BiPAP）那样的不同水平的 CPAP，通过在低 CPAP 和高 CPAP 之间的转换，为新生儿不稳定肺泡复原提供了额外的帮助。初步的结果表明，使用 NIPPV 替代传统 nCPAP 可以缩短呼吸支持的时间和依赖氧气的天数，不会增加肺损伤的风险。但目前没有建立起关于它的应用标准（5）。研究建议压力差 P 值（δP，高、低水平之差）约 4cmH₂O，频率应设定为每分钟 30。NIPPV 的具体内容详见第 4 章。

对于新生儿 nCPAP 输送装置有四个基本类型，详见表 7-1。实施 nCPAP 要求床旁医护人员高度重视，使用合适的鼻塞或面罩和帽子，以保证鼻塞或面罩罩住鼻腔避免气漏。这样可以确保适当的压力输送至肺泡使病人得到最好的结果，减少由于不合适的鼻塞或面罩导致鼻损伤。鼻黏膜损伤是 nCPAP 的一种严重并发症。当照顾经鼻塞 nCPAP 的病人时，医护人员应该监测以下 5 个鼻外伤的体征（6）：

1. 发红
2. 出血
3. 表皮结痂
4. 表皮擦伤（鳞状皮肤磨损）
5. 鼻腔缩窄

为了预防鼻外伤应该轻柔放置鼻塞，避免压力过大，由包括小儿耳鼻喉科专家在内的医疗团队持续评估。

表7-1 新生儿鼻导管持续气道正压通气设备

设备	描述
气泡 CPAP	将 CPAP 回路的"呼气端"置于已知深度的水中
CPAP 呼吸机	在新生儿 CPAP 机械通气模式中，合适的回路包括鼻塞和面罩
可变流量 CPAP	设备中的压力是由流经高阻抗管中的高持续性气体流量提供的，包括一个双水平支持的选项
鼻导管	高速气流通过鼻导管送入鼻孔

> 新进展的肺不张是女婴约翰逊呼吸窘迫的原因。你和医生讨论并同意对她的机械通气做如下调整：PEEP 增加到 5cmH₂O 和 PIP 到 21cmH₂O。将女婴约翰逊置于右侧卧位，以保证在接下来的 4 个小时刺激受影响最严重肺部的肺泡复张。该新的治疗措施实施大约 1 小时后，FiO₂ 至 0.50，SpO₂ 91%。

病程和预后

肺不张是一种常见的并发症或是许多新生儿肺部疾病的表现。因其频繁发生应该密切监测。不治疗肺不张将导致呼吸衰竭和需要进行气管插管，然而不恰当的或过度治疗会增加气漏的发生率和慢性肺疾病（CLD）的风险。使用 nCPAP 避免插管和机械通气，还可提供一些肺保护并促进健康肺的发育，有肺不张时要首先考虑 nCPAP（4）。

给予再插管和机械通气是以临床变化为基础的，并不是严重的影像学征象。需要注意患儿是否有以下的体征，包括呼吸暂停较前频发，尤其是那些需要面罩通气的呼吸暂停；持续 FiO₂；血气数据显示呼吸衰竭的患儿（pH 低于 7.2 或 7.25，参照各自医院的标准）（7）。

间质性肺气肿

> 2 天后你回到新生儿重症监护室再次照顾女婴约翰逊，她似乎已经能很好地耐受呼吸机设置参数增加，从你离开至今她的呼吸设置一直没变。CXR 所显示的肺不张已经好转了，FiO₂ 在 0.50～0.60 范围内。她一直在仰卧位和右侧卧位之间转换以刺激左肺的通气。最近 ABG pH 为 7.30，PaCO₂ 52mmHg，PaO₂ 70mmHg，HCO₃ 25.2mEq /L，生命体征和用药情况与 2 天前无变化。

间质性肺气肿（PIE）是气体进入到肺血管周围的组织。它是那些患 RDS 并需要机械通气的早产儿最常见的一种急性肺并发症，近年来早产儿的这种并发症发病率高达 3%（8）。大多数发生在那些接受 MV 治疗的新生儿出生后 96 小时内（9）。最近的一项回顾性研究表明，患 PIE 超低出生体重儿（ELBW）比未患 PIE 的患儿呈现出更严重的呼吸窘迫，表现在生后第一周所需肺表面活性物质剂量增加和需要力度更大的呼吸机支持（10）。

病理生理

PIE 由终末气道和肺泡的过度扩张造成。与 RDS 患儿所见的肺顺应性较低相比，PIE 患儿终末气道几乎没有结构支撑，还有高肺顺应性。在 MV 期间为气道与肺泡提供正压，终细支气管被拉伸和合并（图 7-3）。终末气道的撕裂或断裂使得气体泄漏进入肺血管周围组织，它进一步延伸可能累及一侧或双侧肺叶。

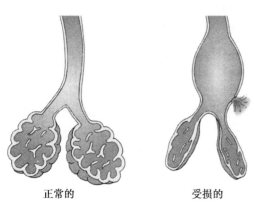

正常的　　　　　　受损的

图 7-3　在终末细支气管发生的间质性肺气肿

外源性肺表面活性物质疗法的出现和更为复杂的机械通气降低了 NICU 患儿中 PIE 的发生率，主要局限在那些拥有极不成熟肺脏的最低体重的新生儿。PIE 通常是缓慢进展偶尔有急性发作，那将带来更明显的临床表现。

临床表现

伴有 PIE 异常的临床症状常常是随着疾病进展逐渐恶化的。它通常表现为：

- 低氧血症和高碳酸血症，可能是或者不是患儿对通气支持增加的反应所致
- 如果有低血压通常认为是迟发反应
- 心动过缓经常是传统治疗导致的

PIE 的 CXR 揭示两种 X 射线特征（图 7-4）：

1. 囊肿直径形成 1～4mm，可能是椭圆形或小叶形。如果囊肿数量众多可能呈现海绵样。如果囊肿转移到胸膜它将以气泡的形式存在，这是气胸发展前的特征。
2. 在肺门和肺门周围肺野，可见不规则的线性构造。它们可以与支气管充气征相区别，后者光滑清晰并可见从肺门发出分支。

如果 PIE 属于单侧或较严重，CXR 也可能显示纵隔移位和对侧肺不张。

第一次检查呼吸机之前，你被女婴约翰逊的护士简叫到床边。简刚刚接班，她发现患儿发作了三次心动过缓，其中两次需要人工复苏囊的正压通气（PPV）来缓解症状。她正准备叫儿科住院医师到床边来，因为女婴约翰逊的 BP 在过去几个小时内慢慢地下降，她想增加多巴胺静脉滴注。交班护士已经增加了 FiO_2 来维持合适的 SpO_2，FiO_2 从三个小时前的 0.40 增加到现在的 0.70。你听诊呼吸音减弱但似乎两边相等。

住院医师到达并询问病人的治疗情况，你提供了 RN 给你的病情变化依据，及为约翰逊做的 CXR，并经其 UAC 取血进行 ABG。住院医师同意你的观点。ABG 结果显示：pH7.18，$PaCO_2$ 65mmHg，PaO_2 49mmHg，HCO_3 23.9mEq /L。CXR 如图 7-4 所示。

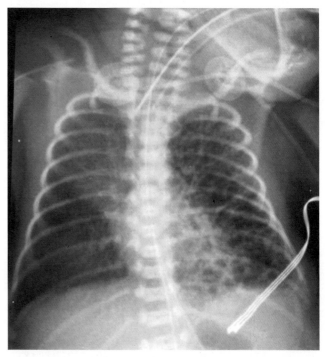

图 7-4　PIE 影像学征象

管理和治疗

减少 RDS 患者肺部的过度膨胀是最好的预防 PIE 发生的措施，包括在肺部使用最小压力和监测所选择的呼吸机设置的有效性。有效的方法是使用容量调节呼吸机，这样可以减少早产儿气漏的发生率（11）。虽然高频振荡通气（HFOV）是一中能输出最小化正压的有效模式，但 2009 年文献提出，传统机械通气（CMV）对于防止 PIE 更为有效（12）。一旦 PIE 开始形成，其治疗重点在于减少对肺部的进一步损害并

给予肺愈合的时间。

🫁 拔管是最理想的治疗，但由于病程有潜在的变化难于执行。如果病人不能拔管就要减小传递到肺部的压力。可以通过以下措施来实现：

- 降低 PIP，PEEP 和 T_1 在病人所能承受的范围内。当通气产生压力肺部无容积变化时，监测压力 - 容量环并降低 PIP 和（或）PEEP。

- 使用容量调节通气来降低风险（第 4 章中讨论）。

- 避免导致呼吸末肺部过度膨胀的内源性 PEEP，这对于患有阻塞性疾病的患者以及使用高呼吸速率时是危险的。因为对于病人来说没有足够的时间充分呼气。为了避免内源性 PEEP，有必要监测呼气末气流循环和压力及容积波形在呼吸间的往返基线值。

- 提供高频通气（HFV）更优于 CMV。

- 🫁 有证据表明高频喷射通气对这类患者群体应作为优先选择。高频喷射通气（HFJV）使用了一个气体输送过渡流模式，类似于狗喘息的机制，用非常小的潮气量进行有效地呼吸。使得新鲜、含氧量高的气体传入气道中心位置，顺流而下至有限的区域到达肺泡，避开没有肺气漏的受损部分。在 HFJV 期间呼气是被动的，二氧化碳（CO_2）通过阻力最小的路径传播，其通过对逆流弥散螺旋模式对抗气道壁（13）（图 7-5）。在 HFJV 期间被动呼气也意味着有效的通气和氧合，并且比 HFOV 平均气道压力低。HFJV 速率大约比 CMV 快 10 倍，但是潮气量比其小约 5 倍，使它不太可能在呼气时因为容积而受限。患有 PIE 和发展中 CLD 的患者使用 HFJV 已经表现出了可以提高气体交换（14）。

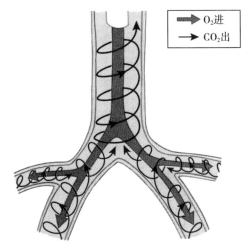

图 7-5　高频喷射呼吸机的吸气和呼气

HFJV 吸收了传统呼吸机的优点。传统呼吸机目的有三个方面：①为患者自主呼吸提供了新鲜气体；②必要时维持 PEEP 设置；③提供"叹息样呼吸"让肺不张的肺单位肺复张，为 HFJV 提供 PIP、RR 和 T_1。

启动和调整 HFJV 设置非常简单。首先，病人的标准 ETT 适配器换成 LifePort 端口，像以往一样连接 CV 到 HFJV 的 LifePot 侧端口适配器。HFJV 设置指南见表 7-2。

表 7-2　用于 RDS、PIE 高频喷射呼吸机的设置

设置	建议
HFJV PIP	启动大约与以前的传统通气 PIP 相同；调整预期的 $PaCO_2$
HFJV 率	420bpm（Hz=7）
HFJV I 时间	0.02 秒
IMV 率	0bpm，当肺不张时刺激肺复张
IMV PIP 机械通气	调整至可见的胸部抬起
IMV I 时间	约 0.4 秒
PEEP	从 7～12cmH₂O 开始，调整到理想 PEEP 来达到肺泡稳定。（提高 PEEP 直到 SpO_2 稳定在 CV CPAP 模式）

当管理 HFJV 血气时，以下指导原则是有帮助的（15）：

- 二氧化碳清除主要是由潮气量（V_T）决定的。与 HFOV 高频振荡通气相比，每分通气量由 $f \times VT^2$ 决定。因此 V_T 的微小变化将会使 CO_2 成倍增长的变化。潮气量是由 δP 或 PIP-PEEP 所决定的。为了增加血液二氧化碳的含量，减少 HFJV PIP 是最佳的选择。为了降低 CO_2 的含量，就增加 HFJV PIP。如果高碳酸血症是气体受阻的原因，那么改变 HFJV 率将会对 CO_2 清除产生重大影响。在这种情况下，降低速度会增加呼气时间，有更多有效呼气时间来减少 CO_2。

- PEEP 是氧合（PO_2）的主要决定性因素。初始设置的 PEEP 应该维持肺泡稳定。HFJV 最初的 PEEP 设置在 6cmH₂O 或更高通常高于 CMV。这似乎与直觉相违背，PIE 开始治疗是用较低的 PEEP。然而，HFJV 的短吸气时间意味着长呼气时间，要求更高的 PEEP 来维持合适的平均气道压力（Paw）预防肺不张。如果肺不张进行性发展，提高 PEEP 并且增加间断人工通气（IMV）速率为 5～10 次 / 分的呼吸将逆转肺不张。一旦肺不张已经解决则将间断人工通气的速率降回到 0 次 / 分钟,这样将会降低容积伤的风险。在没有肺不张时,应增加 FiO_2 来改善 PO_2。注意当单独调整呼气 PEEP 时一定要使用,因为它也调整 δP,这将改变二氧化碳。如果 CO_2 是合适的,PEEP 和 PIP 增量变化就维持 δP 给予 PO_2 预期的效果。有一个例子是改变肺不张病人从 18/4 到 19/5,而维护 $14cmH_2O$ 的 δP 并不影响 V_T。

- 在使用 HFJV 时监测病人还有益于伺服压力 (16)。伺服压力是 HFJV 的驱驶压力。它自动调节输送到 PIP 的所需气流量。伺服压力的改变是病人病情变化的早期警告。一般来说,伺服压力增加意味着肺顺应性的增加或肺功能的改善。伺服压力的减少代表着如下变化:
- 肺顺应性降低(如患有气胸)
- 肺阻力加重
- ETT 阻塞
- 气道有黏液或需要抽吸

伺服压力对于床边评估和管理 HFJV 病人可能有用。

患有单侧 PIE 的病人,有两种治疗建议能促进肺组织愈合。第一种治疗是将病人患侧面朝下侧卧位,对于未受损的一侧肺来说这将优于先通风。第二个不太常用的疗法是插管于未受累的肺支气管(称为"对侧支气管"),放置一段时间。所以只有未受累的一侧肺参与了通气(临床实证 7-1)。

旧方法的回顾

2007 年临床病例研究(17)回顾了一个 PIE 不太常用的治疗方法:支气管插管。临床医生给一位胎龄 24 周的女婴选择左主支气管插管,她在出生第 4 天患右侧 PIE,尽管采用了左侧卧位和低 MAP 的高频通气措施,她的病情仍然持续了 2 周。在这个过程中把她的头转向右侧,用 ETT 的长斜角沿着左边中段的气管壁(指向正常肺),ETT 气管内插管缓慢地行进中,直到呼吸音不再超过右侧,经 CXR 进行确认。MAP 通气和幅度用来调整单侧的肺通气量,允许右侧肺缩小达 24 小时。在 ETT 回到原来的位置之前,随后的 CXR 显示双肺扩张相同,并且没有 PIE 的迹象。这个病人在 24 小时内拔管转为经鼻 CPAP。

PIE 的管理应该基于疾病进展的情况,因此,结合个体给予针对性的处理可以得到最好的结果。

基于女婴的 ABG 结果较差,左侧又有类似于囊肿的形成,你和住院医师意见一致更改她的呼吸机设置:降低 PIP 和 PEEP 至 19/3,增加 RR 到 45 次 / 分,减少 T_1 至 0.30 秒。你在随后的 30 分钟做了 ABG。你没有看到一个明显的改善如 pH 大于 7.25,之后你同意改用 HFJV 为最好的选择。你还把病人放置左侧卧位,以增加未损害肺的通气。

后来的 ABG 结果 pH7.22,$PaCO_2$ 58mmHg,PaO_2 55mmHg,HCO_3 23.4。FiO_2 在 ABG 之前是 0.63,但女婴不能耐受 FiO_2 的稍微降低。看到有一些好转,所以你和住院医师同意再用 2 个多小时来观察临床改善的情况。2 小时后,呼出 V_T SpO_2,或血压均无明显变化。

和住院医师讨论并与主治医生通过电话后,同意为女婴进行 HFJV 高频喷射通气:PIP $19cmH_2O$,RR 420 次 / 分,$T_1$0.02 秒,$FiO_2$0.65。PEEP 开始设置在 $4cmH_2O$,需要时调整到理想 PEEP,你开始为 HFJV 准备设备。

病程和预后

一项关注 ELBW 的研究显示,PIE 患者的死亡率高于那些没有 PIE 的患者(37% vs 6%)(10)。死亡可能是循环窘迫所致,低血压和心动过缓就证明了这一点,抑或是肺泡和血管之间的不良气体交换所导致。另一项研究显示 PIE 患者和随后发展的二型慢性肺病之间有明显相关性;然而,PIE 的存在似乎并没有改变氧依赖性持续时间和死亡率(18)。那些被成功治疗者尤其是 HFV,PIE 患者,常常在 24 至 48 小时内得到治愈。如果没有治疗 PIE 可以恶化为气胸。

气胸

当你得到了 HFJV 并从供应橱里拉出设备,就和住院医师快速在女婴床边做了标记。你到达时注意到护士正在用复苏囊 1 FiO_2 提供 PPV。婴儿的心率 80 次 / 分,$SpO_2$60%,血压 37/15mmHg,女婴肤色灰暗且不动。尽管护士在很努力地挤压复苏囊,你进入病房并没有看到 PPV 工作下的患儿胸部有抬高。住院医师紧跟着你一起进入了病房。

气胸是气体进入胸腔形成积气的状态。它是最常见的气漏征,在新生儿中占 2%(19),在出生体重小于 1500g 的婴儿中占 5%～8%（20）。由于肺表面活性物质的治疗和较低的通气压力，新生儿气胸的发生率已显著地下降了。

和成人一样由于通气辅助设备的应用或并发症的发生，新生儿也会出现自发性气胸。自发性气胸占活产儿的 1%～2%（21）并且似乎对足月儿和过期儿的影响比早产儿更多些（临床变化 7-1）。在新生儿患者中，大约 50% 气胸患儿的胸部 X 线影像学检查显示有 PIE（10）。气胸危险因素包括以下：

- RDS
- 机械通气
- 败血症
- 肺炎
- 胎粪、血、或羊水的吸入
- 先天畸形（20）

临床变化7-1

自发性气胸

RTs 在一个没有 NICU 的医院工作，会遇到一个患有自发性气胸的婴儿。出生时有胎粪吸入需要复苏，这就增加了健康新生儿发生气胸的危险。它通常发生在生命的最初几个呼吸周期，有时无症状。如果有症状可能包括以下：

- 呼吸急促
- 呻吟（打呼噜）
- 三凹征
- 发绀
- 烦躁
- 易激惹
- 受累的一侧胸部隆起

许多自发性气胸不治而愈，也可以供氧来治疗。然而，如果婴儿不足月，则必须注意避免过量的氧气输送，因为早产儿有视网膜病变的风险。尽管一些自发性气胸可能与更严重肺部疾病有关，如胎粪吸入综合征、RDS、TTN、肺炎、肺发育不全、先天性膈疝。但是，大多数发生在健康的肺是可以自愈而没有进一步的并发症或后遗症。

病理生理

当肺泡破裂额外气体进入到胸腔时气胸就会发生。每次呼吸驱使新的气体通过破裂处进入胸腔，却不能通过该处被排出时，结果导致张力性气胸。这就增加了胸腔的压力，导致肺塌陷。张力性气胸未得到处理将会压迫心脏，迫使大血管转向未受累的一侧，引起心脏损伤。张力性气胸在通气辅助设备使用期间是很常见的。

临床表现

呼吸窘迫是轻度气胸的最初反应，包括呼吸急促和凹陷。气胸的明确诊断是通过 CXR 的检查，胸腔壁周围的气体出现低密度带是有意义的，受影响一侧肺移向肺门的位置。

张力性气胸是一种急症，病人发病急，迅速出现失代偿。将有以下表现：

- 肤色突然灰暗或发绀
- 低血压
- 心动过缓
- 肺换气不足或呼吸暂停
- 患侧呼吸音减弱
- 心音减弱
- 患侧胸部膨胀
- 纵隔移向健侧胸腔
- 胸壁运动不对称

当怀疑是张力性气胸时需要立即干预，没有足够的时间等待胸部 X 线片。新生儿可以用透照法迅速做出诊断。胸部的透照是在胸腔上放置一个高强度的光源。健侧肺在胸腔内会产生一个小光环，而气胸使光透照胸部大部分。透照阴性也不能排除气胸的存在，如果不确定是否有气胸存在时就用 CXR 来判定。有气胸体征的患者如果透照法诊断明确，这是需要立即治疗的一个重要指征，来减轻患侧胸腔的压力。

住院医师跑到床边，使用听诊器听呼吸音。她说在右边听到呼吸音但在左边没有听到，怀疑有张力性气胸。你建议左胸壁的透照，局部 PIE 定位。透照"照亮"了整个女婴的左侧胸部。伴有心动过缓、低血压，SpO₂ 没有改善。

管理和治疗

一个轻度的气胸通常会自愈，只需要观察。为了加速胸腔自由空气的再吸收，可以使用高浓度氧。应用高氧浓度是有效的，因为室内空气主要是氮，它不能由身体代谢。高 FIO_2 的氧气输送设备用氧气取代氮（这一过程被称为"氮冲刷"）将增加胸腔和毛细血管之间气体的压力梯度。这样在气胸期间能增加气体在胸腔内的重吸收。在给早产儿提供高氧的时候一定要小心，因为存在视网膜病变和肺组织损伤的高风险（已在第4章和第8章中讨论）。

张力性气胸是急症需要立即干预以防止病人死亡。要马上采取胸穿**来减轻**胸腔内压力。胸穿减压使用19、21或23号针头的静脉注射输液器或者用一根连着一个控制阀和20ml的注射器的穿刺针。该操作由两个人配合完成，一人将穿刺针沿锁骨中线第2、第3肋间的肋骨上缘刺入，另一个人在此操作过程中同时回抽注射器，边进针，边回抽直到抽出气体为准(21)。

对于单纯性或张力性气胸，更有效的治疗是胸腔闭式引流。该引流方法需将胸腔引流管连接到一个压力为 -10~-25cmH$_2$O 的持续性吸引装置。比较新的一种方法是放置猪尾形导管代替胸腔导管。猪尾形导管由顺应性比较好的材料制成，因为它使用一根导丝和扩张器来放置引流管而不是用钝力，因此插入引流导管的创伤较小(22)。

在放置胸腔引流管之后，引流系统的管理通常由呼吸治疗师完成。现在大多数医院使用多功能胸腔引流系统，其中包含三个不同的容器：

1. 收集箱：胸腔引流液直接进入这个容器，容器上标有毫升(ml)的刻度。
2. 水密封箱：该容器有一个单向阀来监测气漏及胸腔内压力的变化。
3. 抽吸控制箱：这个箱有一个排气口和液体储存装置。真空通过导管连接进入这个箱。这个系统容易控制负压。在某些系统，通过抽吸控制箱内的液体水平调节负压的数目，而其他系统有一个吸抽调节旋钮来设定压力。为了利用重力引流而不用抽吸，可以关闭控制箱或者断开抽吸管。使用者必须遵循制造商的设置和建议来维护多功能胸部抽吸系统。

镇痛剂用来缓解胸腔引流管造成的疼痛和不适。应该定期通过 CXR 检查患儿导管的位置和监测肺膨胀情况。要监测水密封箱，如果偶尔冒泡是气漏的指标。无气漏可以提示气胸得以解决抑或导管闭塞及错位的可能性。若要更换胸腔引流系统，在导管移动前的几个小时，或者重新连接不小心断开的管子时，切记要先夹住导管以免导致密封水的丢失。

你和住院医师及护士都认为女婴约翰逊的 PIE 已经发展成了张力性气胸。护士呼叫新生儿抢救小组，来参与治疗患儿病情恶化。住院医师也要求护士在做额外处理之前先给放射科打电话，要求先给患儿做 CXR（图 7-6）。你担心如果几分钟内不治疗的话女婴约翰逊会死亡。你对住院医师说："我认为如果等待做 X 线片，这个病人的病情会进一步加重并可能因为没有得到及时治疗而死亡。在等待拍片同时我们可以给患儿进行胸穿减压，这样我们等待抢救小组到达时可以帮助稳定患儿的病情。你曾经做过胸穿减压吗？（团队合作 7-1)。"她说她做过，在你和护士的帮助下她将进行胸穿减压操作，与此同时另一个护士联系放射科医生。你和护士长准备好了胸穿减压的器械，住院医师在线浏览了整个操作过程后，呼叫了她的主治医生，并直接告知了紧急情况。经正确穿刺并排出 15ml 的气体后，女婴约翰逊的心率增加到 130 次／分，SpO$_2$ 增加至 92%，血压回到 50/30mmHg。抢救小组到达后协助稳定病人。主治医生来了之后放置了胸腔引流管，连接了一个多功能的胸腔引流系统来持续吸出气体。

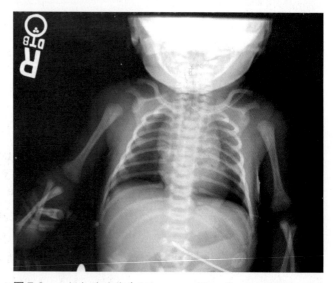

图 7-6　双侧气胸的胸片（*Courtesy of Jane Benson, MD*）

病程和预后

如果当前的胸腔引流管阻塞或移位，张力性气胸会频繁复发，这就需要更换胸腔引流管，或者第一根管并没有阻塞，则放置第二根胸腔引流管。

气胸与早产儿增加 CLD 的风险有关。一项研究显示，出生体重低于 1500g 和在出生 24 小时内诊断为气胸的婴儿发生死亡或患有慢性肺疾病可能性会高

团队合作7-1　关键性的语言

当你在紧急情况下照顾患者时，交流的策略显得尤为重要，这样能够使得你既不被忽视或冒犯团队其他成员的前提下又可以分享自己的见解。一个有效沟通的策略需要关键性语言，当分享一条重要信息的时候，使用关键术语或短语会使领导者和其他团队成员专注于你的交流信息。它包括的策略如下：

● 使用"我"这个词，而不是"你"
● 陈述客观数据来支持你的观点
● 专注于未来
● 直接请求或表明你的想法，而不是暗示和希望有人会理解你的意思

例如，如果你担心延误治疗会危及到病人，用一个适当的方式来表达，可以这样说"琼斯医生，我担心如果我们等待测试结果再治疗，女婴约翰逊的心动过缓将变得更难治疗，甚至需要CPR。我认为我们应该现在就进行插管，采取进一步的治疗，不必等待结果出来之后。"

出30倍(23)。在孕产妇和新生儿保健的若干举措试图降低ELBW的发生率和死亡率，气胸发生率降低是一个成功指标。举例说明，一项临床研究显示给所有小于28孕周的婴儿应用肺表面活性物质使得其气胸的死亡率，从62%降至17%以下(24)。

纵隔积气

当肺泡破裂后过多的气体经肺间质至纵隔，会发生**纵隔积气**。每10 000名活产儿中有25人会发生自发性纵隔积气(12)且NICU中有约0.1%的患儿发生自发性纵隔积气(25)。那些患RDS，出生时经过复苏以及使用机械通气之后，患儿发生纵隔积气被视为自发性出现的问题。它也可作为分娩损伤或者插管致使气道穿孔的并发症。它经常与诸如气胸或心包积气等肺部气漏联合发生。

病理生理

纵隔积气的原因包括以下(25)：
● 气道阻塞
● 机械通气
● 感染
● 阻塞性肺部疾病
● 创伤

● 增加胸内压力的操作

自发性纵隔积气通常掩盖了下方的健康肺。从肺泡泄漏到间质组织的气体扩散到肺血管和细支气管周围的组织，然后移向纵隔和颈部并且进入到皮下组织。肺泡之间的壁保持完整，肺仍然膨胀着。

临床表现

许多患有纵隔积气的患者没有症状。其临床症状通常有个体差异，但是可能包括以下几点：
● 呼吸急促
● 胸骨膨起
● 心音遥远或微弱
● 发绀
● 呼吸窘迫
● 皮下气肿(subQ)(如果空气进入颈部皮下组织)

通过CXR检查进行诊断(图7-7)。在纵隔腔内心脏的边界可以见到游离气体，但其范围没有扩展到膈肌缘的下方。在婴儿纵隔腔的气体也可以显示出抬高胸腺，产生所谓的"大三角帆"的征象。CXR的侧位片显示出心脏前方的气体。

管理和治疗

纵隔积气患者如果不存在其他肺气漏的情况，不需要积极治疗。密切观察和对症处理就行了，例如发绀。如果病人有插管，调低通气压力将利于缓解气漏。

病程和预后

纵隔积气通常在几天内自愈，并没有长期的后遗症。如果需要手术干预，其恢复期会延长。

心包积气

心包积气是气体存在心包腔内。这是一种罕见而又威胁到新生儿生命的疾病，几乎总是与机械通气相关，常常是与其他肺气漏合并发生。在新生儿人群中发生肺气漏的患儿中发现有心包积气的不足2%(22)。

病理生理

当发生肺气漏时，如肺泡破裂气体泄漏进入血管鞘及主动脉或者腔静脉周围时，就会发生心包积气。气体也可以经靠近胸膜心包连接处的纵隔积气达到心包腔。该损伤通常与通气压力过高有关。这种情

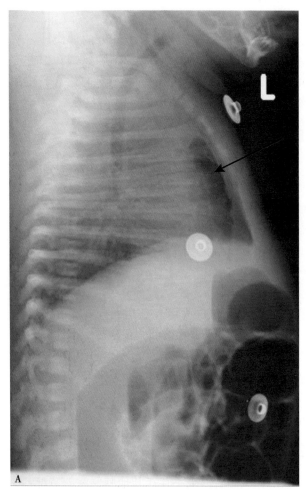

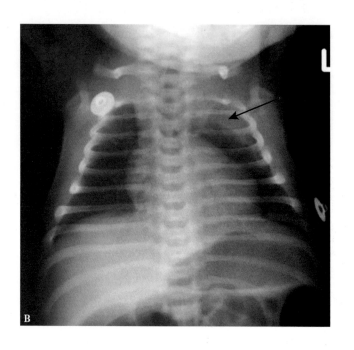

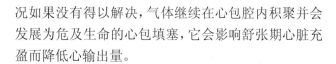

图 7-7 纵隔积气的胸片

况如果没有得以解决，气体继续在心包腔内积聚并会发展为危及生命的心包填塞，它会影响舒张期心脏充盈而降低心输出量。

临床表现

　　突然发绀，心音减弱或消失。随着心包积气加重，动脉血压会下降，周围脉搏消失，心动过缓和缺氧加重。当填塞进一步加重出现心包填塞，病人将显现无脉性电活动（PEA）。病人会有突然发绀、低血压和听不到心音，这与心脏活动减少有关。像其他形式的气漏一样 CXR 可以确诊心包积气（图 7-8）。可见较宽的透亮月晕完全包绕在心脏周围。月晕的厚度取决于气漏的严重程度。

管理和治疗

　　心包积气的严重程度相差很大。偶尔，心包内的气体可以自发消失。处理上还是要密切观察，抗生素预防感染，并对低血压和其他临床变化要给予支持性

治疗。对于发生心包填塞的病人需要 CPR 甚至**心包穿刺术**，即穿刺针插入心包腔内将气体排出。为了维持患者的生命可能需多次排放，或者放置心包导管持续引流，直到气漏治愈。

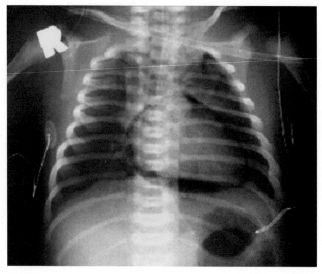

图 7-8 心包积气的胸片

病程和预后

心包积气的复发率高达 50%（9）。新生儿心包填塞的死亡率很高。在一项观察中，156 例首次发生心包积气的新生儿中有 73% 存活，但最终只有 32% 活了下来并出院（26）。

肺炎

肺炎一般被描述为肺实质的炎症，通常是由细菌、病毒、或其他致病因素所引起的感染。在最近的世界卫生组织研究中，肺炎是全世界儿童最大的感染性疾病杀手，5 岁以下的儿童占有 157 万（27）。儿童死于肺炎的最危险时期是在新生儿期。一项晚期早产儿的研究（34～40^{+6} 周）发现胎龄 34 周早产儿发生肺炎的比例占 1.5%，而胎龄 40 周的患儿占 0.2%（28）。有一些新生儿肺炎因其非特异性的临床体征和症状，类似其他常见的新生儿呼吸系统疾病，如暂时性的新生儿呼吸急促（TTN）和 RDS 而未被诊断。

某些诱发因素使新生儿患肺炎的风险高于其他人群。母亲的因素包括胎膜早破、母亲发热、和羊水感染所致绒毛膜羊膜炎。罹患绒毛膜羊膜炎的母体所产的新生儿患肺炎的比率更高，尤其是那些胎龄超过 32 周的新生儿（29）。早产儿的诱发因素包括黏膜纤毛有效性减少，免疫功能低下，气道屏障功能欠佳，例如声门和声带。出生体重和胎龄与肺炎的死亡风险有明显的关系，早产和低出生体重新生儿会有更高的风险。

常见导致新生儿肺炎的微生物如下：

● B 组链球菌（GBS）
● 革兰氏阴性肠道细菌
● 巨细胞病毒
● 支原体
● 李斯特菌
● 沙眼衣原体

不太常见的微生物包括葡萄球菌肺炎，D 组链球菌和厌氧菌。在美国 GBS 是新生儿败血症、肺炎和脑膜炎的重要原因，患有 C 衣原体感染的孕产妇，胎儿感染肺炎的风险大约是 30%（22）。

病理生理

一旦病原微生物到达肺组织，他们会发生一系列反应产生大量的液体、炎性蛋白和白细胞。肺泡和间质肿胀且充满了渗出液（高浓度的蛋白质、细胞或固体碎片的液体）。这反过来使远端肺实变，使得低肺顺应性部分妨碍了肺膨胀和气体交换。肺表面活性物质失活和功能障碍也会发生，这在早产和足月新生儿出现的肺炎类似 RDS 的临床表现。肺炎会影响局部或整个肺叶、一侧肺或扩散到双侧肺组织。

肺炎根据感染病原体的时间不同分为先天性肺炎和新生儿期肺炎。先天性肺炎合并产妇感染，如绒毛膜羊膜炎、GBS 感染或 C 衣原体。被感染的羊水在子宫内或在分娩时被婴儿吸入时发生肺炎。将新生儿肺炎归类为早发型（在出生后的 48 小时到生后一周）或晚发型（出生后 1～3 周）（31）。它也会因 NICU 引起的院内感染。

临床表现

肺炎的临床表现是非特异性的，因而患有呼吸窘迫的任何新生儿都应该考虑肺炎，呼吸窘迫分为呼吸急促、呼吸音粗和呼吸困难；呼吸大于 60 次 / 分钟，三凹征；咳嗽；和（或）有呻吟声（31）。其他体征可能包括以下（32）：

● 反射差
● 昏睡
● 高热（足月儿多见）或体温过低（早产儿多见）
● 腹胀

被诊断为肺炎的患者中只有约一半出现发热和喂养困难（31）。肺出血通常与革兰氏阴性菌感染的肺炎有关。胸腔积液（胸膜之间的液体）或积脓症（在胸膜腔的脓液）可以在任何细菌性肺炎中出现。

CXR 将有助于明确诊断，包括结节状或斑片状浸润影、弥漫雾状或颗粒状影，支气管充气征，大叶性或节段性肺实变（图 7-9）。GBS 肺炎也出现类似于 RDS 的胸部放射线表现。

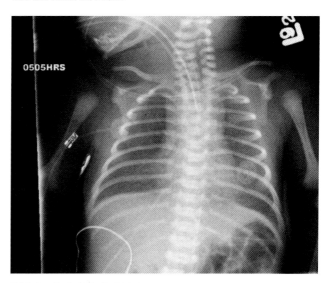

图 7-9　新生儿肺炎的胸片

痰液培养和药物敏感性筛查对于肺炎是一个有用的诊断工具，便于鉴别出感染的病原微生物，只是要获得一个未被污染的气管黏液标本是比较困难的。

管理和治疗

在新生儿肺炎的管理上，预防先天性肺炎是关键。最近有一些措施可减少它的发病率：

- 检查母亲的 GBS 并对带菌母亲进行预防性抗生素治疗。在 2002 年疾病控制预防中心、美国产科医生学院及美国儿科学会对指南进行了修订以防止早发性 GBS。建议美国所有妊娠 35～37 周的孕妇做直肠阴道 GBS 的普遍筛查，对带菌者携带者在产时进行预防性抗生素治疗（33）。
- 对患有绒毛膜羊膜炎的孕妇和新生儿常规应用抗生素。
- 促进手部卫生。2009 年的一项研究评估了 5 个 NICU 在启动了手部卫生项目后，指出与呼吸机有关的肺炎发生率减少了 38%（34）。
- 胎膜破裂或在 22～26 周早产的母亲积极给予抗生素治疗，在分娩之后立即给婴儿预防性治疗，因为在新生儿早期对肺部感染多有漏诊情况（35）。

肺炎的治疗措施主要是支持性的：供氧给低氧血症者，通气设备用于呼吸暂停和高碳酸血症，体温调节，静脉注射输液和营养补充。

抗菌治疗应根据微生物培养及其药物敏感性的结果。通常会在开始时应用广谱抗生素，经常是青霉素（氨苄青霉素）和氨基糖苷类（庆大霉素）联合应用。业已证明应用外源性肺表面活性物质能增加 GBS 肺炎患儿的气体交换，但是临床观察其显效的时间较慢，并且病人比 RDS 患者所需要的剂量要大。而且这似乎对患儿并没有害处，实施肺表面活性物质治疗的肺炎患儿，其呼吸系统症状得以改善的时间缩短了 70%（36）。

病程和预后

在 2008 年全世界仅由肺炎导致新生儿死亡的数为 386 000（36）。一项研究表明，羊水感染导致肺炎是 ELBW 死亡的一个主要原因。然而，这些受感染病例中的 61% 是经尸检证实而并未获得临床诊断，这些死亡的患儿在临床上被归咎于 RDS 或发育不成熟（34）。这提示临床医生可能忽视了患有呼吸窘迫早产儿中有大量存在感染情况。肺炎也被认为是近期足月儿发展成慢性肺疾病原因之一（37）。预防性措施

已经使先天性肺炎和新生儿肺炎的发病率有所下降，但即使在发达国家它仍然是造成新生儿发病率和死亡率高的一个重要原因。

■■ 女婴约翰逊的胸部引流管保留了 3 天。关闭抽吸并留下胸腔引流管到水密封箱 8 小时后医生将胸腔引流管移除，她的气胸没有再次复发。女婴继续 HFJV 持续了 6 天，设置 PIP 14cmH$_2$O，FiO$_2$ 在可以耐受的范围内，直到 DOL12 天给她拔管使用 nCPAP 增加 5cmH$_2$O 和 FiO$_2$0.30。你和其他 RT$_S$ 继续监测她的呼吸暂停及氧饱和度降低的发生情况，并且评估因 nCPAP 造成鼻损伤的情况。女婴的呼吸状态已经稳定，她没有肺不张复发或气体泄漏的体征。

■■ 评判性思维问题：女婴约翰逊

1. 如果女婴约翰逊肺不张的最初治疗（增加 PIP、PEEP 和重新定位）没有成功，你可能建议医生下一步做什么？
2. 如果当女婴使用 HFJV，你注意到伺服压力急剧下降，可能是什么原因？
3. 如果女婴的透照实验结果不是阳性，下一步应该采取哪些措施？
4. 如果她患单纯性气胸而不是张力性气胸，你认为女婴临床表现会有哪些不同？

●● 案例分析和评判性思维问题

■ 案例 1：男婴阿德金森

在有 400 个床位的医院里，你是一个呼吸治疗师正在三级 A 类 NICU 进行工作轮转。在完成通气巡视之后，你经过男婴阿德金森的床边，他是一 28 周胎龄只有 1 周龄的早产儿，体重 1240g。他在分娩室经历过插管及接受两个剂量的外源性肺表面活性物质。在生后第 3 天拔管换成 CPAP，在 2 天前停用 CPAP 改为经鼻导管吸氧（氧流量为 1L/min）。男婴阿德金森的护士注意到，他今天发生需要进行刺激的呼吸暂停的频率有所增加。而且通过变换病人体位也未能改善。该早产儿的呼吸暂停目前口服枸橼酸咖啡因，剂量为 5mg/kg。他的生命体征如下：

- HR：143 次/分钟
- BP：51/33mmHg（MAP39mmHg）
- RR：76 次/分钟
- 一天中 FiO$_2$ 需求是 0.35～0.45

男婴阿德金森通过经口胃管管饲法接受全母乳喂养，没有胃不耐受的反应。护士并不能确定他的情况是否出现轻微的恶化，向你询问对该患儿的呼吸状况的判断。

你注意到男婴阿德金森的双侧肺底部呼吸音减低，有呻吟（呼噜）、鼻翼煽动和呼吸急促（75～85 次/分），经鼻导管的 FIO_2 增加。吸鼻孔时没有看到黏液。你决定为患儿做毛细血管血气分析（CBG）并请医生做一个 CXR，胸片显示双侧肺野透光，膈肌位于第 7 后肋水平。CGB 的结果是 7.28/56/25.9，FiO_2 设置 0.70，SpO_2 为 90%。今天早上的实验室结果显示血红蛋白计数 14g/dl 和血细胞容积 55%。

● 你考虑男婴阿德金森的初步诊断是什么？
● 你做哪些处理能扭转患儿的现状？

■ 案例 2：男婴马丁

你在三级 B 类的 NICU 上白班和医生轮班照顾病人。男婴马丁系 26^{+1} 周婴儿现在出生 4 天，重 780g。查看他常规实验室报告和放射学结果。CXR 显示在他的肺右中叶（RML）有新囊状影。他的生命体征如下：

● HR：138 次/分钟
● BP：51/25（MAP 33.7）
● RR：8 次/分钟（自主呼吸率）
● 在 $FiO_2=0.47$ 时 SPO_2 91%
● 早上 CBG 的 pH7.31，$PaCO_2$ 55mmHg，PO_2 47mmHg，HCO_3 27.3mEq/L

目前呼吸机设置是 SIMV，PIP 20cmH_2O，PEEP 5cmH_2O，呼吸速率为 25 次/分钟 T_1 0.40 秒。医生问你进一步减少 RML 肺损伤的建议。

● 你会如何减少进一步的肺损伤，你如何得知男婴马丁的耐受情况？

■ 案例 3：女婴爱德华兹

你作为一个流动的 RT，在一个有 200 个床位的社区小医院工作。你和值班的儿科医生被叫到新生儿室评估女婴爱德华兹的情况，一个 39^{+3} 周的新生儿，出生了 3 小时，呼吸困难。其母羊水清亮，了解分娩史很重要。第二产程（推动阶段）持续了 2.5 小时，Apgar 评分为 9 分和 10 分，生后并没有马上出现呼吸困难。女婴爱德华兹一直是母婴同室，但在最近查房中，护士注意到她存在呼吸急促，易激惹和母乳喂养困难。护士把女婴爱德华兹送进婴儿室进行人工喂养，但是她太烦躁以至于奶瓶无法固定进行哺喂。护士为爱德华兹戴上脉搏血氧计，吸入房间空气（RA）的读数是 91%。

● 你考虑女婴爱德华的主要诊断是什么？
● 你建议为该患儿采取什么治疗？你估计她需要治疗多久？

■ 案例 4：男婴汤普森

你和值班儿科医生因为一个呼吸窘迫的婴儿被叫到新生儿室。男婴汤普森是一个 41^{+3} 周出生的婴儿，重 4057g，刚出生 20 分钟。他是经阴道分娩伴有肩先露。在 1 和 5 分钟 Apgar 评分分别为 7 和 8。他的母亲 34 岁，孕期无合并症。你到达时，听到男婴汤普森有呻吟声，有肋间和剑突下凹陷，鼻翼煽动。脉搏血氧计放置在他的脚上，显示心率 132 次/分钟，SpO_2 91%。生命体征包括 RR 75 次/分钟和 BP 65/40mmHg（MAP 48.3）。医生让男婴汤普森住进特殊护理室，便于观察和更多的诊断检查。

男婴汤普森被转移到特殊护理室。虽然没有明显的锁骨损伤的体征，医师还是担心在产时有组织损伤。胸部触诊时你察觉有爆裂声怀疑可能是皮下气肿。胸部听诊双侧呼吸音一致但是心音低沉。SpO_2 和 BP 无变化。汤普森出现易激惹，当哭泣和烦躁时，HR 瞬间增加，从 135 到 155 次/分，RR 从 65 到 90 次/分。CXR 看到了纵隔腔的游离气体和"大三角帆"的征象。

● 是什么导致汤普森呼吸困难？
● 你能做什么来减轻他的症状吗？

■ 案例 5：男婴坎宁安

你在一个拥有 750 个床位三级 C 类的地区医院 NICU 工作。你上了约 3 小时的夜班，护士长告诉你将从偏远的医院转来一位危重病人，几分钟后就到。婴儿 28 周 1150g、是一名男婴名叫坎宁安，出生 3 天。他在一所拥有 NICU14 张床的三级 A 类医院被诊断为 RDS。母亲有严重的胎膜早破，羊水过少，早产，对特布他林和硫酸镁没有反应。在分娩之前给母亲注射了两个剂量的产前皮质类固醇。男婴坎宁安生后 5 分钟，因为呼吸暂停被给予直径 3.0 ETT，插管深度距唇 8cm。1、5 和 10 分钟 Apgar 评分分别为 5、6 和 7 分。经放射诊断 RDS 后，在 2 小时内接受了一剂肺表面活性物质，但患儿仍然有呼吸窘迫。最初的呼吸机设置在 IMV PIP22cmH_2O，PEEP 5cmH_2O，RR 50 次/分，FIO_2 0.80。生命体征：心率 173 次/分，血压 48/24mmHg（MAP32mmHg），SpO_2 90%，双侧呼吸音都减弱，闻及中等水泡音。在过去的 3 天，男婴坎宁安持续用多巴胺点滴，静脉输入抗生素和机械通气。最近的 UACABG 值是 7.26/50/22.1/62 在 IMV 27/5、速率 55 和 FiO_2 0.75。生命体征：HR145 次/分，

BP42/24（MAP30），血氧饱和度 86%，伴着 20 微克的多巴胺点滴。偏远医院提出将病人转院，因为该医院已经使用最好的处理还达不到改善患儿的通气和灌注情况。

当坎宁安被推入 NICU 大门时，转运的 RT 担心病人在途中可能已经发生了气漏。你快速给病人连接上床旁的呼吸机并听呼吸音。双侧呼吸音清晰，但心音似乎非常遥远。SpO_2 72%，FiO_2 1.0，BP 30/15mmHg（MAP 20mmHg），HR 90 次 / 分，尽管到达时还给予了 0.1ml/kg 1:10 000 的肾上腺素。当坎宁安从早产婴儿保育箱转送到暖箱后，放射科技术员拍了床边胸部 X 线片。值班护士连接好床旁监护仪，她注意到虽然现在读数显示 10 /10mmHg。但是监护仪上并没有显示出动脉波形。你触诊患儿的上肢脉搏也没有但触及脉搏搏动。你再一次听心音，什么也没听到。

- 男婴坎宁安现在可能发生了什么情况？
- 健康护理团队现在为他做什么是最重要的？

■ 案例 6：女婴戴维斯

你在市内一家医院产房上班被叫去急诊室参与接生。当你和儿科医生及一名 NICU 护士到达时，用 30 秒钟时间边了解病情，同时胎头正在娩出。妈妈戴维斯女士，22 岁无家可归的妇女有可卡因用药史。她没做过产前检查估计近足月了。这是她初次生产，之前有二次自然流产史。她在过去的 2 周阴道分泌物增加，感到生产困难来到了急诊室。她在生产 2 小时前最后一次使用可卡因。你在病房闻到了恶臭味，急诊室护士认为是羊水化脓。她娩出一位女婴，由你们团队护理。女婴看起来接近足月，但你估计她是小于胎龄儿（SGA），可能重量不足 2000g。她全身都覆盖着难闻的脓液；皮肤是青紫的，冰冷，伴有畸形；没有任何呼吸迹象。其他工作人员擦干皮肤和刺激，你清除气道。触诊 HR 80 次 / 分，仍然没有自主呼吸。你开始给予面罩通气（BMV）30 秒后（生后约 1 分钟），她还有中央性发绀，HR 120 次 / 分钟，但她仍然不动或没有自主呼吸。

过了一分钟她的中央性发绀消失，嘴唇和躯干转为粉红色。医生进行 3.5ETT 气管插管，听诊双侧呼吸音相同。你在给她用胶带将气管导管固定，插管深度为距唇 8.5cm。在生后 5 分钟，女婴戴维斯还没有任何自主性呼吸迹象，没有反射性运动及刺激后没有痛苦表情，手足发绀。在插管 - 复苏器通气时，HR130 次 / 分钟。你把女婴包好给她妈妈看，然后放在一个早产婴儿保育箱并把她送到楼上的 NICU。

- 你怀疑是什么导致她的 Apgar 评分差和呼吸困难？

你到达 NICU 时，团队为女婴戴维斯安排入住。你的同事 RT 在你到来之前没能找到合适的新生儿呼吸机也不会设置。当为患儿抽血和进行放射学检查时，你一直在使用手动人工通气，PIP 约为 20，PEEP 为 5，结果如下：

- 皮肤温度：35℃
- 直肠温度：35.2℃
- HR：180 次 / 分钟
- BP：42/18mmHg（MAV26）
- ABG 分析值：pH 7.10，$PaCO_2$ 45mmHg，PaO_2 82mmHg，HCO_3 13.8mEq/ L

胸片显示双侧白肺，有片状浸润影，膈肌被渗出物覆盖，但似乎是在第 6 后肋水平。你的同事带来了呼吸机。医生正在为女婴进行经脐血管插管消毒准备无菌区域，他不能通过观察对呼吸机初始设定提出建议，因此，他问你有关设置的建议将其告诉他。

- 你将如何设定患儿的呼吸机？
- 你怀疑女婴戴维斯的主要问题是什么？对于她的状况描述，有哪些其他的潜在的呼吸 / 肺问题可能导致她目前临床表现的因素？对于病人的管理，你有哪些的建议？
- 你应该给予患儿肺表面活性物质吗？

选择题

1. 下列哪一项不是引起新生儿肺不张的因素？
   - a. 胎粪阻塞了终末呼吸道
   - b. 胃内容物导致的肺压缩
   - c. 肺的低顺应性
   - d. 肺泡的重复塌陷和复膨
   - e. 表面活性物质不足

2. nCPAP 为患者提供了哪些益处？

   - I. 固定气道
   - II. 预防肺泡萎陷
   - III. 降低肺的顺应性
   - IV. 降低气道阻力

   - a. I，II
   - b. III，IV
   - c. I，II，III

选择题(续)

    d. I, II, IV

3. HFJV 治疗中以下哪些是降低二氧化碳的最佳措施?

    a. 降低 PIP

    b. 增加 PIP

    c. 增加频率

    d. 降低频率

    e. 增加 PEEP

4. 下列哪两个可以引起新生儿 PIE?

    I. 创伤性分娩

    II. 过度的机械通气设置

    III. 表面活性物质不足

    IV. 胎粪吸入

    a. I, II

    b. II, III

    c. III, IV

    d. II, IV

5. 在透照实验中,自发性气胸呈现什么样子?

    a. 在胸腔中有一个小的光晕

    b. 在一侧胸部显示有支气管充气征

    c. 胸壁周围有气体带

    d. 大部分胸腔被透照

6. 以下哪些是张力性气胸特有的临床症状和体征?

    a. 发绀 / 低氧血症

    b. 呼吸急促

    c. 心动过缓

    d. 纵隔向健侧胸腔移位

7. 以下哪一个是新生儿纵隔积气典型的 X 线表现?

    a. 晕轮

    b. 大三角帆

    c. 靴型心

    d. 毛玻璃影

8. 以下哪一个是心脏压塞的处理?

    a. 胸穿减压

    b. 透视法

    c. 心包穿刺术

    d. 猪尾状导管

9. 以下哪一项不是引起新生儿肺炎的常见微生物?

    a. B 族溶血性链球菌

    b. 沙眼衣原体

    c. 巨细胞病毒

    d. 假单胞菌属

10. 以下哪项措施可以减少新生儿肺炎的发生?

    a. 在分娩之前筛查母亲的 GBS,如果母亲带菌则预防性的使用抗生素

    b. 良好的手卫生

    c. 对胎膜早破时间过长的母亲用抗生素治疗

    d. 以上全是

(徐 娜 王 敏 译)

参考文献

1. Flenady V, Gray PH. Chest physiotherapy for preventing morbidity in babies being extubated from mechanical ventilation. *Cochrane Database of Syst Rev.* 2002;2:CD000283.
2. AARC Clinical Practice Guideline. Application of continuous positive airway pressure to neonates via nasal prongs, nasopharyngeal tube, or nasal mask—2004 revision & update. *Respir Care.* 2004;49(9):1100-1108.
3. Morley CJ, Davis PG. Continuous positive airway pressure: scientific and clinical rationale. *Curr Opin Pediatr.* 2008;20:119-124.
4. DiBlasi R. Nasal continuous positive airway pressure (CPAP) for the respiratory care of the newborn infant. *Respir Care.* 2009;54(9):1209-1235.
5. Lista G, Castoldi F, Fontana P, et al. Nasal continuous positive airway pressure (CPAP) versus bi-level nasal CPAP in preterm babies with respiratory distress syndrome: a randomized control trial. *Arch Dis Child Fetal Neonatal Ed.* 2010;95(11):F85-F89.
6. Yang SC, Chen SJ, Boo NY. Incidence of nasal trauma associated with nasal prong versus nasal mask during continuous positive airway pressure treatment in very low birthweight infants: a randomized control study. *Arch Dis Child Fetal Neonatal Ed.* 2005;90(6):F480-F483.
7. Sandri F, Plavka R, Ancora G, et al. Prophylactic or early selective surfactant combined with NCPAP in very preterm infants. *Pediatrics.* 2010;125(5):e1402-e1409.
8. Muller W, Pichler G. Results of mechanical ventilation in premature infants with respiratory distress syndrome. Wien Med Wochenschr. 2002;152(1-2):5-8.
9. Goldsmith JP, Karotkin EH. *Assisted Ventilation of the Neonate.* 4th ed. Philadelphia, PA: Saunders; 2003:364.
10. Verma RP, Chandra S, Niwas R, Komaroff E. Risk factors and clinical outcomes of pulmonary interstitial emphysema in extremely low birth weight infants. *J Perinatol.* 2006;26(3):197-200.
11. Wheeler K, Klingenberg C, McCallion N, Morley CJ, Davis PG. Volume-targeted versus pressure-limited ventilation in the neonate. *Cochrane Database Syst Rev.* 2010;(11):CD003666.
12. Bhuta T, Henderson-Smart DJ. Elective high frequency jet ventilation versus conventional ventilation for respiratory distress syndrome in premature infants. *Cochrane Database Syst Rev.* 2000;(2):CD000328.
13. Bunnell Inspired Infant Care. The what, why, and how of high frequency jet ventilation. http://www.bunl.com/

Support%20Materials/WhatWhyHow.pdf. Accessed August 22, 2010.

14. Plavka R, Dokoupilova M, Pazderova L, et al. High-frequency jet ventilation improves gas exchange in extremely immature infants with evolving chronic lung disease. *Am J Perinatol.* 2006;23(8):467-472.

15. Bunnell High Frequency Jet Ventilation. *General guidelines for Life Pulse HFV.* http://www.bunl.com/Patient%20 Management/hfjvguidelines.pdf. Accessed August 22, 2010.

16. Bunnell High Frequency Jet Ventilation. *The importance of servo pressure.* http://www.bunl.com/Patient%20 Management/ServoPressure.pdf. Accessed August 22, 2010.

17. Chalak LF, Kaiser JR, Arrington RW. Case report: resolution of pulmonary interstitial emphysema following selective left mainstem intubation in a premature newborn: an old procedure revisited. *Paediatr Anesth.* 2007;17(2):183-186.

18. Cochran DP, Pilling DW, Shaw NJ. The relationship of pulmonary interstitial emphysema to subsequent type of chronic lung disease. *Br J Radiol.* 1994;67(804):1155-1157.

19. Litmanovitz I, Waldemar AC. Expectant management of pneumothorax in ventilated neonates. *Pediatrics.* 2008;122(5):e975-e979.

20. Horbar JD, Badger GJ, Carpenter JH, et al. Trends in mortality and morbidity for very low birth weight infants, 1991-1999. *Pediatrics.* 2002;110(1):143-151.

21. Cates, LA. Pigtail catheters used in the treatment of pneumothoraces in the neonates. *Adv Neontal Care.* 2009;9(1):7-16.

22. Gomella TL. *Neonatology: Management, Procedures, On-Call Problems, Diseases, and Drugs.* 5th ed. New York: Lange Medical Books/McGraw-Hill; 2004.

23. Miller JD, Waldemar AC. Pulmonary complications of mechanical ventilation in neonates. *Clin Perinatol.* 2008;35(11):273-281.

24. Walker MW, Shoemaker MS, Riddle K, Crane MM, Clark R. Clinical process improvement: reduction of pneumothorax and mortality in high-risk preterm infants. *J Perinatol.* 2002;22(8):641-645.

25. Hauri-Hohl A, Baenziger O, Frey B. Pneumomediastinum in the neonatal and pediatric intensive care unit. *Eur J Pediatr.* 2008;167(4):415-418.

26. Mordue BC. A case report of the transport of an infant with a tension pnuemopericardium. *Adv Neonatal Care.* 2005;5(4):190-200.

27. Black RE, Cousens S, Johnson HL, et al. Global, regional, and national causes of child mortality in 2008: a systematic analysis. *Lancet.* 2010;375(9730):1969-1987.

28. The Consortium on Safe Labor. Respiratory morbidity in late preterm births. *JAMA.* 2010;304(4):419-425.

29. Aziz N, Cheng YW, Caughey AB. Neonatal outcomes in the setting of preterm premature rupture of membranes complicated by chorioanmionitis. *J Matern Fetal Neonatal Med.* 2009;22(9):780-784.

30. Ranganathan SC, Sonnappa SS. Pneumonia and other respiratory infections. *Pediatr Clin North Am.* 2009; 56(1):135-156.

31. Nissen MD. Congenital and neonatal pneumonia. *Paediatr Respir Rev.* 2007;8(3):195-203.

32. Mather NB, Garg K, Kumar S. Respiratory distress in neonates with special reference to pneumonia. *Indian Pediatr.* 2002;39(6):529-538.

33. Centers for Disease Control. Trends in perinatal group B streptococcal disease—United States, 2000-2006. *MMWR.* 2009;58(5):109-112.

34. Rogers E, Alderdice F, McCall E, Jenkins J, Craig S. *J Matern Fetal Neonatal Med.* 2010;23(9):1029-1046.

35. Barton L, Hodgman JE, Pavlova Z. Causes of death in the extremely low weight infant. *Pediatrics.* 1999; 103(2):446-451.

36. Wirbelauer J, Speer CP. The role of surfactant treatment in preterm infants and term newborns with acute respiratory distress syndrome. *J Perinatol.* 2009;29(6):s18-s22.

37. Baraldi E, Filippone M. Chronic lung disease after premature birth. *N Engl J Med* 2007;357(19):1946-1955.

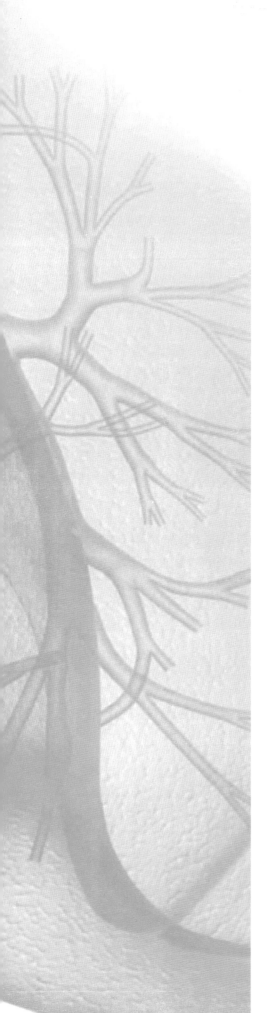

第 8 章
多系统并发症

伊丽莎白·克里斯托法洛, MD
朱莉安娜·S·佩雷塔, MSEd, RRT-NPS, CHSE
马修·特洛雅诺斯基, BA, RRT

本章目标

通过本章的学习,你将能够:

1. 识别坏死性小肠结肠炎(NEC)一些症状和体征的特点。
2. 对内、外科治疗的 NEC 患者调整呼吸支持以最小化并发症。
3. 识别新生儿脑室内出血(IVH)的可预见性和不可预见性的危险因素。
4. 为极度早产儿提供通气支持以降低 IVH 的发生率。
5. 能够描述动脉导管未闭(PDA)如何使早产儿的呼吸管理更加复杂化。
6. 能够描述引起早产儿视网膜病变(ROP)的影响因素。
7. 采取相关措施提高早产儿的氧气输送质量,以减少 ROP 的发病率。
8. 能够识别早产儿败血症的临床症状和体征

▐▌　女婴蕾

　　你在一所拥有 45 张床位的ⅢC 级新生儿重症监护室(NICU)上班,是白班呼吸治疗师(RT),你管的床位有女婴蕾,该患儿生后 2 天,胎龄(wG)为 25^{+2} 周。目前使用常规的呼吸机并处于同步间歇指令性通气(SIMV)模式,设置如下:吸气压力峰值(PIP)20cmH$_2$O;呼气末正压(PEEP)6cmH$_2$O;呼吸频率(RR)每分钟 35 次,吸氧浓度分数(FiO$_2$)88%～92%。她被诊断为呼吸窘迫综合征(RDS)。在生后 48 小时内接受了四个剂量的肺表面活性物质;她的通气设置已经下调,FiO$_2$ 低至 0.25。在早晨 10 点,护士给你和内科医生打电话,叫到女婴蕾的床边,因为该患儿的血压迅速下降。你们在床边评估她的呼吸音和胸部运动并检查了呼吸机。

　　由于围产期和新生儿诊疗水平的提升,包括呼吸管理水平的提高,近几十年来早产儿生存率显著提高,并且胎龄的下限也在明显降低。超早产儿复苏后进入 NICU 则需要各方面配合及持续数月的高质量的诊疗和护理。死亡风险在这一时期对于每一个婴儿都不同,这取决于不同胎龄和出生体重,而这些又和早产儿并发症的产生密切相关(1,2)。早产是婴儿期和 5 岁以内小儿最常见的死亡原因之一。在美国,早产儿仅占所有出生婴儿的 12%,但是在出生后第一年内死亡的早产儿就占了 2/3(3,4)。在世界范围内,5 岁以内小儿死亡的原因中,早产占了近 12%,并且这一比例在中等及高收入的国家更高,在 5 岁以下小儿死亡率中达到了 30%(5)。由于早产儿各器官系统的成熟度低且功能不足,所以很容易发生并发症。在存活的早产儿中,其并发症的发生率会随着胎龄的降低而升高。

　　机体的所有器官都会因早产受到影响,致使这些器官没有得到在妊娠后期才逐渐发育完善的功能的适当保护。由于各系统的功能并不是孤立的,通气和氧合的变化让早产儿更容易发生其他器官系统的并发症,而其他器官系统的问题也可以反过来影响早产儿的呼吸系统。呼吸窘迫和不成熟的肺发育仅仅是潜在的全身问题的最初表现。在胎儿后期胃肠系统发育才会较完善,因此早产儿胃肠系统尚不能很好的消化食物;大脑尚未发育完善;胎儿的血液循环也不顺畅;眼睛更容易受到伤害。早产儿比较容易发生肠损伤、脑损伤、视网膜损伤、败血症以及动脉导管未闭(PDA),而 PDA 在宫内是必要的。出生后如果危险因素持续存在很容易导致这些并发症的发生。在有些病例中并发症会影响呼吸系统的功能而需要处理或者是加剧其他器官系统并发症的发生。对 RT 而言,尤其是坏死性小肠结肠炎(NEC)和 PDA 在使用通气时更需要谨慎,脑室内出血(IVH)和早产儿视网膜病变(POR)分别会因为通气改变过快及过度氧合而造成。新生儿 RT 必须要了解干预措施是如何促进或阻止这些情况的发生,并识别疾病的症状和体征,才能够在多种复杂的病程中及时有效的提供早产儿管理。

　　RDS 和气漏综合征不仅仅是并发症更是导致早产儿损伤的高危因素。极度早产儿(胎龄 <32 周出生的)容易发生神经损伤,尤其在出生后最初的几小时至几天内。早产同时会增加婴儿心脏方面的并发症,例如动脉导管闭合失败 PDA 就影响婴儿的呼吸系统和循环系统。在新生儿期(即出生后的 28 天内),早产儿容易发生肠壁组织损伤,称为坏死性小肠结肠炎,尤其是没有及时诊断和治疗的患儿会危及生命。对于低氧血症的患儿采取氧疗会引起发育中视网膜的损伤,称作 ROP。这些疾病会逐渐发展,但通常在生后的数周甚至数月后才得到诊断。

　　以上的每一种疾病都可能使已经制定好的医疗

计划变得更为复杂，同时也使呼吸治疗难度更大。不正确的呼吸管理会导致甚至使这些疾病恶化；相反，正确的呼吸管理能够帮助减轻症状并减少后遗症的发生。RT 应该积极参与新生患者的跨学科管理实践中，包括：①充分了解通气和氧合在以上这些疾病中的作用；②能够识别这些疾病所伴随着的呼吸系统方面的问题；③当这些并发症发生时，熟悉最有效的呼吸管理方法以减轻症状并提供持续监护。正如儿童不是成年人的缩小版，早产儿也不是儿童的缩小版。对早产儿进行呼吸管理是一件非常有难度的事情，但只要细心观察就会有效的影响他们的疾病结局。

脑室内出血

生发层脑室内出血（GMI-VH），通常**称为脑室内出血**（IVH），是早产儿中最常见的并发症，以大脑脑室内出血为主要症状。GM-IVH 发生的高危因素与早产儿的胎龄和出生体重有关。出生时的胎龄越大体重越重，其发生脑室内出血的可能性会越低。婴儿存活胎龄的低限在 23～25 周，这也使得患 GM-IVH 的可能性最高，尤其是出血越严重者发病率、死亡率及神经系统的后遗症发生率会更高。

在新生儿中，IVH 总的发生率为 4.8%。近十年有关极低出生体重儿（VLBW，出生体重 <1,500g）的研究表明，IVH 在新生儿期的发病率是 15%～20%，且体重越低胎龄越小越容易发生（1, 6-8）。费蒙特州牛津网站 2010 年的数据显示 26% 的极低出生体重儿发生了 IVH，且有 8.7% 发展为重度 IVH（如下所述）。

病理生理

通常用一评分系统常常依据出血的严重程度对其进行分类。最常用的两种分类方法（9, 10）如表 8-1 所示，是在 20 世纪 70 年代后期～80 年代发展起来的。随着对 IVH 的病理生理机制不断了解以及成像技术的发展，这些评分系统显得简单化了。但是，有关早产儿神经发育结果的大部分研究都涉及到了其中之一或者两者评分系统。

早产儿很容易发生脑室内出血，因为其大脑解剖结构在足月之前会发生一些变化。为了支持宫内胎儿的大脑快速发育（在前面第 2 章讨论过），在胎龄 20 周前胚胎出现了**生发基质**（GM）形成了为大脑提供暂时性的血供。丰富的血管床为孕中期神经母细胞（能够发育成神经元的胚胎细胞）的发育提供了支持。生

发基质在胎儿 28 周左右开始退化，在 36 周完全消失。这种血管结构是早产儿大脑出血的主要原因。另外，GM 血管床充沛血流丰富而结构脆弱。与固有的血管结构不同，GM 缺少胶原蛋白的保护，当大脑受到物理创伤或血流突然增加时容易破裂。这是特定时期暂时存在的结构。如果是非早产儿，羊水能够缓冲外界机械力量对胎儿大脑的影响并且胎盘调节大脑的血流变化。因此，妊娠后期生发基质的支持就不是必需的了。然而在早产儿这种血管床是非常容易受到多种机械伤害，最常见的是脑血流快速变化所致。

表 8-1　脑室内出血的评分系统				
Papile, 1978（9）			**Volpe, 1981（10）**	
Ⅰ级	室管膜下的 GM 出血，没有脑室内出血	轻度	GM 出血，没有或少量 IVH（面积占脑室 <10%）	
Ⅱ级	脑室内出血，脑室没有扩张	中度	脑室内出血（占脑室的 10%～50%）	
Ⅲ级	脑室内出血，且脑室扩张	重度	IVH（占脑室 >50%）	
Ⅳ级	出血进入到脑实质	其他	脑室周围出血	

影响早产儿大脑血供的因素有很多。大部分早产儿还没有发育完善的脑血流量自动调控机制，即无论体内的血压如何变化大脑血流量都会保持相对稳定的能力。由于无法自动调节脑血流量，因此在生理状态下脑血流改变时脑血管更易于发生变化（框 8-1）。这些改变包括：败血症、伴有分流的 PDA、肾上腺功能不全、血容量减少及过多。其他引起脑血流量变化因素：单独的全身血压变化，包括贫血和输

框8-1　可以改变脑血流的临床病因
败血症
伴有分流的动脉导管未闭
肾上腺功能不全
全身血压的变化（如血流量不足或血流量过多）
贫血和输血
低血糖
高血糖
低碳酸血症
高碳酸血症
低氧血症
酸中毒
头部位置
胸腔内压增高
凝血障碍

血、低血糖或高血糖、低碳酸血症或高碳酸血症、低氧血症及酸中毒。头部的位置也可以影响极度早产儿的脑血流量，中位与 IVH 发生的低风险有关（11）。胸内高压（由于严重肺部疾病所需要的高通气压力或张力性气胸引起）因影响心脏输出而影响动脉血流向大脑。另外，持续胸内高压会妨碍从大脑返回的静脉血流，从而导致静脉压力升高和静脉缺血。凝血功能障碍又增加了 IVH 的危险性。

临床表现

在早产儿出生后的最初几天内是 IVH 发生的高风险期。出生 1 周后出现新的出血情况并不常见。但是，生后最初几天发生的出血会随着时间的推移变得更严重。有时会造成严重的颅内病变，例如：静脉梗死性出血或进一步出血后的脑积水，（这两种疾病超出了本书的范围）。早产儿 IVH 的临床表现有很大的差异，Volpe 将这些临床表现分为三类：

严重恶化型：最不常发生；病情突然变化，出现低血压、休克样表现、需要通气支持、惊厥、酸中毒或贫血。

跳跃综合征：神经系统症状、肌张力及自主运动逐渐发生变化。

无症状型：最常见，占 IVH 的 25%～50%。

由于 IVH 通常没有症状，对于胎龄在 32～34 周的高风险早产儿常规要进行颅脑超声检查。超声检查可以在床边进行，不必搬动婴儿也无需中断其治疗。超声波对于检测 IVH 及动态监测出血情况非常敏感。表 8-1 中的 IVH 的评分系统也描述了临床上超声检查的表现。表 8-1 阐述了 I、II、III、IV 级 IVH。

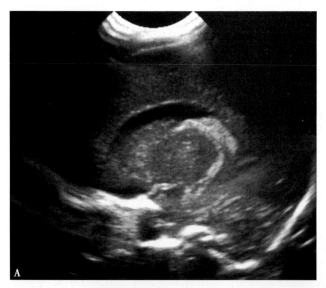

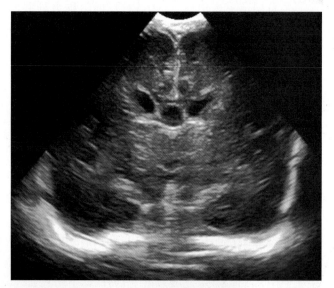

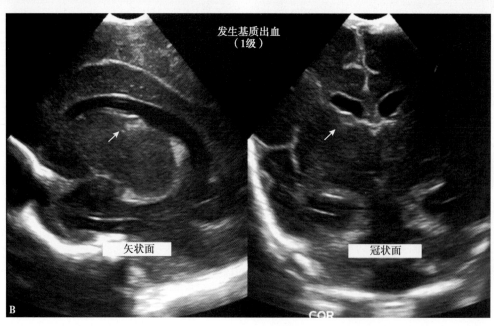

发生基质出血
（1级）

矢状面　　　　　冠状面

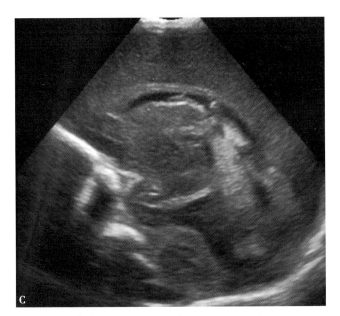
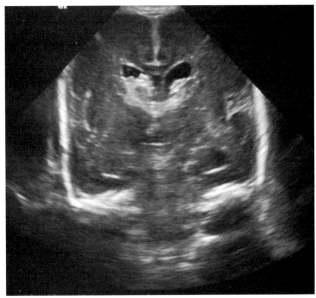

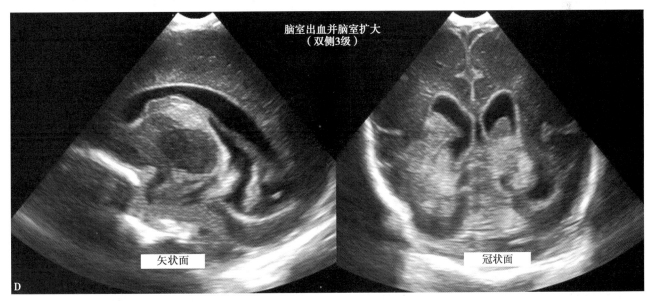

脑室出血并脑室扩大
（双侧3级）

矢状面　　　　　　　　冠状面

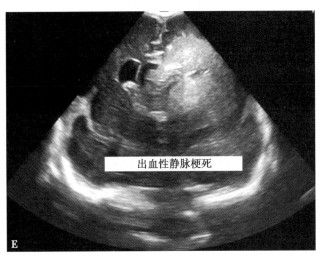

出血性静脉梗死

图 8-1　脑室内出血的超声检查图

女婴蕾双侧呼吸音均匀清晰，呼出潮气量5cc/kg，气胸透视为阴性。医生开了静点多巴胺的医嘱，护士正在准备生理盐水。你评估时发现婴儿面色苍白且没有活力。你从脐带抽血做动脉血气分析（ABG），对比3小时前的实验室检查结果，患儿已经发展为代谢性酸中毒，血红蛋白显著降低。

　　输入红细胞后其血压较稳定，停用多巴胺。接下来的血检结果显示患儿的血红蛋白有所提高，但仍处于低水平。医疗团队认为患儿的血量在继续减少。用STAT头部超声查看脑室内出血的情况。

管理和治疗

　　IVH的预防是最重要的。预防措施应始于妊娠期，最有效的预防措施是延长妊娠，而防止早产的相关措施已经在第4章进行了详细的阐述。当早产不可避免时，产科干预措施包括产前类固醇的应用和抗生素治疗绒毛膜羊膜炎，来降低早产儿脑室内出血的发生率。除此之外，有越来越多的证据显示，婴儿生后延迟脐带钳夹30～120秒可以提高早产儿的血流动力作用，从而降低IVH的发生率[13]。

　　生后，严密监测可能改变脑血流的全身临床表现，会降低IVH的发生率。将患儿的头部固定在正中位并避免突然头部转动以降低外界刺激引起的GM破裂。预防措施包括监测和处理下列指标是否在正常范围内：

- 血糖
- 血压
- 血红蛋白和红细胞压积
- 凝血机制
- pH
- 二氧化碳分压（$PaCO_2$）

　　从婴儿出生那一刻起，RT就可以参与IVH的预防。机械通气（MV）的应用和管理是关键措施。进行呼吸管理时，一定要记住机体各系统之间是相互影响的，对其中任何一个器官系统的干预都可能会影响到其他的系统。氧气和通气改变引起的生理变化会影响大脑的血流量[14-16]。因此，呼吸管理会影响GM-IVH发生的风险[17]。

🫁 通气管理

　　在肺血管中，$PaCO_2$升高会导致血管收缩。在大脑中，CO_2具有相反作用，引起血管的舒张。当肺换气不足时脑部血管扩张血流量增加。当肺换气过度

时脑部血管收缩血流量降低，在一系列变化中首当其冲的是脆弱的GM血管受损而致使出血。当脑血流量降低时，缺血缺氧不仅对脑组织有损伤，对脑部血管也会造成损伤。如果在脑血流量降低之后脑血流量又快速增加，会对这些血管造成再灌注损伤。对早产儿通气管理时，一定要注意$PaCO_2$大幅度变化所导致的脑血流量的相应波动（表8-2）。

表8-2　二氧化碳对灌注的影响

	高碳酸血症	低碳酸血症
肺血管	收缩（低血流量进入肺单位，通气降低）	扩张（血流量增加，肺单位的通气良好）
脑血管	扩张（脑血流量增加）	收缩（脑血流量降低）
累及GM和出血	对血管再灌注损伤和GM破裂	导致缺氧缺血性损伤

　　二氧化碳和脑血流量的相关性已经在很多研究中证实[14-16]。通气的两极变化，如过度通气和通气不足以及二氧化碳的大幅度变化都会导致IVH的发生[17]。

　　在近几十年中，压力通气已经是新生儿MV的标准，气压伤是导致肺损伤主要原因，应该由临床医生进行控制。尽管近些年已经接受容积损伤等同于肺组织损伤，但压力损伤的观点一直是共识。随着近年来MV的进步，新生儿呼吸机已经能够使临床医生很好的控制容量和压力，更好地对$PaCO_2$进行调整。

　　每分钟通气量是潮气量（V_T）与呼吸频率（$f×V_T$）的乘积。在压力通气中，V_T是可变的，它可以增加过度通气或通气不足的发生率。早产儿尤其是RDS患儿，由于肺顺应性的改变更容易出现潮气量的变化，第4章中已介绍过了。在压力通气中当肺顺应性发生变化时，潮气量也会发生变化。例如，当给RDS的患儿应用外源性肺泡表面活性物质时，会引起肺顺应性的突然增加，进而潮气量也增加了。如果呼吸机吸气压力峰值（PIP）没有下降，则可能会引起过度通气。相反，肺表面活性物质的不均匀分布、肺不张、气漏或其他的肺部并发症可以导致肺异质化和通气不均匀，这会导致通气不足和高碳酸血症。

　　定容压力通气可能会对IVH高危的极度早产儿有利。模式我们已经在本书第4章进行了阐述。一种在患者中使用是保证容量（VG）[18]。临床医师可以设置PIP和目标V_T，呼吸机会依据之前三次呼出的V_T值调整每一次呼吸的PIP。这样有助于避免V_T值的大幅度变化和随之而来的$PaCO_2$的变化。有证据显示VG可以降低高碳酸血症或低碳酸血症的发

生率，减轻 CO_2 和 V_T 的大幅度波动。证明了容积通气可以降低 IVH 和早产扩展的其他并发症（24，25）。目前，在 NICU 压力通气已经普遍应用，但是在使用容积通气上医生们的操作模式显得缺乏连贯性（26）。研究显示，早产儿的一些病理生理学特征可以通过选择最佳通气方式来降低脑部并发症的风险。继续研究更适合早产儿这一群体的通气模式并制定实用操作的指南是非常重要的。RDS 的早产儿选择 MV 设置数值同样可以应用于有 IVH 风险的早产儿：

- 通气同步模式
- PIP 使 pH 维持在 7.25～7.35，$PaCO_2$ 维持在 45～55mmHg，V_T 维持在规定范围内
- V_T 设为 4～7ml/kg
- RR 设定为 30～60 次／分
- 吸气时间（T_I）为 0.3～0.4 秒
- 呼气末正压（PEEP）设定为 4～7cmH_2O

频繁评估和过早拔管会提高 IVH 的发生率，尤其是严重的出血。一些早期研究显示在 RDS 患儿中使用呼吸治疗师主导的方案可以显著降低极度早产儿和超低出生体重儿（ELBW）发生 IVH 的风险（临床实证 8-1）（27）。

● 临床实证 8-1

呼吸治疗师主导的方案：他们能提供哪些帮助？

2004 年，麦克马斯特大学附属医院在新生儿科实施了注册呼吸治疗师主导的方案，目的是为了提供更好的持续性的照护，以循证医学为依据实施最佳通气支持，以最佳的医疗合作团队实施通气管理，最大限度地降低呼吸机相关疾病的患病率，以及缩短依赖呼吸机的时间。该措施是为出生体重在 1250g 以下（包括 1250g）在该医院出生的早产儿制定的。在最初的 4 天内，早产儿使用 SIMV pH 维持在 7.22～7.35，$PaCO_2$ 维持在 45～55mmHg，PaO_2 维持在 45～60mmHg。在 MV 5 天后，改变目标 pH 维持在 7.20～7.40，$PaCO_2$ 维持在 50～70mmHg。MV 设置包括：V_T 4～5ml/kg：PIP 12～25cmH_2O；压力支持 5～10cmH_2O；PEEP4～8cmH_2O；T_I 0.25～0.45 秒；RR 5～60 次／分。当 $FiO_2 ≤ 0.30$，出生体重低于 1000g 的早产儿平均气道压力 <7cmH_2O 或出生体重高于 1000g 的早产儿 <8cmH_2O 时，可以考虑拔管。

在研究期间，有 301 名患儿使用了此方案。III 和 IV 级 IVH 的发生率在拔管之前从 31% 降到 18%，这一降幅非常显著。

探讨高频通气（HFV）在 IVH 的作用是非常必要的。HFV 在早产儿中的应用已经在本书第 4 章中阐述，其数值的设定应该和呼吸窘迫综合征患儿的标准一致：

高频振荡通气（ HFOV ）（ 28 ）：

偏置气流：气流应该在 10～15LPM。

频率（Hz）：对于早产和接近足月的患儿，频率在 10～15Hz 就足够了，对于极度早产儿频率可以更快些。

平均气道压（Paw）：最初可以将数值设定的比传统呼吸机的气道压力稍高一些（1～2cmH_2O）

吸气时间百分比（T_I）：百分比应该在 33% 左右，这样可以是吸气、呼气比值（I/E）为 1∶2.

振幅（δP）：启动按钮到 2 左右，逐渐增加直到可以看到胸廓起伏明显为止。

高频喷射通气（ HFJV ）（ 29 ）：

PIP：和以前的传统呼吸机的 PIP 设定值一样。

RR：频率应该设定为每分钟 420 次。

T_I：吸气时间应该是 0.02 秒。

PEEP：开始设置为 7～12cmH_2O，逐步增加直到 SpO_2 稳定在正常范围内且 FiO_2 不增加（当呼吸机处于持续正压通气或 CPAP 的模式时）。此时的 PEEP 值是 HFJV 的最佳 PEEP 值。

传统呼吸机：除非是肺不张，一般均设置为 CPAP 模式。有关 HFJV 的管理详见本书第 4 章和第 7 章的叙述。

我们可以推测，HFV 可能会增加意外通气过度的风险（30）。除此之外，一些研究显示高频的应用会增加 IVH 的风险（31），也有一些研究认为导致 IVH 风险增加是由于使用 HFV 不够熟练或使用不恰当所造成的（32）。一些研究推测 HFV 和通气过度之间的关系并不像我们想象的那么密切（33）。至今仍在研究的关键点是需明确到底是通气模式本身引起的 IVH 还是通气过度引起的 IVH，而通气过度在使用 HFV 时是很常见的，他们才是罪魁祸首。临床医师应该密切监控 pH 和 $PaCO_2$，并及时根据需要调整呼吸支持使血气保持在理想范围内。

无论选择何种类型的通气模式，RT 都必须意识到重症新生儿的通气及通气模式对患儿的各器官系统的潜在影响。CO_2 的波动尤其是低碳酸血症均会影响脑血流量且在早产儿有引起 IVH 的可能性。密切监测调节通气是非常重要的，探索转换通气模式及动态监测或许会有助于控制它。

> ■■ 女婴蕾的脑部超声提示其患有Ⅱ级 IVH，新生儿专家要求每天进行超声检测动态观察其变化并让你将她的通气模式改为定容模式，以达到降低 PaCO₂ 最小变动幅度来改变脑血流量的目的。你将女婴蕾调到 SIMV 模式，VG 为 4cc/kg。

病程和预后

早产儿 IVH 的死亡率难以计算，因为早产儿死因多归于早产本身，并没有涉及引起死亡的并发症。神经系统损伤引起的死亡实际上是Ⅳ级 IVH。Ⅲ和Ⅳ级 IVH 总的发生率在幸存者中是 6%～7%，而Ⅰ级和Ⅱ级 IVH 的存活率要更高些。

IVH 是早产儿神经发育结局（NDO）主要预测因素之一（35-37）。患有Ⅲ或Ⅳ级的早产儿比足月儿或未患有 IVH 的早产儿发生大脑认知功能障碍，脑性瘫痪的风险更高（38）。在 2012 年的一项研究中显示，胎龄在 23～27 周的患有Ⅲ和Ⅳ级的 IVH 患儿，其脑性瘫痪的发生率分别是 60% 和 100%。在对患有Ⅳ级 IVH 的患儿观察至 3.5 岁时发现，100% 的患儿都会发生运动和认知延迟（39）。

甚至患有等级较低（Ⅰ和Ⅱ级）的 IVH 患儿和正常颅内超声婴儿相比也会具有更差的 NDOs，这种情况的发生率在 8% 左右（39，40）。对于超早产儿来说，低程度的 IVH 发生脑性瘫痪的风险明显升高（38，40）。约有 1/3 患有Ⅰ和Ⅱ级的 IVH 患儿运动发育评估得分较低；该低分值一直持续至 2 岁有所缓解（40）。一项研究显示男性早产儿比女性早产儿具有程度更严重的 IVH（Ⅲ和Ⅳ级）、更高的死亡率和更严重的功能障碍（41）。

动脉导管未闭

> ■■ 当女婴蕾生后 11 天时，你又来照顾她了。你的夜班搭档 Dave 在报告中说道，在多学科大查房中计划讨论撤除女婴的 NCPAP。但是，她的病情在一夜之间发生了变化。因为发生了呼吸性酸中毒和 VG 下的低潮气量，他将其呼吸机的压力（PIP/PEEP）从 16/4cmH₂O 调到了 20/4cmH₂O；FiO₂ 从 0.35 调到了 0.55。尽管在评估中给予了她一些轻度刺激，她还是频繁出现氧饱和度降低的情况。你走近女婴蕾的暖箱并思考着是什么原因导致的这个现象。

动脉导管是连接肺动脉和主动脉的血管，二个动脉分别位于心脏的右侧和左侧。在胎儿期，动脉导管

是心脏正常结构的一部分，它保障胎儿在子宫内各器官可以通过胎盘血流获得充足的氧气和营养（已在本书第 2 章中进行了阐述）。这个导管的闭合失败引起心脏并发症，即动脉导管未闭（PDA），这在早产儿是最常见的先天性心脏病。PDA 可以自然地开放和闭合，难以快速做出诊断。它改变了肺循环系统的血流，引起与通气相关的并发症例如饱和度降低、高碳酸血症以及肺水肿。严重的病例需要手术矫正以增加心输出量。PDA 的实际发病率取决于婴儿的成熟度和出生体重。在足月儿中不常见，仅在 2500～5000 名活产中大约有 1 名会发生 PDA（0.02%～0.04%）。即在健康的足月儿中，有 50% 的新生儿在生后 24 小时内动脉导管发生了功能性闭合，90% 在生后 48 小时内闭合，72 小时几乎都闭合了（43）。正如许多早产儿的并发症一样，PDA 的闭合时间与新生儿出生时的胎龄有关；越小越不成熟的早产儿，其动脉导管持续开放的时间越长。体重低于 1500g 的早产儿 PDA 发生率是 30%，可能与低氧状态和导管关闭机制不成熟有关（44）。该发生率在早产儿和低出生体重儿中显著增加，体重低于 1000g 的婴儿 79% 在其生后第四天有 PDA，66% 在出生一周后导管呈持续开放状态（42）。体重低于 1000g 婴儿的观察发现，只有 1/3 的婴儿在生后 4 天动脉导管就发生了自然闭合（43）。早产和 RDS 是 PDA 发生的两个高危因素。许多先天性心脏病患儿也包括 PDA，或需要心脏结构的某个异常使得患儿能存活，这些已经在第 11 和 12 章详细阐述过了。

病理生理

在胎儿发育过程中，氧合血从胎盘经脐静脉，流入胎儿下腔静脉（IVC）到达胎儿的右心房。部分氧合血经卵圆孔进入左心房后输送到大脑，剩余的血液则由右心室泵入肺动脉。在成人的血液循环中，这部分血流继续进入肺毛细血管进行气体交换。由于胎儿肺泡中充满了液体，气体交换无法在此进行；从右心室流出的血流反而要供给身体其他器官的氧气。结果仅仅有很少部分（<10%）的肺血流进入肺组织供给其发育所需的氧气和营养。PDA 是通往主动脉阻力低的管道，右心室泵入肺动脉的大部分血流经动脉导管进入主动脉，由此从胎盘带来的氧气和营养物质输送给各器官组织，然后再经脐动脉返回流入胎盘。

动脉导管正常闭合

在分娩时，从胎儿到婴儿血液循环要经历一个显

著的变化,使其在没有胎盘的支持下可以存活。随着肺泡的扩张,肺泡内液体的清除以建立气体交换的空间。随着肺的扩张和为肺泡供氧的肺泡毛细血管的扩张,继而肺血管阻力(PVR)会显著降低,使血流从右心室射入肺动脉建立气体交换。如果这一转换过程进展的顺利,经过肺循环的血流会增加约10倍,经过PDA的血流会显著降低(图8-2)。由于PDA始终开放,血流就会从压力高的地方流入压力低的地方。在转换过程中,在生后最初的几个小时内,PVR常常发生波动引起轻微暂时的氧饱和度降低。如果PVR暂时性地增加并且高于体循环阻力,氧饱和度低的血液会从右心室经PDA分流。当氧饱和度低的血液右向左分流(即从肺动脉入主动脉)时,导致混合血供给全身。

在随后的几个小时,随着PVR的逐渐降低,右向左分流停止,PDA收缩和闭合。随着流经PDA血流的减少,动脉导管开始收缩并发生功能性关闭。其他使动脉导管收缩的因素有生后PaO_2的升高和血液中前列腺素的降低。动脉导管的完全闭合是由于血管扩张剂如缓激肽和PaO_2的增加,前列腺素降低以及肺循环压力的降低。动脉导管的完全闭合以及血管构造重建在接下来的数天到数周内完成。动脉导管内血流的降低使血管肌层缺氧,继而启动后续不可逆的解剖性关闭过程。在这一过程中,血管壁肌肉被纤维组织替代,最终形成动脉韧带。

动脉导管闭合失败

很多原因会导致动脉导管闭合失败,包括:对化学或环境信号的曲解,对氧气不反应,疾病的并发症,以及平滑肌发育不良。

- 在生命最初几天那些生理状态下引起PDA收缩的信号在早产儿并没有被同样地表达或理解。在整个生长发育中,随着胎儿的成熟,机体组织对不同的信号所产生反应是变化的。这一程序化的过程有助于协调极其复杂的变化以保证胎儿的正常发育。
- 当早产时,早产儿的某些组织对产后使之正常适应宫外环境的一系列信号不敏感。
- PDA的组织还未发育到对血氧含量增高有足够的敏感,而这一点正是对于刺激动脉导管收缩是很重要的。
- 相反,PDA对前列腺素非常敏感,这使得动脉导管持续开放。足月儿和早产儿生后血液中的前

列腺素会显著降低。但是,早产儿的动脉导管组织对即使很低浓度的前列腺素都敏感,结果导管收缩失败。

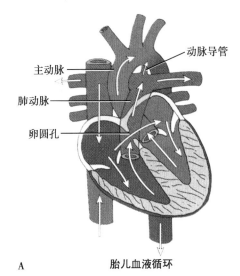

A **胎儿血液循环**

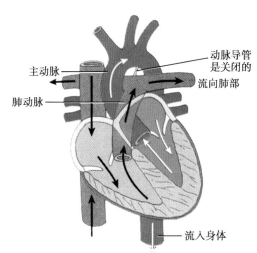

B **正常血液循环**

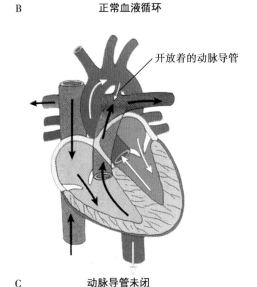

C **动脉导管未闭**

图8-2 动脉导管未闭

- 罹患某些疾病,例如败血症和 NEC 会伴随着前列腺素的升高。这一升高能引起导管功能性关闭,收缩的 PDA 会重新开放使病程进一步复杂化。
- 早产儿肺血管的肌肉组织并未发育完善,导致肺血管阻力降低,更容易发生经过导管的左向右分流。

产前接触过糖皮质激素降低了动脉导管持续开放的风险,这可能是对类固醇的成熟过程的反应。

早产儿心肺系统的一些特点使其更易发生 PDA。如前所述,胎龄越小的早产儿肺血管的血管紧张度越低,在 PDA 时更容易发生左向右的分流,导管无法收缩,分流就一直存在。因此,当 PDA 存在时,早产儿比足月儿更容易发生心力衰竭。除此之外,早产儿肺毛细血管床的通透性更高,这使其在左向右分流所致的肺循环超负荷状态下更易患肺水肿。

肺循环量过多的并发症

当动脉导管开放时,大血管血流的调节很大程度依赖于 PVR 以及 PVR 与身体其他部位血管阻力之间的压力差。在宫内 PVR 非常高,导致血液从 PDA 分流。分娩后 PVR 降低,经过 PDA 的血流减少。在生后的几周里,PVR 继续下降。足月儿 PDA 已经收缩所以不会出现问题。然而,如果导管持续开放,当体循环的阻力超过肺循环,氧合血会从主动脉通过 PDA 分流进入肺动脉。这种左向右分流不会影响氧合,所以不会像右向左分流那样引起血氧饱和度的降低。然而,如果长期持续下去将会出现问题。

当氧合血从左向右分流时,这些多余的流经肺血管系统血液并没有直接向器官提供氧气。这部分血液和低氧饱和度的血通过肺血管系统并返回到左心室再被泵出。当这个过程持续存在时,血液总量中有一小部分血液始终流经这一路线,心脏需要额外的做功以保证输送同等量的氧气到各器官。当心脏不能完全代偿和满足的代谢所需时就会出现充血性心力衰竭。

此外,肺血管床循环血量额外增加,从而引起肺血管内压力上升。肺血管内的液体静压力增加会导致液体从肺毛细血管渗漏到肺间质,或引起肺水肿。

当患病时,人体内液体的分布常会受到影响,但它会遵循一定的规律。体液抑或在血管里(血管内)流动或者在间质空间中(血管外)流动。液体经过肺泡 - 毛细血管膜进行潜在地扩散。流体流动的方向和分布取决于四个相互作用的力量:毛细血管压力,组织液静水压,毛细管渗透压(胶体渗透压)和间质液胶体渗透压(胶体渗透压)(框 8-2)。

框 8-2

促使液体由血管内到细胞间隙的压力有:
毛细血管压
组织液渗透压
促使液体由细胞间隙到血管内的压力有:
毛细血管渗透压
组织液静水压可以使液体向两个方向流动

- 毛细管压会促使液体通过毛细管膜进入细胞间质。
- 组织液静水压既有积极也有消极的作用。积极作用是可以促使液体进入毛细血管。消极作用是也可以促使液体进入细胞间隙。
- 毛细管渗透压会吸引液体进入毛细血管内。
- 组织液胶体渗透压会吸引液体进入细胞间质。

整个液体的流动受净滤过压的影响。在正常情况下,净滤过压会稍高一些,因此液体会经毛细管膜弥散到细胞间隙。在身体健康时,正常淋巴系统重新分配这个组织液。然而,当净滤过压超过了身体清除液体的能力时,则会出现水肿。PDA 所导致的肺水肿,是因左向右分流导致肺血流量增加,进而使毛细管压力增加,迫使血液进入肺泡腔。

肺部独特的属性致使其特别容易发生水肿。首先,肺毛细血管更容易"渗漏",意味着液体更容易被吸收入细胞间隙。其次,肺泡上皮细胞层非常薄,容易发生渗透。任何原因引起净滤过压增加进而导致肺泡和间质充满液体,最终都发生肺水肿。

临床表现

具有肺部疾病如 RDS 的早产儿,因为低氧血症及肺血管床发育不成熟,其 PVR 增高。肺早期病理进展和 PVR 降低以后会使 PDA 出现症状。PDA 通常在生后第一周内出现症状。

症状的严重程度取决于左向右分流量的大小。主要的症状包括以下:
- 呼吸急促
- 心动过速
- 持续低 SpO_2
- 低血压
- 脉压增大(收缩压和舒张压之差)

心血管症状包括心前区快速的心脏搏动。左心室输出量增加,由左心室负荷增加导致心动过速,以及外周动脉出现水冲脉。

PDA 患儿可在胸骨左缘中上位置听到收缩期杂

音。它通常发生在生后的第3~4天。PDA患儿中有10%~20%听不到杂音(42)。当PDA非常宽且湍流不多时会出现杂音。杂音听起来粗糙且不规则，或在早产儿中则比较"不稳定"。随着流经PDA血流量的增加，血流会在心脏收缩期和舒张期持续流过动脉导管，收缩期杂音则变成持续性杂音，类似于机械运行的声音，这个"连续性机器样"杂音常见于大一点的婴儿中更常见。

呼吸系统的典型症状通常是随着呼吸做功(WOB)的增加而出现的，很难区分其为心源性还是肺源性的。呼吸困难有以下症状：

- 呼吸急促
- 鼻翼煽动
- 呻吟
- 胸骨下或肋间的凹陷
- 听诊有罗音、水泡音或粗糙的呼吸音

其他症状可能包括喂养不耐受或出现肝肿大(肝脏增大)和少尿(排出的尿量减少)。

实验室检查结果包括以下：

- 在血气分析结果有酸中毒(代谢性、呼吸性或者混合性酸中毒)。
- 代谢试验中CO_2降低，伴随阴离子间隙的提高。
- B型利钠肽(BNP)的增加是评估心力衰竭的一个指标。它的增加表明心肌处于超负荷工作的状态(45,46)。

胸片显示心脏肥大(心脏轮廓占据胸腔50%以上的空间)，隆突角度模糊，显出肺血管影增多，显示肺水肿的斑片状浸润影特征。

超声心动图可以确诊PDA。使得临床医生可以看到动脉导管并在心动周期测量经过PDA的血流量。超声心动图还可以测量心脏体积的变化；如果左心室直径与主动脉根直径的比值增加(大于1.4:1)，则表明左心房的容量因左向右分流量而增加。

当你准备为女婴蕾听诊时，床边护士请你听该患儿的心脏杂音，因为她注意到婴儿可能发生了PDA。你在患儿两侧肺部闻及罗音且在胸骨左缘闻及收缩期杂音。你向临床医生汇报了你的发现并请求做一个胸部X线片来评估患儿呼吸音变化的原因。胸部X线片显示肺血管斑片状浸润影增加。临床医生同意护士所提出的女婴蕾的症状似乎非常符合PDA的特征的观点，进而提出要进行心脏超声检查。

管理和治疗

目前没有一个较好且依据充分的PDA的管理和治疗方法。虽然有一些支持干预措施的证据，但在是否对ELBW进行预防性的治疗还是依据PDA的症状和体征进行对症性的治疗方面并没有达成共识。既没有技术上可以明显影响PDA也没有手术结扎率的结果。大多数会对那些有症状的病人进行干预治疗，包括药物支持心脏功能和促进动脉导管关闭的治疗。非外科手术治疗PDA的目的包括减少经过导管的分流量和促进动脉导管的关闭。如果这些都没有效果，有必要进行PDA外科手术结扎。RT的主要任务是治疗低氧血症和出现的使得呼吸管理变得复杂的肺水肿。还要理解低氧血症和肺水肿，以及明确水肿如何影响患儿目前的呼吸管理。

医学管理

一些技术的使用可以减少通过PDA的分流量。这些方法可以联合使用，同时降低患儿发生肺水肿和心衰的风险。这些方法有限制液体和提高红细胞压积。减少液体摄入量就减少了分流以及降低肺水肿的发生。提高红细胞压积大于40%~45%可以降低经过PDA的血流。

药理学管理

业已证明前列腺素在PDA中起着重要的作用；因此，抑制这些血管活性物质的产生是药物管理的目标(47)。

药物治疗PDA常用吲哚美辛，它是NSAID(非甾体类抗炎药)作用为前列腺素抑制剂。出生体重小于1750g的婴儿经吲哚美辛治疗后，动脉导管闭合率为60%~86%。2006年市场上出现了一种静脉注射的布洛芬，表明可以成功的治疗早期PDA(48)。给药方案，治疗疗程及开始治疗的时机都难以确定，可以取决于PDA的大小和分流的程度。两种药物都显示出需要外科手术纠正PDA的患儿减少了，但长期应用吲哚美辛与NEC的风险增加有关，不建议作为常规治疗(49)。相比之下，布洛芬和吲哚美辛在闭合PDA作用上一样有效，并且可以降低NEC的发生风险。因此，目前作为关闭PDA的选择性药物。还缺乏远期效果的研究，推荐用量之前需要这方面的数据资料(50)。

手术结扎

手术矫正PDA包括切断动脉导管称之为结扎。

大约有 6% 的 PDA 患儿在药物治疗和动脉导管自然闭合失败后需要做结扎手术。手术是在第四肋间胸腔后外侧切口，在导管处进行缝合或用线结扎（图 8-3）。肺、迷走神经和喉神经均离手术点非常近，因此在手术时需要格外注意保护避免其受损伤。术后常规要放置胸腔引流管以便引流出气体、血液或液体。结扎可以使导管完全闭合，但也会引起诸多风险，例如：

- 气胸
- 乳糜胸
- 脊柱侧弯
- 感染
- 单侧声带麻痹
- 膈肌麻痹
- 术后低血压加重
- 增加支气管肺发育不良的风险

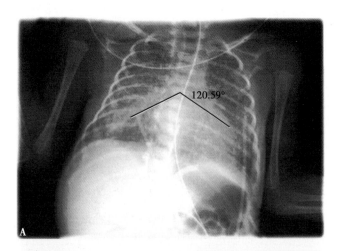

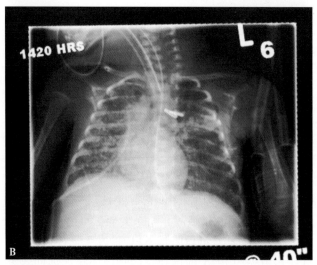

图 8-3　一患儿动脉导管结扎前后的胸部 X 线

 呼吸管理

除了药物，调整机械呼吸机设置可以减轻与肺水肿所致的呼吸功能受损。PDA 所引起的呼吸系统并发症大部分与肺循环量过多的肺水肿相关。治疗肺水肿有难度，需维持减少血管外容量和维持血管内合适的容量之间的平衡。

持续正压可用于肺部减轻毛细血管渗漏，类似于裂伤出血的止血机理。施加压力使其相反运动，阻止液体流入细胞间隙。这常常是通过 PEEP 的应用来实现。PEEP 提供一个正压阻止液体向外流动。在新生儿肺水肿的处理中增加呼气末肺容积已是标准的做法（51，52）。肺水肿时，把插管患儿的 PEEP 一次增加 1～2cmH$_2$O 并监控患儿的阳性反应是可行的方法。HFOV 也成为管理重度和（或）出血性肺水肿的方法，因为它能够安全地释放较高的气道压力（53）。临床医生必须十分谨慎，因为给肺部施加过度的压力会引起额外的并发症如气体泄漏，正像第 7 章所讨论的。伴随 HFOV 的持续胸内压过高会压迫心脏，从而阻碍静脉回流降低心脏前负荷；如此相反则会降低心输出量。HFOV 也压迫肺血管外部，从而导致肺动脉高压。使用这些方法来处理肺水肿时，重要的是要密切监测心肺状态并遵循胸片来评估过度膨胀或气胸，尤其是当呼吸机压力增加导致的血氧饱和度、血压下降时。

水肿本身可能诱发炎症反应而使肺表面活性物质无效，这使得治疗肺水肿的外源性肺表面活性物质得以应用（54，55）。虽然这种做法并不常见，但医生必须意识到除了肺水肿引起的肺阻塞，气体交换也会因表面活性物质失效而受到抑制。

最后，执业医师必须明确氧疗的管理。氧饱和度大范围波动是 PDA 的一个特点。这一波动是由于 PDA 内血液分流的方向变换所产生的。氧气是一种强有力的肺血管扩张剂。因此，肺水肿时使用氧气不当会明显加重肺循环的风险继而加重肺水肿。

> ■■　为了治疗患儿 X 线片所示的肺水肿，你向新生儿学专家建议增加 PEEP 到 6cmH$_2$O。不改变 PIP 的值，但要监测呼吸机是否符合目标 V$_T$。调整 PEEP2 小时后，FiO$_2$ 下降至 0.30，呼吸音两边相等且啰音较前减轻。

病程和预后

至少有 35% 的 ELBW 婴儿和超过 70% 的大于 28 周新生儿动脉导管自然闭合时没有发生后遗症（56）。然而，当并发 RDS 的早产儿发生动脉导管未闭时，其死亡率和患重病率都很高（57）。对药物治疗不敏感的 PDA 其死亡的风险更高(58)。

已被证实 PDA 与肺部疾病密切相关。人们认为动脉导管血液分流量大是肺出血的高危因素(59),手术结扎 PDA 会增加肺部促炎症反应基因的表达(60)。机械通气患儿发生 PDA 与慢性肺疾病(CLD)危险性增加有关(61)。

PDA 的药物治疗具有潜在的并发症,例如:肾功能障碍和肠穿孔,PDA 也是 NEC 发生的高危因素(61)。

坏死性小肠结肠炎

■■ 女婴蕾现在是 3 周大。她正用着一加温和湿化的鼻导管(HFNC)吸氧,3LPM,FiO₂0.21~0.30。她的常规实验室检测毛细血管血气值结果如下:pH 7.31;PcCO₂ 54mmHg;PcO₂ 43mmHg;HCO₃ 24mEq/L。你交班中检查女婴蕾的 HFNC 时,注意到她的嘴边有少许的配方奶。护士诉女婴蕾有少许的胃反流但量很少并不明显。护士还告知女婴蕾已经接受了配方乳喂养,因为其母亲不愿意进行母乳喂养。

坏死性小肠结肠炎(NEC)是早产儿非常严重的并发症,主要影响胃肠道(GI)。病程中缺氧缺血和炎性损伤,能够使胃肠道任何部位的组织坏死。NEC 的严重程度是变化的,且病变的进展是不可预测的,有时需要手术治疗。除了对肠道不可逆的损伤,NEC 会引起急性心肺衰竭和死亡。幸存的患儿,NEC 和其后遗症可以显著影响长期发病率。

在美国的新生儿中,仅有不到 3/1000 的新生儿患 NEC(62-65)。然而,在不同的医疗中心其发病率不同且随时间变化具有不可预知性。通常,NEC 在医疗中心的病例呈"波动性"类似于传染病流行。但是,当爆发时并没有诱发因素(例如季节性或传染病)。NEC 的婴儿常常是极低出生体重的超早产儿。国家儿童健康和发展研究院(NICHD)的新生儿研究协作网上近期公布的数据显示,胎龄 22~28 周且出生体重在 400~1500g 的早产儿有 11% 患有 NEC,其中 52% 进行了手术(66)。报告显示与 NEC 相关的死亡率很大程度取决于合并症的特点和疾病的发展进程。一般情况下,胎龄越小成熟度越低的早产儿患 NEC 的存活率越低。

病理生理

NEC 的病因和其具体的病理生理机制尚不是很清楚。早产儿和足月儿发生 NEC 的高危因素促进其潜在的病理生理机制的研究。有学者提出,胃肠道缺血缺氧和随后的再灌注损伤可以启动炎症连锁反应进一步破坏了肠道的完整性。婴儿的 NEC 病理检验结果发现肠道损伤类似于成人肠道的缺血性损伤。足月儿发生 NEC 时,经常在产前或产后发生肠道低灌注的情况。有些例子包括产妇服用可卡因及其他导致产妇胎盘血流量不足的情况,导致胎儿宫内生长迟缓。足月小样儿比宫内的无生长发育迟缓儿发生 NEC 的风险更高,以上均可能是由于影响胎儿胃肠道的胎盘血流量减少所致。

足月儿围产期和新生儿期的高危因素和胃肠道的血流量减少有关。例如,围产期窒息和 5 分钟 Apgar 分数较低都是分娩过程中低灌注的结果,并且都是 NEC 发生的高危因素。先天性心脏病、脐静脉导管、交换输血和红细胞增多症而发生的血管内血流瘀滞都是胃肠道灌注不协调的高危因素,与足月儿 NEC 的发生密切相关。

对于早产儿,NEC 并不限于只发生在具有肠道缺氧缺血性损伤的高危因素。然而,未成熟的肠道很可能更易对全身性灌注的变化敏感而受到损伤。此外,他们不成熟的机体防御功能和炎症反应使其更容易患 NEC。早产儿的一些高危因素如 PDA 和吲哚美辛的应用均与肠灌注减少有关。有证据表明,当早产儿因贫血进行输血治疗时其肠道灌注会发生改变。此外,早产儿输血时机和 NEC 发生之间的相关性已经在研究了(67-69)。但这些均是回顾性研究。这些时态关联又可能代表了一些不同的因素,尚不能得出输血会增加早产儿患 NEC 风险的结论。

临床表现

NEC 有许多的体征和症状,最初表现可以是比较轻微如轻度喂养不耐受,或者症状非常明显。NEC 会影响身体多个系统,最初表现可能为广泛且无特异性的症状,例如体温不稳定。呼吸系统症状包括呼吸急促、WOB 增加、可能有呼吸浅慢进而呼吸暂停、缺氧,需要增加呼吸支持。心血管系统症状包括心动过速、心动过缓和低血压。低血压并有体循环灌注降低被称为休克,可能作为机体炎性反应的一部分,不仅包括毛细血管渗漏还有血管紧张性降低;可导致全身广泛水肿(全身性水肿),但在炎症的初始部位病变更为严重,使得肠壁水肿和腹水(腹腔积液)。体循环低灌注可使皮肤呈现发花苍白,血管再充盈较慢。它可以使其他器官受到损伤,如尿量减少等症状。NEC 典型的症状和体征体现在胃肠道系统,包括喂养不耐受、胃内容物增加并含有胆汁、呕吐或便血。在对 NEC 患儿进行腹部检查时,会有或轻或重的异常表现。这些孩子可出现腹胀、肠鸣音减弱或亢进。触诊时患儿会有疼痛反应,例如患儿会出现痛苦的表情或曲臂并将腿弯向腹部。腹部的皮肤可以变红(红斑)、变色,或在炎症部位皮肤下出现静脉瘀滞。NEC 也可以影响患儿神经系统的功能,导致患儿易激惹或肌张力降低和嗜睡。

由于许多症状和体征在早产儿中并非是特异性的,当你评估患儿实验室检查结果以便进一步确定原发病时,能在鉴别诊断中想到 NEC 是非常重要的。全血细胞计数显示患儿贫血和血小板减少。此外,白细胞计数可升高、降低或在正常范围内。如果和之前的白细胞计数进行比较,是非常有助于判断患儿的白细胞计数是增加了抑或减少了;NEC 可以有其中的任何一个变化。同时,白细胞分类的变化也有价值。患 NEC 时 C 反应蛋白(CRP)会增高。然而这个增高是在临床发病后一天内出现的,或者完全不增高;CRP 正常也不能排除 NEC。NEC 可以合并代谢性酸中毒,可能是由于肠组织损伤,也可以发生在身体低灌注时。当看到电解质检查结果时,阴离子间隙[Na^+-(Cl^-+CO_2)]是有用的指标。当某种酸中毒(低 pH 或低血清 CO_2 浓度)伴高阴离子间隙的增加(>15),越有可能已经发生了组织损伤。在 NEC 中经常发生低钠血症。患儿粪便的实验室检查结果常常揭示粪便中存在血红素铁(含铁血红蛋白),但也通常可以看到肉眼血便。随着败血症的发展和(或)肠道的破坏,会发生弥散性血管内凝血(DIC)。这个过程消耗了凝血因子,可以表现为任何皮肤粘膜的渗血或出血点(皮肤瘀点)。可以通过实验室检查凝血功能—凝血酶原时间(PT)和部分凝血酶原时间(PTT)来确定,经常会有血小板数量的减少,这与凝血因子的消耗有关。

当怀疑是 NEC 时,腹部 X 线片可以帮助确诊。NEC 的特点是肠壁内有气体**或积气**。X 线显示的积气变化取决于肠管的位置。气体是透明的,在 X 线片中的显影比组织颜色要深。当气体局限在肠道壁的组织层时,它在 X 线中呈现小而狭窄的线性光亮,或是一串小圆光斑点。图 8-4A 的 X 线显示的是腹部右下方和左上方的积气影像。当肠腔内同时混有粪便和空气时,它可能类似于积气时的影像。图 8-5A 中左下象限的小光斑表示积气、粪便或两者兼有。其他肠道不健康的特征均可以在腹部 X 线中看出,这一系列异常特征应作为高度怀疑 NEC 的指标被密切关注。如图 8-4A 所示,肠袢无序、膨胀,堆积在腹部的一个位置,而其他部位的肠道没有任何气体。

即使没有肠壁积气,也应该进行多次 X 线来发现问题。随着肠壁平滑肌的运动,肠腔内的气体也会随

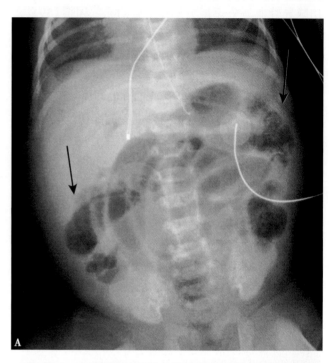

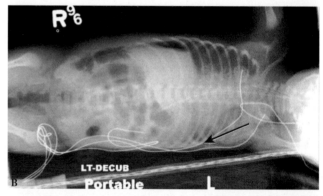

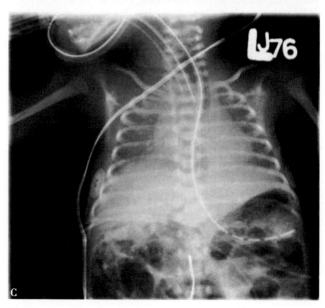

图 8-4　坏死性小肠结肠炎

时发生变化；如果肠腔气体没有改变，则有可能是肠道发生了病理改变。随着 NEC 的加重，在肝脏上有可能出现光线影，这提示了气体已经从肠腔内到了门静脉系统。此外，可以查看到肠腔外的游离气体在腹膜内，这是肠穿孔的证据。因为游离气体在腹膜内通常上升到腹腔的最上方，这可能在标准的仰卧位置后前位腹片中不是很明显，有其他肠道重叠的痕迹。这就有必要做一个与患儿仰卧位台面交叉的腹部侧位或左侧卧位 X 线片。图 8-4B 显示婴儿左卧位时进行的侧面拍片，X 线显示游离气体在肝脏的上方。在 NEC 的整个病程中，一系列的腹部影像观察是很重要的，以此来评估检测腹部肠壁、门静脉积气程度或腹膜内的游离气体（图 8-4C），这是需要进行手术治疗的一个指征。

NEC 具有分级标准，表明了该病的严重程度。最初是根据 Bell 提出的标准进行修改的，如表 8-3 所示（70）。

■■ 你第二天来上班的时候，夜班 RT 告诉你有关女婴蕾的问题。RT 说女婴蕾在喂食后出现了呕吐。你提及在前一天也发现了类似的情况，并未引起团队重视。然后 RT 告诉你患儿这次的呕吐物像咖啡渣样。她告诉你已经停止了对该患儿的喂养，治疗团队计划安排做腹部 X 线检查。你开始了查房，发现她的腹部膨胀触之较硬。你也注意到了患儿呼吸急促，面色发灰。护士告诉你医生已经查了血气分析、CBC 和 CRP。结果显示：毛细血管内血气：pH7.11；PcCO$_2$ 61mmHg；PcO$_2$ 34mmHg；HCO$_3$ 13mEq/L；CBC：白细胞计数 50,800；血红蛋白 10.1g/dL；CRP 9.1。医生告诉你该患儿腹部 X 线显示肠管扩大且在门静脉内可能有游离气体。

管理和治疗

在减缓 NEC 病程发展的治疗方面进展甚微。管理已经应用较广泛且疾病的严重程度不同其管理也不同。对于开始出现任何症状的早产儿，高度怀疑其患有 NEC 这一点非常重要，因为在 NEC 整个治疗过程中的早期，密切监测婴儿病情发展及检测其肠道并发症是至关重要的。管理的原则包括禁食加胃肠减压、肠外营养、广谱抗生素的应用、纠正凝血障碍、血液制品的替换、心肺支持疗法。最轻的病例需要在禁食的 7～10 天期间 IV 第四代抗生素和肠外营养支持。

因为肠蠕动差，所以胃肠减压就显得十分必要。可以通过放置鼻胃管（NG）或口胃管来吸出胃内容物，减少堆积在肠腔内的气体或液体对肠腔壁的压迫。此外，密切监测外科并发症是非常重要的。通常情况下，每天 3～4 次的体格检查和腹部 X 线检查，以检测腹围的增加或腹胀程度，积气恶化的程度或腹腔游离气体（气腹）。

手术治疗

约有 20%～40% 的 NEC 患儿需要手术干预，主要是因为严重的肠管坏死和肠穿孔。肠道损伤的程度因是否有穿孔差别很大。小面积的缺血性损伤会导致穿孔，或大部分的肠坏死，都需要手术切除。手术中肠管切除的长度与存活率相关。

NEC 导致的肠穿孔手术方案有两种：剖腹探查和原发灶腹腔引流。直到最近，外科医生才常规进行剖腹探查以确定肠穿孔的部位，发现其他受损的肠道并进行切除。通过这种方法，在被切除的肠管末端通过

表8-3　修订过的 Bell 分级标准

阶段			症状和体征	肠道	X 线检查
1	A	疑似 NEC	体温不稳定、呼吸暂停、心动过缓、昏睡	胃残留、腹胀、呕吐、血便	正常或肠管扩张、轻度肠梗阻
	B	疑似 NEC	症状同上	大量的便血	症状同上
2	A	明确 NEC，轻度	症状同上	肠鸣音消失伴有或不伴有腹部压痛	肠管扩张、肠梗阻、肠积气
	B	明确 NEC，中度	症状同上 + 轻度代谢性酸中毒、轻度血小板减少	有压痛、腹膜炎、腹部蜂窝织炎	症状同上 + 门静脉气体 + 轻度腹水
3	A	晚期 NEC，重度，肠道未受损	症状同上 + 低血压、心动过缓、严重呼吸暂停、复合型呼吸和代谢性酸中毒、弥漫性血管内凝血、嗜中性白细胞减少症	腹膜炎的体征、压痛、腹胀	症状同上 + 腹水
	B	晚期 NEC，重度，肠穿孔	症状同上	症状同上	气腹

造口术外置（通过手术使肠管在皮肤表面形成了一个开放性的瘘道）。NEC 治疗后腹腔炎症消退，婴儿的情况更稳定。以后再做另外一个手术（吻合术）重新连接造口并关闭腹腔。第二种方法主要是初级经腹腔引流，在刚开始阶段，婴儿血液动力学明显不稳定，无法接受剖腹探查所采用一种过渡性的手术方法。然而，这种方法现在被认为是一种治疗那些有外科指征 NEC 患儿合理的替代剖腹手术的方法，并且成为对于那些不要需额外治疗的患儿固定的外科治疗方式。到目前为止，已经有关于两种方法早期结果的比较研究，并没有确凿证据表明哪一种方法能更有效的防止死亡或延长肠道外全静脉营养的使用。而后期结果的比较正在研究中，例如这些婴儿的神经发育，也许会对今后的治疗有指导意义。

呼吸管理

NEC 患儿由于呼吸暂停和肺水肿可能需要增加呼吸的支持。此外，腹腔胀气所致膈肌承受的向上压力引起功能残气量减少。NEC 患儿辅助呼吸支持的目的是尽可能有效地输送氧气给组织。

NEC 主要在两个方面影响呼吸状态。首先，它可以产生全身性炎症的连锁反应，这种反应可能损害肺组织。其次，NEC 引起的腹压增大对正常的吸气和肺膨胀会产生一个物理反作用力。治疗那些物理性阻碍肺扩张的技术将在这里讨论。

腹压增加会影响正常的自主呼吸和正压机械呼吸。自主呼吸需要膈肌下降，形成胸膜腔负压和气流进入肺部。腹压增加会阻碍这一生理过程。在 MV 中，呼吸机使用正压使肺膨胀。它通常需要较大的力量来克服腹内阻碍肺膨胀的反作用力，这样就阻止了呼吸机为充分扩张肺泡，在吸气过程中，不得不使用过度的吸气峰压。腹内压的增加也会减少肺扩张的潜在空间，降低了肺的顺应性，通过减少胸腔空间和随后的胸腔内容积使阻力增加。

为了克服呼吸机的这些挑战，RT 必须启用一个通气策略，让患儿呼气时可以恢复肺组织和维护适度的肺扩张水平，称为功能残气量（FRC）。对于 RTs 而言，判断肺膨胀质量的方法之一是观察和评估呼吸机测定的压力 - 容量环。

压力 - 容量环变低平是 FRC 不足的一个典型例子，表明肺部呼气末的压力低于临界开启压力。**临界开启压力**是肺部开始膨胀或扩张的压力。呼气后如果肺剩余容量低于这个临界开启压力，肺泡就塌陷，呼吸机必须在下一次吸气开始肺膨胀之前的时候提

供这种压力。从本质上讲，呼吸机在吸气的第一个阶段试图达到膨胀的静止水平；这意味着吸气的开始输送压并没有气体交换。因为吸气初发生的体积变化，肺部必须要有充足的 FRC。

随着肺顺应性的改善，在呼吸机压力相同时能接受更多的容量。在吸气开始直接输送容量，表明容量变化那一刻有足够的 FRC。通过呼吸机的压力 - 容量环就可以看到。

有几种可选的方法来改善 NEC 患者的肺顺应性和气体输送。如果婴儿用的是常规呼吸机，合理增加 PEEP 来稳定呼气期间的肺泡并提高适当的 FRC。它还有助于增加 Paw，是肺的平均压力。增加 Paw 常常是通过增加输送到肺部的压力来改善通气的。

NEC 患者通常需要增加 Paw，是因为顺应性降低、肺活量减少，氧气需要量增加以及呼吸性酸中毒。常频机械通气 RT 不能直接设置 Paw；Paw 是基于 PIP、PEEP、T_I 及吸气流量和模式计算得出的结果。HFOV 可替代常频通气，尽管肺顺应性较低可以用一组设定 Paw 随着小于死腔的容量输送，安全地完成氧合和通气。在 NEC 患者群体中，HFOV 使临床医生安全地提高 Paw，因为 V_T 值非常小肺容积几乎没有变化。Fok 和他的同事（71）发表了 8 个不同病理状态下引起腹内压增加的案例报告，并试图明确 HFOV 在这些患者中的短期疗效。一般的研究结果表明，HFOV 显著提高了这些患儿的氧合作用和通气量。尽管研究仅评估了极少数患者，它确实证明了使用 HFOV 可以增加腹内压并有效管理患儿的呼吸状态。

■■ *主治医生注意到：女婴蕾的临床表现符合 NEC，希望对她进行插管。你进行了插管，并把女婴蕾置于 SIMV 模式，PIP 设置为 18cmH$_2$O；PEEP 4cmH$_2$O；T$_I$ 0.35 秒；RR 每分钟 30 次；FiO$_2$ 0.45。几个小时后，她的氧气需求显著增加。进行血气分析检查，结果是 pH 7.16；PcCO$_2$ 80mmHg；PcO$_2$ 55mmHg；HCO$_2$ 22mEq/L。胸部 X 线检查显示整个肺野充气不足。*

你增加压力设置为 PIP 20cmH$_2$O、PEEP 6cmH$_2$O。过了 20 分钟，你将 FiO$_2$ 从 0.80 降到 0.55。3 小时后，又做了一次胸部和腹部 X 线检查。腹部没有变化，但左右两肺充气相同，几处小范围的肺不张，肺膨胀达到背部的第 7 肋水平。女婴蕾将给予胃肠外营养、抗生素及 NG 管胃肠减压的处理。

病程和预后

确诊为 NEC 的患儿中致命者大约占 32%～39% (72, 73); 一项研究发现, NEC 患儿往往在确诊后的 7 天内死亡(74)。与高死亡率相关的因素包括胎龄小、低出生体重、缺乏产前监护, 严重的肺部疾病, 诊断时应用血管加压药。

存活的 NEC 早产儿住院时间明显延长。需要进行手术切除(称为"外科 NEC")的患者住院天数更长, 住院费用更多且死亡率更高(75)。

NEC 会使得极早产儿发生神经发育迟缓的风险略有增加, 但在 2 岁前对生长并没有产生负面影响(76)。

早产儿视网膜病变

> 女婴蕾现在矫正胎龄 31 周了。NEC 药物治疗完成了疗程, 已经拔管 2 周。正在用着 1L 的鼻导管(NC)吸氧, FiO_2 0.21。今天正在做 ROP 检查。

早产儿视网膜病变(ROP)是早产儿的一种并发症, 同时也是发达国家儿童致盲的主要原因。在发展中国家, 随着新生儿重症监护技术的提高及越来越多的早产儿能够存活, 其发病率也在快速升高(77, 78)。简单来说, 早产和宫外的不良环境使正常视网膜发育受到了干扰便会发生 ROP。当同时伴随有本章所讨论的其他的疾病时, 胎龄和出生体重是导致 ROP 的最强有力的预测因素。患儿的胎龄及出生体重越低, 其 ROP 的患病率则越高且 ROP 越严重。其他与 ROP 的发生有关的因素有 MV 的持续时间, 对氧气的需求量以及早产儿的多种合并症, 这些合并症代表了疾病的严重程度和早产儿的不成熟程度。

在发达国家, 出生体重在 1250g 及以下的早产儿, ROP 的发病率为 65%～70%。尽管在过去的 20 年中新生儿监护技术不断提高, 但其发病率并没有得到显著的改善(77-80)。

病理生理

视网膜血管形成开始于胎儿发育早期, 大约在妊娠 14～18 周。这个过程起始于视神经盘, 开始从中央向外发展, 这与视网膜的发育不同; 它通常在妊娠 40～44 周发育完成(81)。像许多发育的过程一样, 它的发育受到了高度调节并且取决于对一系列复杂信号反应的有序的步骤。这个过程最适合发生在宫内的环境。当早产儿出生时环境发生了变化, 首先要快速适应外界以保证生存。新环境的特点和新生儿的生存反应可以影响到视网膜血管形成, 进而导致 ROP。

在妊娠中期, 胎儿在宫内环境相比较宫外环境而言含氧量较低。大约在妊娠 30 周之前, 随着视网膜逐渐分化代谢活动增加, 从而导致相对于代谢需求呈现出更大程度的缺氧。这种提示信号促进了血管源性生长因子的增加(82), 如血管内皮生长因子(VEGF)。随后的阶段视网膜血管发展(妊娠 32～34 周)的特点是 VEGF 水平的降低和具有非常特殊复杂的信号模式, 导致细胞凋亡(程序性细胞死亡), 某些血管发育停止但其他分化和生长发育继续进行(83)。早产儿出生后, 环境的显著变化干扰了这一过程。在妊娠 30 周之前, 缺乏胎盘产生的可以促进视网膜发育的生长因子, 例如胰岛素样生长因子 -1(82)。此外, 子宫外相对高氧的环境使血管源性生长因子的产生减少比如 VEGF, 导致 ROP 的第一阶段, 其特点是血管发育不良(血管生成)和(或)血管破坏(血管闭塞)(84)。在随后的几周, 由于血管形成障碍导致的眼部相对缺氧状态, 使得血管生成因子的产生增加, 例如 VEGF 和红细胞生成素等(85), 这启动了 ROP 的第 2 阶段, 特点是不受控制的血管增殖和视网膜病理性的新生血管形成(86)。在 ROP 的第 3 阶段新的血管形成继续增生, 而第 4 和第 5 阶段开始部分和全部的视网膜脱离, 可以导致失明。

临床表现

最初, 早产儿视网膜病变的国际分类是为临床工作人员和研究人员提供统一标准而定义的。当时, 它分两部分发表[1984 年(87, 88)和 1987 年(89, 90)], 然后, 在 2005 年出版了一个最新的版本(91)。框 8-3 列出了诊断婴儿 ROP 的临床表现。诊断通常是由眼科医生做了眼睛散瞳检查并记录为视网膜图(如图 8-5 所示)后诊断的。美国儿科学会与美国眼科学会及美国儿眼科斜视协会合作, 提出了对 ROP 筛查的建议。他们目前推荐筛查出生体重低于 1500 克或胎龄小于 32 周甚至更小的婴儿。小于 28 周的婴儿首次筛选应在矫正胎龄 31 周进行, 28～32 周的早产儿筛查在生后 4 周进行。检查应该由有足够知识和经验的眼科医生来完成, 他们可以准确地判断 ROP 发生的部位和随后的视网膜变化(92)(特殊人群 8-1)。

框8-3	早产儿视网膜病变分期
第1期	轻度生长异常，视网膜无血管区与血管区之间存在着一条平锐白色的分界线
第2期	中等异常的血管生长在分界线上带有突缘的瘢痕组织长度不等，能在突缘后面看到小丛状的新血管称作"爆米花"
第3期	严重异常的血管生长伴有新生血管起源在突缘的后面长进玻璃体。第三期还可以根据新生血管突入玻璃体的多少分成轻、中、重度
第4期	形成的瘢痕组织的退化或硬化所引起的视网膜不完全脱落 4a期是视网膜受影响的外周部分脱落 4b期是包括黄斑和中心凹在内的视网膜不全或完全脱落，通常呈皱褶状从视盘向Ⅰ区、Ⅱ和Ⅲ区伸展，及至累及Ⅱ和Ⅲ区
第5期	视网膜完全脱离，视网膜从视神经到眼睛的前面呈闭合或半闭合的漏斗形

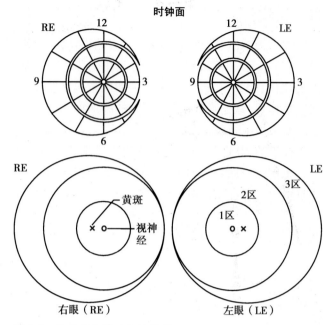

图8-5 视网膜血管形成模式图

● 特殊人群8-1

在农村NICU进行远程诊断ROP

　　ROP的管理策略因为没有足够训练有素的眼科医生来照顾这些婴儿而受到限制。尤其是远离大型医疗中心的地区，缺少视网膜专家以及小儿眼科实践中心。在蒙大拿州的郊区ⅢB水平的NICU使用视网膜相机成像系统获得新生儿视网膜的照片，让小儿眼科医生24小时内生成一份报告并对其进行评价。如果能转诊，这个婴儿则需要转到一家地区医院行诊断检查。在过去的4.5年间，有137个婴儿接受了582次远程医疗检查，其中有13个婴儿被介绍转院治疗，9个需要进行激光治疗阻止了ROP的疾病进展。在所有的病例中，疾病的发展结局都是好的，没有一例患儿发展到ROP的第4期。证据表明，远程医疗是一个可行的方法，它为极早产儿提供了可选择的医疗方法，且不受地理位置的限制。

　　ROP的视网膜成像的不同分期在图8-6中显示。在对患儿进行筛查时，新生儿临床团队需要照护好患儿因为他们不舒服，可能会导致直接和长期的生理效应。最常见的，在眼睛检查24~48小时后，呼吸暂停和氧饱和度降低的发生次数会显著增加，在那些没有接受呼吸支持的患儿中更容易发生[94]。

管理和治疗

　　早产儿的所有治疗是使ROP的进展最小化为策略。这包括正确地使用氧疗法和有计划地的筛查。视网膜脱离（第4期）之前可以采用手术干预的方法，最理想的治疗期是在ROP的第二期。作为组织ROP发展进程的治疗方法，药物治疗也能阻止ROP的病程。

● 氧气疗法

　　附加的氧气疗法是ROP已被验证的最危险因素之一，首次提出由于氧疗导致晶体后纤维增生症是在20世纪50年代（ROP的一种严重的形式）[95]。临床医生一致认为，要密切监测输送给婴儿的氧气，避免过量尽早停用。然而，能够让视网膜安全发育的最佳血氧范围仍不清楚。因此就出现了不同的方法，FiO_2的水平和SpO_2范围应用在不同的医疗机构有着很大差异。到了20世纪90年代到21世纪初，一种公认降低早产儿高碳酸血症的安全的措施公布了，包括如下：

- 减少FiO_2的突然变化。当FiO_2超过了正常范围，需要微调FiO_2（一次调节0.01~0.05）再次变动时，需要等几分钟。[96]
- 确保补氧处方包括一个可接受的SpO_2警戒临界范围。在研究中最常见建议SpO_2在85%~93%[97~100]和89%~94%[101]，尽管2010年发表的资料显示了持续低SpO_2s可能增加死亡率[102]。
- 在增加FiO_2之前需要评估新生儿低氧血症的原因以避免高氧血症。避免视网膜灌注的迅速变

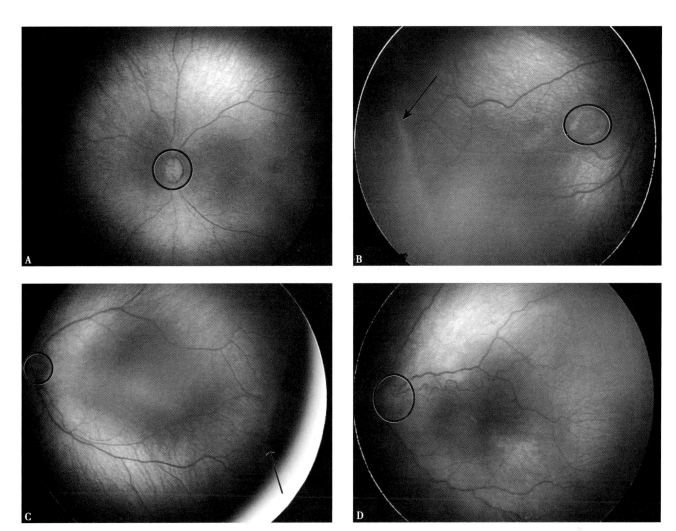

图 8-6 早产儿视网膜病变的进展

化（103）。

● 使用空气氧气混合仪。这确保了婴儿在人工通气时接收同样的 FiO_2，而避免 FiO_2 的突然改变（96）。

● 在 SpO_2 升高到既定值时及时断氧，再少量增加氧气直到 SpO_2 又重回正常范围。

手术治疗

手术治疗 ROP 是为了阻止疾病的进展，并非修复目前所造成的损伤。如果治疗破坏了视网膜中合成 VEGF 的大部分细胞，则视为治疗有效，因为这些细胞是 ROP 发展的重要因子。

1988 年，冷冻疗法被用于治疗 3+ 期的 ROP（104）。根据钟面的测量方法，3+ 期 ROP 已蔓延至极大部分的视网膜。冷冻疗法包括冻结巩膜、脉络膜和来自眼部表面的完全增厚的缺血性视网膜。在 20 世纪 90 年代，经瞳孔二极管激光疗法作为一个更简洁和准确的技术使用，很少引起眼睛局部和全身性的术后并发症。这种疗法是一束激光通过散大的瞳孔到

达视网膜内的表面。选择 810 纳米的二极管激光疗法，但是现在这个技术手段被认为会导致周边视野的永久性丧失（105）。

VEGF 抑制剂

VEGF 抑制剂是一种用于玻璃体内（眼睛内）的药物，它可以减少 VEGF 对正在发育的视网膜的影响，阻止 ROP 的发展。它常用于三种途径：①当手术治疗无效时作为抢救治疗；②在使用激光手术时同时使用联合治疗；③作为最初的单独治疗。可以保护周边视野，但并非对所有 ROP 患儿均有疗效（106）。

病程和预后

对于幸存至可出院的极早产儿来说，ROP 是严重病症的原因之一。眼科医生在对其之后的长期随访中需要监测患儿远期的眼部并发症，例如：

● 近视

● 斜视，或无法使双侧眼睛在同一水平上（通常称

之为"对眼")

- 弱视，一种眼睛无法看清东西细节（通常称之为"弱视"）
- 青光眼，能够导致视神经的损伤，通常是由于眼内压过高所致
- 晚期视网膜脱落

如果 ROP 进展到视网膜脱落，通常会导致视觉下降。尽管治疗及时且彻底，一些患儿还是会发生视网膜脱落（107）。

ROP 有时也会自愈称作自然消退，第 1 期和第 2 期的 ROP 患儿中大约有 90% 不用治疗或干预则会自愈（108）。甚至有些第 3+ 期的 ROP 也有可能自然消退，但临床医生无法判断哪些患儿的 ROP 可以自愈，哪些患儿需要手术干预才可以避免视网膜脱落和失明的发生。

■■ 眼科医生观测到女婴蕾目前已经处于 ROP 的第 2 期，她会被一直监测直到出院。她的 PDA 经过吲哚美辛治疗已经闭合，NEC 用肠道休息疗法治疗，且 IVH 并未进展超过第 2 期。她会被一直喂养长大直到能够出院回家。

■■ 关于女婴蕾的评判性思维问题：

1. 对于女婴蕾，当你想设法降低 IVH 的恶化风险时，$PaCO_2$ 的合理范围应该是多少？
2. 如果诊断女婴蕾为 NEC 之后提高 PEEP 并没有增加 FRC，你接下来会建议怎么做？
3. 你为什么会认为当 FiO_2 为 0.21 时，女婴蕾需要 NC？

●● 案例分析和评判性思维问题

■ 案例：男婴米勒

你是三级 C 类 NICU 的一名白班 RT。你被叫到男婴米勒的床边，该患儿胎龄 27 周，现在日龄 9 天。他在产房时就已经被插了管，考虑为 RDS/ 肺透明膜病（HMD）。第 2 天拔管，第 4 天撤除经鼻 CPAP 至 NC 1LP。经 NG 管的喂养量在过去 2 天内有所增加。在过去的 3 个小时，他频繁发生呼吸暂停和心动过缓，需要使用复苏囊来正压通气（PPV）才能得以缓解。你和新生儿学专家为了缓解呼吸暂停对其进行了气管插管；进一步要做胸部和腹部的拍片。插管后的毛细血管血气分析显示：pH 7.20；PCO_2 36mmHg；PO_2 43mmHg；HCO_3 13mEq/L。你把男婴米勒装上 SIMV；他的 RR35 次每分钟，PIP 18cmH_2O，PEEP 5cmH_2O，FiO_2 0.47。

- 儿科住院医生想提高患儿 pH。你建议他如何设置呼吸机的参数？

你发现男婴米勒在置管之后需要 FiO_2 设置在 0.80~0.90 之间。你要求做一个胸部 X 线检查，并让医生在床旁进行动脉穿刺采血进行 ABG 实验室检查。最初的结果显示：pH 6.98；PCO_2 98mmHg；PO_2 51mmHg；HCO_3 12mEq/L。你又查看了胸部 X 线结果，气管插管（ETT）的位置良好，但米勒肺部扩张仅至第 5 肋水平且几乎是白肺。

- 为了改善通气，你想如何做？

你给米勒上了 HFOV：Paw 设置为 14cmH_2O，P 26cmH_2O，以及 15Hz。之后的血气分析结果显示：pH 7.21；$PaCO_2$ 55mmHg；PaO_2 51mmHg；$HCO_3$12mEq/L。米勒目前正在输入压缩红细胞。已经联系了外科医生进行会诊，查看他的状态决定对其进行手术探查以评估他肠道的情况。手术探查在婴儿床旁进行。当为米勒进行剖腹探查时，外科医生看到他的肠管有多处变成黑色。他们估计米勒已经失去了肠管的 30%。外科医生切除了坏死肠管并做了一个回肠造口术。当米勒恢复后，你随之降低 HFOV 的设置并过渡回到常频通气。

选择题

1. 如果你仅是 RT 在拥有 15 张病床的三级 A 类 NICU 工作，以下你的哪位患儿最有可能发展成 IVH？
   a. 23^{+4} 周的早产儿，目前是 4 周龄
   b. 25^{+3} 周的早产儿，刚出生，产前其母未用过类固醇
   c. 27^{+1} 周的早产儿，生后 2 天经鼻导管吸氧
   d. 34 周的早产儿，生后 2 天，出生体重 1750g

2. 以下哪种通气方法能降低极早产儿发生 IVH 的风险？
   a. 尽可能减少高碳酸血症
   b. 维持轻度的高碳酸血症
   c. 尽可能减少 $PaCO_2$ 的浮动
   d. 提供轻微的过度换气

3. 以下 RDS 患儿在治疗中的哪些症状会让你怀疑患儿有 PDA？
   I. 肺不张
   II. 肺水肿
   III. 饱和度降低

选择题(续)

　　IV. 呼吸暂停

　　V. 代谢性酸中毒

　　a. I, II

　　b. I, III, IV

　　c. II, IV, V

　　d. II, III

4. 某患儿有代谢性酸中毒、呼吸暂停、休克和抽出物含胆汁,你怀疑可能患有以下哪种疾病?

　　a. IVH

　　b. NEC

　　c. RDS

　　d. PDA

5. 你的一个病人刚刚被诊断出患有 NEC。住院医师已经调整呼吸机的设置以减少并发症。你的病人使用 SIMV, 其 RR 是 25 次每分钟; PIP 15cmH$_2$O; PEEP 4cmH$_2$O; FiO$_2$ 0.60。桡动脉 ABG 显示 pH 7.20; PaCO$_2$ 40mmHg; PaO$_2$ 56mmHg; HCO$_3$ 15.4mEq/L。你有什么建议?

　　a. 增加频率

　　b. 增加 PIP

　　c. 增加 PIP 和 PEEP

　　d. 什么也不做

6. 以下哪些因素会促使 ROP 的发展?

　　a. 高 SpO$_2$

　　b. 低 SpO$_2$

　　c. 曾患有 NEC

　　d. 第 IV 期 IVH

7. 以下哪一个氧气输送方法可以减少 ROP 的发生机会?

　　I. 在人工通气过程中使用空气 - 氧气混合仪

　　II. 避免 PaO$_2$ 的剧烈浮动

　　III. 保持 SpO$_2$ 高于 94%

　　IV. 当患儿氧饱和度降低时提高 FiO$_2$ 0.1

　　a. I, II

　　b. I, II, III

　　c. I, II, IV

　　d. I, II, III, IV

8. 当早产儿的 SpO$_2$ 在以下哪一个数值时, RT 需要调整 FiO$_2$?

　　a. 89%

　　b. 91%

　　c. 93%

　　d. 95%

9. 早产儿肺水肿是以下哪种并发症的症状?

　　a. IVH

　　b. AOP

　　c. PDA

　　d. ROP

10. 给患儿用以下哪种药物可以促进其动脉导管的关闭?

　　a. 前列腺素

　　b. 吲哚美辛

　　c. 布洛芬

　　d. a 或 b

　　e. b 或 c

(徐　娜 译)

参考文献

1. de Waal CG, Weisglas-Kuperus N, van Goudoever JB, Walther FJ. Mortality, neonatal morbidity and two-year follow-up of extremely preterm infants born in the Netherlands in 2007. *PLoS One*. 2012;7(7):e41302.

2. Fellman V, Hellstrom-Westas L, Norman M, et al. One-year survival of extremely preterm infants after active perinatal care in Sweden. *JAMA*. 2009;301(21):2225-2233.

3. Mathews TJ, MacDorman MF. Infant mortality statistics from the 2007 period linked birth/infant death data set. *Natl Vital Stat Rep*. 2011;59(6):1-30.

4. Mathews TJ, MacDorman MF; Division of Vital Statistics. Infant mortality statistics from the 2008 period linked birth/infant death data set. *Natl Vital Stat Rep*. 2012;60(5):1-28.

5. Boerma T, AbouZahr, C. *World Health Statistics 2010*. Geneva, Switzerland: World Health Organization; 2010.

6. Horbar JD, Badger GJ, Carpenter JH, et al. Trends in mortality and morbidity for very low birth weight infants, 1991-1999. *Pediatrics*. 2002;110(1, pt 1):143-151.

7. Larroque B, Marret S, Ancel PY, et al. White matter damage and intraventricular hemorrhage in very preterm infants: the EPIPAGE study. *J Pediatr*. 2003;143(4):477-483.

8. Cust AE, Darlow BA, Donoghue DA. Outcomes for high-risk New Zealand newborn infants in 1998-1999: a population-based, national study. *Arch Dis Child Fetal Neonatal Ed*. 2003;88(1):F15-F22.

9. Papile LA, Burstein J, Burstein R, Koffler H. Incidence and evolution of subependymal and intraventricular hemorrhage: a study of infants with birth weights less than 1,500 gm. *J Pediatr*. 1978;92(4):529-534.

10. Volpe JJ. Neonatal intraventricular hemorrhage. *N Engl J Med*. 1981;304(15):886-891.

11. Malusky S, Donze A. Neutral head positioning in premature infants for intraventricular hemorrhage prevention: an evidence-based review. *Neonatal Netw*. 2011;30(6):381-396.

12. Volpe JJ. *Neonatal Neurology*. 4th ed. Philadelphia, PA: WB Saunders; 2008.

13. Rabe H, Diaz-Rossello JL, Duley L, Dowswell T. Effect of

timing of umbilical cord clamping and other strategies to influence placental transfusion at preterm birth on maternal and infant outcomes. *Cochrane Database Syst Rev.* 2012;8:CD003248.

14. Grubb RL Jr, Raichle ME, Eichling JO, Ter-Pogossian MM. The effects of changes in $PaCO_2$ on cerebral blood volume, blood flow, and vascular mean transit time. *Stroke.* 1974;5(5):630-639.

15. Leahy FA, Cates D, MacCallum M, Rigatto H. Effect of CO_2 and 100% O_2 on cerebral blood flow in preterm infants. *J Appl Physiol.* 1980;48(3):468-472.

16. Alberti E, Hoyer S, Hamer J, Stoeckel H, Packschiess P, Weinhardt F. The effect of carbon dioxide on cerebral blood flow and cerebral metabolism in dogs. *Br J Anaesth.* 1975;47(9):941-947.

17. Fabres J, Carlo WA, Phillips V, Howard G, Ambalavanan N. Both extremes of arterial carbon dioxide pressure and the magnitude of fluctuations in arterial carbon dioxide pressure are associated with severe intraventricular hemorrhage in preterm infants. *Pediatrics.* 2007;119(2):299-305.

18. Cheema IU, Sinha AK, Kempley ST, Ahluwalia JS. Impact of volume guarantee ventilation on arterial carbon dioxide tension in newborn infants: a randomised controlled trial. *Early Hum Dev.* 2007;83(3):183-189.

19. Abubakar KM, Keszler M. Patient-ventilator interactions in new modes of patient-triggered ventilation. *Pediatr Pulmonol.* 2001;32(1):71-75.

20. Cheema IU, Ahluwalia JS. Feasibility of tidal volume-guided ventilation in newborn infants: a randomized, crossover trial using the volume guarantee modality. *Pediatrics.* 2001;107(6):1323-1328.

21. Herrera CM, Gerhardt T, Claure N, et al. Effects of volume-guaranteed synchronized intermittent mandatory ventilation in preterm infants recovering from respiratory failure. *Pediatrics.* 2002;110(3):529-533.

22. Dawson C, Davies MW. Volume-targeted ventilation and arterial carbon dioxide in neonates. *J Paediatr Child Health.* 2005;41(9-10):518-521.

23. Keszler M, Abubakar K. Volume guarantee: stability of tidal volume and incidence of hypocarbia. *Pediatr Pulmonol.* 2004;38(3):240-245.

24. Wheeler KI, Klingenberg C, Morley CJ, Davis PG. Volume-targeted versus pressure-limited ventilation for preterm infants: a systematic review and meta-analysis. *Neonatology.* 2011;100(3):219-227.

25. Wheeler K, Klingenberg C, McCallion N, Morley CJ, Davis PG. Volume-targeted versus pressure-limited ventilation in the neonate. *Cochrane Database Syst Rev.* 2010(11):CD003666.

26. Klingenberg C, Wheeler KI, Owen LS, Kaaresen PI, Davis PG. An international survey of volume-targeted neonatal ventilation. *Arch Dis Child Fetal Neonatal Ed.* 2011;96(2): F146-F148.

27. Hermeto F, Bottino MN, Vaillancourt K, Sant'Anna GM. Implementation of a respiratory therapist-driven protocol for neonatal ventilation: impact on the premature population. *Pediatrics.* 2009;123(5):e907-e916.

28. IASYS Healthcare-Critical Care Division. 3100A Quick Reference Card. http://www.carefusion.com/pdf/Respiratory/HFOV/l23243100aquickrefcard775895_101.pdf. Accessed October 2, 2012.

29. Bunnell International. General guidelines for LifePulse HFV: Bunnell High Frequency Jet Ventilation. http://www.bunl.com/Patient%20Management/hfjvguidelines.pdf. Accessed December 14, 2012.

30. Wiswell TE, Graziani LJ, Kornhauser MS, et al. Effects of hypocarbia on the development of cystic periventricular leukomalacia in premature infants treated with high-frequency jet ventilation. *Pediatrics.* 1996;98(5):918-924.

31. Cools F, Offringa M. Meta-analysis of elective high frequency ventilation in preterm infants with respiratory distress syndrome. *Arch Dis Child Fetal Neonatal Ed.* 1999;80(1):F15-F20.

32. Bollen CW, Uiterwaal CS, van Vught AJ. Cumulative meta-analysis of high-frequency versus conventional ventilation in premature neonates. *Am J Respir Crit Care Med.* 2003;168(10):1150-1155.

33. Clark RH, Dykes FD, Bachman TE, Ashurst JT. Intra-ventricular hemorrhage and high-frequency ventilation: a meta-analysis of prospective clinical trials. *Pediatrics.* 1996;98(6, pt 1):1058-1061.

34. Horbar JD, Carpenter JH, Badger GJ, et al. Mortality and neonatal morbidity among infants 501 to 1500 grams from 2000 to 2009. *Pediatrics.* 2012;129(6):1019-1026.

35. Linder N, Haskin O, Levit O, et al. Risk factors for intra-ventricular hemorrhage in very low birth weight premature infants: a retrospective case-control study. *J Pediatr.* 2003;111(5):e590-e595.

36. Mancini MC, Barbosa NE, Banwart D, Silveira S, Guerpelli JL, Leone CR. Intraventricular hemorrhage in very low birth weight infants: associated risk factors and outcome in the neonatal period. *Rev Hosp Clin Fac Med Sao Paulo.* 1999;54(5):151-154.

37. Stoinska B, Gadzinkowski J. Neurological and developmental disabilities in ELBW and VLBW: follow-up at 2 years of age. *J Perinatol.* 2011;31:137-142.

38. Klebermass-Schrehof K, Czaba C, Olischar M, et al. Impact of low-grade intraventricular hemorrhage on long-term neurodevelopmental outcome in preterm infants. *Childs Nerv Syst.* 2012;28(12):2085-2092.

39. Patra K, Wilson-Costello D, Taylor HG, Mercuri-Minich N, Hack M. Grades I–II intraventricular hemorrhage in extremely low birth weight infants: effects on neurodevelopment. *J Pediatr.* 2006;149(2):169-173.

40. Kent AL, Wright IM, Abdel-Latif ME. Mortality and adverse neurologic outcomes are greater in preterm male infants. *Pediatrics.* 2012;129(1):124-131.

41. Reller MD, Rice MJ, McDonald RW. Review of studies evaluating ductal patency in the premature infant. *J Pediatr.* 1993;122(6):S59-S62.

42. Hammerman C, Shchors I, Schimmel MS, Bromiker R, Kaplan M, Nir A. N-terminal-pro-B-type natriuretic peptide in premature patent ductus arteriosus: a physiologic biomarker, but is it a clinical tool? *Pediatr Cardiol.* 2010;31(1):62-65.

43. Clyman RI, Cuoto J, Murphy GM. Patent ductus arteriosus: are current neonatal treatment options better or worse than no treatment at all? *Semin Perinatol.* 2012;36(2):123-129.

44. Koch J, Hensley G, Roy L, Brown S, Ramaciotti C, Rosenfeld CR. Prevalence of spontaneous closure of the ductus arteriosus in neonates at a birth weight of 1000 grams or less. *Pediatrics.* 2006;117(4):1113-1121.

45. Hsu JH, Yang SN, Chen HL, Tseng HI, Dai ZK, Wu JR. B-type natriuretic peptide predicts responses to indomethacin in premature neonates with patent ductus arteriosus. *J Pediatr.* 2010;157(1):79-84.

46. Hammerman C. Patent ductus arteriosus. Clinical relevance of prostaglandins and prostaglandin inhibitors in PDA pathophysiology and treatment. *Clin Perinatol.* 1995;22(2):457-479.

47. Johnston PG, Gillam-Krakauer M, Fuller MP, Reese J. Evidence-based use of indomethacin and ibuprofen in the neonatal intensive care unit. *Clin Perinatol.* 2012;39(1): 111-136.

48. Herrera C, Holberton J, Davis P. Prolonged versus short course of indomethacin for the treatment of patent ductus arteriosus in preterm infants. *Cochrane Database Syst Rev.* 2007;2:CD003480.

49. Ohlsson A, Walia R, Shah SS. Ibuprofen for the treatment of patent ductus arteriosus in preterm and/or low birth weight infants. *Cochrane Database Syst Rev*. 2010;4: CD003481

50. Tyler DC, Cheney FW. Comparison of positive end-expiratory pressure and inspiratory positive pressure plateau in ventilation of rabbits with experimental pulmonary edema. *Anesth Analg*. 1979;58(4):288-292.

51. Chakraborty M, McGreal EP, Kotecha S. Acute lung injury in preterm newborn infants: mechanisms and management. *Paediatr Respir Rev*. 2010;11(3):162-170.

52. Jackson JC, Truog WE, Standaert TA, et al. Effect of high-frequency ventilation on the development of alveolar edema in premature monkeys at risk for hyaline membrane disease. *Am Rev Respir Dis*. 1991;143(4, pt 1):865-871.

53. Kobayashi T, Nitta K, Ganzuka M, Inui S, Grossmann G, Robertson B. Inactivation of exogenous surfactant by pulmonary edema fluid. *Pediatr Res*. 1991;29(4, pt 1):353-356.

54. Willson DF, Thomas NJ, Markovitz BP, et al. Effect of exogenous surfactant (calfactant) in pediatric acute lung injury: a randomized controlled trial. *JAMA*. 2005; 293(4):470-476.

55. Koch J, Hensley G, Roy L, Brown S, Ramaciotti C, Rosenfeld CR. Prevalence of spontaneous closure of the ductus arteriosus in neonates at a birth weight of 1000 grams or less. *Pediatrics*. 2006;117:1113-1121.

56. Nagle MG, Peyton MD, Harrison LH, Elkins RC. Ligation of patent ductus arteriosus in very low birth weight infants. *Am J Surg*. 1981;142(6):681-686.

57. Noori S, McCoy M, Friedlich P, et al. Failure of ductus arteriosus closure is associated with increased mortality in preterm infants. *Pediatrics*. 2009;123:e138-e144.

58. Kluckow M, Evans N. Ductal shunting, high pulmonary blood flow, and pulmonary hemorrhage. *J Pediatr*. 2000;137:68-72.

59. Waleh N, McCurnin DC, Yoder BA, Shaul PW, Clyman RI. Patent ductus arteriosus ligation alters pulmonary gene expression in preterm baboons. *Pediatr Res*. 2011; 69(3):212-216.

60. Marshall DD, Kotelchuck M, Young TE, Bose CL, Kruyer L, O'Shea TM. Risk factors for chronic lung disease in the surfactant era: a North Carolina population-based study of very low birth weight infants. *Pediatrics*. 1999;104(6):1345-1350.

61. Dollberg S, Lusky A, Reichman B. Patent ductus arteriosus, indomethacin and necrotizing enterocolitis in very low birth weight infants: a population-based study. *J Pediatr Gastroenterol Nutr*. 2005;40:184-188.

62. Llanos AR, Moss ME, Pinzon MC, Dye T, Sinkin RA, Kendig JW. Epidemiology of neonatal necrotising enterocolitis: a population-based study. *Paediatr Perinat Epidemiol*. 2002;16(4):342-349.

63. Holman RC, Stoll BJ, Curns AT, Yorita KL, Steiner CA, Schonberger LB. Necrotising enterocolitis hospitalisations among neonates in the United States. *Paediatr Perinat Epidemiol*. 2006;20(6):498-506.

64. Lin PW, Stoll BJ. Necrotising enterocolitis. *Lancet*. 2006;368(9543):1271-1283.

65. Sankaran K, Puckett B, Lee DS, et al. Variations in incidence of necrotizing enterocolitis in Canadian neonatal intensive care units. *J Pediatr Gastroenterol Nutr*. 2004; 39(4):366-372.

66. Stoll BJ, Hansen NI, Bell EF, et al. Neonatal outcomes of extremely preterm infants from the NICHD Neonatal Research Network. *Pediatrics*. 2010;126(3):443-456.

67. Gephart SM. Transfusion-associated necrotizing enterocolitis: evidence and uncertainty. *Adv Neonatal Care*. 2012; 12(4):232-236.

68. Sellmer A, Tauris LH, Johansen A, Henriksen TB. Necrotizing enterocolitis after red blood cell transfusion in preterm infants with patent ductus arteriosus: a case series. *Acta Paediatr*. 2012;101(12):e570-572.

69. Amin SC, Remon JI, Subbarao GC, Maheshwari A. Association between red cell transfusions and necrotizing enterocolitis. *J Matern Fetal Neonatal Med*. 2012;25(suppl 5): 85-89.

70. Neu J. Necrotizing enterocolitis: the search for a unifying pathogenic theory leading to prevention. *Pediatr Clin North Am*. 1996;43(2):409-432.

71. Fok TF, Ng PC, Wong W, Lee CH, So KW. High frequency oscillatory ventilation in infants with increased intra-abdominal pressure. *Arch Dis Child Fetal Neonatal Ed*. 1997;76(2):F123-F125.

72. Thyoka M, de Coppi P, Eaton S, et al. Advanced necrotizing enterocolitis part 1: mortality. *Eur J Pediatr Surg*. 2012;22(1):8-12.

73. Kelley-Quon LI, Tseng CH, Scott A, Jen HC, Calkins KL, Shew SB. Does hospital transfer predict mortality in very low birth weight infants requiring surgery for necrotizing enterocolitis? *Surgery*. 2012;152(3):337-343.

74. Clark RH, Gordon P, Walker WM, Laughon M, Smith PB, Spitzer AR. Characteristics of patients who die of necrotizing enterocolitis. *J Perinatol*. 2012;32(3):199-204.

75. Abdullah F, Zhang Y, Camp M, Mukherjee D, Gabre-Kidan A, Colombani PM, Chang DC. Necrotizing enterocolitis in 20,822 infants: analysis of medical and surgical treatments. *Clin Pediatr*. 2010;49(2):166-171.

76. Dilli D, Eras Z, Özkan Ulu H, Dilmen U, Durgut Sakrucu E. Does necrotizing enterocolitis affect growth and neurodevelopmental outcome in very low birth weight infants? *Pediatr Surg Int*. 2012;28(5):471-476.

77. Gilbert C. Retinopathy of prematurity: a global perspective of the epidemics, population of babies at risk and implications for control. *Early Hum Dev*. 2008;84(2):77-82.

78. Reynolds JD, Hardy RJ, Kennedy KA, et al; Light Reduction in Retinopathy of Prematurity (LIGHT-ROP) Cooperative Group. Lack of efficacy of light reduction in preventing retinopathy of prematurity. *N Engl J Med*. 1998;338:1572-1576.

79. Palmer EA, Flynn JT, Hardy RJ, et al; Cryotherapy for Retinopathy of Prematurity Cooperative Group. Incidence and early course of retinopathy of prematurity. *Ophthalmology*. 1991;98:1628-1640.

80. Early Treatment for Retinopathy of Prematurity Cooperative Group. Revised indications for the treatment of retinopathy of prematurity: results of the early treatment for retinopathy of prematurity randomized trial. *Arch Ophthalmol*. 2003;121:1684-1696.

81. Ashton N. Retinal angiogenesis in the human embryo. *Br Med Bull*. 1970;26(2):103-106.

82. Smith LE. Through the eyes of a child: understanding retinopathy through ROP. The Friedenwald lecture. *Invest Ophthalmol Vis Sci*. 2008;49(12):5177-5182.

83. Das A, McGuire PG. Retinal and choroidal angiogenesis: pathophysiology and strategies for inhibition. *Prog Retin Eye Res*. 2003;22(6):721-748.

84. McLeod DS, Brownstein R, Lutty GA. Vaso-obliteration in the canine model of oxygen-induced retinopathy. *Invest Ophthalmol Vis Sci*. 1996;37(2):300-311.

85. Kermorvant-Duchemin E, Sapieha P, Sirinyan M, et al. Understanding ischemic retinopathies: emerging concepts from oxygen-induced retinopathy. *Doc Ophthalmol*. 2010; 120(1):51-60.

86. Smith LE. Pathogenesis of retinopathy of prematurity. *Semin Neonatol*. 2003;8(6):469-473.

87. The Committee for the Classification of Retinopathy of Prematurity. An international classification of retinopathy of prematurity. *Arch Ophthalmol*. 1984;102(8):

1130-1134.

88. Patz A. The new international classification of retinopathy of prematurity. *Arch Ophthalmol.* 1984;102(8):1129.

89. An international classification of retinopathy of prematurity. II. The classification of retinal detachment. *Arch Ophthalmol.* 1987;105(7):906-912.

90. Patz A. An international classification of retinopathy of prematurity. II. The classification of retinal detachment. *Arch Ophthalmol.* 1987;105(7):905.

91. The International Committee for the Classification of the Late Stages of Retinopathy of Prematurity. The International Classification of Retinopathy of Prematurity revisited. *Arch Ophthalmol.* 2005;123(7):991-999.

92. American Academy of Pediatrics. Screening examination of premature infants for retinopathy of prematurity. *Pediatrics.* 2006;117:572-576.

93. Weaver DT, Murdock TJ. Telemedicine detection of type 1 ROP in a distant neonatal intensive care unit. *J AAPOS.* 2012;16:229-233.

94. Mitchell AJ, Green A, Jeffs DA, Roberson PK. Physiologic effects of retinopathy of prematurity screening examinations. *Adv Neonatal Care.* 2011;11(4):291-297.

95. Kinsey VE. Retrolental fibroplasia: cooperative study of retrolental fibroplasia and the use of oxygen. *Arch Ophthalmol.* 1956;56(4):481-543.

96. Chow LC, Wright KW, Sola A. Can changes in clinical practice decrease the incidence of severe retinopathy of prematurity in very low birth weight infants? *Pediatrics.* 2003;111(2):339-345.

97. Finer N, Leone T. Oxygen saturation monitoring for the preterm infant: the evidence basis for current practice. *Pediatr Res.* 2009;65(4):375-380.

98. Wallace DK, Veness-Meehan KA, Miller WC. Incidence of severe retinopathy of prematurity before and after a modest reduction in target oxygen saturation levels. *J AAPOS.* 2007;11(2):170-174.

99. Vanderveen DK, Mansfield TA, Eichenwald EC. Lower oxygen saturation alarm limits decrease the severity of retinopathy of prematurity. *J AAPOS.* 2006;10(5):445-448.

100. Deulofeut R, Critz A, Adams-Chapman I, et al. Avoiding hyperoxia in infants < or = 1250 g is associated with improved short- and long-term outcomes. *J Perinatol.* 2006;26(11):700-705.

101. The STOP-ROP Multicenter Study Group. Supplemental Therapeutic Oxygen for Prethreshold Retinopathy Of Prematurity (STOP-ROP), a randomized, controlled trial. I: primary outcomes. *Pediatrics.* 2000;105(2):295-310.

102. SUPPORT Study Group of the Eunice Kennedy Shriver NICHD Neonatal Research Network. Target ranges of oxygen saturation in extremely preterm infants. *N Engl J Med.* 2010;362:1959-1969.

103. Skinner JR, Hunter S, Poets CF, et al. Haemodynamic effects of altering arterial oxygen saturation in preterm infants with respiratory failure. *Arch Dis Child Fetal Neonatal Ed.* 1999;80(2):F81-F87.

104. Cryotherapy for Retinopathy of Prematurity Cooperative Group. Multicenter trial of cryotherapy for retinopathy of prematurity: preliminary results. *Arch Ophthalmol.* 1988;106:471-479.

105. Good WV; Early Treatment for Retinopathy of Prematurity Cooperative Group. Final results of the Early Treatment for Retinopathy of Prematurity (ETROP) randomized trial. *Trans Am Ophthalmol Soc.* 2004;102:233-248.

106. Mintz-Hittner HA, Kennedy KA, Chuang AZ. Efficacy of intravitreal bevacizumab for Stage 3+ retinopathy of prematurity. *N Engl J Med.* 2011;364:603-615.

107. Clark D, Mandal K. Treatment of retinopathy of prematurity. *Early Hum Dev.* 2008;84(2):95-99.

108. Gomella TL. *Neonatology: Management, Procedures, On-Call Problems, Diseases, Drugs.* New York: McGraw-Hill; 2004.

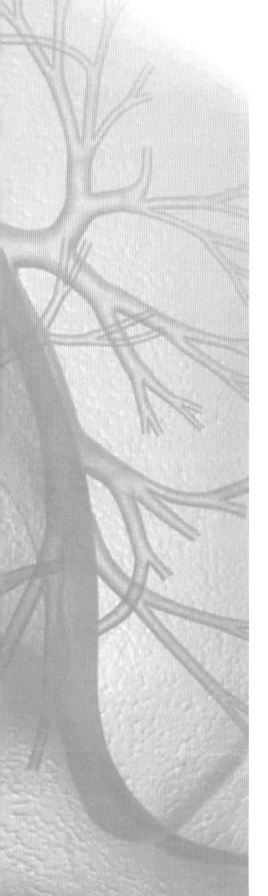

第9章
腹部缺陷

朱莉安娜·S·佩雷塔, MSEd, RRT-NPS, CHSE

关键术语

闭锁
先天性膈疝（CDH）
破裂
蠕动障碍
超声心动图
上皮形成
切除
成疝
发育不全
医源性
血管升压剂
畸形
肠系膜
坏死
腹裂
脐膨出
穿孔
羊水过多
切除
舟状腹
气管阻塞
肠扭结

本章目标

读完本章后,你将能够:

1. 描述膈疝胎儿生长中的变化。
2. 描述对先天性膈疝患者的产房管理。
3. 描述先天性膈疝患者外科手术中的呼吸道管理,包括通气支持治疗、肺动脉高压应对预案、体外膜氧合疗法(ECMO)。
4. 判断应在何时为先天性膈疝患者实施外科修复手术。
5. 描述最常见的膈疝修补术手术技术。
6. 判断先天性膈疝患者修复术的长期预后。
7. 描述胚胎时期腹裂发生的时间。
8. 列出两个腹裂的潜在风险因素。
9. 明确呼吸治疗师在腹裂修复手术中的角色。
10. 描述脐膨出在子宫内的发展。
11. 列出三种通常与脐膨出同时发生的畸变。
12. 列出三种脐膨出修复方法。

■■ 女婴亨德里克斯(Hendricks)

一天你刚轮班到三级 C 类新生儿重症监护室(NICU),就收到一个夜班医生下达的任务,是一个即将在产科娩出的女婴,亨德里克斯,妊娠 38⁺³ 周,孕 20 周时行超声检查诊断为左侧膈疝。产前进行了严密宫内监测,未做任何干预。现产程已进展 16 小时,预计将在 2 小时后分娩。呼吸治疗师(RT)无法提前与产房的治疗小组见面,为分娩急救制定预案,但是到场的主治医生希望在 15 分钟内与治疗小组会诊,明确各部门角色,组织管理好本次新生儿急救抢救工作。

先天性腹壁缺陷发生时,腹腔脏器扩展到达腹腔之外。先天性膈疝发生时,腹腔脏器会穿过膈肌孔洞继续生长从而占用胸腔的空间。腹侧壁缺陷包括几种类型,最常见的包括腹裂、脐膨出,通过这些裂隙肠道和其他器官扩展至腹壁之外。所有的这些缺陷往往需要外科干预和术后机械通气。呼吸治疗师的参与很大程度上取决于缺损的大小及表现、患者肺在宫内发育是否正常以及新生儿肺自然膨胀期的障碍情况。

先天性膈疝

妊娠 8 周时如果构成膈肌的几个部分不能融合就会发生先天性膈疝(CDH)。腹腔脏器会形成腹疝,甚至穿过膈肌进入胸腔(图 9-1)。先天性膈疝是一种严

重的先天性畸形,从分娩到整个儿童期都有可能引发很多严重的问题。对于呼吸治疗师而言,在外科修补手术前后管理好新生儿的呼吸是一个很大的挑战。

如果包括产前诊断和活产儿病例,那么大约每 2000~3000 个新生儿就有一个罹患该疾病(1),属相对较高的发病率。因为一些先天性膈疝胎儿根本无法存活至分娩,如果发病率的计算仅基于活产,那么其很可能低于实际发病率。一项 20 年的回顾性研究发现,130 名患者死后尸检确诊为先天性膈疝,47% 的患者胎死宫内。

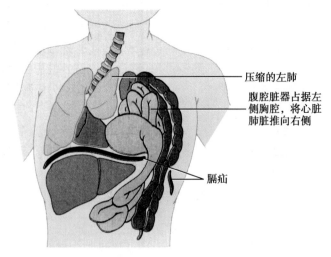

压缩的左肺

腹腔脏器占据左侧胸腔,将心脏肺脏推向右侧

膈疝

图 9-1　先天性膈疝

70% 的膈疝发生在膈肌的后外侧,通过 Bodchalek 孔,其中约 85% 位于左侧,13% 位于右侧,2% 两侧均发生(1)。大约 27% 发生在前侧的膈肌,

称为 Morgani 类型。2%～3% 集中分布,通常与过早死亡有关。缺陷的大小范围为 2～3mm,或完全没有膈肌。

病理生理学

胸腔和腹腔通常由膈肌隔开。膈肌由五个部分构成,在胚胎发育至妊娠 4～7 周,逐渐融合关闭。右侧膈肌较左侧较早关闭,故左侧膈肌缺陷更为常见。然而肠道的发育几乎与此同步,大约妊娠 6 周时,肠管游走于腹腔之外,一直持续至妊娠 10 周。如果在肠管回腹腔的时候,膈肌尚未关闭就会发生肠疝,会使肠管进入胸腔。一旦发生这种情况,最突出的影响就是肠管占据胸腔空间,改变胸腔脏器位置,影响肺的正常发育。

妊娠 7 周,膈肌应完全闭合,气道完成四级支气管的分化。在未来的 4～5 周,五个肺叶的肺逐渐被识别。在妊娠 10～14 周,段内支气管的扩散是最快的。妊娠 7～11 周,平滑肌和软骨也开始形成。肺组织和毛细管网大约 20 周之后才开始发育。到那时,通过膈肌缺陷进入胸腔的肠管已经占据胸腔,与肺竞争发展空间。

膈疝首先会使肺芽压缩,导致同侧肺的缺陷。如果膈疝足够大,它将推动纵隔移位,导致胸腔的另一边压缩,最终将表现为肺持续发育时气道压缩或气道分支减少。

患侧还会出现肺发育不全。肺组织和毛细血管赖以形成的空间被肠管占据,肺发育中的各种细胞均会减少,Ⅱ型肺泡细胞减少导致分泌产生胎儿肺液和表面活性物质减少(2)。研究还发现,肺的异常甚至出现在膈肌缺陷之前,表明此病常见的遗传机制并非只有一个,而是两个,即肺发育不全和膈疝。

先天性膈疝患者的肺小动脉管壁比正常健康人群要厚一些,使肺血管对动脉压力的增加更加敏感,从而使患者更容易在出生后形成持续性肺动脉高压,有时被称为持久性胎儿血液循环。由于血管壁过厚,血管对血管舒张剂或过度通气等传统治疗持续性肺动脉高压的方法不敏感(详见第 6 章)。

胎儿出生后,几个临床并发症通常与先天性膈疝共存,统称为"CDH 综合征",包括肺发育不全,动脉导管未闭,卵圆孔未闭和肠旋转不良。前文已讨论肺发育不全,但余下的诊断如下:

- **动脉导管未闭**:胎儿的动脉导管是连接胎儿血液循环主动脉和肺动脉的生理性通道。胎儿期右心室排出的静脉血不能进入肺内循环进行氧合。

由于肺动脉压力高于主动脉,因此进入肺动脉的大部分血液将经动脉导管流入主动脉再经脐动脉而达胎盘,并在胎盘内与母体血液进行代谢交换,后纳入脐静脉回流入胎儿血循环。

足月胎儿出生后数小时内,血氧分压升高促进开放的动脉导管发生生理性闭合。因为开放性动脉导管是一种容器,而不是一个阀门,血液在其中双向流动,从高压侧流向低压侧。健康婴儿的主动脉压力高于肺动脉,因此高含氧量的血液从主动脉流向肺动脉与缺氧血混合。患儿则由于持续肺动脉高压,主、肺动脉间可无压差或肺动脉压高于主动脉压,此时通过动脉导管可无分流或发生右向左分流,即肺动脉内的缺氧血液流入主动脉,降低全身血氧饱和度,造成身体组织器官广泛缺氧,继发严重的问题。

- **卵圆孔未闭**:卵圆孔未闭是指在胎儿房间隔中部的孔一直开放。卵圆孔通常由原发间隔的一个薄片所覆盖。出生前,由于血流是从右到左,使卵圆孔持续开放。出生后,建立了正常的肺循环,由于心房内压力的增加,迫使原发房间隔的薄片压在卵圆孔的表面,而使卵圆孔闭合。先天性膈疝患儿,由于肺动脉的持续高压压迫右侧心脏,右心压力等于或超过左心压力,导致卵圆孔不能正常关闭。如此,低氧含量的血液从右心房混入左心房,左心室主动脉排出的血液氧饱和度显著降低,再次引起低氧血症,导致组织缺氧。

- **肠旋转不良**:胚胎发育期肠管以肠系膜上动脉为轴心的旋转运动障碍称为"肠旋转不良"。肠的发育过程需经历一个特殊的旋转过程。孕早期时,胚胎中肠发育快于体腔发育,因此,胎儿发育至第 5 周前,中肠通常凸出腹腔,形成生理性脐疝;孕 5 周以后,腹腔发育加快肠段逐渐回纳入腹腔,逐步完成旋转和固定,直至最终形成足月儿形态的小肠与结肠。

如果胸腔存在开放的通道,肠管就不会进入腹腔的适当位置,也会不正确地贴在腹腔的肠系膜上(腹膜折叠环绕小肠和连接后腹壁),而是形成疝进入胸腔,肠管自由浮动,扭曲、弯折使他们很容易受到压缩。弯折的肠管会引起组织死亡称为坏死性小肠结肠炎(详见第 8 章),如果不及时行手术矫正,可能导致严重的疾病甚至死亡。

临床表现

膈疝最初的临床症状通常出现在产前胎儿宫内超声检查中。分娩后,患者很快会表现出非常明显的的呼吸困难、呼吸急促、发绀等症状，这些都对明确诊断有帮助。

产前检查

CDH 的超声诊断可以早在妊娠 15 周时进行。孕期诊断的越早，预后越差(5)。因为早期疝的形成往往意味着更加严重的缺陷、肺功能障碍以及发育不全。超声检查时若未见胃的影像，小肠影像出现在心脏附近，此时即可明确诊断。肝组织与肺组织超声影像非常相似，所以肝脏如果进入胸腔很难与正常的肺部影像鉴别，故而右侧 CDH 更难做出早期的宫内诊断。肝脏一旦进入胸腔（通常称为"上肝"），不管膈肌孔的位置在哪，都意味着较差的预后，因为它代表一个较大的缺陷和肺功能障碍(6)。通过测量肺部及头部，可计算肺 / 头比率，称为 LHR。LHR 越低，意味着缺陷越严重。有研究表明，当 LHR 小于 1 时，患者死亡率接近 100%，而 LHR 大于 1.4 时，死亡率近乎为零(6)。羊水过多（羊水异常多）是 CDH 患者较差预后的信号(5)，原因在于胃已移入到胸腔，导致食道扭结，造成胎儿吞咽受阻所致(7)，胎儿的胃部也会明显缩小，无论在胸部或腹部超声都很难看到。

CDH 疑似病例，可推荐做胎儿核磁共振，因为它可以更好地、可视性地观察所有发育中的器官，从而更准确地预测缺陷的严重程度。胎儿超声心动图（心脏超声）也可用于评估疝是否影响心脏的发育。

分娩中的临床表现

大多数健康新生儿腹部膨隆。CDH 患儿由于腹腔内容移入胸腔，其最明显体征之一为舟状腹（见图 9-2）。新生儿有舟状腹体征，应怀疑 CDH，但明确诊断还需参考胸部和腹部 X 线检查（图 9-3）。

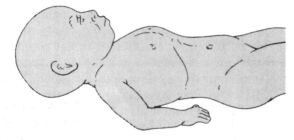

图 9-2　舟状腹

在分娩过程中，CDH 新生儿最初可能出现呼吸暂停和呼吸衰竭。给予吸氧或正压通气等产房常规的干预措施效果不佳。许多 CDH 患儿不能很好地过渡到宫外的生活，出生后仍旧是胎儿循环。

在新生儿体格检查过程中，临床医生在患儿双侧的胸部均不能闻及呼吸音。或者是在胸部的一侧闻及呼吸音，而在患侧闻及肠鸣音。如果纵隔移位，心脏听诊可能不在其正确的解剖位置。如果出现纵隔严重受到挤压，将严重影响到静脉血液回流，导致可怕的低灌注和低血压(7)。

判断是否将患儿收住 NICU 有统一的临床表现标准。肺发育不全和肺动脉高压引起的呼吸衰竭就是其中两项，而这些都是 CDH 患者典型的临床表现。

低氧血症

肺部疾病最常见的典型症状之一就是低氧血症，由多种因素造成。正常新生儿出生时肺血管阻力会降低(8)，CDH 新生儿因肺血管异常，这种肺血管在出生后的正常变化可能会受阻。断脐以后他们的肺血管床对很多变化，无论是增加肺泡内的氧气或全身血管阻力的改变均没有反应。这将引起持续性肺动脉高压，直接导致低氧血症。出生时发育不全的肺泡数量较多也是导致低氧血症的原因之一。胸腔内的腹部脏器压迫肺脏导致肺不张，加重低氧血症的程度。

一项尸检研究显示，肺部严重受损的患儿中有 91% 的患儿肺部有透明膜形成(9)。这表明，即便是充分发育的 CDH 患者（胎龄大于 37wG），仍旧会表现出呼吸窘迫综合征（RDS）特征性表现。（见第 4 章）。

缺氧

上述情况继续进展，将进入难以逆转的低氧血症，人体所有组织将不能得到足够的氧气维持新陈代谢，继而启动无氧代谢功能。这将导致血液中乳酸浓度增加和代谢性酸中毒(10)。

氧合指数

氧合指数（OI）是一个用于评估肺功能障碍严重程度的方程式，通常用它来确定是否需要对患儿实施体外膜肺氧合（ECMO）。推算出为维持患者当前的 PaO_2，需要给予患儿怎样的呼吸功能支持。计算使用方程如下：

平均气道压力（P_{aw}）× 吸入气中的氧浓度（FiO_2）× 100/ 动脉血氧分压（PaO_2）

分子越大表明肺泡氧气支持量越大，分母越小表示组织氧合能力越差。综上所述，OI 值越高，表明病人的氧合能力越差，即使是在高水平的供氧支持情况下。当 OI 达到 20，应考虑将患儿转入能够进行 ECMO 或 iNO 治疗的医疗中心（11-13），当 OI 达到 40，则应立即开始为患儿实施 ECMO（12，14-18）。

肺动脉高压

几乎所有的 CDH 患者都会出现肺血管阻力增加（8）。当患儿的导管前、导管后动脉血的血氧饱和度（SpO_2）相差大于 10% 时，应考虑患儿存在肺动脉高压（PPHN）。导管前血氧饱和度（SpO_2）取自于动脉导管之前的动脉血供应部位的血液。动脉导管是胎儿主动脉和肺动脉之间的连接通道，位于主动脉弓分支右锁骨下动脉的后面。动脉导管之前的供血区域包括头部和右上肢；因此，准确的导管前 SpO_2 采样应在右手，而导管后 SpO_2 应在下肢（左或右脚）。值得注意的是，动脉血气采血除了右手，任何部位（包括脐动脉）都可以认为是导管后血气。当右心室压力超过左心室压力时，动脉导管开放，迫使静脉血流从肺动脉进入主动脉，所以导管前和导管后 SpO_2 值会有所不同。超声心动图可用于诊断 PPHN。测量肺动脉压力，并与全身动脉血压进行比较。肺动脉压力不低于动脉血压的三分之二，即是临床判断 PPHN 的重要指征（19）。

心功能不全

胸腔解剖学异常及 PPHN 都是促成 CDH 患者心脏功能不全的主要因素。超声心动图可用于明确心输出量下降和心脏衰竭的原因，这通常是一个常见的术前问题（20）。体循环血管阻力降低会加重 PPHN 和低氧血症，由于对重要器官不能提供有效的血液灌注会促使组织缺氧进一步恶化。

管理和治疗

一旦宫内确定诊断，就应给患儿家人提供一套相应的管理和治疗方案。有一些外科手术可以在产前进行干预。对于即将面临分娩的 CDH 患儿，应有的一套个性化的治疗方案，从出生的那一刻开始，进行充分的肺通气和氧合，将对肺的损伤降到最低。快速启动的治疗方案，可以大大提高患者的存活率并减少远期后遗症，这是非常必要的。所以医疗团队应有明确的管理计划，以便取得最佳的结果。

产前治疗方案

目前已有协助临床医师对 CDH 进行产前管理的一般性指导方针，但还没有固定的治疗和护理标准。一旦确诊首先应向具备 CDH 管理经验的医疗团队进行咨询，这个团队由产科医生、儿科医生和新生儿学专家组成。患儿父母应该明确了解他们的胎儿面临的潜在风险，包括最差的结局。这些风险包括：

- 死亡
- 神经缺陷
- 肺部并发症
- 胃肠异常
- 低生活质量

优质的产前咨询能够使父母预测和理解可能在分娩之后出现的各种情况。给父母提供做出明智决策的机会，终止妊娠或进行产前治疗。被照顾的母亲和胎儿应该及时转诊到三级医疗中心，那里具备开展体外膜氧合疗法（ECMO）的条件，从分娩后即可开始治疗。

很难确定何时开始产前治疗最合适。产前治疗的选择很多时候会针对那些不治疗也可以生存的婴儿。在孕 25 周之前，有些因素可以用来评估 CDH 患者的生存率，如：羊水过多，胸腔胃的存在，肺 - 胸比率较低和心脏发育不全（14）。CDH 患者的肝脏是"上位"还是"下位"，这一点是预后的一个重要因素。"肝脏下位"表示肝脏仍在腹腔部；"肝脏上位"表示肝脏已进入胸腔，这与较差的预后相关。这些都为胎儿进行手术治疗的决性定因素。

最初的产前干预是宫内修复，1984 年第一次尝试（21）。这是一个开放的手术，术中需切开母亲的腹部及子宫，然后切开胎儿的腹腔及胸腔。这种术式第一例成功的报道是在 1990 年（21），同时一项针对"肝脏下位"的前瞻性随机研究也同时展开（22）。然而研究结果显示采用这种手术治疗与单纯产后常规管理相比，死亡率和发病率没有差别。因此宫内修复术并未被认定为是对 CDH 患者绝对有利的治疗方式。

接下来尝试产前胎儿气管堵塞术，将患儿的气管堵塞一段时间以促进肺的生长。临床观察及动物实验研究均发现，高气道阻力的患者肺部增生性反应较强（23）。通过阻塞气管技术人为地提高气道阻力可引起肺组织过度增长促进肺的生长。理论依据是在正常的胚胎发育过程中，肺部会产生一个连续流动的流体出口进入羊膜腔。胎肺的发育依赖于胎儿呼吸运动及肺泡液与羊水之间的平衡。胎肺内液体动力学改变可影响胎肺发育，肺内液体流出过多将导致肺发育不良。对先天性膈疝通过闭塞气管的方法阻断胎肺内液体流出可促使肺体积膨胀,促进肺发育及疝内容物的还纳。胎儿时期,在宫内使用气管夹闭或气囊的方法进行胎儿气管堵塞术,可以逆转肺发育不全,促进肺组织生长(20)。自 1994 年气管堵塞首次提出以来,虽然许多手术技术应用于此,但目前尚无随机临床试验能够说明单一手术技术应用效果优于传统的产后护理(临床实证 9-1)(25)。

● 临床实证 9-1

胎儿镜下气管堵塞术 (FETO) (24)

虽然目前世界各地很多医院都在开展胎儿镜下气管堵塞术(FETO),但它的治疗效果仍然存在很大争议。目前常使用气管内置入气囊的方法进行胎儿气管堵塞,不必要时气囊可随时取出。可拆式气囊最初用于治疗动脉瘤,随后发现它亦可用于 CDH 的治疗。不同于传统的外科手术,这种气管内置入气囊放置气管的手术仅需要准备一个 10F 插管和 1.2mm 的胎儿内窥镜,手术在局部麻醉下进行,大约需时 20 分钟。手术完成时可见 LHR 显著改善,研究显示出,使用这种方法具有约 77% 的生存率。在过去的十年中,虽然手术技术已改善,手术过程中的风险已被最小化,但是由于没有可靠的临床试验,所以还难以证明这种手术方法的疗效。两项随机性对照试验比较气管闭塞治疗和传统的治疗,结果显示手术并没有明显的优势,这是有趣的。在这些研究中的常规治疗结果明显着优于已公布的回顾性数据,而且,手术组比对照组都有较高的生存率超出预测的水平。

产房管理

除了标准的新生儿复苏,CDH 高危儿还需要采取一些其他的措施。应始终警惕呼吸窘迫的发生。该病患儿因肺部受累使新生儿肺储备明显减少,因此,呼吸窘迫将会发生的较早,并且一旦发生将迅速恶化。产房团队应准备尽早给予患儿进行气管内插管,即在其发生低氧血症和高碳酸血症之前(团队合作 9-1)。避免使用气囊 - 面罩复苏器进行通气,以免将空气强压进入胃和肠道,这将进一步压缩肺组织并加重呼吸窘迫。应由技术熟练的人进行气管插管,以避免意外的将导管误插入食管。应对在产房监护的患者早期置入鼻胃管,防止空气进入胃中影响患儿肺膨胀。因为 CDH 是患者发生肺动脉高压的可能性较大,通气时吸入氧浓度(FiO_2)可达 1(框 9-1)。

团队合作 9-1　10秒 10 分钟 (26)

在 Tuebingen 的病人安全与仿真中心(TuPASS)通过 10 年的观察,教师们发现在巨大的压力之下,再好的医疗团队也会犯错。该团队认为,如果他们没有快速地处理,病人就会死亡。但事实是,往往由于团队工作得太快,决策或执行中出现了错误从而影响病人的安全。这是一个被称为速度/准确性权衡,或"快点综合征",如果给团队多一点的时间,患者会更安全,因为会有更少的错误。成功的病人管理不仅依赖于识别问题,也依赖于准确的评估风险的等级和可用的时间。判断患者是否需要复苏只需要几秒钟,但还需要花 10 分钟为接下来的急救行动做计划。首先要给每个团队成员明确患儿的诊断,确定角色,接受应急管理中特定的责任及所需要的资源,明确急救行动时间线,这样在行动中就能更加专注努力了。

框 9-1　CDH 患者产房管理

预判呼吸窘迫
由技术熟练的医师尽早行气管插管术
禁用面罩通气
置鼻胃管
$FIO_2 = 1$

产房小组在你完成报告后 10 分钟内开会。主治医师为团队分工:她负责娩出后立即为患儿进行气管插管;你将负责为患儿安置脉搏氧饱和度仪并管理插管后的通气和氧合;护士监测心率和活力;另一个新生儿护士随时做好经脐血管给药的准备。Hendrick 太太的产房护士呼叫,女婴出生 3 分钟团队到达。主治医师需要大约 15 秒来插管,当宣布"管穿过声门"时你开始用 T 组合复苏器给予人工通气,PIP=20cmH$_2$O,FiO$_2$=1 同时观察胸壁,左侧胸壁抬起,但是右侧胸壁上升较小,护士监测心率(HR)120 次/分。你观察到女婴有几次喘息,但是几乎没有自主呼吸;婴儿出生 1 分钟,手足发绀;肌肉无力;呼吸小于 10 次/分;心率 140 次/分;对刺激没有反应。你继续人工通气,护士准备好婴儿转运装置,将女婴送往 NICU。这一过程,家属可以看到。

CDH 诊断需要进行胸部和腹部 x 线检查(图 9-3)结果显示肠管在胃的位置和纵隔移位。

术前管理

CDH 最初的管理策略是出生后立即手术。但因术前稳定的心肺系统会降低术后死亡率,自上世纪九十年代转变为延迟手术干预(27)。手术干预时间的调整主要是因为了解到"CDH造成肺发育不良和肺动脉高压是一种生理性紧急状态而非外科急诊"(7)。这些问题虽然可以通过疝的修复来解决,但疝修复的时间不是改变肺功能障碍的决定性因素。

术前管理的重点是保持患儿血流动力学稳定和呼吸支持,避免低氧血症、酸中毒和医源性肺损伤(因医疗干预措施所导致的肺损伤,如机械通气)。对于未行胎儿介入治疗的患者,这种将监护管理的重点转移至维持患儿术前的稳定和延迟手术修复大大提高了患儿的生存率(28)。

以往的通气策略

到20世纪90年代之前,处理CDH所致的低氧血症和肺动脉高压的方法通常是化学的和人工通气造成碱中毒(17),降低肺血管阻力和肺动脉压力以减少经动脉导管的右向左分流。这通常意味着过度通气和氧合过度,目标$PaCO_2$值低于40mmHg,氧分压大于100mmHg。尸检报告的数据显示,91%的CDH患儿死于呼吸机所致肺损伤(VILI)(9),VILI也会导致全身性炎症反应与急性呼吸窘迫综合征(ARDS)类似,可导致多器官功能衰竭(28)。VILI可由包括气压伤、容积伤和不张伤等多种过度压力机制导致,这种过度压力会对功能肺泡产生实质损害。

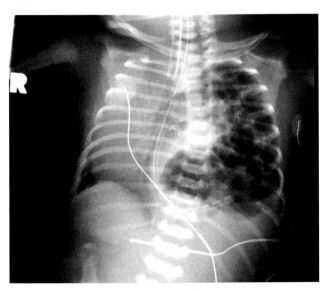

图9-3　胸腹联合X线检查结果显示CDH

传统的通气

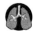 1985年,传统的机械通气作为CDH患者标准的治疗策略已被广泛接受,被称为"温柔通气"

(29)。在1990年代末至2000年代初,研究者通过大量的公开研究已证明了早期评估和温和通气技术的有效性,于2007公开发表了相关学术论文(30)。目前尚无"温柔通气"国际标准,但已有常规呼吸机的设置和临床指标(2,11,13,15,17,19,20,31-35)。治疗师应熟悉"温柔通气"设置。

● 🚫 虽然吸气峰压(PIP)的标准各机构间有差异,但限制PIP无疑是公认的预防VILI发生的最好的方法之一。一些有价值的研究结果表明,应将PIP限制小于$25cmH_2O$(13,12,36)或小于26mmHg(35)。一个CDH治疗方案建议调整PIP维持$PaCO_2$在45~60mmHg(13),另一个建议$PaCO_2$低于65mmHg(35)。大多数的研究表明插管后pH大于7.2(12)或7.25(11,16,35)是另一项重要指标。一项特别的研究指出,虽然不同的研究对象血气指标并不一致,但目标血气值与CDH生存改善有相关性。这表明,根据个体差异选择目标血气值而不设置一个特定的数值可能会改善治疗结果(31)。

● 呼气末正压(PEEP)已被建议保持在正常的生理状态范围(4~$6cmH_2O$)(16)或更具体在$5cmH_2O$(11)。

Normoxemia建议即使存在PPHN,还是往往会表现为高氧血症。公布的氧含量标准数据显示如下:

● 导管前PaO_2大于90mmHg(可用时)(15)
● 导管后PaO_2在40~80mmHg(11)
● 导管前SpO_2在85%~95%(13),90%~98%(11)
● 导管后SpO_2大于70%(13)
● PEEP在2~5或小于$5cmH_2O$
● 频率:在治疗方案中对频率的大小并没有特别建议,这是因为当压力和容量都保持在适当的水平时,频率对VILI的影响很小。一项治疗协议中建议使用频率的范围为40~60次/分(13)。
● 吸气时间:至少有一项研究表明吸气时间建议保持在0.30~0.40秒的范围内(16)。

常规机械通气(CMV)失败通常是改为高频通气或进行体外膜肺氧合ECMO的指征。CMV失败的情况包括:

● 吸气峰压(PIP)大于$26cmH_2O$或Paw大于$12cmH_2O$以期实现$PaCO_2$低于65mmHg(16)
● 导管后PaO_2低于30mmHg(35)
● 尽管达到了所有的治疗的最高限,仍无法保持pH大于7.25(11,16,35)

高频通气（HFV）

是否应主动性采用高频通气（HFV）作为首选通气模式还是当传统的压力限制型通气失败时，将 HFV 作为挽救生命的模式目前还没有形成共识（15）。因为 HFV 在每分钟 $180\sim900$ 范围内允许小于死腔潮气量，它同时避免肺通气过度和不足，可降低 VILI 的风险。一项研究表明，在不具备 ECMO 设备时，高频振荡通气（HFOV）并 NO 吸入（iNO），这种方法比传统的通气模式和全身血管扩张更能有效提高存活率（33）。

一些研究表明 HFOV 进行时应做如下设置：

- 平均气道压力（P_{Aw}）应为 $13\sim16cmH_2O$（18，21，37）。
- 振幅（ΔP）应该是 $30\sim45cmH_2O$（18，37）。应调整振幅使得 CO_2 维持在所期望的范围内。
- 功率为 $10\sim15Hertz$（18，20）。

一项前瞻性研究将高频喷射通气（HFJV）作为常规通气失败后对 CDH 患者抢救时的通气模式。选择 HFJV 的理由是它能够改善其他患者群的心血管系统功能参数，特别是降低肺血管阻力的作用比常规通气或高频振荡通气（HFOV）更有效（16）。一些研究还表明，当达到相同的动脉血气值时 HFJV 比常规通气或 HFOV 要求的平均气道压力更低（38）。

肺表面活性物质

与健康的新生儿相比，接受机械通气的 CDH 患儿肺表面活性物质的化学成分业已发现发生改变（39）。肺泡Ⅱ型细胞成分可能不正常，这可能会影响表面活性物质的生产（40）。影响 CDH 患者肺表面活性物质形成的潜在因素包括：

- 肺泡发育不全
- 原发性肺表面活性物质缺乏——肺泡产生的表面活性物质比正常新生儿少。
- VILI 导致的肺表面活性物质成分改变。
- HFOV 时导致肺泡内减少了肺表面活性物质的产生，这是因为振荡使肺泡缺乏主动性的拉伸，而这正是生理情况下刺激肺表面活性物质产生的机制（39）。

通过改善肺表面活性物质来治疗 CDH 新生儿，尽管这一方案目前尚未证实能够显著提高生存率（41，42）。然而，一个来自于 2006 年的，长达 15 年的回顾性研究，对 768 例 CDH 患儿在 ECMO 治疗插管之前给予肺表面活性剂治疗（42）。这是说明，对于改善肺功能而言，表面活性剂治疗虽然不是一个主要的选择，但它仍然是一个可以考虑的治疗。人们普遍认为，外源性肺表面活性物质对足月 CDH 患儿治疗不利（41）。该治疗应考虑在早产儿（小于 34WG 出生）合并肺透明膜病的证据中使用，或者有肺不张表现或 RDS 胸片上有毛玻璃样改变的患者（11，14），还有就是那些需要高 FiO_2 以维持动脉血氧分压大于 60mmHg 的患者（18）。

女婴亨德里克斯，NICU，3.1kg。你开始给予 SIMV 辅助通气，PIP $20cmH_2O$，PEEP $5cmH_2O$，30 次/分、吸气时间（Ti）0.35 秒，$FiO_2=1$。导管前和导管后的 SpO_2 分别为 99% 和 96%。呼气潮气量 $11\sim14ml$。无创 BP55／32mmHg。右桡动脉获取导管前血气标本（7.30／42／90／20.4），医生置入脐动脉导管后血气标本（7.29／44／60／20.9）。你保持您当前的呼吸机设置，等待胸部 X 线检查（CXR）和超声心动图检查结果。

肺血管扩张剂

据 Logan 和他的同事发表的，"治疗 CDH 婴儿合并肺动脉高压（PPHN）一直是最难以抉择的临床干预"（17）。CDH 患者如合并肺泡发育不全和低氧血症时极易出现 PPHN。新生儿 CDH 也可能有功能性的肺血管异常，防止出生后肺血管阻力自然降低（8）。他们的肺血管床对血管扩张剂毫无反应，即便是发育中的肺也是如此（8）。

最常用的血管扩张剂是 iNO。它是一种选择性肺血管扩张，这意味着它只作用于与肺血管床毗邻的功能肺泡。iNO 适用于全身血管阻力差的 PPHN 患者，因为它的半衰期小于 5 秒对全身血管的影响不大，不会引起全身血管扩张导致血压下降。有关 iNO 在 CDH 患者疗效的研究中发现，对 PPHN 没有显示出持续改善（17，19）。至今为止，在最大的 iNO 随机对照试验中发现，与使用 ECMO 的对照组婴儿死亡率没有差异（43）。有些研究显示运用 iNO 对 PPHN 患儿初期有明显效果，氧合明显改善，但是，这只是一过性的效果（17）。因为 PPHN 发病率和死亡率非常之高，即使是在还没有取得有效性的一致性证据情况下，现在 iNO 仍常常用于 CDH 的的治疗。当有持续存在的 PPHN 征象时应该考虑 iNO 治疗，如吸氧指数等于或大于 20，或者动脉导管前和动脉导管后 SPO_2 有差异，等于或大于 10%（13）。对于所有超声心动图显示存在 PPHN 的患儿，吸入一氧化氮应为每百万分之 20（即 ppm）（18），须用相同的方法进行评估

（8）。预期的治疗效果是患儿的右心室压力有所下降，并不是 PPHN 完全缓解（17，37），而本治疗不一定能够提高导管后 SpO$_2$ 超过 10%（8）。如果取得相应的治疗效果，应该继续治疗。同时应该运用超声心动图监测患儿右心室的压力。

还有一些具有 CDH 临床治疗确切依据的血管扩张剂，如果患者对 iNO 治疗无应答，则可根据以往治疗经验进行选择。这种情况往往出现在以往曾使用过 iNO 进行治疗的复发性或慢性期 PPHN。

🩺 这些药物联合作用效果可能更明显。但是下列药物不能选择性扩张肺血管，从而可能会引起全身血管扩张，从而需要更复杂的心血管管理。

- 西地那非是一种磷酸二酯酶 5（PDE）抑制剂，已被用于治疗成人和儿童先天性心脏病合并 PPHN（框 9-2）。它已被用于治疗对 iNO 治疗无应答的 CDH 患者或者已经达到 PPHN 慢性期的 CDH 患者（8，13）。它的半衰期为 4 小时，所以它的药效更持久，增加全身血管扩张的风险也更高。
- 前列环素是一种强效的血管扩张剂，可给予静脉注射、口服、皮下注射，或通过雾化器。雾化吸入使药物直接进入肺部，主要影响肺血管。它有一个半衰期为 42 秒，全身反应会较少。
- 其他推荐的血管扩张剂如波生坦和双嘧达莫（8）。

血管升压剂

脐动脉插入导管可以进行连续的血压管理，并有助于频繁的动脉血气采样。体循环血压应保持在 50mmHg 以上。这将防止组织缺氧引起的灌注下降，也减少 PPHN 发生时常出现的右向左分流。如果体循环血压持续低于 50mmHg，治疗应包括以下：

- 等渗液体如生理盐水或乳酸林格液
- 🩺 血管升压剂（改善心肌收缩力），如多巴胺和多巴酚丁胺，最大值为 10mcg/（kg·min）（18，20，36）
- 减少利尿剂的使用，使血容量和血压得以维持
- 常规超声心动图监测 PPHN，还可以直接测得左、右心室压力

框 9-2　西地那非

蓝色药片形式的西地那非因用于治疗勃起功能障碍而被人熟知。它以"伟哥"的品牌名称出售

镇痛和麻醉

因为疼痛会导致患者低氧血症和低血压，危重者会严重影响肺储备，所以镇痛是一项常规治疗，常用药物是因治疗勃起功能障碍而闻名的西地那非蓝色片剂，商品名是"伟哥"。对疼痛的管理各医疗机构间差异较大，对于考虑低氧性呼吸衰竭的 CDH 患者应使用标准化疼痛管理。有几项研究推荐使用芬太尼 2～5mcg/kg，或咪达唑仑 60mcg/（kg·h）静滴（18，20）。

在针对 HFV 的治疗方案中还包括瘫痪疗法，这种疗法尚未广泛推荐。根据已经采取过此治疗方案的研究机构报道，在治疗过程中如出现呼吸阻力或呼吸机"对抗"而引发低氧血症时可使用此方法。推荐的治疗是泮库溴铵或维库溴铵 0.1mg/kg 推注（18，20）。

> 女婴亨德里克斯，导管后 SpO$_2$ 下降至 82%（导管前是 96%），所以芬太尼 2mcg/kg 开始。超声心动图显示动脉收缩压 55mmHg，肺动脉收缩压 40mmHg，心脏病专家同意诊断 PPHN。医生要求对其进行一氧化氮吸入治疗，在确认设置和校准仪器后，以 20ppm 开始治疗。前后 SpO$_2$ 均增加到 100%，因此 FiO$_2$ 结束后在接下来的 6 小时内保持导管后 PaO$_2$ 在 60～80mmHg。

体外膜氧合

1977 年报道了经 ECMO 治疗的第一个 CDH 幸存者（44）。一项对体外生命支持系统的数据库的回顾性研究，从 1991 年到 2006 年中共有 4115 例 CDH 实施了 ECMO 治疗（45），在其他的介入治疗失败的案例中，有 20%～40% 选择了 ECMO 作为补救治疗方法。由于 HFOV 和 iNO 等其他治疗方法得到了很好的发展，ECMO 治疗的使用频率逐渐下降。有统计表明，从 1998 年到 2006 年 CDH 患者采用 ECMO 治疗率从 18.2% 下降到 11.4%。

ECMO 用于支持氧合，这样心血管系统可暂时停止工作直至手术，CDH 患者使用该方法有一定的适用标准，总结如下（11，13，18）：

- 氧气指数（OI）大于 40，大于或等于 4 小时
- 吸入气氧含量（FiO$_2$）为 1.0 时，动脉血氧分压（PaO$_2$）低于 50mmHg
- 导管前 SpO$_2$ 低于 85% 或导管后 SpO$_2$ 低于 70%

● 尽管吸气峰压（PIP）大于 28cmH_2O（常规通气）或大于 17cmH_2O，血 pH 小于 7.15 且 CO_2 含量持续增加

● pH 小于 7.15 的同时，血乳酸水平升高，这可作为组织缺氧导致细胞无氧代谢的证据

● 尿量减少

当启动 ECMO 时，多数 CDH 患者（82%）已置入静脉 - 动脉（VA）套管（42）。这样就可以取得充分的心肺支持，但是，目前没有令人信服的证据表明，这种方法改善了治疗结果。ECMO 进行时，给予静脉 - 静脉（VV）支持较静脉 - 动脉（VA）支持优点更多（框 9-3），但是还没有确切的证据能够证明它可以改善死亡率，降低罹患慢性肺部疾病的风险。一些机构将在修复手术中给予患者持续的 ECMO 支持。ECMO 中需要使用大量肝素，为了患者有更好的心肺功能并减小术后出血的风险许多医院和手术团队要在 ECMO 停止后才会实施修补手术。

手术治疗

传统观念认为，尽快减少疝和减轻肺压缩将大大提高患者的生存几率。有证据表明，这一观念只持续了很短暂的时期，然后高肺血管阻力会逐渐加重低氧血症和呼吸恶化。目前的病人的管理策略是允许一个时期的术前稳定和延迟手术修复，等待几天甚至几周。特定的患者术前的目标包括以下（11，18，20）：

● 肺部清晰的 X 线片

● 分辨出通过未闭的动脉导管有右向左分流的情况，这是 PPHN 好转的一个表现

● 右心室压力小于 2/3 的系统压力，超声心动图显示右心室功能良好

● 持续 12 小时系统血压大于 60mmHg

● 在过去的 12 小时内尿量稳定大于 1ml/（kg·h）

● 潮气量（VT）大于 44ml/kg，PIP 小于或等于 25cmH_2O，PEEP 小于 5cmH_2O

● 24 小时内最优动脉血气分析（ABG）中 FiO_2 值小于 0.40

框 9-3　与 VA ECMO 相比 VV ECMO 的优点（42，p.1692）

1. 为颈动脉结扎术提供支持
2. 为肺血管的选择性地灌注高含氧血的血
3. 输送含氧的血液到冠状动脉
4. 维持动脉血流量
5. 降低心因性昏迷的发病率
6. 使脑栓塞的风险最小化

一次修复与重建

最常用的手术方法是开腹手术，包括肋下（低于胸廓）切口（27），有 21% 以上从事 CDH 修复的新生儿中心使用微创手术即腹腔镜修补术（27）。在任何一种术式中，都要将腹腔内容物从胸腔移出，疝闭合。如果有足够的膈肌组织，可以用不可吸收缝线缝合缺损。如果没有足够膈肌则不能连续完成一期修复，可利用临近的肌肉完成重建。如果考虑术后发生 ECMO 的可能性比较大，那么尽量不要使用临近肌肉重建的方法，这会增加术后出血的风险。使用 Gortex 这样的人工材料完成重建这种方法已经成为大多数外科医生的首选（图 9-4）（7）。

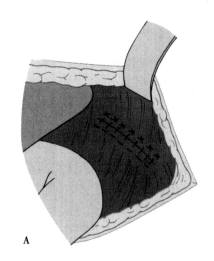

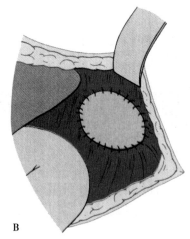

图 9-4　膈疝修补术

术后管理

CDH 患者术后管理包括肺和心血管系统，镇定止痛，预防感染及胃肠功能的评价。尽管腹部内容物减少，肺的病理生理（肺发育不良和 PPHN）仍然存在，手术前后的心肺管理目标是一致的。

机械通气撤机过程是渐进的，主要根据一些重要的临床指标，如呼出潮气量测定、血气的测量和自发的努力通气。清除腹部内容物会消除肺部的机械压迫，肺通气情况应该会有所改善。持续拍摄胸片，通过观测纵隔是否回归正中线来监测肺的生长情况。

病案

■■ 女婴亨德里克斯是维持多巴胺、iNO 及常规通气直到第 9 天，成功脱离正性肌力药物。第 11 天，结束 iNO 治疗。手术是在 16 天完成，术中将自体膈肌进行缝线缝合。术后返回 NICU 开始术后通气辅助控制（A/C）PIP 22cmH$_2$O；PEEP 5cmH$_2$O；呼吸频率 30 次 / 分；FiO$_2$ 1.0，预计在 PaO$_2$ 持续大于 60～80mmHg 时结束治疗。

疼痛管理及心血管系统管理要根据术前制定的目标进行，特别注意术后液体管理及出血风险。

病程及预后

CDH 的生存率差异很大，这取决于研究的患者人群。如果死胎也算在发病率和死亡率之中，那数值就高于目前存活率的平均值。活产儿的总生存率约为 60%～68%（46, 47），一些大型治疗中心的生存率高达 90%（35）。95% 的宫内死亡 CDH 胎儿合并有重要脏器的畸形，最常见的有心脏病，神经管或胃肠道异常（48）。肝脏进入胸腔内婴儿已显示出约 50%（21）的存活率。ECMO 治疗的患者存活率较低，约为 46%～67%（7, 47, 49, 50）（特殊人群 9-1）。

● 特殊人群 9-1

CDH 早产儿（25）

对于所有时新生儿疾病，早产是对不良预后影响最大的因素。一个数据库表明 CDH 患儿有 30% 是早产儿，他们的生存率比 CDH 足月儿低近 50%。ECMO 和 iNO 虽然是 CDH 治疗的主要方法，但对早产儿的疗效还不能确定。早产儿可能需要修补缺陷，这样可以避免疝的再次发生。然而，尽管 CDH 早产儿出生生存率较低，但总体生存率仍大于 50%，估计胎龄小于或等于 28 周的婴儿存活率约 31%。相关异常的发生，体重过轻不适合于 ECMO 等因素可能都是导致死亡率增加的主要原因。早产儿的生存取决于疾病的严重程度、合并症（如肺透明膜病），以及其他治疗干预的效果。调整这些因素后，早产儿死亡几率仍在增加。

大多数患者的死亡与慢性肺实质病变和 PPHN 相关（11）。即使幸存者，仍存在长期的肺部疾病的风险，表现为喘鸣和肺功能低于预测值（51）。预测幸存者未来可能出现限制性，阻塞性或混合性肺部疾病的研究结果不尽相同。

疝复发的发病率极低，约 1.7%～8.8%，且跟手术方式有关（27），但初步修复术后数月至数年扔有可能可能会发生。最重要的预测因素是，缺陷是否很大，是否使用"补丁"来修复（51）。

超过一半的 CDH 幸存者有胃肠功能障碍，包括胃食管反流病（GERD）和前肠运动障碍（胃肠道平滑肌功能异常）（52）。CDH 幸存者中 GERD 发病率达 22%～81% 的（53），施行修补术的患儿发病率更高。GERD 可以导致吸入从而增加肺疾病发病率，所以在管理患者时要使用抗反流药物。尽管 CDH 幸存者的食管在婴儿早期常常暴露在酸中，但食管运动功能通常会保存下来。那些有症状的 GERD 患者会显示出明显的不适，除非他同时合并呼吸窘迫或神经系统受损（54）。

密切的营养监测对 CDH 幸存者的继续生长非常重要。许多 CDH 婴儿与健康的婴儿一样会出现生长问题；一项研究表明，超过 40% 的患儿在生后 2 年内体重低于平均体重的第五个百分位数（41）。这其中包括以下因素：

- 厌食
- 胃食管反流
- 缺乏经口喂养技巧

CDH 幸存者是包括神经认知功能延迟，行为障碍及听力损失等神经系统延迟发育及神经系统疾病的高发人群。确切原因尚不清楚，使用 ECMO 可能会增加发病率（55）。一个文献综述，提出了几种可能发病原因（54）：

- 内在的神经系统异常
- 需要使用 ECMO 的患儿存在多种严重的疾病损害婴儿生长
- 更多 ECMO 相关难题

■■ 女婴亨德里克斯继续机械通气直到第 38 天，拔除流量 6 LPM，FiO$_2$ 0.40 的持续鼻导管。3 天后拔除流量 1 LPM 的鼻导管，开始治疗喘息，使用沙丁胺醇每 6 小时一次。她被评价为合并 GERD。出院前安排做听力和视力的检查，回家后仍需要呼吸暂停监视器的支持，并进行鼻饲。

26%～49% 的 CDH 幸存者出现了音感神经性听力损失（55）。听力评估是推荐的，但听力障碍的原因还不清楚。影响因素包括机械通气及 HFOV 的时间、使用溴化双哌雄双脂（巴夫龙）治疗瘫痪，袢利尿剂的使用。

腹裂

腹裂是一种以腹壁缺损为特征，未包裹羊膜的肠道突出于腹壁之外（图 9-5）。最常见于脐右侧，发生率约为 95%。突出的内容物中偶尔还可见肝脏或胆囊。这一缺陷的病因既有遗传因素又有环境因素。缺陷发生可能开始于妊娠第 3 周末至第 4 周（56），于妊娠 3～8 周缺陷进一步发展。该缺陷很少合并其他的问题，而只有 1.2% 的新生儿腹裂是染色体异常（56）。

腹裂畸形的最新发病率每 10 000 名新生儿中有 3.3 人发病（56）。不像大多数的先天性缺陷，近年来在美国腹裂畸形的发生率增加了 10～20 倍（57）。在华盛顿州的 Chabra 及其同事发现自 1987 年至 2006 年，发病率以平均每年 10% 的增幅持续增长（58）。也有研究发现，该病有一些特定的高发地区，并且有一些家族性的高复发人群（59）。目前还不清楚这些现象的具体原因，但经过早期的研究，发现了一些可能的高危因素（下面列出）。目前很多幸存者可以存活至生育年龄，这样就提供了未来研究该疾病的家族相关性的基础。

母亲年龄小于 20 岁（56）有一个确定的危险因素。这是唯一一个可控的风险因素。许多研究提出集中在年轻母亲组额外的危险因素，概括如下：

- 吸烟可增加一氧化碳暴露，会提高与吸烟有发病风险增加，特别是在年轻的母亲

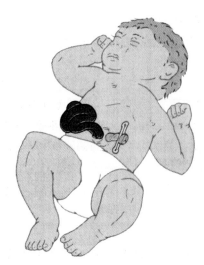

图 9-5　腹裂

- 营养不良与腹裂畸形的风险增加相关，而较高的体重指数（BMI）具有较低的风险（60）
- 使用毒品会增加腹裂风险，特别是甲基苯丙胺（61，62）
- 白人或西班牙裔的母亲较非洲裔母亲发病风险更高（58，63）

一项研究显示，年轻母亲在怀孕的最初几周有支气管炎及喉咙痛的症状，婴儿患腹裂畸形的风险增加（61）。这表明，早期的母体感染可能也是发病的相关因素。

病理生理学

腹裂发生在脐部位的腹腔不能形成时。不断扩大的原肠不能包含在腹膜腔内而形成疝，疝通常在脐右侧，只有 5% 在左侧，目前还不清楚为什么腹壁的弱点通常是在右侧。

关于胎儿腹裂的病因及宫内进展情况，目前还不是十分清楚。有几个有关此缺陷发生的胚胎学原因较为流通，但是还没有足够的证据支持任何一种理论。传统认为腹裂是胎儿发育的中断，是腹壁结构在发育时产生的异常。一种假设认为它是一种血管源性病变引起的畸形，是在早期胚胎发育过程中的异常现象（64），位于腹壁右侧的胎儿或胚胎血管被重吸收而形成腹壁的薄弱，腹腔脏器从其中膨出形成疝。脐静脉和卵黄囊血管具有发病风险，但是没有足够的证据能够确定其中任何一个的原因。另一个假设认为早期胚胎发育的体侧壁的褶皱无法在腹部中线关闭时，留下了一个洞，在那儿形成疝。孔的大小决定缺陷程度。

临床表现

胎儿超声诊断腹裂通常是 20 周左右时，缺损的大小决定发现的时间。在分娩时缺陷是显而易见的，如图 9-5 看到。因为腹裂是没有任何膜或流体，而脐膨出位于脐部，并包裹在脐环内，所以它可以很轻易地分辨出（在下一节讨论）。

腹壁外的肠管对各种刺激很敏感。宫内肠损伤的发生常常是因为暴露于羊水和腹壁收缩。胎儿娩出后则可出现进一步的并发症：

- 肠扭转：可引起肠梗阻
- 肠闭锁：部分肠闭合
- 肠穿孔：大肠的一个洞的形成，这部分肠需要切除（切断或切除一部分器官）
- 肠坏死：肠组织的死亡；这部分肠也需要切除（65）

患儿经常通过暴露的肠道严重失水，引起电解质紊乱和代谢性酸中毒。肠闭锁，可以造成肠梗阻，这也是一种常见的情况。

管理和治疗

分娩时，复苏小组应立即将新生儿放在有拉链到腋下的无菌包内，称为肠袋。这将保护肠道免受污染或感染，防止蒸发性体液损失。在产房应使用鼻胃管进行胃肠道减压，同时减少腹胀和潜在损伤。其他复苏的努力应该集中在使患儿过渡到正常宫外的生活。温度调节是很重要的，因为暴露于环境的肠道表面积增加，使这些患者容易受到低温的影响。用玻璃纸确保肠管在干燥的环境中保持湿润，同时防止蒸发时的热损失。使用广谱抗生素防止肠道感染。持续给予静脉营养支持，一直到肠道有正常的蠕动和适当的吸收时，说明肠道有正常功能。这都是在完全修复手术之后才会发生。当肠道有了正常功能就可以开始喂养了。

一旦婴儿在 NICU 入驻，就意味着手术修复必须要进行。目前还没有腹裂手术最佳的手术管理协议。治疗方案的目标是尽量减少内脏回腹腔的情况下，闭合腹壁缺损。完成这个目标可能不仅仅需要初期手术，还需要分阶段的后期手术才能完成。

初期手术就能闭合，这当然是最好的，但大多数时候无法实现。只有简单的腹裂畸形（无扭转、闭锁、穿孔、坏死）才有可能获得初期手术闭合。它往往需要在在镇静和麻醉的支持下，在 NICU 床边进行。这个过程时需要给患者进行气管插管机械通气。

机械通气过程应根据患者肺部疾病和胸部损伤的严重程度进行。机械通气的目的是为手术切除提供支持，并帮助渡过术后胸廓顺应性下降。当腹腔压力增加推动横膈上抬，就会减少功能残气量，这时一定要警惕肺不张的发生。原发性闭肠切除术会导致肠等腹腔内容提高膈肌，这样在解剖上减少胸腔空间，会导致呼吸做功增加，提高机械通气 PIP，减少压力通气的潮气量。传统容量目标通气失败可能因为需要高频或非传统的方法，使其能在顺应性较低的情况下维持氧合及通气状态。呼吸治疗师将负责监测压力和输送的容积。该小组必须确保初期修复不会明显影响通气。如果影响了，这就是需要采取分期手术的指征。

阶段性关闭需使用带弹簧装置的袋（SLS），袋内包含受影响的肠内容物，并允许在几天或几周的过程中逐渐减少内脏含量。逐渐减少的潜在好处如下：

- 使胸腔压力容积的减少不至于过快，过强，机械通气支持天数也会减少
- 减少肺气压伤的发生率
- 较早开始肠内喂养。患者往往最初因肠水肿而不能进行肠内喂养。延迟闭合减轻水肿和早期开始肠内喂养（66）
- 改进组织灌注和器官形态
- 降低感染性并发症的发生率
- 避免紧急手术干预（66）

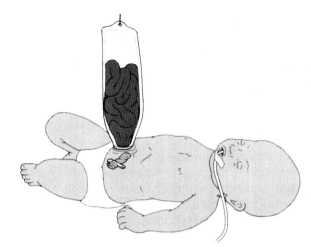

图9-6 使用带弹簧装置的袋（SLS）协助一例腹裂患儿分期还原

袋垂直于腹壁并与皮肤缝合（图 9-6）。然后，袋逐渐收紧，将内脏逐渐压回腹腔直到完全进入腹腔内。膈肌上压力逐渐加大，随时可能出现呼吸系统并发症，所以呼吸治疗师应该在床旁以便及时处理。当所有脏器回复完成后，应将腹壁封闭。腹壁组织不够缝合时可用 Tegaderm 或网片代替。无缝合关闭也是可以的，即用无菌敷料覆盖在缺陷处，这种方法与传统的封闭技术已经显示出几乎相同的结果（67）。

病程及预后

腹裂婴儿的生存越来越高，且很多人可以存活到成年。2003—2008 年美国的死亡率为 3.6%（68）。有几个因素与较高的死亡率有关，包括大肠切除，先天性循环疾病或肺部疾病，细菌性败血症（68）。31% 的腹裂患者被诊断为败血症，它是最常见的并发症。住院天数中位数为 35 天，其中大部分将在重症监护中度过。计算发病率的一个重要指标就计算病人使用机械通气的天数。但是这些数据容易受到其他因素的干扰，如镇静和麻痹的量、呼吸机管理不规范、外科医生的技术水平等等，不同的治疗机构间差异也很大。例如，一个外科医生可能需要在治疗的几周内让

患者一直处于深度的镇静,这需要插管和通气。另一位外科医生可能会鼓励尽早拔管或进行一些非侵入性的管理。此外,腹裂的早产率为 57%(69),肺部疾病、并发症以及其他与早产相关的疾病,都有可能提高这一发病率。

脐膨出

脐膨出是一种脐带从中部凸起的中线缺陷(图 9-7)。小肠、肝、胃是常见的容易常突出的器官。膨出是由腹膜囊包裹的,腹膜囊也可能会破裂,从而使内脏暴露。临床课程将脐膨出与腹裂安排在一起讲解,是因为这两种疾病的患儿出生外观类似。然而,他们的患病率、发病原因、病理生理以及结局是非常不同的。脐膨出之所以众所周知,就因为它是一个更严重的缺陷,死亡的风险很高。

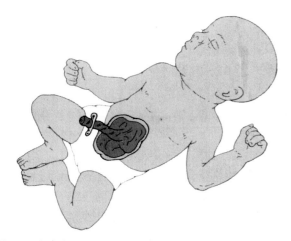

图 9-7　脐膨出

该病的发病率很难准确统计,因为大部分患儿都无法存活至出生。脐膨出的诊断率,孕中期为每 1100 胎儿有 1 例(70),出生后下降为每 10 000 人约 2.5 例(56)。它发生在胚胎发育的早期,76% 的病例同时合并其他异常(71),合并心、脑、泌尿生殖系统缺陷是最常见的(69)。约 1/3 的胎儿也有 13- 三体综合征(2%)、18- 三体综合征(20%)或 21- 三体综合征(12%)(69)。一项研究表明早产的发生率约为 42%(70)。随着产前诊断、遗传咨询以及宫内治疗的开展,新生儿脐膨出的发生率近几年有所下降(71)。

病理生理学

在妊娠 6～10 周肠管有一段迅速生长期,这时肠管会暂时疝入脐带之后再迁移到腹膜腔。脐膨出就是肠管迁移失败的结果(图 9-7)。缺陷的大小,取决于不迁移的肠管的量。"巨大脐膨出"是指缺陷直径大于 5cm(70),其中会包含有肝脏或肠的很大一部分。因为成长过程中缺少固定在正常位置的器官,"巨大脐膨出"的患儿的腹腔很小。

临床表现

通常对妊娠 18 周的胎儿行宫内超声对脐膨出进行诊断。导致疾病的原因是物理因素还是遗传因素与缺陷的大小没有直接关系。确定缺陷的大小,测量脐膨出的周长并跟腹围进行比较,称为脐膨出围 / 腹围或 OC/AC 比,较高的比值增加肝脏疝出和出生呼吸功能不全的风险。如果做羊水穿刺检测,甲胎蛋白水平的升高是经常出现的。

管理和治疗

脐膨出的患者分娩时的初始管理类似于腹裂。用鼻胃管行胃肠道减压是常规要做的,必须注意保护避免污染及破裂。如果它是一个大的缺陷,往往其内包含肝脏,并必须小心避免肝静脉损伤或肝撕裂伤。

如果腹膜囊是完整的就不用立即手术,从很多病例表明,对腹膜囊进行热的保护可以使它保持有效的蠕动,在手术修复前建立正常的肠功能。

是否采用手术缝合取决于缺损的大小。缺损小的患者,可考虑一次性闭合。一次性闭合死亡率较低,机械通气时间较短,住院时间较短,能更早的开始喂养(70)。如果缺陷的大小不适合于一次性闭合,那么可能需实施分期修复。出生低体重儿和早产儿分期修复的可能性较大。

分期修复的过程可能包括多项技术操作。腹裂治疗中用到的 SLS 也可用于此。另外,腹膜囊可像仓筒一样长时间柔和的保护突出组织。成功地使用组织扩张器(72)。组织扩张器是一种硅胶气球,将它置于皮下,逐渐用生理盐水填充,这样可以拉伸腹部皮肤并使腹腔的空间增加,现在鼓励使用的天然组织补丁合成的气球进行操作。

大的缺陷这种分期修复可能会延迟几个月甚至几年。延迟闭合允许上皮再生(皮肤生长)覆盖腹膜囊或婴儿期后切掉(切除)腹膜囊并关闭缺陷。患者需继续外用药物促进上皮生长。这些可能包括红汞、聚维酮碘、磺胺嘧啶银和新霉素杆菌肽软膏(70)。但是,患者应分期修复还是延期修复没有明确的标准,另外一类发病率很低的巨型脐膨出,就更难确立治疗和护理标准了。

修复后,应监测胃和气道内压力,尽可能减少胃肠系统和呼吸系统的损伤。一旦修复完成，静脉营养和电解质管理可以进展为肠内营养。在脐膨出管理中呼吸治疗师的职责与管理腹裂时相同。

🫁　呼吸机管理将根据原发性肺疾病，肺对胸廓容积减小的反应而制定。检测峰值压力和随之变化潮气量确定是否存在呼吸功能不全，是脐膨出修复成功的关键。

病程及预后

　　脐膨预后很差。在一项研究中，29% 的患者在新生儿期死亡，14% 在新生儿后期。(71) 在这项研究中所有的死亡病例均合并染色体异常或综合性疾病。在同一研究中，当研究结果发表时只有 14% 的患者幸存(71)。在另一项研究中，生存至分娩的胎儿比例极低。妊娠自然终止率为 13.5%，因存活几率很低，选择终止妊娠的占 16%(69)。在另一项研究中，选择终止率为 60%，胎儿宫内死亡占 15% 的(71)。有理由推想，如果同时合并其他疾病，死亡率还会提高，

■■　女婴亨德里克斯第 67 日出院回家（9 1/2 周）。
她通过胃管喂养并接受抑制反流药物治疗。通过预约她的家人带她到 NICU 接受胃肠专家会诊，当时她 4 个月大。她仍然是 NC 1/2 LPM，胸肺科医生怀疑她熟睡的时候吸入了少量的胃分泌物。因此下个月将对他进行一项睡眠研究。尽管还在与很多问题抗争，她体重还是增加了，现在是 5.4kg，已经开始自发地微笑，夜间睡眠时间超过 6 小时。父母都为她的进步感到兴奋。

■■　**评判性思维问题：女婴亨德里克斯**
1. 虽然亨德里克斯从未被放置在 HFOV，什么临床症状和重要的干预指标会让你考虑推荐将常规改为高频通气？
2. 根据什么临床症状使你认为停止 iNO 治疗后，亨德里克斯会反弹回 PPHN。
3. 你如何预判病修补术后她肺部状况会改善？

▶● 案例分析和评判性思维问题

■ 案例 1：男婴加西亚

　　你在 IIIB NICU 上夜班。急诊室呼叫，一个 32 岁的女性妊娠 39 周，分娩一男性婴儿。因不会说英语，无法获得产妇的既往病史、妊娠史以及血清学检测。

婴儿在急诊室难产分娩，接生的是内科医生。羊水清亮。婴儿苍白窒息，肌无力，似乎有舟状腹。医生让你开始正压通气。摆好头及肩部的位置，选择尺寸合适的面罩并检查密封性，保证膨胀良好。医生听诊，左侧呼吸音低，心音在右侧，心率 80 次 / 分。

- 你认为加西亚的初步诊断是什么？
- 你将怎样处理这种情况？
- 如何作合理的 HFOV 设置？

HFOV 从 Paw15 开始，胸片证实肺膨胀到了第八根肋骨。放置脐静脉和动脉线。开始滴入芬太尼并进行麻醉管理。通过胸部 X 线片证实为左侧 CDH。超声心动图是有序的，显示右心压力升高。100% FiO_2 第一次动脉血气是 7.36 / 43 / 32 / 20/-0.3。医生让你开始吸入一氧化氮，同时他联系最近的 ECMO 转诊中心进行进一步的管理。

- iNO 治疗合适的起始剂量是多少？如果 iNO 治疗无效该团队下一步该怎么做？
- 加西亚的氧合指数是多少？他应该去做 ECMO 治疗吗？

■ 案例 2：男婴海瑟威

　　你在 IIIB NICU 正在为一个择期剖宫产做准备。珍妮佛 16 岁，初孕。妊娠初 3 个月她有明确的吸烟史，当她意识到怀孕后，大约 11 周时戒烟。她的父母和她住在一起，继续在房子里抽烟。21 周时超声显示胎儿腹壁缺损与腹裂。珍妮佛会见了新生儿科专家和儿科胃肠外科医生，他们讨论了宝宝出生后的治疗方案。决定在妊娠 38^{+4} 周通过剖腹产分娩。卵磷脂 / 鞘磷脂（L / S）确定为 2:1 的比例。

- L / S 比值 2:1 预示着什么？

　　术前产房团队即被呼叫至手术室。新生儿科团队是此次急救的核心，她们要从产科医生手中接管新生儿，并一步一步进行后续管理。住院医师将维持肠道的无菌性，以尽量减少污染。常规处理后，NICU 护士将为男婴海瑟威的膨出物套上保护袋，同时对缺陷做一个快速的的初步评估。她将监测生命体征。你的工作是做好初始复苏的准备，包括擦干患儿身体，清理气道和刺激。

　　复苏进展很顺利。男婴海瑟威在生命的前几秒初步尝试呼吸，活跃的哭泣 1 分钟。他的 1 分钟 Apgar 评分为 7，皮肤颜色减 2 分，喉反射减 1 分。5 分钟 Apgar 评分为 9，皮肤颜色减 1 分。生后第一分钟，他的膨出物套上保护袋，未经复苏他的心率保持在 130bpm 以。快速与妈妈接触后他被送往 NICU。

　　儿科麻醉师和外科医生被叫到床边。外科医生

看到一个大的缺陷没有明显的扭转、穿孔、坏死、或闭锁。然而，这个缺陷太大，很难做一次性闭合，所以麻醉师麻醉病人然后选择 3.5cm ETT 插管，为下一步设置袋肠管复位做准备。他要求你把宝宝放在密闭暖箱进行同步间歇指令通气（SIMV），PIP 20cmH$_2$O，PEEP 6cmH$_2$O，呼吸速率 20，整个过程 FiO$_2$ 设定为 1，目标 V$_T$ 10ml，新生儿和麻醉师留在床边，患者已被麻醉，SLS 已被放置好。膨出物初步减少已完成。当外科医生正在减少肠道进入腹部时，你注意到，呼吸机报警显示为"管阻塞"和"低容量"。

● 你认为发生了什么事？

你报告麻醉师，他认为原因是病人还是麻醉状态并通知医生。他们停止了操作并固定袋。同时麻醉师让你增加 PIP 至 23cmH$_2$O 为维护 V$_T$ 获得时间。约 2 小时，在完成了初步处理后你注意到，V$_T$ 值现在始终大于 10ml，之后将 PIP 调回至 20cmH$_2$O。

男婴海瑟威在闭合之前约 10 天需要两个保护袋。第一天他处于镇静，气管插管，但可被唤醒，在最终的还原和闭合前拔管。然而，为了闭合他必须重新插管。随着每一次膨出减少，都会增加呼吸机的设置，特别是将 PIP 增加 3～4cmH$_2$O 以保持 V$_T$。

● 你是否应该关注在气道压力的迅速增加，在膨出物减少的过程中男婴海瑟威是否必须在经受这样的压力？

CXRs 检测，并没有表现出任何肺不张。在任何情况下，你或你的同事都可以将 PIP 调至基线，不能超过 8 小时。男婴海瑟威在新生儿重症监护病房的最后 3 周是在等待肠功能的恢复，在他出生后 5 周出院。

■ 案例 3：女婴马克茜

同时去产房了，你替他顶班，忽然护士打电话叫你立即到床旁，原因是"呼吸机不停报警"。你看到女婴马克茜，她似乎是不足 2kg，带着加热的 SLS 装置。呼吸机显示"低潮气量"，婴儿似乎不动。你看监护仪显示饱和度 86%。你断开呼吸机，开始气袋通气，并请护士听呼吸的声音。挤压气袋，患者胸廓上升幅度很小，显示 PIP（21cmH$_2$O），增加压力直到看到明显的胸廓上升。护士注意到呼吸音减轻，血氧饱和度的增加到了 98%，所以你重新给女婴马克茜用上。父亲问你："呼吸机为什么报警？"

● 在回答父亲的问题之前你想知道什么额外的信息？

护士会告诉你一个小的情景还原（女婴马克茜出生后 5 天，第 3 次出现）是大约一个小时前进行的。外科医生没有通知团队到床边就很快进行操作，之后很快离开。膨出的肠管减少，护士按照要求静脉推注芬太尼。5 分钟前胸腹片显示双侧基底肺不张、肺扩张至第六肋，ETT 在脊以上 0.5cm。

● 你认为是什么问题，你会给新生儿专家怎样的建议？

选择题

1. 以下哪一个 CDH 患儿超声检查与较差临床结局无关？

   a. 肝脏在胸廓内

   b. 肠管在心脏旁

   c. LHR 为 1

   d. 羊水过多

2. 确定以下哪些是确诊 CDH 新生儿产房管理的一部分？

   Ⅰ. 无面罩通气

   Ⅱ. 使用 1 FIO$_2$

   Ⅲ. 与团队成员一起制订产房干预计划

   Ⅳ. 在产房麻醉病人

   Ⅴ. 早期气管插管

   a. Ⅰ, Ⅱ, Ⅲ

   b. Ⅰ, Ⅱ, Ⅳ

   c. Ⅰ, Ⅱ, Ⅲ, Ⅴ

   d. Ⅰ, Ⅱ, Ⅲ, Ⅳ, Ⅴ

3. 你有一个病人被诊断患有 PPHN。呼吸机的设置：

   模式：SIMV

   PIP：20cmH$_2$O

   PEEP：5cmH$_2$O

   呼吸频率：35 次 / 分

   FiO$_2$：0.80

   医生想提高呼吸机的设置，以抵消 PPHN 对氧合的影响并防止组织缺氧。做下列哪些改变能够帮助实现目标？

   a. 提高 PIP 至 23

   b. 提高频率至 40

   c. 降低 PEEP 至 4

   d. 提高 FIO$_2$ 至 1

4. 下列哪些不可能是 CDH 新生儿术前治疗？

   a. 吸入一氧化氮

选择题(续)

b. 气管闭塞

c. 高频通气

d. 表面活性剂补充疗法

5. 计算出的氧指数(OI)设置及 ABG 值如下:
HFOV: Paw 25cmH$_2$O, 峰压 30cmH$_2$O, 呼吸频率 12Hz, IT 33%　动脉血气分析: 7.20/68/44/26.2. FiO$_2$ 0.95

 a. 54

 b. 167

 c. 83

 d. 45

6. 下列哪个 RTs 操作可减少 CDH 发病率?

 a. 温和通气

 b. 避免低氧血症

 c. 减少床边噪声防止听力障碍

 d. 通过监控导管前后 SpO$_2$ 了解 PPHN 情况

 e. 以上所有

7. 腹裂在胚胎发展至什么时间点形成?

 a. 妊娠 3～5 周

 b. 妊娠 3～8 周

 c. 妊娠 6～11 周

 d. 妊娠第 7 周

8. 下列哪个是腹裂的潜在风险因素?

 I. 产妇年龄小于 20 岁

 II. 高体重指数

 III. 营养不良

 IV. 吸烟

 a. I, IV

 b. I, II, IV

 c. I, III

 d. I, III, IV

9. 一次性闭合期间, 呼吸治疗师应监测病人的气管插管:

 a. 失眠或疼痛的迹象

 b. 呼吸急促

 c. 高峰压力或低潮气量

 d 低呼气末正压

10. 脐膨出时肠道部分疝出将发展至:

 a. 向脐右侧

 b. 通过膈肌

 c. 进入脐带

 d. 向脐左侧

11. 下列哪项不是与脐膨出常合并得异常?

 a. 21- 三体

 b. 13- 三体

 c. 18- 三体

 d. 23- 三体

12. 下列哪些不是用来协助一个脐膨出缺损关闭的方法?

 a. 组织扩张器

 b. 外用治疗上皮化

 c. 缝合

 d. 遗传咨询

13. 肺泡表面活性剂的好处包括:

 I. 降低表面张力

 II. 降低气道阻力

 III. 防止肺泡塌陷

 IV. 提高的肺顺应性

 a. I, II

 b. I, III, IV

 c. I, II, III

 d. II, III, IV

(李　静 译)

参考文献

1. Keijzer R, Puri P. Congenital diaphragmatic hernia. *Semin Pediatr Surg*. 2010;19:180-185.

2. Vitali SH, Arnold JH. Bench-to-bedside review: ventilator strategies to reduce lung injury—lessons from pediatric and neonatal intensive care. *Crit Care*. 2005;9:177-183.

3. Jesudason EC, Connell MG, Fernig DG, et al. Early lung malformations in congenital diaphragmatic hernia. *J Pediatr Surg*. 2000;35:124-127; discussion, 128.

4. Keijzer R, Liu J, Deimling J, et al. Dual-hit hypothesis explains pulmonary hypoplasia in the nitrogen model of congenital diaphragmatic hernia. *Am J Pathol*. 2000;156: 1299-1306.

5. Adzick NS, Vacanti JP, Lillehei CW, O'Rourke PP, Crone RK, Wilson JM. Fetal diaphragmatic hernia: ultrasound diagnosis and clinical outcome in 38 cases. *J Pediatr Surg*. 1989;124(7):654-658.

6. Hedrick HL, Danzer E, Merchant A, et al. Liver position and lung-to-head ratio for prediction of extracorporeal membrane oxygenation and survival in isolated left congenital diaphragmatic hernia. *Am J Obstet Gynecol*. 2007;197:422.e1-422.e4.

7. Skarsgard ED, Harrison MR. Congenital diaphragmatic hernia: the surgeon's perspective. *Pediatric Rev*. 1999;20:

e71-e78.

8. Mohseni-Bod H, Bohn D. Pulmonary hypertension in congenital diaphragmatic hernia. *Semin Pediatr Surg.* 2007;16:126-133.

9. Sakurai Y, Azarow K, Cutz E, Messineo A, Pearl R, Bohn D. Pulmonary barotrauma in congenital diaphragmatic hernia: a clinicopathological correlation. *J Pediatr Surg.* 1999;34(12):1813-1817.

10. van den Hout L, Reiss I, Felix JF, et al. Risk factors for chronic lung disease and mortality in newborns with congenital diaphragmatic hernia. *Neonatology* 2010;98:370-380.

11. Antonoff MB, Hustead VA, Groth SS, Schmeling D. Protocolized management of infants with congenital diaphragmatic hernia: effect on survival. *J Pediatr Surg.* 2011;46:39-46.

12. Reiss J, Schaible T, van den Hout L, et al. Standardized postnatal management of infants with congenital diaphragmatic hernia in Europe: the CDH EURO consortium consensus. *Neonatology.* 2010;98:354-364.

13. Van den Hout L, Schaible T, Cohen-Overbeek TEC, et al. Actual outcomes in infants with congenital diaphragmatic hernia: the role of a standardized postnatal treatment protocol. *Fetal Diagn Ther.* 2011;29:55-63.

14. Hedrick HL. Management of prenatally diagnosed congenital diaphragmatic hernia. *Semin Fetal Neonatal Med.* 2010;15:21-27.

15. Jain V, Agarwala S, Bhatnagar S. Recent advances in the management of congenital diaphragmatic hernia. *Indian J Pediatr.* 2010;77:673-679.

16. Kuluz MA, Smith PB, Mears SP, et al. Preliminary observations of the use of high frequency jet ventilation as a rescue therapy in infants with congenital diaphragmatic hernia. *J Pediatr Surg.* 2010;45:698-702.

17. Logan JW, Cotton CM, Goldberg RN, Clark RH. Mechanical ventilation strategies in the management of congenital diaphragmatic hernia. *Semin Pediatr Surg.* 2007;16:115-125.

18. Migliazza L, Bellan C, Alberti D, Auriemma A, Burio G, Locatelli G. Retrospective study of 111 cases of congenital diaphragmatic hernia treated with early high-frequency oscillatory ventilation and presurgical stabilization. *J Pediatr Surg.* 2007;42:1526-1532.

19. Masumoto K, Teshiba R, Esumi G, et al. Improvement in the outcome of patients with antenatally diagnosed congenital diaphragmatic hernia using gentle ventilation and circulatory stabilization. *Pediatric Surg Int.* 2009;25:487-492.

20. Kitano Y. Prenatal intervention for congenital diaphragmatic hernia. *Semin Pediatr Surg.* 2007;16:101-108.

21. Harrison MR, Adzick NS, Longaker MT, et al. Successful repair in utero of a fetal diaphragmatic hernia after removal of herniated viscera from the left thorax. *N Engl J Med.* 1990;322(22):1582-1584.

22. Harrison MR, Adzick NS, Bullard KM, et al. Correction of congenital diaphragmatic hernia in utero VII: a prospective trial. *J Pediatr Surg.* 1997;32:1637-1642.

23. Wigglesworth JS, Desai R, Hislop AA. Fetal lung growth in congenital laryngeal atresia. *Pediatr Pathol.* 1987;7:515-525.

24. Depreste JA, Nicolaides K, Gratacos E. Fetal surgery for congenital diaphragmatic hernia is back from never gone. *Fetal Diagn Ther.* 2011;29:6-17.

25. Tsao K, Lally KP. Surgical management of the newborn with congenital diaphragmatic hernia. *Fetal Diagn Ther.* 2011;29:46-54.

26. Rall M, Glavin RJ, Flin R. The '10-seconds-for-10-minutes principle': why things go wrong and stopping them from getting worse. *Bull Roy Coll Anaesthetists.* 2008;51:

2613-2616.

27. De buys Roessingh AS, Dinh-Xuan AT. Congenital diaphragmatic hernia: current status and review. *Eur J Pediatr.* 2009;168:393-406.

28. Ranieri VM, Suter PM, Tortorella C, et al. Effect of mechanical ventilation on inflammatory mediators in patients with acute respiratory distress syndrome: a randomized controlled trial. *JAMA.* 1999;281(1):54-61.

29. Wung JT, James LS, Kilchevsky E, et al. Management of infants with severe respiratory failure and persistence of the fetal circulation, without hyperventilation. *Pediatrics.* 1985;76:488-494.

30. Logan JW, Rice HE, Goldberg RN, Cotton CM. Congenital diaphragmatic hernia: a systematic review and summary of best-evidence practice strategies. *J Perinatol.* 2007;27:535-549.

31. Brindle ME, Ma IWY, Skarsgard ED. Impact of target blood gases on outcome in congenital diaphragmatic hernia (CDH). *Eur J Pediatr Surg.* 2010;20:290-293.

32. Ng GYT, Derry C, Marston L, Choudhury M, Holmes K, Calvert SA. Reduction in ventilator-induced lung injury improves outcome in congenital diaphragmatic hernia. *Pediatric Surg Int.* 2008;24:145-150.

33. Sluiter I, van den Ven CP, Wijnen RMH, Tibboel D. Congenital diaphragmatic hernia: still a moving target. *Semin Fetal Neonatal Med.* 2011;16:139-144.

34. Tracy E, Mears SE, Smith PB, et al. Protocolized approach to management of congenital diaphragmatic hernia: benefits of reducing variability in care. *J Pediatr Surg.* 2010;45:1343-1348.

35. Hedrick HL, Chiu P. Postnatal management and long-term outcome for survivors with congenital diaphragmatic hernia. *Prenat Diagn.* 2008;28:592-603.

36. Bohn D. Congenital diaphragmatic hernia. *Am J Respir Crit Care Med.* 2002;166:911-915.

37. Bunnell High Frequency Jet Ventilation. Advantages of Life Pulse HFJV compared to other HFV. http://www.bunl.com/Support%20Materials/LifePulse Advantages.pdf. Accessed August 22, 2011.

38. Cogo PE, Zimmerman LJI, Meneghini L, et al. Pulmonary surfactant desaturate-phosphatidylcholine turnover and pool size in newborn infants with congenital diaphragmatic hernia (CDH). *Pediatr Res.* 2003;54(5):653-658.

39. Dargaville PA, South M, McDougall PN. Pulmonary surfactant concentration during transition from high frequency oscillator to conventional mechanical ventilation. *J Paediatr Child Health.* 1997;33:517-521.

40. Van Meurs KP, Robbins ST, Reed VL, et al. Congenital diaphragmatic hernia: long-term outcome in neonates treated with extracorporeal membrane oxygenation. *J Pediatr.* 1993;122(6):893-899.

41. The Congenital Diaphragmatic Hernia Study Group. Surfactant does not improve survival rate in preterm infants with congenital diaphragmatic hernia. *J Pediatr Surg.* 2004;39(6):829-833.

42. Guner Y, Robinder GK, Faisal GQ, et al. Outcome analysis of neonates with congenital diaphragmatic hernia treated with venovenous vs venoarterial extracorporeal membrane oxygenation. *J Pediatr Surg.* 2009;44:1691-1701.

43. Neonatal Inhaled Nitric Oxide Study Group. Inhaled nitric oxide and hypoxic respiratory failure in infants with congenital diaphragmatic respiratory failure. *Pediatrics.* 1997;99:838-845.

44. German JC, Gazzaniga AB, Amlie R, Huxtable RF, Bartlett RH. Management of pulmonary insufficiency in diaphragmatic hernia using extracorporeal circulation with a membrane oxygenator. *J Pediatric Surg.* 1977;12(6):905-912.

45. Raval MV, Wang X, Reynolds M, Fischer AC. Costs of congenital diaphragmatic hernia repair in the United States—extracorporeal membrane oxygenation foots the bill. *J Pediatr Surg.* 2011;46:617-624.
46. Sola JE, Bronson SN, Cheung MC, Ordonez B, Neville HL, Koniaris LG. Survival disparities in newborns with congenital diaphragmatic hernia: a national perspective. *J Pediatr Surg.* 2010;45:1336-1342.
47. Brownlee EM, Howatson AG, Davis CF, Sabharwal AJ. The hidden mortality of congenital diaphragmatic hernia: a 20-year review. *J Pediatr Surg.* 2009;44:317-320.
48. Seetharam R, Younger JG, Bartlett RH, Hirschl RB. Factors associated with survival in infants with congenital diaphragmatic hernia requiring extracorporeal membrane oxygenation: a report from the Congenital Diaphragmatic Hernia Study Group. *J Pediatr Surg.* 2009:44:1315-1321.
49. Stevens TP, Chess PR, McConnochie KM, et al. Survival in early- and late-term infants with congenital diaphragmatic hernia treated with extracorporeal membrane oxygenation. *Pediatrics.* 2002;110:590-596.
50. Basek P, Bajrami S, Straub D, et al. The pulmonary outcome of long-term survivors after congenital diaphragmatic hernia repair. *Swiss Med Wkly.* 2008;138(11-12):173-179.
51. Committee on Fetus and Newborn. Postdischarge follow-up of infants with congenital diaphragmatic hernia. *Pediatrics.* 2008;121:627-632.
52. Su W, Berry M, Puligandla PS, Asirot A, Flageole H, Laberge JM. Predictors of gastroesophageal reflux in neonates with congenital diaphragmatic hernia. *J Pediatr Surg.* 2007;42:1639-1643.
53. Kawahara H, Okuyama H, Nose K, et al. Physiological and clinical characteristics of gastroesophageal reflux after congenital diaphragmatic hernia repair. *J Pediatr Surg.* 2010;45:2346-2350.
54. McGahren ED, Mallik K, Rodgers BM. Neurological outcome is diminished in survivors of congenital diaphragmatic hernia requiring extracorporeal membrane oxygenation. *J Pediatr Surg.* 1997;32(8):1216-1220.
55. Morando C, Midrio P, Gamba P, Filippone M, Sgro A, Orzan E. Hearing assessment in high-risk congenital diaphragmatic hernia survivors. *Int J Pediatr Otorhinolaryngol.* 2010;74:1176-1179.
56. Sadler TW. The embryologic origin of ventral body wall defects. *Semin Pediatr Surg.* 2010;19(3):209-214.
57. Sadler TW, Rasmussen SA. 2010. Examining the evidence for vascular pathogenesis of selected birth defects. *Am J Med Genet.* Part A;152A:2426-2436.
58. Chabra S, Gleason CA, Seidel K, Williams MA. Rising prevalence of gastroschisis in Washington State. *J Toxicol Environ Health A.* 2011;74(5):336-345.
59. Kohl M, Wiesel A, Schier F. Familial recurrence of gastroschisis: literature review and data from the population-based birth registry "Mainz Model." *J Pediatr Surg.* 2010;45:1907-1912.
60. Lam PK, Torfs CP. Interaction between maternal smoking and malnutrition in infant risk of gastroschisis. *Birth Defects Res A Clin Mol Teratol.* 2006;76:182-186.
61. Elliott L, Loomis D, Lottritz L, Slotnick RN, Oki E, Todd R. Case-control study of a gastroschisis cluster in Nevada. *Arch Pediatr Adolesc Med.* 2009;163(11):1000-1006.
62. Draper ES, Rankin J, Tonks AM, et al. Recreational drug use: a major risk factor for gastroschisis? *Am J Epidemiol.* 2008;167:485-491.
63. Benjamin BG, Ethen MK, Van Hook CL, Myers CA, Canfield MA. Gastroschisis prevalence in Texas 1999-2003. *Birth Defects Res A Clin Mol Teratol.* 2010;88(3):178-185.
64. Feldkamp ML, Carey JC, Sadler TW. Development of gastroschisis: review of hypotheses, a novel hypothesis, and implications for research. *Am J of Med Genet.* 2007;143(A):639-652.
65. Lobo JD, Kim AC, Davis RP, et al. No free ride? The hidden costs of delayed operative management using a spring-loaded silo for gastroschisis. *J Pediatr Surg.* 2010;45:1426-1432.
66. Jensen AR, Waldhausen JHT, Kim SS. The use of a spring-loaded silo for gastroschisis: impact on practice patterns and outcomes. *Arch Surg.* 2009;144(6):516-519.
67. Riboh J, Abrajano CT, Garber K, et al. Outcomes of sutureless gastroschisis closure. *J Pediatr Surg.* 2009;44(10):1947-1951.
68. Lao OB, Larison C, Garrison MM, Waldhausen JHT, Goldin AB. Outcomes in neonates with gastroschisis in US children's hospitals. *Am J Perinatol.* 2010;27(1):97-101.
69. Hwang PJ, Kousseff BG. Omphalocele and gastroschisis: an 18-year review study. *Genet Med.* 2004;6(4):232-236.
70. Mortellaro VE, St. Peter SD, Fike FB, Islam S. Review of the evidence on the closure of abdominal wall defects. [published online ahead of print Dec. 15, 2010]. *Pediatr Surg Int.* http://www.springerlink.com/content/750nlhp22gr15334/.
71. Kleinrouweler CE, Kuijper CF, van Zalen-Sprock MM, Mathijssen IB, Bilardo CM, Pajkrt E. Characteristics and outcome and the omphalocele circumference/abdominal circumference ratio in prenatally diagnosed fetal omphalocele. [published online ahead of print, Feb. 16, 2011]. *Fetal Diagn Ther.* http://content.karger.com.ezproxy.welch.jhmi.edu/produktedb/produkte.asp?DOI=000323326&typ=pdf.
72. Clifton MS, Heiss KF, Keating JJ, Macay G, Ricketts RR. Use of tissue expanders in the repair of complex abdominal wall defects. *J Pediatr Surg.* 2011;46:372-377.

第10章
气 道 异 常

艾伦·多伊奇，MD FACS，FAAP

萨菲娜·卡拉尼，MD FRCSC

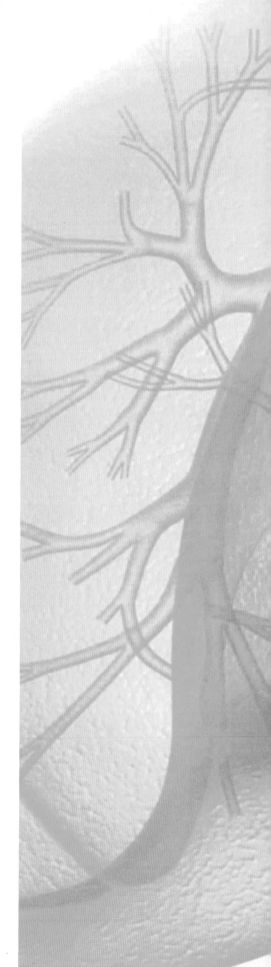

本章概要(续)

其他影响声门的疾病

声门下区气道异常

声门下狭窄

　病理生理学

　临床表现

　管理和治疗

其他影响声门下区的疾病

气管和支气管区的气道异常

气管食管瘘

　病理生理学

　临床表现

　管理和治疗

　病程及预后

其他影响气管和支气管的疾病

气管切开术

评判性思维问题:女婴沃尔特斯

案例分析和评判性思维问题

　案例 1:女婴蔡斯

　案例 2:男婴汤普金斯

　案例 3:女婴伍德森

　案例 4:杰克逊·布拉克

　案例 5:詹姆期·布罗迪

　案例 6:女婴霍克

　案例 7:男婴特纳

选择题

参考文献

关键术语(续)

组织测试	气管造口术	前庭狭窄
扁桃体肥大	气管切开术	声带麻痹
气管肿块	会厌谷	声带结节
气管食管瘘 (TEF)	会厌谷囊肿	鼻犁骨

本章目标

读完本章后,你将能够:

1. 列出几种可能需要实施气管切开术的小儿气道异常。

2. 气管切开套管出现紧急事件的处理和管理。

3. 如何为近期诊断为鼻后孔闭锁的患儿提供稳定的气道?

4. 确定了新生儿罗宾序列在手术解除气道梗阻中的治疗。

5. 提出几项能够降低那些需要进行气管插管和长期呼吸机治疗早产儿发生声门下狭窄危险的方法或技术。

6. 说出不同类型的气管食管瘘。

7. 描述喉骨软化症的呼吸道管理。

■■ 女婴沃尔特斯

你是白班呼吸治疗师(RT),在一个Ⅳ级新生儿重症监护室(NICU)工作,正在照顾女婴沃尔特斯,她是一位 27 周胎龄的早产儿,现在 5 个月。她被诊断患呼吸窘迫综合征(RDS)和支气管肺发育不良(BPD),带着最小号的呼吸机,自主呼吸每分钟 35 次,潮气量为 5～7ml/kg。2 周以来她经历了三次拔管失败,每一次重新插管都是因患儿呼吸困难,喘鸣并有可能发生呼吸衰竭。在今晨的多学科小组查房中,讨论为其制定另一种拔管方案。团队就改善今天的治疗效果,问你还有什么好的建议。

气道是一个复杂的网络结构,导致儿童气道阻塞的原因有很多。喘鸣是气道畸形中最常见的临床表现,它会影响我们对患儿确切病因的判断。对于大多数异常,呼吸治疗师的作用是维持气道稳定、术前术后氧合及呼吸管理。

儿科处理气道异常,通常需要查找解剖结构上的改变,并结合临床症状和体征。气道是一个巧妙的系统,由许多特殊的结构组成,从整体发挥功能。掌握解剖位置和病变的影响有助于形成很好的鉴别诊断思维并制订有效的治疗方案。本章讨论的是气道异常,下面将以解剖层次的顺序为框架进行讲述:

- 鼻道和鼻咽
- 口腔及口咽
- 声门上区
- 声门（声带）
- 声门下区
- 气管和支气管

本章讲述的并不是所有的气道异常，而只是从各级气道的某一方面的障碍进行讲述。如果涉及到其他气道障碍性疾病时，在每个部分的最后会简要描述一下呼吸治疗师的支持。大多数畸形呈自限性或经外科手术干预后能够矫正，使其继续发育至成人，不受反复发生呼吸困难的困扰。表 10-1 为本章中描述的所有疾病的列表。之后介绍有关小儿气管切开术和气管造口的治疗方案。

表 10-1　不同解剖层次上的气道异常	
解剖层次	异常
鼻腔和鼻咽	鼻后孔闭锁
	鼻后孔狭窄
	唇裂
	鼻腔肿物
	错构瘤
	腺样体肥大
	前庭狭窄
口腔和口咽	罗宾序列征
	扁桃体肥大
	巨舌症
	扁桃体周围脓肿
	咽后脓肿
	先天性血管畸形
声门上区	喉软骨软化症
	会厌炎
	会厌囊肿
	异位甲状腺组织囊肿
	喉囊肿
声门	复发性呼吸道乳头状瘤病
	声带麻痹
	网状声带
	声带结节
	咽喉反流
声门下区	声门下狭窄
	声门下囊肿
	声门下血管瘤
	喉气管支气管炎（哮吼）
气管和支气管	气管食管瘘
	渗出性气管炎
	气管扩张
	气管压缩

鼻腔和鼻咽气道异常

当婴儿或儿童出现鼻孔阻塞时需要快速评估以促进其有效的通气。新生儿鼻咽阻塞的原因通常是先天性的，幼儿和学龄儿童鼻咽阻塞的原因更有可能是异常组织生长和异物。引起病理性鼻塞的原因最常见的是闭锁，也将在这一节中详细地讨论。其他可以导致鼻腔和鼻咽阻塞的因素，将在本节的最后部分论述。

鼻后孔闭锁

鼻后孔闭锁是一种先天性异常，鼻道后壁形成一个盲端，导致鼻和鼻咽之间的通道完全被阻塞。鼻后孔闭锁是最常见的先天性鼻部畸形，可以发生于单侧或双侧，每 5000～8000 出生人口中会有 1 人出现双侧鼻后孔闭锁，而单侧闭锁是最常见的畸形，发生率通常是双侧的两倍。

通过大量调查显示，先天性鼻后孔闭锁可以一种缺陷出现或与多种组织缺陷相伴发生，如 CHARGE 综合征、眼部缺陷、脑部畸形、鼻后孔闭锁、智力发育不全、生殖器发育不全和耳畸形等(2)。

病理生理学

鼻后孔位于鼻后方，正常情况下是开放的。鼻后孔闭锁时，由骨和膜样组织组成的阻塞"墙"，导致经鼻呼吸困难。这对于新生儿来说是很严重的，因为 50% 的新生儿只会用鼻子呼吸，这意味着如果鼻子阻塞，他们是不能通过口腔呼吸来代偿的；这种代偿能力在 6 周～6 个月才可能获得(3)。

导致闭锁的生理学或胚胎发育机制尚不清楚。已有几个学说提出系胚胎发育早期多个内胚层或中胚层发育异常所致。大概发生在孕第 4～11 周(4)。母体甲状腺功能减退可能是另一个发生闭锁的潜在风险(5)。

临床表现

双侧闭锁通常发生在患儿出生时，表现为明显的气道阻塞、喘鸣及反常性发绀，即当患儿开始哭啼时其皮肤会变成粉红色，这是因为他（她）因张口哭泣同时张口呼吸，使其气道阻塞得以暂时缓解。单侧闭锁的患儿通常 5～24 个月时会有单侧鼻塞和持续性流涕的症状(5)。

有很多既经济而且无痛苦的方法可用于初步判

断是否闭锁。例如,医生可以拿一丝棉絮或一缕棉花(从棉签上很容易获得)放在每个鼻孔前:如果存在鼻后孔闭锁,棉絮(或棉缕)将不随呼吸而动。同样,在鼻孔下放置一个玻璃,玻璃上不会随着呼吸运动出现气雾,并且用听诊器听不到气流经鼻孔流动的声音。更传统的方法是润滑鼻腔后插入鼻导管,然后在每侧鼻孔小气量的抽吸,导管通过鼻后孔如果蜷缩在了鼻咽部则有助于诊断鼻后孔闭锁。但这种技术并不适用于儿童,可能会出现假阳性。旁鼻内窥镜、比较细小的光纤镜或硬式鼻镜甚至耳镜都可以用于鼻后孔闭锁的诊断。

明确诊断鼻后孔闭锁的方法是计算机断层扫描(CT),它可以显示骨和软组织解剖(图10-1),并可将解剖图像记录下来。内窥镜微创手术技术的使用大大改善了鼻后孔闭锁的手术治疗(6),这种方法可同时了解鼻前孔的情况,使解剖结构更加清楚。

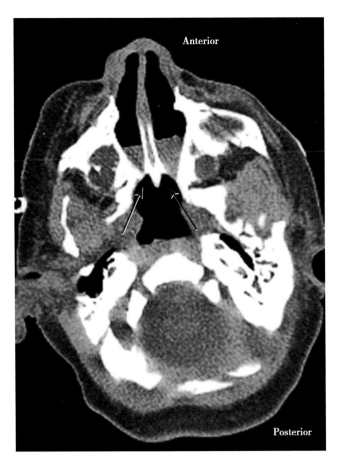

图 10-1 鼻后孔闭锁(源自 Ellen Deutch MDFACS,FAAP 许可)

管理和治疗

 短期处理双侧闭锁可以通过气管插管或者母乳喂养开放婴儿气道,这两种方法都很安全。气

管插管可能更实用,但是它需要一直保留到术前。

最好的处理方式就是在鼻后孔处行切开扩张术(拉伸增加手术切口的直径),有些病人可能会恢复一些功能。手术预后的风险包括中枢神经系统(CNS)损伤(7),再狭窄或鼻后孔闭锁加重,有可能导致气道阻塞的复发。

鼻支架的方法和材料有很多,使用哪种方法和材料取决于外科医生的偏好(8,9)。鼻支撑器可以保持鼻孔通畅。一类是完全放置在鼻内,另一类是放置在鼻前孔。一种方法是通过缝合固定;犁骨被其他结构完全包围(鼻中隔后部)和上翼骨(鼻中隔前或外侧),保证当吸痰或进行其他操作时不易脱落。所有支架植入时都需要谨慎并维持呼吸道开放,这些狭窄的通道是新生儿的唯一功能气道(图10-2)。鼻孔和上翼骨可能会出现损伤或坏死。

虽然单侧闭锁是双侧闭锁的两倍,一般症状轻微,婴幼儿可以耐受(10)。由于症状不明显,单侧后鼻孔闭锁修复手术经常会推迟到至少1岁,目前仍没有一个确切一致的手术时间(2)。

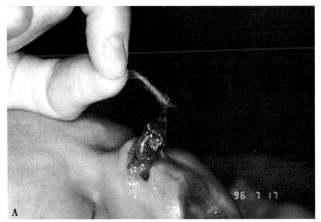

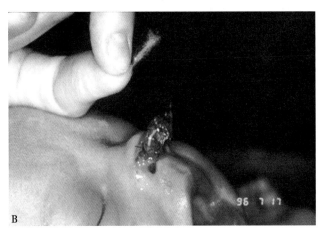

图 10-2 鼻后孔闭锁修复
(源自 Ellen Deutch MDFACS,FAAP 许可)

病程及预后

鼻后孔闭锁最严重的并发症是术后再狭窄，也被称为顽固性鼻后孔闭锁。某医院发现，9.8% 的患者发生再狭窄，最多可能通过六期手术才能完全修复(11)。经历了一期修复的新生儿，大多数在 24 至 48 小时内气管切开术后有肺部并发症(12)。一旦手术修复完成，没有再狭窄的表现，没有持续的后遗症患儿就可以正常发育了。

其他影响鼻腔和鼻咽的疾病

鼻后孔狭窄是鼻后孔缩窄但不完全阻塞，根据病情的严重程度，通常需经手术处理。鼻孔前方的骨性开口称为"梨状孔"，先天性梨状孔狭窄属前鼻狭窄，如果症状明显，可以通过外科手术扩大梨状孔。鼻软组织病变称为前庭狭窄，可以发展为一种罕见的鼻后阻塞，通过物理检查很难识别，也很难修复。呼吸治疗师使用各种设备监测对鼻造成的损害也是很重要的原因，包括鼻支架、鼻塞、鼻无创面罩或用于或鼻子上的其他设备。

一个完全的唇裂（在孕周 12 周以内两侧唇没能完全融合在一起）也包括鼻子（图 10-3），患儿的鼻腔及鼻咽腔完全开放。受先天性因素或综合性条件影响，可能引起：慢性鼻阻塞，面部生长受影响，包括面中部发育不全，如 21- 三体综合征（唐氏综合征）；Crouzon 病；颅缝早闭。也有各种常见的情况会导致不同的面中部发育不良，包括单鼻孔和严重的发育迟缓(13)。

鼻内异物是年幼儿童常见的问题。通常发生在单侧，表现为单侧鼻漏（一个鼻孔分泌物）和擦伤（被划伤或磨损等引起的组织破坏），并伴有难闻的气味。纽扣、电池是一种特殊异物，因其具有侵蚀性，可出现单侧"黑巧克力"鼻漏；若侵蚀鼻中隔可造成永久性的穿孔，一旦发现即需紧急的去除。

鼻内肿块可引起鼻塞，应仔细的鉴别诊断。鼻息肉在儿童中发病率很低，可能与囊性纤维化有关。例如，上颌窦鼻后孔息肉，发病时上颌窦向后扩大直至填塞后鼻孔甚至可能继续扩大，在口咽软腭游离缘下面可以看到鼓出的息肉组织。

皮样瘤、胶质瘤、脊髓脊膜膨出和畸胎瘤等先天性异常，往往出现在中线位置，表现为鼻内或鼻外息肉。与颅内相连接的部分以及突出的内容物取决于病变的类型；重要的是要考虑到患儿的病变可能包含脑组织。

错构瘤或"毛息肉"，是一种先天性的鼻内肿块，它可能出现鼻后的咽鼓管内口附近（与鼻咽鼓管连接中耳）。

腺样体肥大（腺样组织的增大）可能是最常见的儿童鼻塞的解剖学原因。腺样体系位于鼻咽的淋巴组织（图 10-4），在鼻后孔之后，是免疫系统的一部分

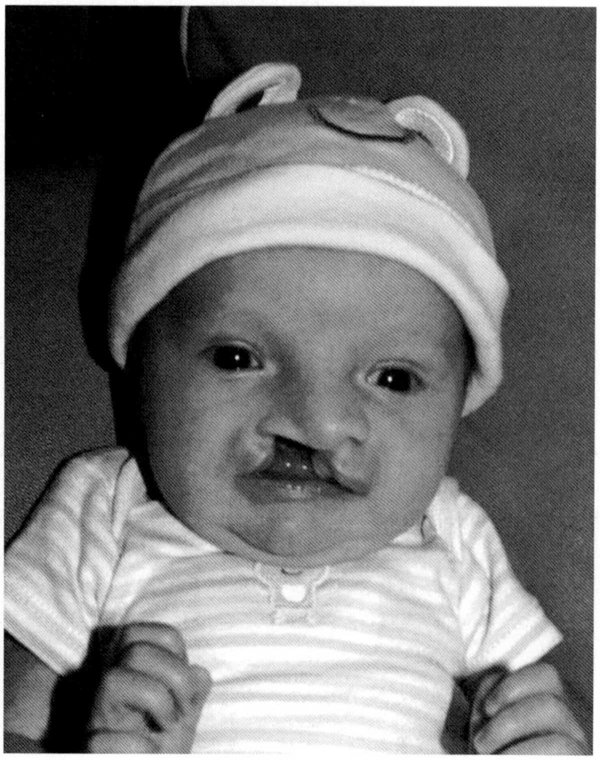

图 10-3 唇腭裂患儿照片（源自 Kimberly A. Kimble BS, RRT-NPS，以及 DannyR. Kimble Jr, RRT-NPS 许可）

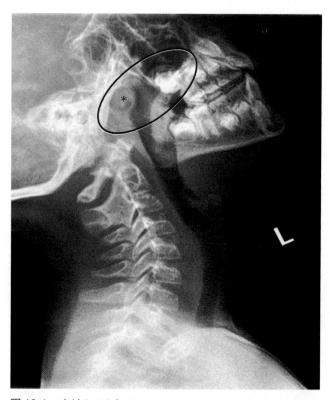

图 10-4 腺样体（源自 Ellen Deutch MDFACS, FAAP 许可）

（14）。出生后一直持续生长至儿童期约 4～8 岁时，此后才开始萎缩（15）。严重的腺样体肥大会引起阻塞性睡眠呼吸暂停。

🌀 排除先天性因素，传染病和炎症都是鼻塞的原因。小儿气道阻塞的常见原因是鼻子和（或）鼻窦病毒性感染。由于鼻咽腔狭小，儿童（特别是婴儿期）在病毒感染期间会有显著的气道阻塞声响或"嘈杂的呼吸"，这时医生应仔细鉴别原因，感染控制后会消失。

对鼻腔内的每一个的异常结构使用呼吸支持，都应根据气道阻塞的程度和随后的呼吸窘迫程度来决定。如果 SpO_2 小于 92% 应重新改善通气功能，常见的非手术治疗是氧疗。

口腔及口咽的气道异常

口腔是指从口延伸到软腭的部分。继而从软腭到会厌是口咽部分。口腔及口咽是呼吸道和消化道共同的通道，如果口腔和口咽部有异常，对于两个系统均有影响。这些异常结构包括罗宾（Robin）序列征，扁桃体肥大，巨舌，各种脓肿等。罗宾序列征比其他异常结构更最需要 RT 干预或口咽支持，因此将更详细地讨论。

罗宾序列征

罗宾序列征，以前被称为皮埃尔 - 罗宾综合征，经典表现是一组三联征即小颌异常（畸形或后缩），舌后坠（舌头阻塞气道）和腭裂（在妊娠期的前 12 周，部分硬腭未能完全融合在一起，留下口腔和鼻腔之间的连接）。罗宾序列征通常是在妊娠期诊断和治疗的，但它往往会导致气道阻塞，外科干预之前需要进行健康指导。很少有研究调查罗宾序列发病率的，但在丹麦的一项研究调查中发现，罗宾序列发生率为 1/14 000（16）。常见的罗宾序列征有关的综合征包括 Stickler 综合征、腭心面综合征（也称为 22q11）和 Treacher Collins 综合征及先天性面部发育不良综合征（17）。患儿一旦诊断该综合征更有可能出现发育迟缓（17）。

病理生理学

胚胎发育中，下颌骨发育不良可引起舌后坠。这会阻碍硬腭发育，导致正中腭裂（17）（图 10-5）。这发生在孕周 4～8 周（18）。腭裂不是罗宾序列征诊断的

必需条件。下颌骨发育异常的问题，可能与遗传或综合征有关。

罗宾序列征可能是宫内发育迟缓的继发性畸形，发育不良阻碍了下颌骨发育（16）。研究表明，罗宾序列征继发畸形可能通过"加快"发育的方法进行保守治疗（临床变化 10-1）。

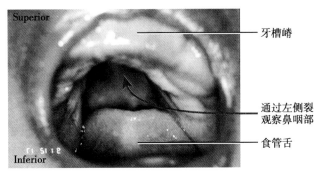

图 10-5　唇腭裂（源自 Ellen Deutch MDFACS，FAAP 许可）

临床变化 10-1

罗宾序列征患儿追赶性生长（16）

在罗宾序列征中发现下颌小的潜在原因之一可能是下颌骨在子宫内的生长能力受到了物理性限制。这可能与胎儿在子宫内时羊水过少、多胎、或颈椎畸形有关。这些婴儿大多没有其他问题，一旦限制被解除（如出生后），下颌骨可能会快速增长和缓解口咽阻塞。这组婴儿通常给予轻微的临床干预即可。

临床表现

主要临床症状是呼吸道梗阻的表现，舌下垂以及通气功能障碍，需要评估严重程度。严重气道阻塞表现为吸气时胸廓凹陷和喘鸣。这些症状在患儿清醒和睡眠时均可出现，所以评估气道阻塞需进行连续性的生命体征监测。明确诊断阻塞性睡眠呼吸暂停综合征需要在睡眠状态下进行（睡眠研究），也可以对反复治疗阻塞性睡眠呼吸暂停综合征后的效果进行评估（19）。

罗宾序列征新生儿经常会发生喂养困难，主要是与缺陷的下颌骨和吞咽困难有关。这主要表现为喂养困难和发育迟缓。

管理和治疗

🌀 罗宾序列征新生儿中有不同程度的呼吸困难和进食困难，下颌缺陷的严重程度有助于确定症状的严重程度。舌后坠通过一些方法可以减轻口咽

部的阻塞。呼吸治疗师可以用一个简单的双手托下颌法进行物理干预，可以立即缓解气道阻塞，但它不是长久的解决方案。俯卧位是最初的干预方式，事实上70%的患儿只需取俯卧位，就可以立即减轻气道阻塞（16）。其他的方法包括使用鼻咽导管通气，如鼻角，改良的鼻导管，甚至鼻胃管，舌前部支架，这将减少舌后坠导致的气道阻塞。

　　紧急的情况下需要一个多学科的方案，包括内科治疗和外科手术（16，17）。对于病情严重的患儿必须采取手术治疗，主要包括舌唇粘连，下颌前移或气管切开。唇舌粘连是将舌头与下牙槽嵴粘连，从而牵拉舌前部。下颌前移涉及到下颌骨的切割和其他的固定装置，它是通过逐渐扩大下颌骨的大小来解除后咽组织的压力。约有10%的罗宾序列征患儿需要气管切开，尤其是当他们有气道以外的异常时（16）。

病程及预后

　　经手术重建下颌骨后，气道阻塞很快缓解，大多数患儿的喂养困难明显得以改善，患儿的发育速度也加快等治疗成功的表现。然而，也有极少数患儿，在增加了食物热量并给予额外的喂养干预措施后，体重和身高的增加还是受到影响。

　　该病的死亡率从0%到13.6%不等。患儿人数相对于普通人群数量比较少，对患儿的长期管理有较大的差异，这些可能都是造成死亡率范围较大的原因（18）。

其他影响口腔和口咽的疾病

　　扁桃体肥大和腭扁桃体统称为扁桃体，位于前、后扁桃弓之间的部分（分别为舌腭弓、咽腭弓），当扁桃体增大后，易引起气道阻塞（图10-6）。它们可以继发多种病原引起的急性感染，如细菌中的链球菌感染，或者是病毒中的EB病毒（EBV）感染和传染性单核细胞增多症等疾病。慢性扁桃体肥大不会是气道阻塞的病因，但与腺体样肥大相关（位于鼻咽部）。扁桃体肿大的症状包括呼吸暂停综合征，鼾声（嘈杂的打鼾）和吞咽困难。治疗包括药物和（或）外科手术如扁桃体部分切除术或扁桃体完全切除术。急性发作时放置鼻咽通气管可以非常有效的缓解临床症状。

　　巨舌症（舌头肿大）最常见于唐氏综合征患儿，也可见于其他原因如黏多糖累积症（一种遗传疾病，导致骨，软骨和结缔组织的缺陷）。巨舌症会引起气道阻塞，特别是在睡眠及肌张力下降时（20）。治疗巨舌症的方式是舌减容手术。

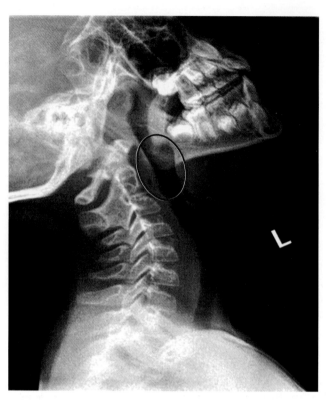

图10-6　扁桃体肥大（源自 Ellen Deutch MDFACS，FAAP 许可）

　　扁桃体周围脓肿，也称为扁桃腺炎，炎症继续向扁桃体的外上侧蔓延，人们认为是因为分布在这些部位的被称为"韦伯腺体"的一些次要的小唾液腺被阻塞所致。典型的症状包括单侧软腭肿胀、因组织团块效应使得悬雍垂向非感染侧移位、说话含糊不清、吞咽困难、吞咽疼痛、牙关紧闭（咀嚼肌痉挛张口困难）以及严重的气道阻塞。治疗包括应用抗生素、切开引流，甚至行扁桃腺切除术（21）。

　　咽后脓肿见于那些在咽后壁形成脓腔的患儿，该病患儿表现出颈部僵硬，颈部疼痛，发烧，颈淋巴结肿大等症状。尽管经静脉运用抗生素治疗可以充分控制其早期的症状，最终的治疗方法是手术，一般是经口内手术的方法（22）。

　　先天性血管畸形可以是动脉、静脉、淋巴或三种组织合并畸形，也可引起气道阻塞。舌部最常见的血管畸形是微囊性淋巴管瘤（俗称为囊状瘤）；因为它的解剖位置，临床症状往往与巨舌症类似。手术切除是根治方式。

声门上区气道异常

　　声门上区是指位于喉声门（声带）的正上方的那部分；它包括会厌、双侧假声带、双侧杓状软骨（包含楔形和有角的软骨）和双边杓会厌皱襞即连接会厌与杓状软骨的那部分软组织（如图 10-7 和图 10-8 所示）。声门以上的气道可变性非常大,可以在溺水时保护气道和防止吸入胃内容物。异常情况包括喉软骨软化症、会厌炎、会厌囊肿、异位甲状腺组织及囊肿以及喉囊肿。

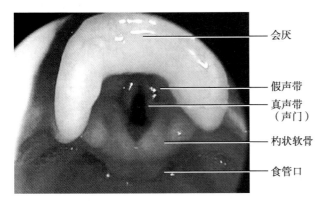

会厌

假声带

真声带
（声门）

杓状软骨

食管口

图 10-7　喉部解剖结构（源自 Ellen Deutch MDFACS, FAAP 许可）

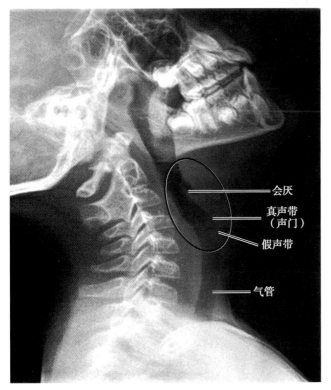

会厌

真声带
（声门）

假声带

气管

图 10-8　声门上及声门区（源自 Ellen Deutch MDFACS, FAAP 许可）

喉软骨软化症（喉软化）

喉软化是最常见的喉部异常,也是导致喉部喘鸣最常见的先天性疾病（23、24）。尽管它是先天性的,如果气道没有受到任何因操作不当而造成的损伤或

创伤,通常没有早期症状,直到大约 2 周症状才会出现（23）。

病理生理学

喘鸣是由于会厌、杓状软骨脱垂等声门以上结构朝向气道中央突起或塌陷造成的,这种阻塞造成气道湍流增加吸气时气体向气道中央聚集。管形或 Ω 形会厌由很多结构组成,杓会厌皱襞过短,多余的黏膜组织覆盖杓会厌可能导致那些特殊患者气道的梗阻。目前在到底是神经系统性病因还是结构异常（如未成熟的软骨病）所导致本病上还未形成共识（23）。

临床表现

喉软骨软化症的喘鸣有一个特点,即吸气时、高音调、振动较大。喘鸣音一般多出现在患儿安静并且清醒时,劳累或哭泣时大多听不到。在许多情况下,音调会变低,喘鸣完全缓解大约要到 12～24 个月（24）。喘鸣加重通常与喂养、兴奋、激动、哭泣和仰卧位有关。严重喉软骨软化症可能会出现生长迟缓、喂养困难、吸入异物、呼吸暂停、缺氧、复发性发绀、肺心病等其他器官损害（25）。

经内窥镜检查可明确诊断。因为这是一个动态的病变,在患儿平静并且清醒时是使用光导纤维喉镜检查声门上脱垂与结构异常导致喘鸣的最佳观察时机。如果患儿是烦躁的,喘鸣可能会暂时性得以缓解。一般情况下,喘鸣音在患儿清醒着时比睡眠时更明显,除非是已经非常严重了。

喉软骨软化症患儿大多数伴有胃食管反流症（GERD）和（或）喉咽反流（LPR）（胃酸反流到咽和喉部）（24）,这两种疾病可以彼此影响并加重。

其他不同的喉软骨软化症可影响睡眠、喂养和运动,前面已叙述（26,27）（详见临床变化 10-2）。喉软骨软化症和其他气道病变之间的关系,如声门下狭窄或声带麻痹,这些都是有争议的（29）可能与胸腔内负压增加有关。

临床变化 10-2

获得性喉软骨软化病（28）

继发性或获得性喉软骨软化症还包括声门上结构的塌陷和阻塞气道,但这种情况通常发生在学龄儿童和年长儿具有明显的神经系统问题。相反,先天性喉软骨软化症的儿童和青少年可能有严重的杓状黏膜肥厚,而且病情可能随着时间的推移而加重。

轻度喉软骨软化症被认为是与吸气性喘鸣和偶尔喂养困难相关的一些综合征,可以加重咳嗽、窒息或反流症状(29)。评估喉症的严重程度需谨慎。症状严重的患者可有阻塞性发作发绀、喂养困难、生长迟缓和肺心病(30)。类似于在睡眠研究中持续监测的一种方式,可能会揭示的阻塞性呼吸暂停和血氧饱和度下降的原因。

管理和治疗

大多数儿童先天性喉软骨软化症可治愈。轻度和中度患儿的呼吸道症状通常是最轻微的,可在出生的第一年明显得以缓解。改变体位通常可以减轻气道阻塞。直立的体位,比如白天让婴儿取坐位,夜间取侧卧位往往是有益的。如果阻塞主要来自会厌,俯卧位可以缓解气道阻塞症状。可以考虑气管插管,但通常没有必要。许多儿童喉软骨软化症是已经出现了胃食管反流(GERD)或喂养困难等气道阻塞症状时才开始进行治疗的。

严重梗阻的儿童应考虑外科手术治疗。使用显微喉镜,锐性分离、吸切器或 CO_2 激光进行外科手术,是为了减少或避免损伤其他组织结构。该手术被称为"声门上区成形术"、"会厌成形术"或"杓会厌成形术"(26,31)。对于一小部分伴有额外的神经系统问题的患者,往往必须要进行气管切开术治疗,它能可逆性的减少气道张力。

术后,患者一般都是在重症监护病房接受严密监护,监测血氧饱和度下降程度和呼气、吸气性喘鸣加重等气道水肿等症状。如果气管插管是手术期间完成的,术后可能会很快拔出或者持续一夜即可拔出。拔管后给予常规类固醇和外消旋肾上腺素治疗。术后进食时应谨慎,避免发生吸入异物(32)的风险。

病程及预后

绝大多数的婴儿会随着年龄增加而没有任何临床表现(29),也没有后遗症。相关的并发症包括 GERD 或 LPR、神经系统疾病、先天性心脏病、先天性畸形综合征,或存在继发气道的病变。这些并发症在中度和严重的患儿中更常见。不包括 GERD 或 LPR,25% 至 50% 喉骨软化患儿会出现其他的并发症(25)。改善预后更重要的是治疗并发症。

其他影响声门上区的疾病

会厌炎是一种罕见但严重的情况,解剖学上其实是"声门上喉炎",会导致突发性完全性气道阻塞(典型的感染性会厌炎会在第 16 章中讲述)。会厌炎也可能由热、化学过敏、腐蚀性(33)或机械损伤等因素引起。

两侧会厌囊肿和异位(异常)甲状腺组织可能会出现在舌根或会厌沟(舌根与会厌之间的空间)(图 10-9)。都有可能造成喂养困难和气道阻塞。会厌囊肿的病因假说包括黏液腺管阻塞或发育畸形(34)。大多通过袋形缝合术(去顶病变)成功治愈(34)。异位甲状腺组织可以通过甲状腺扫描明确诊断(35,36),它还将提供是否存在有功能的组织并且定位。对于异位甲状腺组织如果医学管理方法失败了,也可以通过手术切除,这样可以保护舌甲状腺组织(37)。

喉囊肿和气肿是存在于喉室黏膜的异常结构,起源于真假声带之间,均可导致显著的气道阻塞,手术切除是唯一的治疗方式(38)。

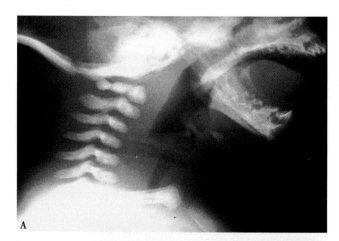

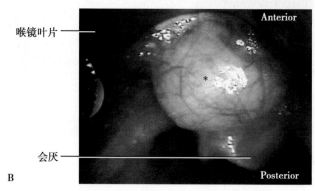

图 10-9　会厌囊肿(源自 Ellen Deutch MDFACS, FAAP 许可)

声门区气道异常

声门(声带)是一个特殊的结构,打开和关闭都很灵活,可以协助完成如语音、气道保护,增加胸内压等多种功能。声带呈 V 形,其前连合(APEX)位于前方,外观呈白色。任何情况,包括损害声带附近组织,都会阻碍声门完整的闭合从而影响气道的密封能力。这种密封能力是呼吸运动时胸腔压力增大后进一步增加声门压力必要的准备活动,如咳嗽和完成瓦尔萨瓦手法用来促进排便。相反,妨碍声门开放,限制气道通畅,可以导致喘鸣或呼吸窘迫。与声门相关的一些异常包括复发性呼吸道乳头状瘤病、声带麻痹、网状声带、声带小结、咽喉反流等。

复发性呼吸道乳头状瘤病

复发性呼吸道乳头状瘤病(RRP)是喉部最常见的良性肿瘤。RRP 是由人乳头瘤病毒(HPV)引起的病毒性疾病,一般传染源自母亲,这些被传染的患儿可能无任何症状(39)。喉部 RRP 组织学检查是通常是良性的,恶性病变是比较罕见的,预后与病变性质有关(40,41)。它可以导致严重的气道阻塞,如果没有足够的气道支持,结果是致命的(图 10-10)。

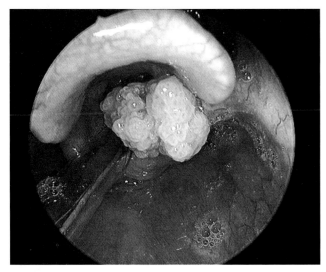

图 10-10　原发性呼吸系统乳头状瘤病(源自 Ellen Deutch MDFACS,FAAP 许可)

病理生理学

引起 RRP 的最常见的 HPV 亚型是 11 和 6 型;11 型往往是更致命的,更倾向于参与肺损害,阻塞症状,治疗方式是气管切开(39)。尽管 RRP 最常发生在声门纤毛和鳞状上皮交界处,这些疣状型(向外生长)病变可以出现在喉内部的任何部位,也可以出现在整个呼吸道,从口腔及鼻前庭一直到远端支气管(39,41)。

临床表现

RRP 的临床表现很多,但往往最初的表现是声音嘶哑。声音嘶哑也可能是其他的感染和非感染性疾病影响喉部的一种非特异性表现,但任何患儿发生持续的声音嘶哑,特别是很严重或进行性加重时,需要彻底查明原因。RRP 可以出现喘鸣、呼吸窘迫、慢性咳嗽、吞咽困难、呛咳发作,反复发作的肺炎、呼吸急促;所有这些症状可以很容易被误认为哮喘、喉炎、过敏、支气管炎和声带小结(42),这些都可以通过内窥镜检查进行鉴别从而明确诊断 RRP。

管理和治疗

治疗的主要目的是防止病灶再生。RRP 喉切除通常在全麻下进行,用刚性喉镜稳定喉头,借助显微仪器使用激光和(或)吸引器在喉部切除病灶,应特别注意保护下层结构。术中可以通过传统的方式或气管插管实现通气,为避免再次插管和拔管,甚至可以间歇性喷射通气,虽然这种方式理论上可能会导致人乳头状瘤病毒在气管远端的传播风险,且增加术后水肿的风险,但总体上会显著提高患儿的手术效果。RRP 经常复发,但复发率个体差异很大。3 岁前的儿童中发展往往更频繁,复发几率更大,大多数的治疗是需要手术切除的(39)。在更严重的情况下,可能需要气管切开术。这种方式可能还有待商议,因为有人认为这种方式会再次加重病情。另外还施以一些辅助医学疗法,通常有良好的初始疗效和多变的长远疗效(临床实证 10-1)。

病程及预后

虽然没有好的方法治愈 RRP,但它通常是一种良性疾病,能获得及时治疗。该病可导致患者语音障碍,同时显著的增加社会和家庭经济负担。患儿经常住院手术,HPV 导致 RRP 患儿家庭的负面影响,从而使这些家庭受到社会的议论。它可以在患者生存期内反复复发,有极少数患者在 20 岁之后病情缓解(45)。

> ● **临床实证 10-1**
>
> **RRP 治疗**
>
> RRP 的最新治疗的辅助药物包括 α- 干扰素、腮腺炎疫苗、吲哚 -3- 甲醇和病灶西多福韦(41)。全身性应用心得安的作用也正在研究中(43)。美国儿科学会对"加德西"预防性疫苗的研究还处于临床实验阶段,对象包括一些男性、女性患儿(44);对气道病变的治疗效果目前尚不清楚。

其他影响声门的疾病

声带麻痹是喉神经控制声带运动的冲动中断。它是继喉软骨软化症之后第二个最常见的喉部异常。它可以是单侧的或双侧的，通常是神经系统异常的结果。双侧声带麻痹必须查找原因如脑出血、脑积水、甚至阿-莱二氏畸形导致脑干脑疝等(30)。

双侧声带麻痹会导致声带活动受限（延伸或打开），处于静止状态或者是内收受限（并列或关闭）的位置。如果声带活动受限，那么患儿可能会出现喘息声，甚至吞咽时声门不能关闭。儿童声带内收受限和气道阻塞，此时呼吸音可能正常。这种情况通常需要气管插管(46)。其他喉部手术治疗不常见，因为随着时间的推移一些因素和方法的改进可以使气道再次开放，从而改善音质。

喉返神经支配喉部大部分肌肉运动和黏膜感觉，因此单边声带麻痹需要仔细检查整个喉返神经。这个神经是迷走神经的一个分支，从颈部延伸到胸部，绕着主动脉弓和右锁骨下动脉上升到颈部，支配喉部运动及黏膜。单侧声带麻痹的常见原因是心脏或甲状腺手术过程中的医源性损伤。如双边瘫痪，说明脊髓受压瘫痪，可表现出不同的气道阻塞时的喘鸣音表现。瘫痪的脊髓可以自行恢复，或随着时间的推移，正常的声带可以代偿另一个瘫痪的声带(47)。在某些情况下，可以考虑外科手术干预，比如，声带受限后可通过注射填充物质或喉返神经移植术(47)。

另一个影响声带的疾病是网状声带，即靠近前联合处两个声带之间有个膜样的组织。这种喉部开口的发育不完全是在妊娠期形成的。这种情况可以单独存在或与诸如22q11，原名软腭-心-面综合征合并存在(48)。网状声带还可以因气管插管、反复切除前联合处的乳头瘤病，或其他干预措施所造成医源性损伤。治疗可能由内窥镜下裂解网膜或手术切除和（或）喉气管重建术，手术的程度依赖于网格的厚度。

声带小结也会导致声音嘶哑，并且可能是由过度使用声带造成的。这些胼胝样病变通常出现在声带中前方三分之一的交界处。急性结节较软，也可迁延不愈成为慢性成熟节结。治疗通常使用语音发音疗法。很少用外科手术干预，除非是一些特殊情况。

胃内容物通过食管反流至咽部(LPR)可引起喉后部区域的炎症。食管反流也可引起喉的变化包括对声门上区、音质变异和声音嘶哑，声门肿胀导致吞咽困难等。最初的治疗方式是保守治疗，病变位置和进食变化及抗反流药物均可考虑。对于一些严重的病例，如胃底胃食管交界处的病变，可能必须采用外科手术治疗(49)。

> ■■ 与同事讨论了女婴沃尔特斯先前拔管的情况，在核对 RT 图表记录之后，你目前最应该注意的是她的吸气性喘鸣，外消旋肾上腺素似乎对它并没有多大作用。通过观察你要与床边医生和护士配合，为婴儿拔除插管做好准备。

声门下区气道异常

在婴儿和儿童，声门下气道是最狭窄的部分，因此它是气道内创伤后最容易水肿的区域。新生儿声门下气道直径至少应达到4mm(50)，更小的气道半径将导致呼吸和气道空气涡流的压力显著增加。由于声门下气道对应的外部组织是环状软骨，所以声门下气道不能扩张。虽然气管"环"是真正的弧形结构，但环状软骨是一个完整的环状结构，因此使用气管导管不能使其扩张(51)。因为狭窄和不可被扩张，使这个区域容易受到任何炎症，疤痕或团块阻塞，造成严重的呼吸困难。最常见的声门下气道异常被认为是的声门下狭窄；其他的因素包括声门下囊肿、声门下血管瘤和喉气管支气管炎（哮吼）。

声门下狭窄

因声门下变得狭窄而导致喘鸣，被称为声门下狭窄，主要在吸气相，严重可以变为双相性呼吸困难。插管是引起继发性声门下狭窄最常见的原因(50)，尤其在早产儿危险性更高，这可能跟他们需要长期插管有关。也有先天性声门下狭窄。

病理生理学

患有先天性声门下狭窄患者的气道腔是椭圆而不是圆的，而他们的声带功能是正常的(42, 50)。对声门下狭窄行气管插管时，容易损伤黏膜和其下层的软骨而形成瘢痕，从而进一步加重管腔狭窄。这种声门下狭窄的演变过程是：气管急性期水肿，慢性炎症阶段，气管硬化、瘢痕性狭窄。

临床表现

声门下狭窄的临床表现为吸气性喘鸣。当插管引起声门下狭窄时，拔管后不久会听到吸气性喘鸣音。上呼吸道水肿后采用一般的治疗方式是不能缓解的，如吸入外消旋肾上腺素或静脉注射糖皮质激素。可以通过内窥镜的方式评估其严重程度，根据 Cotton-Myer 评分进行系统分类：从最轻的阻塞到最严重的阻塞，Ⅰ级是约 0～50% 管腔阻塞；Ⅱ级是 51%～70% 管腔阻塞；Ⅲ级是 71%～99% 管腔阻塞；Ⅳ级是管腔完全阻塞（52）。

■■ 医疗小组集体决定继续对女婴沃尔特斯进行拔管，护士应在拔管前大约 6 小时准备好一定剂量的地塞米松，以防在拔管时造成的任何呼吸道水肿。你应该在床边准备好再插管的设备，同时应随时记录女婴沃尔特斯的生命体征变化情况，每 30 分钟向医生报告一次。从喉部拔除插管时应当注意从她的鼻腔给予持续气道正压通气以提供气道额外的通气稳定。如果对女婴沃尔特斯这个尝试失败了，医生应描述声门下狭窄的程度并给出相应的处理意见，这时应向小儿耳鼻喉科请求会诊。你和护士继续配合。

管理和治疗

一旦怀疑患儿有声门下狭窄，需要一个团队治疗。在某些情况下，声门下狭窄可保守治疗，观察病情变化即可。在病情稳定的情况下，声门下区可使用内窥镜进行治疗。缓慢的球囊扩张和局部药物治疗可能会减轻继发性的狭窄。其他情况，气道可能受损明显，可能需要进一步行外科手术治疗。手术治疗包括扩张，环状软骨分离，喉气管的重建，环状软骨切除和气管切开术。

■■ 起初女婴沃尔特斯对拔管的耐受性很好，条件是 CPAP：$7cmH_2O$ 和 FiO_2：0.30。大约拔管后 20 分钟，开始出现吸气性喘鸣，即使改变体位使她直立给予一次性吸入外消旋肾上腺素都不能改善症状。你还注意她胸廓的起伏及鼻翼情况。又过了 20 分钟后，FiO_2 增加到 0.60 得以维持 SpO_2 大于 90%。回到患儿病床边你重新评估她的情况后给医生打电话。治疗团队都认为女婴沃尔特斯的呼吸窘迫不太可能改善并决定重新插管。医生再次插管期间如果有任何困难，需要小儿麻醉科的协助。

几种用于治疗声门下狭窄的手术都要机械地扩大气道的软骨框架结构。环状分离的原理是基于环状软骨形成一个完整的环，切割环可以稍微打开它从而扩大气道腔。这个操作须在患儿病情稳定时进行，只需要最小的通气支持（53）。这个操作需要充分暴露环状软骨的最前中线部分后，行垂直切口，使环状软骨环有个小的开口。通常，婴儿气管切开 7～10 天后拔管。

喉气管的重建通常是一个开放的过程，经常涉及到从甲状软骨或更常见的肋软骨部取软骨后进行前、后软骨移植才可能扩大喉气道口径。这种方式可以通过一个或两个阶段完成，再加上后续的内窥镜治疗。一期手术包括插入和移植（s），拔除现有的气管插管，并缝合气管插管伤口。患儿离开手术室后，需要口或鼻气管导管支持，数天后才能拔管。二期手术是气道重建，气管插管的切口在左侧远端区域时，拔除气管插管后能够更长时间保证气道足够的开放，这一点已被证实。短期内支架可在术后重建部位固定。支架放置须在内镜支持下进行，术中如果出现异常，如支架破碎，则可能会出现窒息（54）。在特定的情况下，软骨移植物放置在环状软骨后方内窥镜处（55）。经过这些处理，以期使血管重建及移植物存活，使管腔扩张。喉气管重建同时也有一些并发症，包括骨气胸、移植骨吸收，或移植骨块脱出等。

在选择环状软骨气管切降术时，有一个区域面积会非常局限或非常严重的缩小。在这个过程中，不是去扩大缩小面积，而是将狭窄的部分和周围的软骨完全移除，并且把远端和近端气道重新连接。其中的风险包括声襞瘫痪，因为手术时是在喉返神经通过的区域进行（53）。需将患儿下巴和胸部之间进行缝合，以防止颈部扩展引起牵拉。潜在的术后并发症包括气道重建的断裂，这可以是致命性的，但最初可能就只表现为皮下气肿（42）。完成再插管时必须非常谨慎，因为患者通过假的通气道或创建一个新的通气方式时风险非常大。

另外，如果气管插管的患儿有其他情况需要推迟重建，这时气管造口术可能是最稳妥的选择，可以随时进行处理一直到患儿情况好转。气管造口管置于声门下远端的气管，并绕过这个较狭窄的水平。

而影响声门下狭窄患者个体易感性的因素尚不完全清楚，适当谨慎地处理气道通气和改善肺功能可以减少机械通气的必要性。以下这些因素可能是有益的：

1. 用温和的技术来减少气管插管带来的损伤（如越困难的插管，可能越需要专业的人员进行操作）。

2. 根据患者的气道大小和通气的要求，使用最小并且有效的气管插管(ETT)。根据患儿声门下病理情况,需选择的 ETT 很可能比预计的要小。

3. 确保减少 ETT 和病人在呼吸运动时彼此摩擦所产生的摩擦力,必要时需重新定位。这可能需要具有重复定位功能的 ETT,无论何时都应注意嘴唇或脸颊的活动,这样气管插管就不会与声门下气道相互摩擦。

4. 对疑似 GERD 或 LPR 的患者进行处理。在收缩和呼吸用力时反流情况可能加重,因强大的胸腔内压力使胃液从食管和胃进入咽喉部(42, 53)。

> 再次使用 3.5 无卷边 ETT 插管后,医生告知女婴沃尔特斯的父母存在声门下狭窄的可能性。并建议请一个耳鼻喉科医生会诊,他们欣然同意。
>
> 儿科喉内窥镜(ENT)检查专家发现该患儿有 II 级狭窄。耳鼻喉科医师建议气管重建之前进行气管插管机械通气,至呼吸系统功能稳定后再撤机。沃尔特斯的父母同意气管插管,但要求一个更具体的时间表和治疗目标以及护理计划,未来一周将成立一个多学科小组。

其他影响声门下区的疾病

声门下囊肿也可以存在于声门下区。它们可以是先天性的(56),但更多的是继发于气管内插管形成的囊肿。更有意思的是,插管时间并不被认为是声门下囊肿发展的一个关键因素(57);早产和 GERD 往往被视为相关性因素(58)。声门下囊肿通常更多见于左侧。有一种理论假设,因为大多数人是右撇子,并且大多数经喉镜插管是右手插管,他们可能施加更大的压力,因而插管时对声门下左侧造成了微小的创伤(57)。

声门下囊肿有时有明显的影像学改变,但内窥镜检查才能明确诊断。治疗方法是手术切除或囊肿造袋,可通过显微仪器、电动切割器或 CO_2 激光器等方法完成。插管本身有时会造成囊肿破裂或复发,因此必须谨慎。重复评估通常需要支气管镜检查来完成。最近的证据表明,局部应用丝裂霉素 C 化疗剂治疗可以减少复发率(58)。

声门下血管瘤是声门下血管组织的异常堆积,可引起气道阻塞。声门下血管瘤形成的前 8～12 个月会缓慢增大,以后自然消退(59)。传统的治疗包括类固醇;最近的证据表明普萘洛尔也可能是有效的

(60)。病情严重时,也可使用内镜、开放切除或气管切开术。

气管支气管炎(喉炎)是一种常见的儿童疾病,发病率超过 15%,通常出现在 6 个月～3 岁幼儿之间。这是最常见的一种病毒性疾病,引起气道狭窄并累及声门下;这是一种像"树皮"样的咳嗽、喘鸣、偶尔声音嘶哑。症状较轻的病例可保守治疗;有明显呼吸窘迫的严重病例可能需要用外消旋肾上腺素和糖皮质激素进行治疗(61)。除非有严重的呼吸衰竭应避免插管。在 6 个月之前的儿童如果出现喉炎的症状,或反复发作的喉炎,加之其他的基础疾病,如声门下狭窄,应考虑此病。

气管和支气管区的气道异常

声门和声带以下为下呼吸道。尽管有声带这一道保护作用,气管异物仍然是造成气管和支气管感染的潜在风险。此外,气管后的组织与食管前的组织相邻,因此先天和后天条件可能会影响食管也可能影响到气管。先天性畸形最常见的是食管闭锁/气管食管瘘。其他疾病,包括渗出性气管炎、肿块压迫气管,均可造成严重的呼吸窘迫。

气管食管瘘

食管闭锁(EA)是一种先天性缺陷,食管存在一个盲端,而不能正常通至胃部。EA 还可能出现的一种形式是食管和气管之间相通,称为**气管食管瘘**(TEF)。TEF 可以导致严重的肺部并发症,这种消化和呼吸系统的联合畸形常常需要多学科的方法来治疗。TEF 目前的发生率为大约 3500 个出生婴儿中就有 1 例(62)。

病理生理学

EA 系胚胎时期的气管食管隔的发育不全所致。在妊娠前 4 周,气道开始从前肠生长,这意味着正常的胚胎发育过程中食管和气管连接。食管和气管分离的机制目前仍不完全清楚。TEF 是食管和气管在子宫内没有完全分离的结果,通常发生妊娠 18 周之前(63)。虽然单独的 EA 也可能发生,但超过 80% 的婴儿 EA 近端有盲袋形成,也有在远端形成一个 TEF(64),这样食管内容物就会反流到气管从而引起 EA 一系列并发症的出现(64)(图 10-11)。大约一半的 EA 患儿也会同时有其他的先天性异常,可能是骨骼

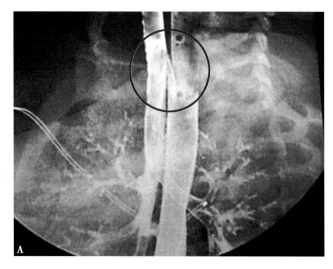
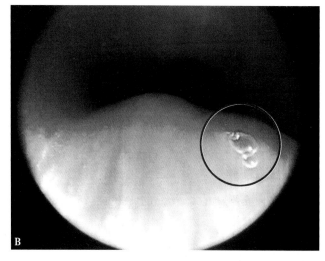
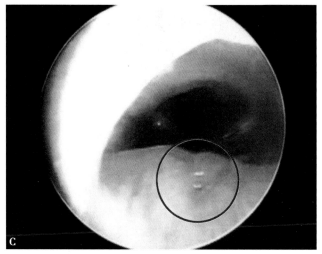
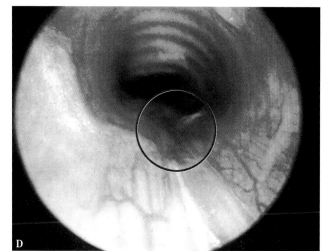

图 10-11　气管食管瘘（源自 Ellen Deutch MDFACS，FAAP 许可）

肌，心脏，胃肠道，泌尿生殖系统的表现，其他的异常表现也经常沿垂直轴分布（称为中线缺陷）(64)。

临床表现

TEF 通常需经超声进行宫内诊断，在妊娠 20 周前进行产前超声筛查排除这种先天畸形是一个很关键的检查。超声证据包括羊水过多，胃内没有充满液体、腹部过小、胎儿体重低于预期以及扩张的食管囊。

TEF 新生儿可能出现以下一个或多个问题：

● 口水过多，口腔内充满丰富的细白色泡沫状分泌物，尽管吸除了痰液但还是反复复发
● 窒息或气道护理困难，并伴有发绀
● 犬吠样咳嗽
● 喂养期间出现恶性呼吸窘迫
● 胃管无法插入胃中

TEF 通常与解剖上气管软化有关，其特征是气管后的膜性部分增宽和气管前后径变得扁平。（气管的"环"实际上变成了拱形，气管和食管之间的共用壁是

个膜性结构）。功能性气管软化的特征是气管的塌陷性异常增加，特别是在吸气时。气管软化也可以发生在气管切开术后。气管软化可引起喘鸣。先天性气管软化可在患儿逐渐生长的过程中或修复治疗等外因的影响下逐渐改善，但症状改善往往是很缓慢的。

娩出后胸部 X 线检查会提示 TEF 的存在。插入的鼻饲管可能会显示在纵隔区卷曲。能够明确诊断 TEF 的方法很少，为了进一步鉴别，将 8F 吸引导管置入患儿的胃内并注入 1～2ml 钡剂。因为钡是一个刺激物，如果注入不慎会进入呼吸道，将大大增加婴儿吸入性肺炎的风险。胸部 CT 可为瘘的位置提供重要的诊断信息，并且有助于手术方式的选择，它也是创伤最小的一种检查。

有必要对此类患儿进行肾和心脏超声检查以利于排除如肾发育不全或心脏异常等其他缺陷。

管理和治疗

如果在产前诊断为 TEF，则应该在能够为患儿提

供小儿外科手术方案的医院分娩,如果没有这样的条件,应立即将其转院治疗。

🔵　TEF 术前管理时,须将一个特殊吸引管(Replogle 管)置入食管囊所在的位置。这是一个大号的胃导管,连接一个低压吸引装置,祛除任何增多的口腔分泌物,尽量减少误吸的风险。保持婴儿呈 45° 的坐姿会帮助他们更好地保持呼吸道通畅。通常无法对其进行正常喂养,所以必须进行静脉营养支持。由于他们没有肺功能障碍,为了稳定呼吸,气管插管是必须的,通常必须进行最小的呼吸机支持。

🔵　治疗方法是手术;手术的细节部分取决于闭锁和瘘的形式。有时尽管 TEF 已修复但是仍会在气管壁留下囊腔。根据大小和位置,这个囊腔可能成为患者需要气管插管或气管切开术的原因。进行气管插管或气管切开术时,一旦在囊腔末端发生错位则会导致突然的气道梗阻。所以这种并发症的治疗就需要更长的、特殊的或短一些的气管插管进行插管。为了防止术后并发症,外科医生将把气管导管放置在吻合口的部位以下且要求尽量不要随意调整,所以手术后 RT 需要特别留意观察气管导管。

手术早期的并发症包括吻合口漏,复发,吻合部位狭窄。晚期并发症可能包括 GERD、复发性肺炎、哮喘、食管蠕动障碍、气管软化等。

病程及预后

随着时间的推移,TEF 患儿的存活率平稳上升,那些无并发症的 TEF 患儿的存活率接近 100%。更具体地说,2006 年的一项回顾性研究中,无其他先天性畸形的足月儿存活率是 97%,但出生体重小于 1500g 以及存在心脏异常的婴儿生存率降至 50%(65)。

治疗成功之后,患儿相对来说是健康的。在其出生后头 3 年中,呼吸道感染风险是很高的(63),这种风险会随时间推移而减少。

其他影响气管和支气管的疾病

渗出性气管炎是一种细菌感染导致的气管水肿、渗液、细胞与气道细胞壁坏死等。组织水肿和渗出性坏死物会导致喉和气管阻塞而发生突然的完全的呼吸困难,所以该病在幼儿期特别危险。治疗包括气道抗生素的应用以及严密监测。虽然最常见的致病菌是金黄色葡萄球菌,但莫拉菌引起的感染往往更严重(66)。

儿童气管和支气管的肿物并不常见,但吸入异物

的幼儿会持续存在气管或支气管症状,影像学表现,或是严重的并发症,如窒息。其他明显的气管和支气管内的肿块包括儿童气道良性肿瘤、黏液表皮样癌和腺样囊性癌(67、68)和非典型分枝杆菌等感染(69)。尽管复发性呼吸道乳头瘤样增生多发于声带,它也可能波及气管和支气管。

外在压迫气管的因素也应该考虑。先天性原因包括血管环,如双主动脉弓(见第 11 章)。食管异物也可能侵犯气管,特别是如果他们未被及时发现便会引起局部炎症和肉芽组织形成。

如前所述,误吸纽扣、电池成为卡在食管的一种特殊的案例,并且是一个医疗紧急情况,因为电池可以侵蚀到气管产生致命的后果。在第 18 章中将讨论异物进入气管,它可导致显著的气道阻塞而危及生命。

气管切开术

气管切开术是通过外科手术方式开放气道的方法,在声带下方进行,并且长期维持气道稳定。在手术过程中使气道永久开放,也称为气管造口术。儿童的气管切开管置入的适应症与成人不同,框 10-1 中有描述。

🔵　气管切开术是在气管近端形喉部以下,具体地说是在声门(声带)以下形成一个开口。气管切开术会损伤上方的组织,包括喉、咽,口腔,鼻子及颜面。儿童气管切开管通常放置在上层或阻塞的大气道中,这样肺才能通过机械通气改善呼吸,同时可能通过与相关联的条件引起神经功能缺损(71)。可能需要气管切开的旁路气道梗阻包括声门下狭窄、声门下血管瘤、颅面综合征、罗宾序列征、Treacher Collins 综合征和 CHARGE 综合征等。在小儿肺疾病中,需要气管切开术保证长时间机械通气的就是 BPD(72)。气管切开神经系统疾病如脑瘫的治疗也是有帮助的(71-75)。

框 10-1	成人和儿童气管切开术适应证

成人(70)
长时间的呼吸衰竭
意识水平下降
气道保护性反射功能差
因创伤或疾病严重影响患儿的生理功能
儿童(57)
为上气道及中央气道阻塞患儿建立旁路气道以利于其长期机械通气
利于清理气管支气管
神经系统损伤
支气管肺的发育不良

对儿科患者，气管切开术严密缝合的位置在气管的边缘，气管切口的任意一侧。如果气管切开插管过早脱落，这些严密缝合线可以帮助及时打开切口，有助于促进插管再次插入。应该注意保持左右缝线的关系和正确导向。"过多"地将气管软骨缝合至皮肤造口在儿童手术是不太常见的，紧急环甲软骨切开术和"床旁"儿童气管切开术也并不常见。

在气管切开处完全愈合前气管切开的切口是不稳定的。而气管切开处完全愈合可以减少在更换气管切开插管的过程中形成假通道的风险。第一次更换气管套管由外科医生来完成，在确保切口完全愈合后，可以将其委托给受过适当训练的保健专业人员和家庭成员来完成。气管切开术管的第一个变化往往是手术后 5～7 天内完成，而且它可以在术后 3 天安全地尽快完成，这个时间是外科医生自行决定的（76）。第一次更换气管套管是在拆除加强缝线时。有些机构允许卫生保健医生在更换气管切开套管前更换加强缝合线；而有些机构不同意这样做，因为在处理缝线时有无意移动气管插管的潜在风险。

像成人气管切开套管一样，小儿的气管套管带套囊或不带套囊。小儿套管有幼儿及新生儿的尺寸；同等大小的管具有相同的内径和外径，但新生儿管较短。由于婴儿的下巴和胸部之间的距离是有限的，所以可以连接呼吸机管道或其他设备的连接头并不容易适合这个空间。一些气管切开导管有外部的延伸部分可以到颈部边缘，它能够使通用的连接头离患儿颈部更远一些，以减少局部创伤，同时便于将头部放于正常位置。与成人气管插管不同，大多数小儿气管套管没有内套管，所以无论是常规或紧急更换气管插管，需要移出整个气管插管。气管切开处的固定装置可以使用各种各样的材料，它应该是舒适的而没有压迫。更换小儿气管切开插管，遵循以下步骤（77）：

- 洗手
- 给病人及其家属解释操作的过程
- 使用无菌技术吸引气道
- 准备一个新的无菌的气管切开插管
- 放置几根系带或者支架用于颈部固定插管
- 放置内芯（也称为气管插入器）于新的气管切开套管
- 用水溶性润滑剂润滑气管切开套管的末端
- 伸展患者的颈部
- 剪断气管插管周围的系带或松开套管的固定器

- 如果一个带套囊的气管导管位置合适，可以完全抽空气管的套囊
- 轻柔地移除整个气管切开套管
- 立即通过一个向下向内的动作插入新管
- 固定气管切开套管的带子

按照专门机构的指南，套管充气并记录套管内压（如果使用带套囊的气管导管）。如果不能置入新导管，还有一些可能的方案来重建气道：

- 选用一个比拔出管尺寸小一号的导管
- 使用赛丁格技术：将一个小的吸引导管穿入新的气管切开导管，然后将吸引导管插入气管切口来作为进入气管的路径。一旦吸引导管进入气管，就用它引导气管切开套管进入气管
- 如果气管切开的导管仍不能被置入，可以小心地将一单腔导管插入，不要将导管超出它原来的位置（管子长度尺寸是由制造商提供的）
- 如果一个导管仍不能置入况且病人青紫发绀，那么请用戴着手套的手指插入气管切口处并用足够大的压力堵住切口来减少氧气外漏，但不要用力太大而压闭气管（婴儿的气管比较柔软），然后使用面罩通气给氧。

无论有没有气道阻塞问题，任何时候都应该评估气管切开导管的通畅性。积极的呼气末二氧化碳分压（Pet CO$_2$）的监测是评估气道通畅性最好的方法，在 Pet CO$_2$ 的监测中色度法出现一个阳性改变或出现低潮气波或潮气量体积的变化。如果没有 Pet CO$_2$ 的监测，那么导管的通畅性也可以通过抽吸入导管到达气管切开插管的长度来评估，注意吸入导管进入的长度不要超过套管的末端，以免损伤气管组织。

在尝试进行拔管后 2 周，为女婴沃尔特斯做了气管切开术。术后 5 天，她去除了机械通气，保留了气管切开造口，而她此时的吸入氧流量（FiO$_2$）仅为 0.30。手术后 6 天外科医生实施了首次套管更换同时去除了缝线。5 天后你更换下一个套管。你带来一个婴儿气管切开的模型，给女婴沃尔特斯的父母更换气管切开插管变化过程的演练，然后在你的监督下由他们实施第三个导管的更换。

加布里埃尔的气管切开术的 2 个月后，她成功地进行了喉气管重建术。她停止机械通气后不久，就拔了气管切开导管。在重建术后，她出院回家，使用鼻套管及用药物治疗支气管肺发育不良（BPD）。

评判性思维问题：女婴沃尔特斯

1. 女婴沃尔特斯再次插管后，在她后续的处理中我们应该更多的考虑什么？
2. 女婴沃尔特斯的父母会同意在她住院期间改变她的气道，尤其是因为这个治疗是在重建她的气管并在出院前拔出气管切开的插管吗？
3. 女婴沃尔特斯的慢性肺部疾病是如何使她手术后护理变得复杂的？这会让她脱离呼吸机变得容易或更困难吗？

● 案例分析和评判性思维问题

■ 案例1：女婴蔡斯

出生4小时的女婴蔡斯，当她哭的时候，会出现进行性、重复性的全身发绀。在她鼻孔前的一缕棉絮不会随着呼吸一起活动。你不能将一吸引导管轻轻地插入她的任何一个鼻孔。

● 在这个紧急地情况下，你能立即做些什么来帮助她？
● 明确的处理与治疗是什么？

■ 案例2：男婴汤普金斯

你被叫到男婴汤普金斯的床边，一个被诊断为罗宾序列征智能发育停滞的3岁患儿。当他睡觉时，你和护士都注意到深大的呼吸同时伴有胸骨上凹陷和鼻翼煽动。

● 在此刻，你能做什么来帮助他？

■ 案例3：女婴伍德森

伍德森仅是4周大的女婴，她在一个有着300床位的郊区医院的儿科病区住院，就是你做RT工作的医院。奥利维亚是一个正常分娩地足月儿，但她有呼吸杂音的病史和有一个"表观性威胁生命的事件"，发绀就是其中之一。在她住院的第一天晚上，因为她呼吸困难你被叫到床边，来进行检查。

女婴伍德森有高调的呼吸音，吸气时喘鸣音和胸骨上的凹陷，她似乎在努力地呼吸。她仰卧时，呼吸困难有所减轻。

● 先天性喘鸣最常见的原因是什么？
● 你能做什么来立刻缓解她的呼吸窘迫吗？
● 奥利维亚需要手术治疗吗？

■ 案例4：杰克逊·布拉克

你是RT，工作在一个有200张床位的带有急诊科（ED）的郊区医院，杰克逊·布拉克的父母带他到急诊科去看病（呼吸窘迫）。在他4岁时候声音特别嘶哑以至于他现在根本没有声音，但能够以一个有限的方式用口头低语进行交流。他的父母说已经回忆不起嘶哑了多久了，但这种嘶哑迅速地变得越来越严重，现在父母已经注意到患儿的呼吸变得嘈杂和费力。当你仔细安静地听，你会听到喘鸣音，这主要是低调的吸气声。

● 什么样的初始治疗能有助于缓解杰克逊的喘鸣？

不幸的是，激素类治疗和消旋肾上腺素治疗都没有作用。你查阅病人的检查报告并发现了复发性呼吸道乳头瘤样增生地诊断。

● 该如何治疗呢？

■ 案例5：詹姆斯·布罗迪

你是一个在Ⅲ级NICU工作的RT，一直在照顾詹姆斯·布罗迪。他是一个孕周24周出生的早产儿，现在六个月大了，已经不再需要最小呼吸机的维持，并撤离了呼吸机。几次试图给他拔管，但一直不成功，因为他患有喘鸣，主要是吸气困难，呼吸功显著增加，需要重新插管。

● 你能够做什么处理来提高下次尝试拔管成功的几率吗？

■ 案例6：女婴霍克

你是农村社区医院的白班RT，医院有75张床位。现在电话呼叫你去给新生儿托儿所的女婴霍克会诊，她足月出生仅10小时，生后1分钟、5分钟的阿氏评分均为9分。最初的体格检查一切正常，但口腔白色分泌物略有增加，这与刚出生时进行的吸口鼻的羊水分泌物有关。生后10分钟她没吃一口母乳。常规查体中听诊有湿啰音。每当听诊有湿啰音时，她都有一个正常的呼吸频率和增多的口腔分泌物。插入10F鼻胃管，不能超过10cm。

● 最可能的诊断是什么？
● 将她转院之前，你会建议采取什么临时措施来改善女婴霍克的呼吸情况？

■ 案例7：男婴特纳

男婴特纳，6个月，早产儿，支气管肺发育不良（BPD），在他4个月的时候，进行了气管切开术，依赖呼吸机维持呼吸。目前肺病已逐渐改善，呼吸机参数也趋向于稳定。查房时，血氧饱和度仅比正常值低了一点，但他似乎一直困难地呼吸着。

● 你认为可能会发生什么？你能做什么来立即评估他的病情？

- 你的下一个措施是什么？
- 你叫来合作者准备更换气管插管，准备相应的用

品和设备，头部后仰摆好体位。当你试图插入新管时明显受阻。现在你该怎么做呢？

选择题

1. 怀疑新生儿鼻后孔闭锁。在这个危急情况下，你能做什么来立刻帮助她缓解呢？
   a. 戴上一个鼻插管和辅助供氧
   b. 给予面罩吸氧
   c. 打开嘴，清理呼吸道
   d. 全体人员戴上喉面罩导气管

2. 你正在照顾一个患有严重发育迟缓的小孩，他需要双层的正压通气（BPAP）来维持呼吸。当你在为他调整氧气面罩时，看到了他微黑的鼻梁，你应该：
   a. 告知他的协调小组，因为这可能是深部组织损伤的证据
   b. 确保他正在进行适当的抗生素治疗
   c. 要求内科医生停止 BPAP 治疗，改变用另一种氧气输送设备
   d. 不必担心，这是使用 BPAP 面具给氧的一种常见结果。

3. 医生为什么担心一个巨舌症的婴儿呢？
   a. 大舌头可能引起舌后坠而致气道阻塞
   b. 大舌头会引起喘鸣
   c. 口腔没有足够大的空间来满足小孩，因此没有插管就不能治愈
   d. 它无关紧要，因为婴儿有鼻子呼吸

4. 会厌肿块会造成什么后果？
   a. 发声的问题
   b. 气道阻塞
   c. 死亡
   d. 以上所有

5. 慢性口咽频繁阻塞的原因？
   I. 体重增长缓慢
   II. 发育不良
   III. 胃食管反流
   IV. 喘鸣
   V. 吞咽困难
   a. I, II, V
   b. I, II, IV
   c. I, II, III

d. I, II, III, IV

6. 患有喉软骨软化症的大多数案例是通过什么方式治愈的？
   a. 手术重建
   b. 气管切开
   c. 身体定位
   d. 内窥镜

7. 你被邀请去为一个月大的婴儿做心脏外科手术——动脉导管未闭（PDA）结扎术。协调小组指出：与之前相比，她的哭声越来越弱并夹杂着呼吸声。最有可能的原因是什么？
   a. 术中误伤左侧喉返神经
   b. 气管插管时有异物遗留
   c. 复发性呼吸道乳头状瘤病
   d. 喉软骨软化症

8. 一个有复发性呼吸道乳头状瘤病史的 4 岁患儿，进行了气管造口术。协调小组指出：家属于护理团队都注意到，术中气道阻力有所增加。你检查了气管切开的部位、识别以前从来没有出现的一簇簇外生性红色病变，你的下一步措施是：
   a. 建议协调小组考虑增加气管插管的大小
   b. 建议协调小组考虑诊断为乳头状瘤的远端扩散
   c. 在病人的床边清除阻塞性病变
   d. 告诉家人放心，这都是正常的

9. 一位 3 个月大的男孩因喘鸣住在新生儿 ICU，既不发烧也不咳嗽，血氧饱和度为 98%，但是是早产儿。以下哪一个是他最不可能喘鸣的原因？
   a. 声门下狭窄
   b. 喉气管支气管炎
   c. 声带麻痹
   d. 声门下囊肿

10. 以下哪种是用于证实气管插管的部位是否合适而有效的最可靠的方法？
    a. 双侧对等的呼吸音
    b. 呼气末 CO_2 含量
    c. 气管插管的冷凝液
    d. 在气管导管的尖端听到气流

（李 静 译）

参考文献

1. Pirsig W. Surgery of choanal atresia in infants and children: historical notes and updated review. *Int J Pediatr Otorhinolaryngol.* 1986;11(2):153-170.
2. Rothman G, Wood RA, Naclerio RM. Unilateral choanal atresia masquerading as chronic sinusitis. *Pediatrics.* 1994; 94(6, pt 1):941-944.
3. Bergeson PS, Shaw JC. Are infants really obligatory nasal breathers? *Clin Pediatr.* 2001;40(10):567-569.
4. Teissier N, Kaguelidou F, Couloigner V, François M, Van Den Abbeele T. Predictive factors for success after transnasal endoscopic treatment of choanal atresia. *Arch Otolaryngol Head Neck Surg.* 2008;134(1):57-61.
5. Ramsden JD, Campisi P. Choanal atresia and choanal stenosis. *Otolaryngol Clin North Am.* 2009;42:339-352.
6. Benoit MM, Silvera VM, Nichollas R, Jones D, McGill T, Rahbar R. Image guidance systems for minimally invasive sinus and skull base surgery in children. *Int J Pediatr Otorhinolaryngol.* 2009;73(10):1452-1457.
7. Hengerer AS, Brickman TM, Jeyakumar A. Choanal atresia: embryologic analysis and evolution of treatment, a 30-year experience. *Laryngoscope.* 2008;118(5):862-866.
8. Corrales CE, Koltai PJ. Choanal atresia: current concepts and controversies. *Curr Opin Otolaryngol Head Neck Surg.* 2009;17(6):466-470.
9. Durmaz A, Tosun F, Yldrm N, Sahan M, Kvrakdal C, Gerek M. Transnasal endoscopic repair of choanal atresia: results of 13 cases and meta-analysis. *J Craniofac Surg.* 2008;19(5):1270-1274.
10. Belenky WM, Madgy DN, Haupert MS. Nasal obstruction and rhinorrhea. In: Bluestone CH, Stool SE, eds. *Pediatric Otolaryngology.* 4th ed. Philadelphia, PA: Saunders; 2001: 908-923.
11. Elloy MD, Cochrane LA, Albert DM. Refractory choanal atresia: what makes a child susceptible? The Great Ormond Street Hospital experience. *J Otolaryngol Head Neck Surg.* 2008;37(6):813-820.
12. Zuckerman JD, Zapata S, Sobol SE. Single-stage choanal atresia repair in the neonate. *Arch Otolaryngol Head Neck Surg.* 2008;134(10):1090-1093.
13. Allam KA, Wan DC, Kawamoto HK, Bradley JP, Sedano HO, Saied S. The spectrum of median craniofacial dysplasia. *Plast Reconstr Surg.* 2011;127(2):812-821.
14. van Kempen MJ, Rijkers GT, Van Cauwenberge PB. The immune response in adenoids and tonsils. *Int Arch Allergy Immunol.* 2000;122(1):8-19.
15. Brodsky L. Modern assessment of tonsils and adenoids. *Pediatr Clin North Am.* 1989;36(6):1551-1569.
16. Mackay DR. Controversies in the diagnosis and management of the Robin sequence. *J Craniofac Surg.* 2011;22(2): 415-420.
17. Evans AK, Rahbar R, Rogers GF, Mulliken JB, Volk MS. Robin sequence: a retrospective review of 115 patients. *Int J Pediatr Otorhinolaryngol.* 2006;70(6):973-980.
18. Gozu A, Genc B, Palabiyik M, et al. Airway management in neonates with Pierre Robin sequence. *Turk J Pediatr.* 2010;52:167-172.
19. Robison JG, Otteson TD. Increased prevalence of obstructive sleep apnea in patients with cleft palate. *Arch Otolaryngol Head Neck Surg.* 2011;137(3):269-274.
20. John A, Fagondes S, Schwartz I, et al. Sleep abnormalities in untreated patients with mucopolysaccharidosis type VI. *Am J Med Genet A.* 2011;155A(7):1546-1551.
21. Passy V. Pathogenesis of peritonsillar abscess. *Laryngoscope.* 1994;104(2):185-190.
22. Al-Sabah B, Bin Salleen H, Hagr A, Choi-Rosen J, Manoukian JJ, Tewfik TL. Retropharyngeal abscess in children: 10-year study. *J Otolaryngol.* 2004;33(6):352-355.
23. Daniel SJ. The upper airway: congenital malformations. *Paediatr Respir Rev.* 2006;7(suppl 1):S260-S263.
24. Richter GT, Rutter MJ, deAlarcon A, Orvidas LJ, Thompson DM. Late-onset laryngomalacia: a variant of disease. *Arch Otolaryngol Head Neck Surg.* 2008;134(1):75-80.
25. Thompson DM. Abnormal sensorimotor integrative function of the larynx in congenital laryngomalacia: a new theory of etiology. *Laryngoscope.* 2007;117(6, pt 2, suppl 114):1-33.
26. Richter GT, Thompson DM. The surgical management of laryngomalacia. *Otolaryngol Clin North Am.* 2008;41(5): 837-864, vii.
27. Rutter MJ, Cohen AP, de Alarcon A. Endoscopic airway management in children. *Curr Opin Otolaryngol Head Neck Surg.* 2008;16(6):525-529.
28. Woo P. Acquired laryngomalacia: epiglottis prolapse as a cause of airway obstruction. *Ann Otol Rhinol Laryngol.* 1992;101(4):314-320.
29. Mancuso RF, Choi SS, Zalzal GH, Grundfast KM. Laryngomalacia. The search for the second lesion. *Arch Otolaryngol Head Neck Surg.* 1996;122(3):302-306.
30. Cotton RT, Prescott CAJ. Congenital anomalies of the larynx. In: Cotton RT, Myer CM III, eds. *Practical Pediatric Otolaryngology.* Philadelphia. PA: Lippincott-Raven; 1999:497-513.
31. Thompson DM. Laryngomalacia: factors that influence disease severity and outcomes of management. *Curr Opin Otolaryngol Head Neck Surg.* 2010;18(6):564-570.
32. Groblewski JC, Shah RK, Zalzal GH. Microdebrider-assisted supraglottoplasty for laryngomalacia. *Ann Otol Rhinol Laryngol.* 2009;118(8):592-597.
33. Yen K, Flanary V, Estel C, Farber N, Hennes H. Traumatic epiglottitis. *Pediatr Emerg Care.* 2003;19(1):27-28.
34. Gutierrez JP, Berkowitz RG, Robertson CF. Vallecular cysts in newborns and young infants. *Pediatr Pulmonol.* 1999;27(4):282-285.
35. Kumar V, Nagendhar Y, Prakash B, Chattopadhyay A, Vepakomma D. Lingual thyroid gland: clinical evaluation and management. *Indian J Pediatr.* 2004;71(12):e62-e64.
36. Rahbar R, Yoon MJ, Connolly LP, et al. Lingual thyroid in children: a rare clinical entity. *Laryngoscope.* 2008;118(7): 1174-1179.
37. Mussak EN, Kacker A. Surgical and medical management of midline ectopic thyroid. *Otolaryngol Head Neck Surg.* 2007;136(6):870-872.
38. Cavo JW Jr, Lee JC. Laryngocele after childbirth. *Otolaryngol Head Neck Surg.* 1993;109(4):766-768.
39. Wiatrak BJ, Wiatrak DW, Broker TR, Lewis L. Recurrent respiratory papillomatosis: a longitudinal study comparing severity associated with human papilloma viral types 6 and 11 and other risk factors in a large pediatric population. *Laryngoscope.* 2004;114(11, pt 2, suppl 104):1-23.
40. Derkay CS. Task force on recurrent respiratory papillomas. A preliminary report. *Arch Otolaryngol Head Neck Surg.* 1995;121(12):1386-1391.
41. Schraff S, Derkay CS, Burke B, Lawson L. American society of pediatric otolaryngology members' experience with recurrent respiratory papillomatosis and the use of adjuvant therapy. *Arch Otolaryngol Head Neck Surg.* 2004;130(9): 1039-1042.
42. Zur K, Jacobs IN. Management of chronic upper airway obstruction. In: Wetmore R, ed. *Pediatric Otolaryngology: The Requisites in Pediatrics 2007.* Philadelphia, PA: Mosby Elsevier; 2007:173-189.
43. Mudry P, Vavrina M, Mazanek P, Machalova M, Litzman J, Sterba J. Recurrent laryngeal papillomatosis: successful treatment with human papillomavirus vaccination. *Arch Dis Child.* 2011;96(5):476-477.

44. Committee on Infectious Diseases. Recommendations for prevention and control of influenza in children, 2011-2012. *Pediatrics*. 2011;128(4):813-825.
45. Chadra NK, Allegro J, Barton M, Hawkes M, Harlock H, Campisi P. The quality of life and health utility burden of recurrent respiratory papillomatosis in children. *Otolaryngol Head Neck Surg*. 2010;143(5):685-690.
46. Zenk J, Fyrmpas G, Zimmermann T, Koch M, Constantinidis J, Iro H. Tracheostomy in young patients: indications and long-term outcome. *Eur Arch Otorhinolaryngol*. 2009; 266(5):705-711.
47. Marcum KK, Wright SC Jr, Kemp ES, Kitse DJ. A novel modification of the ansa to recurrent laryngeal nerve reinnervation procedure for young children. *Int J Pediatr Otorhinolaryngol*. 2010;74(11):1335-1337.
48. Miyamoto RC, Cotton RT, Rope AF, et al. Association of anterior glottic webs with velocardiofacial syndrome (chromosome 22q11.2 deletion). *Otolaryngol Head Neck Surg*. 2004;130(4):415-417.
49. Mauritz FA, van Herwaarden-Lindeboom MY, Stomp W, et al. The effects and efficacy of antireflux surgery in children with gastroesophageal reflux disease: a systematic review. *J Gastrointest Surg*. 2011;15(10):1872-1878.
50. Willging JP, Cotton RT. Subglottic stenosis in the pediatric patient. In: Myer CM 3rd, Cotton RT, Shott SR, eds. *The Pediatric Airway: An Interdisciplinary Approach*. Philadelphia, PA: JB Lippincott Co; 1995:111-132.
51. O'Connor DM. Physiology of the airway. In: Myer CM 3rd, Cotton RT, Shott SR, eds. *The Pediatric Airway: An Interdisciplinary Approach*. Philadelphia, PA: JB Lippincott Co; 1995:15-23.
52. Myer CM 3rd, O'Connor DM, Cotton RT. Proposed grading system for subglottic stenosis based on endotracheal tube sizes. *Ann Otol Rhinol Laryngol*. 1994;103(4, pt 1): 319-323.
53. Walner DL, Cotton RT. Acquired anomalies of the larynx and trachea. In: Cotton RT, Myer CM 3rd, eds. *Practical Pediatric Otolaryngology*. Philadelphia, PA: Lippincott-Raven; 1999:515-537.
54. Zalzal GH, Grundfast KM. Broken aboulker stents in the tracheal lumen. *Int J Pediatr Otorhinolaryngol*. 1988;16(2): 125-130.
55. Inglis AF Jr, Perkins JA, Manning SC, Mouzakes J. Endoscopic posterior cricoid split and rib grafting in 10 children. *Laryngoscope*. 2003;113(11):2004-2009.
56. Bruno CJ, Smith LP, Zur KB, Wade KC. Congenital subglottic cyst in a term neonate. *Arch Dis Child Fetal Neonatal Ed*. 2009;94(4):F240.
57. Watson GJ, Malik TH, Khan NA, Sheehan PZ, Rothera MP. Acquired paediatric subglottic cysts: a series from Manchester. *Int J Pediatr Otorhinolaryngol*. 2007;71(4): 533-538.
58. Steehler MK, Groblewski JC, Milmoe GJ, Harley EH. Management of subglottic cysts with mitomycin-C-A case series and literature review. *Int J Pediatr Otorhinolaryngol*. 2011;75(3):360-363.

59. Kazahaya K, Singh DJ. Congenital malformations of the head and neck. In: Wetmore R, ed. *Pediatric Otolaryngology. The Requisites in Pediatrics*. Philadelphia, PA: Mosby Inc; 2007:1-22.
60. Javia LR, Zur KB, Jacobs IN. Evolving treatments in the management of laryngotracheal hemangiomas: will propranolol supplant steroids and surgery? *Int J Pediatr Otorhinolaryngol*. 2011;75(11):1450-1454.
61. Johnson D. Croup. *Clin Evid* (Online). 2009;Mar 10:0321. www.ncbi.nlm.nih.gov/pmc/articles/PMC2907784/.
62. Shaw-Smith C. Oesophageal atresia, tracheo-oesophageal fistula, and the VACTERL association: review of genetics and epidemiology. *J Med Genet*. 2006;43:545-554.
63. Spitz L. Oesophaeal atresia. *Orphanet J Rare Dis*. 2007;2:24.
64. Clark DC. Esophageal atresia and tracheoesophageal fistula. *Am Fam Physician*. 1999;59(4):910-916.
65. Lopez PJ, Keys C, Pierro A, et al. Oesophageal atresia: improved outcome in high-risk groups? *J Pediatr Surg*. 2006;41(2):331-334.
66. Salamone FN, Bobbitt DB, Myer CM, Rutter MJ, Greinwald JH Jr. Bacterial tracheitis reexamined: is there a less severe manifestation? *Otolaryngol Head Neck Surg*. 2004;131(6): 871-876.
67. Deutsch ES, Milmoe G. Stridor in an adolescent: an unusual symptom. *Otolaryngol Head Neck Surg*. 1994;110(3):330-332.
68. Roby BB, Drehner D, Sidman JD. Pediatric tracheal and endobronchial tumors: an institutional experience. *Arch Otolaryngol Head Neck Surg*. 2011;137(9):925-929.
69. Malloy KM, Di Pentima MC, Deutsch ES. Non-tuberculous mycobacteria presenting as an obstructing endobronchial mass in an immunocompetent infant. *Int J Pediatr Otorhinolaryngol*. 2008;3:136-139.
70. Durbin CG. Tracheostomy: why, when and how? *Respir Care*. 2010;55(8):1056-1068.
71. Deutsch ES. Tracheostomy: pediatric considerations. *Respir Care*. 2010;55(8):1082-1090.
72. Carron JD, Derkay CS, Strope GL, Nosonchuk JE, Darrow DH. Pediatric tracheotomies: changing indications and outcomes. *Laryngoscope*. 2000;110(7):1099-1104.
73. Davis GM. Tracheostomy in children. *Paediatr Respir Rev*. 2006;7(suppl 1):S206-S209.
74. Mahadevan M, Barber C, Salkeld L, Douglas G, Mills N. Pediatric tracheotomy: 17-year review. *Int J Pediatr Otorhinolaryngol*. 2007;71(12):1829-1835.
75. Parrilla C, Scarano E, Guidi ML, Galli J, Paludetti G. Current trends in paediatric tracheostomies. *Int J Pediatr Otorhinolaryngol*. 2007;71(10):1563-1567.
76 Deutsch ES. Early tracheostomy tube change in children. *Arch Otolaryngol Head Neck Surg*. 1998;124(11):1237-1238.
77. Management of a patient with a tracheostomy tube, PAT035, appendix I: tracheostomy tube change procedure. Effective date July 10, 2012. http://www.insidehopkinsmedicine.org/hpo/policies/39/77/appendix_32534.pdf?CFID=100759854 &CFTOKEN=af0e8a0db0e06ba3-309F9611-B1B3-88E2-56F8DF7619E494A1. Accessed December 1, 2012.

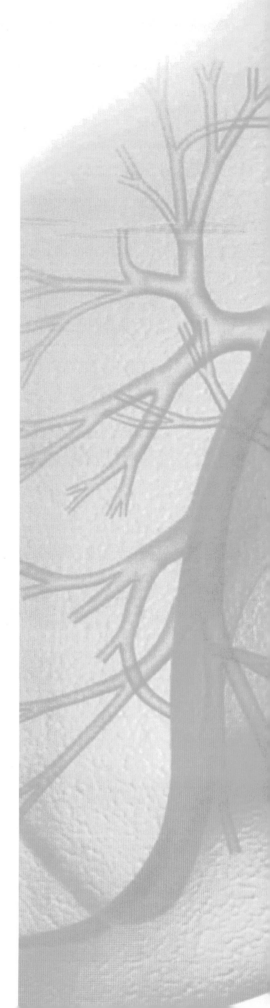

第11章
非发绀型先天性心脏病

史黛丝·佩蒂, MD
希瑟·钱德勒, MD, MPH

本章概要(续)

本章目标

通过本章的学习,你将能:

1. 识别几种常见的已经确诊的非发绀型先天性心脏病。
2. 识别两种最常见的非发绀型先天性心脏病。
3. 解释不同类型的非发绀型先天性心脏病的解剖学差异。
4. 说出与每一种先天性心脏病相关的临床症状和体征。
5. 解释非发绀型先天性心脏病的病理生理机制是如何影响肺部疾病的。
6. 分辨出非发绀型先天性心脏病的不同杂音。
7. 描述非发绀型先天性心脏病的手术管理和治疗策略。
8. 列举出室间隔缺损修复的适应证。
9. 描述双主动脉弓的患者可能表现出的呼吸道症状。

卡莉·乔·约翰逊

卡莉·乔·约翰逊系 6 月龄女婴,因呼吸困难和低热被送至急诊科就诊。其母述卡莉于孕 38 周时经阴道自然娩出,出生时正常,体重 3.2kg。几个月以来尽管卡莉的食欲较好,但似乎其体重并没有增加,她母亲还注意到她在吃完奶之后显得非常疲惫,并且在吃奶过程中经常出现呼吸急促。两天前卡莉呼吸急促,无法为其顺利哺乳。现在又出现咽部充血和咳嗽,并从早晨开始低热(38℃),母亲给其服用乙酰氨基酚。

体格检查:该名女婴呼吸急促。生命体征如下:心率 175 次/分、呼吸频率 75 次/分、血压 85/50mmHg、吸入室内空气 SpO_2 为 91%。患儿看起来要比实际年龄小,体重仅 4.8kg 也证实了这一点。患儿虽能够正常互动且哭泣正常,但你注意到患儿肋间凹陷,听诊可闻及呼吸音及细湿啰音和间断的喘鸣。虽然脉搏加速且逐渐减弱,但卡莉的体表温度仍然正常。毛细血管再充盈时间为 4 秒,肝脏肋缘下 3～4cm。

先天性心脏病是指出生时就表现出的心脏疾病或心脏缺陷,通常由遗传因素引起,约占婴儿的 1%(1)。许多不同结构的异常都可能被诊断为先天性心脏病。概括地说,这些异常可分为非发绀型先天性心脏病和发绀型先天性心脏病。本章重点关注非发绀型先天性心脏病,第 12 章重点介绍发绀型先天性心脏病。

非发绀型先天性心脏病指的是不会引起由右至左心内分流的结构异常。术语"非发绀"表明该患者应该具有正常血氧饱和度,而发绀型先天性心脏病会导致患儿的血氧饱和度低于正常值。非发绀型先天性心脏病包括室间隔壁缺损、大动脉狭窄、肺动脉瓣狭窄、主动脉缩窄和双主动脉弓。

先天性心脏病往往在出生之前就能被诊断,因此可在妊娠过程中经常进行胎儿超声检查。早期识别这些缺损使人们能够对胎儿进行密切监控并在生产前与儿科心脏病专家进行商议。心脏异常胎儿的生育过程应当在四级医疗水平的儿童医院进行,该医院应当有知名的心脏手术团队、专业的心脏重症监护病房以及体外循环生命支持系统,这样才能为一出生或稍后就可能出现心脏功能不稳定的患儿提供医疗支持。

对于在胎儿期间没有诊断出先天性心脏病的患儿，通过症状及临床表现的全面评估也能够对其心脏疾病进行确诊。许多诊断工具都可用来描述该种缺损的类型、位置以及严重程度。它们包括：

● 心电图（EKG）：记录心脏的电活动。
● 胸部放射学检查。
● 超声心动图：利用超声波对心脏结构进行可视化的一种无创性检查方法。
● 多普勒检查：使用超声波来确定心脏不同位置的血流速度。
● 心脏听诊：使用心脏听诊器听取心脏杂音，并将心脏杂音的位置和性质进行分类。杂音属于异常的心音，是血液在心脏结构内引起湍流而产生的声音。

听诊费用低廉且操作便捷，任何一位经过训练的临床医师都应当能够通过听诊做出准确诊断。异常心音、在胸部的位置及相关的诊断罗列于表11-1。

表 11-1　心脏听诊

声音 / 杂音	位置	缺损
柔和的收缩期喷射性杂音 S_2 固定分裂	沿胸骨左上缘	心房间隔缺损
全收缩期杂音	在第四肋间隙最响亮，但可能在整个胸部都可闻及	室中隔缺损
粗糙、响亮的收缩期喷射性杂音 喷射喀喇音 矛盾分裂		主动脉瓣狭窄
收缩期喷射性杂音，有或没有喀喇音 S_2 固定分裂	胸骨左上缘	肺动脉狭窄
连续性流动杂音		主动脉缩窄

呼吸治疗师在先天性心脏病住院患儿的管理方面主要起到的是支持作用，尽管这不会降低治疗师在术前和术后管理中所做贡献的重要性。对氧合和通气的适当管理会对心肺系统产生重大影响，并有助于避免诸多并发症，如低氧血症和呼吸性酸中毒。生理紊乱对先天性心脏病患儿的影响可能会很显著。低氧血症和酸中毒（呼吸性或代谢性）可导致心肌功能障碍、组织灌流不足和心脏骤停。多学科医疗团队所做出的潜在危险预估及临床重估可以避免术后并发症的发生。临床呼吸治疗师（RT）在早期识别呼吸系统术后问题方面作用显著。心脏手术

后，患儿可能会发生因拔管后喘鸣或声带麻痹造成的胸腔外上呼吸道阻塞、肺水肿、因残余麻醉药物造成的肺泡换气不足及因夹板造成的弥漫性肺膨胀不全。此外，对那些在手术时经历过气管插管和机械通气的患者在其返回病房后仍需要严密监测其氧合 / 通气情况。

间隔缺损

间隔缺损从字面上看是指在心脏不同位置可能出现的心脏隔膜孔。隔膜是两个腔之间的分隔物。心脏解剖中可以看到一个隔膜分开了左心房和右心房（称为房间隔），以及另一个隔膜分开了左心室和右心室（称为室间隔）。这两个隔膜任何一个出现缺损都会造成左右心房或左右心室之间的血液混合。氧合和脱氧血液混合可潜在影响心输出量或身体组织的氧合作用。

房间隔缺损

房间隔缺损是最常见的先天性心脏病类型之一，每万名存活的新生儿患病人数为 13～100 人次（1）。房间隔缺损（ASD）是心房间隔出现孔隙，从而在心脏最上端的两个腔之间形成了解剖学的贯通。先天性心脏病患儿中约有 10%～15% 患有 ASD 中的一种（2）。ASD 可单独存在或构成某种复杂性先天性心脏病的一部分。因为其在婴儿期很少出现症状，ASD 可能直到儿童期甚至成年才会得以确诊。

病理生理学

心房间隔是由两个重要结构的结合而形成：原发隔和继发隔。原发隔是和心内膜垫组织连接的一片薄膜。心内膜垫在胚胎早期发育中被发现，是与瓣膜和隔膜的形成有关的心脏组织部分。继发隔是沿着胚胎心房的上部向下生长的组织，其内包含更多肌肉。这两个部分的融合形成了心房间隔。在这两种结构的连接过程中发生的任何异常都会导致心房间隔缺损的形成。

在胎儿期间左右心房之间存在一个被称为卵圆孔的开口，使得含氧血液在右心房可以绕开肺并转向进入左心房并流向身体其他部位。胎儿出生后，心脏左侧压力增大，而右侧压力减弱，这导致卵圆孔闭合。如果这种结构没有闭合，将会导致一种被称为卵圆孔未闭（PFO）的缺损。大约有 15%～30% 人存在卵圆

孔未闭,但这在临床上并不严重(2)。除了卵圆孔未闭,还有多种类型的心房间隔缺损(图11-1):

● 继发孔型房间隔缺损:这是最常见的类型,约占所有心房间隔缺损的三分之二(2)。继发孔型房间隔缺损是当原发隔生长未完全遮盖并与继发隔融合而造成。

● 静脉窦型房间隔缺隔:静脉窦型房间隔缺损(10%)发生于上腔静脉与右心房交界处的下部,几乎都与部分性肺静脉回流相关(参见第12章关于肺静脉回流异常的更多内容)。

● 冠状窦型房间隔缺损:发生在冠状窦,心脏静脉血液经由这里回流到右心房。这种缺损造成左右心房之间出现通道;也被称为无顶冠状窦。

● 原发孔房间隔缺损:房室瓣上方的原发膈出现缺损。该种缺损仅作为房室管畸形的一部分发生,会造成心内膜垫无法正常形成。

胎儿循环期间,由于广泛的肺血管收缩造成右心房压力高于左心房。因此血液在心脏经房间隔从右向左分流。分娩后,婴儿的第一次呼吸导致肺动脉压下降,右心房压力低于左心房。由于现在左心房压力比右心房压力高,因此造成心脏内血液经心房间隔缺损由左向右分流。一段时间后,会导致右心血流量增加和肺动脉血流量增加。这有可能会导致诸如肺水肿和右心衰竭的并发症;然而即使由于较大的房间隔缺损导致血液无限制流到右心房通常也不会引起心力衰竭的迹象出现。

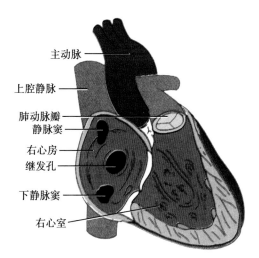

图 11-1　房间隔缺损类型

主动脉
上腔静脉
肺动脉瓣
静脉窦
右心房
继发孔
下静脉窦
右心室

临床表现

许多儿童,甚至成年人都完全没有表现出ASD的症状(临床变化11-1)。如果在儿童期就症状明显

的患儿,通常是罹患较大的房间隔缺损(大于6毫米),因其会造成右心室负荷量增大并且使肺血流量增加。可能出现以下症状:

● 疲劳
● 运动不耐受
● 发育不良
● 体重增加迟缓
● 呼吸急促
● 充血性心力衰竭(罕见)

临床检查中,沿胸骨左缘上部可听到收缩期柔和的喷射性杂音。该杂音是流经肺动脉瓣血流量的增加所致,并不是因流经心房水平的缺损造成的。通过右心室流出道(肺动脉)的血液增加也可引起第二心音的"固定分裂"。第二心音是由主动脉瓣和肺动脉瓣在舒张期间的闭合造成。正常吸气时,正常心脏的肺动脉瓣紧随主动脉瓣闭合;然而在呼气时,二者几乎在同一时间闭合,这是人第二心音(S_2)的正常"分裂"。ASD患者流经肺动脉瓣的血液量更大,从而导致肺动脉瓣在吸气和呼气时都在主动脉瓣之后闭合,被称为S_2固定分裂。

临床变化 11-1

成人ASD患者

许多ASD患者无明显症状,但大多数会在某一阶段表现出相应的症状。出现症状的年龄个体差异很大,并且不完全与分流孔的大小有关。最初症状通常表现为运动诱发呼吸困难或疲劳,在此之后更常见的临床表现包括心律失常。房颤或房扑与年龄相关,能反映心房扩张和舒展功能,一般很少在40岁以下发生。

通常ASD患者的心电图(EKG)和X线胸部检查的结果是正常的。但经过一段时间以后,患者在心电图检查中可发现右心房增大和右心室肥大(体积增大)的迹象。

超声心动图是针对疑似ASD患儿首选的诊断工具。二维图像可以显示出缺损的大小和具体位置,以及任何与之相关的缺损。此外多普勒检查可以明确血液流经房间隔的方向和速度。

管理和治疗

许多儿童可能没有表现出ASD的相关症状,但仍要持续前往医院进行观察。直径小于6mm的单一

ASD 通常会在患儿两岁左右自发性闭合（3）。超过 2 岁仍未闭合或者是直径大于 6mm 的 ASD 通常会持续到患儿学龄前才闭合。提前闭合的适应证包括：

- 心力衰竭症状
- 肺动脉高压
- 有反常栓子风险或病史
- 有心律失常病史
- Qp/Qs（定义详见以下内容）大于 1.5∶1（心导管实验室中进行的测量）

心力衰竭的症状通常由右心室和肺动脉容量超负荷所致，包括呼吸急促（因肺水肿所致）、肝脏肿大、易疲劳等。

肺动脉高压的经典定义为主肺动脉平均压大于 25mmHg。一段时间后，心内左向右分流产生过量的肺血量导致肺小动脉的结构变化。具体是指动脉的中间层发生肥大，导致肺血管阻力升高，有时形成恒定的肺血管阻力。肺血管阻力升高意味着右心室后负荷增大，即右心室必须产生更高的压力才能将血液输送至肺血管。肺动脉高压可导致运动不耐受；晕厥（意识丧失，伴随无法维持直立姿势）；发绀（继发于心脏内原由左向右经房间隔缺损的分流发生逆转）和猝死。房间隔缺损也带来反常性栓塞的风险，血栓可从静脉系统进入动脉循环。一个反常性栓子通常始于四肢深静脉血栓形成。它可以穿过房间隔进入脑动脉循环从而导致缺血性中风。

Qp/Qs 测量是决定病人是否符合早期 ASD 闭合的定量标准方式。"Q"指血流量、"P"指肺、"S"指全身的。这个计算方法比较的是肺血流量（Qp）与全身血流量（Qs）的比率。通常情况下，Qp/Qs 的比率为 1∶1，Qp/Qs 大于 1.5∶1 意味着肺血流量是全身血流量的 1.5 倍，以此作为进行 ASD 闭合术的指征之一。如先前所讨论的，Qp/Qs 持续升高可导致如肺动脉高压在内的并发症。这些测量是在心脏导管实验室进行的，并且可以用作治疗建议的基础。

可以通过心导管术实施 ASD 闭合，即用一种叫做安普拉兹心房中膈关闭器的封堵器，或者在手术室使用正中胸骨切开术（通过胸骨的中部切开）。在手术室中，缺损可以通过基本的缝合进行修补，也可以使用心包补片或涤纶补片进行闭合。选择使用何种闭合方式取决于患儿的年龄、缺损的位置和大小以及是否有其他先天性心脏病。

这些患儿体外循环时间通常相对较短并术后不久拔管。呼吸治疗师对于室温管理需要注意术后上呼吸道阻塞导致拔管后喘鸣，麻醉药品和麻醉剂导致肺换气不足，夹板固定导致肺膨胀不全。患儿可能需要多种形式的呼吸支持，包括经鼻导管供氧和无创性辅助通气。

病程及预后

如果 ASD 不闭合就会导致心脏右侧长期容量负荷过重。几年后患者可面临心脏结构的改变，包括右心房扩大和右心室肥大的风险。心房扩大可使病人易患心律失常，包括房颤和房扑。由于肺血管长期容量负荷增加，也可导致肺动脉高压。此外，风险还包括大脑深静脉反常性栓塞。

ASD 闭合手术的死亡率几乎可以忽略不计，但是如果存在其他合并症，如染色体异常、遗传综合征和其他器官功能衰竭，手术风险会增加。大多数患者在闭合手术或经导管治疗后病程也很顺利。成功的 ASD 闭合具有良好的长期预后。最近来自英国的一项基于人群调查研究发现原发性单纯房间隔缺损修补后 20 年生存率为 96.3%（4）。另一项研究发现，在适当的时机进行 ASD 修补（5）不会出现明显的心血管反应或肺动脉高压的迹象。使用安普拉兹心房中膈关闭器进行 ASD 闭合的患者长期预后也很好。（6）

室间隔缺损

室间隔缺损（VSD）是最常见的先天性心脏病，在每 1000 个存活新生儿中有 1～2 例患儿（2）。它是室间隔上出现开孔，从而导致右心室和左心室连接。室间隔缺损可能单独出现，也有可能和其他心脏畸形一同出现，如法洛四联症、肺动脉闭锁、完全性房室管、大动脉转位、动脉导管未闭及其他缺损。患先天性心脏病的患儿有 20% 存在某种类型的室间隔缺损。

病理生理学

三个部分的胚胎组织共同发育形成胎儿的室间隔：流入道、小梁和锥体。这些组织的任何一部分在闭合的过程中出现缺损都会导致不同类型的室间隔缺损（图 11-2）：

- 膜周型室间隔缺损（80%）：最常见的类型，位于主动脉环下方（即固定瓣膜小叶的纤维组织），如果它延伸到主动脉瓣，可能会导致主动脉瓣关闭不全。
- 动脉干下型（或嵴上）室间隔缺损（5%～10%）：该室间隔缺损直接位于在肺动脉瓣下方。

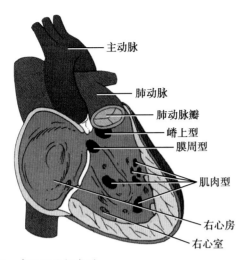

图 11-2 房间隔缺损类型

- 流入道型（房室通道型）室间隔缺损（5%～10%）：流入道型室间隔缺损发生在后端并且沿三尖瓣蔓延。
- 肌部室间隔缺损（5%～10%）：这种缺损的数量可能是一个也可能是多个，并可发生在肌肉隔膜的任何部位。

穿过室间隔缺损的血液量和流动方向取决于缺损的大小和右心室与左心室之间的压力差。因为右心室的压力通常比左心室压力低，血液通常从左向右分流。与房间隔缺损类似，在刚出生阶段一旦肺血管阻力下降，由左向右穿过室间隔缺损的分流量将增加。

当室间隔缺损较小时，心内分流量较小，患儿通常不会表现出症状。如果室间隔缺损较大，可导致肺血流增加，经肺静脉回流到左心的血流量增加，随后会造成左心室容量负荷过重。一段时间后，由于肺动脉重构，这种肺血管床的过度循环量会引起肺血管阻力的固定性增加。这是心脏内由左到右分流型先心病（包括房间隔缺损）导致肺动脉高压的共同机制。肺动脉高压出现后，右心室压力增大可导致分流方向发生逆转。含脱氧血红蛋白血液经室间隔缺损从右向左分流被称为艾森门格综合征，导致先前血氧饱和度正常的病人出现发绀。

临床表现

室间隔缺损的症状和体征取决于缺损的尺寸、分流量和患者年龄。较小的缺损可以完全无症状表现。中等到较大的缺损，尤其是那些非限制性的由左向右分流，可能会导致以下情况：

- 呼吸急促
- 喂养困难
- 生长发育迟缓

- 多汗
- 易怒

临床检查中，心前区可闻及响亮粗糙的全收缩期杂音（整个心脏收缩过程），第四肋间杂音最强，但也可以在整个胸部被闻及。缺损较大的患儿听到的杂音要比缺损较小的患儿柔和。杂音是血液流过心脏结构时形成湍流产生的声音。血液流经较小缺损时产生的湍流要比经过较大缺损时更大，因此临床医生可以听到更响亮的杂音。一些室间隔缺损较大的患者可延胸骨左缘闻及杂音并同时可触及震颤（猫喘）。肺部听诊闻及啰音可能预示心力衰竭，患儿有肺水肿。

心电图可能显示左心房扩大和左心室肥大的迹象。表现出 VSD 症状的患者，胸部 X 线检查会显示肺水肿的代表性特征，即心脏肥大（心脏扩大）和肺泡模糊影或透光度降低。

临床辅助检查中可以通过超声心动图对疑似 VSD 患儿明确诊断。心室隔膜的二维图像可以显示 VSD 的大小和位置。多普勒检查可以判断分流的速度和方向。

管理和治疗

无症状的 VSD 不需要急救治疗。如果存在心力衰竭的表现，可以采纳包括利尿剂、减少体系统后负荷的血管紧张素转换酶抑制剂和强心剂（例如地高辛）在内的药物疗法。

生长发育迟缓的婴儿可能需要更高热量的配方乳来满足其不断增加的热量需要。确切疗法是在应用体外循环下进行闭合手术。手术指征包括以下方面：

- Qp / Qs 大于 1.5∶1
- 实施最佳医疗管理后仍出现心力衰竭迹象
- 出现肺动脉高压迹象
- 肺动脉瓣下或膜部 VSD 合并主动脉瓣关闭不全

修复通常可以延迟到患者 3～6 月龄时进行。然而即使进行医疗管理，如果出现心力衰竭或生长发育迟缓的迹象，还是要尽快进行修复。

VSD 修复可以通过一期缝合（如果缺损较小）或心包与涤纶补片修补。虽然不常见，也可能出现包括残留缺损和心脏传导阻滞（尤其是流入道型 VSD 修补后）的术后并发症。此外患儿如果术前出现肺血管阻力升高很容易发生急性肺动脉高压发作，并在术后出现右心室功能障碍。管理这类病人可能是最具挑战性的。出现肺血管阻力升高的迹象，可能需要进行其他治疗，如吸入一氧化氮、气管插管过度换气和静脉注射血管舒张剂。在临床上呼吸治疗师应确定哪些术后患者有发生肺动脉高压的风险，并准备启动如第 6 章中所述的恰当的治疗方法。

病程及预后

一些室间隔缺损，尤其是肌部缺损型，可能会自发闭合。事实上，75% 的小型室间隔缺损通常在出生后 2 年内会自然闭合(6)。对于那些需要进行修复的患儿，手术死亡率相当低，仅为 1%，而且患者通常具有极高的长期存活率(7)。如果不进行治疗，室间隔缺损可导致肺动脉高压和左心室衰竭，导致 25 年存活率仅为 42%。

你和医生讨论卡莉·强森的一些辅助诊断的问题。胸部 X 线检查结果显示弥漫性肺泡和间质模糊影。目前还不清楚这是否代表浸润或液体渗出（肺水肿），其心脏轮廓看起来也有所扩大。你还决定进行临床血气分析，以确定卡莉·强森氧合和换气是否正常。检查结果如下：pH 7.25、$PaCO_2$ 30、PaO_2 72、HCO_3 15、碱缺失 -8。

全血细胞计数显示白色细胞计数和分类正常，血红蛋白正常。基础代谢全套检查显示血尿素氮轻微升高，但无其他异常。同时还需要呼吸专家小组快速参与治疗。

房室间隔缺损

房室间隔缺损（AVSD）包括涉及部分心房和（或）直接相邻于房室瓣（三尖瓣和二尖瓣）室间隔部分缺损的一系列异常。约 5% 有先天性心脏病(8)的患者属于 AVSD。该缺损在 21- 三体（或唐氏综合征）患儿的亚群中尤为常见。

病理生理学

心内膜垫（如在上述 ASD 部分中提到）是形成房间隔、室间隔和房室瓣发育基础的组织片段。涉及心内膜垫的任何生长异常都可导致房间隔下部缺损（原发孔型 ASD）、室间隔缺损（进气道型 VSD）和（或）房室（AV）瓣膜结构异常的缺损。

有三种类型的 AVSD：

● 部分（不完全）型：包括原发孔（见 ASD 部分）缺损，以及二尖瓣异常。

● 过渡型：涉及原发孔和室间隔缺损，二者通常相互制约。这两种截然不同的 AVV 瓣膜通常小叶异常。

● 完全型：由原发孔的缺损所定义，大型的进气道

型 VSD（见 VSD 部分），以及出现一个房室瓣膜与多个小叶，而不是两片不同的房室瓣膜。

临床表现

AVSD 的临床表现完全取决于其亚型。部分（不完全）AVSD 可能不会表现出任何症状或体征，可能直到成年才会被发现。从左到右穿过 VSD 部分的显著分流导致无限制的肺血流量，才使得 AVSD 的症状显现出来。患者常常表现出肺水肿造成的呼吸窘迫和心力衰竭症状，其中包括下列症状：

● 喂养困难
● 体重增加缓慢
● 易疲劳
● 进食或活动时过度出汗

管理和治疗

具有 AVSD 症状的患者可接受包括利尿剂、血管紧张素转换酶抑制剂以减少体循环后负荷、强心剂（如地高辛）在内的治疗。针对性治疗包括手术修复。部分 VSD 缺损修复包括使用修补闭合术原发孔缺损并缝合修复二尖瓣异常（通常是二尖瓣裂）。房间隔通道的完整修复手术可以说是相当具有挑战性的。房间隔和室间隔缺损闭合使用单片或双补丁方法。共同房室瓣叶必须分成两个膜瓣口，一个用于右房室瓣，一个用于左房室瓣。

病程及预后

据报道一个完整的 AV 通道修复手术死亡率为 0～8.7%，通常比单独的心房或室间隔缺损死亡率高(9,10)。最近的文献表明该结果与修复手术是在患儿三月龄以内还是超过三月龄进行无任何差别。预后部分取决于残留瓣膜机能障碍，大部分取决于左房室瓣膜回流或狭窄。再次手术最常见的原因是左房室瓣（二尖瓣）回流，进行心内膜垫缺损修复(9,12)的 6%～11% 的患儿会出现。

主动脉瓣狭窄

主动脉瓣狭窄被定义为左心室和主动脉（图 11-3）之间发生的任何不连续的变窄。它可在主动脉瓣的水平位置、上方（瓣上）或下面（瓣下）发生。主动脉瓣水平阻塞是迄今为止最常见类型的主动脉瓣狭窄（70%～80%），并且是本节的重点。主动脉瓣狭窄占到儿童先天性心脏病的 6%(13)。

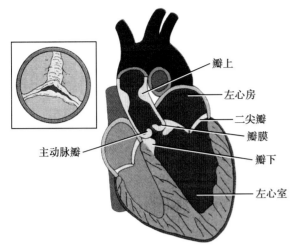

瓣上
左心房
二尖瓣
瓣膜
主动脉瓣
瓣下
左心室

图 11-3　主动脉瓣狭窄

病理生理学

主动脉瓣由 3 个光滑瓣叶组成，并在收缩期张开（心脏肌肉收缩），在舒张期关闭（心脏肌肉松弛），防止血液回流到左心室。主动脉瓣狭窄的最常见的原因是二叶主动脉瓣，是指主动脉瓣只有 2 个功能小叶，而不是 3 个。

由于这些小叶有形态异常，婴儿出生时可能出现瓣膜狭窄的症状或随着时间的推移逐渐恶化，瓣膜变得更加狭窄，有时会出现钙化。瓣膜狭窄分为轻度、中度或重度，这取决于阻塞的程度。阻塞的严重性是由穿过瓣膜的压力差来决定，并由超声波心动图中的测量计算出来。阻塞等级如下：

- 轻度（少于 25mmHg 的梯度）
- 中等（25～50mmHg 的梯度）
- 严重（大于 50mmHg 的梯度）

即使阻塞严重时，心脏输出通常仍可维持，但代价就是左心室负荷增加。由于血液流动的阻塞存在于左心室（左心室流出），这会增加负荷，最终可导致左心室肥大。一段时间后，由于冠状动脉灌注减少以及左心室高血压造成心肌氧需求的增加会导致心肌缺血（血液和氧气供应不足，无法满足心肌需求）的持续发展。

临床表现

主动脉瓣狭窄的症状取决于阻塞的程度，既有无症状患者的轻微病症，也有新生儿患有严重主动脉瓣狭窄和心血管性虚脱的症状。其他症状取决于就诊时的年龄。

婴儿可出现以下症状：

- 呼吸急促

- 喂养困难
- 生长发育迟缓

年龄较大的儿童可出现以下症状：

- 昏厥
- 渐进性运动不耐受
- 生长发育迟缓
- 易疲劳
- 胸痛

收缩期的喷射性杂音，或可与喷射性喀喇音相关联（突然、短暂的声音），伴有重度狭窄的，可在胸部触诊时发现左心室搏动明显。第一心音可能正常，但第二心音可能出现矛盾性分裂，即闻及肺动脉瓣的闭合总是先于主动脉瓣的闭合。出现这一结果是因为在收缩期穿过狭窄的主动脉瓣喷射的时间要比穿过正常肺动脉瓣的喷射时间长。

患者的脉搏的强度可能会降低，脉搏上升时间比预期晚（这种现象称为细迟脉）。主动脉瓣狭窄，脉压（收缩期血压和舒张期血压之间的差）通常较小，或者比预期的要小。

主动脉瓣狭窄患者的 12 导联心电图检查结果可能是正常的，但也可能表现出左心室肥厚。如果左心室肥大，胸片结果可能显示心影扩大。

超声心动图可明确诊断，并用于描述瓣膜的形态和尺寸、梗阻的严重程度、左心室功能和可能存在的主动脉瓣关闭不全。

管理和治疗

主动脉瓣狭窄患者的治疗主要是基于阻塞的严重程度。新生儿出现继发于严重主动脉瓣狭窄的休克时必须首先稳定病情并开始进行前列腺素治疗（PGE₁）。PGE₁ 将维持动脉导管通畅，增加体循环血液灌注，使血液从肺动脉主动进行分流并绕过重度阻塞。主动脉瓣狭窄程度较轻（少于 25mmHg）和中等程度（25～50mmHg）的患者可进行连续的超声波心电图检查。主动脉瓣狭窄重症患者必须通过一系列的治疗来减少阻塞和疏通左心室流出通道的血流出口。这通常需要在心导管实验室进行球囊瓣膜成形术。一个顶端装有球囊的导管被放置在瓣膜口，并对其充气使其开口扩大。如该过程不成功，可能需要对患者进行外科瓣膜切开术（瓣叶划分）或瓣膜置换术。Ross 手术用患者自身的肺动脉瓣替代患病的主动脉瓣。然后使用保存完好的移植物替换患者的肺动脉瓣。当因钙化或严重发育不良（异常发育或生长）而造成瓣叶不适合于修复时，一般会推荐使用这种方法。

任何接受 PGE₁ 治疗的患儿都面临出现呼吸暂停的风险，这是 PGE₁ 治疗的副作用之一，其他副作用可能还有发热和外周性水肿。据报道，继发于 PGE1 治疗的呼吸暂停的发病率为 18% 和 23% 之间（14, 15）。在临床上呼吸治疗师应具备能鉴别呼吸暂停（定义为呼吸停顿的时间超过 20 秒）的能力，并提供必要的床边治疗。呼吸暂停可能与血氧饱和度降低和以及心动过缓有关系。新生儿可能需要经鼻导管吸氧或无创性连续性气道正压通气（CPAP）维持呼吸和降低呼吸暂停发生的频率。如果呼吸暂停仍然持续，就需要对患儿进行气管插管和机械通气。

病程及预后

随着时间的推移，先天性主动脉瓣狭窄的患儿很可能会发展为进行性堵塞。如果患儿未获得及时治疗，严重主动脉瓣狭窄会使患儿面临心源性猝死和感染性心内膜炎或心脏瓣膜炎症的风险。重要的是对患儿的跟踪调查中如果发现其梗阻加重或病情恶化都必须进行治疗。

球囊扩张治疗通常能获得良好的治疗效果，87% 患严重阻塞的患儿其阻塞的程度会显著降低（16）。随着时间的推移，有些患儿的梗阻会复发，可能需要重复进行扩张。还没有关于主动脉瓣球囊扩张术与手术瓣膜切开术的成功率与再次出现狭窄的频率之间差异的比较性研究（17）。

肺动脉瓣狭窄

肺动脉瓣狭窄也被称为肺动脉瓣膜狭窄，指的是在右心室和肺动脉主干之间的右心室流出道缩窄（图 11-4），所有患先天性心脏病患者中有 7% 属于这一类型（1）。它可以作为一个独立的疾病或与其他心脏畸形合并出现，包括四联症、室间隔缺损症和右心室双出口。

病理生理学

和主动脉瓣一样，肺动脉瓣也由三个瓣叶构成。瓣叶在收缩期开放，从而允许血液从右心室流出进入肺动脉。最常见的肺动脉瓣狭窄发生在肺动脉瓣水平位置，但也可发生在肺动脉瓣以上（瓣上）或以下（瓣下）。肺动脉瓣狭窄起因于瓣叶形态异常，其可能造成发育异常（如努南综合征）或形成异常的圆顶形状。肺动脉瓣狭窄梗阻造成右心室流出道阻塞，这会导致右心室负荷增加及随后造成右心室肥大。和主动脉瓣狭窄一样，肺动脉瓣狭窄可以根据阻塞的程度分类为轻度、中度或重度。

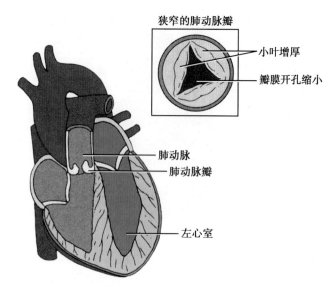

图 11-4　肺动脉狭窄

临床表现

轻度肺动脉瓣狭窄的患儿通常没有症状。然而中度至重度肺动脉瓣狭窄患儿由于右心室负荷增加可出现以下症状：

- 运动性呼吸困难
- 易疲劳
- 发绀

重度肺动脉瓣狭窄可发展为早期右心室衰竭。临床检查中，患者会表现出收缩期喷射性杂音，胸骨左缘上部的杂音最响，但不一定出现喷射性喀喇音。由于跨越狭窄肺动脉瓣使得喷射时间增加，因此听诊中可表现出 S_2 固定分裂。把手放在胸腔的心脏位置进行心前区触诊，可触及右心室搏动感或"起伏感"增强。如果右心室压力升高导致含脱氧合血红蛋白多的静脉血经房间隔上未闭合的卵圆孔，发生由右向左的分流，这样就会造成患儿出现发绀。

12 导联心电图通常会表现出心轴右偏和右心室肥厚，并在中度到重度狭窄情况下，表现出右束支传导阻滞。超声心动图是评估肺动脉瓣解剖结构、大小和梗阻程度的一个很好的方法。

管理和治疗

轻度肺动脉瓣狭窄不需要治疗。中度至重度肺动脉瓣狭窄往往因为进行性运动不耐受症状或右心衰竭而需要进行治疗。干预措施包括经导管球囊瓣膜成形术、手术瓣膜切开术和在手术室进行瓣膜置换术。患有严重肺动脉瓣狭窄的发绀新生儿需要依赖动脉导管开放（见第 8 章）以保持足够的肺血流量。

及时采用前列腺素治疗（PGE$_1$）将维持动脉导管处于开放状态，这是维持患有严重肺动脉瓣狭窄并发绀的新生儿病情稳定的必要措施，需要一直使用到患儿可以在导管室接受紧急球囊瓣膜成形术为止。

病程及预后

轻度肺动脉瓣狭窄一般是良性病程，其病情不随时间的推移而恶化。未经治疗的中度至重度肺动脉瓣狭窄会导致右心功能衰竭。肺动脉瓣狭窄也倾向于发展为感染性心内膜炎、房性、室性心律失常。球囊瓣膜成形术风险较低，大多数患者的狭窄程度得以减轻。只有不足 5% 的患者再次发生狭窄，如果再次发生狭窄，则需要重复以上的治疗过程(18)。

> ▌▌ 卡莉·强森接受沙丁胺醇治疗、胸部物理治疗和经鼻吸痰，以助于清理鼻腔分泌物及缓解喘息。你重新对患儿进行检查发现其喘息并没有改变，但你现在可以在其整个胸部听到心脏杂音，均为响亮、刺耳的全收缩期杂音；第二心音分裂正常，脉搏正常。

主动脉缩窄

主动脉缩窄是胸部降主动脉的非连续性变窄，通常在左锁骨下动脉（图 11-5）起点的末端发生。每 3000 个存活新生儿中有 1 例患有此症，是第六个最常见的先天性心脏病类型。男婴和某些患遗传综合征的婴儿（如特纳综合征和迪乔治综合征）主动脉缩窄（见特殊人群 11-1）的发病率会增加。通常情况下，主动脉缩窄与二叶主动脉瓣有关。

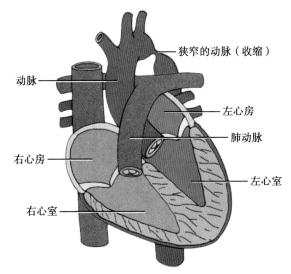

图 11-5 主动脉缩窄

左侧标注（自上而下）：动脉、右心房、右心室

右侧标注（自上而下）：狭窄的动脉（收缩）、左心房、肺动脉、左心室

迪乔治综合征

迪乔治综合征是因第 22 号染色体部分缺失所造成的染色体异常性疾病。

缺失的部分将会决定胎儿发育缺损的类型。第 22 号染色体与多个不同的人体系统相关联，可以包括以下内容：

● 心脏畸形，如室间隔缺损、动脉干、法洛四联症
● 胸腺功能异常
● 甲状旁腺功能减退症
● 腭裂
● 面部特征异常，如耳位较低、眼距过宽、眼睑下垂、面部相对较长
● 学习、行为和心理健康问题，其中可能包括注意力缺陷性多动症或儿童自闭症，抑郁症、焦虑症，甚至日后表现出精神分裂症。
● 自身免疫性疾病，如类风湿关节炎和格雷夫斯病，这是由胸腺较小或缺失引起的疾病。

迪乔治综合征依据临床表现进行诊断，具体包括以下内容：

● 发绀
● 体质虚弱
● 易疲劳
● 肌张力低下
● 呼吸急促
● 反复发生感染
● 喂养困难
● 发育迟缓，观察患儿缺少婴幼儿标志性发育指标，如翻身或坐起等

病理生理学

缩窄部位可见鞘状结构的主动脉向其内腔凸起。病理标本中，这种"架状的结构"实际上是主动脉血管的第一和第二层增厚所致，这两层指的是内膜（最内层）和介质（主要是肌肉细胞构成的中间层）。目前关于主动脉缩窄的原因有两种理论：

● 宫内发育过程中流经主动脉弓血流量减少
● 导管组织的缩窄延伸到主动脉腔

缩窄通常位于动脉导管内腔的相反部位，并且在导管闭合后可能会恶化，这一现象支持了第二种理论。降主动脉的缩窄部位妨碍了左心室血液流出，会造成左心室后负荷增加。

临床表现

降主动脉内血液被机械性阻塞，使得血液转向流向无名动脉（或头臂动脉）、左侧颈动脉和左锁骨下动脉。这导致上下肢之间的收缩压出现差异。上肢测得的收缩压比下肢所测得的至少要高 10mmHg。老年患者可无症状（有时延误诊断）或在运动时出现胸痛或者在身体活动时出现四肢发凉及疼痛。

在临床检查，病人可能会出现以下情况：

● 股动脉搏动减弱或消失
● 肱股延迟（肱动脉脉搏与股动脉脉搏之间出现延迟）
● 侧支血管检测到连续性血流杂音

有些新生儿会有严重缩窄，造成其体循环的血流灌注依赖于流经未闭合动脉导管的血液。这些婴儿一旦动脉导管关闭，可能会出现休克（血压极低造成灌注不足的结果）和循环系统功能衰竭。

心电图和胸部 X 线检查结果在年幼患儿中通常是正常的。但随着时间推移，患儿的心电图检查可能会出现左心室肥厚。胸部 X 线检查可看到肋间血管扩张造成的下肋骨表面不规则凹陷，这被称作肋骨切迹。确诊通常要通过超声心动图和磁共振成像（MRI）的结果来看。

管理和治疗

可通过左侧开胸切口手术修复主动脉缩窄。外科医生切除狭窄部分，并通过末端对末端的方式重新连接主动脉。如果它们之间距离相差太大，可使用另一种方法，即把同种移植物片段或涤纶包片放置在两个主动脉段之间。患者如无其他心脏疾病通常不需要体外循环之类的程序。手术修复的另一种方法是在导管室进行球囊血管成形术（把狭窄的血管扩张和扩大）。据报道，气囊血管成形术的成功率为88%（19）。

病程及预后

根据阻塞的程度，患者可能要经过数年才能被诊断为主动脉缩窄。未修复的缩窄将导致持续性高血压和随后的左心室肥大，这可能使患者面临心律失常和左心室衰竭的风险。

缩窄修复手术的操作风险比其他心脏手术要低，因为该过程可以不使用体外循环。手术死亡率小于1%（20）。患者术后表现通常良好，但也有可能出现以下并发症的风险：

● 永久高血压：缩窄修复后高血压残余风险的原因

通常认为是由于肾脏血流量减少（其血液供应远离缩窄段），造成肾素 - 血管紧张素 - 醛固酮系统上调。
● 声带麻痹或瘫痪：可出现继发于喉返神经损伤的声带麻痹，喉返神经环绕缩窄段附近的胸主动脉。一定要密切关注病人术后是否出现上呼吸道阻塞（喘鸣）或声音嘶哑症状。
● 乳糜胸：胸导管是将全身淋巴液收集并注入颈内静脉的较薄脉管，胸导管损伤会造成乳糜累积进入胸膜间隙，称为乳糜胸。这可表现为呼吸窘迫，胸片可见胸膜积液。
● 下肢瘫痪：大脊髓动脉为降主动脉的分支，为脊髓前部供血，脊髓位于 T_{10} 水平的起点。在修复过程中必须阻断主动脉，这样流向阻断远端动脉分支的血液会在修复过程中停止流动。如果阻断时间过长，可能导致脊髓局部缺血。
● 主动脉缩窄切开术后综合征：这通常见于在进行修复手术前已患主动脉缩窄多年的患者。是由肠道再灌注造成的损伤引起，伴有严重腹痛、恶心、有时便血。对高血压进行积极治疗并避免进食可改善此症状。

有些患者可能再次发生缩窄，这就必须进行干预（例如球囊扩张和支架置入术）。据报道，手术修复后再次发生缩窄的比率为 5%～14%（21）。气囊血管成形术后再缩窄的发生率略高，在 20%～33% 间（19，22）。针对英国患有先天性心脏病的儿童进行的长达 20 年的人群研究显示缩窄修复后的长期生存率为89%（4）。

双主动脉弓

主动脉弓畸形很少发生（只占先天性心脏病的1%）。双主动脉弓是较常见类型的主动脉弓异常之一，也是最有可能引发临床症状的类型。高达50%的血管环患者具有其他异常，最常见的是心脏性质异常（15）。这些异常可能包括 VSD、主动脉缩窄、法洛四联症等。非心脏异常可能包括遗传综合征，如迪乔治综合征（特殊人群 11-2）。

病理生理学

发育期间，胎儿体内的六组对称弓形血管重构形成主动脉弓及其主要分支：无名动脉、左颈总动脉和左锁骨下动脉。当胚胎弓状血管中的任意一个不能正确重构时就会发生双主动脉弓，这类异常被称为一个完整的血管环。完整的血管环，包括双主动脉弓和右位主动脉弓及畸变的左锁骨下动脉，包围食管和气管，并造成两者受压。如果所患双主动脉弓，而不是单一的左侧弓状血管，则患者的弓状血管分叉成为一个右主动脉弓和左主动脉弓，包围气管和食管（图11-6）。

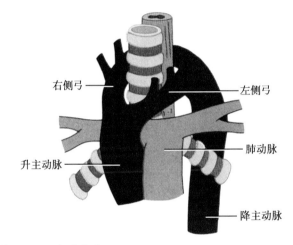

右侧弓 —

左侧弓

升主动脉 —

肺动脉

降主动脉

图 11-6　双主动脉弓

右主动脉弓出现左锁骨下动脉异常和左动脉导管未闭的，右侧弓状血管形成食管后部环状结构的后半部分。环状的前部是由左锁骨下动脉的起始部位和动脉导管与覆盖气管的肺动脉连接而形成。

临床表现

右位主动脉弓从后部到达食管，由于受压可能会导致以下症状：

● 喂养困难

● 胃食管反流

● 发育迟缓

● 吞咽困难

左位主动脉弓紧靠前面的气管，造成患儿表现出胸内上气道阻塞。可能会出现下面的体征和症状：

● 咳嗽

● 喘息

● 喘鸣

● 持续性感染

● 严重呼吸道阻塞（新生儿）

钡餐造影所见食管后部受压是双主动脉弓的典型的放射学影像表现。该诊断可以通过计算机断层扫描血管造影或 MRI 检查证实。

管理和治疗

一旦确诊双主动脉弓，是否迅速处理取决于患儿的症状。严重吞咽困难或喂养困难的，可能需要用鼻胃管喂养得以缓解。因为气管固定的部位被阻塞，呼吸道症状，如哮喘或喘鸣通常不会采用如支气管扩张剂或外消旋肾上腺素等常规疗法。

新生儿通常表现出重度上呼吸道阻塞症状，这时需要立即采取经气管插管和机械通气。正压通气和使用呼气末正压（PEEP）可以在支架的帮助下打开被前主动脉弓压缩的气道结构。被诊断为双主动脉弓的患儿，应立即进行手术修复。在手术过程中，不重要的左位主动脉弓被分割并结扎，留下完整的主右位主动脉弓，这能有效解除气道阻塞。术后几个月内患儿仍可能继续出现呼吸道症状，如气喘或轻度喘鸣。

病程及预后

如果没有适当的管理，双主动脉弓可导致新生儿出现严重上呼吸道阻塞并且死亡。修复后预后情况良好，术中死亡率几乎为零（15）。重要的是要记住有些患者在手术修复后几个月还会继续表现出相关症状。这是因为主动脉弓所造成的气道受压，使得气管软骨可能无法正常发育（23），这可能会导致气管软化，气管软骨的"软化"会导致吸气时气管壁塌陷，并根据受影响的部位表现为吸气性喘鸣或气喘。有严重气管软化的患儿，尤其是当伴发疾病时，可能需要正压通气（通过无创性辅助通气或经气管插管方式辅助通气）以克服气道塌陷。除了支持性治疗，对气管软化目前尚无特异性治疗。这些现象将随着患儿成长逐渐改善。

卡莉·强森的呼吸系全套检查鼻病毒呈阳性。在急诊科进行的超声心动图检查显示存在一个较大的非限制性膜周部室间隔缺损和左向右分流。该名患婴被送至心脏科，在那里接受氧气与强效利尿剂治疗。一旦并发感染得到解决，预计将在6周内进行修复手术。

■■ 评判性思维问题：卡莉·强森

1. 造成卡莉·强森现在低氧血症的原因是什么？

2. 知道这一点为什么很重要？

●● 案例分析与评判性思维问题

■ 案例1：简·梅瑟

简·梅瑟是最近从中国领养的一个5岁女孩。患儿母亲发现，比起其他儿童，她在玩耍时似乎更容易疲倦，便带她到儿科进行健康评估。临床检查中，儿科医生注意到患儿的收缩期喷射性杂音以及第二心音的固定分裂。超声心动图发现有5毫米的继发孔型房间隔缺损。患儿今天在手术室接受ASD修补闭合术，她刚在重症监护病房里进行了拔管并正在恢复当中，SpO_2为87%。

● 你是负责患儿的RT，请问在术后期间有哪些情况可能会导致患儿发生低氧血症？

● 你应该采取哪些治疗措施？

● 如果患儿的血氧饱和度持续下降你该怎么做？

■ 案例2：泰隆·德拉姆

泰隆·德拉姆系2月龄的男婴，患唐氏综合征（21-三体），因为呼吸窘迫被送至急诊科。患儿母亲述自其出生就喂养困难，增重不明显。如果吃奶时间太久，就会出汗、烦躁，有时嘴唇呈现发绀。经检查，德拉姆没有发热，但呼吸急促，肺部听诊偶尔闻及喘息，并在肺底部闻及零星水泡音，还能听到响亮的全收缩期杂音。

● 哪一类型的先天性心脏病会使得患者出现此类症状？

● 你做出哪些诊断？

■ 案例3：女婴麦克

你是一位负责新生儿转运的呼吸治疗师，女婴麦克因严重的主动脉瓣狭窄需要送往最近的儿童医院。麦克胎龄38周，出生后不久发现有发绀和低血压。超声心动图显示严重的主动脉瓣狭窄，对其进行了PGE_1输液，以保持动脉导管开放。

● PGE_1的主要副作用是什么，可能在运送过程中出现什么问题？

● 如何进行副作用管理？

■ 案例4：马丁·甘特

马丁·甘特系8岁男孩，因进行性疲劳被送至儿科检查，在踢足球时嘴唇颜色会变"发绀"。超声心动图显示中度肺动脉瓣狭窄。

● 你预估在对其进行临床检查中会听到什么？

● 关于马丁的胸部X线检查有什么会引起你的注意？

■ 案例5：达内尔·威廉姆斯

达内尔·威廉姆系6月龄男婴，需要进行心脏中央主动脉缩窄修复。患儿无其他疾病，在家时生长发育情况良好。患儿在手术室里经历拔管，目前正转移到重症监护室。你是未来几天要照顾他的RT。达内尔术后表现良好，只需要通过鼻导管输入1/2升氧气，以保持血氧饱和度大于94%。不过几天后，你注意到患儿哭声非常微弱，事实上，在他哭的时候人们似乎都听不到什么声音。

● 这可能是什么原因造成的？

■ 案例6：男婴泰勒

泰勒系4日龄足月男婴，出生后不久就被发现发绀严重而进行了插管。进一步检查发现由于双主动脉弓形成了完整的血管环。手术将在本周末进行。呼吸机因为高峰吸气压力发出了警报，临床护士呼叫你（RT）过去。泰勒躁动不安并出现发绀，SpO_2读数为75%。据护士称仅仅过去的几分钟里，患儿的定量呼气末CO_2测值已经从45增加到80。

● 是什么原因能引起这些剧烈改变？

● 针对婴儿目前的低氧血症和高碳酸血症你如何管理？

选择题

1. 非发绀型先天性心脏病最常见的两种类型是：

   a. ASD和VSD

   b. VSD和肺动脉瓣狭窄

   c. 主动脉瓣狭窄和肺动脉瓣狭窄

   d. 主动脉缩窄和双主动脉弓

2. 以下哪种技术用作心脏疾病的确诊？

   a. 听诊

   b. 胸部X线片

   c. 心电图

   d. 超声波心动图

3. 下面的非发绀型先天性心脏病通常与其他哪种类型的先天异常同时发生？

   a. ASD

   b. VSD

选择题(续)

c. 双主动脉弓

d. 以上都有

4. 听诊中,以下哪种非发绀型先天性心脏病会出现心脏杂音?

a. 房室间隔缺损

b. 主动脉瓣狭窄

c. 主动脉缩窄

d. 都会带有杂音

5. 非发绀型先天性心脏病常常和肺部疾病比较相似。以下哪项症状与非发绀型先天性心脏病没有关系?

a. 肺水肿

b. 喘鸣

c. 哮喘

d. 气胸

6. 一个4个月大的婴儿被儿科医生诊断为生长发育迟缓,同时出现心脏杂音而住进了医院。患儿心电图显示左心房扩大及左心室肥大,胸片显示心脏扩大和肺水肿明显,但血氧饱和度为95%。当你对其进行听诊时,你注意到柔软的全收缩期杂音,在第四肋间最响亮。你因此怀疑该婴儿会有什么类型的非发绀型先天性心脏病?

a. ASD

b. VSD

c. 肺动脉瓣狭窄

d. 主动脉瓣狭窄

7. 一个婴儿被诊断出收缩期杂音伴有喷射性喀喇音。心脏疾病医生通过超声心电图诊断其患有主动脉瓣狭窄。患儿连续六周进行门诊诊断,被确定为严重阻塞,左心室出现轻微肥大。就医以后同时出现喂养困难和体重增长缓慢。针对该

患儿的下一步的合理管理是什么?

a. 继续检测

b. PGE1 治疗

c. 瓣膜成形术

d. 瓣膜切开术

8. 什么是室间隔缺损闭合适应证?

I. Qp/ Qs 比大于 1.5 : 1

II. 尽管实施最大程度的医疗管理仍出现心力衰竭迹象

III. 肺动脉高压

IV. 主动脉瓣关闭不全

a. I, II, IV

b. I, II, III

c. I, III, IV

d. I, II, III, IV

9. 双主动脉弓患者会具有以下哪个呼吸道症状?

I. 哮喘

II. 咳嗽

III. 喘鸣

IV. 肺动脉高血压

a. I, III

b. I, II, IV

c. III, IV

d. I, II, III

10. 为什么主动脉缩窄的术后风险低于其他非发绀型先天性心脏病?

a. 它不需要体外循环

b. 它可以通过腹腔镜进行

c. 它只需要轻度麻醉

d. 它不牵连其他心脏结构

(谢宛玲 译)

参考文献

1. National Birth Defects Prevention Network. *Annual Report.* 2005. www.nbdpn.org. Accessed on April 13, 2013.

2. Nichols DG, Ungerleider RM, Spevak PJ, et al. *Critical Heart Disease in Infants and Children.* 2nd ed. Philadelphia, PA: Mosby; 2006.

3. Hanslik A, Pospisil U, Salzer-Muhar U, et al. Predictors of spontaneous closure of isolated secundum atrial septal defect in children: a longitudinal study. *Pediatrics.* 2006;118(4):1560-1565.

4. Tennant PW, Pearce MS, Bythell M, et al. 20-year survival of children born with congenital anomalies: a population-based study. *Lancet.* 2010;375(9715):649-656.

5. Roos-Hesselink JW, Meijboom FJ, Spitaels SE, et al. Excellent survival and low incidence of arrhythmias, stroke and heart failure long-term after surgical ASD closure at young age. A prospective follow-up study of 21-33 years. *Eur Heart J.* 2003;24(2):190-197.

6. Berger F, Vogel M, Alexi-Meskishvili V, et al. Comparison of results and complications of surgical and Amplatzer device closure of atrial septal defects. *J Thorac Cardiovasc Surg.* 1999;118(4):674-678; discussion 678-680.

7. Scully BB, Morales DL, Zafar F, et al. Current expectations for surgical repair of isolated ventricular septal defects.

Ann Thorac Surg. 2010;89(2):544-549; discussion 550-541.

8. Hoffman JI. Incidence of congenital heart disease: II. Prenatal incidence. *Pediatr Cardiol.* 1995;16(4):155-165.

9. Bakhtiary F, Takacs J, Cho M, et al. Long-term results after repair of complete atrioventricular septal defect with two-patch technique. *Ann Thorac Surg.* 2010;89(4): 1239-1243.

10. Crawford FA, Stroud MR. Surgical repair of complete atrioventricular septal defect. *Ann Thorac Surg.* 2001;72(5):1621-1628; discussion 1628-1629.

11. Singh R, Warren P, Reece T, et al. Early repair of complete atrioventricular septal defect is safe and effective. *Ann Thorac Surg.* 2006;82(5):1598-1602.

12. Suzuki T, Bove E, Devaney E, et al. Results of definitive repair of complete atrioventricular septal defect in neonates and infants. *Ann Thorac Surg.* 2008;86(2): 596-602.

13. Hoffman JI, Kaplan S. The incidence of congenital heart disease. *J Am Coll Cardiol.* 2002;39(12):1890-1900.

14. Meckler GD, Lowe C. To intubate or not to intubate? Transporting infants on prostaglandin E1. *Pediatrics.* 2009;123(1):e25-e30.

15. Oxenius A, Hug MI, Dodge-Khatami A, et al. Do predictors exist for a successful withdrawal of preoperative prostaglandin E(1) from neonates with d-transposition of the great arteries and intact ventricular septum? *Pediatr Cardiol.* 2010;31(8):1198-1202.

16. Moore P, Egito E, Mowrey H, et al. Midterm results of balloon dilation of congenital aortic stenosis: predictors of success. *J Am Coll Cardiol.* 1996;27(5):1257-1263.

17. McCrindle BW, Blackstone EH, Williams WG, et al. Are outcomes of surgical versus transcatheter balloon valvotomy equivalent in neonatal critical aortic stenosis? *Circulation.* 2001;104(12, suppl 1):I152-I158.

18. Roos-Hesselink JW, Meijboom FJ, Spitaels SE, et al. Long-term outcome after surgery for pulmonary stenosis (a longitudinal study of 22-33 years). *Eur Heart J.* 2006; 27(4):482-488.

19. Yetman AT, Nykanen D, McCrindle BW, et al. Balloon angioplasty of recurrent coarctation: a 12-year review. *J Am Coll Cardiol.* 1997;30(3):811-816.

20. Warnes CA, Williams RG, Bashore TM, et al. ACC/AHA 2008 guidelines for the management of adults with congenital heart disease: a report of the American College of Cardiology/American Heart Association Task Force on Practice Guidelines (writing committee to develop guidelines on the management of adults with congenital heart disease). *Circulation.* 2008;118(23):e714-e833.

21. Smith Maia MM, Cortês TM, Parga JR, et al. Evolutional aspects of children and adolescents with surgically corrected aortic coarctation: clinical, echocardiographic, and magnetic resonance image analysis of 113 patients. *J Thorac Cardiovasc Surg.* 2004;127(3):712-720.

22. Fletcher SE, Nihill MR, Grifka RG, et al. Balloon angioplasty of native coarctation of the aorta: midterm follow-up and prognostic factors. *J Am Coll Cardiol.* 1995;25(3): 730-734.

23. Woods RK, Sharp RJ, Holcomb GW, et al. Vascular anomalies and tracheoesophageal compression: a single institution's 25-year experience. *Ann Thorac Surg.* 2001; 72(2):434-438; discussion 438-439.

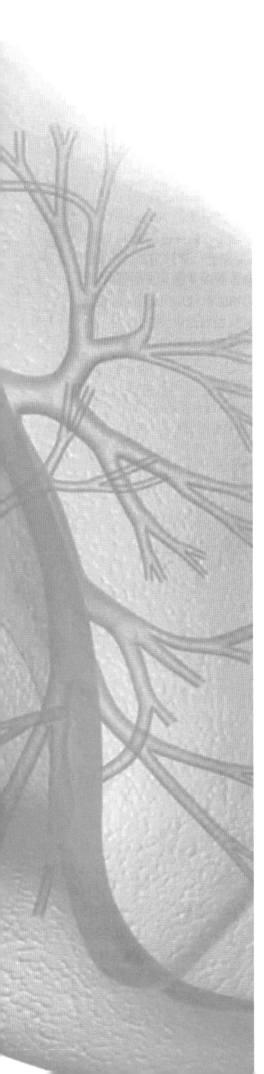

第 12 章
发绀型先天性心脏病

玛丽莎·布鲁内蒂，MD

杰米·麦克尔拉思·施瓦茨，MD

关键术语

大动脉调转手术

无症状发绀

房间隔造口术

双向格列操作术（BDG）

双心室肥大

布莱洛克－陶西格（BT）分流导管

发绀型先天性心脏病三尖瓣下移

畸形

房坦手术

高氧试验

发育不全的

左心发育不全综合征（HLHS）

强心剂

诺伍德手术

前列腺素 E（PGE）

肺动脉闭锁

肺血管阻力（PVR）

肺静脉汇合

回流

右心室流出道梗阻（RVOTO）

佐野改良术

瓣上狭窄

体循环血管阻力（SVR）

阵发性缺氧发作

法洛四联症（TOF）

全肺静脉回流异常（TAPVR）

大动脉转位（TGA）

动脉干

血管阻力

本章概要(续)

本章目标

通过本章的学习,你将能:

1. 说出小儿发绀型先天性心脏病的常见类型。
2. 讨论对于疑似患发绀型先天性心脏病新生儿的整体评估。
3. 解释如何执行高氧测试。
4. 定义三尖瓣下移畸形的两个组成部分。
5. 列举全肺静脉回流异常的四种类型和新生患儿可表现出的两种状态。
6. 描述大动脉转位及新生儿出生后可立即表现出的状态。
7. 描述房间隔造口术和需要进行这项手术的患儿类型。
8. 法洛四联症病变和婴儿可能表现的两种方式。
9. 描述左心发育不全综合征。
10. 描述左心发育不全综合征手术干预的三个阶段。
11. 描述给患发绀型先天性心脏病的婴儿使用低氧混合气体的好处及风险。
12. 阐述为新生儿输注前列腺素 E(PGE)的指征。
13. 定义动脉干并描述新生儿患病的表现形式。

米娅·麦克纳马拉

你在一个为农村居民提供医疗服务的医院工作,该医院有 200 张床位。在急诊室的分诊区护士请你协助检查一位被其母亲带来就诊的 6 月龄婴儿米娅。患儿母亲告诉你和护士,在米娅 4 个月和 6 个月月龄时,其儿科医生听诊时闻及"响亮的心脏杂音"。在其 6 月龄的预约就诊时建议请儿科心脏病专家进行会诊,会诊需要等待 6 周。患儿母亲今天就把她带到医院,因为米娅已经间断表现出烦躁不安,而且难以安抚,患儿面部和口唇发紫。

在第 11 章所讨论过,导致结构异常的先天性心脏疾病的诊断大致可分为非发绀型或发绀型先天性心脏疾病。本章重点介绍发绀型先天性心脏病,该种结构异常将导致氧合血红蛋白血和脱氧合血红蛋白血的大量混合,并造成血氧饱和度小于 85%。本章将讨论几种比较常见的发绀型先天性心脏病,其中包括法洛四联症、全肺静脉回流异常、大动脉转位、左心室发育不全综合征、三尖瓣下移畸形和动脉干。发绀型先天性心脏病有许多变异,本书不对所有异常进行描述。本书选择疾病类型的根据是被诊断的概率、快速诊断和初始治疗的重要性,以及是否具有解剖意义或者存在呼吸管理缺陷。

在美国,儿童在婴儿期时接受非常密切的监测和频繁的保健护理,发绀型先天性心脏病可在出生或出生后最初的几个月内表现出来。在缺乏医疗卫生保健系统的国家,发绀型先天性心脏病可能要等到儿童期或成年的早期才会被发现。

任何一个新生儿,当其氧饱和度小于 85%~90% 时就需要对其进行评估,以确定低氧血症的原因是肺部疾病还是先天性心脏疾病造成的。评估措施包括胸片、心电图、高氧试验、超声心动图;听诊往往可以发现异常心音,但即使检查结果正常也不能断定患儿没有问题(表 12-1)。当完成诊断程序后,可能需要进行某些治疗措施,例如前列腺素 E_1(PGE$_1$)和给氧。

胸片可以用来评估肺野和心脏大小。还应该进行心电图(ECG)检查,但其结果往往正常。即便检查结果正常也不应排除先天性心脏病存在的可能性。

表 12-1 发绀型心脏疾病的心脏听诊

声音/杂音	位置	缺损
递增-递减型粗糙的收缩期喷射性杂音 第二心音可能单一或明显	胸骨左缘	法洛四联症
右心室隆起 S2固定分裂 肺动脉第二心音亢进 S3奔马律(通常存在) 收缩期喷射性杂音		肺静脉总回流异常
无杂音或收缩期喷射性杂音 可能有第二心音增强	胸骨左缘	大动脉转位
几乎没有检测到杂音		左心发育不全综合征
全收缩期杂音 舒张期杂音(可能有) 第三和第四心音(可能有)	胸骨左下缘	艾博斯坦畸形
活跃的心前区 无杂音,或S1正常,S2单一响亮		动脉瘤

还应进行高氧测试,通过测试可获得吸入室内空气时动脉血气和 1.0 吸入氧分数(FiO₂),将两者对比可以评估患儿的氧合能力。当患儿呼吸室内空气时,通过右侧桡动脉取得动脉血气(ABG)的基线值。从右侧桡动脉取得血气是为了避免对动脉导管未闭(PDA)的新生患儿的氧合能力做出错误判断的关键,因为动脉导管未闭会造成血液分流。PDA 一端连接肺动脉,另一端在主动脉的起始部连接着左锁骨下动脉。如在第 2 章中描述,PDA 对宫内胎儿循环至关重要,通常在胎儿出生几天后关闭。右侧桡动脉血气能直接精确测量来自主动脉血的氧分压(动脉血氧分压),即在 PDA 可能混入富含脱氧血红蛋白的静脉血而降低 PaO₂ 之前。获得基准动脉血气后,病人应当在 FiO₂ 为 1.0 环境中使用头罩吸氧或非复吸式呼吸面罩 10~15 分钟后,从右侧桡动脉重复测得动脉血气。如果 FiO₂ 为 1.0 时取样的动脉血氧分压高于 150mmHg,则低氧血症可能与肺部疾病有关,例如肺炎或呼吸窘迫综合征。如果动脉血氧分压低于 150mmHg,那么应怀疑是发绀型先天性心脏病,因为低动脉血氧分压可能是由于分流及动脉血和静脉血混合。尽管输送的 FiO₂ 为 1.0 时,全血混合可防止动脉血氧分压高过预期水平。一旦怀疑是发绀型先天性心脏病,新生儿应交由三级保健中心接受重症监护,由心脏科医生进一步评估和管理。

对于那些发绀的新生儿,应经静脉注射前列腺素 E(PGE)。前列腺素是在体内发挥多种功能的激素样物质。PGE₁ 将保持 PDA 开放,并允许氧合血红蛋白血与脱氧血红蛋白血液混合。如果一旦经由超声心动图确定患儿的心脏存在特异性病变,并且证实存在任何一种附加的分流[例如卵圆孔未闭(PFO)、室间隔缺损(VSD)或房间隔缺损(ASD)],可能就要中断前列腺素 E 注射。

超声心动图是诊断先天性心脏病,并与其他疾病进行鉴别的黄金标准。超声心动图使用超声波来评估心脏解剖结构,血流的正常和异常模式,及心脏内不同部位的压力。这项检查是在患儿床边由心脏病专家完成,检查所获得的信息对呼吸治疗师很重要,因为它会提供有关预期肺血流量和可接受的血氧饱和度范围等相关信息,并且可能与理想的血气指标有关。

米娅在母亲的腿上休息的很舒服,似乎也没有表现出焦躁不安。患儿呼吸频率(RR)为 35 次/分。你为米娅安装了脉搏血氧仪,脉搏血氧饱和度(SpO₂)为 88%,脉率为 145bpm。你为米娅接上鼻导管,并呼叫儿科医生进行临床检查。

儿科医生对其进行了心脏听诊,沿胸骨左缘听到强烈的收缩期喷射性杂音和正常的呼吸音。她要求为米娅进行 12 导心电图检查、胸部 X 线检查、高氧试验、超声心动图检查和心脏病学咨询。

你撤掉了鼻导管,20 分钟后再次回来,进行右侧桡动脉血气体检查。结果是 pH 7.38;PaCO₂ 44mmHg;PaO₂ 56mmHg;HCO₃ 25.7mEq/L。你把米娅在非复吸式呼吸面罩设置为 15 LPM,脉搏血氧饱和度升至 100%。15 分钟后你再次回来检查动脉血气。结果是 pH 7.44、PaCO₂ 36mmHg、PaO₂ 110mmHg、HCO₃ 24.1mEq/L。基于这些结果,你有理由相信米娅患有某种类型的发绀型心脏疾病。

法洛四联症

法洛四联症(tetralogy of Fallot,TOF)(图 12-1)是由四种心脏异常同时出现所造成的:室间隔缺损、主动脉骑跨、室间隔缺损、右心室流出道梗阻和右心室肥大(1)。这是发绀型先天性心脏疾病中最常见一种,占婴儿所有先天性心脏疾病的 3.5%,每万名活产儿有 4.05 例患此症(2)。除了这个经典的心脏病理改变,其他形式的 TOF 还包括肺动脉或其他心脏异常。TOF 可能与遗传异常有关,如 21- 三体综合征、22q11 缺失和 VACTERL 综合征(椎骨、肛门、心脏、气管、肾和肢体异常)(3)。

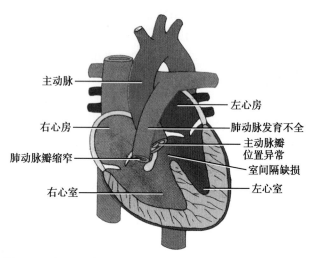

图 12-1　法洛四联症

（图中标注）主动脉、左心房、右心房、肺动脉发育不全、肺动脉瓣缩窄、主动脉瓣位置异常、室间隔缺损、右心室、左心室

病理生理学

TOF 解剖主要是指心脏解剖的四个部位畸形:

- 位于隔膜的膜部有较大不对称、非限制性室间隔缺损,在这个位置左右心室之间的血液会发生分流。
- 主动脉跨越或覆盖着室间隔缺损,使得两个心室的血液可进入体循环流出道。
- 肺动脉瓣或邻近肺动脉瓣的右心室流出道梗阻(RVOTO),梗阻程度或固定或可变,会导致肺血流量减少。
- 右心室流出道梗阻造成的右心室肥厚。

也可能存在其他肺动脉异常,导致病理生理和临床进程(临床变化 12-1)的变化。右心室流出道梗阻的程度,体循环和肺循环的相对阻力决定 TOF 的病理生理。发绀与因右心室流出道梗阻造成分流的血流量直接成正比。如果阻塞较轻,患儿可能不会有临床表现。如果情况相反,患儿在新生儿阶段就会有严重的右心室流出道梗阻和发绀。这是因患儿严重肺动脉狭窄或肺动脉梗阻导致含脱氧血红蛋白的静脉血液从右心室向左心室分流进而进入主动脉所致。这些婴儿可能需要通过早期治疗提供肺血流,治疗方法可以是经注射 PGE_1 来维持 PDA 以及通过早期手术进行缓解和修复。

临床变化 12-1

TOF 的变异

除了 TOF 的四个主要组成部分,还可能存在其他的肺动脉瓣膜异常。这些异常包括肺动脉瓣缺失或发育异常及回流、肺动脉狭窄或肺动脉闭锁。这些都会使得右心负荷增加导致右心室肥大,并且使得血流到达肺动脉的困难增加,导致氧合能力变差。

另一种变异被称为"无发绀阵发性缺氧",该患儿可能不会表现出发绀,因为借助体循环血管阻力经室间隔缺损输送到右心室的血流克服了轻度的右心室流出道狭窄,提供了肺血流(4)。

右心室流出道狭窄在病程的不同阶段会有不同的变化。婴儿在疾病初期可能只有轻微的阻塞而且没有发绀,但随着时间的推移会逐步发展为肺血流渐进受到阻塞,并伴有由右向左分流和发绀("发绀四联征"或"发绀阵发性缺氧")。此外,右心室流出道狭窄还会出现短暂性发作,如果阻塞突然增加就会造成严重发绀,被称为阵发性缺氧发作。此外,与药物、血容量过低或疾病相关的体循环血管阻力(SVR)或体循环血压的下降可引起血液从右心室到左心室分流。TOF 患儿在两次阵发性缺氧发作期间可能表现正常。渐进性发绀或反复的阵发性缺氧发作都需要进一步的诊疗和手术治疗。

临床表现

临床表现的严重程度随右心室流出道狭窄的程度而变化。轻度右心室流出道狭窄的患儿可能没有症状,而那些患有严重右心室流出道狭窄的患儿会表现出发绀,且氧饱和度小于 85%。典型的阵发性缺氧发作的特征是患儿突然发生严重的发绀,这是因其右心室流出道狭窄急剧加重及(或)体循环血压降低引起的,导致脱氧血红蛋白血液由右至左分流。阵发性缺氧发作通常与儿茶酚胺增加、焦躁不安和(或)全身性低血压有关。

大多数患儿不会表现出与 TOF 相关的症状。即使是那些有明显发绀和由右向左分流的患儿也很少有喂养困难或多汗的症状。在不发达国家中年长患儿的症状有一定的差异(特殊人群 12-1)。但是"无发绀阵发性缺氧发作"患儿可能因自左向右血液分流量过大和肺循环量过多,这些可以导致心脏衰竭的症状和体征,如呼吸急促、喂养困难和生长发育迟缓。

　　发绀能否在体检时表现出来取决于自右向左分流的血液量。心脏听诊时，沿胸骨左缘可闻及渐强渐弱的收缩期喷射性杂音，这反映出右心室流出道有湍流。可闻及第二心音单一且非常清晰，这是由于主动脉骑跨和肺动脉瓣音量不足所致。绝大多数患儿的肺部检查正常。

　　胸片（图 12-2）检查可能显示出正常心脏形状或者呈现靴型心。由于肺血流量程度不同，肺部可能表现正常或出现血管纹理减少的影像。

　　心电图可能显示右心室肥大、右束支传导阻滞、心轴右偏及右心房增大。

　　超声心动图是确诊 TOF 的标准性检查方法。TOF 的四个组成部分可以视为衡量右心室流出道狭窄的严重程度。可以计算跨右心室流出道以及室间隔缺损的阶差，有助于评估其阻塞的程度及由右向左心室分流的血流量提供信息。

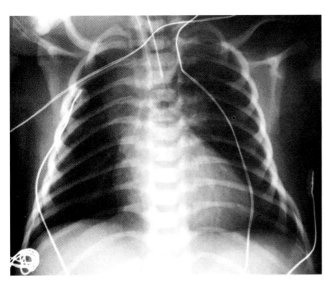

图 12-2　TOF 患儿新生儿期的胸片（由医学博士简·班森提供）

　　在治疗室米娅和妈妈正在放射科等候进行胸部 X 线（CXR）检查，米娅坐在妈妈腿上，你发现尽管一开始就给予 FiO₂ 1.0 治疗，米娅开始变得焦躁不安，并且出现发绀。当你注意到患儿血氧饱和度低于 92% 时立即呼叫了儿科医生。

管理和治疗

　　许多 TOF 患儿都是在产前检查中得以确诊。新生儿期最初的管理包括体格检查和超声心动图检查。如果患儿的肺血流量因严重的 RVOTO 或肺动脉闭锁而严重受限时，需要经注射 PGE₁ 来保持动脉导管开放，直到在患儿出生后数日内能维持肺血流量或能进行修复手术为止。

　　那些 RVOTO 较轻且没有出现发绀的患儿可能会在几天后出院回家进行喂养，等待数月后进行手术修复。可能直到患儿会发生逐渐发绀加重，或者等患儿生长发育达到适当的身高和体重时才进行手术修复。

　　那些发生间歇性、阵发性缺氧发作的患儿可能需要接受初次医疗管理来减轻发绀。急性缺氧发作时的管理包括吸氧、膝胸卧位、药物增加体循环血管阻力（SVR）（例如用苯肾上腺素）、容量管理以增加肺血管流量、使用镇静剂如吗啡来降低儿茶酚胺、或者减轻肺动脉瓣开口处的痉挛。对于那些无法接受手术修复的患儿，可以使用普萘洛尔，这样可以通过降低心率、缓解过强地心肌收缩和缓解 RVOTO 来降低阵发性缺氧发作的发生频率。

　　TOF 的手术修复涉及以下内容：
● 减轻 RVOTO
● 心房与心室完全分离
● 肺动脉瓣和三尖瓣功能保护

　　这涉及闭合 VSD、切除肺动脉瓣上方和下方的阻塞和（或）肺动脉瓣膜修复。虽然以前已经进行过修复手术，但这种手术通常是通过三尖瓣在右心房进行。对于新生儿及低月龄婴儿进行完全修复手术在技术上难度比较大。因此一些治疗中心在一开始先使用体循环 - 肺循环分流术来缓解症状，如改良过的布莱洛克 - 陶西格（BT）分流术（这部分将在左室发育不全心脏综合征的管理和治疗部分讨论），几个月后再进行彻底修复。患有 BT 分流的婴幼儿发绀症状会持续发展，且氧饱和度处于 75% 至 85% 之间，直到修复完成。许多机构正在努力让患儿在婴儿期就接受早期完全修复，这样能够降低发病率和死亡率，以及需要进一步手术治疗的几率（5）。

TOF 早期修复的好处是避免长期持续性的发绀，从而避免体循环至肺循环分流的相关风险。同时它也能够实现一次手术完成全部修复。然而也有一种担忧，有的患儿在婴儿期进行了 TOF 修复，但是还可能在以后的生活中需要再次手术处理残留 RVOTO 或与瓣膜闭锁不全相关的肺动脉瓣反流。那些支持通过 BT 分流进行彻底修复的观点认为在孩子长到一定月龄之前接受分流手术能够提供可靠的肺血流量（通常 3～6 个月大）。在那个时候再进行修复可能会更成功，并且再次手术的可能性会变小（详见临床实证 12-1）。

TOF 修复的结果一般都非常好，大多数报道的死亡率不到 10%。有数据显示，曾在 20 世纪 50 年代接受过修复手术患儿的长期生存率达到 90%（不包括医院死亡率）(8)。曾经有一个大型回顾性研究发现，在同一个治疗中心中接受过 TOF 修复的 570 例患儿，在过去的 50 年中，早期和晚期死亡率低于 7%，在过去 10 年中没有出现早期死亡。再次手术的风险与进行首次修复和缓解的时间呈直线性增加（9）。

TOF 修复后常会出现晚期并发症，可能出现 RVOTO 复发并引起右心室高压，需要再次进行手术。接受 TOF 修复的患儿通常会出现右心室扩大和功能不全，这被认为是由于右心室压力高和 RVOTO、心肺分流及心肌功能衰竭长期累积所造成的结果。另外，右心室流出道的修复技术经常会造成肺动脉瓣扭曲，引起肺反流，因而日后需要进行肺动脉瓣膜替换，瓣膜替换通常是经右心室抵达肺动脉导管或通道。有些患儿还需接受管道狭窄或反流症状的重复修复手术。对曾经在儿童期接受过修复手术的患儿达到成年时所做的一项回顾性研究中发现，有半数患者在首次手术 30 年后需要再次接受手术治疗（10）。再次手术会有很多适应症，包括右心室扩大造成肺动脉瓣反流、运动耐力降低和心律失常（临床实证 12-2）。TOF 患儿的长期随访研究中还报道会出现主动脉根部扩张（11）。

接受过 TOF 修复的患儿会面临心律失常、窦房结功能障碍和猝死的风险。这种持续存在的风险似乎会随着年龄的增长而增加。术后 35 年的心律失常风险估计为 11%，猝死风险为 8%（13）。

TOF 并发肺动脉闭锁、肺动脉分支狭窄或肺动脉多侧枝需要更复杂的治疗方案且预后较差（10）。对此类患儿的修复手术需要在解剖分析基础上单独设计方案。但是除了常规修复外，可能还需要进行缓解分流来增加肺血流量，为狭窄肺血管放置连续性支架，和（或）将肺侧枝循环改道至另一位置，并且放置导管。

> 儿科医生来到病房，从母亲手中接过米娅，把她放在担架上，并把米娅的膝盖推放至胸前。儿科医生解释说，这可以改善回流心脏和肺部血流量，改善米娅的面色并提高氧合能力。儿科医生陪着你和米娅一起到放射科查看胸部 X 线检查的结果，医生注意到心影呈"靴形"。米娅被立即转移到儿科重症监护病房（PICU）。
>
> 儿科心脏病专家在 PICU 对米娅进行超声心动图检查，证实她患法洛四联症。超声心动图还显示患儿室间隔缺损、主动脉覆盖室间隔缺损、轻度右心室流出道狭窄和轻度右心室肥厚。

● 临床实证 12-1

TOF 早期修复和分期修复对比 ——一家医院的例证

2000 年多伦多安大略省一家儿童医院报告了他们关于新生儿从缓解治疗过渡到完全修复的经验。在 20 世纪 90 年代之前，修复前进行缓解治疗的比率从 38% 下降至 0%，而最后两年报告的死亡率为零。然而对于年龄小于 3 个月的婴儿，如果在重症监护室接受过较长时间监护且经过全面的住院治疗，报告作者建议最佳治疗时间是满三个月龄之后（6）。对于出生不满 28 天的婴儿接受修复手术的，并未报道死亡率有所增加或住院时间延长，但是可能有关联显示需要进行干预或再次手术的几率会增加（7）。

● 临床实证 12-2

肺动脉瓣反流治疗

肺动脉瓣反流治疗是一种创新性经皮放置肺动脉瓣的治疗方法。带有自体膜瓣的牛颈内静脉被安装到一铂金支架上，并通过导管插入放置到右心室至肺动脉导管内，这样做可以创造一个功能健全的肺动脉瓣，并且不再需要进行心肺分流就能消除反流。早期报告未发现手术死亡情况，而且再次手术的风险也非常低（12）。

病程及预后

在尚未开展手术治疗的年代，TOF 患儿中有半数在患病最初几年内死亡，即使幸存的患儿通常也很少活过 30 岁(14)。手术治疗极大地改变了该病的预后情况,现在短期和长期死亡率相当低,不到 10%(8)。尽管现在长期生存率很高,但并发症和需要再次手术的情况还是很常见的。除了肺动脉瓣反流和不足可能引起相关症状并且需要进行干预,右心功能不全和心律失常也可能影响患儿的生活质量。然而,那些经历过 TOF 修复患儿的生活质量据报道与健康人群相比通常一样,而且也比患其他慢性疾病的儿童更好。TOF 患儿与健康儿童相比生活质量较差的原因通常是运动耐受性较差(15)。但是不断提高的手术技术及不断改善的围术期监护正在改善这种常见的先天性心脏病的治疗效果。

全肺静脉回流异常

全肺静脉回流异常(total anomalous pulmonary venous return, TAPVR)(图 12-3)是一种由于肺静脉汇合处和左心房之间无法连接(是全部肺静脉汇集到一起的位置)导致的先天性心脏病。与正常情况相反,有四条肺静脉连接到患儿体循环的大静脉进而流入右心室。这种异常会危及患儿的生命安全,因为 TAPVR 患儿的左侧心腔没有血液流入,而左右心腔之间没有类似于房、室间隔缺损这样的结构形成沟通和循环,无法将氧合后的血液输送到身体其他部位。约 1% 的先天性心脏疾病患儿患有 TAPVR(9)。尚未知在家族内部是否有遗传模式。TAPVR 通常单独发生,但它也可能与其他心脏异常如室间隔缺损并存。TAPVR 还可与内脏异位综合征有关系(胸腔和腹腔内的内脏位置异常),这种综合征常伴有多种相关异常。

TAPVR 有四种类型:

1. 心上型 TAPVR 发生在心脏的上部,肺静脉在左心室后部汇合。上行垂直静脉从汇合处发出进入位于右侧的上腔静脉。更常见的是上行垂直静脉进入位于左侧的无名静脉,左侧无名静脉进入上腔静脉。

2. 当肺静脉汇合直接进入冠状窦时会导致 TAPVR 冠状窦(心内),冠状窦是负责心肌血供静脉回流的结构,血流由此注入右心房。

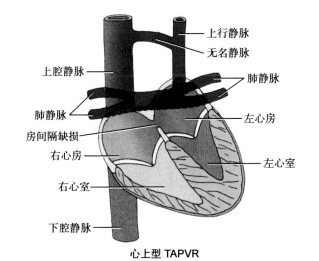

心上型 TAPVR

心内型 TAPVR　　　　**心下型 TAPVR**

图 12-3　全肺静脉回流异常。当肺静脉汇合处和左心房之间没有任何连接时,会导致全肺静脉回流异常。肺静脉连接处可在心脏以上、心脏内(连接到冠状窦)、心脏以下或三者同时出现

3. 心下型 TAPVR 发生在心脏的下部，肺静脉汇合处位于左心房后方。血液经下行垂直静脉从隔膜下部汇合处流出，进入门静脉、肝静脉、下腔静脉或静脉导管，最终流入右心房。

4. 混合型 TAPVR 是前三种类型的结合，这种类型患儿的肺静脉将进入心脏不同的部位。例如可能有两条肺静脉进入位于右侧的上腔静脉，而另两条肺静脉进入右心房。

5. 所有类型的 TAPVR 都有部分异常包括房间隔缺损和卵圆孔未闭；否则氧合血液无法进入左侧心腔而导致死亡。

理解 TAPVR 及其进程的关键是肺静脉通向右心房发生阻塞的可能性。阻塞可能发生在心房间隔水平位置、垂直静脉或静脉导管内。梗阻最常见于心下型 TAPVR，因为静脉导管在婴儿出生后自然收缩和关闭。阻塞的临床意义将在病理生理学部分进行更加详细的讨论。

病理生理学

TAPVR 的解剖结构异常导致从左到右的分流，这样的分流需要混合血液从右侧心腔到左侧心腔再次分流。正常情况下全部已经氧合过的血液应该进入左侧心腔，然而本病患儿的已氧合血液全部被分流到右侧心腔，与从上腔静脉和下腔静脉引流到右心房的静脉血混合，然后必须穿过房间隔到左心房，再经左心室提供体循环供血。如果没有梗阻发生，刚出生时的 PVR 仍然很高，血氧饱和度在 75% 至 85% 之间，血液在右心房混合，然后经心房水平分流。如 PVR 下降，会出现过多的肺血流量，血氧饱和度可能上升到 90% 左右。

发生阻塞时，已经氧合的血液无法从肺静脉汇流处入静脉通道，因此无法返回右心房。这会导致血氧饱和度降低，因为未被充分氧合的血液输送到右心房与脱氧合血红蛋白血进行混合使得氧合血液减少。此外，阻塞会引起肺血管内血液瘀滞，增加了肺毛细血管床的肺静脉压。如果肺毛细血管床的压力增加会引起肺水肿，并会进一步导致血氧饱和度降低。如果阻塞发生在心房水平位置，会出现右心室容量和压力超负荷。这会因为右心侵占左心空间而导致心室间隔膜移位，从而导致左心室容积缩小，最终造成心脏输出量减少。

临床表现

没有发生阻塞的 TAPVR 患儿在出生时无症状。

发绀也往往不明显。但在出生后几周会出现呼吸急促和喂养困难，最终会影响发育。体格检查发现病人右心室容量增加造成右心室隆起、S_2 固定分裂，还经常会出现 S_3 奔马律。右心室流出道有可能出现收缩期喷射性杂音（血流通过右心室流出道所造成的收缩期喷射性杂音）。有可能闻及因流经三尖瓣的容量负荷造成的舒张期杂音，以及心上型 TAPVR 可闻及静脉杂音。还可能存在心功能衰竭的表现，如外周性水肿和肝脏肿大。心电图显示因右心房扩大而出现的高 P 波、右心室肥厚、电轴右偏。胸部 X 线检查结果显示肺血管纹理增多，原因是肺血管流量过多、右心扩大以及肺动脉段突出。无名静脉出现心上型 TAPVR，心脏轮廓可能呈现出"雪人"形状，这是由于左侧上行垂直静脉、突出的左无名静脉和右侧上腔静脉造成。

出生时就发生 TAPVR 阻塞的患儿，出生几小时内症状就会很明显。新生儿会伴有发绀、呼吸困难、经口喂养困难、心肺功能衰竭、代谢性酸中毒，但心脏检查结果会没有明显异常。没有右心室隆起并且可能没有任何杂音，S_2 会发生分裂，并伴有 P_2 增强。肺部听诊中因肺水肿有可能出现湿啰音，而且还会出现肝肿大。

心电图显示右心室肥大，但没有右心房增大。胸片显示心脏大小正常，但肺血管纹理异常。很重要的一点是要注意初次检查时可能并未发生阻塞；应当对所有的患儿也都要密切观察，一旦发生阻塞就要立刻进行治疗。

确诊必须进行超声心动图检查。应该能显示所有四条肺静脉，还有垂直静脉和肺静脉汇合处，以及它们与左心房的关联，存在或不存在阻塞都需要进行评估，必须排除其他心脏缺损。超声心动图显示右侧心腔的结构及扩张程度、心房间隔向左侧弯曲、肺动脉扩张和左心房偏小。

管理和治疗

所有 TAPVR 患儿，不论有没有发生阻塞，都需要进行手术干预。手术修复包括房间隔缺损闭合，将肺静脉汇合处连接到左心房。对那些 TAPVR 发生在冠状窦的患儿，冠状窦和左心房共壁有顶部缺损，因此会存在冠状窦引流和肺静脉血流进入左心房。

对于那些没有阻塞且还没有症状的患儿在计划手术修复时应该进行保守性治疗。即便如此，还有可能出现阻塞，尤其是心下型 TAPVR 患儿，所以应该对患儿进行密切观察和随访。对于没有阻塞但已经表现出症状的患儿，可以用利尿剂

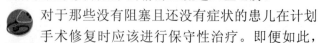

治疗心衰和循环血量过多的体征及症状，并安排早期手术修复。在进行手术治疗的同时，还要最大程度的进行营养供给，因为这些患儿往往会出现生长发育迟缓。出现阻塞 TAPVR 的患儿会因为心血管功能衰竭而病情变得危重。这种情况必须进行紧急手术修复。在患儿的血流动力学状况允许的情况下，肺水肿患儿应当接受支持性治疗，包括机械通气、强心剂和利尿剂，还需要纠正其代谢异常。值得注意的一点是，TAPVR 阻塞的新生儿即使是从开始就用控制给氧和机械通气，患儿还是会从一开始就表现出发绀和缺氧。对于那些因肺动脉高压造成低氧血症的新生儿，常用一氧化氮治疗。可是，让这些患儿吸入一氧化氮会造成心输出量降低，并导致临床症状加重，这是因为一氧化氮会使肺血管扩张，还会因肺静脉阻塞导致肺血管充血。这一点支持了美国食品和药品管理局（FDA）的建议，FDA 建议在进行一氧化氮吸入治疗前先对患儿进行超声心动图检查，以排除先天性心脏病的存在，因为这种治疗的副作用对这些患儿可能是致命性的。对于那些吸入一氧化氮后缺氧症状加重的患儿，应当立即考虑其是否患有 TAPVR，并由心脏病专家对其进行评估和检查，如果这一判断得以证实，有必要进行紧急外科心脏手术修复。

病程及预后

　　TAPVR 患儿的手术死亡率约低至 5%（17）。最近的一项研究发现，与单心室解剖和混合型 TAPVR 相关联的 TAPVR 手术死亡率较高（18）。在同一项研究中，约 20% 的患儿由于复发性肺静脉狭窄需要进一步手术干预，绝大多数发生在首次手术后最初的三个月内。长期死亡率大多取决于是否会发展出肺静脉梗阻，梗阻可能发生在手术位置本身，也可能发生在肺静脉内。如果术前肺静脉就发育不全（不发达）或狭窄，或者肺分流量较小，术后肺静脉阻塞的危险性就会增加。一项欧洲大型研究发现，术后肺静脉阻塞的发生率约为 20%，如果发生术后肺静脉梗阻，则 1 年生存率从 86% 降至 62%（19）。所有 TAPVR 患儿都应接受长期随访，因为左心房肺静脉汇合处以及肺静脉本身可能出现狭窄。

大动脉转位

　　当离开心脏的两个主要动脉发生位置变化时会造成大动脉转位（transposition of the great arteries，TGA）（图 12-4），指主动脉从右心室发出，而肺动脉

从左心室发出。这种情况下通常都会存在卵圆孔未闭，但它可能没有大到允许足够的含氧合血红蛋白的动脉血和静脉血充分混合。每万名活产新生儿中有 3.04 例患 TGA（2），以男婴居多。大约有一半的 TGA 患儿没有其他心脏畸形。其余患儿会出现室间隔缺损、左心室流出道梗阻，或两者都有。还有一种比较少见的情况是，可能会出现主动脉异常，如主动脉缩窄、主动脉弓发育不全或主动脉弓中断。若未经治疗或不具备有效的心内分流，TGA 将会致命。

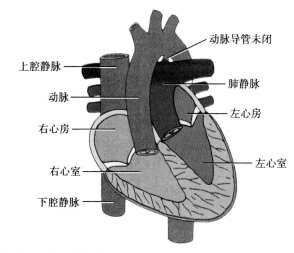

图 12-4　大动脉转位

病理生理学

　　正如第 2 章所述，胎儿在宫内接收来自胎盘的氧合血液。通常情况下，氧合血液由脐静脉流入，通过静脉导管输送至下腔静脉，从那里进入右心房，并通过未闭合的卵圆孔直接进入左侧心腔，并被喷射进入主动脉，因此胎儿的大脑和心脏可以得到血氧饱和度较高的血液。胎儿上半身的血液通过上腔静脉返回到右心房，再通过三尖瓣进入右心室，并从肺动脉流出。胎儿在子宫内时，肺部呈压缩状态，几乎不参与氧气交换。这会导致肺血管阻力较高，血液从右向左穿过未闭合的动脉导管进入降主动脉。脱氧合血液分流导致胎儿的下半身器官，如肠道和肾脏接受氧饱和度较低的血液。由于卵圆孔未闭和动脉导管未闭，造成子宫内肺部的血液流量很少。

　　由于大动脉转位患儿的主动脉和肺动脉位置异常，因此与正常的胎儿血液循环相反。含氧合血红蛋白的动脉血从胎盘经脐静脉和静脉导管进入下腔静脉和右心房，在右心房穿过未闭合的卵圆孔进入左心房，然后进入左心室并从肺动脉流出。由于血管阻力仍然很高，因此从胎盘出发的氧合血穿过未闭合卵圆

孔分流到降主动脉。静脉血从上腔静脉回流，并流入右心房，进入右心室，再从主动脉流出。因此，在大动脉转位患儿中，冠状动脉和大脑接收血氧饱和度较低的血液，身体下半部分的器官接收血氧饱和度较高的血液。

正常情况下新生儿出生后，其肺部扩张，成为氧合的主要器官。肺血管阻力在出生后第一个24小时内迅速下降，PDA会在出生后几天就闭合。当肺血管阻力下降时，经过PDA的血流变成双向流动；在收缩期时血液从左至右由主动脉流入肺动脉，在舒张期时血液流动方向发生改变，即从右向左由肺动脉进入主动脉。当肺血管阻力继续下降时，血流将完全从左到右流动，直到PDA完全关闭。患大动脉转位的婴儿，当肺血管阻力较高时，由肺动脉流出的氧合血液通过未闭合的动脉导管分流进入降主动脉。当肺血管阻力下降时，通过未闭合的动脉导管的血流将成为双向流动。当肺血管阻力持续下降时，主动脉里的脱氧合血红蛋白血液会分流进入肺动脉，这样婴儿上半身和下半身都会接收脱氧合血红蛋白血液，从而导致发绀。如果肺血管阻力依然较高，造成的原因包括持续性肺动脉高压，氧合血液将继续从肺动脉进入降主动脉，导致"反向发绀"，指患儿下半身的血液氧饱和度高于上半身。这与正常婴儿的情况正好相反，正常婴儿由于肺动脉高压导致上半身的血氧饱和度更高（因此大脑和心脏得到充足的氧），而其下半身呈血氧饱和度降低的状态。

患大动脉转位的婴儿的生存取决于血液是否充分混合，肺静脉的氧合血液充分混合后到达身体各部位，未经氧合的静脉血液到达肺部。血氧饱和度取决于心内或心外分流，诸如卵圆孔未闭、房间隔缺损、室间隔缺损或动脉导管未闭。

如果缺乏充足的血液分流，患儿全身血氧饱和度会保持在40%至70%之内，如果测定肺血管床的血氧饱和度，结果将是100%。如果有卵圆孔未闭、房间隔缺损或中度室间隔缺损时，仍可以进行血液混合，血氧饱和度将是75%～85%。如果室间隔缺损较大，当肺血管阻力下降时会发生肺循环超负荷，静脉血液分流进入肺循环。血氧饱和度将会很高，血液可能反向分流进入体循环，而血氧饱和度可能接近90%。

临床表现

如果穿过相关心内或心外的分流混合不充分时，患大动脉转位的新生儿在出生后几个小时内即会出现急性进行性加重的发绀。为保证其能存活，必须进行快速诊断和紧急干预。体格检查通常不会发现明显的异常，没有心脏杂音，心电图正常，胸部X线检查也往往没有明显异常。

如果存在肺动脉高压，可能出现反向发绀（如前所述），造成上半身出现发绀而下半身血氧饱和度正常。当发生大动脉转位同时还有动脉异常的患儿，也可能发生反向发绀，例如主动脉严重缩窄（见第11章）。然而大动脉转位很少发生主动脉阻塞，可以通过超声心动图排除这个可能性。患大动脉转位和室间隔缺损的新生儿，其发绀发作可能不会被注意到。这些患儿在出生后几周才会慢慢发展出体征和心力衰竭的表现。患儿会出现心动过速和呼吸急促。还会表现出喂养困难，最终影响生长发育，而这可能就是该病的临床表现。在体检中，第一心音正常，可能没有杂音，或者由于左心室流出道流量增加而造成胸骨左缘可听及收缩期喷射性杂音。由于动脉位于前方，第二心音可能会比较响亮。如果过多的肺血流量已经引起肺动脉高压，也可能造成第二心音会比较响亮。

大动脉转位新生儿的心电图检查通常是正常的。但是由于右侧心腔被迫收缩来应对体循环血管阻力，患儿可能出现电轴右偏和右心室肥大。如果室间隔缺损较大，则两个心室都可能出现肥大，这种情况被称为双心室肥大。在房间隔造口术实施过程中，如果动脉到窦房结供血受损，那么术后可能出现房性心律失常。尽管如此，心律失常在大动脉转位患儿中并不常见（请参见下面的"管理和治疗"部分）。大动脉转位患儿的胸部X线检查结果通常是正常的（图12-5）。经典的完整室间隔大动脉转位影像学呈现的是"绳子

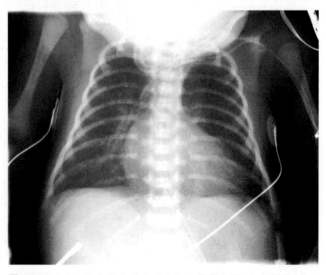

图12-5　TGA新生患儿的胸片（由医学博士简·班森提供）

上的鸡蛋",这是由心脏轮廓影及在其上方的平行大血管所形成;然而这种影像学改变并不是普遍存在于所有具备完整室间隔的大动脉转位患儿中。如果出现室间隔缺损,可能会出现肺血管纹理增多和肺水肿。

大动脉转位患儿应当立即进行超声心动图检查,以明确诊断及是否有其他病变。必须明确主动脉与肺动脉之间的关系、卵圆孔未必和房间隔缺损的大小、是否有室间隔缺损和动脉导管未闭、左心室流出道是否有阻塞、主动脉弓和冠状动脉类型。

管理和治疗

对于患大动脉转位和因血液混合不充分造成严重发绀的新生儿,必须立即创建心脏内分流才能保证患婴能够存活。临床通常实施房间隔造口术(也称为拉什金德手术)。该手术在心房壁开一个孔,形成一个开放的心房水平的分流,这样血液就可以混合,而血氧饱和度也会趋于稳定,该手术由介入心脏病专家进行操作。气囊导管经由脐静脉或股静脉插入,并通过下腔静脉进入右心房。在超声探头引导下,操控导管经房间隔进入左心房(图 12-6)。然后使气囊膨胀,并快速拉回穿过房间隔进入右心房。这个孔创建成功后,氧饱和度应立即上升,而且心脏两侧的血液可以混合。房间隔造口术的并发症包括心房壁撕裂、肺静脉或下腔静脉以及房室瓣膜损坏。如果出现这些并发症中的任何一项都可能需要立即进行紧急手术。

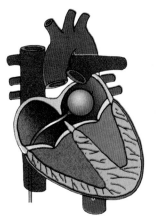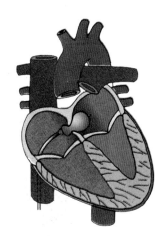

图 12-6 房间隔造口术

一旦进行心房间隔造口术,术前就需要使病人的情况稳定。此时呼吸治疗师的任务就是要在必要时提供通气支持以及为病人提供氧气使血氧饱和度维持在心脏病专家要求的范围内。因为这些病人的体内氧合血红蛋白血和脱氧合血红蛋白血会

一直发生混合,通常达不到所预期的正常血氧饱和度值。

首选大动脉转位修复手术的方式是大动脉调转术,该法首次使用于 1975 年(20)。在大动脉调转术得以应用之前,大动脉转位是通过隔板或心房内隧道来进行修复。这会引起全身性静脉回流到左侧心腔,再从肺动脉流出,而肺静脉回流到右侧心腔,从主动脉流出。这种治疗方法的长期问题之一就是右心室仍然是给全身供血的心室,要承受外周血管阻力。右心室由于无法承受这种巨大的压力,因此随着时间的推移,患儿会发生右心衰竭。而在大动脉调转术中,需要将主动脉和肺动脉恢复到它们的正常位置。主动脉被连接到近端肺动脉,形成新主动脉,肺动脉连接到近端主动脉,形成新的肺动脉。冠状动脉被从主动脉窦切除并重新植入到新的主动脉根部。如果存在室间隔缺损,也可同期进行闭合修复。研究表明,在新生儿期尽早进行大动脉调转术的预后更好(21,22)。必须注意,要在左心室功能减弱之前就进行大动脉调转,在此之前左心室还能够承受外周血管阻力。如果手术被延迟,左心室需要重新调整收缩来适应更强的外周血管阻力,这种调整是阶段性的,例如在术前通过肺动脉带缩术,连接主动脉和左心室,这样就不会在动脉调转后出现左心室衰竭。

病程及预后

大动脉调转术的手术死亡率小于 10%(23,24)。手术后早期并发症通常是心肌缺血(心肌供血不足),这是由重新植入的冠状动脉异常造成。心肌缺血可有以下几种发生情况:

- 一支冠状动脉被周围的结构夹击或被阻塞
- 冠状动脉重新定位导致形状扭曲(盘绕或结构复杂);这还可能包括冠状动脉扭结,其会减缓或阻止血液流动
- 冠状动脉连接到新主动脉的位置出现缩窄

远期并发症包括在手术的位置发现多种进行性的解剖异常,其中之一是瓣上狭窄,就是心脏瓣膜已血管变窄,发生位置在大血管连接部位的缝合线上。这种情况在新肺动脉中更常见。长期随访研究中描述了另一种并发症,靠近连接部位的新动脉被拉伸,这种并发症被称为新主动脉根部扩张(25)。但是目前这一发现的重要性还不是很清楚。患儿还可能面临冠状动脉狭窄造成心肌缺血的风险。大动脉转位患儿终身都需要接受儿科心脏病专家的随诊,并需要对新肺动脉和新主动脉进行常规超声检查评估,以及

对双心室功能进行评价，包括是否存在区域壁运动异常，异常意味着冠状动脉缺血。

左心发育不全综合征

左心发育不全综合征（hypoplastic left heart syndrome，HLHS）（图12-7）是发绀型心脏疾病，患儿心脏的左侧心腔不能得到充分发育。这是发绀型心脏疾病中最常见的一个大类，即单心室综合征，指心脏只有一个心室发挥功能。每万名活产儿中发病率为2.31，占所有先天性心脏病患儿的1%（2）。患HLHS的男童更为常见，男女患儿比例为2∶1。随着外科和重症监护方面已经有了很多进步，使得这种复杂的综合征能够有所改善。

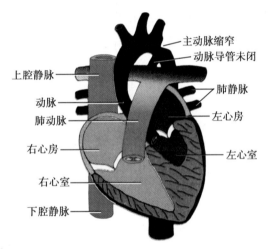

图12-7 左心室发育不全综合征

病理生理学

左心室发育不全综合征中，左心室由于狭小而无法支持体循环。二尖瓣和主动脉瓣也可能出现狭窄或闭塞。由于缺乏血液流动，左心房一般偏小，左心室也较小，没有形成明显的心尖部，一直到动脉导管未闭合的位置主动脉都偏小，从该位置开始主动脉就可以向正常大小的降主动脉提供需要的血液流动。

动脉导管未闭还会以逆行方式给大脑及冠状动脉提供血流。左心室发育不全还包括房间隔缺损，以及向右心供给氧合血。

新生儿出生后的血液流动情况如下：氧合血从肺部经肺静脉进入左心房。当在二尖瓣遇到限流或缺流情况下，氧合血穿过心房连接处并进入右心房和心室，与脱氧血红蛋白血液混合。这种混合血液经右心室流出道进入肺动脉，再从那里进入肺血管并通过未闭的

动脉导管供应全身。外周血管阻力与肺血管阻力之比决定肺血管的血流量与通过PDA的血流量。由于血液无法从左心室进入升主动脉，所以血液通过PDA进入降主动脉对于为下半身提供血流量来说是必要的。

对所有HLHS患儿的成功管理都需要了解肺血流量和全身血液流量之间的微妙平衡以及在各个系统内的血管阻力的程度。血管阻力是血液在循环系统中流动时所受到的总的阻力。肺血管阻力（PVR）是血液流经肺部所受到的阻力。体循环血管阻力（SVR）描述血液流经外周系统所受到的阻力。健康人的PVR值不足SVR的十分之一。由于这种比值较低，与左心室相比，右心室不需要很大也不必克服较大的压力为肺脏提供充足的血液，但是与其相比左心室就需要克服足够大的阻力将血液泵出。HLHS患儿的氧饱和度取决于全身血流量与肺血流量的比例，以及二者的阻力。因为右心室负责提供全部血流，一旦血液离开心脏要么进入体循环，要么进入肺循环，而不是像正常的循环，先进入肺部再进入全身。如果肺循环和全身循环之间的血流"平衡"，那么患儿在FiO_2为0.21时，血氧饱和度大约为80%～85%。血氧饱和度高于85%时意味着肺血流量将会更高，更多的血液将不再流向体循环，而是流向肺部，这对患儿的生存至关重要。同样，血氧饱和度低反映了肺血流不足，所以很有必要保证充足的氧合，避免缺氧。

临床表现

本病的新生儿在刚出生数小时或数天内症状并不显著，因为在新生儿早期PVR较高，导致肺循环血流和体循环血流量接近平衡，所以几乎听不到他们有心脏杂音，而肺部检查结果可能也都是正常的。但如果仔细检查，就会发现患儿的手足发绀加重（手和脚的皮肤发紫），和（或）肝脏可能会增大，但这些异常体征可能非常不明显。

如果没有产前诊断，HLHS患儿会出现休克、低灌注、呼吸窘迫，并且随着出生几天至几周后因PDA关闭而出现发绀。随着导管自然闭合，体循环血流，包括脑和冠状动脉血流量将会减少。肺血流量会增加，但含氧合血红蛋白的动脉血只在肺部循环，未进入体循环。酸中毒及低灌注可能会加重，需要输入PGE进行抢救治疗，使动脉导管重新开放以挽救生命。

HLHS胸部X线检查结果（图12-8）通常不会显示HLHS特征性表现。心脏可能偏小或正常。肺血管是增加还是减少，取决于体循环血流量与肺循环血流量之比值。

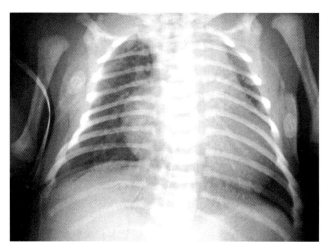

图 12-8 HLHS 新生儿的胸片（由医学博士简·班森提供）

心电图对 HLHS 诊断性意义较小。心电图显示右心室肥大或左心室电压偏低，但这些检查指标在新生儿期会是正常的。

超声心动图具有确诊性意义。随着产前超声成相精准度增加，许多新生儿在出生前即获诊断并被转诊到心脏专科再次进行产前超声心动图检查。超声心动图可以证实左心室偏小、狭窄、二尖瓣和（或）主动脉瓣闭锁、主动脉和主动脉弓偏小。

管理和治疗

如果 HLHS 在产前获得诊断，新生儿出生后即被送入 NICU。PDA 和 PGE 是维持出生后初期体循环血流量的关键。如果产前没有得以诊断，新生儿通常会因为有 PDA 开放而没有表现出症状而被当做健康新生儿从正常新生儿护理部门出院。通常一旦 PDA 在第 2 周关闭，患儿将会出现喂养困难、嗜睡、发绀等症状和体征。患儿表现出因心血管功能异常出现低灌注、低血压和代谢性酸中毒。这些患儿被送入重症监护室接受进一步的治疗，主要问题是患儿因血液动力学异常导致多器官功能衰竭。

患儿缺氧需要进行气管插管。目标氧饱和度是 75%～85%。需用使用升压药维持血压和增强心肌收缩力。因重要脏器供血不足会引起重要器官功能衰竭，通常会发生肝、肾功能衰竭，需要进行支持性治疗。一旦经过治疗病人的器官功能稳定，就应该计划进行手术治疗。

HLHS 的外科手术治疗和管理包括几个阶段，手术治疗的最终目标是实现单心室循环：

- 全身血流通过右心室进入新主动脉
- 肺血流直接从腔静脉进入肺动脉

第 1 阶段

经典的阶段 1 重建，也被称为诺伍德手术，通常是在患儿出生后第一周进行（26）（图 12-9）。这种应用广泛的手术包括以下内容：

- 用肺动脉创建新主动脉，运用同种移植材料重建主动脉弓，并使其与右心室连接
- 切除心房间隔（房间隔切除术）以确保血液能够通畅地从肺静脉流到右心室
- 经体循环至肺动脉分流提供肺血流量。典型的是经右锁骨下动脉（静脉）到右肺动脉分流，被称为改良 BT 分流
- 结扎 PDA

表 12-2 HLHS 的阶段修复

阶段	名称	描述
1（图 12-9A）	诺伍德手术	1. 从右心室连接一条新的主动脉，提供全身血流 2. 切除房间隔，以确保从肺静脉到右心室的血液分流顺畅 3. 创建分流，直接由系统循环向肺动脉提供血流。可通过以下任何一种方式实现： 　　a. 改良 BT 分流（连接右锁骨下静脉和肺动脉）或 　　b. 佐野改良术（通过导管连接右心室和肺动脉） 4. PDA 结扎术
2（图 12-9B）	双向格列操作术	1. 连接上腔静脉和肺动脉 2. 移除肺动脉分流（改良 BT 分流术或佐野改良术）
3（图 12-9C）	房坦术	连接下腔静脉和肺动脉（使用或不使用开窗术）

第 1 阶段的目标是经右心室进入新主动脉提供可靠的体循环血流量和经体循环 - 肺部分流的肺血流量。这个手术较为复杂且具有一定危险；据报道死亡率为 10%～20%（27，28）。造成第 1 阶段的术后死亡风险因素还需进一步明确。一项研究指出危险因素包括早产、限制性心房内间隔、体外循环时间延长、体重小于 2.8kg、体循环 - 肺循环分流修正术以及术后体外膜肺氧合（ECMO）（27）。

这个经典的修复过程包括创建一条从右心室到肺动脉（RV-PA）的导管提供肺血流，而不是改良 BT 分流。这条 RV-PA 管道最初是由诺伍德提出，但最初的尝试均告失败。佐野和同事在 1983 年（29）重新将诺伍德经典的 RV-PA 导管进行改良，虽然目前仍未证实哪一种技术的效果更好（见临床实证 12-3）。这种替代技术被称为佐野改良术。

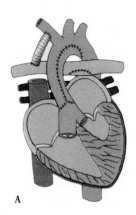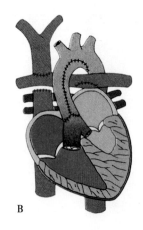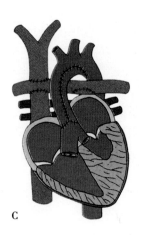

图 12-9　HLHS 修复三阶段

● 临床实证 12-3

第 1 阶段步骤：RV-PA 管道与改良 BT 分流对比

理论上，在第 1 阶段后创建 RV-PA 管道要比改良 BT 分流术更好，优势是在舒张期从主动脉和冠状动脉流入肺动脉的血量减少了。尽管从生理学角度分析似乎合理，而且这项研究也一直在进行，但至今仍然没有显著成效。来自两个大型研究中心的经验综述还不能证明 RV-PA 导管能够改善第 1 阶段后的围术期死亡率(27，28)，但可能会降低第 1 阶段和第 2 阶段之间的死亡率和再次手术的风险(27)。创建 RV-PA 管道需要切开右心室（心室切开术），人们担心这与日后可能出现的 RV 功能障碍有关(28)。总体而言，关于在第 1 阶段解决肺血流量的这两种方法的争论仍在进行中。

在新生儿期进行第 1 阶段手术后，需要对患儿进行管理，直到其能够承受第 2 阶段的手术为止，通常在其 4～6 月龄时。第 1 阶段和第 2 阶段手术之间的死亡率据报道通常为 10%，HLHS 患儿在第 2 阶段的总死亡率约为 20%(27，28)。

第 2 阶段：双向格列（Glenn）操作术

第 2 阶段的重建，被称为双向格列术（BDG），是将肺血流改为被动流动系统、或者引流系统，将上腔静脉与肺动脉连接，绕过右心。不再进行第 1 阶段的体循环 - 肺循环分流，BDG 需要较低的肺血管阻力以确保血液从上腔静脉到肺动脉血液的引流；因此在进行 BDG 之前，要安置一个记录肺动脉压力的心脏导管。BDG 通过减少流经右心的血量来防止心脏负荷过重，最终减少心肌的工作量。术后，血液经上腔静脉进入肺动脉，因此右心向肺部供血的工作量减少。然而下腔静脉的静脉血仍然流向右心房，因此会持续

出现动脉血和静脉血的混合，病人仍会表现出发绀。

相对于第 1 阶段手术和第 1、第 2 阶段间较高的死亡率相比，BDG 的死亡率是相当低的，已报道的死亡率为 0%～5% 之间(27)。

第 3 阶段：房坦术

HLHS 手术治疗的最后阶段是房坦术，该手术规划了下腔静脉血流路径，血液可以通过心内或心外管道从右心房流向肺动脉。这一过程最终将肺血流与体循环血流分离，降低了心肌工作量，血氧饱和度也恢复至正常或接近正常范围。房坦术在患儿 2 岁～4 岁之间进行，死亡率较低，约为 5%。下腔静脉至肺动脉间的导管可以包括部分进入右心房的几个开口，也被称为开窗术，当肺动脉压力偏高时，使静脉血流入右心房，从而限制了肺血流量，继而影响心脏输出量。对哪些患儿可以实施开窗术取决于患儿在进行房坦术前的肺动脉压力、并发症和手术偏好。

三阶段手术的替代疗法

一种可以替代 HLHS 三阶段手术的治疗方法是心脏移植，但是器官来源和较长的等待期使得这一方法很难作为常规治疗手段得以实现。另一种替代方法是综合治疗，通过 PDA 支架置入术及双侧肺动脉带缩术，取代复杂的第 1 阶段。这样能经 PDA 提供可靠的体循环血流量，同时借助肺动脉带缩术限制肺动脉血流量。这一治疗过程需要心脏外科手术医生和介入心血管病专家在联合手术室和心脏导管术室内共同完成。患儿将在数月龄时接受更全面的第 2 阶段手术，以创建新主动脉，并将其连接到右心室，以修复第 1 阶段肺动脉带缩术造成的狭窄，并且建立一个 SVC- 肺动脉连接（通过房坦术）。HLHS 混合修复术的理论优势是可以减少进行重大外科手术及避免了

其相关风险。然而早期的报告没有显示其死亡率比传统手术方法的死亡率要低（30）。混合治疗对于使用传统手术死亡风险更高的患儿来说更有利。

HLHS 的产前干预是一个新兴的方法。已经有少数患儿经历宫内胎儿经导管手术，来扩张主动脉瓣狭窄或打通完整的房间隔，但这种方法的实用性和成效仍处于不断探索中。

HLHS 修复的呼吸管理

HLHS 呼吸管理主要是支持性的，基于适当的血氧饱和度的管理和充足通气以避免低碳酸血症。

氧疗

患儿需要一直接受氧疗，使其 SpO_2 保持在 75% 至 85% 之间，一直到开始进行第 3 阶段的修复为止。补充氧气是一种有效实现血管扩张的方法，当 HLHS 患儿通过呼吸室内空气无法保持适当的血氧饱和度时才需进行。对这类患儿，医护人员必须严密观察导致其低血氧症的原因。当 SpO_2 低于 75% 或大于 85% 时通常表明 SVR 或 PVR 有异常变化，这可能预示修复手术出现严重并发症，例如分流阻塞。

低氧气体治疗

在第 1 阶段手术前，对于那些血氧饱和度持续大于 85% 的患儿，低氧气体治疗可以增加 PVR 以维持适当的体循环血流量。通过把氮气和室内空气进行混合可以使 FiO_2 保持在 0.15 到 0.20 之间（31），有自主呼吸的患儿可使用鼻导管或头罩吸入，气管插管患儿需要经呼吸机吸入（32）。经气管插管的患儿在治疗前必须测量 FiO_2，确保不低于 0.15，否则病人可能会面临组织缺氧的危险。

呼吸机管道回路的吸气通道上需安置一个外部氧气浓度分析仪，并将其报警范围设置到比较小的范畴，一旦 FiO_2 超过所设定的范围就会提醒呼吸治疗师（32）。

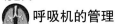

呼吸机的管理

第 1 阶段修复前就需要进行呼吸机管理。可能是由于输注 PGE 引起患儿呼吸暂停或因心力衰竭引发的呼吸衰竭。每个阶段手术后都可能需要进行术后的机械通气，还需要严格的 $PaCO_2$ 管理，以维持较高的 PVR 和足够的体循环血流量。低碳酸血症也是一种有效的肺血管扩张剂，$PaCO_2$ 应该保持在正常至相对较高的范围内（40～50mmHg）以保持足够的 PVR 与 SVR 比值。

第 3 阶段的术后机械通气应更注重正常的酸碱平衡状态和血氧浓度正常，这与其他儿科患儿术后管理

技术类似。尽管现在会推荐使用一些诸如气道压力释放通气的替代技术，而且这些替代技术可能会改善肺血流量和氧合作用，但是压力控制型机械通气历来都是常规手段（临床实证 12-4）。

病程及预后

未经治疗的 HLHS 会导致婴儿在生后数日至数周内死亡。三个阶段手术有显著的风险，目前三个阶段的总死亡率接近 30%。1995 年前的手术死亡率比阶段性手术高出许多，在 50% 到 80% 之间（34）。由于这些手术技术仍处于初级阶段，最年长的幸存者还正处于青年期。诊断、术前和术后管理、手术和麻醉技术的进步正在推动对这些病人诊疗技术的发展，但这也使得对早期手术幸存者的预测变得更难。

● 临床实证 12-4

使用气道压力释放通气（APRV）改善肺血流

发绀型先天性心脏病患儿在手术后往往由于心室功能异常导致心输出量较低。已证明正压通气因在舒张期间限制了血液流入肺动脉，因此会进一步降低心输出量。房坦术会使患儿对正压力通气非常敏感，因而会进一步降低肺血流量（17）。自主呼吸通常会产生天然负压而使静脉血回流增强，但气管插管的患儿正好相反，因为呼吸机造成胸内压增加。增加的胸内压会降低前负荷，减少心输出量。一项研究针对以下情况提出质疑：与压力控制通气相比，接受房坦术或 TOF 修复手术的患儿在气道压力释放通气（APRV）期间进行自主呼吸是否会改善肺灌注。

心脏手术后，患儿接受以下设置的 APRV（参见第 15 章关于 APRV 更多信息）：FiO_2 0.50；$P_{高}$（大部分换气周期期间肺部保持的压力）13～20cmH_2O；$P_{低}$（呼吸机将在很短间隔释放的压力）0cmH_2O；$T_{高}$（呼吸机保持高水平压力的时间）2.5～3.0 秒；$T_{低}$（呼吸机允许释放压力的时间）0.3～0.5 秒。目标 $PaCO_2$ 为 40～45mmHg。如果 CO_2 持续增加，则 $P_{高}$ 增加，$T_{高}$ 减小。研究表明，尽管 PCV 平均气道压更高、$PaCO_2$ 相似、右心脏压力也相似，但与 PCV 相比，APRV 期间，当患儿自主呼吸时，肺血流量和氧输送显著增加，自主呼吸时胸内压间歇性减小。PCV 期间，自主呼吸只会引起正偏差。但这样的结果比较令人满意，表明当使用 APRV 期间，即使呼吸机设置偏高，肺血流量仍可以增加，且心脏干扰会降低（33）。

HLHS 阶段性手术的短期并发症包括缩窄残留、房室瓣关闭不全、乳糜胸（胸膜腔淋巴液），以及部分或完全性声带麻痹。新生儿体循环灌注不足可出现全身和肺血流量不平衡，引起坏死性小肠结肠炎和（或）肾或肝功能衰竭。由于并发症和治疗更加复杂，这些患儿必须继续留在 ICU 接受治疗（34）。

HLHS 三个阶段性手术和其他各类单心室心脏疾病的长期并发症与单心室心衰、右心房扩张和窦房结功能障碍所引起心律失常，特别是与早期房坦术方式和房室瓣膜功能不全有关。

尽管存在上述并发症，许多成功接受过房坦术的青少年的生存质量相对较高。患儿能够上学、工作并且组建家庭。然而通过对 HLHS 幸存者的神经发育进行仔细检查发现其智商（IQ）得分比普通人群低。在对最早一批接受过手术治疗的 11 个孩子的研究发现，有 7 到 11 人（64%）精神发育迟滞（35）。沃诺夫斯基等人报道称，患 HLHS 的学龄儿童接受特殊教育（30%）的时间相对较长，平均智商明显低于普通人群（36）。最近对接受治疗患儿的神经认知功能的测试结果表明这一现象有所改善，但仍不同与普通人群。古德伯格等报道称，1991 年至 1996 年间接受过 HLHS 治疗的 26 名患儿的平均智商为 94，其他单心室疾病患儿的平均智商为 107（37）。

有趣的是，同样都是接受相似的姑息治疗，与其他单心室心脏病相比，HLHS 诊断预示了较差的神经发育结果（36，37）。即使 HLHS 患儿接受移植治疗，而不是阶段手术疗法，其神经发育测试分数仍然低于正常人群。有关本病患儿产前受损病因学的进一步研究和围术期及术后护理方面的进展将会改善这一结果。

埃博斯坦畸形

埃博斯坦畸形即三尖瓣下移畸形，是心脏右心房和右心室之间三尖瓣膜瓣叶畸形，以及瓣叶移位进入右心室。通常在三尖瓣下移畸形中，后瓣叶和隔膜瓣叶通常会发生异常，但也可能涉及前瓣叶，以及瓣叶可能变厚，发生粘连和（或）过长。在先天性心脏疾病患儿中，三尖瓣下移畸形的发生率小于 1%（图 12-10）（40）。大多数都是散发病例，未发现三尖瓣下移畸形或先天性心脏疾病家族史。既往的研究已表明三尖瓣下移畸形可能与母体在怀孕期间接触锂有关（41）。三尖瓣下移畸形通常与房间隔缺损或卵圆孔未闭有关，但也可能与先天性心脏疾病的其他病变有关，诸如室间隔缺损（请参阅第 11 章关于这些缺损的讨论）。

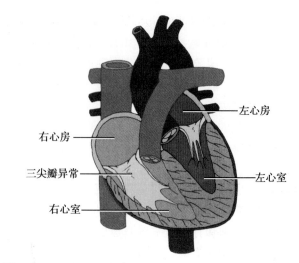

右心房
左心房
三尖瓣异常
左心室
右心室

图 12-10　三尖瓣下移畸形

病理生理学

三尖瓣下移畸形中的三尖瓣膜瓣叶的位置异常导致右心室"心房化"，并使其与右心房连接。该异常会导致瓣膜不完整和三尖瓣反流，或在舒张期血液反流入心房。轻度移位和功能不全时，可能无临床症状。严重的三尖瓣关闭不全会导致右心房压力升高。当右心房压力高于左心房压力时，会导致右心房内的静脉血穿过房间隔分流到左心房。这将导致患儿的血氧饱和度降低以及出现发绀。三尖瓣反流可以严重到造成血液难以正向（顺行）流出右心室并进入肺动脉，这些患儿需要依靠 PDA 提供血流进入肺动脉。

正如第 2 章所述，新生儿随着出生后第一次呼吸吸入氧气，肺部代替胎盘作为气体交换的主要器官后，PVR 开始下降，但在最初几周都不会达到正常水平。那些有三尖瓣下移畸形的新生儿，PVR 仍然很高，进一步妨碍了血液顺行通过肺动脉瓣。这会加重三尖瓣反流，从而造成更多血液从右至左分流以及出现发绀。如果 PVR 降低，肺血流量会增加，那么血氧饱和度也会随之增加。

三尖瓣下移畸形患儿也有患心律失常的风险。这些患儿中约 20%～40%（42，43）会发生心律失常。心房和心室间还可能存在电导路旁路导致预激综合征和相关的室上性心动过速（特殊人群 12-2）。室上性心动过速可能会单独发生，并不伴随预激综合征。随着三尖瓣反流加重和右心房扩张，可能导致房颤和房扑。

临床表现

 正如以上所述，如果三尖瓣膜的功能障碍和移位都比较轻微，那么埃博斯坦畸患儿可能没有临床症状。随着瓣膜的移位和反流加重，症状会逐渐变得明显。出生后可能会立即出现发绀，还可能持续伴随严重疾病，发绀也可能随着肺血管阻力下降而在出生后几周内有所改善。随着三尖瓣反流加重，发绀可能会在青少年期或成年初期复发。年长儿可能因劳累出现呼吸困难。体格检查时可见患儿发绀，氧饱和度可能低于85%。年长儿和成人，由于严重的三尖瓣反流和（或）右心衰竭，随着右心房压力升高，可能出现颈静脉怒张和肝脏肿大。大多数患儿的肺功能检查结果正常。心脏功能检查中，胸骨左缘下部闻及三尖瓣反流的全收缩期杂音，还可闻及三尖瓣狭窄造成的舒张期杂音。由于右心室充盈或三尖瓣瓣叶振动可闻及第三心音，第四心音也可在心房收缩过程中听到。

胸部X线检查（图12-11）结果可能显示心脏正常或心脏扩大表现为右心房扩大。如果肺血流量减少，肺血管纹理也可能减少。

心电图显示P波高尖，造成的原因可能是右心房扩大、右心室传导延迟造成右束支传导阻滞或与预激综合征有关的PR间隔缩短。

● **特殊人群 12-2**

沃尔夫 - 帕金森 - 怀特综合征（预激综合征）

沃尔夫 - 帕金森 - 怀特综合征（Wolff-Parkinson-White syndrome，WPW）指的是几种心脏传导系统异常的疾病之一，通常被称为心脏预激综合征。引发WPW的原因是心房和心室之间除了正常的冲动传导路径之外，还有异常的电传导旁路。电信号沿此异常路径向下刺激心室发生期前收缩，导致室上性心动过速，也被称为房室折返性心动过速。

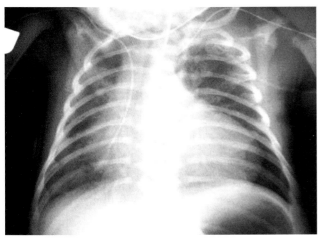

图 12-11 三尖瓣下移畸形的新生儿胸片（由医学博士简·班森提供）

超声心动图检查对三尖瓣下移畸形有确诊意义。瓣叶移位的程度可以通过三尖瓣反流量、三尖瓣狭窄（变窄），以及顺行进入肺动脉的血流以及右心房和左心房之间的血液分流进行判断。

管理和治疗

对于发绀原因不明的患儿，有必要采取尝试性PGE治疗。如果最初的超声心动图显示顺行血流进入肺动脉，这就是适当血流经过肺部的证据，这时可以停止PGE输注和对患儿的监测。同样，正常情况下随着新生儿的PVR降低，肺动脉血流量会增加，随之氧饱和度即升高。如果仅有很少量顺行血流进入肺动脉，应该继续注射PGE，并且监测患儿PVR的下降情况。一旦发生顺行血流进入肺动脉，应该停止注射PGE，并监测氧饱和度。

也可能存在解剖学的肺动脉闭锁，位于右心室和肺动脉之间的解剖学的肺动脉瓣发育异常。如果出现肺动脉闭锁，就需要进行外科手术治疗，诸如布莱洛克 - 陶西格分流术（BT分流术）。接受BT分流术的患儿需要进行6至12个月的随访，直至生长发育到不需要进行分流为止，还需要进行长期的外科姑息治疗（改善症状的治疗），还可能包括分几个阶段进行格列术和房坦术（见表12-2）。格列术是将上腔静脉直接连接到肺动脉，房坦术是将下腔静脉连接到肺动脉（参照图12-9）。这些手术允许静脉血绕过右心和进入肺部进行氧合，并使肺循环和体循环永久性分离。

是否能够进行三尖瓣修复取决于患儿体格、右心室的大小、是否存在解剖学的肺动脉闭锁以及三尖瓣的解剖结构。修复方式有多种选择，包括瓣膜一期修复、使用人工瓣膜替代（见第11章讨论）或者在实施BT分流术后进行格列操作术或房坦术。具体的手术指征如下：

- 右心扩大
- 右心室功能衰竭
- 呼吸困难
- 运动不耐受
- 经药物治疗或导管介入治疗都无法控制的心室或心房快速性心律失常
- 显著的心脏器质性病变

那些不需要医疗干预的新生儿将由儿科心脏病专家负责进行长期随访。这些患儿可能正常生长发育，直至青春期或成年早期出现如发绀、右心衰竭等临床表现。如果三尖瓣反流的程度加重，可能需要行三尖瓣修复或置换术。那些双心室功能障碍的患儿即使进行修复，成功的概率也不大，也许心脏移植对他们来说是一个选择。心衰患儿需使用强心剂（增强心肌收缩能力的药物）以稳定血液循环。一旦病人临床状态稳定，可能需要转换使用长期针对心衰的药物（例如利尿剂和地高辛）。

三尖瓣下移畸形患儿可能随时会出现心律失常。室上性心动过速（SVT）既可能在出生后就出现，也可能推迟出现，还会出现耐药性，但是也可能通过使用抗心律失常药物（如胺碘酮）得以控制。

如果年长儿 SVT 复发可以进行电生理治疗。如果患儿因严重三尖瓣反流致心房扩张，可能会出现房颤和房扑动。对房颤或房扑的患儿可能需要进行及时的心脏复律，然后用抗心律失常药物治疗。

病程及预后

多数三尖瓣下移畸形患儿可以存活到成年。一项研究指出其 1 年生存率为 67%，10 年生存率为 59%（44）。这项研究表明患儿寿命会缩短，只有少数患儿寿命超过 70 岁。新生儿期的患儿死亡率偏高，这类人群需要早期干预（45）。病情不重的患儿寿命相对乐观。三尖瓣膜移位、反流、右心室发育不全和功能障碍严重的患儿的情况会比较差。对于那些需要进行治疗的患儿，一项大型研究指出在 2 月龄至 79 岁之间的接受过手术的患儿的平均生存年限为 20 年（46）。其中 34% 接受过瓣膜修复，66% 接受过三尖瓣膜移位手术。接受治疗的患儿中，大约 5% 早期死亡，随访中发现，大约 7.6% 的患儿死亡时间在术后 25 年之后。同一机构的另一项研究报告指出，对需要手术治疗的患儿进行 10 年随访发现，其中 82% 的患儿不需要进一步治疗干预，56% 的患儿在 20 年随访中无需进一步治疗干预（47）。近 80% 的患儿治疗效果良好，一半以上的患儿没有再出现心脏疾病的症状，包括心律失常。

永存动脉干

永存动脉干（图 12-12）是指从心脏发出的单条大动脉，提供体循环和肺部血流。动脉干的患病率估计为每万名活产婴儿 1.74 例（2）。

病理生理学

永存动脉干是正常胎儿发育过程中从正在发育的心脏发出的一条大动脉血管。妊娠第 5 周末，在生理情况下这条动脉干会发育成主动脉、肺动脉主干

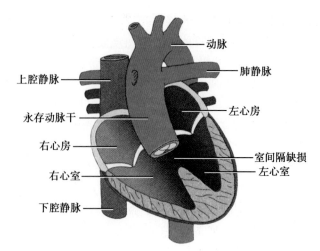

图 12-12　永存动脉干

和它们各自的瓣膜。如果这个胚胎发育过程受到干扰，动脉干永远存在就会导致本病。动脉干的位置可以跨越室间隔，并且主要位于右心室（42%）、左心室（16%）或两者都有（42%）。通常该动脉干瓣膜的解剖结构和功能异常；以狭窄或反流常见。还可能存在 VSD 和冠状动脉异常。基于肺动脉起源和相关异常，永存动脉干可分为四种类型。常见的分类是万•普拉格在 1965 年提出的（42）。

- 类型 1：从动脉干发出主肺动脉。
- 类型 2：从动脉干分别发出左肺动脉和右肺动脉。
- 类型 3：从升主动脉发出一条肺动脉，另一条肺动脉源自降主动脉或其他血管，如主动肺动脉侧支动脉。
- 类型 4：从一中断的主动脉弓或缩窄发出，而不是肺动脉。类型 4 更多见于迪乔治综合征。

由于永存动脉干通常会横跨在 VSD 之上，因此两个心室的血液都进入永存动脉干。进入肺部的血流量取决于肺血管和 PVR 的大小。出生后最初数日至和数周内，婴儿的 PVR 减小，如果肺血管尺寸没有小到足以限制血液流动，导致肺循环血量过多，那么永存动脉干的患儿不会出现发绀。一旦过多的肺血流量继续发展，那些没有接受治疗的患儿就会出现充血性心力衰竭。异常的动脉干瓣膜也会使心脏负荷增加，造成充血性心力衰竭。

65 例接受过一期修复的患儿据报道出现以下相关病变：主动脉弓中断（12%）、动脉干反流（23%）和冠状动脉畸形（18%）（49），此外有证据显示还与迪乔治综合征有关，包括胸腺发育不全和低钙血症。

临床表现

永存动脉干可在产前经常规超声波筛查发现异

常而得以确诊。产前未获诊断的新生儿可能出现无症状性发绀，即当血氧饱和度在 75% 至 85% 之间时，患儿出现发绀，没有呼吸窘迫。那些在新生儿期未获诊断的永存动脉干患儿可能出现充血性心力衰竭的临床表现，例如喂养困难、呼吸急促、多汗和肝肿大。体格检查可见心前区搏动，是否有心脏杂音取决于其肺动脉的起源及其大小。第一心音正常，第二心音高亢、单一。肺部检查可闻及罗音，也可能存在肝肿大。胸部 X 线检查（图 12-13）结果可能显示心脏胸腺轮廓异常和肺血量过多引起肺纹理增加。心电图表现通常不能作为诊断依据，但可见到左心室肥大和左心房扩大的心电图改变。

超声心动图可作为确诊依据，它可显示从心脏发出永存动脉干的血管特征。超声心动图可显示永存动脉干的瓣膜结构和功能。为了得到完全明确的解剖结构，还需进行心导管检查，但现在随着超声技术的改进，已经很少需要这些操作了。

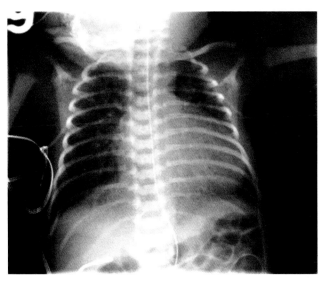

图 12-13　永存动脉干新生患儿的胸片（由医学博士简·班森提供）

管理和治疗

麦克古恩和他的同事在 1968 年进行了第一例成功的永存动脉干修复手术，患儿是一名患有严重充血性心力衰竭的 5 岁男童（50）。在术中他们第一次经有瓣的右心室向肺动脉导管提供肺血流。尽管在此之后围术期监护和手术技术都有了很大改善和提高，但他们所完成的修复至今仍是治疗本病的基础。

如果不经手术治疗，永存动脉干死亡率相当高。尽管早期手术是在出生后数月才进行延迟性修复，甚至通过结扎一条或多条肺动脉以缓解永存动脉干患儿的病情，目前新生儿的永存动脉干修复手术技术已

经比较规范。外科手术目的是实现以下目标：

- 将肺血管从永存动脉干分离出来。
- 在肺动脉至右心室之间建立连接，经典方式是使用右心室到肺动脉（RV-PA）导管。
- 关闭 VSD。
- 如果动脉干瓣膜有反流或狭窄，进行修复或置换术。

在等待手术期间，可能需要用利尿剂治疗肺血流量过多和充血性心力衰竭。呼吸治疗管理是支持性的，包括对有心力衰竭和呼吸衰竭患儿在术前和术后提供通气支持，必要时进行氧疗将 SpO_2 维持在 75% 至 85% 之间。

病程及预后

在永存动脉干修复术早期（20 世纪 80—90 年代），该病死亡率高达 50%（51）。最近报道，接受永存动脉干修复的婴儿早期术后死亡率为 5%。接受手术时体重过轻（低于 2.5kg）、术中体外循环时间较长以及相关的主动脉弓中断都是会导致死亡的危险因素（49, 51）。

永存动脉干早期修复术的并发症包括需要尽早进行再次手术，如反复探查有出血、伤口感染、乳糜胸和心律失常，胸骨闭合延迟也比较常见。

已报道的长期死亡率为 5% 至 10%，但接受手术时年龄较小的患儿或需要进行动脉干瓣膜置换的患儿死亡率有所上升。常见于需要更换 RV-PA 导管需要再次手术的患儿。近一半的患儿在 3 岁时需要再次进行 RV-PA 导管更换，75% 的患儿需要在 5 到 8 岁时再次进行导管更换（49, 52）。此外因并发症需要长期多重措施进行治疗的患儿也比较常见。诸如瓣膜置换及球囊扩张阻塞的导管、肺动脉梗阻、主动脉弓阻塞或发生狭窄（51）。

在围术期及外科治疗方面的进展使得永存动脉干患儿的预后明显改观，但是需要重复手术及治疗以解决本病的复杂情况仍十分常见。

■■　在能够预约到 TOF 手术前，米娅都需留在 PICU。每次接受超声心动图检查时，她都需吸氧使 SpO_2 大于 80%。但术前的大部分时间患儿都可以只依靠呼吸室内空气。当她阵发性缺氧发作时需要吸氧，同时行膝胸卧位，这样效果比较好。两天后，患儿被带入手术室接受完全修复手术，包括修补室间隔缺损和 RVOTO 修复。术后患儿返回 PICU，使用一天呼吸机之后拔管。

1. 你还会建议为米娅在术后采取哪种通气模式？
2. 你期望米娅的术后呼吸治疗的目标会是什么？
3. 如果膝胸卧位没能缓解米娅的低氧血症，还可以实施其他什么治疗方法？

● 案例分析与评判性思维问题

■ 案例 1：女婴凯利

你在一个 3C NICU 工作，你注意到有一胎龄 40 周，仅出生 3 个小时的女婴被从健康婴儿护理单元转至 NICU。患婴母亲孕期和生产过程都很正常。出生后几小时，婴儿皮肤暗红，护士在检查时，患婴心率高达 165bpm，呼吸频率 60 次 / 分，血压 65/38mmHg，呼吸室内空气其氧饱和度是 80%。患婴戴上吸氧装置并被转送到 NICU。到达时患儿明显皮肤发绀，经非重复呼吸面罩吸入浓度为 1.0 的氧气时，右手脉搏血氧仪显示血氧饱和度为 70%、心率 175bpm、呼吸频率 80 次 / 分、血压 60/35mmHg。

● 造成女婴凯利缺氧的 3 个原因是什么？

为凯利体检时可见发绀和呼吸急促。心脏检查发现心动过速，但未闻及杂音。肺部听诊未闻及啰音。腹平软、无压痛、未触及肝脾。四肢发绀但温暖，上下肢脉搏正常。胸片显示心脏轮廓正常、肺血管纹理也正常。心电图显示窦性心动过速。也做了各项化验，包括血液培养。开始输入抗生素和前列腺素治疗。医生要求你撤掉吸氧装置，患婴在呼吸室内空气时，通过右桡动脉测出血气 pH 7.28、$PaCO_2$ 30mmHg、PaO_2 50mmHg、HCO_3 15mEq/L。医生现在要求你为患婴戴上氧气面罩，呼吸 100% 浓度的氧气。10 分钟后从右侧桡动脉抽血的重复血气 pH 为 7.26，$PaCO_2$ 30mmHg，PaO_2 80mmHg，HCO_3 14mEq/L。

● 基于以上结果，你对造成女婴凯利缺氧的主要病因诊断是什么？
● 此时，应该采取哪些措施提高女婴凯利的氧合？

■ 案例 2：男婴亚当斯

你在一个 3C NICU 工作时，从外院转入一名婴儿。其母孕期正常经阴道顺产诞下患儿，但在出生数小时后患儿出现发绀，呼吸室内空气氧饱和度为 80%。对患婴进行气管插管，应用抗生素和前列腺素输液，被转入你所在的医院。抵院后，患儿心率为 150bpm，呼吸频率 40 次 / 分（呼吸机设置为 25 次 / 分），血压 65/42mmHg，给予 FiO_2 1.0 吸氧，氧饱和度

为 88%。心脏检查显示心率及心律正常，胸骨左缘闻及 2/6 响亮的全收缩期杂音，在剑突附近杂音最强。肺部检查呼吸音正常，未闻及啰音。腹部平软，肝脏右肋缘下 1cm。四肢温暖，血液灌注良好，上下肢脉搏正常。心电图显示窦性心律，PR 间期缩短。胸部 X 线片显示轻度心脏扩大，肺野清晰。超声心动图检查发现三尖瓣下移畸形伴有中度三尖瓣反流，还观察到有少量血流穿过肺动脉瓣，以及有较多血流经 PDA 左向右分流，肺动脉压力也有所升高。

● 你对该患儿的呼吸治疗建议是什么？

男婴亚当斯通过呼吸机辅助通气保持氧饱和度稳定在 75% 至 85% 的范围内后撤机，开始呼吸室内空气，之后就拔管了。

因为患儿存在血液流过肺动脉瓣，因此停止输注前列腺素以试图降低肺动脉压，促使血流流经肺动脉瓣。

● 当停止滴注前列腺素后你应该对患儿进行哪些监测？

当患儿的氧饱和度上升到 90%～95% 范围内时，亚当斯的病情稳定，没有出现室上性心动过速。随后的超声心动图显示一条动脉导管闭合、三尖瓣轻度反流、血液穿过肺动脉瓣正常流入肺动脉、肺动脉压力正常。几天后患儿出院回家，接受密切的心脏病随访。

■ 案例 3：婴儿摩尔

你在一个 3B NICU 工作时，一个足月儿由于缺氧和呼吸困难被送到这里，患婴母亲的整个分娩过程正常，怀孕过程也无异常，其孕 20 周产前超声检查也显示一切正常，胎儿心脏的四个腔室也正常。但在产房时就发现该名婴儿出现发绀，而且对用导管吹氧和正压通气没有反应，因此对患婴进行了气管插管。FiO_2 为 1.0 时，SpO_2 为 80%，心率 175bpm，血压 48/30mmHg。患婴接受了同步间歇指令通气（SIMV），吸气末峰压为 20cmH₂O，吸气末峰压为 5cmH₂O，频率 30 次 / 分，在 FiO_2 为 1.0 时，测得潮气量为 8 至 10cc/kg。最初胸片显示轻度双侧肺水肿，最初 ABG 结果是 pH 7.25，$PaCO_2$ 40mmHg，PaO_2 270mmHg，HCO_3 17mEq/L。

● 血气分析结果显示患儿属于哪种类型的酸碱平衡异常？你会推荐使用什么类型的呼吸调整手段？

该患儿服用镇定剂后接受了体格检查，结果没有发现畸形。心脏检查显示心动过速，但是心律齐，未闻及心脏杂音，而两肺可闻散在的湿啰音。腹平软，

无压痛，并无肌紧张，右肋缘下触及肝脏下缘 1cm。四肢凉有发绀、皮肤花斑，毛细血管再充盈时间为 4 秒。血液和尿培养已送检。因患婴情况不适宜进行腰穿，

- 应该立即用什么药物进行治疗？
- 正常的产前超声检查是否排除了先天性心脏疾病？

摩尔迅速接受广谱抗生素和前列腺素输液，并就发绀咨询了心脏病专家，患婴正在进行超声心动图检查。按 20ml/kg 给予扩容以纠正其低血压，但其仍然处于低血压，平均动脉压力为 30～35mmHg，开始进行多巴胺输注。患儿持续性缺氧，FiO_2 为 1.0 时饱和度为 70%。由于患儿处于持久性缺氧，开始使用高频振荡通气机（HFOV），启动一氧化氮治疗以预防可能出现的肺动脉高压。使用一氧化氮 10 分钟内，FiO_2 为 1.1 时，饱和度为 60%，重复 ABG 测试结果为 pH 7.20，$PaCO_2$ 38mmHg，PaO_2 55mmHg，HCO_3 14mEq/L。再次胸片检查显示双侧严重肺水肿。

- 在使用 HFOV 和一氧化氮后摩尔出现呼吸困难的原因是什么？

心脏病专家到达，超声心动图显示膈下 TAPVR 阻塞。由于持续性低血压，因此继续扩容和使用升压药物。手术联系好后，迅速结束一氧化氮治疗，进入手术室进行 TAPVR 紧急修复。

■ 案例 4：男婴詹姆斯·史密斯

你在 PICU 工作，一名 6 日龄男婴因嗜睡、拒食、肤色改变被送至急救室。其母怀孕过程顺利，孕 20 周时超声筛查正常。詹姆斯的整个出生过程和产后新生儿观察都很正常，因此产后 2 天出院。被送到这里时，詹姆斯皮肤呈现灰色，昏睡。直肠体温 34℃，心率 170bpm，呼吸频率为 75 次／分，经无创血压袖带测量时检测不到血压。呼吸室内空气 SpO_2 70%，因此对其采取经气管插管和压力控制通气，针对其低血压应用扩容和静脉点多巴胺，并入住 NICU 进一步治疗。

- 该名病人鉴别诊断有哪些？在此基础上，应立即开始使用什么药物进行治疗？

在完成血液和尿液培养后，使用抗生素以防治可能存在的败血症。鉴于其入院胸片显示出肺水肿，体检时发现肝肿大，入院化验结果显示 10mEq/L 乳酸盐，因此立即进行 PGE 输液，还进行了超声心动图检查来评估心脏状况。

- 什么类型的先天性心脏疾病会表现出这些症状？
- 在未来一周内詹姆斯需要接受什么手术？

选择题

1. 新生儿中最常见的发绀型先天性心脏疾病是：
   a. 法洛四联症
   b. 三尖瓣下移畸形
   c. 左心发育不全综合征
   d. 大动脉转位
2. 对于怀疑发绀型心脏疾病的新生儿应该进行以下除了哪项之外的检查：
   a. 心导管插入术
   b. 高氧检测
   c. 超声心动图
   d. 心电图
   e. 胸片
3. 给高氧检测的步骤排序
   I. 从右侧桡动脉取得动脉血气
   II. 等待 15 分钟
   III. 给予病人 FiO_2 0.21 吸氧
   IV. 等待 60 分钟
   V. 给予病人 FiO_2 1.0 吸氧
   a. I，II，V，I

   b. III，I，V，II，I
   c. III，I，V，IV，I
   d. V，I，III，IV，I
4. 你在社区医院的儿科急诊科工作，一位母亲带着她 2 周大的孩子来就诊。主治医生在产后 2 周检查时发现患婴存在喂养困难，且体重增长缓慢。脉搏血氧饱和度为 84%。心脏听诊闻及杂音，急诊室医生描述为 S2 固定分裂与 S3 奔马律。医生安排进行 12 导联心电图和胸片检查。心电图显示 P 波峰值高，胸片显示心脏大小正常和肺血管肺纹理增多。基于这些检查结果，你可以做出以下的哪个诊断？
   a. TAPVR
   b. HLHS
   c. TOF
   d. TGA
5. 你是一名 NICU 的呼吸治疗师，正在帮助一名刚出生一个半小时的新生患儿，即使使用非重复呼吸式面罩 FiO_2 给氧，其发绀仍继续加重，心脏听

选择题(续)

诊未闻及杂音,胸片结果正常。怀疑可能是肺动脉高压或先心病,你在患婴右胳膊和左腿放置脉搏血氧仪探头,右手臂血氧饱和度为72%,左腿是87%。基于这些临床发现,你的病人可能患有以下哪种心脏病?

a. TOF

b. TGA

c. HLHS

d. TAPVR

6. 什么样的患儿群可能需要进行房间隔造口术?

a. HLHS

b. TOF

c. 无间隔缺损或分流的 TGA

d. 存在 VSD 的 TGA

e. 三尖瓣下移畸形

7. 法洛四联症包括以下哪4个部分(选择使用的4项)

I. ASD

II. VSD

III. 主动脉跨过(覆盖)VSD

IV. 右心室流出道狭窄

V. 左心室偏小

VI. 右心室肥大

VII. PDA

a. I, II, III, V

b. II, III, V, VII

c. I, II, III, VII

d. II, III, IV, VI

8. 在左心发育不全综合征手术治疗的哪个阶段后,患儿在呼吸室内空气的 SpO₂ 可以恢复正常?

a. 诺伍德手术

b. 双向格列操作术

c. 房坦术

d. 患儿室内空气的 SpO₂ 不可能正常

9. 对于患有发绀型先天性心脏病的婴儿,以下哪种输送低氧气体混合物的方法恰当?

a. 氧气面罩仅输送氮气

b. 把氮气排放到呼吸机回路中的呼气臂

c. 使用机械通气装置进行氮气吸入

d. 在输送气体前,连接鼻套管到空氧混合仪,该仪器将氮气与室内空气混合达到特定浓度的 FiO₂

10. 新生儿在什么情况下需要进行前列腺素输注:

a. 先天性心脏病新生患儿的 PVR 下降

b. 先天性心脏病新生患儿的全身血压升高

c. 先天性心脏畸形新生患儿的心房或心室间隔缺损,患儿需要分流

d. 患动脉导管未闭的先天性心脏畸形新生患儿,患儿需要分流

(谢宛玲 译)

参考文献

1. Apitz C, Webb GD, Redington AN. Tetralogy of Fallot. *Lancet.* 2009;374:14621471.

2. Parker SE, Mai CT, Canfield MA, et al. Updated national birth prevalence estimates for selected birth defects in the United States, 2004-2006. *Birth Defects Research (Part A): Clinical and Molecular Teratology.* 2010;88:1008-1016.

3. Michielon G, Marino B, Formigari R, et al. Genetic syndromes and outcome after surgical correction of tetralogy of Fallot. *Ann Thorac Surg.* 2006;8:968-975.

4. Siriapisith T, Wasinrat J, Tresukosol D. Uncorrected pink tetralogy of Fallot in an adult patient: incidental CT findings. *J Cardiovasc Comput Tomogr.* 2010;4(1):58-61.

5. Karl TR. Tetralogy of Fallot: current surgical perspective. *Ann Pediatr Card.* 2008;1:93-100.

6. van Arsedell GS, Maharaj GS, Tom J, et al. What is the optimal age for repair of tetralogy of Fallot? *Circulation.* 2000;102:123-129.

7. Tamesberger MI, Lechner E, Mair R, et al. Early repair of tetralogy of Fallot in neonates and infants less than four months of age. *Ann Thorac Surg.* 2008;86:1928-1936.

8. Nollert G, Fischlein T, Bouterwek S, et al. Long-term outcome in patients undergoing surgical repair of tetralogy of Fallot: 36 year follow-up of 490 survivors of the first year after surgical repair. *J Am Coll Cardiol.* 1997;30:1374-1383.

9. Lindberg HL, Saatvedt K, Seem E, et al. Single-center 50 years' experience with surgical management of tetralogy of Fallot [published online ahead of print, 2011]. *Eur J Cardiothorac Surg.* doi:10.1016/j.ejcts.2010.12.065.

10. Hickey EJ, Veldtman G, Bradley TJ, et al. Late risk of outcomes for adults with repaired tetralogy of Fallot from an inception cohort spanning four decades. *Eur J Cardiothorac Surg.* 2009;35:156-166.

11. Niwa K, Siu SC, Webb GD, Gatzoulis MA. Progressive aortic root dilation in adults late after repair of tetralogy of Fallot. *Circulation.* 2002;106:1374-1378.

12. Lurz P, Coats L, Khambadkone S, et al. Percutaneous pulmonary valve implantation: impact of evolving technology and learning curve on clinical outcome. *Circulation.* 2008;117:1964-1972.

13. Gatzoulis MA, Balaji S, Webber SA, et al. Risk factors for arrhythmia and sudden death late after repair of tetralogy of Fallot: a multicenter study. *Lancet.* 2000;356:975-981.

14. Bertranou EG, Blackstone EH, Hazelrig JB, et al. Life expectancy without surgery in Tetralogy of Fallot. *Am J*

Cardiol. 1978;42:458-466.

15. Kwon EN, Mussatto K, Simpson PM, Brosig C, Nugent M, Samyn MM. Children and adolescents with repaired tetralogy of Fallot report quality of life similar to healthy peers. *Congenit Heart Dis.* 2011;6:18–27.

16. Reller MD, Strickland MJ, Riehle-Colarusso T, et al. Prevalence of congenital heart defects in metropolitan Atlanta, 1998-2005. *J Pediatr.* 2008;153:807-813.

17. Karamlou T, Gurofsky R, Al Sukhni E, et al. Factors associated with mortality and reoperating in 377 children with total anomalous pulmonary venous connection. *Circulation.* 2007;115:1591-1598.

18. Kelle M, Backer CL, Gossett JG, et al. Total anomalous pulmonary venous connection: results of surgical repair of 100 patients at a single institution. *J Thorac Cardiovasc Surg.* 2010;139:1387-1394.

19. Seale AN, Uemura H, Webber SA, et al. Total anomalous pulmonary venous connection: morphology and outcome from and international population-based study. *Circulation.* 2010;122:2718-2726.

20. Jatene AD, Fontes VF, Paulista PP, et al. Anatomic correction of transposition of the great vessels. *J Thorac Cardiovasc Surg.* 1976;72:364-370.

21. Kirklin JW, Blackstone EH, Tchervenkov CI, et al. Clinical outcomes after the arterial switch operation for transposition: patient, support, procedural, and institutional risk factors. *Circulation.* 1992;86:1501-1515.

22. Wernovsky G, Mayer JE, Jonas RA, et al. Factors influencing early and late outcome of the arterial switch operation for transposition of the great arteries. *J Thorac Cardiovasc Surg.* 1995;109:289-302.

23. Emani SM, Beroukhim R, Zurakowski D, et al. Outcomes after anatomic repair for d-transposition of the great arteries with left ventricular outflow tract obstruction. *Circulation.* 2009;120:S53-58.

24. Qamar ZA, Goldberg CS, Devaney EJ, et al. Current risk factors and outcomes for the arterial switch operation. *Ann Thorac Surg.* 2007;84:871-878.

25. Marino BS, Wernovsky G, McElhinney DB, et al. Neoaortic valvar function after the arterial switch. *Cardiol Young.* 2006;16:481-489.

26. Norwood WI, Lang P, Hansen DD. Physiologic repair of aortic atresia-hypoplastic left heart syndrome. *NEJM.* 1983;308:23-26.

27. Pigula FA, Vida V, del Nido P, et al. Contemporary results and current strategies in the management of hypoplastic left heart syndrome. *Sem Thorac Cardiovasc Surg.* 2007;19:238-244.

28. Ballweg JA, Dominguez TE, Ravishankar C, et al. A contemporary comparison of the effect of shunt type in hypoplastic left heart syndrome on the hemodynamics and outcome at stage 2 reconstruction. *J Thorac Cardiovasc Surg.* 2007;134:297-303.

29. Sano S, Ishino K, Kawada M, et al. Right ventricle-pulmonary artery shunt in first-stage palliation of hypoplastic left heart syndrome. *J Thorac Cardiovasc Surg.* 2003;126:504-510.

30. Bacha EA, Daves S, Hardin J, et al. Single-ventricle palliation for high risk neonates: the emergence of an alternative hybrid stage 1 strategy. *J Thorac Cardiovasc Surg.* 2006;131:163-171.

31. Toiyama K, Hamaoka K, Oka T, et al. Changes in cerebral oxygen saturation and blood flow during hypoxic gas ventilation therapy in HLHS and CoA/IAA complex with markedly increased pulmonary blood flow. *Circ J.* 2010;74:2125-2131.

32. Gentile M. Inhaled medical gases: more to breathe than oxygen. *Respir Care.* 2011;56(9):1341-1359.

33. Walsh MA, Merat M, La Rotta, G, et al. Airway pressure release ventilation improves pulmonary blood flow in infants after cardiac surgery. *Crit Care Med.* 2011;39(12):2599-2604.

34. Tibballs J, Kawahira Y, Carter BG, et al. Outcomes of surgical treatment of infants with hypoplastic left heart syndrome: an institutional experience 1983-2004. *J Paediatr Child Health.* 2007;43:746-751.

35. Rogers BT, Msall ME, Buck GM, et al. Neurodevelopmental outcome of infants with hypoplastic left heart syndrome. *J Pediatr.* 1995;126:496-498.

36. Wernovsky G, Stiles KM, Gauvreau K, et al. Cognitive development after the Fontan operation. *Circulation.* 2000;102:883-889.

37. Goldberg CS, Schwartz EM, Brunberg JA, et al. Neurodevelopmental outcome of patients after the Fontan operation: a comparison between children with hypoplastic left heart syndrome and other functional single ventricle lesions. *J Pediatr.* 2000;137:646-652.

38. Ikle L, Hale K, Fashaw L, et al. Developmental outcome of patients with hypoplastic left heart syndrome treated with heart transplantation. *J Pediatr.* 2003;142:20-25.

39. Mahle WT, Wernovsky G. Neurodevelopmental outcomes in hypoplastic left heart syndrome. *Pediatr Cardiac Surg Ann Semin Thorac Cardiovasc Surg.* 2004;7:39-47.

40. Correa-Villasenor A, Ferencz C, Neill CA, et al. Ebstein's malformation of the tricuspid valve: genetic and environmental factors. The Baltimore-Washington infant study group. *Teratology.* 1994;50:137-147.

41. Weinstein MR, Goldfield MD. Cardiovascular malformations and lithium use during pregnancy. *Am J Psych.* 1975;132:529-531.

42. Delhaas T, du Marchie Sarvaas GJ, Rijlaarsdam ME, et al. A multicenter, long-term study on arrhythmias in children with Ebstein anomaly. *Pediatr Cardiol.* 2010;31:229-233.

43. Brown ML, Dearani JA, Danielson GK, et al. Functional status after operation for Ebstein anomaly: the Mayo Clinic experience. *J Am Coll Cardiol.* 2008;52:460-466.

44. Celermajer DS, Bull C, Till JA, et al. Ebstein's anomaly: presentation and outcome from fetus to adult. *J Am Coll Cardiol.* 1994;23:170-176.

45. Shinkawa T, Polimenakos AC, Gomez-Fifer CA, et al. Management and long-term outcome of neonatal Ebstein anomaly. *J Thorac Cardiovasc Surg.* 2010;139:354-358.

46. Jost CH, Connolly HM, Dearani JA, et al. Ebstein's anomaly. *Circulation.* 2007;115:277-285.

47. Brown ML, Dearani JA, Danielson GK, et al. Functional status after operation for Ebstein anomaly: the Mayo Clinic experience. *J Am Coll Cardiol.* 2008;52:460-466.

48. Van Praagh R, Van Praagh S. The anatomy of common aorticopulmonary trunk (truncus arteriosus communis) and its embryologic implications: a study of 57 necropsy cases. *Am J Cardiol.* 1965;16:406-425.

49. Thompson LD, McElhinney DB, Reddy M, et al. Neonatal repair of truncus arteriosus: continuing improvement in outcomes. *Ann Thorac Surg.* 2001;72:391-395.

50. McGoon GC, Rastelli GC, Ongley PA. An operation for the correction of truncus arteriosus. *JAMA.* 1968;205:69-73.

51. Tlaskal T, Chaloupecky V, Hucin B, et al. Long-term results after correction of persistent truncus arteriosus in 83 patients. *Eur J Cardiothorac Surg.* 2010;37:1278-1284.

52. Ullmann MV, Gorenflo M, Sebening C, et al. Long-term results after repair of truncus arteriosus communis in neonates and infants. *J Thorac Cardiovasc Surg.* 2003;51:175-179.

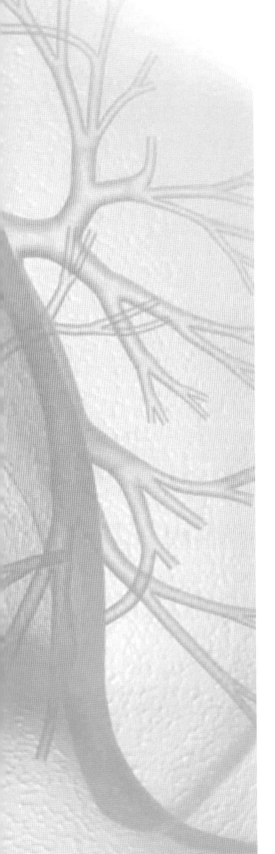

第13章
哮　喘

朱莉安娜·S·佩雷塔, MSEd, RRT-NPS, CHSE

本章概要

本章目标

关键术语

德里克·兰姆

哮喘

   病理生理学

   临床表现

   管理和治疗

   病程及预后

评判性思维问题: 德里克

案例分析与评判性思维问题

   案例1: 阿曼达·彼得斯

   案例2: 萨曼莎·欧西

   案例3: 安迪·辛格

选择题

参考文献

关键术语

肾上腺素能

气道水肿

气道高反应性

气道重塑

抗胆碱类药物

抗免疫球蛋白E疗法

抗白三烯

哮喘

哮喘控制计划

哮喘严重程度

特异反应性

呼气末正压通气

生物标记

支气管狭窄

支气管激发

肥大细胞稳定剂

呼吸困难

严重恶化

运动诱导型哮喘

呼出气体冷凝液

外源性抗原

呼出气一氧化氮

氦氧混合气

组胺

卫生假说论

长效β受体激动剂

酶

肥大细胞

乙酰胆碱

黏液

哮喘自然病程

呼气峰流量

关键术语(续)

允许性高碳酸血症	肺功能测定	持续哮喘状态
(细胞)吞噬作用	奇脉	黏性的
表型性	短效 β 受体激动剂	黄嘌呤

本章目标

通过本章的学习,你将能:

1. 列举发生哮喘的危险因素。

2. 描述四个哮喘症状的主要特点。

3. 识别引发哮喘炎症通路的主要成分。

4. 为初诊为哮喘的患儿推荐可识别其诱发因素的方法。

5. 协助获得一名有喘息症状且疑似患哮喘儿童的病史。

6. 根据目前机体损伤程度及预期风险,对哮喘患者严重程度进行分类。

7. 为初诊为哮喘的患者介绍一套日常使用的长期药物疗法。

8. 判断需要减缓或加强哮喘治疗的临床表现。

9. 为一名持续哮喘的患者进行诊断。

10. 为哮喘患者、临界呼吸衰竭患者和低氧血症患者推荐呼吸支持法。

11. 为持续哮喘状态的插管患者推荐初期呼吸机设置。

12. 为患有哮喘的插管病人调整呼吸机设置以使其有足够时间呼气。

■■ 德里克·兰姆

> 你是一名呼吸治疗师,在大城市的一家儿童医院工作。每月你都要同小儿呼吸科医生自愿给社区里那些没有医疗保险的儿童提供卫生保健宣传服务。在诊所里,下一个将要诊治的是名为德里克·兰姆的 7 岁男童。之前你或许在医院急诊科见过该名患儿,因为在过去的一年里,患儿的祖母曾多次带他前去就诊,据她所述今年入冬以来,兰姆的哮喘似乎发作更为频繁,所以今天她又带着兰姆来到诊所。

哮喘

哮喘是一种常见的慢性气道疾病,气道阻塞、支气管高反应性及潜在炎症之间存在复杂的相互作用。(美国)国家哮喘教育与预防项目(NAEPP)为哮喘给出操作性定义,该定义会随着发现新的证据而不断改变(框13-1)。当前该项目对哮喘定义如下:

哮喘是一种气道慢性炎症性疾病,很多细胞及细胞成分都发挥了作用,特别是肥大细胞、嗜酸性粒细胞、T淋巴细胞、巨噬细胞、中性粒细胞及上皮细胞。在易感人群中,该炎症会引起反复发作的哮喘、气喘、

胸闷、咳嗽等症状,常在夜间或清晨发作或加剧。这些发作症状通常与广泛及多变的气道气流阻塞有关,此阻塞通常呈现出可逆性,或自发缓解,或经药物治疗好转。因各种刺激因素该炎症所产生的反应使得支气管高反应性增加。一些哮喘患者可能会出现不完全性气流受限(1)。

框13-1	国家哮喘教育与预防项目

国家哮喘教育与预防项目创建于 1989 年 3 月,以应对美国日益严重的哮喘问题。该项目接受美国国立心肺血液研究所的管理与调整。该项目与社会中介机构协同工作,包括主要的医疗协(学)会、志愿者健康组织及社区机构,为病人、医疗专业人士及大众提供教育与培训。每五年,国家哮喘教育与预防项目的统筹委员会会委托一个专家小组负责总结目前在哮喘流行病学、哮喘病理学、哮喘诊断及管理方面的知识。国家哮喘教育与预防项目的最终目标旨在提高哮喘病人的生活质量并降低哮喘相关疾病的发病率和死亡率。

哮喘的显著特征在于它的异质性,或其表现出的特征和症状各不相同。不同病人哮喘症状间的相互影响差别很大,即使是同一位病人在不同阶段,其症状间的相互影响也大不一样。哮喘特征的相互影响

决定着哮喘的临床表现、恶化程度（症状加重）及治疗是否能成功（2）。很多不同的因素都会使哮喘病人病情恶化。对多数人来说，哮喘是一种过敏性疾病，而对于某些人来说哮喘则可能因接触环境中的污染物或尘螨而引发。还有一部分人患有运动诱导型哮喘，在此类哮喘中，患者只有在运动时才会出现各种症状。

与其他过敏性疾病相比，为哮喘所付出的临床和经济成本最高，大量的流行病学研究集中在改进其治疗策略方面，且投入力度远超过对其他过敏性疾病的研究。对哮喘研究的一个共同发现是其特异反应，即对过敏原呈现遗传性高反应性的遗传体质。哮喘患者中，约80%的患儿及60%的成年患者存在特异反应性（2）。一直以来，为特异反应性与哮喘发病率的关系做定义都较为困难，但可以显示出哮喘病理生理学的多因子性及复杂性。

对哮喘的真实频率做出报告是很难的，特别是针对儿童的更为困难。为哮喘病幼儿做诊断尤其具有挑战性，因为在这一年龄组，气喘比较普遍而且无特异性体征。虽然在学龄前儿童中约50%会出现气喘，但只有10%～15%的儿童在达到学龄期才被诊断为哮喘患者（3）。例如人们常常推测：如果哮喘病的诊断代码被记录在病历中，那么儿童患哮喘的可能性就会提高，但是没有诊断并不一定表示没有患病（4）。许多哮喘病儿童未及时获得诊断，尤其是那些不具备哮喘常见相关因素的儿童，如家族史或运动诱导型气喘或咳嗽（5）。

2009年，约2460万美国人被诊断哮喘，包括7000万儿童，其中5～17岁儿童的患病率最高（儿童患病率约为10.9%）。总体上儿科患病率为9.6%（含所有18岁以下儿童），该比率明显高于18岁以上人群，此人群的比率为7.68%。截止2009年，美国逾1000万17岁及以下年龄儿童（约为14%）会在某一阶段被诊断为哮喘（6）。

除儿科哮喘发病率在不断增长外，经统计哮喘病人因哮喘门诊就诊的次数、急诊室就诊及其住院治疗情况，可估算出因哮喘求医的儿童数量也有所增加。自2000年以来，门诊服务就诊数就在不断增加（7）。2006年，因患者哮喘发作，全国私人诊所就诊次数达1006万次，医院门诊部就诊次数也达120万次，而急诊室的就诊次数更是近乎170万次（8）。同年，出院的哮喘患者有44万名（6）。与成年人相比，0～4岁儿童及5～14岁因哮喘入院的几率分别高出成人的7倍和2倍（9）。2002年到2007年，美国因哮喘每年耗费

达560亿美元；直接医疗费用501亿美元，间接费用（如生产力丧失）会产生额外的59亿美元（10）。由于哮喘，美国人每年会损失约1414万个工作日及368万个学习日，平均下来每个学生会失去0.92天的学习日（11）。

抽烟、空气污染、过度工作以及饮食均与哮喘发作的风险增加有关。某些其他风险因素会使特定人群更易发生哮喘。

- **性别**：男性患哮喘的可能性较女性大，比例为16%，而女性为12%。
- **种族**：在美国非西班牙裔黑人儿童被诊断哮喘的几率（13%）或未来患哮喘的几率（8%）比非西班牙裔白人儿童（分别为12%、8%）要高（6）。收入低于贫困线50%家庭中的黑人儿童（即大约一家四口10 000美元），患哮喘的风险是具有相同经济收入家庭的白人儿童的两倍（1）。
- **家族史**：历史上，哮喘被认为是一种遗传性疾病。父母有哮喘，那么其子女患哮喘的几率是父母无哮喘病史子女的1.96倍。如果其父母及祖父母均有哮喘史，那么该子女患哮喘的几率会高出4倍以上（12）。鉴于某些人群哮喘患病率高于正常水平，那么直系亲属（家长或兄弟姐妹）有哮喘史的则可能有助于确诊儿童哮喘。
- **产前照顾**：虽然对哮喘的发展后果并不完全明确，但宫内胎儿如果暴露于烟草烟雾会增加胎儿患哮喘的可能性（2）。目前已将饮食与营养、压力、抗生素的使用、分娩方式等因素纳入研究，以评估其对早期过敏症及哮喘发展的影响（3）。
- **出生体重**：出生体重低与患哮喘风险之间有较大联系（13）。
- **健康史**：疾病预防与控制中心发现，体质不佳或较差的孩子（占38%）曾经被诊断为哮喘的几率是体质优良或较好孩子（分别占11%和7%）的3.5倍，且他们此后得哮喘的几率（占33%）几乎是那些体质较好孩子的5倍（14）。另外，在婴幼儿期对食物过敏原敏感的婴儿更易患哮喘（15）。一项研究还表明两岁前有气喘的患者日后患哮喘的几率达4倍之多（16）。
- **城市生活**：在美国，少数民族与在贫穷家庭长大的小儿患哮喘的频率较高，而那些在农村地区长大，接触农场动物的孩子，患哮喘的频率则较低。城市生活中的一些环境和生活方式因素与哮喘有关，特别是婴幼儿期长期生活在封闭区域，户外活动时间较少且接触汽车尾气较频繁等因素

都疑似会促进哮喘的发作(17)。一项研究表明幼年在农场长大的儿童哮喘发生率较低,这表明在幼童时期经历田园生活对改善哮喘发病率及降低患哮喘的风险有明显益处(18)。然而国家统计数据与各州数据存在差异,使得城市哮喘率与农村或农场哮喘率的数据难以准确统计,因此,哮喘是否由空气污染引发的这一推断尚存争议。哮喘可能还与变应性致敏有关(19)。一项流行病学研究表明在臭氧浓度较高的社区进行过度户外运动(3 次或更多团队运动)会增加学龄儿童患哮喘的风险(20)。

● **社会经济状况**:研究发现贫困家庭的子女被诊断为哮喘的几率(17%)或未来患哮喘的几率(12%)比经济条件较好的家庭的子女要高(6)。

除了以上这些风险因素外,人类对哮喘或对哮喘发生年龄及人群并未形成清晰认识。不同地区、国家、甚至全球人口的哮喘患病率的变化同样较大,这就表明遗传和环境因素也可能影响哮喘的发病。假定感染及接触内毒素等环境因素是会预防哮喘还是会促使哮喘发作,部分取决于人们在婴儿期和童年期接触这类环境因素的时间。对于哮喘的发生和其内在机制,我们认为基因和环境的相互作用是影响气道炎症和肺部最终发生病理学变化的关键因素,而肺部发生的这种变化正是临床上哮喘病的特征。

医生通常会根据患者表现的(可以见到的)症状来诊断其是否患有哮喘。判断症状类型的核心是是否存在气道炎症,根据症状控制成效,炎症的发生因人而异也因个体而不同。症状控制的程度有助于决定患者需要什么程度的医疗支持,另外人们会用诸如间歇性还是持续性,急性还是慢性这些术语对控制水平进行分类。通常急性哮喘症由支气管痉挛引起,此时需要使用支气管扩张剂来缓解症状。然而慢性哮喘却是由不可逆性的气道水肿引起,此类哮喘无需用支气管扩张剂治疗。

由于当今大量的关于哮喘机制研究及其临床试验方面的最新发现,产生了一些哮喘的治疗方法,而这些方法允许多数哮喘患者充分地参与到与其病情治疗相关的活动中去。当我们掌握了哮喘的病理生理学、临床表现及其遗传学知识时,才会用可靠的疗法来确保所有哮喘病人的病情可以得到完全控制,当然更理想的情况是这种疗法能逆转哮喘的发生过程甚至能防止它的发生。呼吸治疗师面临的挑战依然是帮助所有哮喘病患者,特别是那些高危患者,接受高品质的哮喘治疗和护理(2)。

病理生理学

由于气道会不断地与外界接触,这就使得其更易接触到过敏原和一些具有潜在危害的物理因子、化学药物和生物制剂。对于哮喘患者来说,这种接触会产生一种连锁反应,即引起气道气流受阻和呼吸困难(主观感觉表现为气短)。哮喘中气流受阻的症状会反复发生,这是由气道里的各种变化引起的。这些变化包括气道水肿、支气管狭窄、气道高反应性及气道重塑(见图13-1),而黏液栓是引起气流受阻的另一因素。

● **气道水肿**:当患哮喘时间较长时,液体开始在气道间质聚集,并限制局部气流,此时就会形成气道水肿。

● **支气管狭窄**:气道变窄是引起哮喘临床症状的主要生理因素,其随后会干扰气流。在哮喘的急性恶化病症中,当气道接触到诸如过敏原或刺激物等各种刺激源时,支气管平滑肌会迅速收缩(支气管狭窄)使气道变窄。

● **气道高反应性**:气道高反应性指受到各种刺激而出现过强的支气管收缩的反应,虽然是哮喘的一种重要特征但并不算独有特性。通过激发试验可以量化气道的高反应性程度,例如醋甲胆碱(已酰甲胆碱)试验就与哮喘的临床严重性相关。影响气道高反应性的机制呈多元性表现,包括炎症、神经调节机制不良及结构变化。

● **气道重塑**:气道壁变厚与儿童及成人发生慢性且严重的哮喘有关。因此气道受限可能只在一些哮喘患者身上部分可逆,即这些患者很有可能出现一定程度的气道狭窄。气道中可能会出现永久性结构改变,这些变化和经过治疗无法控制或不能完全逆转病情,从而出现肺功能的逐步丧失有关。人们认为气道重塑是由炎症和反复并持续发生支气管狭窄而引发的(21,22),气道发生永久性改变会增加气道阻塞和气道的高反应性,从而导致患者治疗效果降低。气道重塑过程中,发生的结构变化如下:

● 基底膜变厚
● 气道组织纤维化
● 气道平滑肌组织增生
● 血管增生并扩张
● 气道壁出现过多胶原沉积
● 黏液性腺体增生及分泌物增多

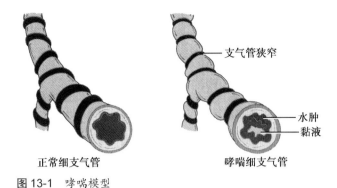

图 13-1 哮喘模型

支气管狭窄

水肿
黏液

正常细支气管　　哮喘细支气管

尽管修复与重塑过程的调节机制尚未完全明晰，但修复和调节过程对于解释哮喘的持久性及其有限的治疗反应十分重要。

气道炎症

炎症是哮喘病理生理学的核心环节。气道炎症涉及多种类型细胞的相互作用和多种气道介质，其可导致支气管炎症和气道受阻，临床上表现为咳嗽、气喘和气促。我们并不太清楚炎症的发生及产生临床哮喘的过程。虽然患者的触发机制不同，且产生不同哮喘类型的炎性细胞也似乎并不相同，但炎症却是所有哮喘表型的一个组成部分（见图13-2）。据称在哮喘过程中可能有两种产生气道炎症的机制，即急性和慢性机制。起初所有哮喘都是急性的（或Ⅰ型过敏性反应），而在此病发生到某一时刻，有些病人可能就会发生慢性炎症。

Ⅰ型过敏性反应（急性炎症）

在哮喘中，急性炎症级联反应首先会将一种触发机制，即众所周知的外源性抗原，引入气道。外源性抗原是能引起一种免疫反应的化学刺激物或物理刺激。在哮喘中，这些抗原可以是任何过敏性或非过敏性触发物，例如宠物毛屑、灰尘、污染、冷空气或香烟烟雾。抗原接触到气道，会被以下三类细胞中的一种细胞捕捉到。

● **巨噬细胞：** 气道里发现大量吞噬外源抗原的免疫细胞。
● **树突状细胞：** 位于气道上皮层底部，感觉神经突入上皮层以检测物理及化学刺激物。
● **上皮细胞：** 捕捉外源性抗原并向白细胞发送趋化因子以刺激一种免疫反应。

以上这些细胞会将抗原传给气道黏膜内的 T 淋巴细胞。T 细胞是白细胞的一种，主要负责机体的免疫反应。T 细胞会通过繁殖来中和及（或）消除抗原。T 细胞与另一种淋巴细胞 B 细胞发生结合，会

释放一种化学信号称为细胞因子，该细胞因子会将 B 细胞变成浆细胞。浆细胞释放出的免疫球蛋白 E 与气道中的肥大细胞结合以刺激发生炎症反应。肥大细胞聚集于呼吸道黏膜底部。当免疫球蛋白 E 与其结合时，肥大细胞会释放出诸如组胺、白细胞三烯及前列腺素等化学介质，这些介质可以产生快速的过敏性反应。以上这些介质会附着到气道平滑肌细胞上，刺激肌肉收缩引起气道变窄，而且它们还会调节炎症反应，诸如组织水肿、黏液形成和血管舒张。图 13-2 显示参与Ⅰ型过敏反应的细胞、蛋白质和化学介质。

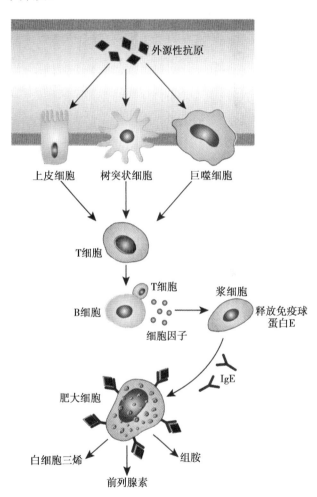

图 13-2 炎症级联反应

慢性炎症

已有研究表明慢性炎症的发生过程与上所述不同，且这一过程中可能并没有我们前面所讨论过的可以开始炎症级联反应的直接抗原刺激物。目前仍在研究这一过程，可能有两种细胞参与到慢性炎症的发生过程，它们分别是嗜酸性粒细胞和中性粒细胞。嗜酸性粒细胞属白细胞，通过释放化学介质—组胺促成过敏反应。该细胞在多数并非全部患者的

气道和黏膜中被发现（23，24）。在机体内，中性粒细胞是引起任何一种炎症过程的主细胞，其极易受外源抗原的吸引并严重破坏抗原。在疾病急性期间，此细胞数量增多，但还并不明确其在哮喘疾病中的作用。

黏液生成增加

黏液是一种黏性液体，正常情况下由黏液素、白细胞、无机盐水和上皮细胞结合而成。慢性哮喘的一个重要且一贯的特点是产生大量（黏性的、胶性的、凝胶性的）黏液，该黏液阻塞外周气道，难以被咳出。在慢性持续性哮喘患儿中，有一种产生黏液的杯状细胞，正常情况下会在传导性气道中见到，而现在有证据表明该细胞已扩散至其不常出现的外周气道中。哮喘患者的气道中，黏膜下腺体较大，且其中所含的黏液素比水的比例高很多，产生了一种较粘稠的黏液合成物。哮喘加重时，支气管狭窄也能刺激产生大量黏液，使气道进一步阻塞（22）。

哮喘的自然发展过程

由于哮喘的发展进程及症状在个体的一生中在不断变化，故**哮喘的自然发展过程**是指哮喘在个体一生中的发展进程。有人指出，随着时间的推移，哮喘的症状会随着肺功能的进行性衰退而出现持续或加重的情况。而最新研究表明也可能不会出现这样的情况。更确切地说，哮喘的进程可能在幼儿、大龄儿童、青少年及成人身上变化较为明显，而且这种变化更依赖于症状发生时患者的年龄而非症状本身。学龄期时，哮喘的发生与肺功能的减退有关，特别是患有严重疾病的患者。然而在这个年龄段出现肺功能减退，并不一定表明未来哮喘就会在该病人身上发生。同样尚存疑惑的一点是到底是因为早期出现肺功能丧失而引发了哮喘还是哮喘导致了肺功能的丧失（25）。似乎在三岁前被诊断出有哮喘症状的孩子患肺功能丧失的几率相比后期才出现症状的孩子要小（26，27）。

目前正在进行大量研究帮助临床医生了解这一自然发展过程，使得患者在幼年期就能得到确诊，并使高危人群得到预防。人们希望了解哮喘自然发展过程方面的知识，能够减缓或停止气道重塑和肺功能丧失对儿童可能造成患永久性肺功能丧失的伤害。了解哮喘自然发展过程的另一重要作用在于可以为高危儿童群体提供可防止气道炎症、气道重塑及不可逆性气道阻塞进展的治疗策略。

框 13-2	哮喘炎性通路的主要成分

外源性抗原：指一些能引起免疫反应的机体以外的物质。哮喘患者中这些抗原可以是任何过敏性或非过敏性触发物（例如宠物毛屑、冷空气、花粉、香烟烟雾、灰尘等）。

巨噬细胞：指气道里大量的免疫细胞和免疫系统中的主要吞噬细胞。**吞噬作用**指吞噬并摧毁微生物、外源性抗原或细胞碎片的过程。吞噬细胞的主要作用是捕捉外源性抗原并将它传送给气道黏膜中的 T 淋巴细胞。它们还能释放细胞因子，扩大炎症反应。

树突状细胞：位于气道上皮层底部，感觉神经突入上皮层以检测物理及化学刺激物，后将抗原传送给气道黏膜中的 T 淋巴细胞。

上皮细胞：可捕捉外源性抗原并向白细胞发送趋化因子（化学信号）以刺激一种免疫反应，也会产生诸如组胺的炎性介质。

淋巴细胞：属白细胞，占机体中所有白细胞的 20% 到 40%，负责机体的免疫保护。正常情况下淋巴细胞储存于淋巴结或脾脏中（其中在血液中循环的成分不足 1%）。T 淋巴细胞（T 细胞）源于胸腺，B 细胞在骨髓由干细胞演变而成。淋巴细胞会受巨噬细胞的刺激或因直接接触特异抗原而受刺激。淋巴细胞的作用是中和或消除抗原。近来有人认为 T 淋巴细胞的过度反应是导致哮喘持续和哮喘炎症的一个因素。

细胞因子：指由白细胞产生的蛋白质，例如对炎性反应具有指导，修正作用并能确定其严重程度的淋巴细胞。这些蛋白质会提供信号来调节炎症并刺激淋巴细胞转变成不同的细胞以更好对抗外源性抗原。

免疫球蛋白 E（IgE）：由浆型 B 细胞（开始为 B 淋巴细胞）分泌并附着（结合）到呼吸道的肥大细胞上。免疫球蛋白 E 帮助刺激肥大细胞对付外源性抗原并释放炎性介质。它们也能结合到树突状细胞和淋巴细胞上以增加炎性反应。

肥大细胞：肥大细胞聚集在呼吸道黏膜底部。当覆盖了免疫球蛋白 E 后，它们会同外源性抗原结合并刺激其脱粒，释放出诸如组胺、前列腺素 D 及白三烯素这些介质。在气道壁内这些介质会发生快速的过敏反应。肥大细胞也可能受到渗透性刺激物的激活，例如在运动诱导型的支气管痉挛中，即使限制了机体接触过敏原，它们可能还会继续传递信号刺激炎症。

白三烯：可以调节炎症反应，是一种主要由肥大细胞衍生而来的强有力的支气管收缩剂。有证据显示此介质的抑制作用可改善肺部功能并减少哮喘症状。

组胺：是 I 型（急性）过敏反应的主要成分，其能引起血管和平滑肌扩张、黏液生成、组织水肿与发痒。

前列腺素：使机体内的激素，当气道中的肥大细胞分泌此激素时，会刺激支气管变窄并产生炎症。

慢性炎性通路

嗜酸性粒细胞：属一种白细胞，占白细胞总数的 1% 到 3%，该细胞通过直接释放组胺、白三烯等化学介质来促成过敏反应。

中性粒细胞：是最常见的一种白细胞，占到其总数的 55% 到 70%，中性粒细胞是炎症反应中的主要效应细胞，易受外源抗原的吸引，并通过吞噬作用摧毁外源性抗原。在疾病急性恶化期，该细胞数量增多，但并不明确此细胞在哮喘疾病中的作用。

原因与诱发因素

哮喘中炎症机制的原因因人而异。人们并不是很清楚到底是哪些因素引起了这一反应过程，其作用又如何。发生哮喘的机制是一个复杂、相互作用的过程，其中相互作用这一过程依据于两种重要因素的相互影响，即在个体（特别是基因）中发现的宿主因素和在免疫系统发育的关键时期出现的外部因素。为了控制哮喘的发展并提出预防和治疗哮喘的建议，了解引起个体和群体中哮喘发展的生理学机制很重要。随着不断找到新的证据，人们对哮喘病因的逐步了解不仅会影响治疗效果，还可能对治疗方法具有指导作用。虽然自然免疫、遗传学、幼年时接触病原或其他环境暴露因素在哮喘的发展过程中也起到了作用，但是自20世纪80年代末以来"卫生假说论"是过敏和哮喘研究领域最为流行的一个趋势（文章稍后讨论该理论）。

遗传学（遗传性）

截止2011年，有12项全基因组关联研究寻找哮喘遗传的易感部位和相关性状。研究者已经确定多达40种潜在染色体可能与儿童或成人患哮喘的几率的不断增加有关(28)。人们普遍认为哮喘具有一种可以表达它的遗传成分，但是对于参与哮喘最终发展的遗传因子，人们还没有形成一个清楚且完整的概念。在哮喘发展过程中了解特异基因所发挥作用的相关性，也许会有助于集中治疗策略，但这些遗传因素的广泛应用仍有待于全面建立。

遗传性过敏症

遗传性过敏症是一种遗传性异常，表现为对花粉、食物、皮屑、昆虫毒液等物质会发生迅速的过敏反应，正如花粉热、哮喘或类似过敏情况时的表现。历史上，这种对特异机制发生的遗传过敏或过敏反应一直被视为与哮喘有关。但回顾20世纪末期，这种关联似乎并不像人们之前所假定的那般紧密(21)。由于用过敏原皮肤针来测试遗传性过敏症还不能保证能筛选出所有受影响儿童，因此必须谨慎定义遗传性过敏症(29)。能够确定是由何种严重过敏引起哮喘，这一点十分重要，因为敏感患者接触了过敏原会造成哮喘难以控制。对于可控制的哮喘，持续接触过敏原是其发作的最重要因素之一，适当的干预措施可能避免医药治疗的升级(30)。一项对1030名0到8岁儿童接触过敏原的监控研究结果同样发现在出生后三年内对多种过敏原过敏的儿童在8岁时患哮喘的风险更高，而不是那些有遗传性过敏症的儿童(21)。

环境诱发因子

卫生假说论

卫生假说论第一次由大卫·斯特罗恩于1989年提出，他指出他的年轻病人中花粉热的患病率较高，原因是"家庭规模减小，家庭设施得到改善，个人卫生标准也有所提高，这些因素减少了他们交叉感染的机会"(31)。专门针对过敏疾病和哮喘的卫生假说论指的是在幼年时期通过接触自然界中的呼吸道微生物、消化道微生物或皮肤微生物，可能会使人们获得过敏免疫(32)。该假说的核心是微生物环境与儿童先天免疫系统之间复杂的相互作用。现代社会小型化的家庭规模、抗生素的高使用率、良好的卫生条件等因素，使得人们的生活水平和寿命均得到提高。而这些社会条件的进步可能会造成人体内的调节机制被打破，这种机制在通过与微生物环境的相互作用被激活后可以平衡适应性免疫反应(33)。出生后的几个月，新生儿的先天免疫系统会学习如何应对各种环境诱发因素。如果缺乏增强机体免疫力的充分输入，无害的环境暴露因子就会变成过敏原(32)。有证据表明部分类型哮喘的发病率降低，包括与某些感染（如结核杆菌、麻疹或甲肝）有关的哮喘，接触其他儿童（如家里有哥哥姐姐或者过早入托）以及不常使用抗生素(34-36)。然而这并未表明不卫生的生活环境及让婴幼儿广泛接触各种呼吸道病毒就会降低哮喘的发病率。在阅读有关哮喘潜在病因的文献时，人们更加确定卫生假说论所提的先天性免疫、环境过敏原或空气过敏原与幼儿期的病毒感染之间存在一种复杂的相互作用关系。

空气过敏原

过敏源在哮喘发展中的作用十分重要，但还未完全得到定义或解决。尽管幼年时接触动物皮屑可能会预防哮喘的发作，但早期研究显示动物皮屑，特别是狗和猫的皮屑与哮喘的发展有关。致敏并接触室内尘螨及房屋霉菌和真菌是儿童哮喘发展的重要因素。评估室内尘螨和接触蟑螂的研究已表明，致敏的发病率与哮喘的潜在发展有一定关联(37,38)。另外，接触过敏原会促进气道炎症持续存在并增加其恶化的几率。

早期病毒性呼吸道感染

在幼年期患呼吸道合胞病毒(RSV)下呼吸道发生感染的儿童，到学龄期患继发性气喘的风险会高出在3到4倍(26)。一些长期针对明确感染RSV患儿的前瞻性研究表明这些患儿中约40%还会继续出现气喘或在学龄期患上哮喘(39)。然而最能够预测日后是否会患上哮喘的是在上呼吸道感染鼻病毒期间有无出现气喘发作(26)。在哮喘的起源阶段，病毒过敏原的相互作用就发挥了一定作用，该假说已经获得实验研究的支持(40)。同样还正在研究中的是早期使用抗生素是否会增加哮喘的几率。2010 年的一项关于 1401 名美国儿童的研究发现那些不足 6 月龄就使用抗生素的婴儿，6 岁时患哮喘的几率高达 1.4～1.7 倍(41)。父母均无哮喘病史的儿童在使用抗生素后，其产生的副作用会带来极高的哮喘患病风险，医生应当尽量避免给没有哮喘遗传易感性的低风险儿童使用不必要的抗生素。

当我们把当前所有有关哮喘病因的知识集中起来时就会发现某些患儿患上哮喘的原因可能是病毒的首次侵入增强了患儿对过敏原的局部反应并最终产生全身反应，这些患儿表现出了过敏免疫反应的倾向。在哮喘一开始就出现了病毒过敏原相互作用的机制，这就解释了为什么父母有哮喘史的儿童早期更易被过敏原致敏的原因。虽然哮喘的发生可能由某种因素引起，但它更可能由多种因素引起，如由遗传、先天免疫及幼年时病毒侵入这几种因素的相互作用而引起，该病毒会在气道内发生一连串反应，并引起哮喘病情的发展。

 病情恶化的诱发因素

哮喘得到良好控制时几乎不会有临床表现。了解个体哮喘疾病的目标在于确定使病情恶化的触发因素，并减少由此类因素触发哮喘反应的几率。触发儿童发生哮喘的因素包括接触过敏原、接触环境(非过敏性)刺激物、运动及夜间发生的机制。

过敏原诱导性支气管狭窄

过敏原诱导性支气管狭窄是由 IgE(免疫球蛋白 E)依赖性肥大细胞中的介质释放引起的，这些介质包括直接接触气道平滑肌的组胺、类胰蛋白酶、白三烯及前列腺素等(42)。美国居民 60% 的时间在家中度过，其余大部分时间会在学校等室内环境里度过(43)。长期接触那些正常且典型室内过敏原，会使儿童发生过敏性致敏反应并使其表现出过敏性症状。由希恩等人进行的一项研究表明，童年时期接触室内和室外气源性过敏原的致敏率升高，该研究还发现年龄段不同，气源性过敏原也有显著差异(44)。该研究还发现接受过皮肤点刺试验的儿童中有 51.3% 至少对一种室内气源性过敏原敏感，38.8% 的儿童至少对一种室外气源性过敏原敏感(44)。

室内过敏原促发因素，尤其是在家中产生的促发因素不仅容易控制，还很容易减少儿童气喘和支气管狭窄这些过敏症状。而家里最常见的促发因素是尘螨、蟑螂、霉菌和宠物。

- **尘螨**：房屋尘螨是引起哮喘最常见的因素之一(45)。大量精心设计的研究表明，哮喘症状、肺功能水平及由尘螨过敏引发哮喘而需要的药物治疗均与接触房屋尘螨的程度有关(46)。
- **蟑螂**：在城市环境中，蟑螂过敏原是哮喘恶化的一个常见原因。在全国内陆城市哮喘合作研究(NCICAS)中，发现对蟑螂敏感且大量接触蟑螂过敏因子的儿童，其哮喘严重程度会随接触蟑螂过敏原程度的增加而逐渐加重(47)。
- **霉菌**：哮喘与霉菌之间有强有力的联系。对潮湿的室内空间进行的研究有充分证据表明在被致敏的个体中，哮喘症状与霉菌有关(48)。
- **宠物**：在被致敏个体中，宠物致敏原，特别是狗和猫，是公认的哮喘触发因素(49)。保健组织对 554 名哮喘患者进行了一项前瞻性对照研究，研究发现家里有狗并对狗过敏原致敏的人群，即使改善了其他风险因素之后，每年需要接受急性哮喘护理的风险几率也会增加 49%(50)。

非过敏性诱发因素

另外，家里的非过敏性因素和其他环境因素也能加重哮喘症状，包括烟草烟雾、汽车尾气、二氧化氮、木材或气炉中的颗粒物。常见的季节性病毒也会加重哮喘病情。

- **烟草烟雾**：在哮喘患儿中，环境中的烟草烟雾与发展成哮喘的风险和哮喘发作的严重程度与发生频率的增加有关(51)。
- **空气污染物**：呼吸道症状和哮喘发病率与暴露于和交通相关的空气污染物有关，但包括城市儿童在内的易感人群长期暴露于被污染的空气会带来什么影响还并不太清楚(52)。虽然过去十年的研究数据支持了这一假说，即与交通有关的空气污染加重了哮喘症状及因哮喘就诊的频率，但是研究者仍在评估何种暴露程度会明显增加哮喘症状(52-55)。
- **二氧化氮**：家中二氧化氮的主要来源是燃气灶具。2006 年对 728 户有确诊哮喘儿童的家庭进行的研究发现，即使接触到的室内二氧化氮含量远低于美国环境保护署的室外标准水平(53ppb)，但生活在多户家庭共同居住的建筑内的患儿表现出的呼吸道症状更多(56)。
- **木材和燃气灶具**：使用燃气灶具和燃木灶具或壁炉与学龄儿童气喘率和哮喘发作率的增加有关(57)。
- **病毒性呼吸道感染**：除了过敏原和空气污染外，

哮喘患儿的气道特别容易遭受呼吸道病毒的感染,以致于在儿童与成人中,有 40% 到 80% 的哮喘加重都由此病毒引起的(58)。尤其重要的是,人们发现通常只引起上呼吸道症状的普通感冒病毒(如鼻病毒)会造成哮喘病情恶化,在春秋冬季节尤甚。

总的来说,家中的各种诱发因素都能使哮喘症状加重。了解所有导致病情恶化的环境因素和生理因素会有助于降低儿童及家人接触诱发因子的几率及后续接受治疗的必要性。

夜间性哮喘

目前对夜间性哮喘的发作原因或夜间时一些人哮喘症状加重的理解还不够全面。尽管有很多人提出了引起夜间性哮喘的机制,但都是一些各自孤立研究,并没有获得病因和缓解症状的明确研究成果。因此有专家认为夜间性哮喘的症状是由各种生理和环境机制的相互作用引起的。

若干潜在机制如下所述(59):

- **睡眠诱发气道副交感神经的张力增强:** 这是一种在睡眠过程中出现的潜在生理机制,当受到某因素诱发时,可能会增加支气管狭窄的发生几率。

- **肺容积降低且继发性气道平滑肌负荷下降:** 通常情况下,下肺容积的支气管反应性高于上肺容积。而且当人们叹息或深度吸气时,一般会迅速增加气道反应性。睡眠中,几乎不会出现深呼吸或叹息这样会使肺容积减少的情况。从理论上看,就等于去掉了气道平滑肌的负荷,这样会引起支气管狭窄加重,可能成为导致哮喘夜间恶化的重要因素。

- **呼吸功能生理节律的调整:** 尽管对多种可能性都进行了评估,但是哮喘患者的肺功能是否受生物周期节律机制(生物周期节律是一种生理学现象,大约是从白天到黑夜的一个 24 小时循环节律,一般称之为"生物钟")的影响仍并不清楚。自主神经张力显示出生理节律的多变性,这就意味着每天中支气管平滑肌的张力会出现几次增加或减少。夜间气道副交感神经的张力也会增加,但是由清醒到入睡状态的变化可能是将副交感神经流调整至气道的重要因素,而非调整至生物周期节律。神经系统中,促进支气管扩张的昼夜节律变化,也可能会引起夜间气道功能的增加。气道中白细胞、中性粒细胞及嗜酸性粒细胞的数量已表明,患夜间性哮喘的病人,清晨时气道中的细胞数量比午间多,这就说明气道在夜间而非白天更易发炎。

- **睡眠相关的环境因素:** 已经表明寝具中的过敏原是引起夜间性哮喘恶化的原因。然而避免接触这些过敏原并不能消除夜间性支气管狭窄。夜间呼吸清凉空气或体温降低会导致夜间性哮喘的发生。然而即使空气中的温度和湿度保持在白日水平,夜间的呼气气流也会持续降低。

- **胃食管反流疾病(GERD):** 哮喘病指南建议对那些哮喘病难以控制的患者进行胃食管反流性疾病评估。另外对 2600 多名胃食管反流性疾病患者进行的横断面研究发现大多数患者都有夜间性哮喘症状(60)。

- **阻塞性睡眠呼吸暂停(OSA):** 气道中鼾症与呼吸暂停的机械效应可能诱发迷走神经或其他中枢神经介导型反应,而这些效应会引起支气管狭窄。胃食管反流性疾病是一个可能引起夜间性哮喘的因素,其也可能与下面这些失调症有关,原因是胃食管反流可能受阻塞性睡眠呼吸暂停的影响而加重,并在使用了持续气道正压通气治疗后得到改善。阻塞性睡眠呼吸暂停与哮喘间的另一个潜在关联是阻塞性睡眠呼吸暂停会诱导促炎症状态,该状态会引起全身和上气道炎症,也可能增加过敏原诱导型支气管狭窄。

对儿童夜间性哮喘的研究不如成人夜间性哮喘研究深入。哮喘加重造成夜间觉醒的现象并非罕见,即使轻度至中度哮喘患儿也是如此(61)。表明夜间发作几率较高的症状包括:

- 夜间呼气峰流速低于患者前每天最优值的 80%
- 前每天使用了沙丁胺醇缓解症状
- 过去两天中出现夜间觉醒
- 经常接触环境过敏原,特别是接触高水平的狗或猫过敏原(61)

你要给德里克和他奶奶重新介绍自己,而且你要同这个儿科肺病儿童坐在一起询问有关德里克的病史。德里克会告诉你,他喜欢在夏天打篮球,喜欢骑着滑板在外面玩,讨厌在冬天一直待在屋子里。他还喜欢狗和猫,奶奶说尽管邻居家并不允许在公寓里养宠物,但德里克还总从邻里街坊带些流浪动物回来。虽然德里克家离洲际公路很近,但是他们依然乘公共汽车,而没买车。冬天,当德里克待在室内时,他呼吸起来似乎很困难,而在外面玩时并没那么困难。奶奶从未见过他有任何过敏症,他向来很健康,只是从三岁起每到冬天,他都会出现气喘。在冬天,一个月里他会咳醒几次,在春天和夏天会咳醒一次或两次。

临床表现

评估哮喘需要用临床判断，因为哮喘受到多种不同的病理生理学原因的影响，久而久之不同病人的体征和症状变化较大，每个病人的症状和体征变化也较大。虽然哮喘不是一种独立的疾病，但其发生与表现的形式却多种多样。由于有各种病因，哮喘的特点常常表现为异质性，即有多种喘息表型。在疾病人口研究中，气喘是确定哮喘的最重要因素。由于人们对哮喘表型的关注度提高，因此现在推荐特异表型疗法的哮喘指南。2011 年的一项研究就试图构建一个专供儿童使用的标准化表型分类系统（62），但就表型分类还未达成一致（如鼻炎类气喘、过敏性鼻炎类气喘、变应性气喘、非变应性气喘及每年会发作 4 次的频发性气喘）。

当前的哮喘分类系统是根据哮喘症状的严重程度与损害风险来进行的。分类前，为了收集有关患者症状和体征的主观客观资料，要经历一段漫长的诊断过程，其中包括患者病史，重点集中在上呼吸道、胸部和皮肤的体格检查，进行肺活量测定（适用于 5 岁或更大儿童）以确定存在阻塞并能评估其可逆性，还需排除其他诊断。还有其他几项更有确诊意义的试验，包括支气管激发试验（BPT）、呼出气一氧化氮（FeNO）、过敏性测试及炎症生物标记物。一旦收集到临床资料，便可对哮喘的严重程度进行分类。

哮喘的体征和症状还包括控制平日症状与控制急性发作期时症状之间的差异。临床医生、哮喘病人和家庭成员要了解哮喘恶化的程度，以清楚什么时候需要干预，什么时候要立即就医。每个人都要对此过程有清晰的概念，以确保做出有关哮喘管理的安全决策。

🌀 哮喘的诊断

控制哮喘的第一步就是明确诊断。临床医生应该确定是否存在气道阻塞或气道高反应性这些发作症状，且气道阻塞至少呈部分可逆，并且排除其他疾病诊断。

当发生以下任何情况时，应该怀疑是哮喘（框 13-3）：

在过去的 12 个月里：

- 突然有咳嗽、气喘、胸闷或呼吸短促等症状的严重发作或反复发作；
- 似乎有寒气进入胸部或需要十多天该症状才能缓解；
- 咳嗽、气喘或呼吸短促

框 13-3 考虑诊断哮喘的主要指征（2）

如果患儿有任何一项符合这里所列举的指征，则考虑诊断为哮喘，并且需要进行肺活量的测定。虽然仅依靠这些指征不能做出确诊，但如果多种关键指征都出现，就会增加哮喘确诊的几率。需要用肺活量测定来确诊哮喘。

- 气喘，尤其是儿童气喘（无气喘症状且没有进行正常的胸部检查并不能排除哮喘）
- 有以下任何一项病史：
  - 咳嗽且夜间较严重
  - 反复发生气喘
  - 反复发生呼吸困难
  - 反复出现胸闷
- 出现以下情况时会出现症状或症状加重：
  - 运动
  - 病毒性感染
  - 有皮或毛发的动物
  - 房屋尘螨（床垫、枕头、带皮套家具、地毯）
  - 霉菌
  - 烟雾（烟草、木材）
  - 花粉
  - 气候变化
  - 强烈的情绪表达（大笑或大哭）
  - 空气传播的化学物或灰尘
  - 月经期
- 夜间出现症状或症状加重并使患者醒来

- 在一年中特定季节或时间发生
- 在特定地点或在接触某种东西时发生（如：动物、烟草烟雾、香水）
- 使用改善呼吸的药物
- 用药后症状得到缓解

过去的 4 周里：
- 咳嗽、气喘或呼吸短促
- 夜间觉醒时
- 醒来时
- 跑步、适度运动或其他体力活动后（2）

病历

NAEPP（国家哮喘教育和预防项目）建议给刚患哮喘的病人写一份详细的病历。病历有助于确定可能由哮喘引发的症状及患哮喘的可能性。如框 13-4，可看到一张病人的病历表。病历中应包括以下项目：

- 症状
- 症状模式
- 突发因素和（或）恶化因素
- 疾病发展史与治疗情况
- 家族史
- 社交史

框 13-4　病历表中所包含的项目	
在一名被认为患有哮喘的新病人的详细病历中，应该记录以下项目： ● 症状 　咳嗽 　气喘 　呼吸短促 　胸闷 　有痰 ● 症状模式 　常年性、季节性或两者皆有 　持续性、间断发作性或两者皆有 　发作期、持续期、发作频率（数天或数夜发生，还是每周或每月发生） 　昼夜变化，尤其是夜间和在清晨醒来的变化 ● 突发因素和（或）使病情加重的因素 　病毒性呼吸道感染 　环境过敏原，室内（如霉菌、尘螨、蟑螂、动物皮屑或分泌物）和室外（如花粉）过敏原 　家庭特点，包括房龄、地理位置、冷热系统、燃烧木质炉具、加湿器、地毯、霉变、病人所住房子的特点（如卧室和客厅的寝具、地面铺装、家具充填物） 　抽烟（患者和家人或小时工） 　运动 　与职业有关的化学物或过敏原 　环境变化（如乔迁新居、度假、工作地点的变化、工作流程、工作中所用的材料） 　刺激物（如烟草烟尘、强烈气味、空气污染物、与职业相关的化学物、灰尘和颗粒物、烟雾、气体及气雾剂） 　情绪（如恐惧、生气、沮丧、大哭或大笑） 　压力（如恐惧、生气、沮丧） 　药物（如阿司匹林和其他非甾体抗炎药、β受体阻滞药包括滴眼药等）、食物、食品添加剂、防腐剂（如亚硫酸盐） 　天气变化，接触冷空气 　内分泌要素（月经、怀孕、甲状腺疾病） 　并存病（如鼻窦炎、鼻炎、胃食管反流病） ● 疾病与治疗的发展 　发病年龄与诊断年龄 　童年气道受损病史（如支气管肺部发育异常、肺炎、父母抽烟）	疾病进展状况（良好或糟糕） 当前的管理与应对措施，包括处理病情加重的计划 使用受体激动剂（SABA）的频率 需要口服皮质类固醇及用药频次 ● 家族史 　近亲中有哮喘、过敏、鼻窦炎、鼻炎、湿疹或鼻息肉史 ● 社交史 　所接触的托儿所、工作场所及学校的特点 　依赖的社会因素，如药物滥用 　社会支持 / 社交圈 　学历水平 　职业 ● 发作史 　常见的前驱症状和体征 　急性发作 　持续的时间 　频率 　严重程度（需紧急治疗、住院、转住重症监护室） 　危及生命的发作症（如气管插管、转住重症监护室） 　过去一年里，发作次数与严重程度 　通常的模式与管理（效果如何） ● 哮喘对患者及其家属的影响 　需要紧急治疗的意外发作（急诊就诊、急救、入院治疗） 　请假离开学校或工作岗位的天数 　对活动的限制程度，特别是运动和艰苦的工作 　夜间觉醒史 　对成长、发展、行为表现、学校或工作及生活方式的影响 　对家庭日常、活动或活力的影响 　经济影响 ● 评估患者及其家人对哮喘的理解 　患者及其父母对哮喘的了解及对哮喘的长期性及治疗效果的坚信程度 　患者及其父母对药物使用及其长期效果的认识 　患者、患者的父母、配偶或朋友处理该病的能力 　家庭的支持力度和患者及其父母对发作疾病严重性的认可度 　经济资源 　社会文化信仰

● 疾病加重情况
● 哮喘对患者及其家属的影响
● 评估患者及其家人对哮喘的理解（2）

体检

　　上呼吸道、胸部和皮肤检查是哮喘的重点检查部位。与患病几率增加的体征列举如下。顾名思义，由于哮喘可变性较大，就算没有发现这些因素也并不代表没有哮喘，而且在哮喘发作期间，经常都没有气流

阻塞的体征。
● 胸腔
　● 胸部过度扩张，在儿童中尤为明显
　● 辅助呼吸肌参与呼吸运动
　● 出现耸肩驼背
　● 胸廓畸形
● 听诊
　● 正常呼吸时有喘息音
　● 用力呼气期延长（典型的气流阻塞）

- 鼻咽
  鼻分泌物
  黏膜水肿
  鼻息肉
- 特异性皮炎、湿疹或任何其他过敏性皮肤症状

肺功能测定（肺活量测定）

肺功能测定（PFT）是一种客观地测量阻塞性肺病患者肺功能的方法。肺功能测定能够直接测量肺部气流及肺容积。最常用于评估哮喘特定 PFT 值包括以下几项：

- **用力呼气量**（FVC）：是指尽力最大吸气后，尽力尽快呼气所能呼出的最大气量。
- **1 秒钟最大呼气量**（FEV_1）：开始呼气第一秒呼出的气体容积。
- **6 秒钟最大呼气量**（FEV_6）：开始呼气最初六秒内呼出的气体容积。
- **FEV_1 与 FVC 的比值**：第一秒呼出的气体与最大肺活量的比值。

患者对气流受阻的感知有差异，有时肺功能测定所显示的测量值会比患者病历中和体检时所测的值要严重。一项研究报告称，除症状出现的频率外，如考虑到中 - 重度哮喘儿童的 FEV_1 的肺功能报告，他们中有三分之一会被重新归为较严重哮喘类别（63）。相反在另一项按症状分类的中 - 重度哮喘儿童中，大多数儿童的 FEV_1 正常（64）。

肺功能异常可分为限制性和阻塞性两类。与预测值相比，流量测量值减少（即 FEV_1 与 FVC 或 FEV_1 与 FEV_6 比率的减少）则表明出现肺阻塞气，且暗示是一种阻塞性疾病。如果流量测量值正常的患者，其肺容量和容积减少则表明这是一种限制性疾病。

肺功能测量值的异常程度是根据患者的年龄、身高、性别和种族，将患者的结果与参考值进行对比来评估的（65）。截止 2008 年八岁以下儿童的正常值才被正式评出，该标准是一个欧洲研究团队在对已发表文献进行综述的基础上，添加了适用于各个年龄段的有价值数据产生的（66）。

病人在吸入短效支气管扩张剂前后都应该进行肺活量测定，并对比该两组测量结果，以评估出服用支气管扩张剂后的改善效果，以将其作为该病可逆性的指征。美国胸腔协会将服用短效支气管扩张剂后 FEV_1 的增加值超过 200ml 且 $FEV_1 \geq 12\%$，作为哮喘可逆性的标准（67，68）。

建议 5 岁及其以上年龄的患儿用肺活量测定。

因为患者只有达到一定年龄后，体格方面才能完成操作，同时认知发育水平能够遵循测试中的指令完成测试。在做这项测试时，患者需要用最大力量完成，这样才能避免在诊断及处理时出现重大失误，这也是为什么有时候很难评估年幼儿数据质量的原因。健康幼儿几秒钟就能完成肺活量呼出，但年长患者却需要很长时间完成，尤其是患气流阻塞的病人。这些病人中为了在必要的时间内完成呼气，他们可能需要 12 或 15 秒来维持最大呼气力，而对于这样做很不舒服或头晕的病人，需要花费更长时间。这就解释了人们为什么会用最大呼气量测量来代替最大肺活量测量的原因。业已证明在成人中，确定患者是阻塞性或限制性类型时，FEV_6 测量相当于 FVC 测量，且 FEV_6 比 FVC 更具可复制性，而且患者需要花费的体力更小（69）。当 FEV_1 和 FEV_1/FVC（或 FEV_1/FEV_6）的数值均低于参考值或预计值说明患者有气流阻塞。如图 13-3 列举呼吸 - 气流曲线。FEV_1/FVC 的预计值是根据国家健康与营养检查调查、国家卫生统计中心和疾病控制与预防中心的数据统计而成。

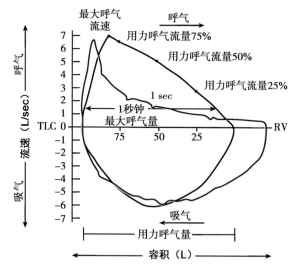

图 13-3 呼吸流速流量环

最近已确定有另一种 PFT 结果有助于改进诊断意义。对 FEV_1 正常的哮喘儿童进行了一项研究，研究发现预测的用力呼气流量 25%～75%（$FEF_{25\%\sim75\%}$）与支气管扩张剂高反应性关联性较大（70）。在哮喘儿童的临床研究中，应该对预测的 $FEF_{25\%\sim75\%}$ 比例进行评估，也许该比例在预测是否出现临床相关的可逆性气流阻塞有一定作用。

国家哮喘教育与预防项目建议那些照管哮喘患者的私人诊所医生可以使用肺活量测定。该方法一

方面会使治疗更加方便，同时还有利于医生快速做出诊断。那些已获得肺活量测定证书认可的临床工作人员，如呼吸治疗师能保证正确使用这种技术、校准方法和设备维护以保障获得准确的测试结果。国家哮喘教育与预防项目还建议当办公室里进行的肺活量测定显示严重异常或出现有关测试精准度或测试波形诠释方面的问题时，则应在专用的肺功能测试间内完成进一步测试评估（2）。

虽然哮喘通常与可逆性肺阻塞性损害有关，但如果既没有肺活量测定结果也没有任何单一的测试或考量结果，则不能够被诊断为哮喘。有很多疾病都与异常的肺活量测定结果有关。在诊断哮喘之前，除了患者的症状类型（患者病史中提供的其他信息），还要排除其他可能的疾病诊断。

支气管激发试验（BPT）

支气管激发属于一种肺功能测定，意在刺激支气管平滑肌以评定气道高反应性。提供过一组基线肺活量测定结果后，让患者用正常的潮式呼吸方式吸入醋甲胆碱、组胺或冷空气等物质，然后再做一次FEV_1，如果FEV_1值低于基线值，则可诊断为气道高反应性。而对那些疑似患有运动诱导型哮喘的患者，运动激发试验也许会比吸入性激发试验有用。当基线肺活量测定值正常或近于正常，且鉴别诊断不清楚时，可推荐使用支气管激发试验。为安全起见，应该让训练有素的人员适当地实施支气管激发试验，且当FEV_1低于预计值的65%时一般不推荐使用支气管激发试验。支气管激发试验阳性对气道高反应性有诊断价值。在其他疾病中也会出现哮喘的典型特征，如囊肿性纤维化和慢性阻塞性肺病。因此虽然测试阳性就相当于患有哮喘，但BPT阴性也许更有助于排除哮喘。

一旦患者的BPT结果为阳性，并被给予支气管扩张剂，而且患者也提供了另一个FEV_1值，则可评定气道高反应性以进行治疗。这不但对制定哮喘控制计划和评估所选治疗技术的效果很重要，而且对逆转支气管狭窄也很重要，因为其一旦被激发便可降低由于严重支气管痉挛而需要急诊复苏的风险。

在进行BPT测试时，习惯上会选择醋甲胆碱作吸入剂。氯醋甲胆碱是一种拟副交感神经支气管狭窄剂，其直接作用在平滑肌受体上，使支气管迅速变窄。虽然在评定支气管平滑肌是否呈高反应性上，醋甲胆碱很有帮助，但它不会像哮喘诱发因素那样刺激气道。这就使一些哮喘研究者发现了一种可以通过

释放介质来间接刺激两肺的吸入性刺激物，就像疾病发作时的自然过程一样（71）。使用间接刺激物诊断哮喘支气管高反应性的优点是日常生活中引起哮喘发作的所有常见刺激物（如过敏原、冷空气、运动、二氧化硫、烟雾）都是通过间接作用使气道变窄的。同样这些间接刺激物也能引起咳嗽，因此人们常常用这一特点来确定病人的咳嗽是否与气道变窄有关（临床变化13-1）。

在哮喘病患儿管理后期，可以用BPT来评估治疗的成功性以及它对避免患者接触这些常见刺激物，抵御疾病发作的效果如何。例如治疗效果良好的哮喘患者，在使用适当剂量的吸入性皮质类固醇后，不会再对间接刺激物敏感。甘露醇和单磷酸腺苷都是支气管激发试验中的有效间接刺激物（71）。虽然用醋甲胆碱这种直接刺激物的好处是它们比间接的支气管激发试验更敏感，但是间接的支气管激发试验却更具特异性。

过敏试验

虽然环境过敏原是引起哮喘的一个主要因素，但并非所有哮喘患者都有过敏症。确定什么时候进行皮肤过敏测试用于诊断哮喘是很困难的。目前国家哮喘教育与研究项目建议应该只对患者可能接触的过敏原进行敏感测试，并接着做一个临床敏感相关度的评估，项目还建议该测试应该限制在患持续性哮喘的患者和接触室内过敏原的患者中进行。过敏试验也是教育患者了解过敏原在其疾病中的作用的一个重要部分。

临床变化 13-1

咳嗽变异性哮喘

尽管慢性咳嗽是许多健康问题的表现，但它也许只是哮喘的表现，尤其是幼儿哮喘的表现。这就产生了这一术语"咳嗽变异性哮喘"。虽然在弄清是否有支气管高反应性上有一定难度，但监测PEF或进行聚乙烯或醋甲胆碱吸入测试也许在诊断方面有一定帮助。如果患者使用哮喘药物有效，则可以确诊其患有咳嗽变异性哮喘。治疗上应该遵循相同的阶梯式方法以达到对哮喘的长期管理。

BPT测试结果为阳性，FEV_1减少幅度超过了20%，以表明该患者有气道高反应性。同样的，如果FEV_1的值增加幅度超过20%，则可考虑患者对支气管扩张剂的治疗产生了效果（72）。

过敏性哮喘儿童与非过敏性哮喘儿童的临床表现一样，一项研究试图找出二者的区别，但却没有确定出任何可以从非过敏性哮喘儿童中区别出过敏原的组合特征（73）。在此研究中，被诊断为哮喘的儿童里有三分之二至少有一次皮肤试验阳性。因此，通过该研究我们建议所有哮喘儿童都应该进行过敏试验以确定出潜在过敏因子并防止建立不必要的环境控制措施。

众所周知过敏原评估皮肤测试法是用少量疑似过敏原在患者上背部或上臂的部位做约 50～200 个小刮痕，刺伤或针刺伤。一段时间后（10～30 分钟），观察皮肤发生的任何反应情况。随着免疫球蛋白 E 抗体的发现，进行体外实验已成为可能。采用这个方法，血样中混合了不同的过敏原，并观察血样的化学反应。实验室的设备和电脑对该反应进行分析并测量针对每个过敏原的免疫球蛋白 E 的含量。测试结果按 0（阴性）到 6（高阳性率）层级。

炎症性生物标记

生物标记指可用来筛选疾病的生物化学、遗传或分子标记。这些生物标记也有助于诊断心血管疾病和癌症。可从痰液、血液、尿液和呼出气中获得炎症性生物标记。目前它们在协助诊断和评估哮喘方面的作用正处于临床研究试验的评估阶段。由于哮喘是一种异质性疾病，故需要多种生物标记物才能进行准确诊断。

呼出气一氧化氮

呼出气一氧化氮（FeNO）是哮喘中气道炎症应用最广泛的呼出气生物标记。虽然这种气体分析仪价格昂贵，但在门诊中其测量呼出气一氧化氮的水平却相对较快。在过敏性哮喘和严重哮喘患者中，呼出气一氧化氮的水平通常会升高，这与气道嗜酸性粒细胞有关（74）。已经表明呼出气一氧化氮在预测吸入性类固醇的治疗效果上作用较大。呼出气一氧化氮的建议数值会不断变化。呼出气一氧化氮水平低（低于 25ppb，十亿分比）表明病人患嗜酸细胞性哮喘的几率较低，且表明病人使用类固醇治疗的效果不佳。呼出气一氧化氮水平高（高于 50ppb，十亿分比）有力地支持患气道嗜酸性粒细胞和用类固醇有效（75）。呼出气一氧化氮的水平也有助于评估现有吸入性皮质类固醇的剂量是否能足以控制气道炎症。2009 年的科克兰综述虽不推荐用呼出气一氧化氮来选择治疗策略（如使用类固醇治疗的剂量），但该研究认可了其在监测嗜酸细胞性哮喘上的作用（76）。

呼出气体冷凝液检测

当呼出气体与允许收集呼吸颗粒、小滴和水蒸气的冷空气收集器发生接触便会凝结，业已证明呼出气体冷凝液的 pH 与气道炎症有关。呼出气体冷凝液的 pH 低是嗜酸细胞性哮喘控制不良的生物标记，就像呼出气一氧化氮一样高（77）。当前并没有一种可以收集呼出气体冷凝液的标准冷凝器。每个冷凝器的表面性能不同会使所收集的颗粒属性明显不同。运动和环境条件也能引起差异（78）。因此在明确标准值未确定之前，人们都难以比较不同地点或不同研究项目获得冷凝值。

痰液嗜酸性粒细胞

痰液样本可以提供许多生物标记。痰液中嗜酸性粒细胞的比例可以直接判定气道炎症而且是客观监测哮喘的一种方法。哮喘患者痰液中的嗜酸性粒细胞明显高于非哮喘患者。该生物标记专用于选择哮喘干扰物，而且已经发现该生物标记有利于降低经常发作哮喘和有严重哮喘的成年人的发作频率，只是还没有评估其在儿童中的效果（79）。

> 德里克的经历就有力地表明哮喘应该会让他感到焦躁。但患儿表现得比较消沉，虽然他说"感觉还不错"，但当你进行胸腔听诊时会听到轻微的呼气性哮鸣音。便携式脉搏血氧仪结果显示为 99%，心率 115bpm。使用床边肺活量计测量德里克的 FVC（用力呼气量），FEV_1（1 秒钟最大呼气量）是他这个年龄段预计值的 80%。尽管现有设备条件还不允许你做支气管激发试验或任何更复杂的试验，但你应该给他一个带非静电储备管的沙丁胺醇定量吸入器，并教会他使用方法。十分钟后当他再测 FVC 时，他的 FEV_1 值已达到预计值的 93%。

鉴别诊断

诊断哮喘时，国家哮喘教育与研究项目建议与其他疾病进行鉴别诊断。表 13-1 列举了一些需要进行鉴别诊断的疾病。如果患儿存在需要诊断是否有并存的阻塞性肺部疾病、限制性缺陷、声带功能异常或中央气道阻塞的问题时，需要进行肺功能试验（如肺容量测定与吸气环评估），也许还需要拍一个胸部 X 线片来排除其他疾病。

重要的是要记住反复发作的咳嗽和喘息通常因哮喘所致。哮喘漏诊的情况并不少见，尤其多见于那些因呼吸道感染而喘息的患儿。尽管他们的症状和体征与哮喘的诊断很相似，但这些孩子常常被诊断为支气管炎、细支气管炎或肺炎。再加上 5 岁以下幼儿不能完成许多客观性诊断性试验（特殊人群 13-1），这就使得这一问题变得更加复杂。

表 13-1　哮喘的鉴别诊断

婴儿和儿童		成人
上气道疾病	● 过敏性鼻炎和鼻窦炎	过敏性鼻炎和鼻窦炎
大气道阻塞	● 异物进入气管或支气管	COPD（慢性阻塞性肺病）（如慢性支气管炎或肺气肿）
	● 声带功能异常	充血性心力衰竭
	● 血管环或喉网	肺栓塞
	● 喉气管软化，气管狭窄或支气管狭窄	气道机制性阻塞（如良性和恶性肿瘤）
	● 淋巴结肿大或肿瘤	肺嗜酸性细胞浸润
小气道阻塞	● 病毒性支气管炎或闭塞性细支气管炎	药物继发性咳嗽（如血管紧张素转化酶抑制剂）
	● 囊肿性纤维化	声带功能异常
	● 支气管肺发育不良	
	● 心脏病	
其他	● 非哮喘导致的复发性咳嗽	
	● 吞咽机制异常吸入或胃食管反流	

● 特殊人群 13-1

幼年时进行哮喘诊断（2）

　　针对 0～4 岁的儿童很难做出诊断，而诊断对他们又有重要的意义。一方面婴幼儿期的哮喘经常会被漏诊或被误诊为慢性支气管炎、喘息性支气管炎、反应性呼吸道疾病（RAD）、复发性肺炎、胃食管反流及复发性上呼吸道感染。因此很多婴幼儿都没有获得规范的治疗。另一方面并非所有儿童的喘息和咳嗽都是由哮喘引起的，所以要谨慎避免给婴儿和儿童以不恰当的持久性哮喘治疗。周期性喘息或慢性喘息、咳嗽和呼吸急促也可能出现在其他疾病中，包括囊肿性纤维化、先天性心脏病、气管软化和异物吸入。

　　在 0～4 岁儿童的评估和诊断中，应包括儿童的病史、症状、体格检查及生活质量的评估等重要因素。使用受体激动剂（SABA）和吸入性皮质类固醇这些药物的治疗试验也有助于诊断。用药后患者的症状减轻，这也支持了哮喘的诊断。

哮喘严重程度分类

　　一旦确诊哮喘，获得了诊断性评估信息及其他信息，如有必要则应该用这些信息来描述患者的哮喘以指导治疗决策。国家哮喘教育与研究项目建议临床医生通过使用患者当前的危害区域和未来风险度来划分哮喘的严重程度。哮喘严重程度指疾病的内源性强度。已经确定有哮喘的患者，在一开始初步评估时就应将他划入严重类别中，因为对类别、数量和治疗安排的选择上应与哮喘的严重程度相对应。在诊断结束后或是当患者初患此病，还没有服用某种形式的长期控制药物时，应即刻对哮喘的严重程度做初步评估。根据现在的肺活量测定结果和前 2～4 周里患者对症状的回忆情况来做评估。如果评估是在治疗患者症状急性发作期所做，则随后需要患者回忆急性发作期前的症状，直到进行随访才算完成评估。对于个体患者的管理目标是评估哮喘的严重程度而后进行治疗，然后再对监测和调整治疗的控制情况进行评估。哮喘严重程度的分类可见表 13-2，表中通过当前危害和未来风险两块区域来分类。

　　划分哮喘严重程度所使用的具体措施如下：

● 症状
● 快速缓解症状的短效 β 受体激动剂
● 发作次数
● 肺功能

　　危害与风险的差异在于人们需要考虑哮喘分别对患者生活质量和肺主观功能量的影响，即对持续的基础和哮喘未来表现的不良反应风险的影响，如疾病发作和肺功能逐渐丧失的不良反应。

危害评估

　　划分哮喘严重程度需要对以下危害成分做评估：

1. 症状
   夜间觉醒
   需要快速缓解症状的短效 β 受体激动剂
   离校或离岗天数
   处理日常或心仪活动的能力
   生活质量评估

2. 用肺活量测定仪对肺功能进行测定
   FEV_1
   FVC（或 FEV_6）
   FEV_1 与 FVC 的比值

表 13-2 依年龄划分哮喘严重程度(2)

严重程度组成成分		哮喘严重程度划分(0~4 岁儿童)			
		间歇性	持续性		
			轻度	中度	严重
危害	症状	≤2 天 / 周	>2 天 / 周(并非每天)	每天	全天
	夜间觉醒次数	0 次	1~2 次 / 月	3~4 次 / 月	1 次 / 周
	SABA 服用次数	≤2 天 / 周	>2 天 / 周(并非每天)	每天	每天数次
	对日常生活的影响	无	生活轻微影响	有些影响	严重影响
风险	发作时需口服甾体激素	0~1 次 / 年	半年中发作超过 2 次需用药治疗或一年中气喘发作超过 4 次 >1 天和持续性哮喘的风险因素		
		自上次发作,就要考虑哮喘的严重程度和发作间隔时间,因为发作频率和严重程度会随时间发生变化 患者哮喘发作的严重程度可能是任何严重程度类别			

严重程度组成成分		哮喘严重程度划分(5~11 岁儿童)			
		间歇性	持续性		
			轻度	中度	重度
危害	症状	≤2 天 / 周	>2 天 / 周(并非每天)	每天	全天
	夜间觉醒次数	≤2 次 / 月	3~4 次 / 月	>1 次 / 周,非每晚	常常 7 次 / 周
	SABA 服用次数	≤2 天 / 周	>2 天 / 周非每天	每天	每日服用数次
	对日常生活的影响	无	轻微影响	有些影响	严重影响
	肺功能	FEV_1 正常 FEV_1> 预计值的 80% FEV_1/FVC>85%	FEV_1> 预计值的 80% FEV_1/FVC>80%	FEV_1= 预计值的 60%~80% FEV_1/FVC=75%~80%	FEV_1< 预计的 60% FEV_1/FVC<75
风险	发作时需口服甾体激素	0~1 次 / 年	一年中超过 2 次		
		自上次发作,就要考虑哮喘的严重程度和发作间隔时间,因为发作频率和严重程度会随时间发生变化 患者哮喘发作的严重程度可能是任何严重程度类别 年发作风险可能与 FEV_1 有关			

严重程度组成成分		哮喘严重程度类别(12 岁以上儿童和成人)			
		间歇性	持续性		
			轻度	中度	重度
危害 FEV_1/FVC 正常 8~19 岁(85%) 20~39 岁(80%) 40~59 岁(75%) 60~80 岁(70%)	症状	≤2 天 / 周	>2 天 / 周非每天	每天	全天
	夜间觉醒次数	≤2 次 / 月	3~4 次 / 月	>1 次 / 周非每晚	常常每周 7 次
	SABA 服用次数	≤2 天 / 周	>2 天 / 周非每天	每天	每日服用数次
	对日常生活的影响	无	轻微影响	有些影响	严重影响
	肺功能	FEV_1 正常 FEV_1> 预计值的 80% FEV_1/FVC>85%	FEV_1≥预计值的 80% FEV_1/FVC>80%	FEV_1= 预计值的 60%~80% FEV_1/FVC=75%~80%	FEV_1< 预计值的 60% FEV_1/FVC<75%
风险	发作时需口服甾体激素	0~1 次 / 年	一年中超过 2 次		
		自上次发作,就要考虑哮喘的严重程度和发作间隔时间,因为发作频率和严重程度会随时间发生变化 患者哮喘发作的严重程度可能是任何严重程度类别 年发作风险可能与 FEV_1 有关			

人们对患儿运用有关的连续性肺功能测定结果意义仍然存在疑问。人们应该以肺功能测定值作为辅助手段，并依据患者过去发作的频率及严重程度和症状来决定儿童的治疗对策。

风险评估

与严重程度密切相关的第二个方面是对不良反应风险这个概念的理解（发作次数与死亡率）。评估不良反应的未来风险需要深入了解患者病史，对其进行仔细的观察和临床判断。当感觉患者处于风险增加期时，则有必要记录患者的警告标记和不良反应。当认为患者的不良反应风险增加时，临床医生需要密切监测患者并对其进行频繁评估。

虽然哮喘严重程度的分类在患者的发作频率，但值得注意的是疾病的严重程度不一定与发作强度相关，也会由轻度演变为较重度甚至到危及生命的程度。疾病的严重程度到底是轻度、中度还是重度，要根据发作频率和发作强度这两方面因素来确定。已报道的与患者发作风险或死亡风险增高有关的因素包括以下：

- 肺活量测定仪测出的严重气道阻塞
- 持续性严重气道阻塞
- 有任何插管治疗或重症监护史，特别是在过去5年里出现此类情况
- 患者称感觉自己病情垂危或受到哮喘的惊吓
- 特定人群或有特征人群，如女性、非白种人
- 无使用吸入性皮质类固醇治疗史
- 现在吸烟
- 心理因素，如抑郁、压力增大、社会经济因素
- 服药的态度与观点（2）

哮喘发作

哮喘发作是指急性或亚急性发生进行性加重的气短、咳嗽、气喘和（或）胸闷。哮喘发作的特点是呼气流量的减少，该数值可用像肺活量测定仪或呼气峰流量肺功能测定获得和定量。这些客观测量值更确凿地表明了发作的严重程度而非症状的严重程度。轻微型发作在医疗保健制度之外便可处理，然而较重度的发作可能需要去诊所医生处就诊，或前往急诊科或入院治疗。大多数重度发作者需要入住重症监护室接受最优监测和治疗。患者年龄不同，急性发作的临床表现也不同。

对婴儿的评估很大程度上依赖于体检，包括以下项目：

- 辅助呼吸肌参与呼吸动作

- 吸气性和呼气性喘息
- 反常呼吸
- 发绀
- SpO_2 低于90%
- 呼吸频率大于60次/分
- 喂养困难

对学龄儿童准确评估其发作的症状和体征并做出接受治疗和入院治疗的决定也很困难。虽然已经出版了多套评估急性哮喘的临床评分方法，但仍缺乏有效的评分方法。例如学龄儿童呼吸系统评估措施就是一种评估3至6岁儿童的有效措施，尽管该方法可能还不是给儿童专用的评估措施（80）。呼吸治疗师应该知晓其所在机构所使用的医疗工具并接受培训学会用这些工具。

所有患者重度哮喘发作的标记包括以下几项：

- 难以说出完整句子
- SpO_2 90%到92%
- PaO_2 小于60mmHg
- $PaCO_2$（动脉血氧分压）大于42～45mmHg
- 辅助呼吸肌参与呼吸动作
- 奇脉（呼吸时收缩压下降超过15mmHg）
- 胸腔较安静（呼吸音减低，无气喘）
- 患者不能仰卧
- 发绀
- 出汗
- 困惑
- 意识水平降低
- 低血压或心动过缓（81）

急性发作期的动脉血气（ABG）值会有变化。在呼吸急促但仍能有效通气的患者中，ABG结果将显示呼吸性碱中毒并伴有不同程度低氧血症。

在重度哮喘发作者或当患者开始出现空气滞留且在呼气时无法有效呼出二氧化碳时，ABG的值开始显示为呼吸性酸中毒和呼吸衰竭。

表13-3对哮喘发作的严重程度作以描述。个体间的哮喘发作频率和个体本身变化较大，由偶尔发作到频繁发作变化不一。虽然哮喘严重程度的分类以发作频率为重点，但疾病的严重程度不一定与发作强度有关，其也会由轻度演变为较重度和危及生命的程度，这一点也值得注意。

处于任何严重水平的患者都会有严重和危及生命的哮喘发作。尤其是儿童哮喘发作的死亡或并发症风险较高。重度哮喘发作是引起儿童危重病的最常见原因之一，在美国每年约有一万儿童住进重症监

表 13-3　紧急或急诊情况下哮喘发作的严重程度（2）

	体征与症状	初始呼气峰流速 PEF（或 FEV₁）	临床病程/特点
轻度	仅活动时有呼吸困难	PEF≥预计或个人最佳值的 70%	通常在家护理，用可吸入性 SABA 快速缓解症状/短程口服全身性皮质类固醇
中度	呼吸困难影响或限制了平常活动	PEF=预计或个人最佳值的 40%～69%	通常需前往医生诊所或急诊科，用可吸入性 SABA 缓解症状/口服全身性皮质类固醇，开始治疗后某些症状会持续 1～2 天
重度	休息时有呼吸困难；影响交谈	PEF＜预计或个人最佳值的 40%	通常需前往急诊科可能的话需入院治疗，频繁服可吸入性 SABA 缓解部分症状，口服全身性皮质类固醇，开始治疗后某些症状会持续 3 天以上，辅助诊疗起一定作用
持续哮喘状态危及生命	呼吸困难到无法讲话，出汗	PEF＜预计或个人最佳值的 25%	通常需前往急诊科或入院治疗，可能的话需进 ICU，服可吸入性 SABA 缓解较小或没作用，静脉注射皮质类固醇，辅助诊疗起一定作用

护室（82）。虽然该病在儿童中的发病率较高，但发生重度哮喘发作的风险因素还并不清楚。为了找到重度发作的预测因素，对 188 名在病房或重症监护室的重度发作儿童进行了观察。研究发现过去发作的严重程度并不能很好地预测当前的发作。将重症监护室的患儿与普通病房的患儿进行比较，结果明显发现重症监护室的患儿服用可吸入性皮质类固醇的概率大大高于在普通病房的患儿，且因重度发作而进入重症监护室的最有力的预测因素也包括过敏原或刺激物所诱发的发作（82）。

持续哮喘状态指初始使用短效 β 受体激动剂治疗无效的，严重、持续且顽固性的哮喘。典型情况是病毒性呼吸道疾病发生几天后或在寒冷环境中做完运动后，患者又接触了强力过敏原或刺激物。患者可能没有充分利用抗炎治疗或抗炎治疗的剂量不足。患者称有胸闷、迅速进行性加重、干咳和气短、喘息等症状。持续哮喘状态是一种医疗紧急事故，需要医疗团队迅速做出评估和治疗。

> 根据德里克的症状，你和呼吸专科医生都认为他患有轻度持续性哮喘。虽然过去他在家中接受过短效 β 受体激动剂治疗，但你们都认为他应该用持续疗法来减少气道炎症并改善夜间睡眠状况和冬季哮喘症状。

管理和治疗

给哮喘患者做诊断仅仅是哮喘治疗的第一步。患者管理的目标是减轻症状和功能性限制，减少对生活质量的影响和降低不良反应的风险（框 13-5）。治疗的终极目标包括控制哮喘诱发因素、改变生活方式和环境、教育患者及其家人、提供个人哮喘执行计划并启动药物治疗与非药物治疗。最为重要的是认定哮喘控制的体征与症状并教会家人明白何时需要立即就医。由于治疗哮喘的效果会发生变化，故必须进行随访评估，而且应根据需要常常调整治疗。

患急性哮喘发作的住院患者的治疗，不仅包括慢性管理期间给予类似药物治疗，还需要其他治疗与监护。医疗团队还必须做出增加和减少治疗频率的决定，并考虑是否需要重症监护、插管和机械通气治疗。

框 13-5　长期哮喘治疗的目标（2）

1. 减少危害
   - 防止慢性与较难处理的症状出现
   - 减少使用（每周 2 天或使用天数更少）可吸入性 SABA 来快速缓解症状，不包括防止运动诱导型支气管痉挛
   - 肺功能接近正常
   - 保持正常活动和运动水平，能够进行其他体力活动及正常工作或上学
   - 满足患者及家人对哮喘护理的期望，并使他们对护理满意
2. 减少风险
   - 防止复发性哮喘发作并减少急诊就诊或住院治疗次数
   - 防止肺功能的逐渐丧失或防止肺生长发育受损（尤指儿童）
   - 提供副作用最小或无副作用的最佳药物治疗

控制哮喘诱因

控制哮喘诱发因素包括要识别触发因素和可能加重哮喘的共患症，并对患者的自我管理知识与技能进行评估。不论症状或发作风险的严重程度，都要指导患者学会控制诱发哮喘的环境因素，这应该成为

哮喘患者管理的一部分。已经表明敏感人群接触过敏原会使哮喘症状及病情加重，因此临床医生应该评估过敏原对哮喘患儿管理的潜在影响，尤其应注意室内吸入性过敏原，因为室内环境发生变化的可能性最大。这就需要通过了解患者的病史来识别可能加重哮喘的过敏原，并评估患者对季节性过敏症的敏感度。为了有效确定过敏原的敏感性，人们还应该考虑皮肤测试或体外实验。针对每一位重症哮喘患者都应该做到以下事项：

如有可能尽量使患者减少接触敏感的或已暴露过的过敏原。

- 避免接触环境中的烟尘和其他呼吸道刺激物，包括燃木火炉和壁炉的烟尘，可能的话也不要接触有强烈气味的物质。
- 当空气污染水平较高时，避免外出。
- 避免食用含亚硫酸钠的食物及其他会产生过敏的食物。
- 当清楚地了解了患者的症状与其所敏感的过敏原之间的关系时，则考虑使用过敏原免疫疗法。
- 当无法控制患者的病情时，需评估其慢性并发症（如过敏性支气管肺曲霉病、GER、胃食管反流、肥胖、阻塞性睡眠呼吸暂停、鼻炎、鼻窦炎、慢性压力或抑郁）。
- 考虑注射灭活流感疫苗，本法适用于对 6 月龄以上的患儿。
- 若对尘螨或霉菌敏感，则避免使用加湿器。
- 对最近新发病的患者要考虑是否与其工作中接触的物质有关（2）。

饮食限制和避免过敏的食物也可能有助于减少哮喘症状。

健康教育是控制哮喘诱发因素和自我管理的关键一步。医务人员在诊断及与患者每次临床互动中都应该对患者进行有关疾病的健康教育。哮喘的健康教育应包括以下内容：

- 有关哮喘的基本事实
- 控制良好的哮喘应该是什么样；以及患者当前的控制水平如何
- 药物治疗的作用
- 技能（如吸入技术、储雾瓶的使用、自我监护的能力）
- 教会患者判断并学会如何处理正在加重的哮喘的症状和体征
- 教会患者判断何时、去何处寻求治疗
- 控制暴露于环境的措施

急诊就诊期间，对于近期用药频繁或使用新开处方药的患者，以及可能由于药物使用不当引发哮喘症状的患者，进行健康教育及不断进行强调尤为重要。保健药剂师通过帮助患者了解所用药物并教授他们吸入技能和自我监护能力，能够在改善患者的哮喘自我管理上起到一定作用。

应当给所有患者提供一个书面的哮喘控制计划，该计划应包括以下两项：

- 日常管理
- 如何识别并处理哮喘发作

如果控制计划取得了患者和卫生保健者都认同的良好结果，那么患者一定会坚持该计划和治疗方案。如果该治疗计划不太适合这名患者或患者对计划各方面的重要性不了解，那么患者就不太可能坚持。如果一个完善的哮喘计划出现了任何偏差，都将增加哮喘控制不良或急性发作的机会。

2006 年一项系统性综述发现当儿童控制计划是根据症状（而非下段所陈述的呼气流量峰值）制定的，则很少需要急诊治疗，这就表明基于症状的评估比采用客观的肺活量测定更有用（83）。这个关注点并非否定呼气流量峰值的价值，而在于说明客观检查与主观症状都是儿科哮喘控制计划发展的主要组成部分。照料哮喘儿童的监护人和（或）学校护士都应该知道该计划，知道如何处理急性发作。

除了疾病的健康教育和哮喘控制计划外，国家哮喘教育与预防项目建议为以下类型患者做日呼气流量峰值监测，包括中度或重度持续性哮喘患者、对气道阻塞或哮喘恶化认识不足的患者、对环境或职业因素的反应效果无法解释的患者，其他患者可和医生商议自行决定是否采用控制计划。患者可将峰速仪（PFM）带回家中（图 13-4）每天测量两次呼气流量峰值（PEF）。测量 PEF 时，要站立进行，深呼吸使肺部完全充盈，然后用力快速地一次性呼出气体。如果人们使用的是接口管 PFM，指示器会读出最大值或峰值，这样就产生了呼气流量。个人最佳值会被记录为"目标 PEF"，未来测量值会按该目标值的百分比读取。该测值常常用于评估发作严重程度并指导人们决定何时寻求医生的帮助。研究已经发现不按照一日两次测量 PEF 的儿童（84），当将他们的数值与 PFT 量测如 FEV_1 进行比较时，会发现他们的数值不太准确，而且这些数值无法有效地帮助学龄期儿童进行自我管理（86）。即使每天的测量数值不够完整，但周期日常性的 PEF 监测也许对更换治疗策略或帮助患者更好地理解气道阻塞是有帮助的。

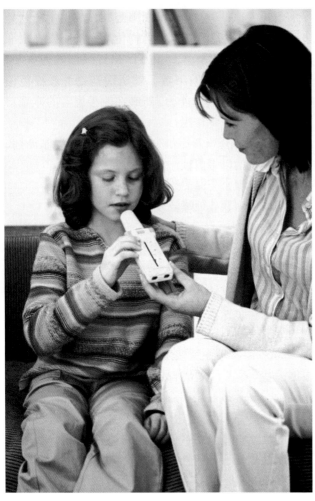

图 13-4 峰速仪

药物治疗

治疗哮喘的药物一般分两种：①用于控制持久性哮喘的长期控制药物；②用于治疗急性哮喘和急性发作的快速缓解药物。治疗哮喘的核心是用抗炎药处理慢性哮喘，用短效 β 受体激动剂处理急性发作。表 13-4 介绍了美国国家哮喘教育与预防项目依据分类所提供的管理哮喘的阶梯式方法。下面这几部分还提供了每种药物的使用说明、作用机制、用药途径、优点及潜在副作用。运动诱导型支气管痉挛则不按此步骤管理，该步骤是供过敏性和非过敏性哮喘使用的。而有关运动诱导型支气管痉挛的综述可见临床变化 13-2。

 长期控制药物

吸入性皮质类固醇

美国国家哮喘教育与研究项目表示与其他任何长期单一的控制药物相比，皮质类固醇能更有效地控制儿童哮喘和成人哮喘。皮质类固醇是一组由肾上腺皮质分泌的激素，也可由人工合成。而用在哮喘中

运动诱发的哮喘

剧烈运动后出现的短暂气道狭窄被称为运动诱发的支气管收缩（EIB）。单次发作通常是自限性的，但是它会造成出现该症状的人无法进行剧烈活动，而且由于它会影响耐力并延长恢复的时间，导致运动员表现不佳。EIB 管理在本质上是预防性的，通常包括在运动前使用 SABA 以预防 EIB 症状出现。此外，还尝试使用药物疗法以进一步降低恶化的风险。运动试验前使用 4 周或更长时间的吸入糖皮质激素可明显减轻运动引起的支气管收缩（87）。肥大细胞稳定剂和抗胆碱能药也已经进行了临床试验，但它们在预防症状加重方面往往不如 SABA 有效（88）。有趣的是，试验结果往往因人而异，因此需要强调临床医生和患者共同努力寻找最有效管理策略的重要性。

的特定皮质类固醇为糖皮质激素。糖皮质激素通过阻断过敏原迟发反应来降低气道高反应性并抑制炎症细胞的活化和迁移。这是当前能够使用的最强力且有效的抗炎药，用于哮喘的长期控制。在长期治疗开始时，经常采取短期口服全身糖皮质激素以快速控制病情，而长期口服全身糖皮质激素用于治疗重度持续性哮喘。

可使用的全身性皮质类固醇制剂有几种，如皮质醇、可的松、强的松、氢化泼尼松和甲基强的松龙，但这些类固醇在治疗哮喘时却会产生很多副作用，包括抑制免疫系统功能、液体潴留、高血压、高血糖、糖尿病、骨质疏松症、白内障、焦虑、抑郁、失眠、肠炎及儿童发育迟缓。人们对皮质类固醇治疗儿童哮喘产生的发育迟缓副作用特殊兴趣。接受该治疗的患儿每年的身高增加比起其他儿童少 1.5 厘米，但目前还不能确定这些患儿在停用皮质激素治疗后是否能"赶上同龄儿童身高"（89）。为减少副作用，可以通过吸入法局部应用糖皮质激素，即直接将药物施于肺部。使用吸入性糖皮质激素产生的副作用如下：

- 语言障碍（声音嘶哑或音质改变）
- 咳嗽或支气管狭窄
- 口咽真菌感染（治疗后漱口会降低感染风险）
- 吸入器错用导致剂量不正确（使用储雾瓶等储存装置会使剂量最大化并纠正吸入器的使用方法）（图 13-5）

表 13-4　哮喘的阶段与治疗（2）

		第 1 步	第 2 步	第 3 步	第 4 步	第 5 步	第 6 步
0～4 岁儿童	首选药	SABA 必要时	小剂量 ICS（糖皮质激素）	中剂量 ICS＋长效 β₂ 受体激动剂（LABA）或孟鲁司特	中剂量 ICS＋长效 β₂ 受体激动剂（LABA）或孟鲁司特	大剂量 ICS＋LABA 或孟鲁司特	大剂量 LABA 或孟鲁司特＋口服皮质类固醇
	替代药		色甘酸钠或孟鲁司特				
	每一步：都要确保患者接受了本病的健康教育，环境控制							
	快速缓解药	需要时用 SABA 缓解症状。治疗强度要根据症状严重程度而定。病毒性呼吸道症状患者要每隔 4～6 小时服用一次 SABA，未咨询医生情况下只能使用 24 小时。如果患者发作较严重或有重度发作史，则要考虑短期的全身性皮质类固醇治疗						

		间歇性	持续性哮喘：每日用药				
		第 1 步	第 2 步	第 3 步	第 4 步	第 5 步	第 6 步
5～11 岁儿童	首选药	SABA 必要时	小剂量 ICS	小剂量 ICS＋LABA 白三烯受体拮抗（LTRA）或茶碱或中剂量 ICS	中剂量 ICS＋LABA	大剂量 ICS＋LABA	大剂量 ICS＋LABA＋口服皮质类固醇
	替代药		色甘酸钠 LTRA，奈多罗米或茶碱		中剂量 ICS＋LTRA 或茶碱	大剂量 ICS＋LTRA 或奈多罗米	大剂量 ICS＋LTRA 或奈多罗米＋口服皮质类固醇
	每一步：都要确保患者接受了本病的健康教育、环境控制和共患疾病的管理 第 2～4 步：对于持续性、过敏性哮喘患儿，则要考虑用过敏原免疫疗法治疗							
	快速缓解药	需要时使用 SABA 缓解症状。治疗强度要根据症状严重程度而定：需要进行 3 次治疗，每次间隔 20 分钟。如有需要则服用短期全身性皮质类固醇						

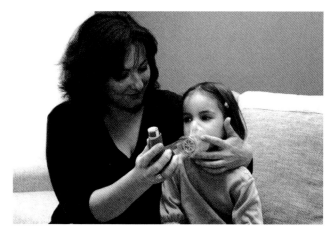

图 13-5　MDI 储雾瓶

表 13-5 列举了口服吸入性糖皮质激素。吸入性糖皮质激素可通过定量吸入器（MDI）、干粉吸入器（DPI）或小容积雾化器（SVN）进行。它们既可以单独配制使用，也可以与长效 β 受体激动剂联合配制使用，以助于更好地控制哮喘。

已经有几个资料库文献在评估适用于不同群体的最佳糖皮质激素。除这一综述之外，并没有其他有力证据是关于给特定人群推荐使用吸入性糖皮质

激素的（90，91）。而且对从一开始就使用大剂量 ICS 并逐渐减少剂量还是开始用小剂量直至患者无症状时再增加剂量这一问题也没达到共识。当前的趋势表明开始时用中等剂量并逐渐减少剂量的方法较好（92）。一些糖皮质激素可用吸入器和 SVN 进行。尽管 DPI 需要呼吸与姿势的协调，这也许对幼儿来说难以完成，但目前还没有更优越的操作方式（93）。

色酮类药物

色酮类药物，如色甘酸钠和奈多罗米可使肥大细胞稳定并干扰氯离子通道功能以阻止介质释放、降低气道炎症。奈多罗米也能阻断嗜酸性粒细胞、气道上皮细胞和感觉神经元的活性，产生更有力的潜在保护效应。色甘酸钠可用雾化和 MDI 方式吸入，奈多罗米也可用 MDI 方式给予。推荐剂量为一次吸两下、每天吸四次或用一支注射剂药物进行雾化吸入。

研究表明虽然色酮的副作用较少，但它们并不像 ICS 一样能有效抑制炎症或消除症状（94-96）。在治疗持续性哮喘上，是色酮还是 ICS 更好的研究虽然还没有明确结果，但色酮的作用不容忽视，NAEPP 建议将色酮作为一种治疗轻度持续性哮喘的替代药物，以

表 13-5　吸入类固醇治疗哮喘

属名	商品名	配方/给药途径	剂量	推荐频率
二丙酸倍氯米松 HFA	QVAR	MDI（HFA）	40 或 80μg/ 喷	5 岁及以上儿童：每日 2 次，每次 1～2 喷
布地奈德	普米克	干粉吸入器（DPI）喷雾（SVN）	200μg/ 次 0.25mg/2ml， 0.5mg/2 ml	6 岁及以上儿童：每日 2 次 1～8 岁儿童：每日 2 次，每次 0.25mg，或每日 1 次，每次 0.5mg
环索奈德	Alvesco	MDI	80μg/ 喷	成人和 12 岁及以上儿童：80μg，每日 2 次 320μg，每日 2 次（如果以前使用过口服皮质类固醇）
氟尼缩松	Aerobid	MDI	250μg/ 喷	成人和 6 岁及以上儿童：每日 2 次，每次 2 喷 成人每日使用不超过 4 次；15 岁及以下儿童每日使用不超过 2 次
氟尼缩松半水化合物	Aerospan	MDI	80μg/ 喷	12 岁及以上：1 喷，每日 2 次，每日不超过 4 次 6～11 岁儿童：每日使用 1 次，最多不超过 2 次
丙酸氟替卡松	Flovent	MDI	44、110、220μg/ 喷	12 岁及以上：88μg，每日 2 次（推荐起始剂量），80～220μg，每日 2 次（如果以前使用过吸入性皮质类固醇），或 880μg，每日 2 次（如果以前使用过口服皮质类固醇） 4～11 岁儿童：88μg，每日 2 次
		DPI（Diskus）	50、100、250μg	成人：100μg，每日 2 次（推荐起始剂量），100～250μg，，每日 2 次（如果以前使用过吸入性皮质类固醇），1000μg，每日 2 次（如果以前使用过口服皮质类固醇） 4～11 岁儿童：50μg，每日 2 次
糠酸莫米松	Asmanex Twisthaler	DPI	220μg/ 次	成人和 12 岁及以上儿童：每日 1～2 喷（推荐起始剂量，如果先前未服用或吸入过皮质类固醇） 2～4 喷，每日 2 次（如果以前使用过口服皮质类固醇）
曲安奈德	Azmacort	MDI	100μg/ 喷	12 岁及以上：2 喷，每日 3 次或每日 4 次 15 岁及以下儿童：每日使用不超过 2 喷
联合疗法				
布地奈德 / 福莫特罗	Symbicort	MDI（HFA）：	80 或 160μg 布地奈德 /4.5μg 福莫特罗	成人和 12 岁及以上儿童：2 喷，每日 2 次 每日最大剂量布地奈德 640μg / 福莫特罗 18μg
丙酸氟替卡松 / 沙美特罗	Advair Diskus Advair HFA	DPI	100、250 或 500μg 氟替卡松 /50μg 沙美特罗	成人和 12 岁及以上儿童： 100μg 每次，每日吸入 2 次，每次间隔 12 小时 最大推荐剂量：1 次吸入 500μg，一日 2 次 4 岁及以上儿童：100μg 每次，每日吸入 2 次，每次间隔 12 小时（对于在使用吸入性皮质类固醇时仍有症状表现的患者）
		MDI	45、115 或 230μg 氟替卡松 /21μg 沙美特罗	成人和 12 岁及以上儿童： 每日 2 次吸入，间隔约 12 小时

及当患者进行运动前或不可避免接触常见过敏原之前的预防疗法。

黄嘌呤类药物

虽然黄嘌呤类药物（如茶碱）的效力不如 β_2 受体激动剂（如沙丁胺醇），但却被列为支气管扩张药。黄嘌呤是一种刺激物，通常刺激中枢神经系统和心肌，不过也刺激呼吸中枢或增强膈肌收缩。只是还不清楚其具体的作用机制。茶碱是一种由轻度到中度持续释放的支气管扩张剂，可作为一种替代药，但对于 5 岁以上使用 ICS 进行辅助治疗的儿童来说并非是首选药。茶碱也可能有轻度的抗炎效果。已经表明使用过量茶碱会引起头痛、恶心、心律失常和癫痫，故在哮喘治疗期间为了将疗效保持在 5～15mcg/ml 的有效范围内，有必要监测血清茶碱浓度（97）。剂量和给药方案应根据这个浓度水平来控制，以确保处于正确的治疗范围内。

研究表明在管理肺功能方面其他药物比茶碱更有效。如在改善清晨和夜间 PEF 方面，长效 β 受体激动剂（尤其是沙美特罗）比茶碱更有效，但在改善 FEV_1 上二者的效果却没有明显差异（98）。与茶碱相比，使用长效 β 受体激动剂出现的副作用更少，但黄嘌呤作为 ICS 辅助预防疗法对于儿童的治疗效果如何并没有足够的研究数据和可靠结论，也没有已发表的儿科研究把黄嘌呤与其替代药的作用做过比较（99）。数据表明在还不能使用 ICS 时，黄嘌呤是唯一预防儿童哮喘的最合适的疗法，而对使用 ICS 无法控制的严重哮喘，黄嘌呤也可作为辅助治疗发挥一定作用。

抗白三烯类药物

抗白三烯类药物也称白三烯调节剂或白三烯素阻断剂（LTRA），通过阻止白三烯在哮喘产生气道炎症时来发挥作用。推荐为 12 岁及以上哮喘患儿的预防性治疗和长期治疗药物。抗白三烯通过抑制形成白三烯的酶来产生作用，以此阻止炎症通道并防止气道炎症。目前市场上有三种不同的抗白三烯类药物，它们均可作为口服含片或颗粒给予，只是各自的优势与使用剂量不同。如下所示：

- 齐留通
- 托鲁斯特
- 孟鲁司特

齐留通仅适用于 12 周岁及以上儿童使用，而托鲁斯特适用于 5 周岁及以上儿童，孟鲁司特有制剂适用于婴儿、6 个月及以上儿童。美国国家哮喘教育与研究项目哮喘指南中明确指出糖皮质激素是最有效

的抗炎药。推荐对于那些已经尝试过 ICS 和长效 β 受体激动剂的患儿将抗白三烯作为第二选项或辅助药物。

免疫疗法

过敏原特异性免疫疗法指将已知的过敏原按照逐渐增加的剂量经皮下注射的方法实现治疗目标。亦称过敏症减敏作用或脱敏。注射方案是根据患者个体的敏感度来制定，且是在医生诊所定期进行的（如按周算）。该疗法的副作用包括注射部位出现肿块、皮疹、气喘、呼吸困难以及很罕见的致命性过敏反应。该试验的临床综述可见免疫疗法可减轻哮喘症状，对药物的需求及在未来接触过敏原后降低发生严重哮喘的风险（100）。其效果大概可与 ICS 相当。

免疫疗法的另一种形式为抗 IgE 疗法。奥马珠单抗是一种单克隆抗体，其可防止 IgE 与肥大细胞结合，以此减少过敏反应中所释放介质的数量并降低气道炎症。该抗体可作为辅助疗法治疗 12 岁及以上有过敏症和严重持续性哮喘的儿童。与传统免疫疗法一样，抗 IgE 疗法也用经皮下注射的方法，为患者注射奥马珠单抗的医生应该做好准备并有能力识别并治疗可能发生的过敏反应。一项研究试验结果发现抗 IgE 疗法可使人们对常规吸入性类固醇的使用有所减少，而在某些患者已经无需再使用此类类固醇药物。同时，哮喘发作也有所减少。虽然在短期轻中度哮喘治疗中该疗法几乎没有副作用，但仍需对其做长期评估。患者和医生肯定了该疗法的效果，该方法对那些无法控制的中、重度哮喘患儿或许会有一定效果（101）。

抗组胺类药

对于过敏性哮喘的患儿，抗组胺类药物也许有助于控制其哮喘症状。酮替芬是一种口服药，可用于哮喘维持性治疗。它是一种口服抗组胺药，尽管现在还不完全清楚其作用机制，但此药却可以阻止释放炎性介质并通过减少肥大细胞及平滑肌中钙的吸收来抑制支气管痉挛。作为一种口服制剂，酮替芬也许会有助于控制儿童哮喘，尤其是学前儿童，因为这类儿童很难完成独立的吸入治疗。随机对照试验表明单独使用酮替芬或结合其他哮喘干扰剂可提高对哮喘及患轻中度哮喘儿童的控制（102）。

长效 β 受体激动剂

长效 β 受体激动剂（LABAs）与 ICS 结合使用可长期控制并预防中、重度持续性哮喘症状，其通过逆转哮喘发作时引起的气道狭窄发挥作用。单独使用 MDI 或与不同的 ICS 结合使用，均可改善患者的肺功

能、症状及其生活质量并减少哮喘的发作频率（103，104）。与短效 β 受体激动剂相比，LABAs 可减少白天与夜间的哮喘症状，只需少量支气管扩张药便可缓解症状，改善肺功能测定数值并提高生活质量评定级别（105）。治疗成人哮喘发作方面它（LABAs）能减少应用口服类固醇，也优于抗白三烯，只是目前还没有证明该结论也适用于儿童哮喘（106）。

关于可用的辅助疗法，LABAs 是可与 ICS 结合使用的首选疗法，该疗法可治疗 12 岁及以上患者和 5 岁及以上患有重度持续性哮喘或用小至中等剂量 ICS 不能完全控制哮喘的患者。在为 5～11 岁儿童增加 ICS 剂量时，还应考虑增加 LABAs 的剂量。当添加了 ICS 维持疗法时，许多接受 LABAs 辅助疗法的患者就可以减少 ICS 的剂量（107）。虽然同 ICS 结合使用，LABAs 会产生有益的效果，但是使用该疗法也会增加严重哮喘发作的风险、甚至死亡风险增加（108，110）。由于与哮喘相关的死亡风险在增加，所以没有服用常规吸入性类固醇的患者不应该服用 LABAs（108，111）。虽然该风险在儿童中较明显，但是仍不清楚在成人中是否也有类似风险以及风险是更高还是更低。

🩺 快速缓解药物

短效吸入性支气管扩张剂是治疗急性哮喘发作的主要"营救"疗法。包括**短效 β 受体激动剂（SABA）**和抗胆碱能药物，在支气管出现狭窄时，这两种药物均可有效缓解气道平滑肌以逆转急性气道阻塞，即咳嗽、胸闷和气喘。

短效 β 受体激动剂

这些药物被称为肾上腺素能支气管扩张药物，主要通过刺激气道平滑肌上的 β_2 受体使平滑肌松弛，舒张支气管而缓解气道阻塞。**SABA** 指临床有效范围在 2～6 小时的药物。SABA 包括沙丁胺醇、左沙丁胺醇、异丙喘宁和吡丁醇，这些药物可用喷雾、MDI 和 DPI 形式吸入，也可以药片或浆液口服。此类药物是一种可自理的治疗方式。该药的起效时间通常在 1～15 分钟之间，所以当哮喘患者的症状发作时应该使用此类药物治疗。吸入剂型是最佳的给药方式，原因是与口服相比起效更快，且需要的剂量更少，也能减少震颤或心动过速等副作用，而且该药可直达肺部。由此引发了有关经 MDI 和还是 SVN 给药有效的问题。尤其是针对儿童，经 MDI 送入 SABA 的方式与喷雾剂一样有效（112）。使用 SABA 最常见的副作用有震颤、心悸、心动过速、头痛、失眠、高血压、紧张、晕眩和恶心。大部分副作用是由 β 受体激动剂所致的肾上腺素对全身各系统产生的影响所致，当经吸入给予

SABA 时，应减少药量。运用 SABA 最严重的潜在副作用是造成通气与血流比值失调（见框 13-6），在临床上会出现低氧血症。

对于在家中治疗急性发作的患者来说，美国国家哮喘教育与研究项目推荐了两种初期疗法（吸 2～6 次 MDI 或 1 次 SVN），隔 20 分钟进行一次，随后按照剂量给药，用药频率不得超过每 3～4 小时一次；如果患儿需要用药超过以上的范围提示患儿的病情加重，需要联系医生。

抗胆碱能药物

抗胆碱能药物，例如已成功使用的异丙托溴铵是一种快速缓解药，可以不再使用沙丁胺醇。临床研究试验中曾给轻度哮喘患者使用沙丁胺醇（113），它在管理急性和慢性儿童哮喘上被广泛应用（114）。抗胆碱能药物通过阻止如气道平滑肌上的副交感神经纤维来起作用，使肌肉舒张并减少气道内源性迷走神经的张力。在中度重度哮喘中，异丙托溴铵可增强 SABA 的药效，而且能有效地控制慢性阻塞性肺部疾病。该药还可作为另一种支气管扩张药用于那些 SABA 不耐受的患者。目前控制慢性哮喘的指南提到如果儿童使用了大剂量 ICS，则建议给他们用抗胆碱能药物，但是还没有足够的文献资料确保它们能有效地改善肺功能或症状（114）。

框 13-6

已经表明局部肺泡性血氧低会引起局部肺血管收缩。目的是将血液（输入）分流至含氧高的肺部区域，以试图将更多氧输送到全身。吸入性 β 受体激动剂通过刺激血管平滑肌使得低氧区域收缩的肺血管舒张，这将导致肺通气不足的区域血流量增加，造成氧气输送减少，导致低氧血症。通常情况下，这种血氧血症的情况没有临床意义，而且血气分析通常也会在 30 分钟内恢复至基线值；然而在输入 SABA 时，如果血气分析或血氧饱和度降低，呼吸治疗师就要给予一定关注。

呼吸专科医生告诉德里克和他的祖母德里克可能患哮喘。虽然有许多测试会帮助他们更好地了解哮喘的触发因素，但这些测试昂贵且耗费时间，可能并不能提供更多有价值的信息。尽管你和呼吸专科医生并不确定是什么因素加重了德里克的症状，但医生建议德里克不能再带皮毛动物回家，并避免接触羽毛枕及其他屋内潜在过敏触发因素。医生列了几条有助于改变家庭环境的建议。此外他还给德里克开了 ICS（200ml 的普米克）用作一种启动药物，每天使用 2 次。诊所可免费提供 1 个月的普米克，在

他们自己可以凭处方买药前可以先把医生开的药带到家中使用。医生还开了一剂沙丁胺醇 MDI 和储雾瓶，你需要教会他们使用方法。你还给了他一个 PFM 以监测未来几周的症状并鼓励他找到个人最佳值，并用该值与他气短时的呼吸值进行对比。针对他的情况，还制定了一份哮喘控制计划，该计划不但介绍了服药时间还介绍了出现什么症状时应该立刻就医。另外你还要复印几份控制计划给学校的护士和老师。

呼吸专科医生要求德里克两个月后复诊一次，以便医生对其症状的控制情况进行随访，并对其可能出现的症状做出预测。

非药物疗法

哮喘患者经常寻找一些更加全面的方法来控制他们每天的哮喘症状并降低发作风险。到目前为止仍缺乏证据来支持或否定这些方法的具体效果。虽然临床医生不推荐这些补充疗法中的任何一种，但呼吸治疗师应该知道所有可能控制患者哮喘的治疗。例如非药物治疗法包括草药疗法、咖啡因、饮食改变和维生素补充、针灸、手法治疗、呼吸运动及体育运动。

草药疗法

由于哮喘导致患者实际的或感觉到的生活质量降低，所以他们找到了一种补充疗法—草药干预。尽管许多研究都对不同草药疗法的效果给予肯定，但通常对此类疗法研究设计都不相同，因此不可能将其效果和美国国家哮喘教育与研究项目所建议的传统控制方案做比较（见临床实证 13-1）。

咖啡因

咖啡因有多种药理作用，既可以轻微扩张支气管也能减轻呼吸肌疲劳。整个 20 世纪的研究都表明咖啡因可改善人的精神状态、提高氧消耗量和增加健康人的呼吸速率，还能增加慢性阻塞性肺病患者的通气量。咖啡因属于一组名为甲基黄嘌呤的化学物质；因此咖啡因与茶碱（前面已讨论过）有一定化学相关性，这就进一步佐证其在哮喘上具有一定潜在作用。许多研究探索了咖啡因的作用，结果很明显，即使用少量咖啡因也能改善肺部功能且其效力可维持 4 小时之久。然而不清楚服用咖啡因是否能改善患者的症状。如果服用大剂量的咖啡因则会产生失眠、神经过敏、躁动、焦虑、情绪激动、胃部不适、恶心、呕吐、心动过速、呼吸急促、头痛、胸痛及心律失常等副作用（115）。

● 临床实证 13-1

草药治疗哮喘（116）

2008 年科克伦系统评价数据库的一项研究试图确定哪种草药治疗可能改善哮喘症状。该研究找到了 21 种不同的草药制剂，其中多数为中国人所常用，并被认为是"传统"疗法的草药。下面列举了一些最具说服力的结果：

● 乳香萃取物是一种被用来抗炎的草本产品。研究表明至少一组受试者中发现受试者的 FEV_1、峰值呼气流量速（PEFR）及 FVC 有所增加。产生的副作用有恶心、上腹部疼痛及某些受试者出现胃酸过多。

● 麦门冬汤，也称麦门冬联合剂，是一种天然中药，适用于胃及肺功能异常，对消化道和呼吸道有着润燥的功效。研究发现有相当数量受试者的 FEV_1 有统计学上的增加。

● 蜂胶是一种由蜜蜂生产的树脂样混合物，具有抗炎作用。研究表明该物质对具有改善患者的 FEV_1、PEFR 和 $FEF_{25\sim75\%}$ 有作用，且可以降低患者夜间哮喘的发作频率。

● 18- 桉叶油素，亦称桉油精，是桉叶油的主要成分。尽管哮喘患者使用该物质后 PFT 结果并无变化，但桉叶油的确会减少患者对口服类固醇的使用并降低其呼吸困难的分值。

● 松树皮萃取物是从名为海岸松的树木提取的，但也可从花生或葡萄籽及金缕梅树皮中提取产生。该物质可在过敏、血液循环系疾病、高血压、静脉曲张及儿童哮喘中使用。已经表明使用松树皮萃取物可增加儿童 PEFR，降低其哮喘分值并明显减少沙丁胺醇的使用。

● 印度娃儿藤源于藤蔓植物的叶子和根茎，已在印度使用了一个多世纪，用于治疗支气管哮喘，但也可治疗腹泻和花粉热。医学研究中患者的 PEFR 有所增加，症状分值有所减少，患者对沙丁胺醇这种缓解药物的使用也有所减少。副作用包括失去味觉（该人群是通过咀嚼娃儿藤叶子来摄入的）、口疮、恶心及呕吐。

调整饮食与补充维生素

患者饮食因素是否会影响哮喘发作或其严重程度也吸引了人们的注意。食物过敏只表现出哮喘症状的情况很少见，而且在进行食物激发试验期间，只有不足 5% 的患者在出现喘息的同时没有胃肠道或皮肤症状(117)。因食物诱发哮喘发作的情况很少,因为要诱导气道高反应性,患者就必须吸入食物(如在烹饪时被雾化的鱼或甲壳类动物)。在患者和医生中普遍存在的一个误区是认为食物是引发哮喘的常见因素。然而也有一些例外情况,此时避免食用某些食物也许对降低严重哮喘发作的风险有重要意义。亚硫酸盐是一种食品防腐剂,在土豆制成品、虾、干果、啤酒和烈酒中可见此物质。众所周知这种物质可导致严重哮喘发作,而且哮喘患者的敏感率在3%和10%之间(118)。那些对亚硫酸盐敏感的患者,避免食用含亚硫酸盐的食物则可能降低其哮喘发病率。已经表明减少钠的摄入可提高对哮喘的控制,也可能改善运动诱导型哮喘患者的肺功能,但是还没有证据表明这可以作为一种普遍应用的控制方法(119)。总之临床医生应该推广健康饮食,如美国卫生及公共服务部建议多食用水果、蔬菜、全谷物,少食用脂肪酸、反式脂肪、食盐和添加糖(2)。

初步证据表明抗氧化剂(如维生素C)可能会降低哮喘严重程度。维生素C是在肺内液中发现的重要抗氧化剂之一。维生素C水平低与肺功能障碍有关(120),虽然还不清楚是因为他们摄入的维生素C较低还是因为增加了对维生素C的需求,但是患哮喘的儿童和成人,其维生素C的浓度均低于无肺部疾病的人群。虽然可以就哮喘患者补充维生素C进行讨论,但并没有确凿的证据来证明维生素C或其他任何抗氧化剂能防止或加重哮喘。另一种补充物维生素D也许也有作用。因为糖皮质激素疗法可能与影响生长或降低骨密度有关,所以摄入更多钙和维生素D也许对服用大剂量ICS的儿童有益处(2)。

针灸

在中国,针灸历来被用于治疗哮喘,且该疗法在美国的应用正在不断增加。针灸多以针刺入皮肤以刺激身体的穴位。人们认为针刺会减轻局部肌肉张力或释放止痛内啡肽(122)。针灸有多种技术,其通常被用作一种辅助治疗手段而非唯一的疗法。目前还没有充分证据对针灸治疗哮喘的效果做出指导性建议(123)。

手法治疗

在家里可尝试用各种形式的手法治疗来改善哮喘患者的生活质量、减轻症状并帮助处理黏液。尽管美国国家哮喘教育与研究项目并不推荐使用叩诊、震动和体位引流法,但这些疗法却是治疗师们所熟知的胸部物理手法。脊椎按摩手法旨在增加胸壁和脊柱运动度以试图改善肺功能和肺循环。2011年一项有关手法治疗的文献综述没有发现充分的证据支持使用任何手法疗法来治疗哮喘(124),然而该疗法的风险或副作用却很小,所以如果患者感觉自己的症状或生活质量得到了改善,则说明该疗法可能不会对试图使用或继续使用该疗法的人带来伤害。

呼吸运动

通常呼吸运动可指导人们治疗很多疾病,包括哮喘。瑜伽中就包括呼吸运动,呼吸治疗师和物理治疗师也推荐使用该方法,而且自助手册和其他补充疗法中也常有此运动。由于过度换气(即低碳酸血症)经常加重哮喘症状(如空气滞留),所以哮喘中呼吸训练的生理机制是诱导轻度高碳酸血症。有研究证实了该技术的理想结果是可以改善患者的生活质量和自感健康(125)。另外这还是一种无风险又廉价的疗法,因此可以成为许多哮喘患者的最佳选择。但是对于哪种呼吸技术最有效还没有一致意见。

体育运动

建议所有能够进行体育运动和训练的人采用该方法,但运动是否能治疗哮喘这一问题仍存疑问。没有证据表明体育运动对哮喘患者的肺功能和气喘有副作用(126)。体育运动能改善人们的心肺健康并提高其生活质量,但是似乎不会改善其肺功能测定。

哮喘控制评估

一旦制定了哮喘控制计划和患者的长期治疗计划,那么患者的定期哮喘管理中就要包括定期哮喘控制评估。在开始或改变一套哮喘计划后,应在2～6周内完成哮喘评估。阶梯系统(见表13-4)可使医生根据患者的控制水平对药物治疗进行快速的调整。哮喘控制不良的迹象包括以下几项:

- 每周内2天多出现症状
- 每周内2天或更多天出现症状,且每天内症状出现多次
- 每个月中夜间觉醒次数超过一次(0～4岁患儿),2次或更多次(5岁及以上患儿)
- 部分正常活动受到限制
- 每周使用SABA控制症状的次数超过两天
- FEV_1为60%～80%
- FEV_1/FVC的比值为75%～80%
- 每年发作次数超过两次,发作时需要口服糖皮质激素

哮喘控制较差的迹象包括以下几项:

- 全天都出现症状
- 每周出现夜间觉醒(0～4岁患儿)或夜间觉醒次

数超过两次（5 岁及以上患儿）

● 活动受较大限制

● 每天都需用数次 SABA 控制症状

● FEV_1 低于 60%

● FEV_1/FVC 的比值低于 75%

● 每年发作次数超过 2 次（5 岁及以上患儿）或超过 3 次（0~4 岁患儿）

● 发作时需口服糖皮质激素

任何时候当哮喘控制不良时，应确保增加步骤治疗法。一旦 4 岁以下儿童和 5 岁及以上儿童需要步骤 3 或以上进行治疗时，则应咨询哮喘专科医生。哮喘专科医生应对任何需要步骤 4 或更高治疗步骤的患者给予管理。

0~4 岁儿童：如果 4~6 周内，医生开的哮喘处方治疗没有显效，患者及家人对坚持使用的药物效果不满意时，则应停止治疗。并考虑替代疗法或其他诊断。一旦该药物治疗有明显的效果且持续至少 3 个月，则应考虑将该步骤向下调整以便评估患者持续每日使用的长期控制疗法。此年龄组儿童症状的自发缓解率较高。

5 岁及以上儿童：肺功能下降或哮喘出现反复加重则表明患者可能出现了潜在重症哮喘。虽然还没有表明治疗能改变儿童潜在的疾病进程，但调整治疗也许对维持哮喘控制有必要。因为哮喘经常会随时间推移而发生变化，所以一旦控制了哮喘，监测与随访必不可少。任何时候当哮喘难以控制时，可能就要将治疗步骤上调，或为了确定使用较少剂量的必要药物来维持控制哮喘时，可能需将治疗步骤下调。

急性发作

哮喘急性发作指进行性加重的气促、咳嗽、喘息和（或）胸闷的急性或亚急性发作。其特点是呼气流量降低，该呼气流量可通过简单测量（PEF）得以量化。一般情况下轻度发作可在家使用快速缓解药物（一般用 SABA）控制治疗，而较严重发作则需要到诊所、急救中心、急诊部或住院治疗。最严重发作是（通常指持续哮喘状态状态）是指那些使用 SABA 扩张支气管而没有效果的群体。他们需要入住 ICU 进行持续监护和进一步治疗。

早期治疗是控制哮喘发作的最佳策略。早期治疗包括指导病人认识发作迹象并开始自我管理的书面行动计划。发作的重要指征是患者 PEF 降低且降低值低于预测值或个人最佳值的 80%（2）。如果 PEF 为 50% 到 79%，则患者应对其使用的快速缓解药的效果进行监测。如效果不好（PEF 的提高值不足

10%）则建议去诊所治疗。如果 PEF 低于 50%，则需要立即就医。对婴儿来说，病情严重的体征包括辅助呼吸肌参与呼吸运动、吸气和呼气时喘息、反常呼吸、呼吸频率超过 60 次 / 分。

需对患者的治疗效果进行认真监测和频繁评估。对 5 岁及以上患儿来说，PEF 会比较有帮助。脉搏血氧饱和度（SpO_2）可以有效评估婴幼儿的发作严重程度。如果患儿发作 1 小时，其 SpO_2 为 92%~94%，预示该患者需要住院治疗，而当饱和度低于 90% 时，则表示病情危重。对任何一个哮喘持续危象患者都需要进行心肺功能监测。提供舒适又有支持性的环境也有助于减轻某些患者的焦虑症状并改善体征。

在急诊科治疗期间，为了能够提前预测患儿的病情是否需要住院治疗，已经制定并测试了儿童严重程度评分（128）。尽管没有能够完全准确预测的评估系统，但评估却有助于决定哪些患儿需要或者应该住院治疗，哪些患者在急诊室经过持续治疗和观察之后可以离院。

急诊科管理

在医院急诊科，急性发作管理的基本手段是氧气、β 受体激动剂和皮质类固醇。辅助疗法也许能协助缓解支气管狭窄，本部分会讨论该问题（2）。治疗的目标是为实现以下几项：

● 通过吸氧纠正明显的低氧血症。在少数情况下肺泡性肺换气不足和低氧血症将需要机械通气缓解。

● 给中度或重度发作患者或使用 SABA 治疗不能快速显效的患者，重复或持续使用 SABA 并在早期使用全身糖皮质激素可快速缓解气道阻塞。

● 通过增加控制疗法来减少哮喘反复发作或进一步复发的几率。

氧气

那些中度急性发作的哮喘患儿，对氧气需求有明显增加且呼吸储备较差。可能迅速发展成低氧血症的潜在风险增加，因此应根据需要通过部分或非重复呼吸面罩吸氧纠正低氧血症（129）。

 SABA

尽管有很多其他的先进扩张支气管方法，但 SABA 依然是主要疗法，可以用喷雾器、MDI（定量喷雾剂）、静脉注射、皮下注射或口服。美国最常用的 SABA 为沙丁胺醇，虽然截至 2007 年还没有推荐给儿童使用此药，但近来很多医生采用左旋沙丁胺醇进行治疗，原因是该药物即使在使用大剂量时副作用也较少。

即使是需要较大剂量雾化吸入 SABA，这仍是医院里最受欢迎的给药方式（130）。一些证据表明给处于严重发作期的幼儿经带储雾瓶 MDI 给药的效果优于雾化器给药。推荐的沙丁胺醇剂量如下：

- 雾化吸入：一次剂量为 0.15mg/kg（最小剂量为 2.5mg），每 20 分钟给药一次，共三剂；然后根据需要，按每 1～4 小时一次，剂量从 0.15～0.3mg/kg 增加到 10mg/kg（2）。

- MDI：每 20 分钟吸入 4～8 次，持续 4 小时，然后根据需要每 1 小时吸入 1～2 次（81）。

剂量范围技术表明经 MDI 的支气管扩张剂，吸入次数在 4～10 次之间，所产生的即时疗效与单次经雾化器治疗效果类似（131）。

最新证据表明对于那些对每 20 分钟吸入剂量无效的重症急性哮喘患儿来说，他们可以使用持续雾化吸入 SABA 来增强肺功能并缩短住院时间（132）。这一使用方法比较安全而且接受该疗法的患者耐受性良好，它能快速改善患者的症状和睡眠而且还比较经济实惠（133）。通过专用雾化器持续进行 SABA 雾化吸入可以提供一个更持续性的给药方式，而且能渗入到组织深处，从而增强扩张支气管的作用。已经表明此方法会降低重度哮喘发作患者的住院率（134）。一种合理的吸入疗法给重度哮喘发作患者使用持续沙丁胺醇雾化吸入，直到 PEF 值比预测值高出 50% 或出现严重的副作用（如严重心速加快、心律不齐）时为止，随后给住院患者每间隔 30 到 60 分钟断续服用 SABA 进行治疗（135）。持续雾化吸入沙丁胺醇雾化剂的剂量为 0.5g/（kg·h）（2）。

持续哮喘状态患儿出现潮气量降低或严重气道阻塞可能会影响支气管扩张药经气道进入体内，故有必要经静脉给药。特布他林是美国目前使用的一种经静脉给药的 β 受体激动剂，而其他国家仍用沙丁胺醇。虽然 β 受体激动剂的副作用是主要影响心血管系统功能，但众所周知在临床上当给持续哮喘状态的患儿经静脉输入沙丁胺醇或特布他林时，二者均未显现明显毒性（136）。口服沙丁胺醇并不能有效治疗急性重症哮喘。

2011 年一项科克伦综述临床上并未发现足够证据支持气管插管和机械通气的患者吸入 β₂ 激动剂有效（137）。虽然还需要继续进一步的研究，但 SABA 疗法通常是可持续性使用的方法，即使用于经气管插管的患者也依然有效。

 皮质类固醇

尽管临床上已经积累了丰富的皮质类固醇使用经验，但仍然存在许多不确定性，包括起效时间、剂量-反应特点、治疗时间、用药最佳途径以及在治疗急性重度哮喘期间哪些患者需要使用或哪些患者的用药效果最佳（138）。已证明急性严重哮喘患者在入住急诊科 1 小时内，给用皮质类固醇治疗可降低住院率并提高肺功能。全身性应用皮质类固醇似乎对更严重的哮喘患者最有益，尤其是那些至今没有用过类固醇治疗的患者（140）。通过监测患者 PEF 可以发现这种方法的起效时间不到 2 小时，但 FEV₁ 改善可能需要 6 小时之久（135）。这也就是当病人被送入急诊科 1 小时内就要尽快给予皮质类固醇的原因（2），而且在皮质类固醇起效前，都要大剂量使用支气管扩张剂。

当每日甲基强的松龙剂量超过 40mg 或等效剂量就可见到显著的剂量反应效应。治疗成年急性哮喘时，口服和经静脉应用皮质类固醇产生的效果一样，对于儿童似乎口服给药更有效（139）。全身性应用皮质类固醇对住院治疗的急性哮喘儿童能产生一些改善效果，包括提早出院和减少复发。在发作后持续口服皮质类固醇还可降低复发率（140）。

目前在临床上并不推荐把口服或雾化吸入皮质类固醇作为和全身性类固醇治疗同等的治疗方法。关于皮质类固醇不同剂量和给药途径的进一步研究将会弄清楚什么才是最佳治疗方法。同时已证实在急性哮喘患者进入急诊室 1 小时内使用皮质类固醇可以显著减少该类患者的住院需求（141）。

强的松、甲基强的松龙或强的松龙是治疗哮喘的全身性应用皮质类固醇药物，剂量为 1～2mg/kg（最大量为 60mg/d）分两次给药，服用到患者 PEF 达到预测值的 70% 或个人最佳值（2）。

抗胆碱能药物

抗胆碱能药物的起效时间较慢（60～90 分钟才达到峰值），而且其在峰值时产生的支气管扩张作用不如 SABA 的作用强。人们推断对于重症哮喘发作患儿联合使用 SABA 和抗胆碱能药物的作用机制是根据这两种药物作用的靶位不同（如近端气道还是远端气道）和使气道平滑肌舒张的病理生理机制不同（135）。异丙托溴铵属于抗胆碱能类药物，专用于急诊科就诊的哮喘患者。因为该药作用到气道平滑肌上的毒蕈碱受体，通过该受体介导支气管扩张，并且该药不会产生全身性抗胆碱能药物副作用，故可用此类抗胆碱能药物来治疗紧急情况的哮喘患者。

单剂量抗胆碱能药物治疗轻、中度发作难以奏效，也不能控制重度哮喘发作。使用 β₂ 激动剂同时使用多剂量的抗胆碱药物似乎安全且能够使肺功能得以改善，并有助于降低某些患者的住院次数。现有的证据只支持为严重哮喘发作的学龄儿童使用此药，不支持给轻、中度哮喘发作患儿使用(142)。

镁

镁是一种人体中大量存在的离子。经静脉输入该离子时，可发现镁离子有舒张平滑肌和抗炎的作用(143)。近期就有用硫酸镁治疗持续哮喘状态有效的证据，它似乎对气道阻塞严重的亚群病人有一定作用，这类亚群病人指相比之下用吸入性支气管扩张药治疗效果不好且很可能需要住院的患者。针对那些反复使用吸入性 SABA 和全身性应用皮质类固醇治疗的严重发作患者经静脉输入硫酸镁，能降低住院率并改善肺部功能。即便给重度急性哮喘患者使用单剂量静脉输入硫酸镁也能发挥作用。据最新研究报道，儿童经静脉输入硫酸镁的剂量为每次 25～75mg/kg，最多至 2g/kg，用药时间持续 20 分钟(2, 135)。除 β_2 激动剂外，用雾化吸入硫酸镁治疗急性哮喘发作似乎也能改善严重发作患者的肺功能(145)。

抗白三烯

抗白三烯可能被当作哮喘的一种辅助疗法，它通过另一种途径促进支气管扩张以避免气管插管(2)。现在还不清楚这些药物所产生的显著作用是否超过常规疗法(135)。给重度哮喘发作患者单次经静脉使用孟鲁司特治疗的，10 分钟内便可迅速显著地改善其肺功能(146)。使用孟鲁司特治疗的患者常常接受更少剂量的 SABA 治疗，而且他们的治疗成功率高于使用安慰剂患者，但是口服该制剂至少在 90 分钟内都不会起效(147-149)。

目前 NAEPP 并不推荐给急诊科病人使用以下在以前很常见的疗法治疗急性重症哮喘，如：
- 甲基黄嘌呤（氨茶碱、茶碱）
- 抗生素（除了患共存疾病人群，如细菌感染）
- 积极液体疗法（除了那些因进食少导致脱水的婴幼儿）
- 胸部物理疗法
- 化痰药
- 镇静治疗

出院

当患者的 FEV_1 或 PEF 高于预测值或等于预测值的 70%，且使用 SABA 治疗后这两种测值维持了 60 分钟，患者无呼吸窘迫，体格检查正常，此时可以让患者出院。出院时患者应接受哮喘健康教育，对他们的看护人也要开展哮喘教育，该教育能降低患

儿将来再次住院的风险及住院次数。但是还不能确定健康教育对哮喘发病率的其他指标的（如生活质量、症状、肺功能）长期影响。目前还缺乏明确的数据证明什么类型的教育计划、教育的时间和教育强度最能有效减少需要紧急处理的情况(150)。患者及其家人应该接受再次培训使他们了解目前正确的给药方式，并为他们提供有关新处方药物的教育。而且还应该对患儿家庭所采取的预防措施及避免患儿接触触发因子的情况进行检查。

家庭疗法应包括以下几项：
- 坚持吸入 SABA 治疗
- 口服皮质类固醇治疗的疗程：患者短期使用皮质类固醇，并随后对哮喘发作进行评估，这样能大大减少需要额外治疗的复发次数和住院次数，而且使用 SABA 后副作用无明显增加(151)。
- 考虑开始每日的 ICS 家庭疗法：有证据表明给刚结束急诊治疗的轻度哮喘患者单独使用大剂量 ICS 疗法可能与使用口服皮质类固醇疗法的效果一样(152)。
- 家庭补镁疗法：目前正在研究在家中长期补镁是否有助于控制哮喘，尤其是针对那些有急性哮喘发作史的患者（见临床实证 13-2）。

继急诊科治疗之后，急性发作的患者应该时刻遵照医生的医嘱。

---

2 个月后你正在急诊科上早班，这时德里克因身体出现明显不适前来就诊。祖母没有按照处方给德里克服用 ICS，而给他用 SABA 吸入剂治疗，每天一次来控制症状。这星期他夜里醒来好几次，而且从凌晨两点醒来就一直气喘和咳嗽。来之前德里克测了 PEF，结果是 50%。使用 4 次沙丁胺醇定量吸入剂后，德里克的 PEF 或症状并未改善。

经监测仪监测，其生命特征为心率 134bpm，呼吸率 55 次/分，脉搏血氧饱和度 94%，血压 105/65mmHg，两肺呼吸音明显减弱。你呼叫医生到其床边并建议连续使用 2.5mg 的沙丁胺醇雾化吸入、全身系统性应用皮质类固醇，经静脉应用镁剂约 500mg。在准备雾化器时，德里克的奶奶给你看 MDI，觉得它的重量似乎很轻，当你摇晃并把它往下按时，发现根本没有药物喷出，因此你开始怀疑在药物完全用完后，德里克也一直在使用，这也许是导致他用 MDI 治疗无效的原因。你开始对德里克进行雾化吸入治疗并叫医生来病房让他知道你发现的这个问题。

● 临床实证 13-2

口服镁疗法(146)

在一项对 37 名 7~19 岁儿童进行随机对照的口服镁试验中发现,口服镁剂降低了气道对醋甲胆碱的反应性,减少了过敏原诱导型的皮肤反应,更好地控制了症状并降低了中度持续性哮喘儿童患者的发作率。口服镁补充剂至少会增加含镁食物的饮食摄入(如全豆食物、谷物、坚果、蔬菜),这可能是一种有效的哮喘辅助疗法。人们需要对不同的儿童群体做进一步研究来证实这一发现,还需对成人做大规模的研究以判定该介入治疗是否有价值。

重症监护管理

在急诊科接受观察并进行了 1~2 小时的积极治疗后,如果患者的 FEV_1 或 PEF 依旧是预测值的 40%~60%,而且患者仍表现为中、重度症状,则应按一般的儿科疗法继续使用目前的治疗方法。如果在经过 60~90 分钟的积极治疗后,患者表现为以下症状,则需即刻转入 ICU 治疗。

- FEV_1 或 PEF 低于 40%
- $PaCO_2$ 高于或等于 42mmHg
- 症状严重
- 嗜睡或迷惑

一个儿科医院回顾了他们的哮喘患儿的住院情况,发现住进 ICU 的患者中有 85% 称患儿之前因哮喘住过院(153)。一旦病人住进 ICU 则应该使用其他疗法进行治疗,包括用无创性通气、氦氧混合气、插管疗法、机械通气及吸入麻醉剂治疗。对机械通气无效,并持续有严重气道阻塞、低氧血症及高碳酸血的患者,要确保对其施行体外膜肺氧合技术(ECMO)。

无创正压通气

严重发作期间,由于病人不能完全呼气而引起气体潴留进而产生内源性呼气末正压通气,无创正压通气(NIPPV)可通过补偿该异常呼吸来增加患者的呼吸功。无创正压通气对插管治疗患者的优势包括可以提高患者舒适度,减少镇静药的需要,降低呼吸机相关性肺炎的发病率,缩短患者在 ICU 和医院的住院时间(154)。另一方面,NIPPV 会增加吸入风险,故需要增加监护和医护人员。一组对成人进行随机对照的试验表明,双水平气道正压通气(BiPAP)组对住院率、出院率及呼吸参数的改善有帮助(155)。NIPPV 也许对无需立刻插管及高碳酸血症型呼吸衰竭的患儿有一定作用,而且儿童医院常常成功应用该技术。一项对急诊科儿科患者使用 NIPPV 和 SABA 的治疗结果的回顾性研究发现,在使用 NIPPV 治疗的患者中,88% 的患者能耐受此治疗,该疗法使 22% 的患者避免入住 ICU。临床上,使用该疗法后,77% 的患者呼吸频率迅速改善,88% 的患者 SpO_2 增加(156)。虽然多数研究尤其是对严重哮喘发作患者及年幼患者(例如体重不足 20kg 患儿)的研究规模较小而且属于回顾性研究,但这些研究已发现患者使用 NIPPV 安全而且它有可能改善患者预后(157)。

应当挑选急性重度哮喘患者进行一项使用 NIPPV 和持续性雾化吸入 SABA 和皮质类固醇这种常规药物的联合治疗试验,但需对患者进行密切监护,如发现意识水平下降,以便及时发现呼吸衰竭。如果 NIPPV 不能改善患者的通气,呼吸治疗师应为这些病人做进行插管的准备,以避免延误插管时间(135)。

氦氧混合气

氦气与氧气的混合物称为氦氧混合气。自 1934 年以来该混合气就一直用于治疗气道阻塞(158)。有关氦氧混合气的研究和报道表明该混合气能有效改善各种呼吸道疾患,如上气道阻塞、持续哮喘状态、减压病、支气管炎、拔管后喘息和急性呼吸窘迫综合症。由于氦气是一种惰性气体,不常与人体代谢相互作用,故其可用在任何患者身上且无副作用。氦氧混合气被推荐为严重哮喘患者的有益辅助疗法,既可用于自主呼吸的患儿也可用于机械通气的患儿。

氦气的密度比室内空气低 88%。唯一比它密度低的气体是氢气,可燃度较高。第 15 章会讨论此问题,低密度氦氧混合气减少了气道中的混流区域,增加了层流。因此氦氧混合气提高了气流通过狭窄通道的效率。氦氧混合气降低了气道阻力,提高患者的呼吸功,它能降低病人或呼吸机所需的吸气压力,但它并不能改善气道阻力。当给 7 位插管治疗呼吸衰竭的持续性哮喘患者使用氦氧混合气时,20 分钟内这 7 位患者的 $PaCO_2$、气道峰压值显著减低,潮气量增加(159)。

急性发作期的患者也可用氦氧混合气输送 SABA,该混合气增加了患者远端气道吸入颗粒物的沉积,而这一增加的沉积物在气道阻塞度较高的患者中较明显(160)。给严重哮喘患者输送雾化含氦氧混合气药物,而非输送含室内空气或富氧气体,也许能让他们更舒适些,使用氦氧混合气推进型雾化支气管扩张药可以改善哮喘症状，而在患者出现严重发作时，1 小时内给药效果更加明显（161），目前还未报道该疗法有并发症或不良反应出现。

关于持续哮喘状态患者的研究综述表明氦氧混合气在治疗儿科哮喘的初期可能有效，尤其在皮质类固醇出现临床效果之前，它可起一定的桥梁作用（158）。2010 年科克伦综述并不建议给管理初期患者或所有入住急诊科的急性哮喘患者使用氦氧混合气。然而因为没有做大量研究，所以很难做出总结性论述来说明哪些病人群体应该接受氦氧混合气治疗以及使用何种医疗方案（162）。

动脉血气分析（ABG）

在重症哮喘发作中，连续性血气监测有助于发现呼吸衰竭的迹象。低碳酸血症可见于临床早期，但是如果患者临床表现为持续性呼吸窘迫而血气出现标准的二氧化碳值，就应考虑患儿临近呼吸衰竭（129）。但是并不应把 ABG 值作为决定患者使用气管插管治疗和用机械通气的主要临床因素。

插管法

一项针对住院急性哮喘患儿的回顾性研究发现使用机械通气的患者占 10%～12%（163）。由于给重症哮喘患者用气管插管治疗比较困难且有并发症，所以应该尝试用其他疗法（如镁或氦氧混合气）以避免气管插管，但一旦有必要则应即刻进行气管插管治疗（见临床变化 13-3）。

临床变化 13-3

持续哮喘状态的患者应何时进行气管插管？

在患者的治疗病程中，决定何时气管插管是一个比较困难的问题。2007 年的一项回顾性研究发现社区医院的持续哮喘状态患者进行气管插管治疗的比例可能多达在儿童医院接受治疗的患者 3 倍。这个比例的增加和基础性疾病的相似度、急性哮喘的严重程度以及住院治疗情况没有关系（164）。数据显示社区医院的儿童插管时间较早且病程比儿童医院的患者短，这就表明如果他们在儿童医院接受了更积极的无创性治疗和护理，那么该儿童可能就不需要接受插管治疗。另一个来自伦敦的综述指出由社区医院转入 PICU（儿科重症监护室）的患者有 85% 需要气管插管治疗，尽管有些患者可能没有及时被转诊或转院治疗缓解呼吸衰竭，但仍然表明医院能够做出患者需要转院接受更高水准治疗的决定（165）。

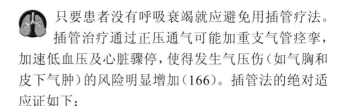 只要患者没有呼吸衰竭就应避免用插管疗法。

插管治疗通过正压通气可能加重支气管痉挛，加速低血压及心脏骤停，使得发生气压伤（如气胸和皮下气肿）的风险明显增加（166）。插管法的绝对适应证如下：

- 心肺骤停
- 严重低血氧症
- 意识状态迅速恶化

气管插管包括 NIPPV 的相对指征是尽管全力治疗，但是患者呼吸状态进行性恶化。单靠 ABG 结果不能决定进行插管的时间，原因是有些高碳酸血症患者无需侵入性呼吸支持便可控制病情，然而也有一些轻度高碳酸血症患者却需要紧急气道支持治疗。增加气管插管可能性的相关因素包括尽管给予全力治疗，患者仍然极度疲惫、精神意识状态迅速恶化、难治性低氧血症、高碳酸血症加重、血流动力学不稳定和近迫性昏迷或呼吸暂停（135）。

插管治疗可能使持续哮喘状态患者的心肺功能状态异常。使用镇静药物、前期的脱水或由胸腔内压增高和过度通气使静脉血回流减少，或是以上三种情况都存在均可导致低血压。机械通气的哮喘患者在围插管期间，经常发生心律不齐、气压伤、吸入、喉水肿及惊厥（167），此时需要密切观察的病情变化。

接受机械通气治疗的哮喘患者，主要是在气管插管时或之后发生并发症（129），因此在开始这一治疗之前，制定一个有关气道管理和插管治疗的计划非常重要。对于插管法，使用镇静药可利于提高舒适度和安全性，人与呼吸机之间的人机同步，同时还可以降低耗氧量和二氧化碳生成。虽然苯二氮䓬类药物可以安全的使哮喘患者镇静，但停药后患者的觉醒时间会延长且难以预测。最常见的替代药为异丙酚，该药对起病迅速，在几个小时内便可拔掉插管的急性哮喘患者起作用。异丙酚的优点在于其可迅速达到深度麻醉水平并且停药后患者能从麻醉状态恢复过来。异丙酚还具有扩张支气管的特性。持续性经静脉输入类鸦片物质（如芬太尼或瑞芬太尼）联合苯二氮䓬类药物或异丙酚中常常容易导致失忆、镇静、麻醉和抑制呼吸（135）。氯胺酮是另一种麻醉剂，具有较强的止痛作用和介导支气管扩张。这两种特性使其最常用于那些严重哮喘并需要机械通气的患者（168）。对于那些难以实现呼吸机辅助通气的严重呼吸衰竭患者，一旦气管插管，可能需要使用神经肌肉阻滞药。麻痹药（如维库溴铵和溴化双哌雄双酯）可降低胸壁活动的僵硬度、消除人机对抗、降低气压伤风险并减少耗氧量(81)。

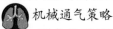机械通气策略

　　因急性重症哮喘患儿的呼气流量受到明显限制，引起严重肺过度充气，因此初期呼吸机管理的主要目标有两方面，确保有足够的肺换气并防止进一步的肺充气过度和呼吸机相关性肺损伤。这可能需要允许性高碳酸血症或控制性低通气、可接受较高的 $PaCO_2$ 及更高的 pH 酸性。允许性高碳酸血症提供了充分的氧合和换气，将高气道压力和气压伤的可能性降至最低。允许性高碳酸血症包括将吸入氧浓度(FIO_2)维持在能够保障充分的动脉氧合水平，能够承受高碳酸血症，并静脉给予碳酸氢钠治疗合并代谢性和呼吸性酸中毒(2)。

　　目前为止还没有随机性对照试验确定针对危及生命的哮喘患儿的最佳通气方式。通气方式的选择可能还不如提供一些参数设置重要，这些参数设置能最大限度减少由于气道阻力增加造成的动态过度充气和内源性呼气末正压。监测持续哮喘状态患者的肺机械功能对于实施安全通气十分重要。通常在气管插管后采用通气的控制方式。自主呼吸时为了抵抗支气管收缩的严重阻力会造成呼吸肌肉疲乏，因此在前 24 小时采用辅助控制模式是减少肌肉负荷并缓解肌肉疲乏的一个合理选择(135)。如果使用了某一种控制方式，则有必要用深度镇静和肌肉麻痹(可能的话)来避免呼吸机的人机不同步性并对控制性肺换气不足进行管理。

　　一般情况下，人们更偏向使用容量控制型通气而非压力控制型通气。由于气道阻力和内源性 PEEP(呼气末正压)的波动与快速变化，人们认为肺泡通气比压力控制型通气更能保持通气的稳定性。另一方面，容量控制型通气要求对通气压力进行严密监测，然而在持续哮喘状态中，并无有力的临床数据证实任何一种正压力类型或方式的优越性，而且不论使用什么正压力输送方式似乎都会出现气压伤(169)。

　　容量控制型通气设置会参与低潮气容积，避免高呼吸率，并将 I/E(吸气与呼气时间的比值)至少保持在 1:3(81)。为了留足呼气时间，必须将吸气流速设置的高一点。吸气流越高产生的压力峰值越高。然而与气压伤有关的不是峰压而是平台压。平台压(Pplat)的理想值至少应保持在 $30cmH_2O$ 以减少局部肺过度伸展造成的损伤(170)。

　　尽管人们倾向于选择容量控制型通气，但这种方式也有缺点。如果用传统的容量控制型通气以恒流方式传递潮气容积，与长时间内阻塞较多的气道比，短时间内阻塞相对较少的气道通过吸气可能接受更多容积。这将导致通气不均匀、吸气峰压较高和动态顺应性的降低。因为充气压力恒定，因此可以使用压力控制型通气(PCV)的方式实现呼吸。故吸气时短时间内相对阻塞较少的肺单位比阻塞区域较多的肺单位能更早实现压力平衡。因此呼吸时用时较短的肺单位会更早获得最终容积，而用时较长者则要在稍后的呼吸中继续接受其他容积。这会使吸入气的分布更加均匀，能在相同的充气压力下传输更多的潮气容积，并且提高了动态顺应性。一项研究对 40 名重度持续哮喘状态儿童所选的通气方式—PCV 的效果进行了评估，这些儿童有 5 年以上的哮喘病史且发作次数达 51 次。研究发现这一群体的气压伤发病率降低，通气时间降低且使用后血气得到迅速改善(171)。

　　对压力或容量控制型通气，建议的呼吸率、I/E率、FIO_2 和 PEEP 都是一样的。

● 避免高呼吸率以确保足够呼气时间

● 以 I/E 比值至少为 1:2 或 1:3 设为起始值，并不断评估流量波形和自发性 PEEP 以确保充分的吸气时间。

● 开始时将 FiO_2 设为 1.0，然后将目标 SpO_2 减低 90% 以上。通常情况下，FiO_2 低于 0.50 就足以达到这一目标，高 FiO_2 则会引起血气不足(如气胸和肺膨胀不全)。

　　内源性 PEEP 或自发性 PEEP 指在呼气末由于吸气时间不足而导致气体陷闭在肺泡的现象。自发性 PEEP 预先使病人增加呼吸功、气压伤、血液动力学不稳并增加启动呼吸机的难度。为避免气道阻塞，应经常评估自发性 PEEP 以确保充足的吸气时间。可以通过瞬间堵塞呼吸机的呼气孔来测量自发性 PEEP。大多计算机驱动型呼吸机都有一个可选择一次性获得自发性 PEEP 测量值的按钮。呼气流量值在开始下次呼吸前出现，人们通过观测流量波形或流量容积也能获得自发性 PEEP 值(图 13-6)。

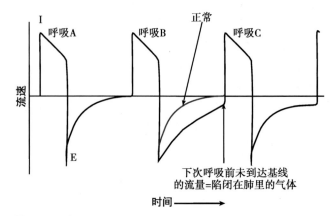

图 13-6 自发性 PEEP

先进疗法

如果严重持续哮喘状态患者在插管后，或者使用允许性高碳酸血症和麻醉药进行机械通气后仍无法通气，那么除了等待支气管扩张，几乎没有其他可以改善肺换气的策略。在大型儿童医院里有时也使用体外膜肺氧合（ECMO）和吸入麻醉剂这两种潜在治疗法（见临床实证 13-3）。

ECMO 可以为插管哮喘患者提供辅助支持。尽管这些患者在接受积极的常规疗法和非常规治疗（包括吸入麻醉剂），但他们却有严重的酸中毒和高碳酸血症。虽然有些潜在性作用，但在难治愈的喘危象中使用 ECMO 治疗的报告经验并不多。案例报告描述了其对成人的作用，但在儿童中的使用却很少。ECMO 疗法并不常用，1986 年到 2007 年，体外生命支持组织（ELSO）资料库的一篇综述确定有 64 名使用 ECMO 治疗持续哮喘状态的插管患者的存活率为 94%（172）。

病程及预后

因哮喘死亡在儿童中较罕见，但会随年龄增长而有所增加。2007 年，与 659 名 85 岁以上死于哮喘的成人比，15 岁以上死于哮喘的儿童有 152 名（人口比例为 1∶500 000）（6）。2012 年，一项 2004 到 2008 年关于儿童重症监护室（PICU）的回顾性研究表明，初诊为急性哮喘入住 PICU 的儿童死亡率为 0.3%，实属罕见（163）。居住在极贫困社区的哮喘患者预后不良的比例较高。哮喘的急诊就诊情况、住院率和死亡率存在种族差异，该差异大大高于单独的发病差异（2）。

住院

哮喘属于一种可预防性的住院治疗疾病，但哮喘的年住院率依然很高，儿童住院率尤甚。控制哮喘住院的最常见原因通常与家长和患者相关。确定与药物相关的问题包括未坚持用药、用药物频次不足、家人管理药物不规范、不遵医嘱随意增添药方。预防措施不到位是另一个原因，包括没能避免引发儿童哮喘发作的常见触发因素，如接触香烟烟雾（其是亚类型中最常引用的）、尘螨、其他上呼吸道感染的儿童和宠物毛屑（如让对狗过敏的孩子和小狗玩）（174）。

2011 年一项有关患儿在 ICU 治疗哮喘发作的回顾性研究发现第一次出院后，67% 患者再次入院治疗，16.6% 再次进入 ICU。该研究的所有儿童中，有 1.8% 的患儿在离开 ICU 后十年内死于哮喘（9）。

有时哮喘能作为其他医疗负担的预测因子和入院治疗其他呼吸道疾病的一个共存因素。在 2003 到 2009 年的流感季节，一项对 10 个州进行的监查中发现住院的流感患儿中有 32% 患哮喘，在 2009 年流感大流行期间 44% 的儿童患哮喘。儿童的中位数年龄为 7 岁，无其他医疗条件的有 73%（11）。这就强调了注射年流感疫苗和大流行流感疫苗的重要性（175）（见特殊人群 13-2）。

在法国所有住院治疗哮喘的患者中儿童占了一半，而且与成人住院率比他们的住院率在过去十年里没有下降。尽管在哮喘管理方面有所改善，包括治疗和健康教育，但对指导方针的坚持情况依然很差，哮喘依旧是导致儿童住院的主要原因。因哮喘发作而入院治疗儿童中，三分之二是由于在过去一年里对哮

● 临床实证 13-3

异氟醚治疗喘危象

异氟醚是一种有扩张支气管特性的吸入麻醉剂，用于治疗对传统疗法无效的严重哮喘发作患者（危及生命的哮喘），尚未确定其扩张支气管的具体作用机制。目前提出的一些机制包括刺激 β 肾上腺素受体，直接舒张支气管平滑肌及组胺和乙酰胆碱的拮抗作用（173）。所以在使用大剂量标准支气管扩张剂后，异氟醚可能有额外的支气管扩张作用，而且常常迅速起效还可维持药效。异氟醚可在插管后出现较严重的持续哮喘状态患者使用，这些患者使用通气管理失败且气道对其他疗法无效。虽然在 20 世纪 90 年代就开始有关于该治疗法的案例研究出版物，但并没有大量评估其效果的试验。最新的案例系列报告对异氟醚在危及生命的急性哮喘儿童中的使用进行了描述，这些儿童哮喘发作有 11 次，在三级儿童医院的 ICU 接受治疗超过五年。该案例报告显示所有患者的 $PaCO_2$ 都有显著下降，而且其 pH 在使用机械通气后两小时内就有提高，这就表明异氟醚是改善此患者群体肺泡通气的有效方法。

通常要在呼吸治疗师的直接监督下使用 ICU 呼吸机上的吸气端给予异氟醚治疗哮喘。在通过 ICU 呼吸机输送麻醉剂时必须要格外小心，因为 FDA 并未批准输送麻醉气体。麻醉呼吸机的设计目的是使患者安全地服用吸入麻醉剂，但必须修改 ICU 呼吸机设置才能安全地输送该麻醉剂。麻醉团队也要给儿童重症监护室的医生、护士和呼吸治疗师培训如何安全地使用该治疗方式。

气喘或哮喘婴儿经肌内注射流感疫苗与经鼻给予流感疫苗接种对比（175）

　　流感是由病毒引起的高度传染性疾病，人们一直认为流感会导致哮喘发作。由于几乎没有试验能验证流感感染后引发哮喘发作（与接种疫苗后相比）是否因接种疫苗而显着减少，因此疫苗接种对哮喘患者的差异仍然存在不确定性。研究表明在使用疫苗后，抗流感疫苗不太可能立即引发哮喘发作。

喘持续控制不良而住院的，他们中的 69% 至少存在一个住院治疗的可预防风险因素，而且有超过 75% 的患者是因住院前两个月对哮喘控制不良而住院的。这些结果指明尽管可以控制长期不良因素，但儿童因缺乏足够控制疗法（他们中有 60% 没有任何控制药物或只服用小剂量的 ICS）而导致哮喘控制不良的比例较高，因此需要改善的潜力很大（176）。

　　美国也发现了类似的儿童住院问题。2009 年的一项国家研究发现各州之间的儿童哮喘住院率存在较大差异，这表明使用全国住院率数值来制定公共卫生干预政策可能无法将病情最危险的病人列入目标人群（177）。该研究的发现表明儿童哮喘住院率存在显著差异，从俄勒冈州每 100 000 名儿童的 51.1 到肯塔基州的 185.9，差异巨大。即使核查了地理亚群人口，这些比率也持续存在，并且在核查了各乡村特点后发现即使一个州内部也没有固定模式。例如在佛罗里达州，住在城市的患儿住院治疗哮喘的几率较大，而在肯塔基州和俄勒冈州住在乡村的孩子住院几率较大（177）。这些发现促使人们努力去增加儿童健康保险的覆盖率，这也许可以帮助患儿能更好的接受处方药治疗，这些药物能帮助他们控制哮喘发作。

哮喘的治疗花费

　　据估算 2002 到 2007 年，每年仅一位患者所增加的治疗哮喘的费用为 3259 美元。预计医院门诊费增加 151 美元，急诊科就诊 110 美元，住院病人就诊 446 美元。据估算每年哮喘患者去私人诊所就诊的费用增加 581 美元。预计一年里一位哮喘患儿将额外花费 1680 美元购买处方药（10）。

肺功能

　　肺功能测定研究显示哮喘患儿肺功能异常的水

平存在差异。学龄前有间歇性气喘儿童的肺功能水平较差且支气管高反应性会有轻微升高，但是与学龄前未患气喘的儿童相比，他们患哮喘的风险有限。与此相反，持续性气喘与晚发性气喘患者患哮喘支气管高反应性的风险较高，而且通过观察发现三岁前就出现症状的持续性气喘和晚发性气喘患者的肺功能发育缺陷较严重（26）。

"生长过速"的哮喘

　　在青春期开始时儿童常常会出现一种"无症状"哮喘，而且据说他们的哮喘处于"缓解状态"或说他们已经发育成熟不再受哮喘影响。在一研究中，这类青少年的 PFT 结果显示他们的乙酰胆碱激发值并无变化，但是支气管狭窄的速度却大大降低。此现象被标签为"无症状但有支气管高反应性"哮喘。值得注意是其肺功能测定项目（如 FVC 和 FEV_1）与相同年龄仍被诊断为间歇性哮喘的儿童一样，这就表明肺部疾病与气道重塑均不可逆转（178）。

　　给德里克使用三剂沙丁胺醇和一次口服皮质类固醇来治疗哮喘。当医生听说在这次发作期间，德里克家里的沙丁胺醇 MDI 用完了，他决定在可以评估雾化治疗结果之前，先不经静脉输入镁。在其使用最后一剂沙丁胺醇 1 小时后，他的 PEF 值为预测值的 65%。接下来的 2 小时中，继续用两剂量或更多的雾化治疗，随后 PEF 测定为 80%。医生认为德里克的治疗效果相当好，但他的发作风险比最初的预期值要高，原因是他对控制治疗的依从性较差。医生为德里克开了更多的沙丁胺醇 MDI 和 1 个月的 ICS 剂量，并联系社会服务室向德里克的奶奶介绍获得处方药费医疗保险的方法。

■ ■ 评判性思维问题：德里克

1. 当德里克最初被诊断为哮喘时，你发现还有哪些测试有助于诊断？
2. 如果德里克的呼吸测量值低于预测值的 75% 且无夜间症状时，你会如何评定他的哮喘严重性分类？
3. 如果德里克的 PEF 对开始使用的沙丁胺醇和皮质类固醇无效，接下来你会为他推荐什么疗法？
4. 尽管卫生保健系统存有缺陷，但如果你是呼吸治疗师，你会如何提高德里克对控制疗法和长期治疗的依从性？

●● 案例分析与评判性思维问题

■ 案例1：阿曼达·彼得斯

你在一家有200张床位的社区医院值夜班，此刻正在为急诊科提供呼吸支持。这时分诊护士请你给一个6岁女孩做检查和评估，这个女孩因气促被送到医院。

你去了分诊区，发现了阿曼达·皮德斯坐在妈妈的腿上，神情焦虑、面色苍白、出汗。当你开始给阿曼达做体格检查时，患儿母亲告诉你一些患儿的情况。阿曼达在今天的舞蹈课结束后就一直咳嗽，几乎喘不上气了，于是晚上就把她带到急诊室。患儿未吃晚饭，患儿母亲让她躺在沙发上，阿曼达说她难以呼吸、没法儿吃饭。妈妈还说阿曼达没有哮喘病史，这是患儿第一次来急诊室就诊。

阿曼达的生命体征为呼吸率为65次/分、有轻微三凹征，脉搏血氧饱和度为95%，心率为145bpm，血压为100/59mmHg。听诊闻及两肺广泛吸气和呼气喘息。你问阿曼达问题时她的回答很简短，只有2～3个词的短语。你教她如何测呼气流量峰值，但她每次深呼吸时就咳嗽不停。

● 你会如何处理阿曼达的情况？

你找到主治医生并建议给阿曼达使用沙丁胺醇MDI及口服皮质类固醇，使用这两种药都需征得阿曼达本人的同意，并通知护士开始治疗。你回到分诊区，教会阿曼达展示如何使用带有气压保持器的MDI。你让她吸入6次沙丁胺醇，然后在开始其他疗法前的20分钟里一直密切观察她的病情变化。在等待过程中，你向其母亲询问一些其他情况。阿曼达有一对健康的12岁同胞弟弟，家里没有过敏症或哮喘病史。阿曼达以前常流鼻涕，发生上呼吸道感染，经常咳嗽，但家里其他人都没有这些症状，而且她恢复的时间似乎比其他人都长。今年冬天由于呼吸困难和半夜咳醒，她已经去了两次急救中心。急救中心的医护人员建议阿曼达去儿科医师处就诊，但是阿曼达要忙着上舞蹈课并参加其他家庭活动，一直都没时间去。

● 根据阿曼达的病史和症状，你是否会认为她患哮喘？

阿曼达每20分钟吸入8次沙丁胺醇，并给予一剂口服皮质类固醇，然后测PEF为预测值的60%，生命体征为心率158bpm、脉搏血氧饱和度增加到97%、血压100/60mmHg，双肺闻及持续吸气和呼气喘息。1小时后呼吸困难和PEF均未好转，于是随儿科医生留在急诊室继续观察并继续使用支气管扩张剂治疗。

■ 案例2：萨曼莎·欧西

你在一个大城镇的哮喘和过敏诊所当呼吸治疗师。正在诊治16岁的萨曼莎·欧西，她4岁时已被诊断为哮喘。她来这里是进行每年的随访。萨曼莎患过敏性哮喘，但看上去是一位健康的青春期女孩。6个月前她每周进行两次针对室外过敏诱发因素的免疫治疗。最近一次被诊断为中度持续性哮喘，控制治疗包括每天用两次氟替卡松/沙美特罗干粉吸入剂和沙丁胺醇SABA治疗急性症状。你走进诊室和她讨论哮喘症状和生活质量。萨曼莎说她最近考取了驾照，而且每周课余上三个晚班，她还利用周末时间在当地一家餐厅做服务员，由于没时间打脱敏针，所以就停止了哮喘治疗。一位女士一直在教她用草药治疗哮喘，所以她每天都在服用蜂胶、维生素C和镁补充剂。她家有一个PFM，但她每次在出现症状时才使用，而且在过去的六周里没有哮喘发作，也不需要服用SABA。她还说在工作结束每天上床睡觉前，她经常忘了使用氟替卡松/沙美特罗干粉吸入剂。她的PEF检测结果是她个人最好值的90%，而且没有症状。听诊萨曼莎的两侧肺部呼吸音清晰，脉搏率为98bpm。

根据以上你掌握的信息，你认为该如何很好地控制萨曼莎的哮喘，你会建议她改变目前的治疗方案吗？

你会如何建议或评价她使用的替代疗法？

■ 案例3：安迪·辛格

你是一家儿童医院儿科ICU的呼吸治疗师。接到急诊科的电话说他们要把安迪·辛格转入PICU（儿童重症监护室）。安迪是一名10岁患儿，治疗持续哮喘状态前，曾两次住进PICU。安迪虽被诊断为中度持续性哮喘，但在发作时患严重气道阻塞的风险较高。在急诊室，已经给他持续使用雾化沙丁胺醇吸入剂达2小时，还有一剂经静脉输入镁和经静脉输入皮质类固醇。他的PEF率为个人最佳值的40%，继续用雾化吸入氦氧混合气给他做测验，但是其血氧饱和度已经降至88%，随即开始给他进行FiO_2 1.0吸氧。急诊科呼吸治疗师为他使用BiPAP，吸气相正压15cmH_2O，呼气相正压5cmH_2O。开始BiPAP 30分钟后，他的动脉血气值为7.10/88/65/24.3。安迪的反应度开始下降，嗜睡，肺部听诊闻及喘息音，但此时他的呼吸音开始减弱。安迪的生命体征为心率135bpm、呼吸率35次/分钟、脉搏血氧饱和度89%、血压100/50mmHg（吸气时降至80/50mmHg）。

下一步应该为安迪推荐什么治疗方案？

你会推荐什么呼吸机初始参数？患儿插管后你还会继续使用同样的支气管扩张药吗？

选择题

1. 以下哪个选项不是患哮喘的危险因素?
   a. 在农场长大
   b. 男孩
   c. 以往身体健康状况较差
   d. 祖父患哮喘

2. 哮喘的四个主要特点是什么?
   I. 气道黏液
   II. 支气管狭窄
   III. 气道高反应性
   IV. 特异反应性
   V. 黏液分泌增多
   VI. 气道重塑
   a. I, II, III, IV
   b. I, II, V, VI
   c. II, III, IV, VI
   d. I, II, III, VI

3. 以下哪项症状和体征会成为医生诊断哮喘的依据?
   I. 喘息
   II. 夜间咳嗽
   III. 过敏性鼻炎
   IV. 因病毒感染使症状加重
   V. 有宠物时会出现症状
   a. I, II
   b. I, II, III
   c. I, II, IV, V
   d. I, II, III, IV, V

4. 对下面病人的哮喘严重程度进行分类:7 岁患儿,1 周内哮喘症状发作 3~4 次,目前在使用 SABA 吸入剂治疗。1 个月内因咳嗽和喘息夜间醒来几次,偶尔因为呼吸困难需要坐起,今年发作两次都需口服皮质类固醇。
   a. 间歇性
   b. 轻度持续性
   c. 中度持续性
   d. 重度持续性
   e. 未患哮喘

5. 以下哪个症状属于哮喘控制不良?
   a. FEV_1: 60%~80%
   b. FEV_1/FVC: 80%~90%

   c. 每个月夜间醒来次数超过 2 次
   d. 活动水平受限

6. 急性哮喘患者在家接受治疗和护理时服用 SABA 的频率应该是多少?
   a. 按 0~15mg/kg,每 20 分钟经雾化吸入 3 剂,然后按 0.15~0.3mg/kg 每 1~4 小时 1 次
   b. 每 20 分钟吸 SABA 4~8 次,持续 4 小时
   c. 每 30 分钟吸 SABA 10 次,持续 4 小时
   d. 按 2.5mg/kg,每 4 小时 1 次

7. 什么情况下的急性发作,应该送急救?
   a. PEF 低于 50%
   b. PEF 为 50%~70%
   c. PEF 为 40%~60%
   d. PEF 低于 40%

8. 下面哪一项不再是适合抢救室使用的疗法?
   a. 镁
   b. 化痰药
   c. 氦氧混合气
   d. 持续使用 SABA

9. 你正在为一位持续哮喘状态插管的患者进行呼吸治疗,因对他使用了镇静剂无法完成自主呼吸。你注意到每次呼吸后,他的流速波形都没归零。调整以下哪项呼吸机参数会为他提供额外的呼气时间?
   I. 缩短 I- 时间
   II. 延长 I- 时间
   III. 增加呼吸率
   IV. 减少呼吸率
   V. I/E 的比率倒置
   a. II, III, V
   b. I, IV
   c. II, IV
   d. I, III

10. 为 6 月龄儿童推荐使用下面哪一种皮质类固醇药物?
    a. 氯地米松
    b. 布地奈德
    c. 氟替卡松
    d. 口服强的松

(谢宛玲 译)

参考文献

1. National Institutes of Health. National Asthma Education and Prevention Program (NAEPP). http://www.nhlbi.nih.gov/about/naepp/. Accessed January 1, 2012.

2. U.S. Department of Health and Human Services. National Heart, Lung, and Blood Institute. National Asthma Education and Prevention Program. Expert panel report 3: guidelines for the diagnosis and management of asthma. 2007. http://www.nhlbi.nih.gov/guidelines/asthma/03_sec2_def.pdf.

3. Subbarao P, Mandhane PJ, Sears MR. Asthma: epidemiology, etiology and risk factors. *CMAJ.* 2009;181(9): E181-E190.

4. Jhun Y, Kung A, Voigt R, Johnson S. Characterization of children's asthma status by ICD-9 code and criteria-based medical record review. *Prim Care Resp J.* 2011;20(1):79-83.

5. Molis WE, Bagniewski S, Weaver AL, Jacobson RM, Juhn YJ. Timeliness of diagnosis of asthma in children and its predictors. *Allergy.* 2008;63(3):1529-1535.

6. American Lung Association. Trends in asthma morbidity and mortality. September 2012. http://www.lung.org/finding-cures/our-research/trend-reports/asthma-trend-report.pdf. Accessed July 17, 2013.

7. Myers TR, Tomasio L. Asthma: 2015 and beyond. *Respir Care.* 2011;56(9):1389-1410.

8. Cherry DK, Hing E, Woodwell DA, Rechtsteiner EA. National ambulatory medical care survey: 2006 summary. *Natl Health Stat Report.* 2008;(3):1-39.

9. Triasih R, Duke T, Robertson CF. Outcomes following admission to intensive care for asthma. *Arch Dis Child.* 2011;96:729-734.

10. Barnett SB, Nurmagambetov TA. Costs of asthma in the United States: 2002-2007. *J Allergy Clin Immunol.* 2011; 127(1):145-152.

11. Dawood FS, Kamimoto L, D'Mello TA, et al. Children with asthma hospitalized with seasonal or pandemic influenza, 2003-2009. *Pediatrics.* 2011;128(1):27-32.

12. Valeri MA, Andreski PM, Schoeni RF, McGonagle KA. Examining the association between childhood asthma and parent and grandparent asthma status: implications for practice. *Clin Pediatr.* 2010;49(6):535-541.

13. Bjerg A, Hedman L, Perzanowski M, Lundbäck B, Rönmark E. A strong synergism of low birth weight and prenatal smoking on asthma in schoolchildren. *Pediatrics.* 2011;127(4):905-912.

14. Centers for Disease Control. *Data for Children With Asthma. Summary Health Statistics for US Children: National Health Interview Survey, 2010.* Vital and Health Statistics, series 10, number 250. Publication (PHS)-2012-1576). Atlanta, GA: CDC; 2001.

15. van der Hulst AE, Klip H, Brand PLP. Risk of developing asthma in young children with atopic eczema: a systematic review-atopic eczema. *J Allergy Clin Immunol.* 2007;120: 565-569.

16. Ruotsalainen M, Piippo-Savolainen E, Hyvärinen MK, Korppi M. Adulthood asthma after wheezing in infancy: a questionnaire study at 27 years of age. *Allergy.* 2010;65: 503-509.

17. Gern JE, Lemanske RF Jr, Busse WW. Early life origins of asthma. *J Clin Invest.* 1999;104(7):837-843.

18. Adler A, Tager I, Quintero DR. Decreased prevalence of asthma among farm-reared children compared with those who are rural but not farm-reared. *J Allergy Clin Immunol.* 2005;115(1):67-73.

19. American Thoracic Society. What constitutes an adverse health effect of air pollution? Official statement of the American Thoracic Society. *Am J Respir Crit Care Med.* 2000;161:665-673.

20. McConnell R, Berhane K, Gilland F, et al. Asthma in exercising children exposed to ozone: a cohort study. *Lancet.* 2002;359:386-391.

21. Holgate ST. The sentinel role of the airway epithelium in asthma pathogenesis. *Immunol Rev.* 2011;242:205-219.

22. Grainge CL, Lau LCK, Ward JA, et al. Effect of bronchoconstriction on airway remodeling in asthma. *N Engl J Med.* 2011;364:2006-2015.

23. Chu HW, Martin RJ. Are eosinophils still important in asthma? *Clin Exp Allergy* 2001;31(4):525-528.

24. Williams TJ. The eosinophil enigma. *J Clin Invest.* 2004; 113(4):507-509.

25. Bisgaard H, Bonnelykke K. Long-term studies of the natural history of asthma in childhood. *J Allergy Clin Immunol.* 2010;126(2):187-197.

26. Martinez FD. New insights into the natural history of asthma: Primary prevention on the horizon. *J Allergy Clin Immunol.* 2011;128(5):939-945.

27. Morgan WJ, Stern DA, Sherrill DL, et al. Outcome of asthma and wheezing in the first 6 years of life: follow-up through adolescence. *Am J Respir Crit Care Med.* 2005; 172(10):1253-1258.

28. Akhabir L, Sandford AJ. Genome-wide association studies for discovery of genes involved in asthma. *Respirology.* 2011;16:396-406.

29. Frith J, Fleming L, Bossley C, Ullmann N, Bush A. The complexities of defining atopy in severe childhood asthma. *Clin Exp Allergy.* 2001;41:948-953.

30. Bracken M, Fleming L, Hall P, et al. The importance of nurse-led home visits in the assessment of children with problematic asthma. *Arch Dis Child.* 2009;94:780-784.

31. Strachan DP. Hay fever, hygiene, and household size. *Br Med J.* 1989;299:1259-1260.

32. Liu AH. Hygiene theory and allergy and asthma prevention. *Paediatr Perinat Epidemiol.* 2007;21(suppl 3):2-7.

33. Besswinger C, Bals R. Interaction of allergic airway inflammation and innate immunity: hygiene and beyond. *J Occup Med Toxicol.* 2008;3(suppl 1):S1-S3.

34. Eder W, Ege MJ, von Mutius E. The asthma epidemic. *N Engl J Med.* 2006;355(21):2226-2235.

35. Gern JE, Busse WW. Relationship of viral infections to wheezing illnesses and asthma. *Nat Rev Immunol.* 2002; 2(2):132-138.

36. Sears MR, Greene JM, Willan AR, et al. A longitudinal, population-based, cohort study of childhood asthma followed to adulthood. *N Engl J Med.* 2003;349(15): 1414-1422.

37. Crocker DD, Kinyota S, Dumitru GG, et al. Effectiveness of home-based, multi-trigger, multicomponent interventions with an environmental focus for reducing asthma morbidity. *Am J Prev Med.* 2011;41(2S1):S5-S32.

38. Wahn U, Lau S, Bergmann R, et al. Indoor allergen exposure is a risk factor for sensitization during the first three years of life. *J Allergy Clin Immunol.* 1997;99(6, pt 1):763-769.

39. Sigurs N, Bjarnason R, Sigurbergsson F, Kjellman B. Respiratory syncytial virus bronchiolitis in infancy is an important risk factor for asthma and allergy at age 7. *Am J Respir Crit Care Med.* 2000;161(5):1501-1507.

40. Al-Garawi A, Fattouh R, Botelho F, et al. Influenza A facilitates sensitization to house dust mite in infant mice leading to an asthma phenotype in adulthood. *Mucosal Immunol.* 2011;4(6):682-694.

41. Risnes KR, Belanger K, Murk W, Bracken MB. Antibiotic exposure by 6 months and asthma and allergy at 6 years: findings in a cohort of 1,401 US children. *Am J Epidemiol.* 2011;173:310-318.

42. Busse WW, Lemanske RF Jr. Asthma. *N Engl J Med.* 2001;344(5):350-362.

43. Leickly FE. Children, their school environment, and

asthma. *Ann Allergy Asthma Immunol.* 2003;90(1):3-5.

44. Sheehan WJ, Angsithienchai PA, Baxi SN, et al. Age-specific prevalence of outdoor and indoor aeroallergen sensitization in Boston. *Clin Pediatr.* 2010;49(6):579-585.

45. Sporik R, Holgate ST, Platts-Mills TAE, Cogswell JJ. Exposure to house-dust mite allergen (Der p I) and the development of asthma in childhood. *N Engl J Med.* 1990;323(8):502-507.

46. Huss K, Adkinson NF Jr, Eggleston PA, et al. House dust mite and cockroach exposure are strong risk factors for positive allergy skin test responses in the Childhood Asthma Management Program. *J Allergy Clin Immunol.* 2001;107(1):48-54.

47. Rosenstreich D, Eggleston P, Kattan M, et al. The role of cockroach allergy and exposure to cockroach allergen in causing morbidity among inner-city children with asthma. *N Engl J Med.* 1997;336(19):1356-1363.

48. Institute of Medicine (IOM) of the National Academies of Sciences, Board on Health Promotion and Disease Prevention. Damp indoor spaces and health. May 25, 2004. Accessed July 17, 2013. www.iom.edu/Reports/2004/Damp-Indoor-Spaces-and-Health.aspx.

49. Ownby D. Pet dander and difficult-to-control asthma: the burden of illness. *Allergy and Asthma Proc.* 2010;31(5):381-384.

50. Osborne M, Pedula K, O'Hollaren M, et al. Assessing future need for acute care in adult asthmatics: the Profile of Asthma Risk Study: a prospective health maintenance organization-based study. *Chest.* 2007;132(4):1151-1161.

51. Mannino D, Homa DM, Redd SC. Involuntary smoking and asthma severity in children: data from the Third National Health and Nutrition Examination Survey. *Chest.* 2002;122(2):409-415.

52. Patel MM, Quinn JW, Jung KH, et al. Traffic density and stationary sources of air pollution associated with wheeze, asthma, and immunoglobulin E from birth to age 5 years among New York City children. *Environ Res.* 2011;111:1222-1229.

53. Cook AG, deVos A, Pereira G, Jardine A, Weinstein P. Use of a total traffic count metric to investigate the impact of roadways on asthma severity: a case-control study. *Environ Health.* 2011;10:52-59.

54. Chung KF, Zhang J, Zhong N. Outdoor air pollution and respiratory health in Asia. *Respirology.* 2011;16(7):1023-1026.

55. Li S, Batterman S, Wasilevich E, et al. Association of daily asthma emergency department visits and hospital admissions with ambient air pollutants among the pediatric Medicaid population in Detroit: time-series and time-stratified case-crossover analyses with threshold effects. *Environ Res.* 2011;111(8):1137-1147.

56. Belanger K, Gent JF, Triche EW, Bracken MB, Leaderer BP. Association of indoor nitrogen dioxide exposure with respiratory symptoms in children with asthma. *Am J Respir Crit Care Med.* 2006;173:297-303.

57. Garrett MH. Respiratory symptoms in children and indoor exposure to nitrogen dioxide and gas stoves. *Am J Respir Crit Care Med.* 1998;158(3):891-895.

58. Papadopoulos NG, Rhode G, Agache I, et al. Viruses and bacteria in acute asthma exacerbations: a GA(2) LEN-DARE systematic review. *Allergy.* 2011;66(4):458-468.

59. Greenberg H, Cohen RI. Nocturnal asthma. *Curr Opin Pulm Med.* 2012;18(1):57-62.

60. Gislason T, Janson C, Vermeire P, et al. Respiratory symptoms and nocturnal gastroesophageal reflux: a population-based study of young adults in three European countries. *Chest.* 2002;121:158-163.

61. Strunk RC, Sternberg AL, Bacharier LB, Szefler SJ. Nocturnal awakening caused by asthma in children with mild-to-moderate asthma in the Childhood Asthma Management Program. *J Allergy Clin Immunol.* 2002;110(3):395-403.

62. Civelek E, Cakir B, Orhan F, et al. Risk factors for current wheezing and its phenotypes among elementary school children. *Pediatr Pulmon.* 2011;46:166-174.

63. Stout JW, Visness CM, Enright P, et al. Classification of asthma severity in children: the contribution of pulmonary function testing. *Arch Pediatr Adolesc Med.* 2006;160(8):844-850.

64. Bacharier LB, Strunk RC, Mauger D, et al. Classifying asthma severity in children: mismatch between symptoms, medication use, and lung function. *Am J Respir Crit Care Med.* 2004;170(4):426-432.

65. Hankinson JL, Odencrantz JR, Fedan KB. Spirometric reference values from a sample of the general U.S. population. *Am J Respir Crit Care Med.* 1999;159:179-187.

66. Stanojevic F, Wade A, Stocks J, et al. Reference ranges for spirometry across all ages: a new approach. *Am J Respir Crit Care Med.* 2008;177:253-260.

67. American Thoracic Society and European Respiratory Society Task Force, Pellegrino R, Viegi G, Brusasco V, et al. Standardization of lung function testing. *Eur Respir J.* 2005;26:948-968.

68. Pellegrino R, Viegi G, Brusasco V, et al. Interpretative strategies for lung function tests. *Eur Respir J.* 2005;26(5):948-968.

69. Swanney MP, Beckert LE, Frampton CM, Wallace LA, Jensen RL, Crapo RO. Validity of the American Thoracic Society and other spirometric algorithms using FVC and forced expiratory volume at 6 s for predicting a reduced total lung capacity. *Chest.* 2004;126(6):1861-1866.

70. Simon MR, Chinchilli VM, Phillips BR, et al. Forced expiratory flow between 25% and 75% of vital capacity and FEV1/forced vital capacity ratio in relation to clinical and physiological parameters in asthmatic children with normal FEV1 values. *J Allergy Clin Immunol.* 2010;126(3):527-534.

71. Anderson SD. Provocative challenges to help diagnose and monitor asthma: exercise, methacholine, adenosine, and mannitol. *Curr Opin Pulm Med.* 2008;14:39-45.

72. Cockroft DW. Direct challenge tests: airway hyperresponsiveness in asthma: its measurement and clinical significance. *Chest.* 2010;138:18S-24S.

73. Sinisgalli S, Collins MS, Schramm CM. Clinical features cannot distinguish allergic from non-allergic asthma in children. *J Asthma.* 2012;49(1):51-56.

74. Sethi JM, White AM, Patel SA, et al. Bronchoprovocation testing in asthma: effect on exhaled monoxides. *J. Breath Res.* 2010;4(4):047104.

75. Wadsworth SJ, Sin DD, Dorscheid DR. Clinical update on the use of biomarkers of airway inflammation in the management of asthma. *J Asthma Allergy.* 2011;4:77-86.

76. Petsky HL, Cates CJ, Li A, et al. Tailored interventions based on exhaled nitric oxide versus clinical symptoms for asthma in children and adults. *Cochrane Database Syst Rev.* 2009;4:1-41.

77. Kostikas K, Papaioannou AI, Tanou K, et al. Exhaled NO and exhaled breath condensate pH in the evaluation of asthma control. *Respir Med.* 2011;105(4):526-532.

78. Hoffmeyer F, Raulf-Heimsoth M, Bruning T. Exhaled breath condensate and airway inflammation. *Curr Opin Allergy Clin Immunol.* 2009;9(1):16-22.

79. Petsky HL, Kynaston JA, Turner C, et al. Tailored interventions based on sputum eosinophils versus clinical symptoms for asthma in children and adults. *Cochrane Database Syst Rev.* 2007;2:1-31.

80. Chalut DS, Ducharme FM, Davis GM. The Preschool Respiratory Assessment Measure (PRAM): a responsive

index of acute asthma severity. *J Pediatr*. 2000;137(6): 762-768.

81. Lugogo NJ, MacIntyre NR. Life-threatening asthma: pathophysiology and management. *Respir Care*. 2008; 53(6):726-739.

82. Sala KA, Carroll CL, Tang YS, et al. Factors associated with the development of severe asthma exacerbations in children. *J Asthma*. 2011;48:558-564.

83. Bhogal SK, Zemek RL, Ducharme F. Written action plans for asthma in children. *Cochrane Database Syst Rev*. 2006;3:1-62.

84. Kamps AW, Roorda RJ, Brand PL. Peak flow diaries in childhood asthma are unreliable. *Thorax*. 2001;56(3): 180-182.

85. Eid N, Yandell B, Howell L, Eddy M, Sheikh S. Can peak expiratory flow predict airflow obstruction in children with asthma? *Pediatrics*. 2000;105(2):354-358.

86. Wensley D, Silverman M. Peak flow monitoring for guided self-management in childhood asthma: a randomized controlled trial. *Am J Respir Crit Care Med*. 2004;170(6): 606-612.

87. Koh MS, Tee A, Lasserson TJ, Irving LB. Inhaled corticosteroids compared to placebo for prevention of exercise induced bronchoconstriction. *Cochrane Database Syst Rev*. 2007;3:CD002739.

88. Spooner C, Spooner GR, Rowe BH. Mast-cell stabilising agents to prevent exercise-induced bronchoconstriction. *Cochrane Database Syst Rev*. 2003;4:CD002307.

89. Sharek PJ, Bergman D, Ducharme FM. Beclomethasone for asthma in children: effects on linear growth. *Cochrane Database Syst Rev*. 1999;3:1-26.

90. Adams NP, Bestall JC, Jones P. Beclomethasone versus budesonide for chronic asthma. *Cochrane Database Syst Rev*. 2000;1:1-209.

91. Manning P, Gibson PG, Lasserson TJ. Ciclesonide versus other inhaled steroids for chronic asthma in children and adults. *Cochrane Database Syst Rev*. 2008;2:1-124.

92. Powell H, Gibson PG. High dose versus low dose inhaled corticosteroid as initial starting dose for asthma in adults and children. *Cochrane Database Syst Rev*. 2003;(4):1-206.

93. Cates CJ, Bestall JC, Adams NP. Holding chambers versus nebulisers for inhaled steroids in chronic asthma. *Cochrane Database Syst Rev*. 2006;(1):1-29.

94. Sridhar AV, McKean MC. Nedocromil sodium for chronic asthma in children. *Cochrane Database Syst Rev*. 2006;(3): 1-180.

95. van der Wouden JC, Uijen JHJM, Bernsen RMD, et al. Inhaled sodium cromoglycate for asthma in children. *Cochrane Database Syst Rev*. 2008;(4):1-68.

96. Guevara JP, Ducharme FM, Keren R, Nihtianova S, Zorc J. Inhaled corticosteroids versus sodium cromoglycate in children and adults with asthma. *Cochrane Database Syst Rev*. 2006;(2):1-85.

97. Gardenhire DS. *Rau's Respiratory Care Pharmacology*. St. Louis: Mosby-Elsevier; 2008.

98. Tee A, Koh MS, Gibson PG, et al. Long-acting beta-2-agonists versus theophylline for maintenance treatment of asthma. *Cochrane Database Syst Rev*. 2007;(3):1-40.

99. Seddon P, Bara A, Lasserson TJ, Ducharme FM. Oral xanthines as maintenance treatment for asthma in children. *Cochrane Database Syst Rev*. 2006;(1):1-169.

100. Abramson MJ, Puy RM, Weiner JM. Injection allergen immunotherapy for asthma. *Cochrane Database Syst Rev*. 2010;(8):1-116.

101. Walker S, Monteil M, Phelan K, Lasserson TJ, Walters EH. Anti-IgE for chronic asthma in adults and children. *Cochrane Database Syst Rev*. 2006;(2).

102. Bassler D, Mitra AAD, Ducharme FM, Forster J, Schwarzer G. Ketotifen alone or as additional medica-tion for long-term control of asthma and wheeze in children. *Cochrane Database Syst Rev*. 2004;(1).

103. Cates CJ, Lasserson TJ. Combination formoterol and inhaled steroid versus beta2-agonist as relief medication for chronic asthma in adults and children. *Cochrane Database Syst Rev*. 2009;(1).

104. Ducharme FM, NiChroinin M, Greenstone I, Lasserson TJ. Addition of long-acting beta2-agonists to inhaled corticosteroids versus same dose inhaled corticosteroids for chronic asthma in adults and children. *Cochrane Database Syst Rev*. 2010;(5).

105. Walters EH, Walters JAE, Gibson PG. Regular treatment with long acting beta agonists versus daily regular treatment with short acting beta agonists in adults and children with stable asthma. *Cochrane Database Syst Rev*. 2002;(3).

106. Ducharme FM, Lasserson TJ, Cates CJ. Addition to inhaled corticosteroids of long-acting beta2-agonists versus anti-leukotrienes for chronic asthma. *Cochrane Database Syst Rev*. 2011;(5).

107. Gibson PG, Powell H, Ducharme FM. Long-acting beta2-agonists as an inhaled corticosteroid-sparing agent for chronic asthma in adults and children. *Cochrane Database Syst Rev*. 2005;(4).

108. Cates CJ, Cates MJ. Regular treatment with salmeterol for chronic asthma: serious adverse events. *Cochrane Database Syst Rev*. 2008;(3).

109. Cates CJ, Cates MJ, Lasserson TJ. Regular treatment with formoterol for chronic asthma: serious adverse events. *Cochrane Database Syst Rev*. 2008;(4).

110. Walters EH, Gibson PG, Lasserson TJ, Walters JAE. Long-acting beta2-agonists for chronic asthma in adults and children where background therapy contains varied or no inhaled corticosteroid. *Cochrane Database Syst Rev*. 2007;(1).

111. Ni Chroinin M, Greenstone I, Lasserson TJ, Ducharme FM. Addition of long-acting beta2-agonists to inhaled steroids as first line therapy for persistent asthma in steroid-naive adults and children. *Cochrane Database Syst Rev*. 2009;(4).

112. Cates CJ, Crilly JA, Rowe BH. Holding chambers (spacers) versus nebulisers for beta-agonist treatment of acute asthma. *Cochrane Database*. 2006;(2).

113. Israel E, Chinchilli VM, Ford JG, et al. National Heart, Lung, and Blood Institute's Asthma Clinical Research Network. Use of regularly scheduled albuterol treatment in asthma: genotype-stratified, randomised, placebo-controlled cross-over trial. *Lancet*. 2004;364(9444): 1505-1512.

114. McDonald N, Bara A, McKean MC. Anticholinergic therapy for chronic asthma in children over two years of age. *Cochrane Database Syst Rev*. 2003;(1).

115. Welsh EJ, Cates CJ. Formoterol versus short-acting beta-agonists as relief medication for adults and children with asthma. *Cochrane Database Syst Rev*. 2010;(9).

116. Arnold E, Clark CE, Lasserson TJ, Wu T. Herbal interventions for chronic asthma in adults and children. *Cochrane Database Syst Rev*. 2008;(1).

117. Beausoleil JL, Fiedler J, Spergel JM. Food intolerance and childhood asthma: what is the link? *Pediatr Drugs*. 2007;9(3):157-163.

118. Vally H, Misso NLA, Madan V. Clinical effects of sulphite additives. *Clin Exp Allergy*. 2009;39:1643-1651.

119. Pogson Z, McKeever T. Dietary sodium manipulation and asthma. *Cochrane Database Syst Rev* 2011,(3).

120. Schwartz J, Weiss ST. Relationship between dietary vitamin C intake and pulmonary function in the First National Health and Nutrition Examination Survey (NHANES I). *Am J Clin Nutr*. 1994;59(1):110-114.

121. Aderele WI, Ette SI, Oduwole O, Ikpeme SJ. Plasma vitamin C (ascorbic acid) levels in asthmatic children. *Afr J Med Med Sci*. 1985;14(3-4):115-120.
122. Green S, Buchbinder R, Barnsley L, et al. Acupuncture for lateral elbow pain. *Cochrane Database Syst Rev*. 2002,(1).
123. McCarney RW, Brinkhaus B, Lasserson TJ, Linde K. Acupuncture for chronic asthma. *Cochrane Database Syst Rev*. 2003;(3).
124. Hondras MA, Linde K, Jones AP. Manual therapy for asthma. *Cochrane Database Syst Rev*. 2005;(2).
125. Holloway EA, Ram FSF. Breathing exercises for asthma. *Cochrane Database Syst Rev*. 2004;(1).
126. Ram FSF, Robinson S, Black PN, Picot J. Physical training for asthma. *Cochrane Database Syst Rev*. 2005;(4).
127. Koster ES, Raaijmakers JA, Vijverberg SJH, van der Ent CK, Maitland-van der Zee A. Asthma symptoms in pediatric patients: differences throughout the seasons. *J Asthma*. 2011;48:694-700.
128. Gorelick M, Scribano PV, Stevens MW, Schultz T, Shuts J. Predicting need for hospitalizations in acute pediatric asthma. *Pediatr Emerg Care*. 2008;24(11):735-742.
129. Mannix R, Bachur R. Status asthmaticus in children. *Curr Opin Pediatr*. 2007;19:281-287.
130. Sabato K, Hanson JH. Mechanical ventilation for children with status asthmaticus. *Respir Care Clin N Am*. 2000;6:171-188.
131. Schramm CM, Carroll CL. Advances in treating acute asthma exacerbations in children. *Curr Opin Pediatr*. 2009;21:326-332.
132. Camargo CA Jr, Spooner C, Rowe BH. Continuous versus intermittent beta-agonists for acute asthma. *Cochrane Database Syst Rev*. 2003;(4).
133. Ackerman AD. Continuous nebulization of inhaled beta-agonists for status asthmaticus in children: a cost-effective therapeutic advance? *Crit Care Med*. 1993;21:1422-1424.
134. Cairns CB. Acute asthma exacerbations: phenotypes and management. *Clin Chest Med*. 2006;27:99-108
135. Papiris SA, Manali ED, Kolilekas L, Triantafillidou C, Tsangaris I. Acute severe asthma: new approaches to assessment and treatment. *Drugs*. 2009;69(17):2363-2391.
136. Chiang VW, Burns JP, Rifai N, et al. Cardiac toxicity of intravenous terbutaline for the treatment of severe asthma in children: a prospective assessment. *J Pediatr*. 2000;137:73-77.
137. Jones AP, Camargo CAJ, Rowe BH. Inhaled beta2-agonists for asthma in mechanically ventilated patients. *Cochrane Database Syst Rev*. 2001;(4).
138. Sherman MS, Verceles AC, Lang D. Systemic steroids for the treatment of acute asthma: where do we stand? *Clin Pulm Med*. 2006;13:315-320.
139. Rowe BH, Spooner C, Ducharme FM, et al. Early emergency department treatment of acute asthma with systemic corticosteroids. *Cochrane Database Syst Rev*. 2001;(1).
140. Rowe BH, Spooner CH, Ducharme FM, Bretzlaff JA, Bota GW. Corticosteroids for preventing relapse following acute exacerbations of asthma. *Cochrane Database Syst Rev*. 2007;(3).
141. Smith M, Iqbal SMSI, Rowe BH, N'Diaye T. Corticosteroids for hospitalised children with acute asthma. *Cochrane Database Syst Rev*. 2003;(1).
142. Plotnick L, Ducharme F. Combined inhaled anticholinergics and beta2-agonists for initial treatment of acute asthma in children. *Cochrane Database Syst Rev*. 2000;(3).
143. Rowe BH, Bretzlaff J, Bourdon C, et al. Magnesium sulfate for treating exacerbations of acute asthma in the emergency department. *Cochrane Database Syst Rev*. 2000;(1).
144. Rowe BH, Camargo CA. The role of magnesium sulfate in the acute and chronic management of asthma. *Curr Opin Pulm Med*. 2008;14:70-76.
145. Blitz M, Blitz S, Beasely R, et al. Inhaled magnesium sulfate in the treatment of acute asthma. *Cochrane Database Syst Rev*. 2005;(4).
146. Gontijo-Amaral C, Ribeiro MA, Gontijo LS, et al. Oral magnesium supplementation in asthmatic children: a double-blind randomized placebo controlled trial. *Eur J Clin Nutr*. 2007;61:54-60.
147. Carmargo CA, Smithline HA, Malice MP, et al. A randomized controlled trial of intravenous montelukast in acute asthma. *Am J Respir Crit Care Med*. 2003;167:528-533.
148. Dockhorn RJ, Baumgartner RA, Leff JA, et al. Comparison of the effects of intravenous and oral montelukast on airway function: a double blind, placebo controlled, three period, crossover study in asthmatic patients. *Thorax*. 2000;55:260-265.
149. Silverman RA, Nowak RM, Korenblat PE, et al. Zafirlukast treatment for acute asthma: evaluation in a randomised, double-blind, multicenter trial. *Chest*. 2004;126:1480-1489.
150. Boyd M, Lasserson TJ, McKean MC, Gibson PG, Ducharme FM, Haby M. Interventions for educating children who are at risk of asthma-related emergency department attendance. *Cochrane Database Syst Rev*. 2009;(2).
151. Rowe BH, Spooner C, Ducharme F, Bretzlaff J, Bota G. Corticosteroids for preventing relapse following acute exacerbations of asthma. *Cochrane Database Syst Rev*. 2007;(3).
152. Edmonds M, Brenner BE, Camargo CA, Rowe BH. Inhaled steroids for acute asthma following emergency department discharge. *Cochrane Database Syst Rev*. 2000;(3).
153. Files DC, Patel N, Gabretsadik T, Moore PE, Sheller J. A retrospective characterization of African and European American asthmatic children in a pediatric critical care unit. *J Natl Med Assoc*. 2009;101(11):1119-1124.
154. American Thoracic Society, European Respiratory Society, the European Society of Intensive Care Medicine, and the Société de Réanimation de Langue Francaise. International Consensus Conferences in Intensive Care Medicine: noninvasive positive pressure ventilation in acute respiratory failure. *Am J Respir Crit Care Med*. 2001;163:283-291.
155. Soroksky A, Stav D, Shpirer I. A pilot prospective, randomized, placebo controlled trial of bilevel positive airway pressure in acute asthmatic attack. *Chest*. 2003;123:1018-1025
156. Beers SL, Abramo TJ, Bracken A, Wiebe RA. Bilevel positive airway pressure in the treatment of status asthmaticus in pediatrics. *Am J Emerg Med*. 2007;25:6-9.
157. Williams AM, Abramo TJ, Shah MV, et al. Safety and clinical findings of BiPAP utilization in children 20 kg or less for asthma exacerbations. *Intensive Care Med*. 2011;37:1338-1343.
158. Frazier MD, Cheifetz IM. The role of heliox in paediatric respiratory disease. *Paediatr Respir Rev*. 2010;11:46-53.
159. Gluck EH, Onoranto DJ, Castriotta R. Helium-oxygen mixtures in intubated patients with status asthmaticus and respiratory acidosis. *Chest*. 1990;98(3):693-698.
160. Anderson M, Svartengren M, Bylin G, Philipson K, Camner P. Deposition in asthmatics of particles inhaled in air or in helium oxygen. *Am Rev Respir Dis*. 1993;147(3):524-528.
161. Reuben AD, Harris AR. Heliox for asthma in the emer-

gency department: a review of the literature. *Emerg Med J.* 2004;21(2):131-135.

162. Rodrigo GJ, Pollack CV, Rodrigo C, Rowe BH. Heliox for non-intubated acute asthma patients. *Cochrane Database Syst Rev.* 2006;(4).

163. Bratton SL, Newth CJL, Zuppa AF, et al. Critical care for pediatric asthma: wide care variability and challenges for study. *Pediatr Crit Care Med.* 2012;13(4):1-8.

164. Carroll CL, Smith SR, Collins MS, Bhandari A, Schramm CM, Zucker AR. Endotracheal intubation and pediatric status asthmaticus: site of original care affects treatment. *Pediatr Crit Care Med.* 2007;8(2):91-95.

165. Deho A, Lutman D, Montgomery M, Petros A, Ramnarayan P. Emergency management of children with acute severe asthma requires transfer to intensive care. *Emerg Med J.* 2010;27:834-837.

166. Werner HA. Status asthmaticus in children: a review. *Chest.* 2001;(119):1913-1929.

167. Zimmerman JL, Dellinger RP, Shah AN, et al. Endotracheal intubation and mechanical ventilation in severe asthma. *Crit Care Med.* 1993;21:1727-1730.

168. Nehama J, Pass R, Bechtler-Karsch A, Steinberg C. Continuous ketamine infusion for the treatment of refractory asthma in a mechanically ventilated infant: case report and review of the pediatric literature. *Pediatr Emerg Care.* 1996;12:294-297.

169. Carroll CL, Zucker AR. Barotrauma not related to type of positive pressure ventilation during severe asthma exacerbations in children. *J Asthma.* 2008;(5):421-424.

170. Slutsky AS. Mechanical ventilation. *Chest.* 1993;104: 1833-1859.

171. Saranaik AP, Daphtary KM, Meert KL, Lieh-lai MW, Heidemann SM. Pressure-controlled ventilation in children with severe status asthmaticus. *Pediatr Crit Care Med.* 2004;5(2):133-138.

172. Hebbar KB, Petrillo-Albarano T, Coto-Puckett W, Heard M, Rycus PT, Fortenberry JD. Experience with use of extracorporeal life support for severe refractory status asthmaticus in children. *Crit Care.* 2009;13(2).

173. Shankar V, Churchwell KB, Deshpande JK. Isoflurane therapy for severe refractory status asthmaticus in children. *Intensive Care Med.* 2006;32:927-933.

174. Flores G, Abreu M, Tomany-Korman S, Meurer J. Keeping children with asthma out of hospitals: parents' and physicians' perspective on how pediatric asthma hospitalizations can be prevented. *Pediatrics.* 2005;116(4): 957-967.

175. Cates CJ, Jefferson T, Rowe BH. Vaccines for preventing influenza in people with asthma. *Cochrane Database Syst Rev.* 2008;(2):CD000364.

176. Fuhrman C, Dubus J, Marguet C, et al. Hospitalizations for asthma in children are linked to undertreatment and insufficient asthma education. *J Asthma.* 2011;48: 565-571.

177. Knudson A, Casey M, Burlew M, Davidson G. Disparities in pediatric asthma hospitalizations. *J Public Health Manag Pract.* 2009;15(3):232-237.

178. Mochizuki H, Muramatsu R, Hagiwara S, Takami S, Misuno T, Arakawa H. Relationship between bronchial hyperreactivity and asthma remission during adolescence. *Ann Allergy Asthma Immunol.* 2009;103:201-205.

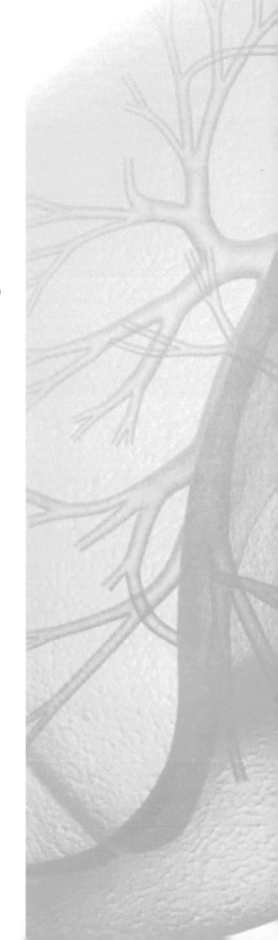

第14章
囊细胞纤维症

彼得·小莫嘉泽, MD, PhD
霍莉·洛森, PT
凯伦·冯·伯格, PT
安德烈·L·奥内斯托, BA, RRT

本章目标

通过本章的学习,你将能:

1. 确定囊细胞纤维症会影响到机体哪两个系统及其临床表现。
2. 叙述筛查与诊断囊细胞纤维症的过程。
3. 描述 6 种可用于清理囊细胞纤维症患者呼吸道的方法。
4. 根据囊细胞纤维症患者的症状和体征为他们推荐吸入性治疗方法。
5. 为囊细胞纤维症患者制定一份每日治疗计划。
6. 举出能引发肺病急性发作的常见病原体。
7. 列举出囊细胞纤维症进展中所表现出的几个常见并发症。

■■ 赖安·格雷布

你是一名大型儿科医院肺病门诊的呼吸治疗师,此时正准备与一名新就诊病人见面。赖安是一名被诊为囊细胞纤维症(CF)的 4 周龄男婴。新生儿筛查 CF 结果呈"阳性"而被诊断患此病,其儿科医师提出给他做发汗试验。该测试有助于确诊 CF。

囊细胞纤维症

囊细胞纤维症(cystic fibrosis,CF)是一种遗传性疾病,其特征是气道上皮离子转运异常导致进行性阻塞性肺部疾病。黏稠分泌物聚集导致小气道阻塞和慢性感染及炎症。

CF 是影响白种人寿命最常见的遗传病。其影响白种人几率为 1/3200,但在西班牙裔和非裔美国人中不常见(1)。CF 是一种由囊细胞纤维症跨膜调控因子(*CFTR*)基因的两个纯合子基因突变所引起的常染色体隐性遗传性疾病。根据分子的不同结果可将 *CFTR* 基因突变进行分类(见表 14-1)。CF 患儿的父母是单个 *CFTR* 基因突变的无症状携带者。25 个白人中约有 1 人携带 *CFTR* 基因突变。CF 在男女中的发病率相同(1)。

既往 CF 一直被认为是一种儿科特有的疾病,原因是 CF 患儿通常活不到成年。然而现在情况有所改变。医疗技术的进步已使 CF 患者的预估存活年龄的中位数有所增加,超过 38 岁(见图 14-1)(2)。据估计,实际上在此书出版时美国成人 CF 患者的数量会超过儿童患者。该方面的进展归功于专业护理中心的跨学科团队提出了一种积极地为患者提供肺部治疗和护理与营养支持的方案。该方案已经成为提高 CF 患者存活率的基本保障。

表 14-1　CFTR 突变分类

分类	异常	举例
1	CFTR 未合成	W1282X *
2	CFTR 已生成,但并未到达细胞表面	F508del
3	CFTR 到达细胞表面但未被正常激活	G551D4
4	CFTR 到达细胞表面,但氯离子传导异常	R117H
5	减少 CFTR 生成,以减少细胞表面的 CFTR	A445E
6	细胞表面的 CFTR 不够稳定	

此表源于参考文献 15

*突变的数目标示出蛋白质定位的变化。数字前的字母为预期的氨基酸,数字后的字母是突变的氨基酸。在 *CFTR* 编码区之外发生的突变也会有类似术语

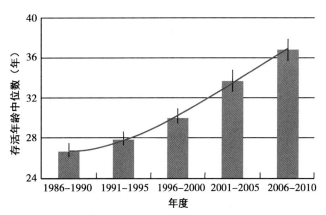

图 14-1　上图为美国 CF 患者的预估存活年龄的中位数(该图源于 2010 年马里兰州贝塞斯达 CF 基金会的病人注册报告,已经过批准引用)

病理生理学

囊细胞纤维症是由 *CFTR* 基因突变引起的,*CFTR* 基因可以编码出一种能驻留在气道上皮细胞表面的氯离子通道(3)。该病患者气道内缺乏氯离子分泌,

同时伴随过多的钠离子从气道腔排出（4）。这些离子转运的变化会导致覆盖在气道表面的液体层发生脱水。人们认为发生脱水的气道表面会削弱黏膜纤毛清除功能，这是气道的主要防御机制（5）。分泌物的积聚与气道防御机制的丧失会使气道中定植一些特异性细菌，如金黄色葡萄球菌和绿脓杆菌。约有80%的患者最终会感染绿脓杆菌（见图14-2）（2）。感染某些病原体，如绿脓杆菌、洋葱伯克霍尔德菌和耐甲氧西林金黄色葡萄球菌（MRSA），会使患儿的肺功能迅速下降，同时死亡率增加（6-8）。CF患儿的气道阻塞与持续性感染与慢性炎症有关。这一持续性炎症的最终结果是导致支气管扩张和肺实质性损害。

根据最终分子缺陷可将 CFTR 基因致病的突变进行分类（见表14-1）。虽然在 CFTR 中确定了1900多个突变基因，但并非所有突变都能致病（9）。最常见的 CFTR 突变是 F508del，它会产生一种在蛋白质的508处缺少苯丙氨酸的蛋白质（简写为 F）。该异常蛋白质发生错误折叠且不能到达细胞表面（10）。根据 CFTR 基因突变是否出现胰腺功能不全，人们经常将其分为轻度或重度（见下面胃肠道表现的讨论）。有残余氯离子转运突变的患儿属于轻度。

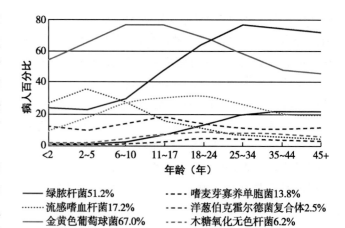

图 14-2　肺囊细胞纤维症病人呼吸道分泌物细菌培养（该图源于贝塞斯达肺囊细胞纤维症基因 2010 年病人注册报告）

临床表现

CF 出现的缺陷性氯离子转运在各个器官系统中的表现，可见图14-3。

胃肠道表现

CF 患者的胃肠道症状较常见。约10%～15%的患儿因出生后不能顺利排出胎便而患肠梗阻（2）。人

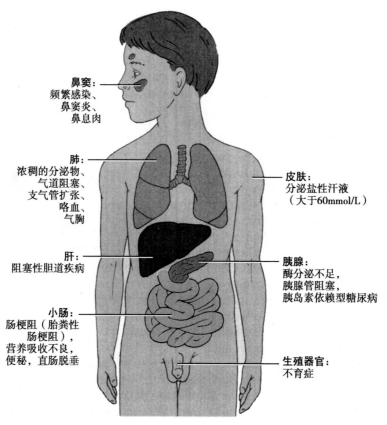

图 14-3　囊细胞纤维症的临床表现

们将这种情况称之为胎粪性肠梗阻,这是一种危及生命的并发症,常常需要手术治疗。大多数 CF 患者存在胰腺分泌不足,这就意味着胰腺没有分泌足够量的酶以助消化食物。所产生的吸收障碍症状包括出现油脂、油腻、大块儿或恶臭的异常大便、肠积气增加且引起吸收不良。用胰腺酶补充剂治疗能改善肠道吸收并促进患儿生长发育。为确保肠道吸收足够的营养与热量,必须在患儿每餐和每次零食中摄入胰腺酶替代制剂。然而即便采用胰腺酶替代疗法,CF 患者对热量的需求依然是正常儿童的 1.5～2 倍(11)。

人们通过观察发现那些体重指数(BMI)较高的患儿具备良好的肺功能,基于此引发人们对 CF 患者提供充分营养的重要性的关注(见图 14-4)(11)。虽然这些数据并未证明这种因果关系,但已经表明了 CF 患者应该尽可能维持 BMI 正常。

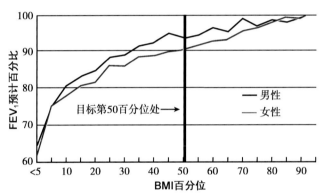

图 14-4　身体质量指数(BMI)所测量的肺功能(FEV₁)与营养状况的关系图(该图源于 2010 年马里兰州贝塞斯达 CF 基金会的病人注册报告,已经过批准引用)

肺部表现

黏性分泌物阻塞小气道引起感染和炎症最终导致支气管扩张和黏液栓(见图 14-5 及图 14-6)。得到充分治疗的患有 CF 的婴幼儿一般情况下很少有呼吸道症状。然而气道的持续损伤最终会导致慢性咳嗽和产生痰液。慢性呼吸道症状的进展过程不断变化且难以预测。无法预测出呼吸道疾病的发病时间给许多家庭带来较大压力。尽管肺功能不佳的大龄儿童更易咳嗽和产生痰液,但这些症状在任何年龄都会出现,并不一定与严重的肺功能测试异常有关。

在出现呼吸道症状之前,CF 新生儿筛查法的广泛应为预防性治疗提供了机会。该疗法的目的是为了防止肺部损害并使患者保持适当的增重。

随着年龄的增长,咳嗽和痰液最终会成为患儿的常见症状。体检时可以听及爆裂音。有相当比例的

CF 患儿因气道高反应性而发生周期性喘鸣。这种哮喘表型在 CF 患儿中相当常见,使用沙丁胺醇可治疗此类哮喘。变应性支气管肺曲霉菌病(ABPA)是造成 CF 患者喘鸣的另一原因(具体见本章后半部分的 ABPA 及案例 3)。

放射学研究对肺部疾病的监测起一定作用。胸部 X 线照片(见图 14-5)或计算机断层扫描(CT)(见图 14-6)能显示支气管扩张和黏液栓的影像。由于放射学变化呈现不均匀性,故人们常常先在肺上叶观察到该变化,因此通常用肺功能测试来监测 CF 肺病的进展。大部分临床医生侧重测量患者一秒钟的最大呼气量(FEV₁),因为 FEV₁ 是与死亡率关系最大的参数(12)。

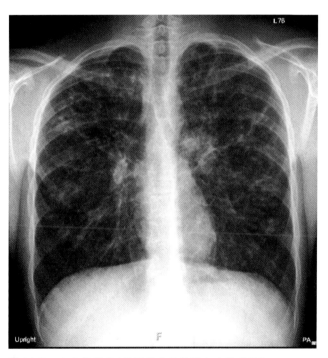

图 14-5　支气管扩张(该图片由医学博士皮特提供)

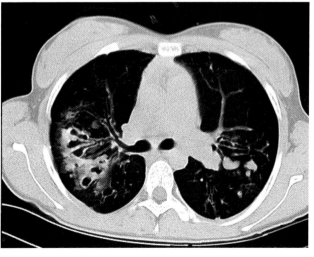

图 14-6　支气管扩张 CT 扫描片(该图片由医学博士皮特提供)

其他表现

CF 患儿会普遍出现某种程度的鼻窦疾病，但他们的症状体验却各不相同。鼻窦 CT 扫描总会显示出一定程度的鼻窦受累。因此通常会根据症状进行治疗而非放射学表现。鼻息肉和肥厚黏膜在 CF 患儿中较为常见。像在肺部一样，黏稠的分泌物会导致慢性细菌性定植和复发性感染。使用生理盐水灌注和局部类固醇这种慢性疗法常常能成功控制鼻腔症状。然而手术疗法也许能治疗有持续症状或多骨息肉迹象和其他并发症的患者。

胆汁分泌发生改变常常导致胆管阻塞和轻度肝功能异常。重度胆汁淤积性肝病会导致 4%～5% 的 CF 患者患肝硬化和门静脉高压(2)。先天性双侧输精管缺失造成男性不育也很普遍。

诊断

美国的 50 个州均使用 CF **新生儿筛查法**，全世界许多国家也在用该方法。新生儿筛查试验能确定出可能患 CF 的婴儿；然而实际上并非所有新生儿筛查试验结果为阳性的婴儿都患有 CF。新生儿筛查试验结果为阳性的婴儿肯定还要接受能确诊 CF 的附加试验。

毛果芸香碱电离子导入法是诊断 CF 的黄金标准，人们通常称其为"发汗试验"(13)。该试验可测量出汗液中的氯离子含量。汗腺管中缺乏 CFTR 会抑制对分泌性氯离子的再吸收，这就会导致 CF 患者汗液中氯离子含量的增加(14)。

也可通过检测两种 *CFTR* 致病突变基因的方法来诊断 CF。通常使用几组常见的 CFTR 基因突变来完成基因检测。在美国，测试最常见的 23～32 突变将检测出约 90% 的高加索 CF 患者，然而其他少数种族的检测率较低，在这些种族中主要的致病基因也许是不太常见的 *CFTR* 基因突变。整个 *CFTR* 基因排序在商业上有一定用途，而且在某些案例中也适于做诊断。鼻电位差(NPD)试验是一种测量鼻腔上皮细胞中盐输送能力的技术。该试验对氯离子输送出异常的检测相当敏感，因此可用它来进行 CF 诊断(13)，然而 NPD 试验只能在数量有限的 CF 研究中心进行。

■■ 当莱恩第一次到达预约的 CF 诊所就诊时，他并没有呼吸道症状。然而他的体重增加困难，而且还有油腻性和恶臭性大便，这表明他有吸收障碍。

管理和治疗

CF 的预防疗法包括常规护理、筛查法及通过门诊就诊。框 14-1 为囊细胞纤维症基金会当前推荐使用的临床护理指南。

框 14-1 每年护理、筛查和预防指南
每年有 4 次或多次就诊
4 次或多次呼吸培养
6 岁或以上患儿且身体能够自理，需要做 2 次或多次肺功能测试(PFT)
6 个月以上患儿需注射流感疫苗
测量脂溶性维生素水平
10 岁或以上患儿进行口服葡萄糖耐糖测试
测量血液中肝酶含量

CF 肺病管理是日常管理，目的是改善气道清理能力和肺功能，以及尽早开始对肺部感染或急性发作的治疗，以免对患者的肺功能和生活质量造成永久损害。

日常治疗包括气道清除技术、运动、吸入治疗和感染控制。肺部感染和恶化的治疗包括许多相同的技术，但是需要增加治疗时机或治疗方式来改善症状并清除有害病因。

气道清除

气道清除技术(airway clearance techniques,ACTs)是日常治疗与 CF 个体管理的一个重要部分(见表 14-2)。气道清除一般与吸入疗法结合使用(本章后面会讨论此问题)。如前所述，CF 气道会产生大量难以流动且会损害黏膜纤毛清除的稠而黏的黏液。由于难以将黏液向上运出气道，这将使病人置于气道感染和气道炎症的高风险中。

ACTs 提高了分泌物的流动能力，从而减少了气道阻塞、气道感染和气道炎症。提高换气和使用呼气气流是改善气道清除能力的关键策略。还可以使用许多不同的治疗方法，但应根据患者的临床表现和偏好来决定使用特定的疗法。尽管系统综述已经确立了各种 ACTs 的短期疗效，但还未发现可以表明哪种策略更好的确凿证据(16,17)(见临床实证 14-1)。

体位引流、叩击和振动

在美国，婴儿气道清除的最常见形式包括体位引流、叩击和振动(2)。体位引流是利用重力作用来流通不同肺段的黏液。(体位引流法)从解剖学角度看，是使患者的体位指向特定肺段并将肺外周的黏液引入偏气道中心的位置。传统体位引流法使用 6～

表 14-2 气道清除的适龄性通用指南

ACT	婴儿	幼儿	学龄前儿童	学龄儿童	青少年	青年
体位引流、叩击和振动	M	M	Y	Y	Y	Y
高频胸壁振动	N	Y	Y	Y	Y	Y
主体呼吸循环技术	N	N	Y	Y	Y	Y
振动性呼气压力	M	M	PEP 气泡	Y	Y	Y
PEP 振动装置	N	N	作为辅助	Y	Y	Y
自体引流	M	M	M	Y	Y	Y
呼吸游戏	N	Y	Y	Y	Y	Y
肺内叩击通气	N	N	N	Y	Y	Y
锻炼	Y	Y	Y	Y	Y	Y

Y 表示是；N 表示不；M 表示改良后的技术可以使用

● **临床实证 14-1**

何时开始气道清理？

　　CF 新生儿筛查法的广泛使用意味着现在病人常常在肺部疾病没有明显发作之前就被诊断为 CF。对于是否给初诊为 CF 的患儿开始 ACT 治疗，这个问题是国际 CF 共同体讨论最多的一个话题。偏向"等待治疗"观点的医生认为在患儿开始出现呼吸道症状之前，不应给予 ACT 治疗。他们认为在患儿幼年时给予这种治疗会给家庭造成不必要的负担，而且患儿使用强力的 ACT（如叩击和振动）可能会激发他们的负面反应，胃食管反流和过度刺激这些潜在的副作用也可能伤害到患儿的整体健康。

　　对于赞同早期使用 ACT 的一方认为保护 CF 患儿的肺功能是疾病管理的目标之一。倡导在诊断时就开始进行气道清除暗示了可能在有临床症状表现之前就会产生肺损伤的研究论断。例如对肺部疾病稳定和（或）临床上有轻度肺部疾病的 CF 患儿进行支气管肺泡灌洗术（BAL）研究发现在婴儿出生的最初几周里就发生了炎症改变（18）。澳大利亚的 CF 门诊部介绍了一种使用支气管镜和 BAL 微生物学的监督方案，每年都使用该方案对 CF 患儿进行检查，直至他们能吐出痰液（19）。研究员们发现虽然 84% 的婴儿都没有症状，但经新生儿筛查被诊为 CF 的患儿中，有 21% 是在诊断时使用 BAL 遭到感染的。斯莱等（19）还发现在 57 名中值年龄为 3.6 个月大的 CF 患儿中，有 81% 的患儿表明存在肺病的影像学异常。令人更为担心的是这些病变会随时间不断发展（20）。因此很明显两肺可能在第一次临床症状出现之前就受到了伤害。在诊断时就开始 ACT 治疗也能让家人从一开始就建立一种常规疗法，这构建了坚实的基础并确立了 ACT 治疗的重要性，该疗法将成为每个 CF 患儿日常生活的一部分。

　　提倡早期开始气道清除的研究者认为其利远大于弊。所有的证据都支持早期治疗的论点，原因是单靠症状根本不能预测出婴儿气道里出现的损伤。由于不能用传统方式给婴儿测试肺功能，况且并非所有患者都乐意使用专业测试，因此很多人认为最好的方法是积极治疗，采取预防措施协助气道清除并防止感染。

12 种不同的姿势将头和胸向下倾斜以引流肺野中的黏液。不论年龄或病情的严重程度，针对病人情况不同，可以对该方法进行各种改进。改进过的技术会更加常用，使用 4～6 种无需将头和胸向下倾斜的姿势（图 14-7）（21）。

　　在肺段上使用叩击法进行引流以稀释气道壁黏液。使用该技术时需将双手合成杯状并拍打胸壁。拍打的频率会传输一种可以稀释气道壁黏液的能量波。这个动作类似于拍番茄酱瓶时产生液体流动的动作。

　　振动是在呼气过程中用双手或机械装置轻轻摇动胸壁产生的，其通过振动气道并增加呼气流速来流通分泌物。以上这些技术适用于任何年龄段患者，而且这些技术能着重治疗患病肺段。而这 3 种技术的劣势在于其不能被独立实施，需要 1 名照护人员的帮助才可完成，而且需要很长一段时间才能完全治愈所有肺段。给 CF 患者使用气道清除也许很常见，但如果给胃食管反流（GER）个体使用该方法，则有害无益。有证据表明因为气道中吸入胃内酸性内容物会引起气道炎症，因此体位引流的作用对 GER 群体（21）有一定伤害。该问题在幼儿中已得到深入研究。例如长期的统计学研究表明，使用头部下倾体位引流姿势的 5 岁 GER 患儿与不使用此方法的儿童比，其肺功

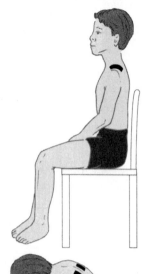

肺上叶（顶部）：
让孩子坐直，目标指向上
胸部两侧（颈部两旁），
即锁骨与肩胛骨之间

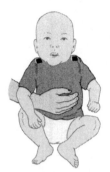

改进后的婴儿位置为
上顶部和上前叶

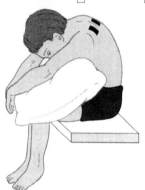

肺上叶（后部）：
端坐，但要靠着枕头，
椅子或家具的软臂将
身子向前倾斜30°，
目标指向上背两侧

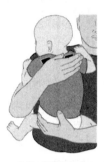

改进后的婴儿位置为
肺上叶（后部）

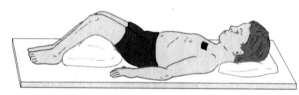

肺上叶（前部）：
让孩子躺下来，胳膊置于两侧，站在孩子头部，目标
指向锁骨与乳头之间

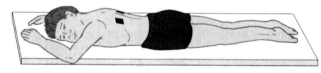

肺下叶（后部）：
让孩子趴下，目标指向肋骨架下边缘的两边下肋骨，避免
压住脊椎

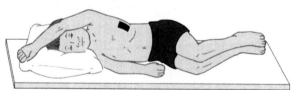

肺叶中部（左侧或右侧）：
让孩子躺在左侧，右胳膊置于头部上侧。目标指向下
乳头区的下肋骨处，在对侧重复此动作

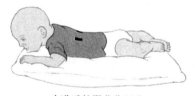

改进后的婴儿位置为
肺下叶（后部）

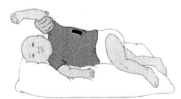

改进后的婴儿位置为左侧和右侧
（前部和后部，下部和上部）

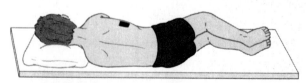

肺下叶（侧部）：
让孩子躺在左侧，使身子向腹部转四分之一，目标指向
胸下部右侧，即刚好在肋骨架底部的上侧，在对立一侧
重复此动作

图 14-7　婴儿和儿童的体位引流图。改进后的体位引流、叩击及振动位置。应注意改进后的婴儿和学步儿童体位

能下降较快且放射学改变较大（21）。因此现在在给两岁以下儿童做手动叩击和引流时，可以将改进过的体位引流法——无需倾斜儿童头部的引流法作为标准方法。一些证据还表明，给大龄 CF 儿童和青少年使用头低位倾斜姿势也会加重 GER，但在其对成人的影响方面还无确凿证据（22）。根据目前的证据，许多医生已停止给 CF 患者使用头低位倾斜体位引流姿势。

可以选择给婴儿使用的其他气道清除方法包括改进的自体引流和婴儿呼气期正压，本章后面会讨论这两种方法。

高频胸壁振动

给学步患儿维持定期气道清除计划给许多父母带来了困难。学步儿童的独立意识与冒险意识在不断形成发展，他们常常不喜欢受到 ACTs 的限制，可能会抗拒护理者给他们提供治疗，而且可能不会安静坐着接受改进过的体位引流和叩击疗法，因此家人会担心孩子没有受到充分治疗。使用高频胸壁振动（HFCWO）可能是解决此问题的方案，该技术使用一种带有充气式背心的空气脉冲发生器，该发生器在标定压力下可快速使背心充盈或缩小，发生器的频率和压力可以调节。HFCWO 产品包括智能排痰背心（Electromed 公司）、排痰背心（Hill-Rom 公司）和排痰系统（RespirTech 公司）（见图 14-8）。HFCWO 产生振动和增加呼气流速的动作就像轻轻地吹几下气或咳嗽几下一样，可以使气道壁的黏液脱离并将分泌物移向气道上部。振动频率可调节为每秒钟 6～25 次以增加气道中的呼气流速。

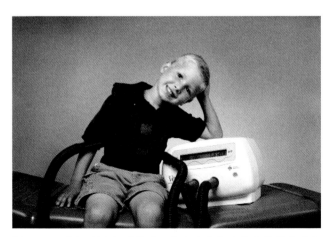

图 14-8 高频胸壁振动装置（图片源于美国约翰霍普金斯大学，网址为 www.hopkinscf.org，已准许引用）

研究还表明 HFCWO 可通过减少分泌物，增加黏液的拉丝力并提高纤毛的摆动幅度来改变黏液特性

（23）。有假设认为当个体产生的兴奋振动与系统自身的自震频率匹配并被放大时，会产生一种共振现象。研究认为当 HFCWO 的频率与病人自身纤毛摆动的频率匹配时也会产生共振现象。纤毛摆动幅度的提高能有效辅助受损的黏液纤毛传输功能。

HFCWO 的设定值是根据患者对治疗的反应效果来选定的。压力值应该设定为每次所选频率的最高耐受值。一种方法是用一个恒定频率去试图匹配个体的纤毛摆动频率，另一种方法是在更快的振动将黏液击起并使其离开气道之前，把频率由低速变为高速以去除黏液。设定值不同，患者的反应也不同，因此尝试使用舒适的设定值来达到最佳个体效果非常重要。

HFCWO 是一种可以终身使用的治疗方式，这种治疗技术手段可以独立并长期使用。这项技术可以给因虚弱无力、疾病严重或年龄太小而不能使用其他呼吸技术方法的患者使用。当孩子长大可以穿上背心时就可以给他们使用 HFCWO。学步儿童可以坐着接受治疗或在机器附件的有限半径内移动使用。学步儿童是使用 HFCWO 的绝佳年龄，原因是他们通常很喜欢感官与前庭刺激，而且 HFCWO 带来的整体感觉也会激起他们的好奇心。在治疗期间必须要注意确保儿童头部避免受到有力的胸壁振动带来的伤害。

配置和技术独立是 HFCWO 的另一个优点。一旦编程了正确的设定值，机器就会持续护理病人，而其他治疗手段比较复杂，更依赖于病人或看护人员对治疗技术的掌握程度。HFCWO 特别适合给容易分心或无法坚持完成其他治疗方式的儿童使用。一旦开始，HFCWO 可在整个儿童期使用直到进入成年。设定值需要定期重新评估以确保患者随着年龄的增加仍能接受到最佳的治疗效果。

用力呼气技术和有效呼吸周期

通常学前儿童和学步儿童遵循相同的生活习惯，但是像用力呼气技术（FET）和有效呼吸周期（ACB）这样的新疗法也许可以培养学步儿童的耐心、专注度及肺耐力，以便他们可以正确进行呼吸运动。

用力呼气技术

FET 亦称吹气，应将其归进所有的 ACTs 技术中。吹气会使呼气流增加，从而将远处小气道里的黏液移动到偏气道中心的位置，而此位置的黏液随后会随咳嗽咳出。儿童大约在四岁时就能有效地结合使用吹气了，应该教会儿童在呼气时使嘴部呈现出一个大大的 O 形形状，可以给嘴前放一张卫生纸作为视觉反馈，鼓励他们尽力呼气使卫生纸飞起来，也可以教他们在镜子前吹气,让镜子起雾。多数婴儿大约在九个月大时就开始模仿别人的动作,因此在最开始指导患儿接受气道清除治疗时,护理者可以夸张地吸一口气或咳嗽一下。

FET(和其他 ACTs)的效果有赖于等压点(EPP)和侧枝通气这两个概念。EPP 是气道里的区域,在这里气道内(腔内压力)的压力与外部肺实质施加的压力(腔外压力)相等(图 14-9)。一般情况下,外腔压力保持恒定但内腔压力会随病人的吸气和呼气而发生变化。吸气期间气道压力会逐渐减少而呼气时气道压力会增加。深度吸气时,末端气道压力将明显增加。由于呼气期间压力会降低,故在内腔与外腔压力处存在一个相等的点,这个点就是 EPP。在刚刚接近 EPP(接近口腔部)位置的气道压力较为轻微,正是这个气道压力或挤压才有助于将分泌物移出末端气道。

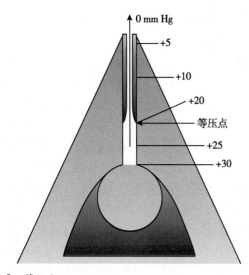

图 14-9 等压点

ACTs 还可以利用遍布全肺的侧枝通气来清除黏液。空气可通过内支气管和支气管肺泡的连接或通道在整个气道内传输而不受任何黏液的堵塞。很多 ACTs 会结合 2~3 秒的吸气屏气来利用侧枝通气打开末端气道和肺泡并使空气把黏液移至口腔附近。

为了完成 FET,患者应该小吸一口气,然后吸气屏气进行侧枝通气。吸入小量空气可使 EPP 偏向末端气道,从而增加移除小气道黏液的几率。呼气要足够迅速以克服气道阻力,但也不能太快以至产生气道塌陷。指导病人的一般准则是在呼气期间他们不能听见任何刺耳或喘息的声音。接下来的吹气量应等同于吸气潮气量或比其稍大。第三次的吸气量

应增加至接近吸气储备量,从而移动黏液进入较大的中心气道中。以上每次呼吸都应伴有一次吸气屏气和用力呼吸。这一连串的三次吹气应归入大部分 ACTs 中。

尽管上面描述的这一系列吹气技术并不是一定需要的,但是很多患者的较大气道中都可能有黏液,因此他们会受益于 FET 所产生的较大吸气量。因为所有的 ACTs 的吹气部分都应依患者的个人需求来进行。

有效呼吸周期

ACB 是一种既易于教授又易于患者学习的基本呼吸运动。一般情况下,可将 ACB 有效地推荐给学龄儿童使用。ACB 适应于各种治疗情况且可结合其他 ACTs 使用(如手动体位引流法和 HFCWO)。

ACB 期间,患者的周期经过三种呼吸类型(见图 14-10):

● 呼吸控制(即正常的、理想型的隔膜式呼吸)
● 胸廓扩张度
● FET

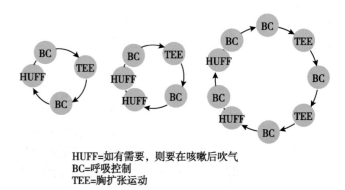

HUFF=如有需要,则要在咳嗽后吹气
BC=呼吸控制
TEE=胸扩张运动

图 14-10 有效呼吸周期

患者应坚持用正常的呼吸形式开始 ACB,当患者准备好时,就开始胸廓扩张呼吸。执业医生可以提供一个触觉提示来促进深呼吸(如双手放于胸腔下侧以促进侧肋扩张),双手置于胸腔会提供感受刺激使通气增加至肺部某一部位。最多完成三到四次扩张呼吸,之后坚持完成至少三到四次呼吸控制,如果为了从深度呼吸中恢复过来,可以增加呼吸控制的完成次数。重复这一过程,直至患者或治疗师听到或感觉到黏液已有所稀释,此时应进行一系列吹气,如果黏液已移入中心气道则应开始咳嗽,如病人无此需要,则无需强制要求其咳嗽。吹气和咳嗽都应该放松呼吸,然后重复整个过程。

ACB 治疗没有固定的循环次数限制,循环次数因病人而异、因治疗而异。一般而言,在只单独使用

ACB 治疗时，整个呼吸模式应至少循环 20 分钟（见图 14-10）。体位引流姿势也可以与 ACB 疗法结合起来定位具体肺段。

正压呼气

正压呼气（positive expiratory pressure，PEP）是 20 世纪 70 年代丹麦引进的一种气道清除技术，学龄前儿童也可以使用这种 PEP 方法(24)。正压是在阻止呼气时在气道处产生的压力(25)。这种在气道中产生的正压通过下列步骤可以辅助气道清除：

- 扩张气道以阻止气道塌陷
- 促进侧枝通气
- 增加功能残气量（FRC）

通过一个连接在单向阀门上的呼气电阻器使嘴部开口机械性缩小自然就会产生阻力，这种呼吸游戏可以作为初级 PEP 介绍给学步儿童和学龄前儿童使用。例如当一个孩子在吹泡泡时，吹气会通过其紧缩的嘴唇完成，这就是一种缩窄口腔出口的方法。涉及吸管吹气的其他例子有使用乐器玩具或聚会吹生日蜡烛。对学龄儿童和小学儿童来说，气泡 PEP 是一个有趣的活动，在医院或家中使用一般工具即可完成（框 14-2）(26)。孩子们用呼吸吸管和一个装着水和洗涤剂的瓶子就可以吹泡泡了。水的深度与吸管的直径决定呼气阻力和产生的 PEP 量。

一些学龄儿童太小还不能正确并独立地使用 PEP，并将振动 PEP 机械装置（下文有所论述）作为气道清除的唯一方式，但可将其作为一种辅助疗法使用。当儿童可以完全完成该机械装置要求的各项动作，包括有规律吹气和保持封闭系统，则可以考虑将 PEP 装置作为一种日常治疗的选择。

PEP 装置有 PEP/Rmt（总部位于瑞典默恩达尔的阿斯特拉科技生产）、百瑞 PEP（百瑞呼吸设备由弗吉尼亚州中洛锡安生产）和希拉 PEP（都柏林的史密斯医疗公司生成）。这些带有低压 PEP 装置的目标是通过使用一个连接在可调节电阻器上的密封面罩或吹嘴在中部呼气处产生 $10\sim20cmH_2O$ 的压力。可以将压力计同该装置连接起来以监控目标呼气压。该技术在使用和教授上都相对简单。儿童使用此装置时要呼吸 $10\sim15$ 次。吸入量应略大于潮气量，呼气量应足够有效以克服气道阻力。

连续稳定地呼吸增加了气道中的压力和气体量从而暂时增加 FRC。暂时增加的 FRC 利用气道与肺泡间的侧枝通气使之前塌陷的肺泡得以连续补充并重新扩张。然而只有在封闭的系统中连续呼吸，FRC 才会有所增加，如果气体从系统中的任一部分漏出，则不会产生这一预期效果，因此对于任何用密封吹嘴进行连续呼吸而不能保持张口呼吸的患者，要给他们使用面罩和鼻夹，这一点很重要。与其他 ACTs 比，在重复该循环之前，为移动并协助清除分泌物，应该在每一系列呼吸之后紧接着进行吹气。

对于呼吸道疾病中有哮喘成分的患者，PEP 也许是最有效的 ACT 手段，原因是该疗法可防止狭窄气道发生塌陷(27)。在 CF 子组中，反应性气道的塌陷性能捕捉到气道里的黏液。PEP 气道的支架特性可以稳定气道使空气顺黏液后面的侧枝通气而下，以此来移动黏液。

某些 CF 治疗中心也给患儿使用 PEP。虽然婴儿的侧枝通气通道发育尚不完整，但由于肺泡互相依赖，暂时增加的 FRC 也能给患儿带来益处。两肺中暂时增加的气体容量可使健康的肺泡产生一种外力，这种外力可以促使缩小的肺泡再次扩张阻塞的气道。良好的肺通气可以通过缓解之前塌陷的气道缺氧来减少感染和发炎几率。

给婴儿使用的 PEP 技术是经过改良的。将一个小型婴儿 PEP 面罩置于婴儿口部和鼻部使其呼吸 $10\sim15$ 次。大龄儿童和成人使用 PEP 技术会产生 $10\sim20cmH_2O$，婴儿使用 PEP 技术预计会产生中部呼气压为 $3\sim5cmH_2O$。治疗目标是优化肺部通气。婴儿使用 PEP 的另一个不同点是他们不能自己完成 FET。治疗师可以使用一些手段来刺激咳嗽或完成 FET，例如后面讨论的辅助式自体引流技术。

框 14-2

泡泡 PEP 是给需要通过他人帮助来清除肺部黏液的幼儿患者发明的(22)。该创造性治疗能产生积极的反馈，可以帮助父母获得孩子的合作与兴趣。

设备
- $15\sim18$ 英寸长的管子
- 塑料容器（如 1 加仑大小的空牛奶或果汁盒）
- 注射少量的洗碗清洁剂
- 滴少许食物着色剂（添加方式随意）
- 水

方法
1. 在容器中注入 $4\sim5$ 英寸的水，水的深度与管子的直径将影响产生的 PEP 量。
2. 给水中添加清洁剂和食物着色剂（添加方式随意）。
3. 把管子拧细穿入容器瓶底，并将管子末端置于水底。
4. 把容器直立在大盆、桶里或在室外使用。

特别说明
1. 让患儿长呼一口气吹过管子底部，呼吸应该会使气泡上升进入容器颈部。
2. 大龄儿童要经过一系列呼吸之后，再吹气并咳嗽。

振动 PEP

振动 PEP 是 PEP 的一个子类，美国临床医生最经常使用这项技术（2），可以把它介绍给学龄儿童。这些振动装置包括 acapella（美国 Smiths Medical 公司）、Flutter（美国 Aptalis 公司）、Quake（美国 Thayer 医疗公司）和 RC Cornet（德国 R. Cegla GmbH & Co. Montabaur 公司）。振动 PEP 装置将 PEP 与高频呼气振动相结合（25）。PEP 之外产生的流体依赖型振动在理论上和 HFCWO 装置产生的振动运动模式相似。如果确立了正确的振动频率，这些振动通过共振作用有助于减少痰液黏稠度并提高纤毛摆动力。振动会持续干扰呼气气道，使正压力波移动分泌物并促使其移向气道上部。

振动 PEP 装置的功能和设计差别不大。最独特的振动 PEP 装置是 Flutter。该装置的振动优势远大于其 PEP 的特色。振动频率取决于装置在嘴部的放置角度，为使空气能有足够的时间通过侧枝通气进入先前阻塞的气道和肺泡中，需要进行一次吸气屏气。Flutter 并不像其他装置一样提供足够的 PEP，因此在封闭的 PEP 装置系统或 acapella 装置中，不会发现 FRC 的增加。

Acapella 比 Flutter 的 PEP 特征更多。该装置的振动频率不以角度为依据，它有一个呼气流速超过 15L/min 的选项（见图 14-11）。该装置还可以为幼儿和肺功能较差的患者选择更适合他们的低呼气流速。通过刻度盘就可以控制 PEP 的量和振动频率，增加 PEP 将增加振动频率。在其他方向调整刻度盘可通过减少 PEP 来增加 acapella 的振动效果。

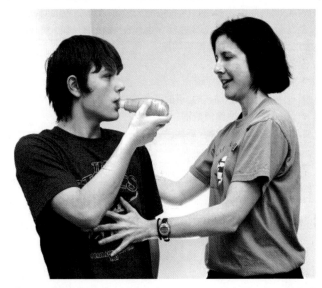

图 14-11 振动 PEP CF 少年使用 acapella 振动 PEP 装置呼吸。（图片源于美国约翰霍普金斯大学，网址为 www.hopkinscf.org，已准许引用）

振动 PEP 的使用说明应遵循 PEP 对照物的使用说明。屏气循环 10～15 次的呼吸要稍大于潮气呼吸容量。在重复该循环前立即吹气、咳嗽，然后控制呼吸。总治疗时间应为 15～20 分钟，且一般规定一日进行两次。然而与其他 ACTs 比，该计划应依患者个人需要而定。

有些气喘的 CF 患者或气道易于塌陷和喘息的患者可能会发现该振动效果会加重他们的症状，因此标准 PEP 可能并不是此类亚群患者的一个必要选择。

高压 PEP

高压 PEP（high-pressure PEP，HIPEP）技术在美国并不常用。它采用的增加潮气呼吸压力为 30～100cmH₂O（28），随后需要大量吸气和吹气来对抗该阻力。患者将痰液咳入面罩，该技术会不断重复直至不再产生任何痰液。向面罩用力呼气以保持气道畅通的时间更久，对病人来说这是一种较为疲惫但却很省时的治疗技术。对于明显产生分泌物、过度咳嗽却又无法排出痰液的患者是一种治疗选择。应该注意的是使用 HIPEP 有发生气胸的风险，尤其是患严重气道阻塞的病人尤要认识到这一点。

自体引流

自体引流（autogenic drainage，AD）是一种独立的呼吸技术，使用该技术病人会以不同的肺容量呼吸以移动分泌物（见图 14-12）。大龄儿童和青少年可有效地使用 AD 完成气道清除。自体引流是一种个性化技术，旨在使用一种同步且均衡的方式最大可能地提高支气管树区域的线性气道流速。需要用开放声门以较低速气流完成吸气，每次呼吸要有 2～3 秒的呼吸屏气，再通过开放式上气道高速呼出气体。为避免气道塌陷，需平衡呼气压以使其与支气管壁稳定协调。自体引流由三个阶段组成，即：

- 分离
- 收集
- 排出

开始 AD 前，应清洁上气道（如擤鼻、咳嗽）。AD 的第一阶段是"分离"。在此阶段，患者应以低肺容量呼吸，向补呼气量呼气。进入补呼气量后，患者吸入潮气量，随后屏气 2～3 秒。一直持续此水平呼吸，直至小气道中的分泌物发生移动。

第二阶段涉及在中型气道收集黏液的过程。呼气量要低于潮气量，但不能比第一阶段低。再次重申，在该阶段要保持呼吸直至黏液聚集在中型气道中。当有分泌物移动的声音出现时，会出现黏液聚集的现象。

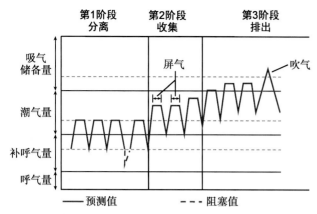

图 14-12　自体引流

最后一个阶段是"排出"。在此阶段，要增加吸气容量。在所有阶段中每一次呼吸都应有屏气环节。在排出阶段，呼气量和潮气量呼吸均正常。分泌物再次被移动至偏气道中心的位置，当呼吸音暗示存在稀疏黏液时，AD 的最后部分会吹气并咳嗽，而在患者达到此点之前，必须控制咳嗽反射。

婴儿也许能用这种辅助式自体引流（AAD），辅助式自体引流依据的是 AD 原理。护理者通过手动改变潮气呼吸的肺容量水平来达到最佳呼气流。建议在给婴儿进行 AAD 之前，要给治疗师进行适当的培训。

肺内叩击通气

肺内叩击通气（intrapulmonary percussive ventilation，IPV）传递正压的小爆破（传递速度为 100～300 周期/分钟），这些爆破叠加在患者的自身呼吸中。可以给愿意配合治疗的学龄儿童使用 IPV。全部压力一般在 5～35cmH$_2$O 之间变化。压缩气体（25～40 磅/平方英寸）会产生振动。患者应带着面罩或吹嘴作正常呼吸。正压进入气道中可有效治疗肺不张。在将空气爆破叩击进入肺的过程中，要保持持续压力产生一种 PEP 效果。虽然可以用 IPV 给药，但并没有关于 CF 人群使用 IPV 传送药物的对照研究。当使用了未经核准的装置时，某些药物可能被分解掉。因此人们需对药物沉积量的临床效果作进一步研究。

赖安的第一次预约治疗结束时，医生指导他的父母给赖安使用改进的叩击和体位引流法治疗。CF 的特点是气道中出现异常的黏性分泌物。促使气道分泌物移动的气道清除技术是治疗慢性 CF 的主要疗法。尽管赖安没有呼吸道症状，但依然有黏性分泌物，医生告知其父母一天给为他进行两次气道清除。

运动

运动是气道清除的一个重要辅助手段。体育活动能增加每分钟通气量的呼气气流。改善后的肺通气可使之前塌陷的气道扩张并使空气通过黏液阻塞物。呼气气流增加有助于将黏液从气道壁分离下来，使其向气道中心移动完成清除。运动作为治疗的一种辅助手段，应与吹气和（或）咳嗽相结合以协助黏液清除。虽然还没有证据支持将运动作为一种独立的 ACT，但很多研究都对其对呼吸功能的总体改善作用给予肯定。

随着婴儿的长大，帮助他们运动也可助于气道清除。在一些特定活动中，改变孩子的姿势和（或）呼吸方式也能影响肺通气的分布情况。特定的运动或活动能引起呼吸方式的改变，这些活动模仿了呼吸运动的某些呼吸方式，而这些呼吸运动是等孩子长大后介绍他们进行的运动。例如父母或护理者抱着婴儿在弹力球上弹起或在护理人员的腿上被举起，能增加孩子的呼气气流并刺激吹气。

向上拉起婴儿时，他们的肩部肌肉和腹部核心肌肉会产生屏气并释放呼吸。此外促进手臂及躯干运动的活动和游戏（如做出一个把婴儿举过头顶的姿势）可通过提高胸壁弹性来完善肺部功能。运动在婴儿的气道清除中起重要作用。在瑞典，运动被作为控制 CF 的主要手段。事实上自 1983 年瑞典隆德 CF 中心已经运用了将运动作为婴儿气道清除的主要方式，而且已不再给任何患者使用体位引流或叩击疗法治疗（29）。

可以让学龄儿童使用婴儿和学步儿童玩的游戏。结合弹力球、蹦床和骑着玩的玩具都是增加运动和活动的有趣方式，这些活动方式对 CF 患儿的健康很有必要。此类活动对经呼气流速来促进黏液清除的呼吸方式也有促进作用。鼓励儿童做攀爬活动和一些增加胸大肌的活动（如跨单杠、推独轮车等），这些活动通过完善辅助呼吸/胸肌肌力及其柔韧性来改善呼吸系统。

学龄儿童和青少年常常喜欢参加一些更具组织性的个人和团体体育运动。像舞蹈、体操、瑜伽、马术、骑车、远足和团队运动，这些活动都是让孩子更活跃更具运动力的最佳方式。那些更倾向玩视频游戏和电脑的孩子可能会通过互动的游戏系统来增加他们的活跃度。有很多游戏都可以促进心肺健康及其状况，另外可以改善呼吸系统（见团队合作 14-1）。

🩺 吸入疗法

病人的日常生活中包括吸入药物的部分，这并不罕见。这些药物可用于防止黏稠黏液的形成并控制

团队合作 14-1　同物理治疗携手共进

　　呼吸治疗师要与理疗师紧密配合共同优化药物输送方式并取得成功的运动与治疗方式。负责用药与气道清除的呼吸治疗师可能会首先注意到物理疗法的一些问题。良好的姿态与体位能大大地提高雾化吸入药物的输送效果，姿态还能改善呼吸力学。理疗师可以推荐在呼吸阶段中所使用的体位介入疗法来扩大治疗效果。医生还可以简单地建议病人坐直并（或）将一卷纸巾置于脊柱后方以此来打开胸廓，这些方式都能有效地改善治疗效果。

　　压力性尿失禁是一种常见疾病，但在 CF 或其他慢性呼吸道疾病中会构成治疗性二次损伤。咳嗽和吹气对肌肉组织施加的长期反复性压力，使盆底肌肉变得虚弱无力。这就导致在咳嗽、大笑或其他活动时，患者会产生漏尿现象。由于这些情况的主诉比较尴尬，故呼吸治疗师应询问患者在 ACTs 评估时是否有此现象。在使用气道清除和雾化器治疗期间，呼吸治疗师通过观察患者的行为表现，或许可以首先发现患者是否出现这个问题。

　　预警行为包括以下几项：
- 治疗时控制咳嗽
- 治疗时患者频繁进入卫生间
- 患者表现出预防性身体姿势（如治疗或咳嗽时两腿交叉）

　　如果确定患者为压力性尿失禁，则建议其接受理疗师或女性健康专家的治疗。理疗师还可以帮助任何年龄的 CF 儿童制定有效的运动计划。患者要配合理疗师将气道清除、运动和吸入治疗整合起来，使这些疗法取得最优效果。

　　感染，长期使用还有助于保护肺功能。表 14-3 列出了 CF 患者经常使用的吸入药物。要谨记的一点是并非所有患者都可以使用这里的所有药物。个体化治疗方案应根据病人的年龄、症状及其肺病的严重程度来制定。使用这些疗法的循证指南已经出版，有助于决定使用哪种治疗方法（30）。这些指南为 5 岁以上的 CF 患儿和成人提供了有效的治疗建议。但是在使用特殊疗法或确定最佳联合疗法的时间上，该指南并未提供相关指导建议。虽然这些疗法常常给幼儿使用且实际上也有一定效果，但是并没有足够证据可以将其推荐给五岁以下儿童使用。

　　吸入药物和气道清除的每日常规治疗对患者及其家人来说很繁重，但是病人应该坚持使用这些疗法

　　抓住保护肺功能的最佳时机。呼吸治疗师可以鼓励、教育和支持患者及其家人使用这些吸入疗法，并向他们解释遵从医嘱的重要性。

支气管扩张剂

　　ACTs 出现之前，人们常常使用沙丁胺醇或左沙丁胺醇这种支气管扩张药来扩张气道口径并改善黏液纤毛的清除功能。使用高渗生理盐水和其他吸入药物之前，每日还要使用一种支气管扩张药，以防止发生支气管痉挛。尽管很多 CF 患者使用雾化器吸入支气管扩张药也能水化气道分泌物，但是在很多案例中使用定量雾化吸入器（MDIs）可减少整体的治疗负担。患气道反应性的病人应该使用支气管扩张药治疗气喘和平滑肌收缩引起的气道阻塞。

表 14-3　CF 患者的常用吸入药物

支气管扩张药	黏液溶解剂	抗生素
沙丁胺醇	高渗生理盐水	妥布霉素（TOB）
左沙丁胺醇	阿法链道酶（rhDNase 或百慕时）	氨曲南
		黏菌素

　　在接下来的几年，赖安的体重持续增加。尽管在通常情况下赖安的身体还算健康，但之前也出现了几次肺部急性发作，这些发作均需口服抗生素治疗，而且他每天都咳嗽。临床团队根据这一病史进行探讨，认为雾化器治疗可以作为赖安每日 ACTs 的一种补充疗法，在稀疏气道分泌物上会有一定作用。

黏液溶解剂

　　尽管黏液溶解剂无法分解黏液本身的结构，但使用这些疗法的目的是为了稀疏气道分泌物，人们通常称其为黏液溶解剂。它的另一个术语名称为黏液调节剂。阿法链道酶（重组人脱氧核糖核酸酶或百慕时）和高渗生理盐水是最常用的吸入黏液溶解剂。根据出版文献的系统综述，CF 基金会强烈推荐患者持续使用这些药物（30）。

作用机制

- **阿法链道酶（重组人脱氧核糖核酸酶或百慕时）：** 该药会吸收掉黏液中多余的 DNA，以降低其黏稠度。由于 CF 气道分泌物中包含了大量由慢性感染和继发炎性反应产生的大量细菌性 DNA 和中性粒细胞 DNA，故酶素疗法是一种有效的治疗方法。经证明，阿法链道酶的效果仅限于治疗 CF。尽管阿法链道酶在治疗非 CF 患者的肺扩张

方面有很多成功的报告，但并没有足够证据建议将其作为一种常规药物使用。

- **高渗生理盐水**：吸入高浓度（通常为 7%）生理盐水可以给气道中引入补充气道表面液体的水，从而给脱水的气道分泌物补充水分。高渗生理盐水还具有诱发病人咳嗽的效果。

  副作用

- **阿法链道酶**：引起患者咽喉疼痛、声音改变和眼睛发炎。

- **高渗生理盐水**：支气管痉挛、口/喉部有咸味和灼烧感。

半胱氨酸作为一种黏液溶解剂已使用多年，它能打破双硫键，但是目前还没有充分的研究证明可以将其作为一种常规疗法推荐给 CF 患者使用（26）。有关使用吸入甘露醇使 CF 患者气道黏液水化的研究表明该药有一定效果（31，32）。然而在美国甘露醇还未得到批准使用。

吸入性抗生素

如上所述，CF 患者的气道中经常长期感染细菌，其中最常见的细菌为绿脓杆菌（见图 14-2）。众所周知，绿脓杆菌与肺功能的急剧衰退和死亡率的增加有关（7）。基于这一观察，产生了在该微生物初次恢复时就根除它的积极方法。一旦感染了绿脓杆菌，病人则要长期吸入抗生素以减少炎症感染。长期使用吸入性抗生素疗法能改善肺部功能并减少急性发作（30）。

妥布霉素和氨曲南是经美国食品药物监督管理局（FDA）批准的吸入性抗生素，CF 患者可以使用这两种药物。虽然 FDA 还未批准使用吸入性黏菌素（多黏菌素 E 甲磺酸钠），但它作为治疗绿脓杆菌的药物已使用多年。吸入性抗生素的使用原理是将高浓度药物输送至最需要它的气道表面，与此同时将全身药物毒性减至最低。

作用机制

- **妥布霉素**：是一种阻断细菌蛋白质合成的氨基糖苷抗生素。

- **氨曲南**：是一种抑制细菌细胞壁形成的单环类抗生素。

- **黏菌素**：是一种破坏细菌细胞外膜的多黏菌素类抗生素。

  副作用

- **妥布霉素**：引起患者咽喉疼痛、声音改变、眼周泛红。

- **氨曲南**：引起咳嗽、鼻塞、气喘。

- **黏菌素**：引起咳嗽、气喘、胸部紧迫感。

通常在绿脓菌一开始形成时就使用吸入性抗生素治疗，甚至当患儿还没有出现症状时就可以使用。最新研究表明在使用吸入性抗生素消除绿脓杆菌时，28 天的治疗周期产生的效果最佳（34，35）。根除假单胞菌感染控制中心的试验发现在吸入性妥布霉素治疗 28 天中加入 14 天的口服环丙沙星并不会提高绿脓杆菌的清除率（35）。拉特延等（34）发现吸入性妥布霉素治疗 56 天在消除绿脓杆菌上所产生的效果并不比 28 天的效果好。这两种疗法能消除 92% 的绿脓杆菌感染。与细菌培养指向型治疗相比，常规服用吸入性抗生素，不论是口服还是非口服吸入都不会增加 CF 患儿的绿脓杆菌定植率（34，36）。

在治疗慢性绿脓菌感染时，服用吸入妥布霉素和氨曲南的周期一般为 28 天或少于 28 天。人们认为此方法可将抗生素的耐药性减至最小。而对于患严重肺疾病的患者经常要每月交替使用两种抗生素，这样患者可以一直接受吸入性抗生素治疗。虽然吸入性抗生素是一种有效的疗法，但是却会产生无法预料的后果。由于广泛使用吸入性抗生素，在某种程度上导致 CF 患者气道中的未被消灭的真菌发病率明显增多（37）。

> 由于赖安还没有痰液产生，故在每次去诊所时，都要做喉部细菌培养以监测他的气道微生物。最近培养结果查出了绿脓杆菌。因此他需要接受一个月的吸入性妥布霉素治疗，被称作为"根除治疗"。

其他吸入性疗法

吸入性类固醇是治疗有关 CF 肺病炎症的一种很有前途的疗法。只是目前还没有足够的证据来推荐使用此疗法（26）。经常气喘的患者可考虑使用。同样可称其为长效支气管扩张药。这些药可能有助于治疗儿童哮喘表型，但是不应将其作为常规处方。一个针对噻托溴铵和长效抗胆碱能药的试验正在确定该药对 CF 患者是否有效。

吸入性药物的最优输送方式

为确保患者服入足量有效的剂量，输送适当的呼吸类药物十分重要（见表 14-4）。因此对于 CF 患者来说，利用恰当的技术选择合适的雾化器很重要，因为有很多吸入性药物都是剂量依赖型的。婴儿、学步儿童以及那些不能用吹嘴治疗的患者应该使用带面罩的雾化器，这种面罩的密封效果很好。应该鼓励那些可以用吹嘴的患者也使用这种雾化器以便更好地传递药物。在治疗时还应该鼓励他们使用正确的姿势。

　　CF 患者常常使用的雾化器见表 14-4。加大型 PARI LC（PARI 呼吸器）是一种呼吸驱动型雾化器，在呼吸时可以传递药物。Sidestream（美国 Respironics 公司）是一种呼吸强化型雾化器，在感应到吸气流速增加时会增加药物输出，在结束吸气时减少药物输入。这两种雾化器已获准可用于 CF 药物输送。可以组合使用几个雾化器或压缩器输送阿法链道酶。但是 FDA 只批准使用加大型 PARI LC 这种雾化器来输送吸入性妥布霉素（TOBI）。

　　最近 PARI 引进了两种电子式振动网孔雾化器 Altera 和 TRIO，它们都是在 eFlow 技术的基础上产生的。它们比传统雾化器更便捷高效，eFlow 技术能给肺中快速输入大量呼吸性颗粒。FDA 只批准用 Altera 雾化器输送吸入性氨曲南，每天 3 次，治疗周期 28 天或少于 28 天。可以用 TRIO 雾化器输入几种 CF 患者的处方药。但是用该装置输入 CF 药物所产生的特定作用还未得到 FDA 的肯定。也没有专门针对使用的药物优化改进振动网孔。在将标准雾化器转化为 TRIO 装置时，一定要十分谨慎，因为此时两肺中将被输入大量药物。一般情况下，大多数吸入性疗法需减少约 50% 的剂量。

　　虽然没有严格的试验数据作支撑，但 CF 基金会介绍了一种输入吸入性药物和气道清除的标准顺序（26）。处方药，除沙丁胺醇（或左沙丁胺醇）和异丙托溴铵外，不能混合使用。强烈建议每种药物都要用干净且消毒的雾化杯盛放。

　　推荐的治疗顺序如下：
- 支气管扩张剂
- 高渗生理盐水
- 阿法链道酶
- 气道清除
- 吸入性类固醇（包括复方药物）
- 吸入性抗生素

缓解治疗

　　CF 中，那些有修复 CFTR 缺陷功能的疗法也能够改善 CF 肺病病程，从而改善肺功能并提高其存活率的潜力。依伐卡托是经 FDA 批准的第一种疗法，这是一种小分子增效剂，可激活细胞表面的 CFTR 缺陷，已经表明该疗法可改善汗液中的氯化物、肺功能、体重和生活质量（38）。依伐卡托能激活突变的 CFTR，在 CFTR 中甘氨酸已被 551 位（G551D）的天冬氨酸所替代。如果能尽早开始治疗，那么该疗法还具有改善由于至少一种 G551D 发生变异导致患 CF 的病人的肺疾病进程的潜力。目前还正在研究其他 CFTR 缺陷的治疗方法。

感染控制

　　对 CF 患者来说，最需要考虑的就是控制感染（39）。保健人员必须采取预防措施以避免病原体在住院部与门诊部的病人之间传播。定植在 CF 患儿气道中的很多细菌会将该病传染给他人，因此完备的手部保健法十分之重要。当个体感染了某细菌（如洋葱伯克霍尔德菌）时，要保证有其他的预防措施。在许多 CF 治疗中心可看到，临床上会将患 CF 的年轻患者和感染了绿脓杆菌、洋葱伯克霍尔德菌、金黄色葡萄球菌及其他病原体的病人分隔开，防止 CF 患者早期定植这些细菌。

　　虽然卫生保健机构的感染控制工作十分重要，但

表 14-4　这种吸入性药物该使用哪种雾化器?

	支气管扩张剂	阿法链道酶（百慕时）	高渗生理盐水	布地奈德（普米克）	TOBI（300mg）	妥布霉素	黏菌素（150mg）	氨曲南
三通管雾化器	可以	可以	可以	可以	不可以	不可以	不可以	不可以
百瑞加大型 LC	可以	可以	可以	可以	可以	可以	不可以	不可以
测流	可以	可以	可以	可以	不可以	可以	可以	不可以
Trio（eFlow）*	不可以	也许可以	也许可以	不可以	不可以	也许可以（170mg）	也许可以（75mg）	不可以
阿尔特拉（eFlow）	不可以	不可以	不可以	不可以	不可以	不可以	不可以	可以

　　*eFlow 技术在产生高摩擦力时可快速输入药物，因此可以减少几种药物的剂量。但是还没有进行过长期试验来验证减少剂量后的效果。百慕时和高渗生理盐水一般用在 TRIO 或 eFlow 中。吸入性抗生素的剂量一般会减少 50%。由于存在混乱及用药过量的风险，故不建议用 TRIO 输入支气管扩张剂

多数患者都是因为日常接触外部环境而定植微生物，而非在就诊 CF 时感染（40）。感染控制必须成为家庭日常生活的一部分，尤其对患者使用的呼吸装置的感染控制。研究发现许多病原体都滞留在患者使用过的呼吸装置中。因此 CF 基金会强烈建议在每次治疗后都要对雾化器设备进行清洗并消毒（39）。

不管清洁什么呼吸装置，都要先用肥皂和水来清除里面的分泌物。清洗时，将温和的肥皂水装入干净的脸盆里并摇动装置的各个部分来清除残屑。用无菌水清洗，然后选择适合此类型装置的适当消毒技术（见表 14-5）。食醋不足以杀死绿脓杆菌，故并不建议用它给呼吸设备消毒。

坚持治疗

由于引入了积极的方法治疗气道阻塞和气道感染，CF 患者的存活率有一定提高。对很多患者来说，一般的常规治疗包括每日进行两次气道清除，黏液溶解治疗和吸入性抗生素治疗。每天进行两次治疗，需要一个多小时。因而 CF 治疗对患者及其家人来说相当累。坚持处方疗法相当重要，呼吸治疗师的作用就是鼓励患者坚持治疗，这是患者能否取得成功治疗的关键。研究表明一直坚持治疗的 CF 儿童和成人患儿，其肺功能的下降速度较慢且急性发作的几率也较低（41）。在治疗的坚持度上，患者年龄不同，所面临的问题也不一样。由于患者在不断独立于其父母，故青春期和早期成年期的孩子对治疗的坚持度会逐渐降低（41）。护理者应试图给患者制定一个他们每天都能完成的个人保健方案（框 14-3）。从长远看，给患者灌输治疗的基本原理及其重要性将提高患者对治疗的坚持程度。

框 14-3	CF 青少年患者的日常生活
早上	
05：00	起床
05：30	早间治疗
	沙丁胺醇（5 分钟）
	高渗生理盐水（15～20 分钟）
	用 HFCWO 进行气道清除（30 分钟）
	吸入性妥布霉素（每隔 1 个月）（15～20 分钟）
06：30	用早餐，上学
晚上	
16：00	家庭作业
18：00	足球练习
19：00	晚饭
20：00	晚间疗法
	沙丁胺醇（5 分钟）
	阿法链道酶（5～10 分钟）
	高渗生理盐水（15 分钟）
	用 HFCWO 进行气道清除（30 分钟）
	吸入性妥布霉素（每隔 1 个月）（15～20 分钟）

■■ 赖安 6 岁了，他每天做两次气道清除，服用一次阿法链道酶。一般情况下，他每天都咳嗽，但并没有痰液。培养结果只查到过一次绿脓杆菌，经过根除疗法后，这种病原菌就没有再出现过。

过去的 1 周里，赖安的咳嗽次数有所增加，而且现在每天都会咳出痰液。有过一次咳后呕吐症状。去诊所做检查时发现肺部有湿罗音，且 FEV_1 降低了 15%。

肺急性治疗

肺急性发作对患者、家人及护理者来说都很头痛（框 14-4）。这些发作的特点是患者的气道分泌物、感染及炎症有所增加。抗生素是急性治疗的主要疗法。

表 14-5　温水肥皂水消毒后的雾化器清洁

	冷消毒 [1]	沸水 [2]	架顶式洗碗机	电子蒸汽灭菌器 [3]	微波蒸汽袋 [4]
百瑞加大型 LC	可以	可以	可以	可以	***
测流	可以	可以	可以	可以	***
Trio（eFlow）[5]	可以	可以	不可以		不可以
阿尔特拉（eFlow）[5]	可以	可以	可以		不可以

摘自赛曼，西格儿（39）

[1] 冷消毒包括用 70% 的异丙醇浸泡 5 分钟或用 3% 的过氧化氢浸泡 30 分钟。

[2] 将设备放入沸腾的蒸馏水中浸泡 5 分钟。

[3] 商标名包括新安怡 Iq24 和 Nuk。很多百货商店的婴儿用品供应区有出售。

[4] 商标名包括美德乐、布朗婴儿用品和麦肯齐。很多百货商店的婴儿用品供应区有出售。

[5] 不用时，应该将 F 或 eFlow 装置、气雾头一直保存于异丙醇中。eFlow 装置有特定的清洁要求或消毒要求。请参考厂商保养说明。

*** 厂商未推荐消毒方法，但已得到患者和一些 CF 中心的提倡

框 14-4

CF 患儿的呼吸道症状会偶然性增加，人们称这一现象为肺的急性发作，这些发作既可以是急性也可以是慢性。人们认为肺急性发作指 CF 患者气道中细菌、黏液和炎症增加的一种现象。肺急性发作患者的呼吸道症状包括以下几项：

- 咳嗽次数增加
- 痰液增加
- 痰液的颜色或成份发生变化
- 呼吸困难
- 胸痛
- 体重减轻
- 咯血

急性发作与发烧关系不大。体检可能有一定迷惑性。尽管肺急性发作的儿童常常有诸如湿啰音这样的体检结果，但有时在患者的症状明显增加且肺功能明显下降时，其体检结果却显示为良好。同样，在急性发作期间，患者的胸部 X 线片也可能没有明显变化。

既可口服抗生素也可用雾化器吸入抗生素来治疗轻度急性发作。在患儿生病时，每天还要至少增加 3～4 次气道清除从而移动气道分泌物。还可以使用其他雾化疗法（如支气管扩张剂或黏液溶解剂）来提高气道清除。

静脉注射（IV）抗生素可以治疗较严重的急性发作。除静脉注射抗生素外，住院期间，病人还应该接受更集中的气道清除和更积极的营养支持治疗（38）。从呼吸系统角度看，使用的疗法因人而异。选择的吸入性药物包括增加沙丁胺醇、高渗生理盐水或阿法链道酶的量或增加这些药物的使用频率。每天至少应该给予 3～4 次气道清除治疗。支气管镜在控制急性发作上起重要作用。从治疗角度看，可以用支气管镜治疗黏液栓和肺不张。从诊断学角度看，可用支气管镜获取咳痰患儿的培养菌。

在使用静脉注射抗生素治疗的患者中，吸入性抗生素疗法的作用尚不清楚。发病时，吸入性抗生素会将高浓度药物直接输至气道，这样可能会产生更好的效果。但是当把静脉注射与吸入性氨基糖苷类抗生素一起使用时，也可能增加药物毒性。现在还没有任何研究对 IV 联合吸入性治疗的优劣做出明确阐述（42）。

急性治疗的目标是减少肺症状，提高肺功能。治疗效果可通过咳嗽、痰液和体检这些情况的改善来做监测（如有湿啰音）。如果胸部 X 线片无明显变化，那么在治疗结束时，应该进行一次放射性随访检查。一般情况下，肺功能测试是监测治疗成功与否的重要途径。仅进过几天的治疗，患者的 FEV$_1$ 就会有所改善，

接受 10 天静脉注射抗生素治疗后，FEV$_1$ 一般会达到峰值（43）。

几乎没有关于急性治疗的随机对照试验，因此很难提出基于此证据的治疗建议。然而尽管接受了积极治疗处理急性发作，但多达三分之一的患者的肺功能无法恢复（44），因此需要研究确定急性治疗的最佳方法。

■■ 根据赖安的临床表现，可诊断他是轻度肺发作。你跟理疗师借此机会对赖安及其家人给他坚持使用的药物维持治疗和气道清除技术进行重新评估。治疗期间没出现任何问题，而且他们主张会一直坚持该处方疗法。观察了赖安所用的治疗后，你和理疗师都认为赖安急性发作的原因并不是因为他没能坚持治疗或坚持使用气道清除技术。该治疗团队建议将其气道清除技术的使用频率增加至每日 4 次，并结合使用支气管扩张剂。肺病专家还给赖安开了 28 天的吸入性妥布霉素和 2 周的口服环丙沙星。

一个月后对赖安进行随访发现他的 PFTs 已恢复至预测的基准值，而且他现在也开始使用标准的气道清除方案进行治疗。

并发症

咯血

许多终末性肺疾病患者会不定期咯血，血来自气道或两肺。所咯血液从混血咯痰到纯粹血液之间变化。咯血是由脆弱且曲折的支气管动脉受到损伤而引起的，这常导致肺部血管形成动静脉瘘。肺部疾病严重的患者咯血现象更为常见。

咯血的急性发作一般与感染有关。因此当患者出现咯血症状时，应考虑使用抗生素治疗（45）。对大量咯血患者的评估应该包括血红蛋白计数、血小板计数和凝血酶原时间 3 个指标，以确保患者是否为维生素 K 摄入量不足。咯血量超过 250ml 被定义大咯血，会威胁到患者的性命。治疗复发或大量出血的正式疗法为支气管动脉栓塞术。

气胸

在所有 CF 患者的一生中，约 3.4% 的患者会出现气胸（46）。CF 患者的气胸年发生比例大约为 1∶167（47）。胸膜炎性胸痛和呼吸困难的患者一般会出现气胸。可用观察和镇痛这种传统疗法来治疗无明显心肺危害的小气胸。而大气胸则需要用胸导管引流术进行治疗（45）。另一种选择性疗法是胸膜固定术，该

疗法会在两胸膜间创造黏合防止气胸的复发。进行胸膜固定术必须经过慎重考虑,因为产生的黏合可能会影响患者以后做移植手术。习惯上,气胸被认为是预后较差的指示,而且成为肺功能快速下降的征兆。

过敏性支气管肺曲霉病

过敏性支气管肺曲霉病(ABPA)是一种对环境中的常见霉菌发生过敏反应的疾病(48)。烟曲菌过敏是 ABPA 的最常见形式。过去十年里,一些 CF 中心的病人的气道真菌患病率增长了 10 倍,达到 30% 之多(37)。ABPA 的症状会与 CF 的症状发生重叠,这就使得在某些案例中很难作出诊断。典型的症状包括气喘、肺功能丧失和中心性支气管扩张。已经制定了诊断并治疗 CF 患者 ABPA 的标准(48)。

● CF 基金会召开了一次共识会议,建议用最低标准来诊断 CF 患者的 ABPA(48)。这些标准包括患者是急性临床恶化还是并非由其他致病源导致的亚急性临床恶化(咳嗽、气喘、运动不耐受、运动诱导型哮喘、肺功能发生变化或痰液增加)。

● 血清总免疫球蛋白 E(IgE)的浓度大于 500IU/ml(1200ng/ml)。如果疑似 ABPA,则总的 IgE 水平为 200～500IU/ml,建议重复测试 1～3 个月。

● 对烟曲菌(点刺皮肤试验)发生快速皮肤反应或体外培养 IgE 抗体对烟曲菌反应

● 符合以下三项中的任一种:(a)烟曲菌沉淀素或体外培养 IgE 抗体对烟曲菌反应;(b)胸部 X 线照片有最新异常或最近出现异常(有浸润或黏液栓);(c)使用抗生素和标准物理疗法后患者胸部 CT 检查结果(支气管扩张)不明确。

烟曲菌的增长并不是诊断 ABPA 的必要条件。一般通过血清 IgE 进行实验室初筛试验并用其对疾病进展作随访测试。全身性类固醇是治疗 ABPA 的主要方法。吸入性类固醇和抗真菌治疗是广泛使用的辅助疗法。但是还没有充分证据表明这些药物的效果。有几份案例报告对使用奥马珠抗体治疗 ABPA 所产生的疗效进行了阐述(49)。

肺外并发症

几个主要的 CF 肺外并发症包括 CF 相关糖尿病(CFRD)、肝硬化、骨质疏松症和抑郁症,这些症状的发生频率会随年龄增长而增加。多达 50% 的 CF 成人患者最终都会患上 CFRD。CFRD 的发生与肺功能下降率的增加有关。事实上,肺功能的快速下降可能是发生潜在 CFRD 的指征(50)。已经证实抑郁症与不良的临床结果有关(51),而这一发现很可能是因为抑郁症患者无法较好的接受治疗而造成。

终末性肺疾病

尽管 CF 患者的存活率在持续改善,但需要注意呼吸系统损害的增加与呼吸困难和肺换气异常有关,可以用补氧疗法治疗血氧不足,这种症状一般在睡眠中表现出来。无创正压通(NIPPV)能有效改善夜间肺换气异常,包括高碳酸血症,并降低睡眠时的呼吸功。

随着肺部疾病的进展,患者气喘和吸气量不足的症状可能会日益增加,这可能导致患者的氧饱和度开始下降,最终需要住院治疗。气溶胶喷雾吸入面罩可从输氧鼻管到较高气体流速间切换,可能对吸气量不足的患者有一定帮助。随病情的不断发展,患者可以用 NIPPV 来有效地治疗呼吸困难,协助气道清除,使呼吸衰竭患者不必接受插管治疗。一直以来,无创正压通气在肺移植术中一直被有效使用。然而需要使用 NIPPV 治疗严重气道阻塞的患者仍存在患气胸的风险。

 最后,插管法并非是呼吸衰竭病人的选择。如有可能的话,在危急时刻前,病人其家属及护理团队应该对这种选择进行讨论决定。需要插管和机械通气的终末性肺疾病患者的结果都不太理想(52)。危机发生前,应该对患者的临终决定进行讨论,以使患者及其家人有时间作出明智的决定(详见第 21 章)。呼吸治疗师可能要在终末性 CF 肺病患者身上花大量时间。因此,理解患者焦虑和恐惧的心情,有助于呼吸治疗师为患者提供更多的支持。

肺移植

一些呼吸衰竭的儿童会选择肺移植手术。而对 CF 患者来说,则需要进行双肺移植。虽然肺移植并不能治愈 CF,但它却能使患者有一个良好的生活质量和更长的寿命。由于目前 CF 的治疗效果有所改善,在童年期就进行肺移植的现象并不多见。青少年肺移植术的几率比成年人高。确定转诊移植的最佳时机并不容易。影响转诊的因素很多,包括患者的肺功能状况,是否出现血氧不足和(或)高碳酸血症和无力症。器官分配要根据疾病的严重程度来定。移植并不适于所有 CF 个体。移植的禁忌证包括无法坚持长期治疗、定植耐药菌、糖尿病不受控制和严重营养不良。CF 患儿进行移植术后,5 年的生存率约为 50%(53)。精心筛选出来的患者会更受益于肺移植。

病程及预后

采取积极的护理方法极大地提高了 CF 个体的生

存率（见图 14-1）。1986 年，美国预测 CF 患者的存活中位数年龄为 27 岁。自那时起，这一存活数就在稳步增加。2010 年，预测的存活中位数年龄为 38.3 岁（2）。这个数据的变化表明在过去美国一半的 CF 患者都存活下来。但是这一数字比较复杂且不准确，并不能用它来预测这一特殊个体的特定存活年龄几率。提高存活率的原因有很多，其中 CF 患者的伴侣、家人和医生是关键因素。由于有全国范围的新生儿疾病筛查，故早期诊断也起到至关重要的作用。越早诊断出 CF，就能越早开始治疗。

尽管这些数字令人充满希望，但仍有 85% 的 CF 患者死于肺病并发症（2）。监测肺病进展是卫生保健者的重要职责，原因是它将帮助患者及其家人及时做出准确的护理决策。

肺部疾病的进展

气道阻塞、感染和炎症对 CF 患者的肺部造成持续性损伤。由于呼吸系统疾病的进展状况在不断变化，因而不能用汗液中的氯化物含量水平或基因多态性来预测个体患者的病情进展。对很多家庭来说，这一不确定性带来很大的不安感，而且会给他们带来较大压力。一般来说，胰腺分泌充足患者的肺部疾病进展往往更加缓慢（54）。已经表明对肺部疾病进展产生负面影响的因素包括以下几项：

- 感染绿脓杆菌（7，54）、洋葱伯克霍尔德菌（55）或 MRSA（8，56）
- 女性（57，58）
- 糖尿病（54，58）
- 营养状况不佳（11，54）
- 社会经济低位低（57）
- 缺乏保险（59）
- 接触二手烟（60）
- 修饰基因出现多态性，如转化生长因子 -β（TGF-b）（61）和甘露聚糖凝集素（62）

肺功能测试（PFTs）是追踪 CF 患者疾病进展情况的主要方式。FEV_1 一直以来都被人们认为是与 CF 患者病死率相关性最大的评测标准。但是很明显肺功能的下降率会影响患者的发病率和死亡率（63）。虽然 CF 是一种多系统疾病，但死亡率的原因却几乎仅与肺疾病有关，因此保护肺功能对提高病人存活率至关重要。坚持使用气道清除和吸入药物治疗也具有改善 CF 儿童生活质量的潜力。为防止肺部受到永久性的损害，患者、家人和护理人员必须采取统一的治疗方法。

CF 患儿可以期待一些治疗氯离子转运基本缺陷的新方法并彻底改变护理手段。最后，用这些缓解疗法来治疗新生儿筛选组所诊断出来的 CF 婴儿，从而防止或大大减缓 CF 肺疾病表现的发生率。但是在这些疗法中没有一个疗法能逆转实质性肺疾病，因此维持一种积极的呼吸治疗方法并鼓励病人坚持使用当前的治疗十分重要。

> 赖安现在读高一，他使用了很多方法来改善其肺部功能。一复一日地维持治疗可能比较艰辛，但赖安和他的家人决心要维护他的肺部健康。赖安是最讨你喜欢的病人之一，他每次来进行季度诊疗时，你都期望能和他交流。每天他会用 HFCWO 作两次气道清除，并服用沙丁胺醇，高渗生理盐水，阿法链道酶和妥布霉素（每隔一月使用）。赖安积极参加足球运动，喜欢看恐怖片。他还给小学生辅导数学，并帮助他的毕业班维护网站。在过去的 5 年里，他住过两次医院，治疗肺急性发作，每次都是冬天而且都与上呼吸道感染有关，每次都在 4 天内出院，且从未进过重症监护病房。他悄悄地跟你说在这个过程中最艰难的部分是在轻度肺病发作时，临床团队会将他的治疗方案增加到一天 4 次。那段时间，他的午饭时间都是被迫在学校护理室度过的，而且放学后，要马上回家坚持治疗。他的 PFT 测试保持在预测值的 90%，从这一点看，他目前的治疗方式似乎有效。

■■ 评判性思维问题：赖安·格雷布

1. 如果赖安在婴儿期就表现为重度肺症状，那么他的家人要给他使用什么有效的气道清除技术？
2. 你或理疗师通过哪些线索可以知道赖安或父母没有依照医生的治疗方案？
3. 感染在赖安 CF 肺病的进展过程中起什么作用？

▶● 案例分析与评判性思维问题

■ 案例 1：莎拉·摩西

莎拉·摩西 11 岁，其基线 FEV_1 为预测值的 102%，常出现间歇性咳嗽。今天她来 CF 中心就诊时，咳嗽增加且有痰液，这对她来说并不常见。莎拉的 FEV_1 已降至预测值的 88%，偶尔会有呼吸困难的症状，她的胸部检查结果都正常。

你觉得莎拉得了什么病？你是通过什么临床信息得到这一结论？

根据她的症状,你应该给她推荐什么治疗方法?

肺部发作会导致肺功能的永久性丧失,了解这一点很重要。应该给莎拉使用积极的疗法。研究表明肺功能良好的儿童会像莎拉一样拖延治疗(64)。毫无疑问,这种做法完全错误,因为肺功能良好的儿童更易延迟治疗。

■ 案例 2:迪兰·瓦尔斯基

迪兰·瓦尔斯基 14 岁,因出现两个 F508del CFTR 变异而患有 CF。气道培养反复出现绿脓杆菌增长,迪兰的肺病治疗方案包括一日两次气道清除,一次阿法链道酶,两次沙丁胺醇,三次吸入性氨曲南,治疗周期为 28 天或少于 28 天。在过去的三个月里,迪兰发作过几次气喘,其 FEV_1 下降了 10%。迪兰的医生对他不断增加的症状表示担忧,其血清 IgE 结果为 2600IU/ml。

根据以上发现,指出最有可能导致迪兰肺病发作的原因是什么?

需要注意并不需要培养气道曲霉菌来诊断 ABPA。尽管血清 IgE 测量是筛选 ABPA 的有效手段,但并不足以作治疗诊断。还可用 IgE 测量来追踪疾病的进展和治疗效果。

一旦确诊为 ABPA,应该给迪兰使用什么治疗?为应对新发感染,应该对他的每日治疗方案作何调整?你又该如何评估这一治疗效果?

■ 案例 3:米歇尔·里韦尔斯

米歇尔·里韦尔斯 15 岁,患有 CF,是一名高二学生,凭优异的成绩就读于大学预科班,她积极参加学校足球比赛。在过去的一年里,米歇尔的肺功能下降速度缓慢而稳定。两年前,她的 FEV_1 为预测值的 90%,而现在已跌为预测值的 80%。

米歇尔的处方吸入疗法或气道清除方案如下所示:

早上	下午	晚上
雾化吸入沙丁胺醇	定量吸入沙丁胺醇	雾化吸入沙丁胺醇
高渗生理盐水	氨曲南(每隔 1 个月用)	高渗生理盐水
阿法链道酶		HFCWO(30 分钟)
HFCWO(30 分钟)		
吸入性妥布霉素或氨曲南		
(几个月间交替使用)		

治疗团队对她逐步下降的肺功能表示担忧,原因是对于一个 CF 患儿来说该下降速度稍有过度,这些患儿每年 FEV_1 预计下降值应该约为 2%(65)。就诊医生让你和米歇尔共同努力阻止肺功能的快速下降。

假如米歇尔的自觉症状没有改变,你觉得是什么原因导致其肺功能下降?你又会作何调查来确定原因?

3 个月后,如果米歇尔返回到诊所,而她的肺功能结果并无改善,你应该给她推荐什么疗法?

选择题

1. 以下哪项是 CF 学龄患儿的典型表现?
   - I. 咳嗽有痰
   - II. 喘息
   - III. 胎粪性肠梗阻
   - IV. 油性大便
   - V. 鼻息肉
   - a. I, III, IV
   - b. I, II, III, IV, V
   - c. I, III, IV, V
   - d. I, II, IV

2. 诊断 CF 的黄金标准测试是什么?
   - a. 新生儿筛查
   - b. 汗液测试
   - c. 鼻电位差(NPD)测试
   - d. 基因检测 *CTFR* 基因变异

3. 对于无 GER 史的三岁患儿来说,气道清除的最佳方法是什么?
   - I. 叩击和振动

   - II. HFCWO
   - III. ACB
   - IV. FET
   - V. 振动 PEP
   - a. I, II, III
   - b. I
   - c. I, II
   - d. I, II, III, V

4. 下列哪种雾化器可以给 13 岁的 CF 患儿输送妥布霉素?
   - a. 小容积雾化器
   - b. 加大型 PARI LC
   - c. 呼吸驱动型雾化器
   - d. 阿尔特拉雾化器

5. 下列哪种 ACT 有助于改善 FRC 并促进黏液清除?
   - a. HFCWO
   - b. 叩击、振动和体位引流
   - c. PEP

选择题（续）

d. ACB 和 FET

6. 你被要求给一名 12 岁的患儿开肺部治疗处方，他刚从另一个州移居到该地区，是诊所的新病人。患儿尚未出现过肺急性发作，积极参加足球和棒球运动，是学校乐队的小号手。父母都均从事全职工作，他是家里的独子，附近也没有亲属居住。你会给他推荐什么疗法？

　　a. 叩击和振动、阿法链道酶、沙丁胺醇 SVN、每日 4 次服妥布霉素

　　b. HFCWO、定量吸入沙丁胺醇、阿法链道酶和黏菌素（上学前和足球练习后服用）

　　c. HFCWO、沙丁胺醇 SVN、半胱氨酸（上学前、放学后服用）

　　d. 振动 PEP、定量吸入沙丁胺醇、阿法链道酶和高渗生理盐水（上学前、午休时间和足球练习后服用）

7. 詹森，一名 9 岁患儿，其每日的 CF 疗法方案进行过修改。他妈妈见你原因是她弄丢了写有治疗方案的正确使用顺序的纸张，但她还有药物和其他治疗的单子。如果让你重新排列这些治疗的正确使用顺序，你会如何选择？

　　I. 沙丁胺醇（定量吸入）

　　II. 妥布霉素

　　III. 百慕时

　　IV. HFCWO

　　a. I, II, III, IV

　　b. I, II, IV, III

　　c. IV, I, II, III

　　d. I, III, IV, II

8. 识别出导致肺急性发作的常见微生物。

　　a. 烟曲霉菌

　　b. 肺炎链球菌

　　c. 绿脓杆菌

　　d. 金黄色葡萄球菌

9. 以下哪个并发症是 CF 成人患者在人生某一阶段最易出现的？

　　a. 气胸

　　b. CF 相关的糖尿病

　　c. 支气管肺曲霉病

　　d. 肝功能衰竭

10. 肺急性发作时，不该采用以下哪项策略？

　　a. 增加支气管扩张剂的量或服用频率

　　b. 增加 ACTs 的频率

　　c. 支气管镜

　　d. 抗生素治疗

（谢宛玲 译）

参考文献

1. O'Sullivan BP, Freedman SD. Cystic fibrosis. *Lancet.* 2009;373(9678):1891-1904.
2. Cytic Fibrosis Patient Registry. Cystic Fibrosis Foundation, Bethesda, Maryland, 2010.
3. Riordan JR, Rommens JM, Kerem B, et al. Identification of the cystic fibrosis gene: cloning and characterization of complementary DNA. *Science.* 1989;245(4922):1066-1073.
4. Donaldson SH, Boucher RC. Sodium channels and cystic fibrosis. *Chest.* 2007;132(5):1631-1636.
5. Boucher RC. Airway surface dehydration in cystic fibrosis: pathogenesis and therapy. *Annu Rev Med.* 2007;58:157-1570.
6. Jones AM, Dodd ME, Govan JR, et al. Burkholderia cenocepacia and Burkholderia multivorans: influence on survival in cystic fibrosis. *Thorax.* 2004;59(11):948-951.
7. Emerson J, Rosenfeld M, McNamara S, Ramsey B, Gibson RL. Pseudomonas aeruginosa and other predictors of mortality and morbidity in young children with cystic fibrosis. *Pediatr Pulmonol.* 2002;34(2):91-100.
8. Dasenbrook EC, Checkley W, Merlo CA, Konstan MW, Lechtzin N, Boyle MP, et al. Association between respiratory tract methicillin-resistant Staphylococcus aureus and survival in cystic fibrosis. *JAMA.* 2010;303(23):2386-2392.
9. Cystic Fibrosis Mutation Database. http://www.genet.sickkids.on.ca/cftr/app, accessed July 27, 2013.
10. Cheng SH, Gregory RJ, Marshall J, et al. Defective intra-cellular transport and processing of CFTR is the molecular basis of most cystic fibrosis. *Cell.* 1990;63(4):827-834.
11. Stallings VA, Stark LJ, Robinson KA, Feranchak AP, Quinton H. Evidence-based practice recommendations for nutrition-related management of children and adults with cystic fibrosis and pancreatic insufficiency: results of a systematic review. *J Am Diet Assoc.* 2008;108(5):832-839.
12. Kerem E, Reisman J, Corey M, Canny GJ, Levison H. Prediction of mortality in patients with cystic fibrosis. *N Engl J Med.* 1992;326(18):1187-1191.
13. Farrell PM, Rosenstein BJ, White TB, et al. Guidelines for diagnosis of cystic fibrosis in newborns through older adults: Cystic Fibrosis Foundation consensus report. *J Pediatr.* 2008;153(2):S4-S14.
14. Quinton PM. Missing Cl conductance in cystic fibrosis. *Am J Physiol.* 1986;251(4, pt 1):C649-C652.
15. Zielenski J, Tsui LC. Cystic fibrosis: genotypic and phenotypic variations. *Annu Rev Genet.* 1995;29:777-807.
16. Flume PA, Robinson KA, O'Sullivan BP, et al. Cystic fibrosis pulmonary guidelines: airway clearance therapies. *Respir Care.* 2009;54(4):522-537.
17. Main E, Prasad A, Schans C. Conventional chest physiotherapy compared to other airway clearance techniques for cystic fibrosis. *Cochrane Database Syst Rev.* 2005(1): CD002011.
18. Khan TZ, Wagener JS, Bost T, et al. Early pulmonary inflammation in infants with cystic fibrosis. *Am J Respir Crit Care Med.* 1995;151(4):1075-1082.

19. Sly PD, Brennan S, Gangell C, et al. Lung disease at diagnosis in infants with cystic fibrosis detected by newborn screening. *Am J Respir Crit Care Med.* 2009;180(2): 146-152.

20. Mott LS, Park J, Murray CP, et al. Progression of early structural lung disease in young children with cystic fibrosis assessed using CT. *Thorax.* 2012;67(6):509-516.

21. Button BM, Heine RG, Catto-Smith AG, Olinsky A, Phelan PD, Ditchfield MR, Story I, et al. Chest physiotherapy in infants with cystic fibrosis: to tip or not? A five-year study. *Pediatr Pulmonol.* 2003;35(3):208-213.

22. Elkins MR, Alison JA, Bye PT. Effect of body position on maximal expiratory pressure and flow in adults with cystic fibrosis. *Pediatr Pulmonol.* 2005;40(5):385-391.

23. Dasgupta B, Tomkiewicz RP, Boyd WA, Brown NE, King M. Effects of combined treatment with rhDNase and airflow oscillations on spinnability of cystic fibrosis sputum in vitro. *Pediatr Pulmonol.* 1995;20(2):78-82.

24. Pryor JA. Physiotherapy for airway clearance in adults. *Eur Respir J.* 1999;14(6):1418-1424.

25. Myers TR. Positive expiratory pressure and oscillatory positive expiratory pressure therapies. *Respir Care.* 2007; 52(10):1308-1326, discussion 27.

26. Campbell T, Ferguson N, McKinlay R. The use of a simple self-administered method of positive expiratory pressure in chest physiotherapy after abdominal surgery. *Physiotherapy.* 1986;72(10):498-500.

27. Darbee JC, Ohtake PJ, Grant BJ, Cerny FJ. Physiologic evidence for the efficacy of positive expiratory pressure as an airway clearance technique in patients with cystic fibrosis. *Phys Ther.* 2004;84(6):524-537.

28. Oberwaldner B, Evans JC, Zach MS. Forced expirations against a variable resistance: a new chest physiotherapy method in cystic fibrosis. *Pediatr Pulmonol.* 1986;2(6): 358-367.

29. Lannefors L, Button BM, McIlwaine M. Physiotherapy in infants and young children with cystic fibrosis: current practice and future developments. *J R Soc Med.* 2004; 97(suppl 44):8-25.

30. Flume PA, O'Sullivan BP, Robinson KA, et al. Cystic fibrosis pulmonary guidelines: chronic medications for maintenance of lung health. *Am J Respir Crit Care Med.* 2007;176(10):957-969.

31. Aitken ML, Bellon G, De Boeck K, et al. Long-term inhaled dry powder mannitol in cystic fibrosis: an international randomized study. *Am J Respir Crit Care Med.* 2012;185(6):645-652.

32. Bilton D, Robinson P, Cooper P, et al. Inhaled dry powder mannitol in cystic fibrosis: an efficacy and safety study. *Eur Respir J.* 2011;38(5):1071-1080.

33. Stuart B, Lin JH, Mogayzel PJ, Jr. Early eradication of Pseudomonas aeruginosa in patients with cystic fibrosis. *Paediatr Respir Rev.* 2010;11(3):177-184.

34. Ratjen F, Munck A, Kho P, Angyalosi G. Treatment of early Pseudomonas aeruginosa infection in patients with cystic fibrosis: the ELITE trial. *Thorax.* 2010;65(4): 286-291.

35. Treggiari MM, Retsch-Bogart G, Mayer-Hamblett N, et al. Comparative efficacy and safety of 4 randomized regimens to treat early Pseudomonas aeruginosa infection in children with cystic fibrosis. *Arch Pediatr Adolesc Med.* 2011;165(9):847-856.

36. Tramper-Stranders GA, Wolfs TF, van Haren Noman S, et al. Controlled trial of cycled antibiotic prophylaxis to prevent initial Pseudomonas aeruginosa infection in children with cystic fibrosis. *Thorax.* 2010;65(10):915-920.

37. Sudfeld CR, Dasenbrook EC, Merz WG, Carroll KC, Boyle MP. Prevalence and risk factors for recovery of filamentous fungi in individuals with cystic fibrosis. *J Cyst*

Fibros. 2010;9(2):110-116.

38. Ramsey BW, Davies J, McElvaney NG, et al. A CFTR potentiator in patients with cystic fibrosis and the G551D mutation. *N Engl J Med.* 2011;365(18):1663-1672.

39. Saiman L, Siegel J. Infection control recommendations for patients with cystic fibrosis: microbiology, important pathogens, and infection control practices to prevent patient-to-patient transmission. *Am J Infect Control.* 2003;31(suppl 3):S1-S62.

40. Masoud-Landgraf L, Badura A, Eber E, et al. Molecular epidemiology of Pseudomonas aeruginosa in cystic fibrosis patients from Southeast Austria. *Wien Klin Wochenschr.* 2012;124(7-8):262-265.

41. Eakin MN, Bilderback A, Boyle MP, Mogayzel PJ, Riekert KA. Longitudinal association between medication adherence and lung health in people with cystic fibrosis. *J Cyst Fibros.* 2011;10(4):258-264.

42. Flume PA, Mogayzel PJ, Jr., Robinson KA, et al. Cystic fibrosis pulmonary guidelines: treatment of pulmonary exacerbations. *Am J Respir Crit Care Med.* 2009;180(9): 802-808.

43. Collaco JM, Green DM, Cutting GR, Naughton KM, Mogayzel PJ, Jr. Location and duration of treatment of cystic fibrosis respiratory exacerbations do not affect outcomes. *Am J Respir Crit Care Med.* 2010;182(9):1137-1143.

44. Sanders DB, Bittner RC, Rosenfeld M, Hoffman LR, Redding GJ, Goss CH, et al. Failure to recover to baseline pulmonary function after cystic fibrosis pulmonary exacerbation. *Am J Respir Crit Care Med.* 2010;182(5):627-632.

45. Flume PA, Mogayzel PJ, Jr., Robinson KA, Rosenblatt RL, Quittell L, Marshall BC, et al. Cystic fibrosis pulmonary guidelines: pulmonary complications: hemoptysis and pneumothorax. *Am J Respir Crit Care Med.* 2010; 182(3):298-306.

46. Flume PA. Pneumothorax in cystic fibrosis. *Curr Opin Pulm Med.* 2011;17(4):220-225.

47. Flume PA, Strange C, Ye X, Ebeling M, Hulsey T, Clark LL, et al. Pneumothorax in cystic fibrosis. *Chest.* 2005; 128(2):720-728.

48. Stevens DA, Moss RB, Kurup VP, et al. Allergic bronchopulmonary aspergillosis in cystic fibrosis-state of the art: Cystic Fibrosis Foundation Consensus Conference. *Clin Infect Dis.* 2003;37(suppl 3):S225-S264.

49. Lebecque P, Leonard A, Pilette C. Omalizumab for treatment of ABPA exacerbations in CF patients. *Pediatr Pulmonol.* 2009;44(5):516.

50. Moran A, Brunzell C, Cohen RC, et al. Clinical care guidelines for cystic fibrosis-related diabetes: a position statement of the American Diabetes Association and a clinical practice guideline of the Cystic Fibrosis Foundation, endorsed by the Pediatric Endocrine Society. *Diabetes Care.* 2010;33(12):2697-2708.

51. Riekert KA, Bartlett SJ, Boyle MP, Krishnan JA, Rand CS. The association between depression, lung function, and health-related quality of life among adults with cystic fibrosis. *Chest.* 2007;132(1):231-237.

52. Efrati O, Bylin I, Segal E, et al. Outcome of patients with cystic fibrosis admitted to the intensive care unit: is invasive mechanical ventilation a risk factor for death in patients waiting lung transplantation? *Heart Lung.* 2010; 39(2):153-159.

53. Benden C, Aurora P, Edwards LB, et al. The Registry of the International Society for Heart and Lung Transplantation: Fourteenth Pediatric Lung and Heart-Lung Transplantation Report—2011. *J Heart Lung Transplant.* 2011; 30(10):1123-1132.

54. Konstan MW, Morgan WJ, Butler SM, et al. Risk factors for rate of decline in forced expiratory volume in one second in children and adolescents with cystic fibrosis.

J Pediatr. 2007;151(2):134-139, 9 e1.

55. Courtney JM, Dunbar KE, McDowell A, et al. Clinical outcome of Burkholderia cepacia complex infection in cystic fibrosis adults. *J Cyst Fibros.* 2004;3(2):93-98.

56. Dasenbrook EC, Merlo CA, Diener-West M, Lechtzin N, Boyle MP. Persistent methicillin-resistant Staphylococcus aureus and rate of FEV1 decline in cystic fibrosis. *Am J Respir Crit Care Med.* 2008;178(8):814-821.

57. Barr HL, Britton J, Smyth AR, Fogarty AW. Association between socioeconomic status, sex, and age at death from cystic fibrosis in England and Wales (1959 to 2008): cross sectional study. *BMJ.* 2011;343:d4662.

58. Chamnan P, Shine BS, Haworth CS, Bilton D, Adler AI. Diabetes as a determinant of mortality in cystic fibrosis. *Diabetes Care.* 2010;33(2):311-316.

59. Curtis JR, Burke W, Kassner AW, Aitken ML. Absence of health insurance is associated with decreased life expectancy in patients with cystic fibrosis. *Am J Respir Crit Care Med.* 1997;155(6):1921-1924.

60. Collaco JM, Vanscoy L, Bremer L, et al. Interactions between secondhand smoke and genes that affect cystic fibrosis lung disease. *JAMA.* 2008;299(4):417-424.

61. Drumm ML, Konstan MW, Schluchter MD, et al. Genetic modifiers of lung disease in cystic fibrosis. *N Engl J Med.* 2005;353(14):1443-1453.

62. Buranawuti K, Boyle MP, Cheng S, et al. Variants in mannose-binding lectin and tumour necrosis factor alpha affect survival in cystic fibrosis. *J Med Genet.* 2007;44(3): 209-214.

63. Corey M, Edwards L, Levison H, Knowles M. Longitudinal analysis of pulmonary function decline in patients with cystic fibrosis. *J Pediatr.* 1997;131(6):809-814.

64. Kraynack NC, Gothard MD, Falletta LM, McBride JT. Approach to treating cystic fibrosis pulmonary exacerbations varies widely across US CF care centers. *Pediatr Pulmonol.* 2011;46(9):870-881.

65. Konstan MW, Schluchter MD, Xue W, Davis PB. Clinical use of ibuprofen is associated with slower FEV1 decline in children with cystic fibrosis. *Am J Respir Crit Care Med.* 2007;176(11):1084-1089.

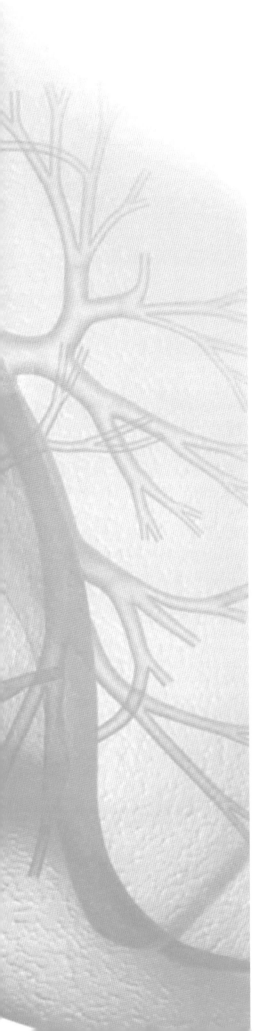

第15章
小儿肺部疾病

维纳·纳德卡尔尼,MD

罗伯塔·黑尔斯 MHA, RRT-NPS, RN

肖恩·科尔伯恩, AS, RRT-NPS

本章概要

本章目标

关键术语

雅各布·史密斯

毛细支气管炎

  病理生理学

  临床表现

  管理和治疗

  病程及预后

肺炎

  病理生理学

  临床表现

  管理和治疗

  病程及预后

急性呼吸窘迫综合征

  病理生理学

  临床表现

  管理和治疗

  病程及预后

评判性思维问题:雅各布·史密斯

案例分析和评判性思维问题

  案例1:珍妮弗·多德森

  案例2:梅根·诺克斯

选择题

参考文献

关键术语

急性肺损伤

急性呼吸窘迫综合征(ARDS)

气道压力释放通气(APRV)

退热剂

细胞凋亡

支气管肺泡灌洗(BAL)

支气管炎

肾上腺素合成

渗出期

纤维化期

污染物

氮清除法

喷他脒羟乙磺酸盐

平台压

肺细胞

增生期

俯卧

顽固性低氧血症

呼吸道合胞体病毒(RSV)

病毒唑

静态顺应性

表面活性物质

容量目标压力控制通气

本章目标

通过本章的学习，你将能：

1. 评估出现呼吸窘迫症状的患儿住院的必要性。
2. 根据患儿症状和体征判断其支气管炎严重程度。
3. 根据支气管炎或肺炎患儿的年龄、吸入氧浓度和呼吸窘迫严重程度为其选择合适的氧气输送装置。
4. 列出引起小儿肺炎的几种病原体。
5. 评估在治疗因肺炎所致低氧血症及肺泡不稳定患儿时进行无创通气的有效性。
6. 描述急性呼吸窘迫综合征的四个临床特征。
7. 描述支气管炎、肺炎以及急性呼吸窘迫综合征的胸部 X 线影像学改变。
8. 描述在改善急性呼吸窘迫综合征气体交换时采用先进的通气模式的好处。
9. 针对一名因急性呼吸窘迫综合征和呼吸性酸中毒使用气道压力释放通气模式的患儿，提出改变其呼吸机参数设置的建议。

■■　雅各布·史密斯

　　你是一名呼吸治疗师，在一所配有一级儿科重症监护病房的地区儿科医院工作，你被呼叫对一位呼吸窘迫的婴儿进行评估。雅各布·史密斯，9 个月，体重 8kg，因为进食减少，流鼻涕，呼吸困难被母亲抱到急诊室。雅各布既往病史没有什么特别之处。系足月新生儿，生长发育正常并按期接受常规的免疫接种，没有住院史。其母亲述雅各布 2 天前患感冒，有流涕、低热、咳嗽。今天其呼吸系统症状加重，包括呼吸急促、气喘、肋间凹陷、鼻翼煽动并伴随着进食和活动量都减少。一份鼻拭子已经被送往实验室进行病毒检测。

　　呼吸系统疾病在所有经过急诊救治后住院的患儿中所占的比例是 27.8%，且急性呼吸窘迫症是导致婴儿和不满 15 岁儿童住院的最常见原因(1)。这些患儿通常需要管理和进行频繁的呼吸窘迫评估，甚至一小部分患儿需要重症监护管理，以防止呼吸功能衰竭和循环衰竭。即使是轻微的呼吸道障碍，这些患儿大多都需要至少一项呼吸治疗，其中可能包括清理气道、给氧治疗、深呼吸练习、胸部物理治疗及吸入药物。更严重的情况就需要无创通气，特别是气体治疗、气管插管和机械通气。本章将讨论其中的几种疾病：支气管炎、肺炎和急性呼吸窘迫综合征。

毛细支气管炎

　　急性病毒性支气管炎是由病毒感染引起的细支气管气道炎症。支气管炎是最常见的下呼吸道感染，

并且是导致美国不足 1 岁的患儿住院的主要原因。每年约有 400 万儿童感染支气管炎，且大约有 1%～3% 的足月婴儿(75 000～125 000)住院，这些住院者中的 2%～5% 需要机械通气(2,3)。支气管炎的严重程度差别很大，从轻度的呼吸急促和呼气哮鸣到由于几乎全部的下呼吸道阻塞和发炎导致的严重的、急性的、危及生命的呼吸功能衰竭。与支气管炎有关的常见危及生命的并发症是窒息，尤其是早产、低出生体重儿或者是婴儿(出生不到 3 个月)较常见。该疾病的自然病程是在最初 72 小时病情严重，然后稳定数日，数星期后才得以消退。出现更严重症状的危险因素包括以下几点：

- 低龄儿童，未满 3 个月的婴儿
- 低出生体重儿
- 胎龄不足或等于 36 周的早产儿
- 患先天性心脏病
- 患慢性肺部疾病
- 患气道异常（如支气管软化）
- 患神经系统疾病伴有肌张力异常

　　与支气管炎相关偶见报道的其他危险因素包括：男性、有兄弟姐妹、住在拥挤的环境中、接触烟草烟雾、参加日托班和生活在社会经济地位较低的家庭里(4,5)。医护人员对需要住院的患儿应该注意的因素包括有窒息史、进食困难、明显的呼吸困难[包括呼吸辅助肌和（或）呼噜声与呼吸频率大于 60 次/分]以及需要补充氧气（动脉血液和氧气饱和度或 SpO_2 小于或等于 92%）(4,6)。

　　急性支气管炎的特点是急性炎症、黏液分泌增加以及支气管收缩。初期表现往往始于鼻塞，其次是咳

嗽、呼吸急促、喘息和粗湿啰音的下呼吸道症状。许多病毒可以引起支气管炎。最常见的病毒是呼吸道合胞体病毒，占所有支气管炎病例的50%～80%（7，8）。其他致病病毒包括：副流感病毒类型1和类型2，腺病毒类型1、类型2和类型5，流感类型B，鼻病毒，以及人类偏肺病毒。

病理生理学

病毒是导致支气管炎最常见的病原体。病毒的复制始于鼻咽上皮，并向下扩散进入呼吸道支气管上皮。病毒复制后引起支气管上皮细胞炎症，并且在支气管周围有白细胞浸润，主要是单核细胞，伴有黏膜下水肿，导致支气管上皮细胞坏死、细胞脱落。黏液分泌增多，黏度加重，与坏死的上皮细胞、纤维蛋白、细胞碎片混合在一起（6）。此外这些黏稠的分泌物减弱纤毛上皮的功能，导致广泛的黏液堵塞气道，下呼吸道部分或全部被阻塞，使得气道阻力增加，气道被阻塞的程度是造成肺通气/血流（V/Q）比值失调和低氧血症的最重要因素，进而合并呼吸功能衰竭（9）。

RSV感染问题尤其严重，因为它非常致命且传染性很强。它通常是通过直接接触或与受感染的分泌物接触而传播。传播的载体是直接接触分泌物而不是空气。大多数婴儿和儿童由于和受感染的大龄儿童和（或）成年人直接接触感染上病毒。RSV传播的方法通常借助无生命物体的污染物或分泌物而存活。一旦感染上RSV，取决于环境条件，病毒可以存活并保持活性2.5～8小时（10）。此外，RSV可以在手部存活相当长的时间且可以从生命体和非生命体间来回转移。它长期多变的生存能力使卫生保健者必须养成良好的手部卫生习惯（团体合作15-1）。RSV的潜伏期为2～8天，它可以在鼻分泌物中停留长达3周（平均8天）才脱落，在免疫缺陷患儿中（如癌症患儿）甚至可以存活更久。季节性发病通常是在冬季，在高峰期每年发病。通常从11月开始，冬季达到高峰，到早春结束。然而这个时限可能有地区性差异。几乎所有的患儿到2岁时都会感染RSV，但是这似乎并没有使他们在将来免于感染。

临床表现

急性支气管炎，发病期通常为2～5天，下呼吸道症状发病迅速。发病早期可能会发热，后期可能会是低热甚至没有发热。婴儿通常表现为活动量减少、易怒，因呼吸急促导致喂养困难和液体摄入量减少，这样会造成患儿脱水且分泌物变稠。

团队合作 15-1　综合预防

医务工作者应该对患儿的安全和福利负责，不仅仅是偶尔提供安全干净的环境，而是要时刻警惕，以防感染传播给患儿、同事以及自己。卫生保健工作者必须假定每个人以及无生命的物体都是病原体的载体。因此坚持综合预防是整个医疗团队的责任。综合预防就像在患儿与患儿之间设置了屏障。这些屏障包括佩戴个人防护设备（例如长外衣和手套），做到手部卫生，并遵守隔离/接触预防措施以防止病原体（病毒或细菌）在医院内传播。

身体检查的主要部分是对呼吸窘迫以及脱水严重程度分级，从而判断该疾病的严重程度。支气管炎的临床症状包括以下内容：

- 低热
- 流涕
- 咳嗽
- 呼吸急促，病情变化的早期表现
- 心率快
- 肋下和肋间凹陷
- 鼻翼煽动
- 呼气哮鸣，或有或无双侧肺部闻及湿啰音
- 呼气时间延长
- 发绀

呼吸次数、呼吸功以及血氧不足是用来确定患儿病情严重程度的最重要的临床评估指标，并且已经设计出一些评估患儿的工具来客观地评估其呼吸窘迫的程度（11-13）（表15-1，表15-2）。支气管炎最严重的后果是低氧血症。低氧血症是由肺泡毛细血管膜的肺通气/血流比值失调所导致的。具体而言，出现这种比例失调，是因为肺泡被血流灌注，小气道（细支气管）塌陷及微小肺不张而肺泡不能通气。由于死腔与潮气量之间的比例上升，可能会发生高碳酸血症，从而使得参与气体交换的功能性肺单位总量降低。为了发现年幼儿和早产儿可能出现的周期性呼吸、中枢性呼吸暂停以及心肺功能的不稳定，必须对其进行严密监测。呼吸暂停可能是由于中枢性和阻塞性呼吸暂停。这种症状持续不到几天，且不到10%的出现呼吸暂停的患儿需要气管插管和呼吸机治疗（5，6）。

诊断性检查

最常用的急性支气管炎诊断性检查包括病毒检测和拍摄胸片。美国儿科学会指南并不主张常规使

表 15-1　呼吸窘迫评估指征（RDAI）（11）

症状	数值					
	0	**1**	**2**	**3**	**4**	**最大值**
喘息						
呼气时	0	末端	1/2	3/4	所有	4
吸气时	0	部分	所有			2
累及肺野的数量	0	部分	弥漫性			2
凹陷						
锁骨上区	0	轻微	中度	显著		3
肋间肌	0	轻微	中度	显著		3
肋下肌	0	轻微	中度	显著		3
合计						17

呼吸窘迫评估指征中的总数是每一行数之和，数值范围在 0～17；数值越高意味着呼吸窘迫越严重

表 15-2　有关支气管炎患儿的评估／治疗 ED 指南（13）

支气管炎评估工具

呼吸评价	轻微	中度	严重
吸入空气脉搏血氧饱和度	≥95%	92%～94%	<92%
呼吸率	<60	60～70	>70
精神状态	正常	易怒但活跃	嗜睡
进食	正常	少但充足	极少
呼吸功增加 凹陷 辅助呼吸肌	极少／无	肋间肌	剑突下 颈部或腹部肌肉
喘息	轻微／无	中度／呼气时	严重吸气时／呼气时
气体交换	良好， 两肺呼吸音相同	局部呼吸音减弱	多个区域呼吸音减弱

利用评估工具对严重程度进行分级

	单一的严重程度
轻微	轻度中≥5 项
中度	中度中≥5 项
严重	严重中≥5 项
	混合严重程度
轻微／中度	多项处于轻度或中度范围
中度／严重	多项处于中度或重度范围

使用评估工具测量对沙丁胺醇／外消旋肾上腺素的反应

至少在 7 项中 3 项临床表现获得改善

引自 Zorc J，Florin T，Rodio B（12）。已准许使用

用这些检查。然而在临床上仍然经常被用来协助诊断支气管炎。

RSV 测试

RSV 病毒抗原检测具有一定的敏感性和特异性，通常在病毒感染流行季节用于检测病毒。即便如此，病毒的病理生理通常是相同的。特定病毒的识别对该疾病的临床管理或预后只有少许甚至没有影响。然而对住院患儿进行特定病毒识别可以帮助医疗保健者预防和减少院内感染传播或终止抗生素和其他药物使用。

胸片

在诊断呼吸窘迫时，胸片是一项重要的诊断工具。对于急性支气管炎，胸片显示过度充气并伴随着

由于肺不张所致的斑块状浸润影。但是美国儿科学会不建议对患儿进行常规的放射性检查，因为它并不会改变疾病的临床管理。尽管许多支气管炎患儿胸片显示异常，但是这些资料不足以说明这些异常表现与该病的严重程度密切相关(15)。当婴儿或儿童病情没有好转而是加重、无明显原因的发热和(或)者怀疑其他诊断(如肺炎、急性呼吸窘迫综合征)，那么应该考虑进行胸片检查。

> ▌▌ 分诊时，雅各布的体检有以下显著特征体温38.3℃、易惊、哭泣、鼻翼煽动、胸骨剑突下和肋间凹陷明显、呼吸率 54 次 / 分、心率 160 次 / 分、血压92/60mmHg、吸入室内空气 SpO_2 为 92%、毛细血管再充盈时间时间小于 2 秒。听诊闻及呼气延长，呼气时哮鸣音以及不固定的粗湿啰音，偶有痰鸣，几乎未闻及吸气时喘鸣。根据雅各布的临床症状，最可能的诊断是急性病毒性支气管炎。

管理和治疗

支气管炎是婴儿群体最常见的住院原因，管理范围变化大，并且实施的许多常规治疗疗效并未得到证实(16)。文献研究表明支气管炎的主要治疗应该是优质的支持性护理，包括充分水化、分泌物清除以及舒适的护理措施。大多数的婴儿和儿童可以在家里进行治疗。脉搏 SpO_2 水平不到 90% 或92%，通常作为决定是否收患儿住院的因素。如果患儿有严重的呼吸窘迫也需要入院。对支气管住院患儿需要进行许多诊断和治疗。通常的治疗干预措施有给氧、支气管扩张剂、糖皮质激素、胸部物理治疗、经鼻吸引、高渗盐水、持续气道正压通气(CPAP)、双水平气道正压通气(BiPAP)和抗病毒药物。尽管治疗措施很多，但是没有一种疗法表明其对该病的持续时间以及临床结果有显著作用(9)。由于这些原因，美国儿科学会发布了针对 2 岁以内儿童支气管炎的有关诊断、治疗以及预防的循证临床指南(14)。这些指南并不是要取代临床专业知识，它们为医疗保健者管理急性支气管炎患儿提供了一种方法。支气管炎呼吸治疗的重点应该是清除分泌物，对呼吸状况进行实时监测，根据患儿的病情给予氧疗和辅助通气支持。本节将回顾目前在治疗呼吸道合胞病毒时经常用到的治疗方法并且统计出其使用背后的证据数量，以及它们目前是否是美国儿科学会对于治疗支气管炎所建议的一部分。

吸引和清除黏液

急性支气管炎患儿中，鼻塞是年幼儿最常见的症状。因为婴儿属于只能用鼻子呼吸的群体(特殊人群 15-1)，鼻塞的程度从轻微不适到危及生命的呼吸窘迫。鼻腔抽吸和滴入盐水可能有助于缓解鼻塞，但是没有确切的依据证明其在整个临床治疗中是否有效。此外也没有证据表明对咽或咽以下部位进行深吸是有效的。然而婴儿可能需要经常抽吸鼻腔以清理他们的鼻道。频繁抽吸有一定的风险，包括炎症、出血和鼻黏膜创伤。因此应该选择疗效最大创伤最小的抽吸装置且仅限于脉搏血氧饱和度低于90% 和(或)中 - 重度呼吸窘迫的患儿。首选抽吸法使用橡果形鼻抽吸器或灯泡状抽吸器，因为这样负压最小。在医院可使用有侧控口的抽吸导管为患儿进行鼻抽吸。有时可能需要较高的负压来清除大量的分泌物。如果使用较高负压，那么医护人员要间歇抽吸来降低鼻创伤。

氧疗

给氧是治疗和预防低氧血症的基本举措。氧疗主要目的是维持患儿的脉搏血氧饱和度最低不低于94%，然而美国儿科学会建议 SpO_2 低于 90% 开始氧疗，因为它是氧合血红蛋白解离曲线上一个可以接受的数值(9, 14)。重要的是在疾病高峰期，可能需要较高水平的氧补充。因为一些因素可能使得氧合血红蛋白解离曲线发生偏移，如发热、酸中毒以及血红蛋白病。当 SpO_2 大于 90% 时，这些偏移变化导致氧分压大幅降低(17, 18)(图 15-1)。氧疗应根据全面的体检再做决定，因为使用脉搏血氧饱和度仪测量的低水平氧饱和度是决定住院的重要参数。然而在患儿住院期间使用连续脉搏血氧饱和度仪监测也可能导致住院时间延长。由于这个原因，脉搏血氧饱和度测量应该在氧补充前确认其准确性并且仅限于重症患儿。如果 SpO_2 持续低于 90% 且婴儿或儿童出现呼吸窘迫症状，那么必须进行氧补充。氧气输送装置的选择取决于患儿的年龄和大小、患儿的耐受性和湿度。

● **特殊人群 15-1**

专鼻通气

由于婴儿的上呼吸道解剖结构，其更喜欢通过鼻腔呼吸。软腭与会厌直接接触，且舌填满大部分口腔。这些解剖结构使婴儿很难通过口腔进行有效地呼吸。然而如果鼻腔阻塞了，大多数婴儿会经口呼吸。

（表 15-3 介绍了建议使用的输氧装置）如果婴儿或儿童在休息和（或）进食出现轻微的呼吸窘迫，SpO₂ 大于 90% 时，应该停止输氧。

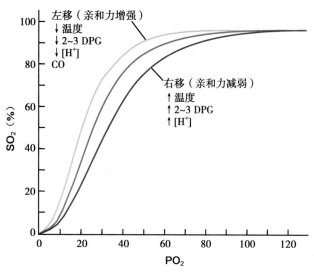

图 15-1　血氧解离曲线

高流量鼻导管

高流量经鼻导管通气（high-flow nasal cannula, HFNC）是治疗呼吸功能衰竭患儿高流量输氧方法中的一种最新装置，该装置能提供湿度接近 100% 经过加温的患儿可耐受的高流量［儿童可达 1~8L/min（LPM），成人可达 8~40LPM］。其流速应该超过患儿每分钟所需的吸入量，以消除室内空气中的雾沫。为了进一步确保吸入气中氧浓度的输送，高流量经鼻导管通气使用氧气/空气混合器作为主要气源。此外，高流量经鼻导管通气使用鼻咽储藏气体，通过冲洗系统中的终末呼出气减少解剖死腔（上呼吸道）。这样的冲洗促进 CO₂ 的清除及氧合，从而改善患儿的呼吸状态。

 氦 - 氧（氦氧混合气）疗法

支气管炎是引起黏液增多和水肿的细支气管急性炎症。这导致气道狭窄，甚至部分或全部阻塞，使

表 15-3　输氧装置			
输送装置	湿化	流量	用者指南
鼻导管	无		插管口径的大小约为鼻孔直径的一半
<2 岁		达到 2LPM	使用低流量仪表提供准确的流量
>2 岁		达到 4LPM	如果鼻腔被堵塞或受阻就会不合适
	是	达到 6LPM	安全套管用胶带或锚固装置覆盖 如果需要抽吸时，检查鼻腔通畅
简易面罩	是	最小流量 4LPM	FiO₂ 取决于：氧流量、面罩大小/合适度以及患儿每分钟的通气量
小儿面罩		最大流 8~10LPM	选择适合患儿的面罩 确保好的面罩使氧浓度最大化 面罩应有加湿加温
氧气头罩	是		通过密闭系统使得泄漏最小化 提供足够的流量，大于 10~15LPM（取决于头罩的大小）以确保二氧化碳被清除 分析患儿侧的氧气以确保 FiO₂ 输送一致 氧气混合机系统精确控制 FiO₂
文丘里面罩	无	范围为 6~10LPM	FiO₂ 根据患儿每分钟通气范围从 35%~50% 最小化流量以确保二氧化碳被清除
部分非重复呼吸面面罩	无	流量能 在整个呼吸循环周期 维持气囊充盈	防止呼出气体与新鲜气体混合 可提供比一个标准的气溶胶喷雾吸入面罩所能提供的浓度更高的 FiO₂（60%~80%） 如果需要加温湿化的话，就不适宜使用
非重复呼吸面罩	无	流量能 在整个呼吸循环周期 维持气囊充盈	防止呼出气体与新鲜气体混合 可提供比一个标准气溶胶喷雾吸入面罩所能提供的浓度更高（80%）的 FiO₂ 如果需要加温湿化，就不适宜使用
高流量鼻导管	是	低流量灌流器 1~8LPM 高流量灌流器 10~40LPM	升流取决于灌流器系统

得气道阻力增加。此外鼻道分泌物和炎症使得上呼吸道缩窄。上呼吸道的严重缩窄导致气体形成湍流而使呼吸道阻力增加(20)。湍流气流是诸如急性支气管炎这样的阻塞性肺部疾病的主要问题。支气管管腔因黏膜水肿、炎症以及黏液黏稠而直径缩小，甚至被阻塞。这些动态变化导致感染处通气减少，V/Q 比例失调(20)。总之，这些变化影响肺泡的气体交换，导致低氧血症和高碳酸血症。

氦氧混合气是氦气和氧气的低浓度混合气体。也已证实它能够降低湍流气流阻力以及缓解阻塞性疾病患儿的哮喘和哮吼。在该混合气体中，氦气代替氮气作为氧气的载体，减少呼吸道内的气流阻力，使总流量得以增加，氧气流量增加以及降低呼吸做功(21)。另外，CO_2 在氦气中以 4~5 倍的速度更易扩散，这有助于改善通气以及 CO_2 的排出。氦氧混合气起效快，所以在临床上几分钟内即可见效。因此急性支气管炎患儿，有气流湍动且阻塞性肺部疾病患儿会从氦氧疗法获益。但是如果患儿需要补充氧气大于 0.40，根据推测氦气不太可能起作用。因为氦气浓度越低，气体密度就越高，导致呼吸道的气体湍流增多和肺泡通气降低。目前的证据表明氦氧混合气在患儿吸入 1 小时内即可降低呼吸功(21)，但是并没有降低气管插管率和机械通气使用率(20)。

表 15-4 氦氧比与氧气流量计值之间校正系数(22)	
氦氧混合气	**氦气与氧气混合物**
80：20	1.8 乘以流量的升数
70：30	1.6 乘以流量的升数
60：40	1.4 乘以流量的升数

商用级别的氦氧混合气通过在 3 个不同的 H 圆柱体混合(80：20，70：30，60：40)后可用。其中最大的挑战是氦氧混合气的输送系统。氦氧混合气的密度较低导致空气和(或)氧气流量计读数偏高(22)，因此需要根据气体的密度对流量的升数进行校正(表 15-4)。为了使有自主呼吸患儿吸入氦氧混合气发挥作用，理想的气体输送系统应该是密闭的。这样患儿吸气时吸入氦氧混合气才不会掺杂室内空气。另外氦氧混合气输送流速必须大于婴儿或儿童吸气峰流速，以避免混入室内空气。推荐的氦氧混合气输送装置是通过非重复吸入的呼吸装置，这可以降低夹杂空气的风险。其他类似的装置包括一个氧气头罩和鼻导管，虽然一直被认为不理想但还仍在使用(22)。例如史迪威做的一项研究表明当用氧气头罩这样的装置释放氦氧混合气时，由于氦气密度低，它更易从

氧气中分离出来并集中在头罩的顶部(23)。这样就会明显地降低临床疗效，因此非重复吸入的呼吸装置和简单的面罩是满意的氦氧呼吸装置。相反有两项研究表明上呼吸道阻塞患儿使用氦氧混合头罩后临床改善，并且头罩内氧浓度并无差别(24，25)。当使用较新的输送装置如高流量经鼻导管通气，其流速设置应该满足患儿的吸气流量需要，以减少室内空气的雾沫。

通过机械通气使用氦氧混合气目前还存在问题。呼吸机校准用的是以氮气作为主要的气源，而非氦气。氦气干扰呼吸速度测定器和呼吸机的功能，使所有流量依赖性的相关参数读数不准确。这些参数包括实际的 V_T、每分钟通气量、吸气流速、呼气流速以及吸入气 FiO_2。因为呼吸机的读数可能不准确，所以每一个参数都需要直接监测。一些新一代的呼吸机(如宾夕法尼亚州康舍霍肯伟亚医疗公司的 Avea 呼吸机、瑞典索尔纳麦克维马奎特急救治疗公司的 Servo-i 呼吸机)配有氦气 / 氧气管理系统来帮助解决这些问题。氦氧混合气输送装置对于有自主呼吸的和机械通气的婴儿或儿童是具有挑战性的。最好的氦氧混合气输送装置应该避免或者减少掺杂气体以确保氦气输送。

🜋 吸入支气管扩张剂治疗

支气管扩张剂常用于治疗急性支气管炎，但是并没有有力证据表明它可以作为常规用药。美国儿科学会不建议支气管扩张剂作为治疗支气管炎时常规用药。然而他们建议最好对 β_2 肾上腺素能和(或)α 肾上腺素能支气管扩张剂试验进行仔细监测，并且如果只出现"阳性临床反应记录"，那么继续使用(14)。但是如果没有出现好的临床效果，应该停止使用支气管扩张剂。因为可能出现潜在的副作用(如震颤、心跳过速、低钾血症、高血糖)。一些用来治疗支气管狭窄的常见支气管扩张剂有硫酸沙丁胺醇 / 舒喘灵及外消旋肾上腺素(表 15-5)。

肾上腺素

气道水肿是支气管炎基本的病理变化。从理论上讲，患支气管炎的儿童及婴儿吸入肾上腺素应该有效，"因为它兼具 β 肾上腺素能和 α 肾上腺素能作用"(26)。虽然吸入肾上腺素试验显示临床症状暂时有改善，可能 α- 肾上腺素能作用于缓解鼻黏膜和细支气管水肿的结果。总之，并不建议吸入肾上腺素，因为还没有足够的证据表明它具有临床意义(27)。然而有

表 15-5 沙丁胺醇和外消旋肾上腺素的剂量和用药途径（26）

药物	指征	浓度	用量	给药途径	频次	稀释液
沙丁胺醇硫酸盐	支气管痉挛	0.5%（5mg/ml）	1.25～5mg	SVN 吸入	每 2～6 小时	
		0.5%（5mg/ml）	0.5mg/（kg•h）直到 10～20mg/h	LVN 吸入	持续	呼吸机每 1 小时混合溶液 25～30ml
		90μg	年龄小于 12 岁：喷 4～8 下 年龄 12 岁及以上：喷 4～8 下	MDI 吸入	每隔 1～4 小时重复	不适用
外消旋肾上腺素	气道炎症	2.25% 溶液	0.25～0.5ml	SVN 吸入		混合 2～3ml 生理盐水的溶液

SVN，小容量喷雾器；LVN，大容量喷雾器；MDI，计量吸入器

证据表明肾上腺素可能对门诊使用硫酸沙丁胺醇（舒喘灵）的患儿有帮助（26）。

高渗盐水法

气道水肿以及黏液堵塞构成急性支气管炎主要的病理变化。沿着气道排列的纤毛负责将杂物清理出肺部。患支气管炎时，由于过多的黏液和黏膜水肿，纤毛的功能失调。这导致黏膜纤毛摆动功能不起作用，使黏液更黏稠堵塞。高渗盐水增加气道表面液体离子浓度和渗透压，是液体进入气道管腔，从而补充流体层并加速清除黏液（28）。用小型雾化器将高渗盐水雾化给药。高渗盐水会刺激呼吸道，并且可能会诱发咳嗽。这会使下呼吸道的黏液得以清除，但是会进一步刺激呼吸道。因此如果患儿出现中度至重度咳嗽，并伴随着支气管狭窄，应该先使用支气管扩张剂进行预防性治疗之后，再用 3% 的雾化高渗盐水。

3% 的雾化高渗盐水已作为一种治疗措施用于急性支气管炎，一些研究表明使用它能够缩短患儿的住院时间且能使重症患儿的病情得以显著改善，因此考虑使用 3% 的雾化高渗盐水治疗急性支气管炎是合理的。

胸部理疗

支气管炎引起上皮脱落，会部分甚至是全部阻塞气道。胸部理疗可以帮助清理支气管内的分泌物和（或）阻塞物。胸部理疗技术包括振动、拍击以及体位引流有助于疏通气道阻塞、降低气道阻力、促进气体交换并降低呼吸功。尽管它被用于治疗严重阻塞和肺不张患儿，但对于急性支气管炎患儿，目前并不确定推荐使用胸部理疗（33）。

患儿体位

目前还没有明确的证据表明某些体位能缓解呼吸窘迫。应允许儿童及婴儿患儿患采取舒适体位。对于那些无法自己摆姿势的婴儿来说，可采取头稍抬高的侧卧或仰卧位。如果采用俯卧式，必须对患儿进行连续的脉搏血氧饱和度监测，因为该体位发生婴儿猝死综合征（SIDS）的风险增高（特殊人群 15-2）。

液体管理

所有的支气管炎患儿需要进行流体状态评估和补液。由于呼吸频率过快、发热、分泌物过量以及拒食，患儿不显性失水增加，使他们很容易发生脱水（9）。轻度呼吸窘迫的儿童和婴儿还可以继续进食，但是必须观察其呼吸变化和进食状况，那些有可能发生呼吸功能衰竭的患儿存在发生误吸的危险。为了降低吸入的风险，或用经口营养或减少经口营养。如果因严重的呼吸窘迫无法经口进食，应该为儿童及婴儿患儿提供经静脉补液。如果患儿超过两天没有进食，应经鼻胃管进行肠内营养以提供营养支持。

糖皮质激素

在过去的 40 年里，全身糖皮质激素断断续续地常规用于急性病毒性支气管炎的治疗。其基本原理是对早期的支气管炎有抗炎作用，因为急性支气管的炎症是该疾病的主要机制。然而证据显示婴儿和儿童的全身糖皮质激素应用在临床上并未能缩短患儿的住院时间或显出明显的疗效（34）。因为给婴儿吸入高大剂量的糖皮质激素的安全性尚未可知，美国儿科学会建议避免给年幼儿使用糖皮质激素，除非有明确的益处（14）。

婴儿猝死综合征

　　婴儿猝死综合征的定义是一个健康的新生儿死因不明。它通常发生于 2～4 个月大的婴儿，年龄范围从 1 个月至 6 个月的都有。婴儿猝死综合征的影响因素包括以下内容：

- 男性
- 早产或出生体重低
- 非裔美国人、美洲印第安人或者阿拉斯加原住民
- 睡觉时胃部受压
- 母亲吸烟或吸毒
- 接触二手烟草烟雾
- 室内温度过高
- 秋冬季出生
- 上呼吸道感染
- 有兄弟姐妹死于婴儿猝死综合征

　　预防措施包括以下内容：

- 采取仰卧睡姿
- 不吸烟或避免婴儿接触二手烟
- 选择合适的床上用品：硬床垫、床单被罩不含羊皮制品、被子、枕头或填充动物玩具（防止窒息的风险）
- 看护人不宜与婴儿睡在一张床上
- 室温保持适中
- 母乳喂养，一些研究发现母乳喂养的婴儿猝死综合征发病率较低

抗生素

　　支气管炎的细菌性感染风险较低，低于 1%（35-38）。大约 25% 的支气管炎住院婴儿影像学显示肺不张或浸润影，但却往往被误认为可能是细菌感染（39），因此婴幼儿仍然接受抗生素治疗。不推荐使用抗生素作为病毒性支气管炎的常规治疗。除非怀疑和（或）确定是继发性细菌感染时，才会用抗生素治疗。

利巴韦林（病毒唑）

　　利巴韦林是用于治疗严重的呼吸道合胞病毒感染患儿的广谱抗病毒药物。尽管过去它是所有呼吸道合胞病毒的支气管炎患儿的主要治疗药物，但是现在不再推荐其作为支气管炎住院患儿的常规用药，如果还在使用也是由于它对于大多数患儿的边际效益。

　　但是对于那些病情较重的患儿或者是那些存在诸如先天性免疫功能缺陷、器官和骨髓移植、慢性肺部疾以及先天性心脏病等显著的潜在危险患儿，应该慎重考虑。考虑不使用利巴韦林的其他理由还包括费用高、缺少明显减少住院率或死亡率的证据，以及会对卫生保健者的健康造成危害。

　　体外实验证明利巴韦林具有致癌、致突变、致畸形以及使胚胎致死的成分，然而还没有对人类造成影响的报道，但是医务工作者应该采取必要的预防措施来保护自己长时间接触利巴韦林，孕妇以及准备怀孕的妇女应采取特殊的预防措施，因为存在潜在的致畸性和胚胎致死性。

　　对于那些接受利巴韦林治疗的人，推荐的剂量是 300ml 蒸馏水中加入 6g 利巴韦林并用小颗粒雾化器（SPAG 单位）给药，根据临床反应每天用药 12～18 小时并持续 3～7 天。最常见的副作用有眼睛受刺激和鼻腔黏膜（灼痛且瘙痒）以及呼吸窘迫，包括喘息和咳嗽。

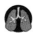

无创正压通气

　　无创正压通气（NIPPV）可为即将发生呼吸功能衰竭的患儿提供辅助通气。无创正压通气的模式类似于用夹板固定细支气管的结果，使气道阻力减少，功能残气量（FRC）减少，以及过度膨胀的肺部气体滞留减少。它还有助于那些肺部充气不足的区域获得充气，恢复其通气灌注比例，促进肺泡气体交换。这些动力学变化降低患儿的呼吸做功，减少其对氧的需求。如果患儿的心肺状况的变差（如呼吸做功增加、呼吸频率变快、心率增快以及氧需求增加）可能意味着无创正压通气没能提供足够的通气支持，应考虑采取有创机械通气。

　　无创通气的模式包括持续气道正压通气和双水平气道正压通气。

持续气道正压通气

　　持续气道正压通气（continuous positive airway pressure，CPAP）是在整个呼吸周期（包括吸气和呼气阶段）保持恒定的气道正压。持续气道正压通气应能够增加功能残气量并改善通气 - 灌注比，从而使呼吸功降低，缓解呼吸窘迫。它可以通过鼻罩、鼻塞法或者面罩进行输送。必须注意检查并清理设备与患儿的鼻梁和脸部的衔接处，以防止皮肤受损。（见第 7 章关于持续气道正压通气设备的常见副作用的讨论。）

　　经由鼻罩或鼻塞进行的持续气道正压通气最常

用于婴儿。临床某些情况会使经鼻正压通气效果变差。这些情况包括：

- 下咽部压力的损失可能导致实际持续气道正压通气有所变化。
- 黏稠的分泌物可能会妨碍鼻导管的气体流动，因此在使用时需要适当加湿并频繁抽吸
- 过度泄漏可能导致患儿与机器不同步。

面罩持续气道正压通气要求面罩的大小合适，以确保密闭和舒适，应能完全罩住患儿的口鼻。必须注意避免面罩过高而超过眼睛或者太低而低于下颌，因为这些情况都导致系统泄漏。如果面罩和安全帽不合适都可能导致潜在的接触面并发症，降低患儿对治疗的依从性。

对于支气管炎患儿使用持续气道正压通气的初始设置与儿科患儿的相似，为 $4\sim5cmH_2O$。CPAP 的有效性取决于对患儿呼吸做功的评估、氧合或 FiO_2 的变化，胸片显示的肺充盈程度以及患儿的舒适度。

　　A. 呼吸功

　　　　如果呼吸频率减低、胸廓凹陷、呻吟及鼻翼煽动的严重程度降低，那么保持目前的 CPAP 水平并断开 FiO_2。

　　　　如果患儿仍处于严重的呼吸窘迫，CAPA 水平增加 $1\sim2cm$，最高达 $10cmH_2O$。

　　　　如果 CAPA 水平为 $10cmH_2O$，严重的呼吸窘迫没有缓解，那么考虑采用双水平气道正压通气（BiPAP）。

　　B. FiO_2 的需求持续稳定在低于或等于 0.60。

　　C. 胸片中看到肺容积好转。

　　D. 患儿舒适度提升，包括呼吸做功减少和生命体征好转。

应该每隔 $2\sim4$ 小时对患儿呼吸状况的变化进行监测和评估。如果患儿表现出呼吸做功增加，应立即重新对其进行评估，包括胸片和动脉血气，评估其是存在通气不足还是过度通气。CPAP 过度会导致气漏综合征、通气 / 血流比值失调、二氧化碳滞留、呼吸做功增加及胃扩张。

双水平气道正压通气（BiPAP）

双水平气道正压通气压力或 BiPAP，既提供像 CPAP 一样的呼气压又提供额外设定的吸气压，它还允许选择预设的呼吸频率。和持续气道正压通气一样，双水平气道正压通气经由鼻罩、鼻导管或面罩进行输送，同样的应注意保护患儿皮肤的完整性。当患儿需要额外的辅助通气支持和（或）氧合时应考虑

双水平气道正压通气。初始双水平设定包括选择一种模式，吸气时气道正压（IPAP），呼气时气道正压（EPAP）以及 FiO_2。

　　A. 通气模式

　　　1. 自发性（压力支持）：患儿的自主吸气触发呼吸机输送吸气时正压。

　　　2. 自发定时（压力支持备份速度）：患儿自发的吸气触发呼吸机输送吸气正压。如果患儿自主呼吸频率降低并低于预设的呼吸频率，呼吸机根据预设的吸气正压水平触发压力控制呼吸。

　　B. 吸气正压初始设置：$8\sim10cmH_2O$。吸气正压设置的效果应通过以下内容进行评估并根据患儿的需要改变参数：

　　　1. 具有良好的胸壁运动，并伴随着呼吸急促和高碳酸血症得以缓解

　　　2. 如果持续存在高碳酸血症，IPAP 增加 $2cmH_2O$

　　　3. 如果持续存在低氧血症，IPAP 增加 $2cmH_2O$

　　　4. 根据患儿的体格大小，IPAP 有所不同，但是最高不应该高于 $20cmH_2O$，以避免胃扩张

　　C. 呼气正压初始设置：$4\sim6cmH_2O$

　　　1. 患儿患有严重的低氧血症或空气滞留，可能需要较高水平的呼气正压（EPAP）增加以改善氧化和通气匹配或应对高浓度的内在呼气末正压。如果持续低血氧，那么增加 $2cmH_2O$ 的呼气正压。

　　　2. 呼气正压最大值的变化基于患儿的大小，但是不应高于 $10\sim15cmH_2O$。

双层气道正压通气成功包括二氧化碳分压降低 \ 氧化增加以及呼吸性酸中毒缓解。双层气道正压通气呼吸机失败包括持续高碳酸血症和酸中毒以及意识水平下降。

预防

由于病毒感染是通过人与人直接接触或接触污染传播的，保持手部卫生是预防病毒性病原体传播的第一道防线。

医务人员在医院也应该坚持隔离预防措施。应限制高危患婴去易发生病毒传播的场合，如日托班。

Palivizum（帕利珠单抗），是一种人类单克隆抗体疫苗，可以在年龄小于 24 个月的高危患儿中选择性的使用，以作为 RSV 预防措施。

以下三组儿童适宜接种该疫苗：

1. 胎龄不足 35 周的早产儿
2. 患有慢性肺部疾病的婴儿
3. 出生时有严重血流动力学异常的先天性心脏病患儿(40)

帕利珠单抗已经显示可以降低早产儿和两岁以内有严重血流动力学异常的先天性心脏病患儿的住院率，然而没有研究证明它可以降低患儿的死亡率(6)。此外它对那些有并发疾病的婴儿和儿童的疗效较差，如患有慢性肺部疾病的早产儿(41)。

其他预防措施包括以下内容：

● 避免烟草烟雾吸入，这是引发支气管炎的一个独立风险因素(42-44)。
● 母乳喂养，由于人乳含有免疫因子，比如母乳富含免疫球蛋白 G、免疫球蛋白 A 以及 α 干扰素，可以降低小儿感染诸如呼吸道合胞病毒的风险(45)。

■■ 你穿上隔离衣，戴上手套和口罩后，通过给雅各布的口鼻侧喷氧气、调整其体位确保空气流动最佳。这些操作使得雅各布的 SpO_2 达到 95% 以上。

你将雅各布的氧合状况改善后，护士为其进行经静脉置管操作针开始以一定的速率进行输液治疗。听诊中闻及其双肺有喘鸣，你建议对雅各布进行吸入支气管扩张剂治疗。你通过带有气溶胶喷雾吸入面罩的小体积喷雾器为雅各布施用 1.25mg 硫酸沙丁胺醇。在给药后，重新评估显示患儿的呼吸音或其呼吸状态都没有变化。你建议给患儿一剂消旋肾上腺素(2.5% 消旋肾上腺素 0.25ml)以期发挥药物的 α 肾上腺素能作用。可能是吸入空气略微增加，患儿的呼吸音略有改变。治疗团队讨论是否重复应用消旋肾上腺素。经多次讨论后，决定不再重复用消旋肾上腺素。你注意到患儿的鼻腔分泌物较多且 SpO_2 持续低于 90%。你建议给患儿进行鼻部吸痰以缓解鼻塞，医护人员都同意这样做。你和护士以低负压抽吸鼻腔以减少对患儿鼻黏膜的损伤。雅各布的 SpO_2 增加到 92%，并且他的呼吸功率有下降。你协助护士将雅各布运送到婴儿住院部进一步治疗。

病程及预后

在过去的几十年中，人们更好地理解病毒感染的病理生理学，使得急性支气管炎住院患儿的疗效得以改善。在美国每年该病的死亡率不足 1%(死亡人数不超过 500)(46)，但是在世界其他地方该病的死亡人数高达 600 000(47)。大多数急性支气管炎住院婴儿在 3 到 4 天内就恢复了，也没有后遗症，可是高危婴儿入住重症监护室和机械通气使用率较高，住院时间较长。一项研究发现大约 40% 的幸存者长至 5 岁会有继发性喘息发作，10% 在 5 年后仍有继发性喘息发作(48)。这表明婴儿期的呼吸道合胞病毒感染是独立存在地导致喘息和哮喘复发的危险因素(6)。

未来的研究会关注患儿从支气管炎可能发展为哮喘的倾向性，但目前的临床管理应该着眼于预防措施以及开展研究有效和可靠的评估疾病严重程度评分系统，而且对支气管炎的重要临床变化要灵敏。

肺炎

肺炎是一种免疫反应介导的肺组织对感染性病原体产生的炎症反应。也是世界范围内导致儿童死亡的主要原因，每年估计有 160 万儿童死于肺炎(49)。在美国，有 100 000～135 000 的不足 5 岁的儿童是因为肺炎链球菌肺炎住院(50)。虽然肺炎是导致死亡的最主要原因，但是人类可以通过免疫、充分营养和改善环境预防该病。另外早期施以先进的治疗手段及适当地护理和支持，肺炎是可以治愈的。那些增加患肺炎风险的相关因素包括：

● 年龄(年幼儿，因其免疫系统未发育完全)
● 伴随免疫缺陷疾病(如白血病)或慢性疾病(如慢性肺部疾病，先天性心脏疾病)
● 吸烟或吸二手烟
● 入住于重症监护室(ICU)
● 慢性肺部疾病需要长期吸入糖皮质激素
● 接触到某些化学物或污染物(如氯、吸入杀虫剂、呕吐物、烟)
● 室内空气污染
● 居住于拥挤的环境
● 经历手术或创伤
● 种族(阿拉斯加原住民患流感和肺炎风险高于 60%)(51)

肺炎可以由细菌、病毒、真菌、原虫、化学品、异物或刺激物引起。肺炎链球菌是最常见的引起儿童肺炎的微生物。

其他常见的致病细菌如下：

● 金黄色葡萄球菌
● 化脓性链球菌(A 组链球菌)

- 肺炎克雷伯氏菌
- 铜绿假单胞菌
- 流感嗜血杆菌
- 肺炎衣原体
- 肺炎支原体

病毒通常导致年轻人群患肺炎(52)。麻疹和呼吸道合胞病毒是引起儿童肺炎最常见的病毒(51),其他致病病毒包括以下:

- 流感病毒
- 腺病毒
- 偏肺病毒
- 副流感病毒
- 鼻病毒

其他非典型病原体包括肺结核支原体、真菌感染以及口腔感染。

肺炎通常分为以下4大类:

- 吸入性肺炎
- 社区获得性肺炎
- 医院获得性肺炎
- 免疫低下性(机会性)肺炎

其他类型的肺炎包括严重急性呼吸综合征、闭塞性支气管肺炎和嗜酸细胞性肺炎。每一种肺炎有不同的病原体和传播途径,这种分类有利于在病患诊疗过程中,对某些患儿进行"隔离"。最常见的感染途径有经呼吸道感染和吸入性感染。经呼吸道感染即吸入患儿打喷嚏和咳嗽喷洒到空气的微小飞沫,吸入性感染是指口咽或胃内容物被吸入肺部。经污染物和血源性病原体属于其他的感染途径。

病毒感染会影响免疫功能和分泌物清除,与继发性的细菌感染一起引起合并性感染。虽然肺炎的致病原因不同,但是其治疗方法大体上是相同的,具体是使用有效的抗菌药物,与细致的呼吸支持和重症监护相结合。

病理生理学

肺炎时的免疫反应引起肺泡和终末支气管内皮细胞发生炎症(53)。一系列的炎症反应(第13章讨论过)刺激产生富含蛋白质的液体,同时这些液体成为病原体的生长媒介。水肿使肺泡毛细血管膜增厚,阻碍氧气传输,从而导致低氧血症(图15-2)。肺泡实变(凝固)、充满液体或肺不张使到达肺泡毛细血管膜的氧气量减少,导致肺内分流和通气/血流比值失调。这些变化致使肺血管阻力增加、妨碍氧气输送以及排出二氧化碳的能力减弱(图15-3)。

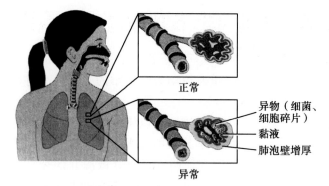

图 15-2　肺炎时肺泡毛细血管膜损伤

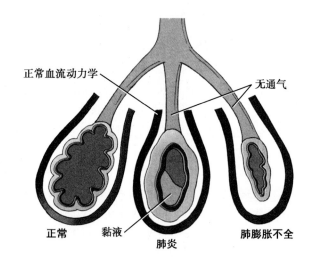

图 15-3　肺炎时通气-血流比值失调(V/Q)

临床表现

根据年龄和传染性病原体的不同,肺炎患儿通常表现为非特异性症状和体征,临床上差异较大。最常见的临床症状和体征如下:

- 发热超过38.5℃
- 咳痰黏稠
- 呼吸急促
- 呼吸困难
- 寒颤
- 疲乏
- 食欲缺乏
- 辅助呼吸参与呼吸运动(肋间和胸骨下凹陷)
- 鼻翼煽动
- 听诊时在感染肺部的相应部位有时闻及湿啰音

呼吸频率、SpO_2 以及呼吸功增加是描述患儿疾病严重程度和确定患儿是否需要收住院的最重要临床指标(表15-6)。另外如果患儿的家庭不能给予适当的观察或护理,应该收该患儿住院治疗(特殊人群15-3)。

表 15-6　肺炎严重程度评估（54）		
	轻微	严重
婴儿	体温 <38.5℃ RR < 50 次 / 分 清醒警觉 充分进食	体重 >38.5℃ RR > 70 次 / 分 意识改变 鼻翼煽动 发绀 间歇性呼吸暂停 呼吸有呼噜声 不进食
大龄儿童	体温 <38.5℃ RR <50 次 / 分 轻微呼吸急促 没有呕吐	体温 >38.5℃ RR >50 次 / 分 呼吸严重困难 鼻翼煽动 发绀 呼吸有呼噜声 有脱水表现

● 特殊人群 15-3

接收婴幼儿入院

临床医生在患儿离开 ED 前评估其在家能否获得充分的护理时可能需要使用自由裁量权。有些家庭可能没有足够的资源或能力为患儿提供适当水平的护理。应该注意不管什么时候，如果患儿一天 24 小时都得不到观察，或者如果任何由于保险或经济原因涉及无法使用处方药，应当怀疑患儿可能得不到及时治疗。

诊断试验

肺炎诊断试验着重于获得明确的肺炎诊断并利用痰培养、支气管肺泡灌洗以及血培养确定病原体，然后用胸片评估肺部受感染的程度。

🔘 胸片

胸片对确认肺炎诊断非常有帮助，然而它只能显示肺部炎症及范围，却不能确定引起炎症的病原体。病毒性和细菌性肺炎的临床表现通常比较相似，但是它们的影像学改变有所不同（表 15-7）。最典型的是病毒性肺炎呈现弥漫性间质性炎症或支气管周围浸润影，而细菌性肺炎则呈现出大叶性或肺泡实变（55）（图 15-4）。如果胸腔有积液，侧位 X 线胸片有助于区分是胸腔积液还是脓胸。如果发现胸腔内有大量积液，应进行胸腔穿刺术，并将引流出的液体送检进行细菌培养和药敏试验以确定其病原体和指导用药。

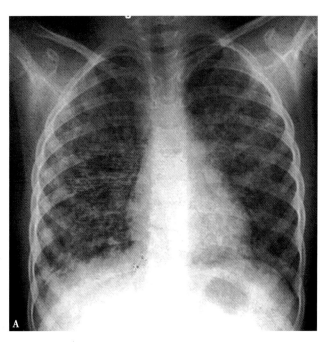

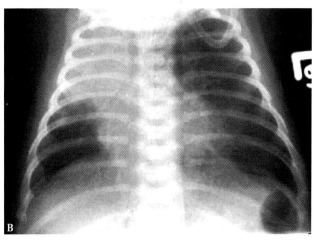

图 15-4　病毒性（A）和细菌性（B）肺炎比较（由医学博士班森提供）

表 15-7　肺炎对照表			
类型	病原体	药物治疗	影像学改变
病毒性	麻疹，RSV，流感，副流感病毒，腺病毒，偏肺病毒	补液，必要时氧疗，抗病毒药物，布洛芬，醋氨酚	弥漫性间质性炎症或支气管周围浸润
细菌性	金黄色葡萄球菌，克雷伯氏肺炎菌，链球菌，绿脓杆菌，流感嗜血杆菌	阿莫西林，沃格孟汀，青霉素，克林霉素，红霉素，万古霉素，二代头孢菌素	大叶或肺泡实变
非典型性	肺炎支原体感染	红霉素	散在斑片影，节段或非节段模糊影

痰培养

痰液培养可用于确定引起肺炎的病原体。对那些能完成并配合治疗的患儿可以采纳雾化高渗盐水诱导排痰的痰培养。对于气管插管的患儿，利用无菌抽痰的办法，就可以将从气管内抽出的痰液放入样品收集器内。然而通过支气管肺泡灌洗可获得更精确的结果。

支气管肺泡灌洗

支气管肺泡灌洗是用来确定肺部病原体感染的一种诊断技术，尤其是针对那些因机会性病原体致病的免疫性功能不全的患儿。有两种技术可以获得样本，非支气管镜支气管肺泡灌洗（NB-BAL）和经支气管镜支气管肺泡灌洗。在非支气管镜支气管肺泡灌洗时，为患儿使用全面心肺监测并用 FiO_2 1.0 进行操作前氧合。通过无菌操作技术，将支气管肺泡灌洗导管置于气管内导管下，注入盐水，然后用没撤出的导管将液体抽吸到标本收集器内，反复进行盐水注入 - 抽吸的过程直到获得足够的样本量或患儿无法忍受（如心脏功能不稳定、低氧血症、呼吸急促）。纤维支气管镜检查方法简单，但是它仅限于急性危重症患儿的诊断，因为该过程具有侵袭性。如果必须为患儿进行支气管肺泡灌洗，那么应该为患儿配备全方位连续动态监测和复苏设备。

血液培养

对那些已经被诊断为细菌性肺炎的住院患儿应该进行血培养以排除血液或多系统感染。当怀疑患儿是病毒感染时，有必要进行鼻咽部分泌物标本培养。

管理和治疗

肺炎的管理和治疗取决于病原体和疾病的严重程度（见表 15-7）。大多数患儿是在家中接受抗感染药、退热剂（药物降温）、口服补液、支气管扩张剂及休息治疗。对那些重症肺炎的患儿，必须收住院接受氧疗、静脉输液、退热剂、抗生素以及机械通气支持。当患儿的呼吸窘迫得以缓解，能够维持正常的血氧水平，口服抗生素不呕吐之后，患儿才能出院。

氧疗

氧疗是指未患发绀型心脏病的患儿如果 SpO_2 不到 90% 时，所给予的一种挽救生命的治疗方法。如果患儿患潜在的先天性心脏疾病或慢性疾病，其 SpO_2 应保持在或稍微高于患儿的基线值。肺炎患儿的低氧血症是由通气 / 血流比值失调导致的。氧气输送依赖于充足的肺泡气体交换和循环系统功能正常。如果这些系统功能衰竭仅需 10～15 分钟就会导致组织缺氧(56)。早期识别并给予氧疗就可能减少组织缺氧的可能性。儿科患儿保持正常体温是很重要的，因为发热会使氧 - 血红蛋白解离曲线向右移动，这就需要较高的 PaO_2 以确保足够的氧气释放。发热可能有利于最大程度的减少肺部炎症（临床实证 15-1）。

氧疗的装置或设备应该满足或超过患儿对吸气流量需求，以确保足够的吸入气 FiO_2。经鼻导管吸氧可用于那些能耐受低流量给氧的患儿。高流量氧疗可用于那些需要 FiO_2 高于 0.40 或经鼻导管流量大于 6LMP（表 15-3）的患儿。给吸入氧气加湿被认为有助于稀释黏稠的分泌物。

⚕ 抗感染

肺炎是一种可治愈的疾病，然而"在全世界范围内仅有不足 20% 患儿能用到其所需抗生素"(49)。抗生素是治疗细菌性肺炎或疑似合并细菌性感染的处方药，很少用抗病毒药物作为治疗病毒性肺炎的处方药(5)。抗生素的选择应该根据当地的病原类别以及病情的严重程度。使用抗生素后，90% 的细菌性感染的患儿其症状和体征将会得以改善(57)。如果患儿病情没有明显改善，应怀疑是其他病原或耐抗生素菌株所致。

治疗肺炎的抗生素包括以下药物：
- 阿莫西林（5 岁以下儿童的首选抗生素）
- 奥格门汀
- 青霉素
- 克林霉素
- 红霉素
- 万古霉素
- 第二代头孢菌素

● 临床实证 15-1

治疗发热

近年来动物研究表明，生理学认为发热通过下调炎症级联反应(56)诱发保护性应激反应，这意味着发热可减少炎症标志物（细胞因子，如肿瘤坏死因子和白细胞介素）的释放并降低肺泡炎症的严重程度，从而减轻肺炎症状。正在进行的研究将确定治疗发热的效用。

实际上目前针对病毒性病原体治疗方法是一般性支持疗法。特异性的抗病毒药物（如治疗呼吸道合胞病毒和腺病毒的利巴韦林，治疗巨细胞病毒的更昔洛韦）的效果都存在争议，其效果并不被广泛接受。有理论认为病毒性病原体为细菌定值提供一个丰富的培养基，导致病毒 / 细菌合并感染。肺炎的特殊情况包括肺孢子虫肺炎（又称卡式肺孢子虫肺炎，见临床变化 15-1）、巨细胞病毒，以及自发性、寄生虫和真菌性肺炎。高危人群包括那些患诸如艾滋病、免疫功能不全（如白血病、骨髓移植）、囊性纤维化、慢性肺病、先天性心脏病和哮喘伴发病的患儿。

补液及其管理

肺炎患儿容易发生脱水和电解质丢失，对住院的肺炎患儿应该进行适当地补充液体并监测他们体液的状态。液体补充应该维持患儿血容量和电解质平衡。通过仔细监测患儿每日液体出入量算出所需补充的液体量，以避免补液过量而导致肺水肿。还应避免过度输液，因为肺水肿或经发炎的肺组织泄漏的液体泄漏都会导致缺氧。

吸入支气管扩张剂

给那些喘息的肺炎患儿吸入支气管扩张剂在临床上常用的方法，但是并未获得好的疗效。支气管扩张剂可能会增加 V/Q 比值失调导致低氧血症。支气管扩张剂使得那些本该因缺氧收缩的肺血管以自然地分流肺部受损区域血流的血管扩张，这样血液重新分布得更均匀，使得那些不能进行气血交换肺泡的

毛细血管血流量增加，缺氧血与含氧血液混合导致 SpO_2 降低（58）。常用的支气管扩张剂包括硫酸沙丁胺醇 / 舒喘灵及外消旋肾上腺素。如果支气管扩张剂治疗没有显效，那么应停止用药，以减少潜在的副作用。

吸入抗生素

喷他脒羟乙基是对耶氏肺孢子菌肺炎使用的抗生素，经喷雾器或静脉用药（框 15-1）。吸入抗生素时，有重要事项须注意。最常见的给药方法包括使用两个单独的喷雾器，小容量和 Respirgard II（图 15-5）。已有报道雾化喷他脒会使那些为患儿提供治疗期间暴露的医护人员患结膜炎和支气管痉挛（59）。因此要求患儿一定会使用接口器，只有这样才会减少医护人员接触喷他脒。为了进一步保护医护人员，实施治疗的人应该佩戴 N95 面罩，以防吸入抗生素。N95 面罩是一种特殊的面罩，可以防止吸入 95% 的颗粒物。

吸痰及清除黏液

清除分泌物治疗的目的是移动黏液并将其排出呼吸道。目前清除分泌物的技术包括体位引流、叩击和振动、吸痰、改变体位、高频胸壁振荡、用力呼气技术、呼气时正压（PEP）和振荡 PEP 装置以及肺内冲击通气（60，61）。在第 14 章可以看到对其每一个的描述。然而现有的证据缺乏有关这些技术的有效性的描述。患儿如果体液不足可能会导致黏液脓稠，这样会影响彻底清除分泌物。这也是为患儿补充液体并保持体液平衡的另一个原因。

临床变化 15-1

肺孢子虫肺炎

卡式肺孢子虫肺炎（PCP）感染于 2002 年被重新命名。人类发现 PCP 鼠类肺炎，并不能感染人类，所以新类别被命名为肺孢子虫肺炎（PJP）。它是由发现该菌株的奥托·吉罗维茨博士命名的，缩写依然是 PCP，但不是 PJP。

PCP 是由耶氏肺孢子 P 引起的。这种真菌在生活中很常见且对健康人不致病。PCP 在免疫系统功能正常的人中很少见，但是在那些免疫系统功能低下的人当中非常常见，如早产儿或严重营养不良的儿童、老年人以及艾滋病毒 / 艾滋病这些特殊人群，PCP 在这些人中很常见。那些服用免疫抑制药物的患儿中也容易发现 PCP。

框 15-1 潘他米丁羟乙基磺酸盐的给药

- 推荐在负流室内或使用层流头罩。
- 检查准备好的喷他脒羟乙基硫酸盐溶液是否有混悬。如果有浑浊，返回药房更换。
- 使用综合预防措施，包括专用的呼吸面罩。
- 完成基本的身体评估（心率、呼吸音、呼吸方式和频率、SpO_2 及认知能力的测定）。
- 将支气管扩张剂装进小容积喷雾器。
- 给喷他脒羟乙基喷雾器喷嘴上涂上水果味胶或让患儿含硬糖来缓解药物的金属味。
- 用 Respirgard II 喷雾器给喷他脒羟乙基硫酸盐（图 15-6）
- 在从患儿嘴中移除雾化器喷嘴前，先关机以停止喷雾器内液体流动。
- 间断性反复评估患儿并总结治疗效果（心率、呼吸音、呼吸方式和频率、SpO_2 及认知能力的确定）。
- 丢弃雾化器和其他一次性物品。

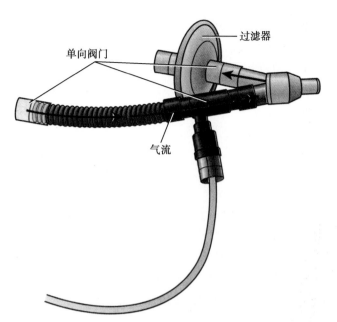

图 15-5　通过 Respirgard II 雾化器系统进行戊烷脒雾化

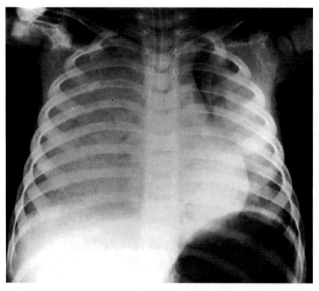

图 15-6　一位 3 岁 ARDS 患儿的胸片（由医学博士简•班森提供）

糖皮质激素

有一些临床证据表明糖皮质激素可以缩短成人

和儿童的住院时间，以及减少诸如败血症、感染性休克和细菌性脑膜炎等副作用的出现（62）。它还可以明显减少肺部炎症的发生。一项关于患有严重社区获得性肺炎患儿的小型研究显示，早期、低剂量、短期的全身性糖皮质激素方案与抗菌治疗相结合的方法，对治疗结果有轻微改善（62）。然而没有明显的证据表明常规使用糖皮质激素可改善儿童或成人肺炎的预后。由于糖皮质激素存在免疫抑制和其他副作用（在第 13 章中讨论），通常不建议使用。糖皮质激素可用于有那些有严重哮喘病史或空气反应性疾病活动期的患者（5）。

机械通气

所有的肺炎患儿，不论哪一种病原体所致，都有发生呼吸功能衰竭的危险。在美国仅有小部分（17%）收入重症监护室的儿童需要辅助机械通气（63）。机械通气可以是无创性的。无创正压通气（NIPPV）使得那些可能发生呼吸功能衰竭的患儿呼吸窘迫的严重程度减轻并改善其氧合和通气。有创机械通气是对急性呼吸功能衰竭或 NIPPV 失败的患儿的保守性治疗方法。持续性呼吸窘迫并伴随着高碳酸血症、酸中毒以及低氧血症的患儿需要进行气管插管。还需为患儿进行持续性的心肺、脉搏 SpO_2 和二氧化碳图监测。不同年龄患儿呼吸机的初始设置如表 15-8。

病程及预后

大多数肺炎患儿通过适当的治疗以期获得完全康复，治疗包括休息、输液、适时使用抗生素以及充足的营养。一般来说肺炎患儿的预后良好，2010 年的年龄调整后的死亡率为 2.2%（64）。一项研究表明约 92.5% 患儿没有后遗症。然而那些患有潜在慢性病、免疫缺陷或病毒 / 细菌性合并感染的患儿病情往往较严重而且日后可能发展为肺病。此外一些研究对既往健康因肺炎住院的患儿进行了 8 到 10 年的追踪研

表 15-8　按年龄建议进行呼吸器设置

年龄	频率	潮气量（V_T）	T_I	呼气末正压	FIO_2
6 个月～2 岁	25	6ml/kg	0.55～0.65s	3～5cmH$_2$O	1.0*
2～5 岁	20～25	6～8ml/kg	0.65～0.75s	5cmH$_2$O	1.0*
5～10 岁	18～20	6～8ml/kg	0.70～0.80s	5cmH$_2$O	1.0*
10～15 岁	16～18	6～8ml/kg	0.0～0.90s	5cmH$_2$O	1.0*
15 岁～成年	14～16	6～8ml/kg	0.90～1s	5cmH$_2$O	1.0*

V_T 基于理想体重，并由于循环顺应性校正容量损失。

*请注意：起始 FiO_2 是基于没有先天性心脏病的患儿

究,结果发现他们几乎没有后遗症(66)。

儿童肺炎仍然是一个全球性问题。进一步的研究需要着眼于了解其病因以帮助疫苗和抗微生物治疗方面的进展。另外生活环境、营养以及空气质量的改善会有助于进一步降低发展中国家的病死率。尽管如此,仍然有许多方面需要进一步研究来降低该病在儿童中的死亡率——包括病理生理学、病因学以及流行病学(67)。

> 在住院 1 小时之内,雅各布的呼吸频率增加到 75 次 / 分,并开始出现胸骨下凹陷。为其 2LMP 的鼻插管吸氧后,患儿现在的 SpO_2 为 90%。儿科医生叫你去启动高流量鼻导管吸氧(HFNC)以增加氧输送并取动脉血进行动脉血气(ABG)检查。你启用 HFNC 并设置为 6LPM,FiO_2 1.0。30 分钟之后 ABG 值为 pH 7.33,$PaCO_2$ 44mmHg,HCO_3 22.9mEq/L,PaO_2 68mmHg。你和医生都考虑到呼吸功能衰竭,你同意开始为其采用设置为 +5cmH$_2$O 持续气道正压通气(CPAP)。不到 20 分钟,雅各布的 SpO_2 增加到 98%,氧浓度分数为 0.70。他的呼吸频率降至 50 次 / 分,而且他没有胸骨下凹陷。

急性呼吸窘迫综合征

急性呼吸窘迫综合征(**ARDS**)是一种急性的由多种原因引起严重的肺部炎症,导致严重的低氧血症和呼吸功能衰竭(68)。成人和儿童的急性呼吸窘迫综合征都有报道,然而许多临床医生认为有些儿童 ARDS 未被诊断,因为他们是根据潜在的疾病进行分类的(69)。此外大多数符合急性呼吸窘迫综合征诊断条件的儿童最先符合急性肺损伤(ALI)的诊断标准。ALI 是概括性的专业术语,包括那些以临床上无心衰表现,有低氧血症呼吸功能衰竭,而病理显示双肺大量中性粒细胞浸润为特征的肺损伤。由于这些原因,要想理解小儿急性呼吸窘迫综合征仍具有挑战性。在美国,ALI 的发病率大约为 50 000~190 000 例,其中 40% 患儿患 ARDS(70)。尽管有科学证据和现代化的医疗干预,其死亡率依然很高,儿童中死亡率 22%~35%(71)。而其存活率因患儿的年龄和潜在的肺损伤不同有一定差异。

许多疾病或因素直接或间接造成肺损伤而导致 ARDS。直接的肺损伤包括以下:

- 淹溺
- 肺炎
- 吸入性损伤
- 误吸胃内物
  间接性肺损伤包括:
- 败血症
- 创伤
- 胰腺炎
- 严重出血
- 脂肪栓塞(68)

儿童 ARDS 的最常见病因是下呼吸道感染。另外,严重低氧血症合并多系统器官功能衰竭是预示较高死亡率。ARDS 并没有特效疗法,最主要的方法还是鼓励让肺休息以及最佳的氧输送方案以保障末梢器官供应的支持性治疗措施。

病理生理学

ARDS 被归类为继发于表面活性物质功能缺失、局限性肺不张以及肺间质 / 肺泡血浆渗漏液积聚的导致肺顺应性降低的限制性肺部疾病(72)。ARDS 定义具备以下 4 个特征:

1. 急性发作
2. 胸片为双肺浸润(图 15-6)
3. 没有左心房压高的证据(左心房压增高提示系心源性引起肺部浸润)
4. 明确的低氧血症

ARDS 的发病机制的特征分为以下三个阶段(表 15-9):

1. 渗出期的开始是因直接或间接肺损伤引起炎症级联反应,导致肺细胞结构损害。炎症介质的流出增加了肺泡毛细血管膜的渗透性。富含蛋白质的液体渗漏到肺泡(肺水肿)造成Ⅰ型肺泡细胞(肺细胞)损伤,这样肺泡上皮的完整性受损,液体外渗(渗漏)。Ⅱ型肺细胞损伤影响清除水肿的液体,减少表面活性物质的复制,导致肺顺应性进一步下降。肺泡气体交换受阻引起低氧血症、高碳酸血症和酸中毒(呼吸功能衰竭)。

表 15-9 ARDS 阶段(68)

阶段	时间范围	现象
渗出期	初始受伤 1 到 7 天	弥漫性出血,水肿,白细胞浸润,细胞凋亡
增生期	在疾病第 7 天开始	成纤维细胞增生,Ⅱ型肺泡细胞增生,发炎
纤溶期	大约疾病发作 3 周后	纤维化,蜂窝,支气管扩张

来自 Tomashefski JF, Jr.(72)

2. 增殖期的特征是Ⅱ型肺细胞增殖（快速增加）和成纤维细胞（即对伤口愈合起作用的细胞）。Ⅱ型肺细胞转化为Ⅰ型肺细胞，表面活性物质更加减少。Ⅰ型肺细胞的损伤是不可逆的，裸露（空的）空间被沉积的蛋白质、纤维以及细胞碎片所取代，形成透明膜（肺泡的纤维层）（73）。在这一阶段患儿易患呼吸机相关性肺损伤（VILI）和继发性感染（经肺和血液感染）。另外许多患儿在这一阶段死于多系统器官衰竭。

3. 纤维化期也称为慢性或晚期，致使整个肺重塑，结果导致广泛的纤维化和瘢痕形成。在这一阶段，肺泡气体交换改善了，并且患儿可以拔管停止机械通气。肺部恢复可能需要6~12个月。根据患儿的初始损伤严重程度，幸存患儿可能留下慢性肺疾病。

临床表现

ARDS 的临床症状和体征的评估取决于直接或间接损伤机制，诊断 ARDS 通常要结合"临床、放射学和生理异常"综合考量（74）。经历 24~72 小时病情进展，患儿会有轻微的症状，然而这些症状可能不符合 ARDS 的诊断标准。此外潜在的疾病会掩盖 ARDS 的存在而延误适当的早期干预治疗的时机。

ARDS 的临床体征和症状包括以下内容：
- 呼吸急促（肺水肿的早期迹象）
- 咳嗽
- 呼吸困难
- 难治性的发绀
- 发热
- 啰音
- 呼吸功（辅助呼吸肌参与呼吸，凹陷，呻吟）
- 低血压（后期的症状）

肺损伤的最终结果是不能维持足够的气体交换，从而导致呼吸功能衰竭和组织缺氧。

病患评估工具

研发出一些评估患儿病情的工具以帮助诊断 ARDS：
- 默里肺损伤评分（表 15-10）包括影像学依据、低氧血症血、辅助通气支持以及肺顺应性（75）。
- 欧美 ARDS 诊断标准，是一套被国际认可的基于发病时间、患儿的氧合状态、影像学依据、肺动脉楔压的诊断标准（76）。

表 15-10　穆雷肺损伤评分（75）

参量	发现	值
胸片	无肺泡实变	0
	四分之一肺泡实变	1
	四分之二肺泡实变	2
	四分之三肺泡实变	3
	四分之四肺泡实变	4
低氧血症	PaO_2/FiO_2 >300	0
	PaO_2/FiO_2 225~299	1
	PaO_2/FiO_2 175~224	2
	PaO_2/FiO_2 100~174	3
	PaO_2/FiO_2 <100	4
PEEP	PEEP 5cmH$_2$O	0
	PEEP 6~8cmH$_2$O	1
	PEEP 9~11cmH$_2$O	2
	PEEP 12~14cmH$_2$O	3
	PEEP 15cmH$_2$O	4
肺顺应性	顺应性 80ml/cmH$_2$O	0
	顺应性 60~79ml/cmH$_2$O	1
	顺应性 40~59ml/cmH$_2$O	2
	顺应性 20~39ml/cmH$_2$O	3
	顺应性 ≤19ml/cmH$_2$O	4

0 分：无肺损伤
0.1~2.5 分：轻微到中度肺损伤
评分 >2.5 分：严重肺损伤（ARDS）

计算评分的方法是将以上四个参数的数值之和除以 4 即为该患儿的穆雷肺损伤评分评分值。

来源：Murray JF, Matthay MA, Luce JM 等（75）

- 氧饱和度指数（临床实证 15-2）试图创建一个非侵入性评分系统，这会减少对儿童 ABG 样本的需求（77）。

识别从 ALI 到 ARDS 的过度是非常重要的。PaO_2/FiO_2 比率是一个能够监测和鉴别 ALI 和 ARDS 诊断性指标。
- ALI PaO_2/FiO_2 比率小于 300
- ARDS PaO_2/FiO_2 比率小于 200

ARDS 的早期干预关键在于能够早期诊断。然而共存病理变化、医源性并发症（医疗措施引起的并发症）以及多系统器官衰竭可能使临床表现和（或）诊断变得更为复杂。

诊断性检查

对疑有 ARDS 的患儿应进行各种诊断性检查。胸片以及 ABG 结果为诊断 ARDS 所必需。还包括典型 ARDS 诊断为实验室测试值，这将有利于医疗团队对患儿的整体管理。

胸片

胸片是用来诊断 ARDS 的最主要工具。患病最初的胸片可能正常或轻微异常。随后的胸片可能会出现渐进的双侧肺间质和肺泡浸润无心脏扩大。虽然不经常使用，但 CT 扫描能够显示肺后部区域浸润影。

● 临床实证 15-2

SpO₂ 指数（IOS）（77）

托马斯和他的同事于 2010 年写的一篇文章，PaO_2/FiO_2 比率和氧气指数 $[OI=(Paw)(FIO_2)(100)/PaO_2]$ 中的 PaO_2 被 SpO_2 所取代，以期证实这一无创性评分系统，以减少对儿童 ABG 采血次数。

$$OSI = [(FiO_2 × 平均气道压)/SpO_2]$$

OSI 为 6.5 等同于 ALI，OSI 为 7.8 等同于 ARDS。研究结果显示 OSI 能合理替换传统的氧指数。同时它还具备两个临床优势，它使 ARDS 调查研究的病例纳入更为容易，也有助于更准确地诊断儿童 ALI/ARDS。

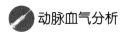

动脉血气分析

动脉血气分析（ABG）是为测量及监测低氧血症、高氧血症、血酸过多、低碳酸血症／高碳酸血症的主要方法，另外 pH 和碱缺失方面的信息对患儿管理也有帮助。如果需要计算 PaO_2/FiO_2 比率以确定是否满足 ARDS 诊断的标准，必须要有 ABG 的结果。SpO_2 已经被认为是 PaO_2 在氧指数计算时的替代（见临床实证 15-2），且出现了一些令人鼓舞的结果，就是在 ARDS 诊断时会减少 ABG 测量的需求。

实验室检查

全血血细胞计数用来评估感染（白细胞）和贫血（血红蛋白）的指标。如果血红蛋白小于 10g/dl，显示患儿贫血严重，会影响其携氧量。电解质分析（使用代谢性检查结果）有助于评估血管内血容量和代谢性酸中毒。

管理和治疗

ARDS 还没有明确的方法。管理的基础是早期发现和治疗原发病，以避免并发症和不良结果。呼吸状的管理策略包括减少医源性肺损伤，避免低氧血症。因为 ARDS 有复杂的病理生理演变过程，医生通常试图找到既可以为患儿提供足够的通气又可以避免其肺损伤的平衡点，且通常采用 Novel 机械通气技术来实现。

氧疗

一旦患儿出现低氧血症时就应开始氧疗。氧疗的目的是维持 SpO_2 在 92% 到 98% 之间以避免自由基和氮气洗出。重要的是一定要记住氧气是一种药物，如果人在正常气压（1 空气压）下，暴露于 FiO_2 大于或等于 60% 的氧气超过一定的时间（超过 24 小时）就会导致氧气中毒（78）。氧自由基引起炎症反应，导致组织损伤和（或）细胞凋亡（细胞程序性死亡）。肺泡细胞损伤的结果是肺纤维化重塑。吸入 FiO_2 达 1.0 会导致氮气洗出。氮气占室内空气的 79%，且不参与到肺泡水平的气体交换。它作为肺泡稳定气体，防止气体交换时肺泡萎缩或肺不张。FiO_2 增加时，肺泡内的氮气量就会减少（即被"洗出"肺泡）也就再也不能稳定肺泡，这会导致微型肺不张。此外，气管支气管树和肺泡容易造成黏液增多堵塞、肺不张，并且因为黏膜纤毛上皮损伤而继发感染。

高流量氧输送装置是为 ARDS 患儿氧气输送的最佳选择。它可能难以维持既满足患儿的氧气需求又能避免氧中毒的平衡。如果患儿精神状态有所改变或持续性低氧血症伴随氧需求增加，称为难治性低氧血症，应进行 ABG 检查。如果在高流量氧浓度为 0.70～0.90 时，患儿的氧饱和度仍无法保持在 90% 以上，应该考虑为其进行机械通气。

机械通气

机械通气是 ARDS 治疗管理中一种能拯救生命的干预措施。通过机械通气以期达到以下目的：

- 逆转低氧血症和高碳酸血症
- 增加肺泡复张
- 将肺损伤的风险降到最低（气压性创伤和容积伤）
- 减少呼吸功
- 降低代谢需求

许多种机械通气策略可用于 ARDS 的治疗，其中肺保护策略包括以下内容：

1. 使肺萎陷最小化
- 最佳呼气末正压值（PEEP）以保持肺泡复张
2. 使发生肺容积伤的风险降到最小
- 保持平台压小于 $30cmH_2O$

- 使用低 V_T 值——6ml/kg 的理想体重
3. 使氧中毒风险降到最低
- 维持 FiO_2 低于 0.60
4. 接受正常范围之外的一些生理指标
- 允许性高碳酸血症
- 允许性低氧血症

通气模式并不是与疾病治疗过程的策略和方法一样重要。目前所有的机械通气模式采用的是非生理性正压模式，与正常状态下生理性负压模式不同。以上所述策略的目的是减少进一步的肺损伤。重要的是需要牢记，假如试图把血气纠正到正常的生理标准如正常的二氧化碳分压（$PaCO_2$ 35 到 45mmHg）以及正常含氧量（$PaCO_2$ 80 到 100mmHg）会对肺造成损害。因此，在 ARDS 的治疗中有允许性高碳酸血症和允许性低氧血症存在。如果患儿的 pH 维持在大于7.25，那么高碳酸血症可以耐受。PaO_2 低于 60mmHg 可能也容许存在。然而，必须密切监测血清乳酸浓度和中央静脉饱和度（65%～75%）以监测无氧代谢。如果试图将患儿的血气值纠正到正常水平，可能会使肺暴露于高于其所需要的通气压，进而导致呼吸机相关性肺损伤。虽然 ARDS 需要支持性治疗以及细致的通气方法，与此同时，潜在的触发机制治疗也不容忽视。

几种不同的通气模式都可能在治疗 ARDS 中派上用场，每种模式及各自的优缺点将在下面的章节中讨论。表 15-11 总结了每种通气模式的不同特点。

患儿监护

在患儿机械通气期间，生理功能监测仪器在 ARDS 患儿管理中必不可少，包括心肺监测仪，脉搏血氧仪和二氧化碳分析仪或经皮二氧化碳监测。在气管插管开始前，患儿床边都应配备有这些设备。

无创性正压机械

无创正压通气可能是呼吸功能衰竭患儿的首选干预措施。如果 FiO_2 要求不能保持在 0.60 或更小，或者观察到持续呼吸窘迫，那么应当启用无创正压通气以避免气管插管术。无创正压通气与机械通气的目的是一样的，其主要目的是增加功能残气量（FRC）。使用带有无创正压通气模式的急救呼吸机以确保足够的流量以及严格的 FiO_2 输送。

持续气道正压通气可作为首选模式，但是如果该模式治疗 2 小时之后，患儿的病情并没有改善，那么就应考虑双水平气道正压通气（79）。ARDS 是一种限制性疾病，可能需要额外的吸气辅助以增加自发性的过低 V_T 并减少生理性死腔通气。如果患儿持续表现出低氧血症，2 小时后高碳酸血症加重，为了确保充足氧合和通气，必须进行气管插管（79）。

有创机械通气

如果患儿使用双水平气道正压通气并未得到改善或者出现急性呼吸功能衰竭，应进行气管插管术。机械通气开始时，V_T 值应减少至 6ml/kg（理想体重）。呼吸机初始设置 FiO_2 为 1.0。一旦 SpO_2 保持 92%～98% 时，就要尝试快速将 FiO_2 降至小于或等于 0.60。早期观察性研究显示 PEEP 能明显改善 ARDS 患儿的氧合，这也使它得以广泛应用。但是 PEEP 水平应该是多少才能实现以最小并发症结果实现疗效最大化，目前为止这样的 PEEP 水平尚未确定（80）。以 PEEP 为 $10cmH_2O$ 开始治疗 ARDS，在临床上屡见不鲜。如果 FiO_2 不能低于毒性水平（即低于或等于 0.60），PEEP 应每 10～20 分钟增加 $2cmH_2O$，直到 SPO_2 可以维持在 88%～95% 之间或直到可以断氧。SpO_2 可以容许处于 88%～95%，且应持续监测 ABG 值。医生应密切注意呼吸机的平均气道压（Paw）读数。Paw 和患儿的氧合直接相关，因此通过增加 PEEP，你可以直接提高 Paw。其他增加 Paw 的方法，效果从大到小如下所列：

- 增加呼气末正压
- 延长吸气时间（T_I）
- 增加吸气压峰值（PIP）
- 增加 V_T

表 15-11 呼吸机模式说明				
模式	目标	流量波形	压力波形	周期
A/C 容量控制	容量	方形	加速	时间
A/C 压力控制	压力	减速	方形	时间
SIMV 容量控制	容量	方形	加速	时间
SIMV 压力控制	压力	减速	方形	时间
容量目标压力控制	容量	减速	方形	时间

● 增加 RR

PEEP 和低 V_T 值在肺保护性通气时起到重要作用，通气模式的选择可以提供一些额外的好处。呼吸机制造商对呼吸机的模式和更换频率有专用名称，因此临床医生在他们自己的机构内必须保持熟练使用每种模式并理解每一种功能。当需要较低的 PIP 时，那些提供减流模式机型可输送所需的 V_T 值。框 15-2 根据患儿生理所需对呼吸机的调整。

框 15-2	根据患儿生理所需调整呼吸机参数
要降低 CO_2：	要升高 O_2：
↑潮气量	↑吸入气中氧浓度分数
↑呼吸率	↑呼气末正压
要升高 CO_2：	要降低 O_2：
↓潮气量	↓吸入气中氧浓度分数
↓呼吸率	↓呼气末正压

无论选择哪种通气模式，都要定期监测 ARDS 患儿的平台压。平台压是作用于肺泡的压力值，而且可以通过在机械通气期间创建一次吸气停顿来测量。平台压间接性的与肺泡顺应性相关。平台压越高意味着肺顺应性越低或变差，而平台压越低反应顺应性越高或不断改善。然后平台压可用于计算静态顺应性。静态顺应性是在无空气流动的条件下对肺扩张性的测量。顺应性计算公式如下：

$$顺应性(\Delta 容积 / \Delta 压力)$$

Δ 容积 = 测定的 V_T 值，压力 = 平台压 − PEEP

压力控制通气模式

压力控制通气模式可用来辅助控制（A/C）或同步间歇指令通气（SIMV）。RT 设置 PIP，根据患儿的肺顺应性和气道阻力不同地输送 V_T。压力控制使用减流模式并以低 PIP 输送所需的目标 V_T（图 15-7）。如果选择了一种压力控制模式，医护人员必须密切监测呼出潮气量以及每分钟通气量。肺顺应性或气道阻力变化将会增加或减少每分钟通气量，导致不希望有的结果。这可能包括肺顺应性快速增加的情况如过度换气或气胸，以及肺换气不足肺顺应性减少的情况。压力控制模式使得医疗保健者能更好地控制 Paw。因为 Paw 与氧合直接相关，在这些通气模式下，调整呼吸机可预测患儿氧合的变化。

当不可再使用增加 PEEP 时，可用反比压力控制通气（IRPCV）达到增加 Paw。延长吸气时间将会导致 Paw 和氧合增加。请注意，这样的通气模式对患儿来说是不舒服的，所以有必要给予适当的镇静剂。

容量控制通气模式

A/C 和 SIMV 可用来实现目标容量（VT），即容量控制通气。医生设定一个 VT，PIP 会因肺顺应性和肺阻力不同而有差异。使用容量控制模式的优点是保证每分钟通气量的设置（RR×V_T），这使得二氧化碳管理更容易预测。肺顺应性和阻力的变化将导致气道内压力的增加或减少。在这些情况下每分钟通气并不会改变。如果要达到相同的 VT，在容量控制模式下的 PIP 会高于压力控制模式的 PIP 数值。这是由于使用加速流动模式可以帮助呼吸（图 15-7）。

容量目标压力控制通气模式

为了实现能够保留压力通气优点的同时兼顾容量通气时连续性 VT 输送，设计出了混合模式通气。容量目标压力控制通气使用一个自适应压力输送计

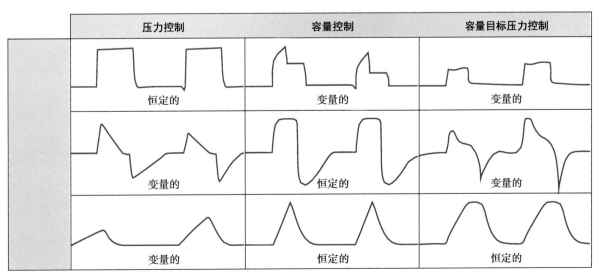

图 15-7　压力控制通气、容量控制通气和容量目标压力控制通气的压力和流量曲线的比较

算法来满足终端用户设定的 V_T，这也被描述为双控通气模式。根据呼吸机生产商的不同，呼吸机上的通气模式可称为 PRVC 或自动气流，可当作 A/C 或 SIMV 模式使用。一系列快速测试呼吸之后，呼吸机将根据当前计算出的顺应性和肺的阻力确定合适的压力以输送目标 VT。当肺顺应性和肺阻力改变时，呼吸机将通过增加或减少 $3cmH_2O$ 压力来进行调整直到达到容量值或医生确定压力报警的上下限值为止。使用这种模式治疗 ARDS 有两点好处，其一是它能通过使用压力控制模式的减速流动方式提供一个较低的 PIP，其二是它能确保每分钟通气量设定（图 15-7）。在任何模式下，如果平台压都不能维持在 $30cmH_2O$ 以下，那么就必须考虑改成另一种通气模式。在这种情况下，应尽早考虑气道压力释放通气或高频振荡通气。

气道压力释放通气

气道压力释放通气（APRV）或双向气道正压通气是另一种通气模式。它可以提供持续的气道压力以促进肺泡复张（氧合）以及通气/血流比值恢复正常，同时间歇性时间循环（时间转换）释放以增强患儿的自主呼吸，从而排出二氧化碳。不同的呼吸机，还有其他一些名称，包括 Biphasic（加利福尼亚州圣地亚哥 Avea CareFusion）、Bilevel（欧洲德国德尔格）、Bi-vent（华盛顿特区西门子），以及 DuoPAP（瑞士汉密尔顿）。这种通气模式的好处是有助于自主呼吸。自主呼吸独立于呼吸机循环之外，与持续气道正压通气模式相似，导致气体分布更依赖于主动的呼吸将气体进入肺部（81）。自主呼吸可允许这些相关肺部区域复原而不增加气道压力。自主呼吸的另一些益处包括增加血流动力学稳定性，正如所看到的，增加心输出量、减少心室负荷、患儿与呼吸机同步呼吸，患儿表现出来呼吸做功减少，患儿的舒适度也提高。与之相比，历史上先进的通气模式如高频通气和 IRPCV 都要求使用镇静剂和神经肌肉阻滞剂，这会抑制自主呼吸且导致气体分布不均匀，从而增加 V/Q 比值异常。

气道压力释放通气的目的是要做到以下几点：
- 增加功能残气量
- 增加气体交换的表面积
- 使氧合和通气最大化
- 将呼吸机相关性肺损伤降至最小

初始设置需根据患儿的年龄而定，在常规通气时 Paw，肺动力由流量/时间曲线确定。气道压力释放通气的设置操作有 $P_高$、$P_低$、$T_高$、$T_低$ 及 FiO_2（82）：
- $P_高$ 是呼吸机在呼吸循环时，在肺部维持的范围通常为 $20\sim35cmH_2O$ 的压力。该设置为肺泡复张而设计。在常规通气时原始设置应等于平台压。
- $P_低$ 是呼吸在短暂的间隔释放的压力，通常不到一秒钟，基本设置在 $0cmH_2O$。从 $P_高$ 移动到 $P_低$ 的设计允许大量呼气以及从大气道排出二氧化碳。
- $T_高$ 是呼吸机将保持 $P_高$ 设置的时间数值，通常范围为 $3\sim5$ 秒。$T_高$ 越长，使肺泡有更多的时间复张。
- $T_低$ 是呼吸机允许气道和肺泡释放压力的时间值。它通常局限于 $0.2\sim0.6$ 秒。调整 $T_低$ 使得大约 $50\%\sim75\%$ 的肺部气体可以呼出。它可以通过观察呼吸机的呼气流量模式来评估（图 15-8）。如果在 $T_低$ 时，肺部气体超过 75% 被呼出，那么很可能会发生肺泡萎陷和微型肺不张。

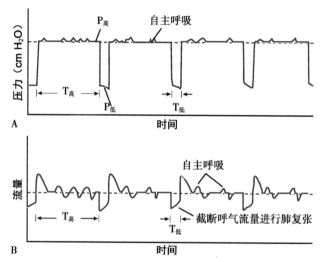

图 15-8 压力释放通气（APRV）

作为指南，为了实现最大化的肺泡复张以及气体交换，大部分的时间（$80\%\sim95\%$）应在 $P_高$，而限制在 $P_低$ 的时间。调整 $P_低$ 并通过使用最大呼气量模式（PEFR）不断对其进行评估。通过观察 PEFR 在 25% 与 75% 的呼气末进行评估，避免所有呼出肺泡全部内容。短时的 $T_低$ 以防止肺萎陷并维持足够的呼气末肺容积（EELV）。呼吸机调整策略重点在于操控吸气末和呼气末肺容量以期增加氧合并改善通气。

氧合：
- 评估 PEFR 大于 50% 且小于或等于 75% 的患儿。
- 同时增加 $P_高$ 和（或）$T_高$，这将增加 Paw，这样会依次增加肺容量，表面积，气体交换。
- 评估血流动力学状况并确保足够的心输出量。

通气：
- 评估 PEFR 大于 50% 和小于或等于 75% 的患儿。
- 如果允许 $T_低$ 大于或等于 75%，那么增加 $T_低$ 以达到 50% 的 PEFR。

- 如果 PEFR 小于或等于 50%，那么减少 T低以优化肺通气。
- 增加 P（P高和 P低不同），通过增加 P高和降低 T低以增加 EELV。
- 评估镇静，以确保自主呼吸。
- 当 FiO₂ 小于或等于 40%，SpO₂ 大于或等于 95%，或 ABG 或二氧化碳图结果证明为低碳酸血症时，应尝试切断。
- 减少 P高增加 P高以减少呼吸机每分钟通气量并增加患儿每分钟的自主呼吸量。
- 允许 APRV 更多的模仿传统 CPAP 设置。这将表现为低 P高和长 T高，且 P低下降更少。

气道压力释放通气的好处包括肺泡复张和氧合以及由于较低的充气压而使呼吸机相关性肺损伤降低。此外气道压力释放通气有利于自主呼吸并通过降低患儿呼吸不同步性改善患儿对机械呼吸的耐受性(82)。虽然气道压力释放通气被用来作为肺保护策略，但是没有确凿的证据表明它是否优于传统通气的最佳肺保护策略。

高频振荡通气

高频振荡通气(HFOV)作为儿科 ARDS 人群保护肺的通气模式，当在传统通气模式期间，如果平台压不能保持小于或等于 30cmH₂O 时，考虑采纳 HFOV。高频振荡通气并不是由于持续扩张高压而心脏和循环衰竭继发氧合衰竭。高频振荡通气的好处包括以高速率通过非常小的 V_T 输送提供有效氧合和通气，增加肺气体交换表面积。

高频振荡通气有 6 个基本物理原则(83)：

1. 整体流动通气：新鲜气体流到最接近主气道的肺泡导致潮气量小于或等于解剖死腔的通气。
2. 泰勒分散：气体分子径向扩散穿过气道中心和边缘之间的浓度梯度。
3. 摆动呼吸：气体运动穿过相邻单位肺泡，那是因为时间常量和压力梯度不均等。
4. 不对称的速度配置：新鲜气体粒子集中流动到整个气道而返回肺泡周围的气体粒子分散到外气道壁。
5. 心源性混合：心脏收缩加强外周气道混合。
6. 分子扩散：氧气和二氧化碳分子的分散穿过肺泡毛细管膜。

儿科高频振荡通气装置与那些用于新生儿的高频振荡通气是相同的。可调整的设置包括 Paw、振幅或 P、Hz 及 FiO₂。为改善通气和氧合高频振荡通气调节详以见表 15-12。

表 15-12 血气管理高频振荡通气时氧合和通气的调整

HFOV 设置	↑ PaO₂	↑ PaCO₂	↓ PaO₂	↓ PaCO₂
预期结果				
FiO₂	↑	—	↓	—
平均气道压(呼吸机上平均气道压读数)	↑	—	↓	—
振幅(P)	—	↓	—	↑
赫兹(Hz)	—	↑	—	↓

高频振荡通气过程中氧合通气分离，这意味着调节影响二氧化碳清除的参数不会影响氧合，反之亦然

- Paw 可与 PEEP 相比。这是一个持续扩张压用来保持肺"开放"且是氧合除了 FiO₂ 的主要设置。ARDS 患儿应使用高于传统呼吸机读数的 3～5cmH₂O 的 Paw。启动高频振荡通气。
- P 是压力改变，在 Paw 上下波动。这个压力是用来清除二氧化碳的。转换到高频振荡通气后，应进行评估胸部摆动情况（肉眼可见的患儿皮肤和相应的身体部位同时出现的持续的摆动）。P 应该增加至能看到适当区域的胸部摆动为止。患儿适当的"胸部摆动"定义如下：
- 婴儿：从肚脐到乳头连线水平。
- 青春期前的患儿：从腹股沟到乳头连线。
- 过青春期的成人患儿：从大腿中间到乳头连线。
- 频率：以 Hz(Hz) 为单位，是高频振荡通气压力变化的速率。它是通过伴随每一次主动呼气产生高频震荡的波纹管完成的。主动呼气成分对振荡器是特定的，使期速率高达 15Hz（每分钟呼吸 900 次）。根据患儿的年龄，频率初始设置为 6～15Hz。年轻患儿的频率设置会高一点（10～15Hz），而年纪大的患儿会设置低一点（6～10Hz）因为频率与系统中的小容积排气量间接相关（比如频率愈快等于每分钟呼吸容量愈小）。因此年纪大的患儿需要更多的容量以通气（所以每次呼吸的时间更长），而年轻患儿则需要较小的容量。
- 在高频振荡通气时的吸气时间，依总时间的百分比而定。I 时间（吸气时间）比例应占 33% 左右，I/E 占比为 1:2。年纪大的患儿，I 时间比例可能增加到 50%，这也是用来提高二氧化碳清除率终极手段。通过增加 I 时间百分比，使得排气量增加。但是如果 I/E 为 1:1，则会有潜在的空气滞留，因此 I 时间比例不应超过 50%。
- FiO₂ 开始设置通常应该为 1.0。从常规通气模式

向高频振荡通气的转换期间，将会出现一些肺的去复张，且需要 FiO_2 来弥补呼吸机的变化。

如果有条件进行经皮二氧化碳监测，应在转换前 1 小时就开始用于患儿。还应做经皮二氧化碳监测和 ABG 值之间的相关性分析。即使两者数值不匹配，可将经皮二氧化碳当作一种趋势 / 指南。如果经皮监测的二氧化碳数值在转换后有所升高，那么 $PaCO_2$ 值也应该升高（84）。

尽管目前的理论认为由于扩张压力较低，高频振荡通气具有保护肺的作用，但是还没有证据表明高频振荡通气可以降低 ARDS 患儿的死亡率（82）。

糖皮质激素

关于类固醇的文献报道一直具有争议，而且在 ARDS 上还未达成真正的共识，它对于存活率也未显出益处，况且使用类固醇可能会增加死亡率。如果用类固醇治疗 ARDS 的患儿必须谨慎用药（85）。

表面活性物质

自从有证据表明 ARDS 患儿有 II 型肺泡细胞受损和表面活性物质失活，人们认为给予 ARDS 患儿外源性表面活性可能有效。BAL 针对 ARDS 患儿的研究显示患儿的表面活性物质蛋白 A（SP-A）和表面活性物质蛋白 B（SP-B）水平下降（86）。肺损伤过程中表面活性物质失活的一个共同途径是那些因炎症、水肿渗出至肺泡的物质通过生物物理或化学的物质与表面活性物质相互作用所致（86）。ARDS 患儿用表面活性物质替代治疗的目标是降低肺泡表面张力并增加气体交换的表面积。如果这个目标得以实现，平台压应能维持在 $30cmH_2O$ 以下。大多数研究主要着重以增加患儿的氧合并减少死亡率作为他们的主要成果。表面活性物质用于治疗 ARDS 的剂量一直存在争议，最近在威尔逊和他的同事的一项最近研究中，用外源性肺泡表面活性物质 Calfactant，针对体重不足或等于 10kg 的患儿按 10ml/kg，对那些体重大于 10kg 的患儿按照 $80ml/m^2$ 给药（86）。一项针对肺表面活性物质治疗急性呼吸功能衰竭患儿包括支气管炎和急性肺损伤的元分析结果显示患儿的死亡率降低、氧合得以改善、无呼吸机的天数增多、机械呼吸的持续时间缩短（68，86）。表面活性替代治疗为未来 ARDS 治疗带来希望。在给药时应监测患儿的不良反应，包括：

- 低氧血症
- 通气减少
- 心动过缓
- 肺出血

- 气胸

给药途径是经气管插管直接滴入。按照医嘱剂量给药可能需要 20～60 分钟。如有气管插管反流表明给药速度过快，给药者应该待气管插管清理干净之后，再继续完成给药操作。应将一次剂量分到两个注射器，一个用于右肺，另一个用于左肺。应根据将要给药于哪一侧肺部，将患儿置于右侧或左侧卧位。应该先给患儿用 100% 的氧气做给药前氧合 20～60 分钟使得 SpO_2 达 100% 或达到一平台数值。同时应该监测患儿的生命体征，包括心率、呼吸频率、SpO_2、血压、潮气末 CO_2、呼气 V_T 以及 PIP，并根据它们的结果进行相应的给药治疗。如果患儿发生心动过缓 SpO_2 下降时，应对患儿进行抽吸，暂停给药直至其恢复。在患儿给药后 60 分钟以内，不宜进行吸痰操作，以利肺表面活性物质在肺泡内充分扩散。对那些使用压力控制模式辅助通气的患儿要监测呼气 V_T 的增加。肺顺应性的迅速好转会使得肺过度扩张而导致气胸。

一氧化氮

一氧化氮（NO）是吸入性的选择性肺血管扩张剂，通过改变肺血管的环鸟苷酸（cGMP）水平，导致血管舒张。这样增加了肺通气区域的血流量并促进氧合。NO 的半衰期很短（大约 5 秒），并且它迅速与血红蛋白结合而失去活性。因此它对肺血管的作用有限（86）。治疗 ARDS 的患儿 NO 剂量通常在 10～20ppm，即使剂量低至 1ppm 也可提高氧合（68）。目前文献报道 NO 能改善氧合，却没有能降低死亡率的报道（68）。

在 NO 给药期间，需要注意其毒性作用，监测高铁血红蛋白（MetHb）的合成和二氧化氮（NO_2）。当 NO 与它结合时，MetHb 形成。因此当开始 NO 治疗时必须进行碳氧血红蛋白监测，在 NO 治疗期间每日都要监测。一旦 MetHb 水平高于 5% 时应停止 NO 治疗。二氧化氮是 NO 与氧结合形成的有毒物质。当二氧化氮与氧和水混合时，会生成硝酸（NHO_3）。为了最大限度地减少该反应，并降低患儿暴露有害物质的风险，在给 NO 之前必须对输送设备净化。应提高呼吸机流速达一定水平以保持新鲜气流以减少氧气和 NO 分子之间的反应。其他能增加患儿暴露于到 NO_2 风险的因素包括高 FiO_2 和大剂量 NO（80ppm 以上）。显示器警报极限设置为 NO_2 二氧化氮水平为 3ppm 或更高。当前使用的 NO 给药装置输送精确浓度的 NO 并能降低患儿暴露于 NO_2 的风险。无论每分钟通气多少，输送系统能确保 NO 的浓度。

俯卧

如果患儿持续性氧合困难或通气困难,可能考虑将其置于俯卧位,或使患儿的面部朝下。虽然俯卧与氧合改善相关,但是效果短暂,而且与死亡率降低并无关联(88)。

对于俯卧患儿需要特别留意和观察。患儿的气道需要一个人监测,在为患儿翻身时一定看所有监护仪连接线和静脉注射给药管的情况。必须在实施前做好计划以确保其得以完成且无并发症。现在有一种动床设计能在 1 小时内将患儿置于左侧和左侧。医生确定患儿体位变动的频率及其持续的时间。这也为不能移动的患儿提供了另一个选择。

体外膜氧合

当已经最大限度地尝试提高患儿的通气和氧合,然而患儿的病情仍持续恶化时,提示应该采用体外膜氧合(ECMO)。建议应该在启动机械通气体 7 天内开始外膜氧合支持(89)。虽然没有已知的绝对指征,但是如有出血的危险以及基因异常,相对性的及特异性的禁忌证应有所考虑(更多关于体外膜氧合包含和排除的标准详见第 6 章)(89)。

体外膜氧合是将含还原血红蛋白的血液引出机体并通过膜式氧合器使之循环,使患儿的肺部得以休息。膜式氧合器可以完成呼吸的全过程。然后富含氧的血液被泵回体内并由心脏循环或由体外膜氧泵增强送达末梢器官。

体外膜氧合有两种类型,静脉 - 静脉(VV)和静脉 - 动脉(VA)。VV 是选择用于治疗呼吸功能衰竭患儿的方法。血液从颈内静脉抽出并通过相同插管的另一内腔返回到患儿,远端链接回收端口。患儿自己的心脏完成血液全身循环功能。

如果患儿合并循环和呼吸功能的衰竭,那么就需要 VA 体外膜氧合。这可使血液从颈内静脉流出并通过颈动脉返回。一项研究表明成人严重呼吸功能衰竭患者经体外膜氧合支持的存活率为 50%(90)。儿科数据大多数因样本较小而受到局限,但是存活率有希望维持在 58.3%~77%(92)。体外膜氧合被视为一种挽救生命的治疗,并被当做治疗急性呼吸功能衰竭和 ARDS 的终极手段。当患儿接受体外膜氧合时,可以考虑通气治疗。通常患儿的呼吸机设置在最低水平,FiO_2 小于 0.40 且平台压力小于 $20cmH_2O$(87)。然而新的方法是使用较高的 PEEP 水平($12\sim15cmH_2O$)以防止发生肺野模糊和(或)肺不张。这种方法可能

有助于缩短患儿 ECMO 使用时间及争取早日拔管。此外体外膜氧合患儿要注意肺部清洁。至少每 4 小时抽吸一次,还需每天拍一次胸片。

病程及预后

虽然借助现代先进的医疗技术,ARDS 的死亡率已经有所降低,但是仍然处于较高水平。有研究发现,在发生 ARDS 最初的 72 小时之内死亡的患儿,通常死于其所患的疾病或所受的创伤,而在 72 小时之后死亡的患儿通常是死于并发症(93)。在 72 小时后死亡的最常见的原因是败血症 / 继发于中枢神经系统并发症的多脏器功能衰竭(93)。其他原因包括呼吸、心脏、肝、胃肠道和肾功能衰竭。ARDS 幸存的患儿常有神经性认知障碍。抑郁和焦虑是这些幸存者的主要精神问题(94)。此外发现 18%~43% 的患者有创伤后应激障碍(94)。神经认知功能的发育异常与疾病的严重程度或年龄不相关。然而研究表明低血压(MAP 小于 50mmHg)和低氧血症(SpO_2 小于 90% 持续时间较长)可能是促其发生的因素(94)。至今还没有报道认为神经认知障碍的发生率与 ARDS 有关。这可能与缺乏对疾病本身演变报道有关。ARDS 的影响广泛,幸存者要面对健康有关的生活质量和功能性残疾。存活者和医务人员往往都没有做好应对新发现的残疾和损害的准备(95)。这些将会给其生活增添巨大负担,为了改善远期预后需要进一步研究这个问题。另外今后的研究应侧重于深入观察 ARDS 流行病学,并识别其危险因素以减少情绪和神经损伤后遗症的发病率。

雅各布仍需用持续气道正压通气大约 24 小时以稳定其功能残气量和氧合。为他撤机后改为 NC,直到他吸入室内空气 SpO_2 大于 95% 为止。当他的 RR 返回到基线时,开始喂养。雅各布 5 天后出院回家。

■■ 评判性思维问题:雅各布·史密斯

1. 如果持续气道正压通气未能改善雅各布的呼吸窘迫,你会建议下一步该给予哪些治疗?
2. 针对雅各布的支气管炎,你认为他可能会发生哪些远期的后遗症?在未来几年将如何对其进行呼吸护理,还有什么是他家人应该知道的?
3. 如果雅各布在急诊科就诊时,他的 SpO_2 已经保持高于 92%,你认为会不会改变他的诊疗过程?他是否还需要住院呢?

案例分析和评判性思维问题

案例1：珍妮弗·多德森

珍妮弗·多德森5岁，体重为20kg。儿科医生检查后，她的妈妈带她到急诊科就诊。珍妮弗出现WOB增加，呼吸音降低并在右中肺部和右下肺部有湿啰音，全身不适。分诊部体检中其显著的体征是体温为39.0℃，意识状态改变、鼻翼煽动、明显的胸下骨和肋间凹陷，呼吸速率大于40次/分钟，心率130bpm，血压115/85mmHg，吸入室内空气时患儿SpO$_2$为88%，且毛细血管再充盈时间不足2秒。在采取综合预防措施（例如隔离衣、手套和口罩）之后，你给予该患儿3LPM的经鼻导管（NC）给氧并让她坐直。这些处理使其SpO$_2$升高超过95%。

医生评估该患儿的既往史和现病史，病史无特殊，珍妮弗系足月儿，发育正常及免疫接种无异常。她母亲述她的感冒症状已有两周，包括流鼻涕，低热和咳嗽。现在她的呼吸症状加重，包括呼吸频率快，喘鸣，呼吸做功增加（如肋间凹陷及鼻翼扇动），进食量减少，活动水平降低。

● 根据这些临床表现，珍妮弗最该做哪些鉴别诊断？

医生完成查体后，必须进行拍胸片，还需要放置静脉导管和常规性的血培养。为珍妮弗准备一个无菌痰培养样本杯，并要求她尽可能地将痰吐入收集杯内。鼓励其母亲帮助她获得痰样本，同时还要尽量保持那个杯子无菌。

● 如果珍妮弗不能完成痰取样，你会建议下一步该采取哪些措施以获得标本？

珍妮弗被转到学龄儿住院部且保持3LPM经鼻导管给氧。你鼓励珍妮弗咳嗽，你听到稀疏的，不可控的干咳。听诊时，在右中、下肺叶仍有湿啰音。送来的胸片支持肺炎诊断。

● 你建议为珍妮弗采取什么其他的治疗？

案例2：梅根·诺克斯

梅根，10岁，体重45kg。她因呼吸功能衰竭和难治性的低氧血症经直升飞机转至重症监护室，到达时，使用是6.0有折口气管插管导管经给手动通气，FiO$_2$为1.0，呼吸25次/分。生命特征为心率130bpm，SpO$_2$85%~87%，用升压药后其血压为85/55mmHg，且毛细血管再充盈时间为5~6秒。听诊闻及呼吸音在双肺有湿啰音，且无呼吸功增加的表现。已经给予她芬太尼和咪唑安定镇静。梅根被转入重症监护室病床并进行机械通气。

● 你将如何为梅根设置呼吸机？

医生对梅根进行机械通气的医嘱是容量控制通气参数，VT350ml，速率为25，PEEP为10cmH$_2$O；FiO$_2$为100%。她还写出为梅根进行胸片和实验室检查包括血培养、全血细胞计数分析、代谢性检查以及ABG检查的医嘱。ABG检查和胸片完成后，医生要求你对该患儿进行PaO$_2$/FiO$_2$比值和穆雷分数评估以确定梅根呼吸病的严重程度。胸片显示双侧间质性肺泡浸润，无心脏扩大。ABG值是7.27/58/26.3/150。

● 梅根的PaO$_2$/FiO$_2$比值是多少？

● 她的穆雷得分是多少？

基于以上检查的结果，梅根符合ARDS的诊断标准。经动脉和中心静脉置导无并发症。开始为她进行经静脉等渗液体治疗。仍使用血管升压药使梅根的血压维持在正常范围。随后ABG检查显示梅酸中毒和低氧血症持续恶化。

● 为了改善梅根的氧合和通气，你有什么其他的建议？

选择题

1. 一个6个月大的女婴因低热，流鼻涕，咳嗽3天，被其祖母带到儿科急诊科。自发热以来，她拒绝手抓食物，近6小时拒绝喝奶和水。生命体征为心率158bpm，SpO$_2$91%，呼吸频率65次/分。在体检中，你注意到她胸骨下凹陷、呼吸音降低、吸气和呼气有喘息声。患婴嗜睡难以唤醒。重症监护室负责该患儿诊疗的急诊科医生问你对该患儿的诊疗建议。你的建议是什么？

a. 在急诊科观察1~2小时，评估患儿病情改善的表现

b. 收住院

c. 出院回家

d. 入住重症监护室

2. 下列哪些体征表明严重的支气管炎？

I. SpO$_2$小于92%

II. RR为60~70次/分

III. 吸气和呼气时有喘息

IV. 肋间凹陷

a. I，III

b. II，IV

c. I，II，III

d. I，III，IV

3. 患儿年龄4岁，肺炎，室内SpO$_2$90%，鼻音浓重，

选择题（续）

气道分泌物难以清除。对于增加 SpO_2 大于 95% 的最好的给氧装置是什么？

   a. NC，以 1LPM 给氧

   b. 面罩，以 3LPM 给氧

   c. 非重复吸入面罩，以 15LPM 给氧

   d. HFNC，以 8LPM 给氧

4. 导致小儿肺炎的最常见细菌性病原体是什么？

   a. 葡萄球菌

   b. 链球菌

   c. 呼吸合胞体病毒

   d. 流感嗜血杆菌

5. 一个 8 岁的男孩，因为肺炎和即将呼吸功能衰竭被转到儿科重症监护室。你开始给他持续气道正压通气加 $5cmH_2O$，FiO_2 0.75。以下哪项将改善他的呼吸状况？

   a. SpO_2 升高

   b. 呼吸频率降低

   c. FiO_2 降低到小于 0.60

   d. WOB 减少

   e. 以上都是

6. 下列哪些临床特征是诊断为 ARDS 所必需的？

   I. 胸片显示双肺浸润

   II. 胸片显示单侧浸润

   III. 左心房压力增高的征象

   IV. 左心房压正常

   V. 急性症状发作

   VI. 缺氧

   a. I，III，V，VI

   b. II，III，VI

   c. I，IV，V，VI

   d. II，IV，V，VI

7. 肺炎的胸片表现包括以下内容，除了：

   a. 斑片状及节段性或非节段性呈现透光度降低

   b. 弥漫性间质或支气管周浸润

   c. 斑片状浸润肺不张

   d. 肺叶或肺泡实变

8. 压力控制通气模式优于容量控制的优势是：

   a. 呼吸 - 呼吸 VT 的变化

   b. 强制呼吸时，减速流动模式

   c. 不论肺顺应性和气道阻力如何变化，PIPs 保持不变

   d. 以上所有

9. 容量控制通气模式优于压力控制的优势是：

   a. 不管肺顺应性和气道阻力如何变化每分钟通气一致

   b. 强制呼吸时，加速流动模式

   c. 呼吸对呼吸的 PIPs 变化

   d. 以上所有

10. 溺水患儿，12 岁，患 ARDS，使用 APRV 已四天。目标血气值中 pH 大于 7.25，$PaCO_2$ 小于 55mmHg，且 PaO_2 大于 60mmHg。常规 ABG 结果如下，pH7.23，$PaCO_2$ 62mmHg，PaO_2 55mmHg。下列哪项是改善患儿的酸碱和氧合状态的最好呼吸机装置？

   I. 增加 $P_{高}$

   II. 降低 $T_{高}$

   III. 增加 $T_{高}$

   IV. 增加 FiO_2

   V. 增加 $T_{低}$

   a. I，II，IV

   b. I，IV，V

   c. I，II，IV，V

   d. I，III，IV

（谢宛玲 译）

参考文献

1. Merrill C, Owens PL, for the Healthcare Cost and Utilization Project. Reasons for being admitted to the hospital through the emergency department for children and adolescents, 2004. HCUP Statistical Brief no. 33. Rockville, MD: Agency for Healthcare Research and Quality; June, 2007. Available at: http://www.hcup-us.ahrq.gov/reports/statbriefs/sb33.pdf. Accessed July 18, 2012.

2. Leader S, Kohlhase K. Respiratory syncytial virus-coded pediatric hospitalizations, 1997 to 1999. *Pediatr Infect Dis*. 2002;21(7):629-632.

3. Centers for Disease Control and Prevention. Respiratory syncytial virus activity—United States, July 2008–December 2009. *MMWR Morb Mortal Wkly Rep*. 2010;59(8):230-233.

4. Wainwright C. Acute viral bronchiolitis in children—a very common condition with few therapeutic options. *Paediatr Respir Rev*. 2010;11(1):39-45.

5. Teague WG. Bronchiolitis/viral lower respiratory tract infections. In: *ACCP/AAP Pediatric Pulmonary Medicine Board Review*. lst ed. Northbrook, IL: American College of Chest Physicians; 2010;113-126. http://publications.chestnet.org/data/Books/PPMBREV/ppmbrev-10-113.pdf. Accessed July 18, 2012.

6. Wright M, Piedimonte G. Respiratory syncytial virus pre-

vention and therapy: past, present, and future. *Pediatr Pulmonol.* 2010;46(4):324-347.

7. Shay DK, Holman RC, Newman RD, et al. Bronchiolitis-associated hospitalizations among US children, 1980-1996. *JAMA.* 1999;282(15):1440-1446.

8. Centers for Disease Control and Prevention. Respiratory syncytial virus activity—United States, 2003-2004. *MMWR Morb Mortal Wkly Rep.* 2004;53(49):1159-1160.

9. Wagner T. Bronchiolitis. *Pediatr Rev.* 2009;30(10):386-395.

10. Boone SA, Gerba CP. Significance of fomites in the spread of respiratory and enteric viral disease. *Appl Environ Microbiol.* 2007;73(6):1687-1696.

11. Lowell DI, Lister G, Von Kloss H, et al. Wheezing in infants: the response to epinephrine. *Pediatrics.* 1987;87:939-945.

12. Liu LL, Gallaher MM, Davis RL, et al. Use of a respiratory clinical score among different providers. *Pediatr Pulmonol.* 2004;37(3):243-248.

13. Zorc J, Florin T, Rodio B, for the Children's Hospital of Philadelphia. ED pathway for evaluation guidelines/ treatment of children with bronchiolitis. January 2011. http://intranet.chop.edu/emergency_dept/nursing/clin_pathway/bronchiolitis/. Accessed May 7, 2011.

14. American Academy of Pediatrics, Subcommittee on Diagnosis and Management of Bronchiolitis. Diagnosis and management of bronchiolitis. *Pediatrics.* 2006;118(4):1774-1793.

15. American Academy of Pediatrics, Steering Committee on Quality Improvement and Management. Classifying recommendations for clinical practice guidelines. *Pediatrics.* 2004;114(3):874-877.

16. Zentz SE. Care of infants and children with bronchiolitis: a systematic review. *J Pediatr Nurs.* 2011;26(6):519-529.

17. Forster RE II, Dubois AB, Briscoe WA, et al. *The Lung: Physiologic Basis of Pulmonary Function Tests.* Chicago, IL: Year Book Medical Publishers; 1986.

18. Chernick V, Boat TF, Wilmot RW, et al. *Kendig's Disorders of the Respiratory Tract in Children.* 6th ed. Philadelphia, PA: W. B. Saunders; 1998.

19. Gilmore MM. Preterm VLBW infants: post-extubation respiratory support. *J Perinatol.* 2006;26:449-451.

20. Liet JM, Ducruet T, Gupta V, et al. Heliox inhalation therapy for bronchiolitis in infants. *Cochrane Database Syst Rev.* 2010;14(4):CD006915.

21. Wolfson MR, Bhutani VK, Shaffer TH, et al. Mechanics and energetics of breathing helium in infants with bronchopulmonary dysplasia. *J Pediatr.* 1984;104(5):752-757.

22. Myers T. Use of heliox in children. *Respir Care.* 2006; 51(6):619-631.

23. Stillwell PC, Quick JD, Munro PR, et al. Effectiveness of open-circuit and oxyhood delivery of helium-oxygen. *Chest.* 1989;95(6):1222-1224.

24. Cambonie G, Milesi C, Fournier-Favre S, et al. Clinical effects of heliox administration for acute bronchiolitis in young infants. *Chest.* 2006;129(3):676-682.

25. Weber JE, Chudnofsky CR, Younger JG, et al. A randomized comparison of helium-oxygen mixture (Heliox) and racemic epinephrine for the treatment of moderate to severe croup. *Pediatrics.* 2001;107(6):E96.

26. Hartling L, Russell KF, Patel H, et al. Epinephrine for bronchiolitis. *Cochrane Database Syst Rev.* 2004;1: CD003123.

27. Wainwright CE, Altamirano L, Cheney M, et al. A multicenter, randomized, double-blind, controlled trial of nebulized epinephrine in infants with acute bronchiolitis. *N Engl J Med.* 2003;349:27-35.

28. Robinson M, Hemming AL, Regnis JA, et al. Effect of increasing doses of hypertonic saline on mucociliary clearance in patients with cystic fibrosis. *Thorax.* 1997;52: 900-903.

29. Kuzik BA, Al Qaghi SA, Kent S, et al. Nebulized hypertonic saline in the treatment of viral bronchiolitis in infants. *J Pediatr.* 2007;151(3):266-270.

30. Mandelberg A, Tal G, Witzling M, et al. Nebulized 3% hypertonic saline solution treatment in hospitalized infants with viral bronchiolitis. *Chest.* 2003;123(2):481-487.

31. Sarrell EM, Tal G, Witzling M, et al. Nebulized 3% hypertonic saline solution treatment in ambulatory children with viral bronchiolitis decreases symptoms. *Chest.* 2002; 122(6):2015-2020.

32. Tal G, Cesar K, Oron A, et al. Hypertonic saline/epinephrine treatment in hospitalized infants with viral bronchiolitis reduces hospitalization stay: 2 years experience. *Israel Med Assoc J.* 2006;8(3):169-173.

33. Perrotta C, Ortiz Z, Roqué i Figuls M. Chest physiotherapy for acute bronchiolitis in paediatric patients between 0 and 24 months old. *Cochrane Database Syst Rev.* 2007;1: CD004873.

34. Patel H, Platt R, Lozano JM, et al. Glucocorticoids for acute viral bronchiolitis in infants and young children. *Cochrane Database Syst Rev.* 2004;3:CD004878.

35. Antonow JA, Hansen K, McKinstry CA, et al. Sepsis evaluation in hospitalized infants with bronchiolitis. *Pediatr Infect Dis J.* 1998;17(3):231-236.

36. Purcell K, Fergie J. Concurrent serious bacterial infections in 2396 infants and children hospitalized with respiratory syncytial virus lower respiratory tract infections. *Arch Pediatr Adolesc Med.* 2002;156(4):322-324.

37. Greenes DS, Harper MB. Low risk of bacteremia in febrile children with recognizable viral syndromes. *Pediatr Infect Dis J.* 1999;18(3):258-261.

38. Levine DA, Platt SL, Dayan PS, et al. Risk of serious bacterial infection in young febrile infants with respiratory syncytial virus infections. *Pediatrics.* 2004;113(6): 1728-1734.

39. Hall CB. Respiratory syncytial virus: a continuing culprit and conundrum. *J Pediatr.* 1999;135(2, pt 2):2-7.

40. Dawson-Caswell M, Muncie HL Jr. Respiratory syncytial virus in children. *Am Fam Physician.* 2011;83(2):141-146.

41. The IMpact-RSV Study Group. Palivizumab, a humanized respiratory syncytial virus monoclonal antibody, reduces hospitalization from respiratory syncytial virus infection in high risk infants. *Pediatrics.* 1998;102(3, pt 1):531-537.

42. Simões EA. Maternal smoking, asthma, and bronchiolitis: clear-cut association or equivocal evidence? *Pediatrics.* 2007;119(6):1210-1212.

43. Carbonell-Estrany X, Quero J, Bustos G, et al. Rehospitalization because of respiratory syncytial virus infection in premature infants younger than 33 weeks of gestation: a prospective study. *Pediatr Infect Dis J.* 2000;19(7):592-597.

44. Law BJ, Langley JM, Allen U, et al. The Pediatric Investigators Collaborative Network on Infections in Canada study of predictors of hospitalization for respiratory syncytial virus infection or infants born at 33 through 35 completed weeks of gestation. *Pediatr Infect Dis J.* 2004;23(9):806-814.

45. Tsutsumi H, Honjo T, Nagai K, et al. Immunoglobulin A antibody response to respiratory syncytial virus structural proteins in colostrum and milk. *J Clin Microbiol.* 1989;27(9):1949-1951.

46. Shay DK, Holman RC, Roosevelt GE, et al. Bronchiolitis-associated mortality and estimates of respiratory syncytial virus-associated deaths among US children, 1979-1997. *J Infect Dis.* 2001;183(1):16-22.

47. Krilov LR. Respiratory syncytial virus disease: update on treatment and prevention. *Expert Rev Anti Infect Ther.* 2011;9(1): 27-32.

48. van Woensel JB, Kimpen JL, Sprikkelman AB, et al. Long-term effects of prednisolone in the acute phase of

bronchiolitis caused by respiratory syncytial virus. *Pediatr Pulmonol.* 2000;30(2):92-99.

49. World Health Organization. Pneumonia. http://www.who.int/mediacentre/factsheets/fs331/en/index.html#. Accessed July 18,2012.

50. Centers for Disease Control and Prevention. Vaccines & preventable diseases: pneumococcal vaccination. http://www.cdc.gov/vaccines/vpd-vac/pneumo/default.htm. Accessed July 18, 2012.

51. British Thoracic Society of Standards of Care Committee. BTS guidelines for the management of community acquired pneumonia in childhood. *Thorax.* 2002;57 (suppl 1):i1-i24.

52. Day G, Provost EM, Lanier AP; the Office of Alaska Native Health Research. *Alaska Native Mortality Update 1999-2003.* Anchorage, AK: Alaska Native Epidemiology Center; 2006.Bennett NJ, Domachowske J. Pediatric pneumonia. http://emedicine.medscape.com/article/967822. Updated June 21, 2012. Accessed July 18, 2012.

53. Scott JA, Wonodi C, Moïsi JC et al. The definition of pneumonia, the assessment of severity, and clinical standardization in the Pneumonia Etiology Research for Child Health study. Clin Infect Dis. 2012 April 1; 54(Suppl 2): S109–S116.

54. The Merck Manual. Pneumonia in immunocompromised patients. http://www.merckmanuals.com/professional/sec05/ch052/ch052e.html?qt=pneumonia&alt=sh. Updated May, 2008. Accessed July 18, 2012.

55. Busl KM, Greer DM. Hypoxic-ischemic brain injury: pathophysiology, neuropathology and mechanisms. *NeuroRehablilitation.* 2010;26(1):5-13.

56. The Merck Manual. Community-acquired pneumonia. http://www.merckmanuals.com/professional/sec05/ch052/ch052b.html. Updated May, 2008. Accessed July 18, 2012.

57. Burggraaf J, Westendorp RGJ, in't Veen JCCM, et al. Cardiovascular side effects of inhaled salbutamol in hypoxic asthmatic patients. *Thorax.*2001;56:567-569.

58. Waskin H. Toxicology of antimicrobial aerosols: a review of aerosolized ribavirin and pentamidine. *Respir Care.* 1991;36:1026-1036.

59. Percussionaire® Corporation. IPV® Impulsator® for home care. www.ipvhome.com/impulsator.asp. Accessed July 18, 2012.

60. Fink JB. Forced expiratory technique, directed cough, and autogenic drainage.*Respir Care.* 2007;52(9):1210-1221.

61. Nagy B, Gaspar I, Papp A, et al. Efficacy of methylprednisolone in children with severe community acquired pneumonia [published online ahead of print May 15, 2012]. *Pediatr Pulmonol.*doi: 10.1002/ppul.22574.

62. Turner DA, Cheifetz IM. Pediatric acute respiratory failure: areas of debate in the pediatric critical care setting. *Expert Rev Respir Med.* 2011;5(1):65-73.

63. Xu JQ, Kochanek KD, Murphy SL, et al, for the Division of Vital Statistics. Deaths: final data for 2007. *National Vital Statistics Reports.* 2010;58(19). http://www.cdc.gov/nchs/data/nvsr/nvsr58/nvsr58_19.pdf. Accessed July 18, 2012.

64. Lee GE, Lorch SA, Sheffler-Collins S, et al. National hospitalization trends for pediatric pneumonia and associated complications. *Pediatrics.* 2010;126(2):204-213.

65. Don M, Canciani M, Korppi M. Community-acquired pneumonia in children: what's old? What's new? *Acta Paediatr.* 2010;99(11):1602-1608.

66. Scott JAG, Abdulla Brooks W, Malik Peiris JS, et al. Pneumonia research to reduce childhood mortality in the developing world.*J Clin Invest.* 2008;118(4):1291-1300.

67. Randolph AG. Management of acute lung injury and acute respiratory distress syndrome in children. *Crit Care Med.* 2009;37(8):2448-2454.

68. Kneyber MCJ, Brouwers AGA, Caris JA, et al. Acute respiratory distress syndrome: is it underrecognized in the pediatric intensive care unit? *Intensive Care Med.* 2008;34(4): 751-754.

69. Willson DF, Chess PR, Notter RH. Surfactant for pediatric acute lung injury.*Pediatr Clin North Am.*2008;55(3): 545-575, ix.

70. Chiefetz IR. Pediatric acute respiratory distress syndrome. *Respir Care.* 2011;56(10):1589-1599.

71. Petty TL, Ashbaugh DG. The adult respiratory distress syndrome: clinical features, factors influencing prognosis and principles of management. *Chest.* 1971;60(3): 233-239.

72. Tomashefski JF, Jr. Acute respiratory distress syndrome. *Clin Chest Med.* 2000;21(3):1-34.

73. Dahlem P, van Aalderen WMC, Bos AP. Pediatric acute lung injury. *Paediatr Respir Rev.* 2007; 8(4):348-362.

74. Murray JF, Matthay MA, Luce JM, et al. An expanded definition of the adult respiratory distress syndrome. *Am Rev Respir Dis.* 1988;138(3):720-723.

75. Bernard GR, Artigas A, Brigham KL, et al. The American-European Consensus Conference on ARDS: definitions, mechanisms, relevant outcomes, and clinical trial coordination. *Am J Respir Crit Care Med.* 1994;149(3):818-824.

76. Thomas NJ, Shaffer ML, Willson DF, et al. Defining acute lung disease in children with the oxygenation saturation index. *Pediatr Crit Care Med.* 2010;11(1):12-17.

77. Mach WJ, Thimmesh AR, Pierce JT, et al. Consequences of hyperoxia and the toxicity of oxygen in the lung. *Nurs Res Pract.* 2011;2011:260482.doi: 10.1155/2011/260482.

78. Muñoz-Bonet JI, Flor-Macián EM, Roselló PM, et al. Noninvasive ventilation in pediatric acute respiratory failure by means of a conventional volumetric ventilator. *World J Pediatr.*2010;6(4):323-330.

79. Girard TD, Bernard GR. Mechanical ventilation in ARDS: a state-of-the-art review. *Chest.*2007;131(3): 921-929.

80. Habashi NM. Other approaches to open-lung ventilation: airway pressure release ventilation. *Crit Care Med.* 2005; 33(3, suppl):S228-S240.

81. Wunsch H, Mapstone J. High-frequency ventilation versus conventional ventilation for treatment of acute lung injury and acute respiratory distress syndrome. *Cochrane Database Syst Rev.* 2004;(1): CD004085.

82. Krishnan JA, Brower RG. High-frequency ventilation for acute lung injury and ARDS. *Chest.* 2000;118(3):795-807.

83. Berkenbosch JW, Tobias JD. Transcutaneous carbon dioxide monitoring during high-frequency oscillatory ventilation in infants and children. *Crit Care Med.* 2002;30(5):1024-1027.

84. National Heart, Lung, and Blood Institute. Steroids do not prolong survival in intensive care patients with ARDS on life support, finds NHLBI study. NIH News website. http://www.nih.gov/news/pr/apr2006/nhlbi-19.htm. Published April 19, 2006. Accessed July 18, 2012.

85. Willson DF, Thomas NJ, Markovitz BP, et al. Effect of exogenous surfactant (calfactant) in pediatric acute lung injury: a randomized controlled trial. *JAMA.* 2005;293(4):470-474.

86. Afshari A, Brok J, Moller AM, et al. Inhaled nitric oxide for acute respiratory distress syndrome (ARDS) and acute lung injury in children and adults. *Cochrane Database Syst Rev.* 2010;(7):CD002787.

87. Curley MAQ, Hibberd PL, Fineman FD, et al. Effect of prone positioning on clinical outcomes in children with acute lung injury: a randomized controlled trial. *JAMA.* 2005;294(2):229-237.

88. Extracorporeal Life Support Organization (ELSO). *Patient Specific Guidelines: A Supplement to the ELSO General Guidelines (April 2009).* Ann Arbor, MI: ELSO;

April, 2009. http://www.elso.med.umich.edu/Guidelines .html . Accessed July 18, 2012.

89. Brogan TV, Thiagarajan RR, Rycus PT, et al. Extracorporeal membrane oxygenation in adults with severe respiratory failure: a multi-center database. *Intensive Care Med.* 2009;35(12):2105-2114.

90. Peng CC, Wu SJ, Chen MR, et al. Clinical experience of extracorporeal membrane oxygenation for acute respiratory distress syndrome associated with pneumonia in children. *J Formos Med Assoc.* 2012;111(3):147-152.

91. Pettignano R, Fortenberry JD, Heard ML, et al. Primary use of the venovenous approach for extracorporeal membrane oxygenation in pediatric acute respiratory failure. *Pediatr Crit Care Med.* 2003;4(3):291-298.

92. Stapleton RD, Wang BM, Hudson LD, et al. Causes and timing of death in patients with ARDS. *Chest.* 2005; 128(2):525-532.

93. Hopkins RO, Miller RR III. Neurocognitive and psychiatric sequelae among survivors of acute respiratory distress syndrome. *Clin Pulm Med.* 2008;15(5):258-266.

94. Hough CL, Herridge MS. Long-term outcome after acute lung injury. *Curr Opin Crit Care.* 2012;18(1):8-15.

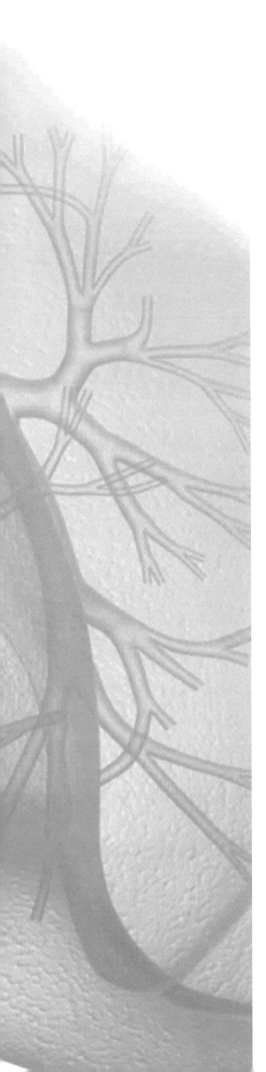

第16章
小儿呼吸道感染性疾病

史黛丝·曼，BS，RRT

关键术语

血管神经性水肿

杓状会厌壁A

细菌性气道炎

环甲膜切开术

流涎

吞咽困难

发声困难

内窥镜检查

会厌炎

免疫功能不全

喉气管支气管炎

白细胞增多症

脓性分泌物

呼吸窘迫

声门下气道

声门上喉头

韦斯特勒格鲁布喉炎评分

本章目标

读完本章之后,你将能够:

1. 明确会厌炎、格鲁布喉炎及细菌性喉炎三者临床表现的相似点和不同之处。
2. 明晰诊断会厌炎和细菌气管炎最明确的方法。
3. 辨别会厌炎、格鲁布喉炎及细菌性气管炎影像学表现。
4. 明确引起会厌炎最常见的微生物,以及讨论为什么在过去的几年中,这几种疾病的爆发流行会下降。
5. 列出在儿科患者中引起格鲁布喉炎常见的四种病毒。
6. 应用韦斯特利格鲁布评分法评估格鲁布喉炎患儿的症状。
7. 列举出 3 种呼吸治疗师能够给予格鲁布喉炎患儿的治疗方法。
8. 明确至今发现的一种能够导致细菌性气管炎流行性和毒力改变的微生物。

▌▌ 替米·琼斯

你新入职于一所一级儿科创伤中心的急诊科(emergency department ED),也是这里的 12 小时白班中的唯一一位呼吸治疗师。在度过 2 个小时相对安静的值班时期之后,一位叫做替米的 4 岁男孩因出现明显的呼吸困难到急诊科就诊。他连一句完整的话都说不出来,一次只能说出两、三个词汇。

一位护士立刻对其进行分诊,其生命体征是心率(HR)140 次 / 分,血压(BP)100/65mmHg,呼吸频率(RR)40 次 / 分,体温 40℃(103.9°F),在呼吸室内空气环境下其氧饱和度(SpO$_2$)是 89%。

他被送到一间诊察室,住院医将在那里对他进行检查。那位负责分诊的护士告诉你该患儿的病情,你立即赶往患儿所在的诊室对其进行评估。一进诊室,你就注意到患儿显著地呼吸窘迫。

急性呼吸道感染是儿科常见病,在急诊科会经常遇到小儿上下呼吸道感染。呼吸道疾病占儿科急诊患儿的 10%,占儿科住院患儿的 20%。上呼吸道感染的严重程度从轻度的、自限性疾病到具有潜在威胁生命的气道阻塞。各种上呼吸道感染会对患儿诊断和治疗方面造成一定的困难,因为有些患儿表现出类似的症状,却需要截然不同的诊疗。在多数情况下,儿科上呼吸道感染主要面临的问题是确定引起感染的病原微生物,明确疾病严重程度。面对这些问题,医务工作者在做出治疗决定时,往往是在明确最终诊断之前,经常会用到最可能的诊断。负责该患儿的医疗团队需要了解各种儿童上呼吸道感染的临床表现(详见框 16-1),因为尽早做出诊断和早期适当的治疗能挽救患儿的生命(2)。

框 16-1　引起小儿急性上气道梗阻的感染性病因

会厌炎(声门上炎)
格鲁布喉炎(喉气管支气管炎)
细菌性气管炎
咽后壁脓肿
扁桃体周围脓肿
喉白喉
传染性单核细胞增多症

对于典型的咽后壁、扁桃体周围脓肿的患儿不需要呼吸治疗师介入,典型的单核细胞增多症患儿也不需要住院治疗和维持呼吸系统稳定,白喉在发达国家十分罕见。因此,本章将重点集中在会厌炎、格鲁布喉炎及细菌性气管炎。

一位训练有素的临床医生凭借患儿的病史、体格检查就能做出上呼吸道感染的诊断,然而当患儿的临床征象不明显时,需要借助放射线影像学及实验室检查辅助诊断。当有些患儿突然发生气道塌陷时,临床医生需要绕过这些非侵入性检查技术,直接进行内窥镜检查。该项检查是通过安装在可弯曲的插入气道导管末端的照相机确诊患儿的疾病并且保护气道(3)。关于格鲁布喉炎、会厌炎及细菌性气管炎之间的重要的临床鉴别诊断详见表 16-1。

会厌炎

▌▌

当你检查替米的胸部时,你发现其呼吸时伴有中度肋间凹陷和辅助呼吸肌参与呼吸运动。听诊两肺通气不良,呼吸音低,当呼吸音清晰时,偶可闻及干啰音。替米焦虑不安,喜欢前倾坐位,总是张着嘴。他说喉咙很痛。你将一个 100% 非重复呼吸面罩罩在患儿的口鼻,带其去见医生。

临床特征	格鲁布喉炎	会厌炎	细菌性气管炎
发病	渐进性病毒感染症状1～7天	急性起病6～12小时	呼吸道感染症状迅速恶化
典型发病年龄	6月龄～3岁	2～7岁	6月龄～8岁
好发季节	冬末	一年四季	秋、冬季
病原体	副流感病毒 呼吸道合胞病毒（RSV）、腺病毒 流感病毒A、B	流感嗜血杆菌（典型病例）、 金黄色葡萄球菌 肺炎克雷白杆菌 副流感嗜血杆菌 β-溶血性链球菌（ABCF）	金黄色葡萄球菌 流感嗜血杆菌 卡他莫拉菌 肺炎链球菌
病理学改变	声门下水肿	上喉部炎症水肿	黏稠、脓性膜状物
影像学表现	后前位见声门下狭窄 见尖塔影	增厚 环绕会厌的 拇指征	后前位见声门下狭窄 模糊的不规则软组织影
发热	低热	高热	高热
咳嗽	犬吠样或海豹叫声	无	有
咽痛	没有	严重	没有
流涎	没有	频繁	没有
姿势	任何体位	坐姿身体前倾，张嘴，颈部伸长	任何体位
声音	正常或嘶哑	声音低沉	正常或嘶哑
外观	无中毒症状	有中毒症状	有中毒症状

表 16-1 急性上呼吸道感染的临床特征

会厌炎也称声门上部炎症，是一种由细菌引起的会厌及其周围组织的感染性疾病，包括整个声门以上的喉部（即声带以上的喉部），会波及构会厌的皱襞，即位于会厌与构状软骨边缘的突出的黏膜皱襞，构状软骨也会受累。如病情进展会迅速发展成威胁生命的气道阻塞(4)（图 16-1）。在声带水平因上皮细胞结合紧密限制了炎症性水肿，使得声门下气道（即声带以下的喉部至气管顶端之间的部分）外观上是正常的。这也是声门上部炎症这一术语经常可以和会厌炎互换的原因，因为声门上部的组织经常受到炎症影响(4)。随着声门上部水肿的加重，会厌会被推向后，导致进行性的气道阻塞(3)（临床实证 16-1）。

典型的会厌炎常见于 2～5 岁的小儿，然而近 10 年文献回顾提示该病也常见于年长儿(2)。即 1992—1997 年之间患儿的平均年龄在 5.8 岁，1998—2002 年之间，患儿的平均年龄为 11.6 岁(2)。

病理生理学

既往引起会厌炎最常见的病原是流感嗜血杆菌 b（Hib），尽管 Hib 疫苗已被普遍使用（18 个月以内的婴儿接种 Hib 疫苗）。仍然会见到有关接种过或没接种过 Hib 疫苗小儿患 Hib 相关性会厌炎的报道。鉴于这些原因，即使对那些近期有 Hib 疫苗接种史，又有相应的临床表现的小儿也不能排除会厌炎的诊断(4)。

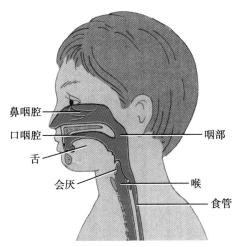

鼻咽腔
口咽腔
舌
会厌
咽部
喉
食管

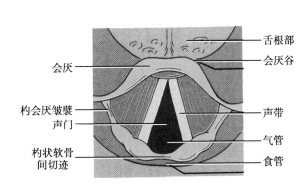

舌根部
会厌谷
会厌
构会厌皱襞
声门
构状软骨间切迹
声带
气管
食管

图 16-1 上气道的解剖结构

乔治·华盛顿——会厌炎

也许关于会厌炎最著名的案例就是美国的第一位总统乔治华盛顿。在 1799 年的流感流行期间，都认为乔治华盛顿死于会厌炎。12 月份的一个早晨，华盛顿因喉咙非常痛而痛醒，在一天内其病情迅速恶化，随之出现吞咽困难，发不出声音，坐立不安。虽然负责他的医生中有一位提出实行气管切开术，但是，在当时这个手术还不能够被完美的实施，取而代之的是采取了放血。结果其在疾病发作不到 24 小时死亡（5）。如果在当时气管切开术已经很常用的话，那么乔治华盛顿将会因此获救。

在疫苗接种后的时代引起会厌炎的病原微生物如下：

- A 组肺炎链球菌
- 金黄色葡萄球菌
- 肺炎克雷伯菌
- 副流感嗜血杆菌
- β- 溶血性链球菌（A、B、C 和 F）

念珠菌和病毒性感染（单纯疱疹病毒 1 型、水痘 - 带状疱疹病毒及副流感病毒）也会引起感染，尤其是免疫功能低下的患儿（如癌症或器官移植的患儿）（6）。

非感染性原因，如直接损伤、热损伤也可能会导致会厌肿胀。继发性损伤会厌的原因如摄入较烫的食物或液体等损伤，腐蚀性化学物质如硫酸，异物，烟雾吸入性，血管性水肿（一种过敏反应，典型的病例在嘴唇和眼睛周围均可见到皮下组织迅速肿胀），还有在儿童和成人中因被动吸入强效可卡因致病的报道。所有这些临床病例经常会表现出类似急性感染性会厌炎的症状和影像学表现（6）。

临床表现

鉴于目前小儿会厌炎在儿童中比较罕见及其病情有迅速恶化的潜在危险，因此需要在询问患儿的病史和对其进行体格检查过程中保持对该病的高度警惕，细致观察以发现线索。

主要临床体征

典型患儿迅速表现出进行性发展的症状和体征（框 16-2）。患儿出现感染性中毒症状，喜欢双手支撑的直立端坐位，下颌前伸，嘴张着。以期吸入最大量的气体，该典型的体位被称为三角架体位（3）。患者经常会因疼痛或咽下困难无法排出分泌物，也称为吞咽困难。患儿有吞咽困难，流涎，这些都是会厌炎的典型体征。吞咽困难，流涎只是与会厌炎相关的"4 个 D"中的两个，见（框 16-3）。呼吸困难是会厌炎患儿的主诉。患儿由于疼痛、发音困难而影响其说话，也会出现发音困难或声音改变。患儿的声音变得低沉，而不是像本章后面将要学习的格鲁布喉炎患儿的声音嘶哑。喘鸣出现的比较晚，也是气道几近被完全阻塞的信号。会厌炎的患儿通常会表现出焦虑，这也是患儿气道受累的重要征象，实际上焦虑会加重上气道受阻的程度。

既往和现病史

约 50% 的患儿会有继发性感染灶，包括脑膜炎（脑脊髓膜炎）、中耳炎（中耳感染）、肺炎及蜂窝织炎（皮肤感染灶）（3）。

实验室检查

会厌炎患儿血液白细胞计数（WBCs）会升高，通常血培养阳性结果提示病原菌（4）。

气道及呼吸系统症状

确诊会厌炎需要直接喉镜检查在直视下见到会厌红肿（4）。由于小儿发生气道梗阻的风险比较高，对于那些已经表现出明显的气道受累的患儿，只有在包括麻醉师、耳鼻喉专科医师在内的跨学科协作团队在一个可控性的场地，才能尝试为此类患儿做直接喉镜检查，比如在具备随时可以建立人工气道设备和条件的手术室（4）。患儿所在之处，始终保证有能够建立气道的人在场，在气道建立之前，避免所有的会引起焦虑的干预措施如抽血、X 线检查。对于那些表现出轻至中度呼吸道梗阻的患儿，或者比较能配合的年长患儿，当用压舌板轻压其舌前部时，可以看到典型的樱桃红色的会厌（图 16-2A）。在这些患儿中，X 线

框 16-2	会厌炎进行性的症状和体征
喉痛严重	
发热	
敏感	
流涎	

框 16-3	会厌炎的 4Ds
流涎（Drooling）	
吞咽困难（Dysphagia）	
呼吸困难（Dyspnea）	
发音困难（Dysphonia）	

检查即可确诊并且排除异物、咽后壁脓肿（咽喉后壁积脓）或格鲁布喉炎的诊断。颈部过伸时拍摄侧位 X 线片是单项最有意义的检查，显示典型的拇指征，提示会厌软骨增厚（图 16-2B）。然而，需要注意的是，在此过程中，患儿的呼吸功能不全表现会较晚出现，因此，需要预备紧急建立气道的干预措施(6)。

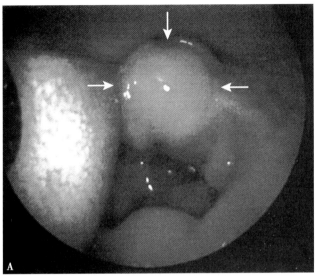

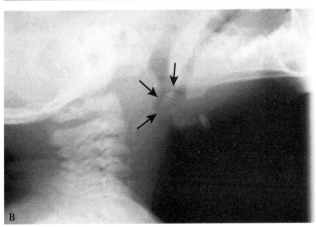

图 16-2　会厌炎患儿的颈部 X 线照片（A）和内窥镜所见（B）（源自国际小儿耳鼻喉杂志许可）

根据住院医师收集的病史以及体格检查结果，你了解到替米 3 天前看过儿科医生，现正接受阿莫西林治疗其中耳炎。医生询问替米的母亲，他是否赶上了免疫接种，而她回答是由于国内缺货，没能接种全套的 Hib 疫苗。替米表现出流涎并吸气时伴有喘鸣。你将住院医师拉到一旁说，"由于患儿开始流涎，我考虑是会厌炎，这是一种气道危重症，为了稳定患儿的气道，提出请其主管医生到场"（团队合作 16-1）。根据你们两位所收集到替米的病史和体格检查信息，住院医生同意你的建议，请主管医生到替米的床边，监测其气道通气状况。

团队合作 16-1　提示和希望

作为一名呼吸治疗师。能够运用你所具备的评估气道及呼吸功能的技术，与诊疗团队的其他成员就病人的诊疗和管理方面进行沟通，表达你的观点。比如在替米·琼斯的案例，呼吸治疗师自始至终都在关注该患儿的气道状况，当医师问到呼吸治疗师时，她表现出对患儿专业性的关注，而就在当时，医生正将其注意力集中在收集患儿的病史和从替米的母亲那里收集患儿的体格讯息。通常情况下，当团队成员认为其有必要挑战临床医生对患者的评估和决策权威性的时候，他们宁愿通过说出提示来直接清晰表达出他们所关注的问题，希望团队的领导者能得出与其相近的结论。当需要对患儿采取紧急措施的时候，那些非专业性的表达诸如"替米的情况看起来不好""我不认为那样是对的"都没有用。在这种情况下，当医生面对患儿气道稳定性降低时，呼吸治疗师应该尽力改进之。呼吸治疗师因表达过"由于患儿开始流涎，我考虑是会厌炎，这是一种气道危重症，担心如何能稳定患儿的气道，提出需要请其医生到场"而引起住院医的注意。

重要的是要记住医生、护士以及其他医务工作者在评估和监护患儿过程中要关注很多不同的事，呼吸治疗师最重要的责任是维持气道的稳定和呼吸功能的状态。呼吸治疗师是专门评估和管理患儿气道的理想人选。当呼吸治疗师受到关注时，他们应该能够以合适的方式向团队中的其他医务人员清晰地表达他们的意见，以确保患儿获得最好的治疗和结果。

管理与治疗

会厌炎标准的管理包括迅速稳定气道、氧疗和药物治疗以期减轻气道水肿。

氧疗

氧疗是一种支持性的治疗措施。用于纠正患儿在评估时及稳定其气道时出现的低氧血症。

稳定气道和管理

当怀疑患儿是会厌炎时，医疗团队的首要任务是协同耳鼻喉科医生、麻醉师、重症监护医师及呼吸治疗师一起，保护患儿以免发生气道完全梗阻。呼吸治疗师重要职责之一是协助尽早发现患儿呼吸窘迫和气道梗阻的危重体征。一名优秀的呼吸治疗师能协助医生鉴别出会厌炎的临床症状和体征做出正确诊断,而且建议医生对患儿采取适当的气道管理措施。

为了确保疑诊为会厌炎患儿的气道通畅,应迅速将其送到具备随时可用紧急建立气道设备的手术室,所需设备罗列如下:

- 经口气道
- 喉镜
- 硬质支气管镜(中空的不锈钢检查镜,用于直视下检查气道、去除异物、或扩张气道及放置支架)
- 纤维支气管镜(一个比硬质支气管镜长和薄的窥镜,往往因其较小的尺寸和能够到达某个肺叶或支气管的能力,以及它减少对病人的不适,而获得临床的首选)
- 环甲膜切开术或气管切开术的器械

需要优先考虑尽可能的维持患者的自主呼吸。

一旦患儿被麻醉,可以看见其声门上部的结构。典型的表现是声门上部的红肿,包括会厌软骨、构会厌皱襞、杓状软骨(3)。发生脓肿时,标记性的结构会变得模糊。此时,可以采取经口气管插管。经口气管插管之后,应采集会厌部的分泌物送检以明确病原和抗菌素敏感性实验。在结束该项操作之前,应将经口插管改为经鼻气管插管。过去,诊断为会厌炎经气管切开的病人,首选经鼻气管插管(3)。

如果经口气管插管失败,需要进行环甲膜切开术或气管切开手术。

对于没有呼吸窘迫的年长儿和成年人,并且经纤维喉镜检查至少可以看见50%喉腔的患儿,放弃插管,密切观察患者的病情变化,是可行的(5)。所有的会厌炎患者都应收入监护病房进行监护并接受治疗。在监护病房内,患者床边应配备有急救气管插管器械,配备有能够应对困难气道情况的受过培训的专业人员,以备万一需要建立人工气道之需。

监护病房的管理

一旦建立了安全的人工气道,患者会被转运到监护病房接受监护和治疗。通常这些患者没有肺部疾病,并不需要将呼吸机参数设定在高值以保持其血气正常。呼吸治疗师的职责是按照患儿静息状态设置呼吸机参数,定期按照医生的医嘱评估患者的血气,并评估气道周围有无空气泄漏,确保每12小时至少要进行两次。一般情况下,在24至48小时之内,患儿的症状会有所改善,并且能够听到气管插管导管周围有空气泄漏的声音(4)。

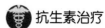

抗生素治疗

抽取患儿血样送检全血细胞计数(CBC)和血培养。通常可见白细胞计数升高,血培养阳性结果却差异较大(6)。在监护病房开始使用像头孢曲松钠、头孢呋辛酯以及氨苄青霉素 - 舒巴坦这样的广谱抗生素。在此之后,再根据血培养及药敏试验的结果调整抗生素。抗生素的疗程由患儿的临床反应决定。

皮质类固醇

类固醇也常用来减轻会厌黏膜的水肿,但在现有的文献中还没有使用皮质类固醇对患者有益的证据(6)。

拔管

一般来说,在24~48小时以内能够听见患儿气管插管周围有空气泄漏,即可为患儿拔管(6)。一旦拔管之后,应该给予患儿标准的氧疗,继续密切监测患儿气道状况,同时,所有的气道抢救设施和器械仍然放在床边以备医务人员抢救的不时之需(2)。由于会厌炎患儿的气道仍然有炎症和水肿,患儿很有可能会在拔管之后发生呼吸困难,因此,做好再次为患儿插管的准备是气道管理的重要策略。

> 主管医生同意你和住院医生对于替米的病情恶化及显著呼吸困难的判断。他怀疑替米患会厌炎,并开单邀请耳鼻喉专科医师(ENT)及麻醉师会诊。替米被送进手术室(OR),在那儿行光纤支气管镜下经鼻气管插管术。在建立了人工气道之后,替米被送往儿科监护病房(PICU)接受经静脉输注抗生素、皮质类固醇激素治疗及病情观察。

病程及预后

根据以往的经验,流感嗜血杆菌曾经一度是引起2~7岁小儿发病和死亡的主要病原(2)。1988年开始使用共价流感嗜血杆菌疫苗。自从1995年推广使用以来(6),会厌炎的发病率整体降低。根据流感嗜血杆菌疫苗的品牌不同,推荐接种的时间点为2、4、6月龄及12~15月龄。1996年以前,患儿因流感嗜血杆菌引起的感染发生率超过99%(6)。

2010年的一项关于因会厌炎收住美国医院的持续8年(1998—2006年)的回顾性的研究显示,患病例数在减少。在该项研究中沙哈和司徒可两人发现，儿科患者（小于18岁者）中不足1岁因会厌炎收住院的患儿有增加的趋势。在1998年，1岁以下患儿占26.8%，2006年升为41.1%（7）。在整个研究期间，儿科患者中1岁以内的患儿占34.4%。该研究还显示在各个年龄段，18岁以下年龄组显示较低的收住院频次。在45～64岁年龄组以及85岁以上年龄组收住院频次增加（7）（临床变化16-1）。该项研究的结论表明，由于婴儿气道狭窄的解剖特点，使得不足1岁的婴儿比其他年龄段小儿更易罹患该病。随着广泛使用流感嗜血菌疫苗，使会厌炎的流行病学特征发生了改变。即儿科会厌炎的发病率下降，而成人会厌炎的发病率却在升高。其他国家研究认为特异性流感嗜血杆菌感染减低，与其他病原菌引起危重症有关（7）。

由于会厌炎通常是急性发病，不如过去在临床上常见，儿科诊疗团队对该病缺乏实际经验。因此，当患儿突然出现会厌炎的症状和体征时，要保持高度警觉。将患儿收住监护病房（ICU）进行密切观察和/或迅速进行气管插管以保护气道。同时经静脉输注抗生素和类固醇激素，以获得无远期并发症的良好预后，典型病例1周内可以出院。

格鲁布性喉炎（哮吼）

喉气管支气管炎（通常称为格鲁布喉炎）是一种病毒引起的声门下气道炎症，涉及范围是真声带与气管之间。这个位置也是小儿气道最狭窄的区域，该最常见部位的炎症也是导致小儿临床表现气道梗阻的原因（6）。格鲁布喉炎是小儿上呼吸道疾病，典型病例多见于6个月至3岁的婴幼儿。在1～2岁的儿童中，发病率甚至高达60‰（8）。格鲁布喉炎的发病率在每年的早秋和冬季达到高峰。其在男性中的发病率是女性的1.4～2倍（9）。该炎症性疾病具有特征性的、鉴别诊断意义的犬吠样咳嗽，常伴有喘鸣、声音嘶哑及呼吸窘迫（10）。

临床变化16-1

成人会厌炎

儿童会厌炎的临床表现与成人会厌炎患者有差异。成人会厌炎表现为逐渐进展的过程，不常伴有气道代偿的表现，临床症状也主要局限于咽痛或吞咽时痛（3）。

病理生理学

小儿气道最狭窄的部位位于环状软骨，称为声门下部，正好位于声带下面。这一解剖特征使得小儿当患像格鲁布喉炎这样的感染性疾病时，比成人更容易发生气道梗阻。根据泊肃叶定律，气道阻力的大小与气道半径的四次方成反比。其等式是：

$$V（流速）=(\Delta P \Pi r^4)/(8nL)$$

V是流速，ΔP管道（气道）两端的压力梯度，r是半径，n是媒介的黏度系数，L是长度。考虑到气道内气体流速的变化直接与气道半径的四次方成比例增加。假设压力保持不变的情况下，直径为7mm的气道发生水肿减少0.5mm，流速只有基线的54%（11）。

这就意味着气道的半径因炎症或水肿造成细微的减少，会导致气道阻力和呼吸做功（WOB）成指数性增加（9）。

最常见的与格鲁布喉炎有关的病原体如下：

● 副流感病毒（Ⅰ型，Ⅱ型，Ⅲ型）
● 呼吸道合胞病毒（RSV）
● 流感病毒A和B
● 腺病毒

有80%以上的格鲁布喉炎是由副流感病毒Ⅰ、Ⅱ和Ⅲ型所引起。因格鲁布喉炎收住院的患者中有50%～70%是副流感病毒Ⅰ型所致（6）。与副流感病毒相比，流感病毒介导的格鲁布喉炎更严重的疾病有关。还有报道其他病原引起的格鲁布喉炎，包括肺炎支原体、单纯疱疹病毒Ⅰ型、麻疹和水痘病毒（9）。人类偏肺病毒（变型肺病毒）及人类冠状病毒NL63是近年来报道与儿童格鲁布喉炎密切相关的病原（12）。

临床表现

典型的格鲁布喉炎患者表现为声音嘶哑，刺耳的犬吠样咳嗽，常常被形容成类似于海豹的叫声，伴有低度发热以及不同程度的喘鸣、呼吸困难。这些症状似乎会在晚上加重，伴有烦躁不安（临床变化16-2）。

既往病史

与会厌炎不同，格鲁布喉炎患儿通常会先有1～3天的上呼吸道症状，或有或无发热。这些患者不会出现类似典型的会厌炎那样出现危及生命的特征性临床表现。

呼吸窘迫

根据炎症及声门下狭窄的程度，每一位患儿会表现出不同程度的呼吸困难（13）。

临床变化 16-2

痉挛性喘咳

是指类似于格鲁布喉炎的一种临床状态。该患者有犬吠样咳嗽伴有喘息，没有发热及病毒感染病史。经常突然在夜间发作。通常在数小时内反复发生或病情得以缓解，患者抑或自然缓解或是当处于寒冷、潮湿的空气里。痉挛性喘咳的确切病因并不清楚。该病被认为是过敏性疾病而不是感染性疾病（11）。对病情严重的痉挛性喘咳患者治疗与病毒性格鲁布喉炎相同（11）。

格鲁布喉炎的症状可以分为轻度、中度和重度。维斯特洛（Westley）格鲁布喉炎评分是经常用于评估格鲁布喉炎患儿呼吸功能受损严重程度的工具（表16-2）。它纳入的常见症状如下：

- 喘鸣
- 胸廓凹陷
- 进气
- 发绀
- 意识状态（13）

表 16-2 维斯特洛（Westley）格鲁布喉炎评分工具（5）

症状		评分
喘鸣	没有	0
	烦躁时	1
	安静时用听诊器闻及	2
	安静时不用听诊器闻及	3
凹陷	没有	0
	轻度	1
	中度	2
	重度	3
进气	正常	0
	减少	1
	显著减少	2
吸室内空气	无	0
表现出青紫	烦躁时有	1
	安静时有	2
意识状态	正常	0
	定向力障碍	5
总分		0～17

维斯特洛（Westley）格鲁布喉炎评分为 1～3 分的患儿，被认为是轻度呼吸窘迫和格鲁布喉炎。那些评分为 3～8 分的患儿属于中度呼吸窘迫，评分超过 8 分的患儿属于重度格鲁布喉炎（13）。

轻度格鲁布喉炎的患儿其炎症局限在喉部，检查时声音嘶哑、间歇性的犬吠样咳嗽症状，只有在烦躁时才会有吸气时喘鸣。许多重症格鲁布喉炎的患儿炎症蔓延到气管、支气管，表现出安静状态下可闻及吸气时喘鸣，甚至在吸气、呼气相均可闻及喘鸣，该现象提示患儿有严重的混合性气道梗阻。患儿呼吸频率快、鼻翼煽动、肋间凹陷及低氧血症预示格鲁布喉炎患儿病情严重，即将发生呼吸衰竭（9）。

轻症格鲁布喉炎患儿的临床表现与会厌炎不同，多数情况下两者之间不易被混淆。实际上只有 2% 最初被诊断为格鲁布喉炎的患儿是被误诊（11）。

实验室检查及诊断措施

颈部软组织放射线检查有助于格鲁布喉炎的诊断，需排除其他异常，如会厌炎、先天性异常、异物或咽后壁脓肿。颈部软组织后前位 X 线检查，可见典型狭窄的声门下区或尖塔征（3）（图 16-3）。颈部侧位 X 线检查可见声门下模糊影而声门上部影像正常，这与会厌炎的表现不同。有 50% 的格鲁布喉炎患者 X 线检查的表现是正常的，针对这些患者的诊断，只有依据病史和体格检查结果了。

管理和治疗

仅有不足 10% 格鲁布喉炎患者需要住院治疗，患者的管理主要是依据其症状的严重程度（11）。格鲁布喉炎通常是自限性疾病，多数只需要支持性治疗。氧疗经常是首选治疗方法，接着会用吸入消旋肾上腺素，可能会用到类固醇激素。重症格鲁布喉炎患者，当喘鸣持续存在时，吸入氢氧混合气体。仅有极少数的，用支持性治疗无效患者，才会用气管插管稳定患者的气道。

氧疗

过去给格鲁布喉炎患者吸入经加温、湿化或冷雾化的空气，以期能起到减轻黏膜炎症，缓解刺激性咳嗽、液化分泌物并使其容易被咳出的目的。然而不幸的是，并没有科学的依据证明湿化的空气对声门下部黏膜有任何作用或者对患者的治疗有利。而且雾帐会加重患儿的呼吸窘迫，因患儿与其父母分离而引发焦虑，同时雾气会影响有效的观察患儿病情。当患儿缺氧时，吸入经湿化的氧气是首选（3）。

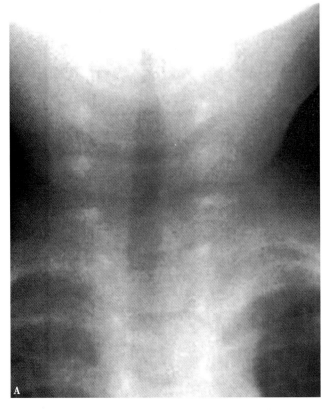

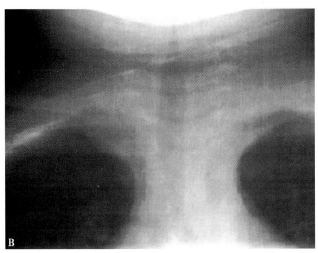

图 16-3 格鲁布喉炎患者吸气时的颈部 X 线检查（A）和呼气时的颈部 X 线检查（B）

吸入药物

吸入消旋肾上腺素喷雾被证实是一种有效的治疗方法。它可以收缩局部的血管，减轻黏膜水肿而缓解上气道阻塞（4）。美国自 1971 年开始使用消旋肾上腺素。α肾上腺受体作用于黏膜的血管床从而有效地减轻气道水肿（3）。因其有引起焦虑、心率加快和高血压的潜在副作用。消旋肾上腺素仅用于那些维斯特洛（Westley）格鲁布喉炎评分为中度或重度呼吸窘迫的患儿（6）。在儿科消旋肾上腺素喷剂常用剂量为

2.25%（2ml 生理盐水中含 0.25～0.75ml），在临床上，其药效持续 1～2 小时（9）。

消旋肾上腺素治疗临床症状会迅速改善（常在 10 至 30 分钟之内），好像是不需要进行气管插管了（9）。然而，药物的效力是短暂的，因为消旋肾上腺素的半衰期较短，在给药的 2 小时内，药效会消失。因此，有些患儿单剂使用消旋肾上腺素后，呼吸窘迫会明显缓解，但是，有些患儿需要反复用药。

过去会将使用消旋肾上腺素治疗的患儿收住院观察，因为在使用消旋肾上腺素 1～2 小时后，气管水肿会回到基线状态，使得患儿的气管水肿有反跳的潜在风险（9）。然而，近年的研究表明，那些经过 3～4 小时的观察期，没有发生格鲁布喉炎，也没有呼吸窘迫迹象的患儿可以出院。他们的父母可以完成对其进行可靠的监护，必要时可以返回医院（11）。

皮质类固醇类药物

因皮质类固醇药物具有显著的抗炎作用，常用于治疗格鲁布喉炎。可经气道喷入、口服或经静脉给药。虽然皮质类固醇确切的药物作用机制并不明晰，但是具有减轻黏膜下水肿和减轻炎症反应的作用（3）。一般情况下，该类药物在给药 3 小时后才起效，经常是和消旋肾上腺素配伍使用（3）。

在过去的几年中，围绕着皮质类固醇是否对格鲁布喉炎有效的争议比较多。有几项研究表明，除了常规治疗以外，严重格鲁布喉炎的患儿使用该类药物之后，的确有实质性的改善（14）。例如，最近科克伦协作网的一篇综述可见，有 38 篇关于糖皮质类固醇治疗喘息的研究报道。喘息患者在使用糖皮质类固醇后的 6 小时、12 小时的维斯特洛（Westley）格鲁布喉炎评分有显著改善。同时，重复就诊或需反复用药的患者减少，患者在急诊室留观时间或住院时间缩短，同时减少了患者使用消旋肾上腺素的次数。这些益处在轻 - 中度及中 - 重度格鲁布喉炎患儿中最明显。可以使得重症格鲁布喉炎患儿需要进行气管插管的几率降低达 5 倍，已经气管插管的患儿，使用呼吸机的时间缩短了 1/3（14）。地塞米松是最常用于治疗格鲁布喉炎的皮质类固醇药物（9）。只要药物剂量合适，经口或肌内注射都有效。

如果比较不同的皮质类固醇给药途径，口服给药有一定的优势。它容易给药、廉价、不存在导致注射部位感染的危险，不会有肌内注射时患儿疼痛和焦虑。口服给药的主要缺点是药物的味道不好。不幸的是，

年幼患儿常因忍受不了药物的味道而引起呕吐。

多年来，一直在做关于布地奈德喷雾和肌内注射给药的疗效比较研究。布地奈德是一种人工合成的皮质类固醇药物，具有很强的抗炎作用，而对全身性影响很弱，经常用于治疗小儿格鲁布喉炎(15)。患儿喷入布地奈德，其起效时间早于其口服或静脉注射地塞米松。这可能是因为喷入的布地奈德直接散布到发炎、水肿的声门下部。最近的文献显示，喷入布地奈德和口服地塞米松两者之间没有统计学的显著差异(10,15)。

氦氧混合气治疗

氦氧混合气治疗(heliox)可以治疗某些严重格鲁布喉炎患者。氦氧混合气对治疗小儿上气道梗阻具有显著功效，因为，与成人的大气道相比，小儿气道随着年龄、气道的半径大小的改变更容易导致其气道内气流形成湍流，当气道狭窄和气流湍流同时存在时，会影响到气体交换。

氦气的密度只有空气密度的1/7(16)，当呼吸道梗阻的患儿吸入氦气时，其气道内的湍流会变为层流，既可绕过阻塞区域并可降低气道的阻力。了解这一点对呼吸治疗师和临床医生都十分重要，对那些因炎症和水肿导致气道狭窄的患者吸入低密度氦气，能够发挥运载气体通过气道，输送更多氧气和药物，同时减少呼吸做功，促进气体交换。

医疗使用的氦气实际上是含有20%和40%的氧气。它是按照室内空气中氮气和氧气的比例制得，只是用氦气替代氮气。重要的是需清楚氦氧混合气要有效，只能含有氧气和氦气。氦气是由H气瓶中制得，可以按照氦气:氧气为80:20、70:30、75:25的比例混合，以保证没有空气、氮气混入氦氧混合气中。氦氧混合气是由高浓度的氧气如非重复呼吸面罩或者高流量装置如雾化面罩，当然，也可用于无创性双水平气道正压通气模式以及那些已经气管插管和机械通气的患儿(MV)为了能够显著降低吸入气体的密度，在氦氧混合气中氦气的浓度需达到60%~80%。因此，这就将其用途局限在需要高浓度氧气的患者(吸入氧分数FIO₂小于0.4)。对于那些需要低于0.4浓度氧气的患儿使用氦氧混合气难以达到满意的效果。

其他制约释放氦气的因素有花费及释放氦气的复杂装备。一H气瓶的氦气大约需要花54美金，而一H气瓶的氧气需要花18美金。释放氦气需要配备一个氦-氧调节阀，还需要一个氧气分析仪。从花费上来看，吸入氦氧混合气是吸氧花费的3倍。

2010年科克伦协作网关于小儿吸入氦氧混合气治疗格鲁布喉炎的文献综述可见，有45篇临床试验报告获得认证，其中仅有两篇符合随机对照临床试验标准(17)。一项试验是将氦氧混合气吸入和吸入30%湿化氧气进行对照，而另一项试验是吸入氦氧混合气和吸入100%氧气并喷入消旋肾上腺素进行比较。两项试验均发现，氦氧混合气吸入组患儿的格鲁布喉炎评分均有明显地改善，虽然其变化没有统计学上显著性意义(17)。针对格鲁布喉炎患儿的管理策略，氦氧混合气治疗发挥治疗性介导作用，因为它并不能减轻气道的炎症或水肿。它可以减少呼吸做功(WOB)足以避免气管插管，允许类固醇及其他药物治疗最大疗效(16)。

气道管理

对于重症格鲁布喉炎的患儿使用诸如肾上腺素喷雾、类固醇类药物以及氦氧混合气吸入这样的支持性治疗都不会奏效，需要进行气管内插管和机械通气(MV)。对这些患儿，需要选比平时小一号的气管内导管(ETT)。当能在ETT周围测出有漏气时，在2~3天内就可以拔管了。

病程及预后

早在20世纪00年代，对于格鲁布喉炎患儿诊治的进展，已经将这个能够致死的上呼吸道梗阻性疾病变成了相对良性的自限性疾病(6)。大部分格鲁布喉炎患儿可以在基层医院或急诊室通过支持性治疗获得治疗。对于那些在门诊的重症格鲁布喉炎患儿，经过皮质类固醇及消旋肾上腺素治疗2~4小时后病情没有缓解，收住ICU接受氦氧混合气治疗的患儿，有必要经静脉输注抗生素和进行气管内插管。经气管内插管的患儿死亡率极低，据报道不及0.5%(13)。

被诊断过格鲁布喉炎的患儿，在其初次发作之后，还经常会复发。多达5%的儿童不止一次发作。对于那些首次格鲁布喉炎发作时还小于6个月的的患儿，那些病程特别长的格鲁布喉炎患儿(超过1周)，那些格鲁布喉炎症状特别严重的患儿以及那些病情反复的格鲁布喉炎患儿，需要进行是否存在先天性或获得性气道狭窄的评估(6)。对于病情反复的格鲁布喉炎患儿需要进行气道内窥镜检查。从理论上来讲，内窥镜检查需延迟3~4周做，以免持续存在的炎症改变会掩盖可能存在的解剖学异常如声门下狭窄。

细菌性气管炎

细菌性气管炎,也称为细菌性喉气管支气管炎,假膜性格鲁布喉炎或细菌性格鲁布喉炎,由约翰及其同事于1979年首次提出(19)。尽管这是一种罕见的疾病,但是医生对任何有呼吸窘迫的患儿还是需要想到此病。该病在秋、冬季高发,患儿年龄范围是6个月~7岁,平均年龄在5岁(3)。Gallagher和Meyer的研究表明,男性患者的发病频次比女性患儿高两倍(20)。细菌性气管炎的特征性变化是声门下水肿、黏膜增厚或脓性分泌物(11)。

病理生理学

细菌性气管炎系细菌侵入气管并引起局部和全身性炎症反应。这样会产生黏稠的脓性渗出物(含高浓度的黏液、脓液的分泌物)、溃疡,气管黏膜的脱落(21)。这样会导致上气道发生不同程度的阻塞。上气道的阻塞严重程度取决于气管黏膜受损的部位和范围、患者的年龄、潜在的医疗条件以及气道的大小(21)。

引起细菌性气管炎最常见的病原体是金黄色葡萄球菌,其他几种也被列出

框16-4	引起细菌性气管炎的常见病原体

- 金黄色葡萄球菌
- 流感嗜血杆菌
- α溶血性链球菌
- 卡他莫拉菌
- 肺炎链球菌

最近英国和澳大利亚的一项最大规模的多中心研究对34例细菌性气管炎患儿进行评估。发现在这些患者中金黄色葡萄球菌是最常见的病原菌,在英国患儿中其感染率是62%,澳大利亚是55%(22)。2例患者分离出流感嗜血杆菌。研究组同时对85%的患者进行了病毒学检测。其中31%的患者病毒学检测阳性,13.8%呈现流感病毒A型阳性,6.9%呈现副流感病毒Ⅰ型阳性,6.9%呈现副流感病毒Ⅲ型阳性,3.5%呈现腺病毒阳性(22)。该项研究证明细菌性气管炎通常继发于急性病毒性呼吸道感染。一直以来人们都认为,病毒性感染使得人体的免疫反应暂时性降低,更易患细菌性感染(21)。本疾病好发于易患上呼吸道病毒性感染的冬季的观察结果也验证了以上的理论(21)。

临床表现

细菌性气管炎的临床表现兼有会厌炎和病毒性格鲁布喉炎的特征。

患者的病史

典型的细菌性气管炎患儿在发病前数日常有上呼吸道感染的症状,如低热、咳嗽和喘鸣。(与格鲁布喉炎患儿的表现相似)(10)。患儿的病情继而急剧恶化引起医生的关注,如患儿体温迅速升高,感染中毒症状明显并且有呼吸道梗阻的表现。该病患儿的感染中毒症状比格鲁布喉炎患儿明显许多(21)。

体格检查

查体时还会发现患儿喘息,声音嘶哑、咳嗽和呼吸急促(21)。与会厌炎患儿的表现不同,细菌性气管炎患者有剧烈咳嗽,喜平躺,这样会感觉舒服一些。常常能吞咽其分泌物,因此没有流涎(11,21)。细菌性气管炎和病毒性格鲁布喉炎之间临床表现的另外一个鉴别点是,前者对格鲁布喉炎的支持性治疗比如使用消旋肾上腺素及全身应用皮质类固醇药物效果差(21)。

放射学检查

放射学检查可以区别细菌性气管炎和格鲁布喉炎,格鲁布喉炎患儿的后前位X线平片可见到特征性的声门下狭窄(尖塔影)(11)。某些患儿的侧位放射学影像显示气管内的空气柱状影像变得模糊不清,伴有多发的、不规则的假膜脱离软组织的征象(3)。很多细菌性气管炎患儿表现出肺浸润的影像,提示患儿并发肺炎样病变。这些患儿常常临床上表现病情严重。由于细菌性气管炎患儿的影像学改变有较大的差异,临床上或者影像学也缺乏能够确定诊断的特征性的表现(3)。

实验室检查资料

包括非特异性的全血细胞计数、细胞分类计数及血培养,可有或没有白细胞计数增高,,多数病例报道白细胞分类计数可见幼稚白细胞增高(21)。血培养很少呈现出相关细菌的阳性结果。

支气管镜

直视下支气管镜检查对诊断细菌性气管炎有确诊意义。细菌性气管炎典型的支气管镜检查所见:会厌正常或者仅有轻微的炎症表现,声门下部明显水

肿,有溃疡和大量的脓性分泌物(8)。这些黏稠的分泌物造成气管、主支气管部分阻塞。取分泌物进行Gram染色和细菌培养、药敏试验以利于选择合适的抗生素治疗。

细菌性气管炎的诊断通常是依据病人的病史、体格检查再结合实验室检查和支气管镜检查结果(21)。

管理和治疗

细菌性支气管炎患儿的管理目的是保持患儿的气道呈开放状态,包括经静脉输注抗生素治疗,经内窥镜排出分泌物或必要时进行气管插管。

抗生素治疗

一经确诊为细菌性气管炎,首选经静脉输注抗生素。这些抗生素的抗菌谱应针对以下最常被分离出的病原菌:

- 金黄色葡萄球菌
- 卡他莫拉菌
- 肺炎链球菌
- 流感嗜血杆菌(21)

恰当的抗生素治疗方案包括一线抗Gram染色阴性细菌的半合成青霉素如萘夫西林和第三代头孢抗生素例如头孢曲松或头孢噻肟,头孢呋辛和氨苄西林-舒巴坦也可用于初始的治疗(3)。如果怀疑收治医院有甲氧西林耐药金黄色葡萄球菌(MRSA)感染,应选择抗菌谱中包含该菌的万古霉素(21)。

重要的是抗生素治疗要依据细菌Gram染色、细菌培养和药敏试验结果,疗程至少在10~14天。

皮质类固类药物治疗

传统的治疗细菌性气管炎方案中包括皮质类固醇类药物。依据是它能够减轻气道炎症和水肿的理论。英国和澳大利亚的多中心研究中,有30例患儿接受了全身性的类固醇类药物治疗,在接受和没有接受全身性的类固醇类药物治疗的患者之间,无论是气管插管的持续时间,还是患者住院的时间并没有统计学上显著的差异(22)。与病毒性感染所致的格鲁布喉炎不同,目前还没有关于吸入或全身使用类固醇药物有益于细菌性气管炎治疗的依据(21)。

气道管理

对于细菌性气管炎、急性呼吸衰竭或需要肺灌洗的患儿,为了稳定其气道,经常会采取气管内插管。决定是否进行气管插管应该是因人而异的,并且还需要根据患儿上气道的阻塞程度以及在观察抗生素治疗效果期间病情是否会进一步恶化。如果气管插管没有成功,需要进行气管切开。如遇紧急情况时,使用环甲膜切开术针可能是备用紧急干预措施。当常规的通气办法难以奏效的时候,该装置包括一个经皮的、穿过环甲膜的针导管,可以进行通气。经ETT可以有效地清理气道分泌物。因为这样可以反复进行有效的吸引,以防黏稠的分泌物阻塞气道(21)。在需要进行气管内插管时,选择气管内插管导管(ETT)的时要注意,考虑到患儿气道处于水肿状态,因此应该选择比患儿年龄所对应的导管型号稍微小一些的型号(21)。年龄小的患儿因其气道比较狭窄,更可能需要进行气管插管。到场医生和一位技术熟练的支气管镜检查者也是影响是否进行气管插管的主要因素(21)。在拥有丰富的小儿气道管理经验专家的医院里,对没有进行气管插管的患儿需要密切观察病情变化(21)。

气管插管通常需要持续3~7天,直到患儿体温恢复正常,在ETT周围出现了漏气,气道内分泌物黏度和量都有所减少(3)。只有在极少数情况下,需要专门进行内窥镜或支气管镜取出伪膜。当患儿正处于气管插管的状态,需要进行机械通气,其参数设定在基础的安静状态值,以维持患儿适当的动脉血气值。

对按照细菌性气管炎治疗,没有气管内插管的患儿,要在三级医疗中心里进行密切观察,并且通常需要收入PICU动态观察48~72小时。在这些患儿收住ICU期间,一般都需要经静脉输注抗生素及必要时进行基础性氧疗。波士顿儿童医院2010年的一项回顾性研究,有6例年龄为10个月~16岁的患儿在2009年1~3月期间被收住PICU,按细菌性气管炎进行治疗(23)。他们都经历了急诊经喉镜或者支气管镜清理气道黏液脓性分泌物的操作。所有的患儿都经静脉输注广谱抗菌素。没有一位患儿需要急诊进行气管插管,虽然有一位患儿使用呼吸机48小时,直至经喉镜或支气管镜检确认炎症消退(23)。他们当中没有患儿需要进行气管切开术,也没有患儿有心肺疾病发作。平均住院时间是4.8天,他们在出院后继续口服抗生素10~14天。这项研究表明,尽管细菌性气管炎是一种潜在性致命性疾病,早期诊断,在可以控制的操作环境中,可能会降低儿科患儿合并症的发生率以及需要进行气管插管几率。

病程和预后

自 20 世纪以来，细菌性气管炎所致死亡率已经显著降低。在 21 世纪初期，死亡率高达 10%～40%（21）。随着时间的推移，死亡率在缓慢降低，据一项最近的规模最大的案例研究，统计从 2004 年至今，没有与疾病相关的死亡。这一进步可归因于早期诊断、早期积极地使用气道清理技术和广谱抗生素（21）。预计绝大部分细菌性气管炎的患儿获得没有远期发作的完全康复，特别是那些在急性期没有并发症的患儿。

细菌性气管炎最常见的并发症是肺炎。其他不太常见的并发症包括急性呼吸窘迫综合征（ARDS）、脓毒败血症、中毒性休克综合征、肺水肿、气胸以及心肺发作（21）。

佛蒙特儿童医院 1997—2006 年的一项回顾性研究报道 35 例患儿因存在潜在性威胁生命的上气道感染收住 PICU，其中 2 例诊断为会厌炎，病毒性格鲁布喉炎 16 例，细菌性气管炎 17 例。这些患儿中有 20 例患儿发生呼吸衰竭，因细菌性气管炎引起的是 15 例占 75%，病毒性格鲁布喉炎导致的患儿 3 例占 15%，会厌炎所致的患儿是 2 例占 10%。正如以上数据所示，细菌性气管炎是儿童中最常见的可能会威胁到生命的气道感染。有 4 例患儿发展成急性呼吸窘迫综合征（ARDS），其中 2 例使用高频振荡通气。4 例患儿全部发展到多脏器功能衰竭综合征，最终都得以存活。

随着治疗严重的耐甲氧西林金黄色葡萄球菌（MRSA）感染以及其他超级细菌感染成本不断增加，会引起该疾病的流行病学及其严重程度的改变。因此，对所有表现出威胁生命的急性上呼吸道感染患儿的鉴别诊断中都应考虑到细菌性气管炎的诊断。只有进行早期干预和治疗才会获得良好的预后及减低远期发病率。

■■ 替米在 PICU 接受密切监护，在接受经气管插管 48 小时之内，所使用的抗生素和类固醇激素也生效了，他发热消退，经鼻气管插管导管周围也有气漏。他清醒并渴望拔掉气管插管。你和负责他的 PICU 医护人员沟通，他们同意为他拔管。你将急救建立气道的器械放在其床边以备紧急再插管之需。替米已经顺利拔管，给予 $FIO_2 0.4$ 的雾化面罩吸氧，其 SpO_2 是 99%。用不了 2 小时，他就可以停止吸氧，并可于继日出院了。

■■ **评判性思维的问题：替米·琼斯**

1. 假如替米在看急诊科医生时，有轻微的上呼吸道感染症状，你也不能肯定其诊断为会厌炎，你会向医师提出怎样的建议，而不是立刻对其采取气道保护措施？
2. 假如由于患儿气道水肿，使得耳鼻喉科医生和麻醉师在手术室没能为替米完成气管插管。还能够采取哪些措施以保护患儿气道？
3. 假如替米没有显示出抗生素及类固醇治疗有效的表现，你希望其气道的具体情况是什么？
4. 假如替米患病毒性格鲁布喉炎而不是会厌炎，你觉得他会有哪些表现？
5. 假如替米表现出高热、轻微咳嗽，没有流涎也能平卧，你认为他的诊断可能会是什么？

● 案例分析及评判性思维问题

■ 案例 1：瑞安·斯密斯

作为在一拥有 250 张床位的社区医院里的一名轮转的呼吸治疗师，被请到急诊科一位 8 岁名叫瑞安斯密斯的男孩进行评估。他既往史健康，到目前为止已经完成所有的免疫接种。今天他以咽痛及发热 4 小时的主诉就诊，体温达 103°F（39.4°C）。

正当问病史和体格检查时，你获悉 3 天前，瑞安有流涕、鼻塞症状。他有咽红，快速链球菌实验结果是阴性。颈部软组织 X 线片显示会厌及杓会厌襞轻度增厚。

在急诊科观察 2 小时后，瑞安开始表现吞咽困难、流涎。现在他出现喘鸣，声音变得低沉。

● 你认为瑞安的主要诊断是什么？
● 作为急诊科的医生应该为瑞安做哪些治疗？
● 当 PICU 转运团队到达时，他们应该在转运之前为瑞安做些什么？

■ 案例 2：扎克伯·戴维斯

你作为一名在大型的，有 800 张床位的三级医疗中心工作的呼吸治疗师，被分配到急诊科值班 12 小时。大约在 9：00 时，一位名叫扎克伯的 3 岁男孩以呼吸困难出现在急诊科。2 天以来有发热、流涕。前一晚表现出严重地呼吸困难，现在安静时可闻及吸气时喘息。

体格检查发现扎克伯有易惊，安静时喘息，没有流涎，他的生命体征如下：

● 呼吸频率（RR）60 次/分

- SpO$_2$ 92%（吸入室内空气）
- 心率（HR）140 次 / 分
- 体温 102.6°F（39.2℃）

经口喉部检查没有发现异常，胸部检查有轻度的锁骨上陷窝及肋间凹陷及气体交换减少，在其激动时表现出发绀。他的其他检查没有发现异常。

- 你怀疑扎克伯的主要诊断是什么？
- 你认为扎克伯的韦斯特勒格鲁布喉炎评分应该是多少？
- 你认为应该给予该患儿哪些治疗？
- 扎克伯能现在就出院吗？

■ 案例 3：斯蒂芬妮·约翰逊

你是一位呼吸治疗师，在一所拥有 400 张床位，设有急诊科及 12 张床位 ICU 的医院里工作。在急诊科你收到一份病历，记录着一位名叫斯蒂芬妮的 9 岁女孩，因呼吸窘迫被送进急诊科。她的生命体征如下：

- 呼吸 30 次 / 分
- SpO$_2$ 89%（吸入室内空气）
- 心率 120 次 / 分
- 体温 101.5°F（38.1℃）

当采集病史和为她查体时，你发现 3 天前斯蒂芬妮有上呼吸道症状，咽痛、声音嘶哑及低热。她有轻度 - 中度的呼吸窘迫，伴有吸气时喘息，干咳 . 她平躺在担架上，有中度的剑突下凹陷。几个小时之后，斯蒂芬妮的呼吸表现出更费力，她的体温升高至 103°F（39.4℃）。

- 你认为斯蒂芬妮的主要诊断是什么？
- 你认为有哪种诊断方法适宜斯蒂芬妮？
- 对于斯蒂芬妮的治疗你有哪些建议？

选择题

1. 以下哪些是会厌炎典型的 X 线改变？
   a. 司迪坡征
   b. 肺炎
   c. 大拇指征
   d. 声带下狭窄

2. 以下两种治疗哪一种适用于格鲁布喉炎患儿？
   Ⅰ. 抗生素
   Ⅱ. 皮质类固醇
   Ⅲ. 消旋肾上腺素
   Ⅳ. 血管加压素
   a. Ⅱ, Ⅰ
   b. Ⅱ, Ⅲ
   c. Ⅲ, Ⅳ
   d. Ⅱ, Ⅳ

3. 以下哪些症状和体征是会厌炎特有的？
   a. 发热
   b. 格鲁布喉炎
   c. 流涎
   d. 吸气时喘息

4. 以下罗列的三种急性上呼吸道感染中哪一种数日前有上呼吸道症状？
   a. 会厌炎
   b. 格鲁布喉炎
   c. 细菌性气管炎
   d. b+c

5. 以下哪一种不是细菌性气管炎的常见病原菌？

   a. 金黄色葡萄球菌
   b. M- 卡他莫拉细菌
   c. 肺炎链球菌
   d. 呼吸道合胞病毒

6. 以下哪一项检查既可以用于会厌炎也可用于细菌性气管炎的确诊？
   a. 内窥镜检查
   b. X 线检查
   c. 血培养
   d. 痰培养

7. 一儿科患儿以格鲁布喉炎症状来急诊科就诊：安静时肺部听诊闻及哮鸣音，轻度三四征，吸气量减少，没有发绀，患儿的意识状态正常。该患儿的维斯特洛评分应该是多少？
   a. 6
   b. 4
   c. 2
   d. 以上都不是

8. 以下哪一项不是格鲁布喉炎患儿的临床体征
   a. 严重毒血症
   b. 嘶哑
   c. 犬吠样咳嗽
   d. 吸气时喘鸣

9. 以下哪一项是细菌性气管炎患儿最常见的合并症？
   a. 心肺骤停

选择题（续）

b. 肺炎

c. 中毒性休克综合征

d. ARDS

10. 以下哪一项措施对于会厌炎患儿最重要？

　　I. 缓解焦虑的措施

　　II. 内窥镜检查

III. 血培养

IV. X 线检查

a. II，I

b. II，III

c. II，IV

d. 以上都对

（刘曼玲　译）

参考文献

1. Baker MD, Ruddy RM. Pulmonary emergencies. In: Ludwig S, ed. *Textbook of Pediatric Emergency Medicine.* Philadelphia, PA: Lippincott Williams & Wilkins; 2000:1067-1086.
2. Wheeler DS, Dauplaise DJ, Giuliano JS Jr. An infant with fever and stridor. *Pediatr Emerg Care.* 2008;24(1):46-49.
3. Stroud RH, Friedman NR. An update on inflammatory disorders of the pediatric airway: epiglottitis, croup and tracheitis. *Am J Otolaryngol.* 2001;22(4):268-275.
4. Rafei K, Lichenstein R. Airway infectious disease emergencies. *Pediatr Clin North Am.* 2006;53:215-242.
5. Guardiani E, Bliss M, Harley E. Supraglottitis in the era following widespread immunization against *Haemophilus influenzae* type B: evolving principles in diagnosis and management. *Laryngoscope.* 2010;120(11):2183-2188.
6. Sobol SE, Zapata S. Epiglottitis and croup. *Otolaryngol Clin North Am.* 2008;41:551-566.
7. Shah R, Stocks C. Epiglottitis in the United States: national trends, variances, prognosis, and management. Laryngoscope. 2010;120(6):1256-1262.
8. Shah S, Sharieff GQ. Pediatric respiratory infections. *Emerg Med Clin North Am.* 2007;25:961-979.
9. Wald E. Croup: common syndromes and therapy. *Pediatr Ann.* 2010;39(1):15-21.
10. Rajapaksa S. Starr M. Croup—assessment and management. *Aust Fam Physician.* 2010;39(5):280-282.
11. Rotta AT, Wiryawan B. Respiratory emergencies in children. *Respir Care.* 2003;48(3):248-260.
12. van der Hoek L, Sure K, Ihorst G, et al. Human coronavirus NL63 infection is associated with croup. *Adv Exp Med Biol.* 2006;581:485-491.
13. Wright RB, Rowe BH, Arent RJ, Klassen TP. Current pharmacological options in the treatment of croup. *Expert Opin Pharmacother.* 2005;6(2):255-261.
14. Cetinkaya F, Tüfekci B, Kutluk G. A comparison of nebulized budesonide, and intramuscular, and oral dexamethasone for treatment of croup. *Int J Pediatr Otorhinolaryngol.* 2004;68(4):453-456.
15. Frazier MD, Cheifetz IM. The role of heliox in paediatric respiratory disease. *Paediatr Respir Rev.* 2010;11(1):46-53.
16. Vorwerk C, Coats T. Heliox for croup in children. *Cochrane Database Syst Rev.* 2010;(2):CD006822.
17. Russell KF, Liang Y, O'Gorman K, Johnson DW, Klassen TP. Glucocorticoids for croup. *Cochrane Database Syst Rev.* 2011;(1):CD001955.
18. Jones R, Santos JI, Overall JC Jr. Bacterial tracheitis. *JAMA.* 1979;242(8):721-726.
19. Gallagher PG, Myer CM III. An approach to the diagnosis and treatment of membranous laryngotracheobronchitis in infants and children. *Pediatr Emerg Care.* 1991;7(6):337-342.
20. Al-Mutairi B, Kirk V. Bacterial tracheitis in children: approach to diagnosis and treatment. *Paediatr Child Health.* 2004;9(1):25-30.
21. Tebruegge M, Pantazidou A, Thorburn K, et al. Bacterial tracheitis: a multi-centre perspective. *Scand J Infect Dis.* 2009;41(8):548-557.
22. Shargorodsky J, Whittemore KR, Lee GS. Bacterial tracheitis: a therapeutic approach. *Laryngoscope.* 2010;120(12):2498-2501.
23. Hopkins A, Lahiri T, Salerno R, Heath B. Changing epidemiology of life-threatening upper airway infections: the reemergence of bacterial tracheitis. *Pediatrics.* 2006;118(4):1418-1421.

第17章
神经肌肉疾病

沙朗·麦克格蕾斯-莫如,MD,MBA
苏珊·普利斯维奇,MD

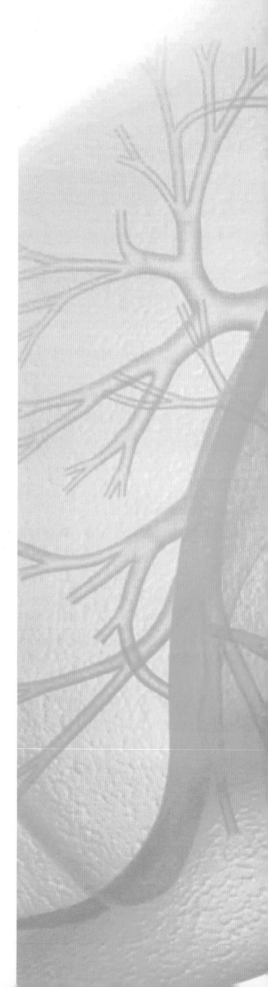

本章概要(续)

本章目标

读完本章之后,你将能够:

1. 叙述神经肌肉疾病患儿使用无创性通气的适应证。
2. 列举至少两种能导致神经肌肉无力的遗传性疾病。
3. 叙述患有潜在性神经肌肉疾病并且已经排除肺脏疾病患儿缺氧的原因。
4. 阐述神经肌肉疾病患儿使用咳痰机的时机。
5. 阐释为什么肺活量、最大吸气压、最大呼气压能预测神经肌肉疾病患儿发生呼吸衰竭的危险?
6. 叙述表现为肌张力减低和缺氧的婴儿胸部X线检查显示钟形的意义。
7. 阐述神经肌肉疾病患儿进行夜间睡眠研究对检测出早期慢性呼吸衰竭的实际意义。
8. 阐释几种不同的黏膜纤毛清洁技术及其对神经肌肉无力患儿防止其发生肺炎或肺不张的重要性。

■■ 威廉姆•斯塔博斯

你正在一所小型的乡村医院工作,医院内挤满了流感流行季节的流感患儿。你为15岁的威廉姆•斯塔博斯进行评估。据病例记载威廉姆•斯塔博斯是因手脚感觉不适于昨晚来急诊科就诊的,他说感觉其手脚麻木并且有刺痛感,吞咽没有异常。昨日他没有咳嗽、哮喘或呼吸窘迫。他的血氧饱和度为98%(吸入空气时),急诊科医生接诊并以病毒综合征诊断允许其回家。

今天威廉姆的父母因他行走困难及一直感到刺痛将其送回急诊科。他的既往病史没有异常,也没有手术及住院病史。只服用过多种维生素及偶尔因过敏服用苯海拉明。威廉姆的父母说一周前他有腹泻病史,后来又好了。

威廉姆焦虑不安,他的呼吸频率是(RR)35次/分,血氧饱和度为90%(呼吸空气时)。你观察到他不时清嗓子及轻微的咳嗽。血气分析结果:pH 7.40,$PaCO_2$ 35mmHg,PaO_2 75mmHg。他被收入院进一步诊断和病情观察。

神经肌肉疾病是指一类影响到随意肌功能的疾病。通常急性发病初期可能表现轻微。然而,医务工作者要意识到患者的病情经常会恶化,有时变化得非常快,许多情况下是需要快速反应及明确的治疗。

呼吸系统的并发症以及呼吸衰竭多见。经常是导致神经肌肉疾病患儿死亡的主要原因。儿科群体容易罹患的神经肌肉疾病有许多种。有些是遗传性疾病[例如脊髓性肌肉萎缩(SMA)],有一些是后天获得性的(如破伤风)。还有一些是随着年龄增长而发病的[例如迪谢纳型肌营养不良症(DMD)、肢带型肌营养不良症(LGMD)],另外一些可能是一些罕见病[如重症肌无力(MG),或者是静止不动症(如脊髓性肌肉萎缩(SMA)]。某些神经肌肉疾病因感染或免疫异常致病[如肉毒中毒、格林-巴利综合征(GBS)]。表17-1为本章疾病的一览表。

对这些患儿确诊其呼吸功能异常以及尽早启动预防性治疗利于稳定患儿的呼吸功能和减缓肺功能降低速度。患儿呼吸肌功能降低会引起潮气量减少(VT)无效咳嗽(1)。有目的地进行肺功能测定能有助于做出对神经肌肉疾病患儿及时采取辅助治疗的决定。

呼吸治疗师(respiratory therapist,RT)在对患者进行诸如肺功能测试的诊断性实验以及包括气道清理和呼吸功能支持在内的维持性治疗中处于中心地位。而且,呼吸治疗师必须能够识别出患者呼吸状况的急性变化,有呼吸困难出现时会及时处理。呼吸治疗师的责任包括:

● 肺活量测定
● 夜间睡眠研究
● 肺清洁技术
● 无创正压通气(NIPPV)

表 17-1　神经肌肉疾病总览

疾病	病因	临床表现	治疗	病程
格林 - 巴利综合征	非典型性感染后免疫反应（如空肠弯曲菌、巨细胞病毒、肺炎球菌、流感嗜血杆菌、EB 病毒）外周神经的抗神经节苷脂抗体导致功能受损	四肢肌力减弱、进行性进展到部分瘫痪、既往没有类似病史	支持性通气治疗、血浆置换、静脉注射丙种球蛋白	4 周
重症肌无力	1. 自身免疫性疾病：青少年逐渐产生血清抗体 2. 先天性因素遗传：基因突变 3. 新生儿暂时性重症肌无力：因可经胎盘交换的免疫球蛋白致病	反复发生的肌无力或易疲劳 眼肌或面肌首先受累	监测呼吸衰竭表现 抗胆碱酯酶治疗	可变为慢性 新生儿 2～4 周恢复
破伤风	破伤风梭状杆菌产生的神经毒素经伤口进入机体，与神经节苷脂结合，使其不能释放抑制性神经介质，引起全身肌肉强烈持续性收缩。芽孢抵抗力强，潜伏期 3～21 天	牙关紧闭，双手握拳，足背伸 全身痉挛，全身僵硬		死亡率较低 可恢复 鲜有远期后遗症
肉毒中毒	梭状肉毒杆菌感染 进行性的神经麻痹性疾病 抑制神经末梢释放乙酰胆碱，阻止其经过神经肌肉接头处 食物源性，伤口，婴儿	持续数小时或数日松弛型瘫痪 最初表现为便秘和吞咽困难，上睑下垂，颈部肌肉无力	支持性通气 *婴儿用 Baby BIG 其他患者抗毒素及抗生素	死亡率较低 鲜有反复
肌营养不良	遗传性疾病（男性患者） 渐进性肌纤维分解	骨骼肌及心肌肌力逐渐减弱 心力衰竭	积极地呼吸支持 - 急性疾病时无创性通气 - 呼吸衰竭时支持治疗 - 治疗睡眠呼吸暂停	积极采取预防措施，幸存者可活到 18～20 岁
脊髓性肌肉萎缩	遗传性疾病 下运动神经元变性 由于细胞程序性死亡 儿童患者分为三个类型	近端对称性的肌肉无力 舌肌束震颤	呼吸衰竭时呼吸支持治疗（气管切开术、机械通气）	Ⅰ、Ⅱ童年期死亡 Ⅲ活到成年

*译者注：本表中的 Baby BIG 是人类肉毒素抗毒素免疫球蛋白的简称

● **急性或慢性机械通气（MV）**

标准的肺活量测定用于测量儿童或青少年的肺容量及通气量（图 17-1）（表 17-2）。由于呼吸肌力减弱，不能够充分呼出残留气量（RV），会导致用力肺活量（FVC）降低和功能性的限制性肺部疾病。这些患儿肺储备减少，发展到肺功能失代偿的危险性增加，尤其当患呼吸系统疾病时。对那些患神经肌肉疾病，并且达到能够完成这一策略的患儿，每年至少需要进行一次呼吸功能的评估。因为这些测试实验能够提供有关患儿呼吸肌力减弱及疾病发作等细微变化的、有价值的信息，甚至是在患儿还没有出现临床症状之前。建立患儿 6 岁时的呼吸功能测定基线数值，利于在必要时进行纵向评估和早期干预。对于神经肌肉疾病患儿较容易完成最大吸气压（MIP）及最大呼气压（MEP）的测量，也同时可以评估患儿的呼吸肌的肌力强度。为了测定患儿的 MIP 和 MEP，医务人员使用一个手动的装置，指示患儿迅速吸气、快速并用力呼出气体，达到残留气量。

表 17-2　选择肺容积及肺活量值

肺容积	定义
总肺容量	肺能够含有的最大气体值
潮气量	正常测试呼吸时的吸入和呼出的气体量
残气量	当完全呼出气体之后，肺内残余的气体量
用力肺活量	用力吸气之后，用力呼出的气体量
最大吸气压	当患者用尽最大肺容量迅速吸入气体时所测得的压力
最大呼气压	当患者用尽最大肺容量迅速呼出气体时，肺内残留气体的压力

对于进行性的神经肌肉疾病的（DMD）患儿，随着其年龄的增加，呼吸衰竭会经常发生。例如，DMD 的患儿时常会发生气道张力受损，这可能系睡眠时阻

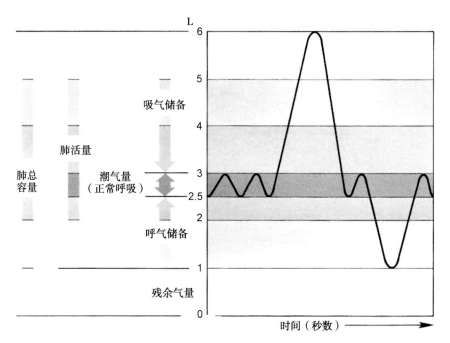

图 17-1 肺容积（*Taber's Cyclopedic Medical Dictionary. F.A. Davis Philadephia. 2009, p.1973；with permission*）

塞性呼吸暂停或呼吸减慢所致（2，3）。由于呼吸衰竭的早期症状通常在睡眠期间检测出来，因此，针对神经肌肉疾病患儿进行夜间多导睡眠描记（睡眠研究）有利于早期诊断可能出现的呼吸衰竭。对于每一位中度～重度限制性肺部疾病患儿都应该进行夜间多导睡眠描记测试，只是测试的频度依据每一位患儿的具体病情而定。

对神经肌肉疾病患儿还应注意监测其是否会发展脊柱侧凸。脊柱侧凸是脊柱向侧方弯曲，一旦发生会加剧肺部受限而显著降低呼吸功能。对于发生脊柱侧凸的患儿需要跟踪随访并采取适当的治疗，比如脊柱侧凸背心、吊带或者外科手术。治疗方案由整形医师或者康复医师负责。治疗和干预的方法主要是依据患儿脊柱侧凸的程度及其进展情况而定。

采取一些促进肺部清洁以预防肺不张的办法对那些呼吸肌力减弱的患儿十分有利。比较有效的干预办法诸如：常规进行胸部物理治疗、翼形震动阀以及咳痰机（无创性吸痰机）等治疗（表 17-3）。无创性吸痰机能够帮助清理患儿气道的分泌物，以免黏液聚集肺部或气道。这些治疗可以防止发生肺不张。无论是手动或机械控制的胸部物理治疗方法都利于将肺部末梢的分泌物移到近端气道进而通过患者的自然咳嗽或者借助帮助患者咳嗽的装置将分泌物排出体外。

对于有早期呼吸衰竭症状的患儿，使用夜间无创性正压通气治疗，将会明显提高其远期存活率并且会提高其生活质量。神经肌肉疾病的患儿往

往病情恶化迅速，因此，当急性发作时，治疗方案需要调整（4）。

同时，神经肌肉疾病患儿应接受针对引起呼吸系统疾病的常见病原的免疫接种。患儿每年接种流感疫苗，其家庭成员也应该接种该疫苗。患者还应该接种肺炎疫苗。

神经肌肉疾病的患儿，由于面肌和相关肌肉无力，常出现吞咽功能障碍。如果患儿表现出咳嗽或者食物滞留都提示有吞咽困难或者有吸入。由于患儿呼吸功（WOB）消耗过多能量或者是无法获得足够的能量会表现体重不增。因此，针对那些因吞咽异常或者就餐困难有可能发生吸入性肺炎的患儿，调整饮食或者实施胃造口术。

应对神经肌肉疾病患儿在围术期、手术后或者在监护室管理中所经受的压力有所预测。关于神经肌肉疾病例如 DMD 患儿在手术后以及监护室管理有推荐方案，可供管理其他神经肌肉疾病患儿时参考（4）。

当患儿神经肌肉严重受损时，会需要使用机械通气。尽管患儿失去面部表情，还有瘫痪，但是，需要使其了解自己的状况，医务人员一定要记住，患儿能够听懂床边的讨论。应该给予患儿一些适当的心理支持。

格林 - 巴利综合征

格林 - 巴利综合征（Guillain-Barré syndrome，GBS）是一种损伤周围神经的神经疾病，表现为渐进

表 17-3	清除黏液分泌物的技术	
技术	描述	用途
胸部理疗	手动清除黏液包括拍背、震荡及体位引流	拍背：受过培训的人员，手握成杯状，有节奏地拍打患者背部。震荡：在呼气时，用你的手或机械装置轻柔地震动胸壁。体位引流：将患者置于一定的体位，利用重力，使得小气道的黏液自动引流到较大气道，利于排痰
震荡正压呼气压治疗例如翼形震动阀	将正性呼气压与高频呼气震荡结合帮助降低痰黏度，促进黏液移动	患者坐直，通过一个装置缓慢将气体呼出，导致肺内部气体震荡
咳痰机	用正压气体使肺充盈，接着使用主动性负压吸引，形成压力峰值并维持高流速，足以使得黏痰松动并且朝着口腔方向移动而被吸出	重复喷入 - 吸出 3～5 个周期，接着休息 30 秒反复这样操作，直到分泌物全部被排出

性的四肢对称性的肌力减弱以及反射缺失。症状进展呈现上行性，即从上、下肢朝向头部发展。该病最常影响到运动功能，也会损伤感觉功能。GBS 是小儿急性迟缓性瘫痪的常见病因（肌肉松弛或无张力）。

在 16 岁以下的小儿中，每年在每 100 000 名儿童中，该病的发生率在 0.4～1.4 例。在成年人中，其发病率显著较高，每年每 100 000 成人中，该病的发生率为 1.1～2.8。在成年人中的青年及老年人人群，发病率表现出双峰，总发病率范围是 1.1～1.8/100 000 人（5）。

典型的 GBS 患儿既往体格健康，发病前有各种感染性疾病史。普遍认为大多数 GBS 患儿是由非典型性周围神经对机体感染的免疫反应所引起的疾病。已经证实与以下病原感染有关：空肠弯曲菌，巨细胞病毒、肺炎支原体、流感嗜血杆菌以及 EB 病毒。还有证据显示有的患儿在接种疫苗后发病，只是目前认为，其危险度较低（6）。

病理生理学

GBS 的真正病因并不明确，但是已经证实有一些因素在致病中发挥一定的作用。最有可能的病因与产生抗神经节苷脂抗体有关。神经节苷脂是一种存在于神经细胞膜复杂的分子，它有助于细胞识别和细胞之间的信息沟通。GBS 患儿抗神经节苷脂抗体与周围神经结合，使其功能受损。GBS 患儿继空肠弯曲杆菌感染，该细菌菌体脂多糖涎酸等终端结构与周围神经表位的多种神经节苷脂如 GM1 GD1a 等存在类似分子结构，从而发生交叉免疫反应导致神经病变，即一种神经病或神经功能障碍。其他的致病原因还有局部补体激活，会导致神经细胞损伤。以及患者对该病的遗传易感性。以上多因素综合作用而造成神经传导功能受损，结果导致肌力减弱、感觉缺失以及深部腱反射消失。比如当你敲击你膝部或踝关节韧带时，你的膝关节或踝关节会自动地抽搐或弹起（6）。

BGS 有多种类型。"经典的 BGS"被称为急性多发性脱髓鞘性神经炎。脱髓鞘病变是指神经轴突的髓鞘发生退行性病变（框 17-1）。神经髓鞘是神经元的神经冲动快速传导的基本保障（图 17-2）。患者表现为双上肢和下肢肌力减弱，逐渐进展到部分瘫痪、完全瘫痪被称为麻痹。深部肌腱反射同时消失。患儿的病情或经历数日逐渐进展或呈现急性重症发作，在 24～28 小时内导致呼吸衰竭，腰穿脑脊液检查没有感染的迹象。

另一种类型的 GBS 属于急性运动神经疾病，该类型首先由中国报道与耶尔森杆菌感染密切相关。轴突是神经元向外传导神经电冲动的结构部分，就全球来看，急性运动感觉轴索病变在成人患者有所差异是常见的。这种变异有愈加严重的趋势，患者恢复的时间也相应地延长。最后，米勒费雪综合征是 GBS 中一种脱髓鞘病变，表现为下行性（即从头部向上肢和下肢发展）瘫痪，共济失调（即四肢缺乏协调性）、反射消失和外部性眼肌麻痹。眼肌麻痹是指参与眼球外部运动的任何一束肌肉发生麻痹（7）。

框 17-1　神经元基础

构成所有神经的基本细胞单元是神经元（见图 17-2）。神经元有一个中央膨大部分，被称为神经元胞体。神经细胞核就在胞体内。从细胞体发出的指状突起是树突。神经信号沿着由胞体发出的最长突起，即轴突传出。在轴突的外面包着一层绝缘体叫做髓鞘。髓鞘起着绝缘作用，有助于信号沿着轴突更有效地传导。郎飞结使得沿着轴突传导的信号衰减。GBS 患儿就是因神经髓鞘受损而导致疾病。神经元之间通过释放被称为神经递质的化学物质传递信号。这种神经递质的交换发生在神经细胞之间的结合点，被称为突触的位点。例如重症肌无力、肉毒杆菌中毒以及破伤风都是损伤神经突触而致病。

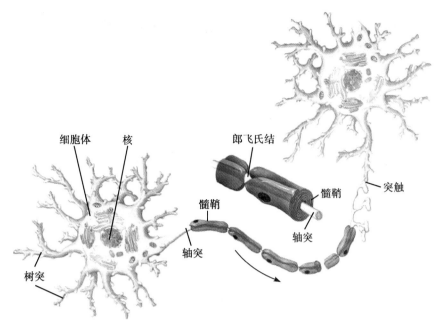

图 17-2 运动神经元

临床表现

典型的 GBS 患儿既往没有神经疾病史。通常有呼吸道或消化道前驱感染。患儿会以手臂或腿麻木、针刺样痛或无力为主诉。年幼儿表现不能行走。这些典型表现在呼吸功能代偿之前出现。偶尔会有患儿出现上呼吸道阻塞或呼吸系统疾病的表现。当患儿逐渐显现肌无力或者瘫痪时，将会按以下的顺序进展：

- 呼吸急促
- 三凹征
- 鼻翼煽动
- 通气降低
- 低氧血症

如果脑神经受损，吞咽功能受到影响。这样初期会声音嘶哑、流涎，最后脱水。患儿常常难以清除上气道的分泌物。随着 GBS 病情加重而发生呼吸衰竭。胸部放射影像学检查可见

基底部肺不张及肺容量降低。血气分析显示呼吸衰竭。GBS 所导致的呼吸功能降低可以通过在患儿床边使用手动装置测定 MIP，MEP 和 FVC 判断。如果这些测定数值进行性降低，则预示将发生呼吸衰竭。也有助于医务人员把握适时将患者监护升级。

腰椎穿刺，能够获得患儿脑脊液（CSF）化验标本。同时，也是诊断 GBS 关键性依据。如果患儿发病急，CSF 可能会没有异常变化。但是，如果患儿的 CSF 中蛋白质浓度升高，却没有任何急性炎症或者感染的迹象，如白细胞计数增高或查出细菌。

肌电图（EMG）和神经传导研究是 GBS 常规检查的一部分。肌电图即将电极置于某块肌肉，通过测定其生物电判断该块肌肉的功能是否正常。神经传导实验是用微弱的电流刺激神经，判断是否有神经损伤。这些实验有利于鉴别是神经元病变还是不典型的 GBS 样脱髓鞘疾病。也是对那些表现为急性发作性无力患儿进行的一部分常规检查。

次日早晨，儿科神经专科医生对威廉姆斯进行会诊。医生建议进行腰穿检查、脑 - 脊髓核磁成像（MRI）检查及肌电图（EMG）检查。这些检查结果支持 GBS 诊断，患儿粪便检查空肠弯曲菌阳性。

当天晚些时候，威廉姆斯午餐时有吞咽困难，开始流涎。他的上臂和手逐渐无力。经测定其 MIP 和 MEP 分别为 $-60cmH_2O$ 和 $-50cmH_2O$。他的 FVC1.2L。根据患儿的以上情况，开始实施血浆置换术。晚上 11：30，因其面色差，威廉姆斯的母亲叫来护士。在呼吸室内空气条件下，他的脉搏血氧测量值只有 75%。护士立即给予吸氧并打电话呼叫你。你注意到威廉姆斯呼吸急促，每分钟呼吸达 45 次，一直在流涎。这时其 MIP 及 MEP 分别是 $-20cmH_2O$ 和 $-35cmH_2O$。威廉姆斯的 FVC0.6L，快速反应团队被召唤到患儿病房。

管理和治疗

GBS 的医疗管理包括采取诸如血浆置换术、静脉输注免疫球蛋白（IVIG）治疗等支持性措施。血浆置换术就是将患者的血液抽出一部分，然后去除不需要的抗体，再将经过处理的血液回输给患儿的一种治疗方法。IVIG 是血液成分制品，能够取代某些疾病的抗体，包括 GBS、免疫缺陷疾病和某些感染。

如果患儿有吞咽困难，可以采用经肠或经肠外营养。要经常为患者更换体位避免压疮。另外，GBS 患儿因不运动发生深部静脉血栓的危险性会增加。

GBS 患儿伴有急性或慢性的神经痛也需要治疗。患儿因眼肌无力，需观察和治疗其角膜磨损。此外，还注意观察患儿自主神经功能障碍的早期表现，尤其是住在儿科监护病房（PICU）的患儿（6）。患儿可能因自主神经功能障碍而表现出心率快，体温升高及血压不稳定。

从维持患儿呼吸功能的方面，对 GBS 患儿要保持足够的警惕性，密切观察病情。建议在急性期每 2～4 小时测定肺活量（运用手动装置进行床边测定）、呼吸频率一次，在恢复期每 6～12 小时测定一次，进行动态监测。患儿的病情会难以预料地迅速恶化并需要机械通气。一旦肺活量降至 20ml/kg 以下，就需要采取气管插管和机械通气。由于机械通气持续的时间有差异，实施气管切开术可能会对患儿比较有利（见特殊人群 17-1）。

机械通气的模式因患儿病情需要而不同。运用典型的压力控制/压力支持或容量控制的同步间歇指令通气模式即可。

> ■■ PICU 的医生到位并决定对威廉姆斯实施紧急气管插管，但是，在气管插管之后，该患儿仍然青紫，需要较高的气囊压力。后来，经给予气道吸引吸出一个较大的痰栓之后。他的氧饱和度才好转，仅用较低压力即可维持通气。该患儿被转运到 PICU 接受进一步的治疗。

病程及预后

典型 GBS 病程大约为 4 周，临床症状高峰期约为 2 周。该病的总死亡率不足 5%。导致患儿死亡的常见原因是呼吸衰竭、心律失常、家族性自主神经异常及肺栓塞。没有任何神经系统后遗症而完全康复的患儿大约占 90%～95%。可是，有 5～10% 的患儿留

● 特殊人群 17-1

气管切开术的患儿

对神经肌肉疾病患儿要做出实施气管切开术的决定并不是一件容易的事。该项决定无论对医生还是家长在情绪层面上都是艰难的决定。

在多数急性发作的疾病，比如 GBS 或肉毒杆菌中毒，PICU 医务人员要和家长通力合作，以决定患儿是否需要实施气管切开术。当 GBS 患儿病情严重或者是需要进行长时间的机械通气时，需要进行气管切开术。肉毒杆菌中毒的婴儿，由于患儿体型太小而且危险性较大，故经常不主张对其实施气管切开术。

那些患迪谢纳型肌营养不良症（DMD）或某种脊髓肌肉萎缩这样的慢性、渐进性神经肌肉疾病的患儿，往往在其生命的后期决定实施气管切开术。通常是随着肌力逐渐降低，呼吸专科医师决定给予患儿长期的呼吸机支持。如果可能的话，首选 NIPPV。因为这种通气模式起效时，很少引起相关的并发症。可是，对某些患儿气管切开术及正压通气才有效。气管切开术放置导管会引起以下并发症：气道阻塞、肉芽肿或者感染，比如可能会威胁生命的气管炎。

有诸如疼痛、肌无力、持续性依赖呼吸机的神经系统长期的永久性后遗症。大部分 GBS 患儿在康复机构获得康复，接受物理治疗、专业或功能治疗以及发音、语言治疗以期获得最好的康复。当患儿在急性康复科阶段，发音及语言病理学家一般需要呼吸治疗师配合。这些治疗师们帮助患儿改善其呼吸支持和恢复吞咽功能。患儿在恢复阶段也要和呼吸治疗师合作。尤其对那些气管切开的患儿恢复有利，他（她）们需要呼吸治疗师教会其使用安装在气管切开导管上的讲话瓣，以增加音量（11）。

重症肌无力

重症肌无力（myasthenia gravis，MG）是一种自身免疫性疾病。临床表现以横纹肌无力和疲劳为特征。当发生 MG 危象时，患儿出现呼吸衰竭。与某些肌营养不良不同，MG 不会影响到心肌。MG 分为先天性、新生儿及青少年三类。

先天性 MG 是因各种突触前或突触后蛋白突变所导致的。其患病率为每 1 000 000 活产新生儿中有 25～125 名患 MG（11）。新生儿重症肌无力是因母体内的乙酰胆碱受体抗体经胎盘被动性输入新生儿体

内。新生儿 MG 虽然是一过性的，但是，会导致严重的肌力减弱，需要呼吸支持直到症状缓解。青少年 MG 和成年 MG 非常相似，是因产生了抗乙酰胆碱抗体。其发作的症状或为为慢性经过或持续一生。亚裔人比白种人更易患青少年 MG。亚裔青少年 MG 患儿多在 2～4 岁，男、女患儿的比例相近（13）。与之不同的是，在白种人群中，青春期后的青少年 MG 主要影响到女性。

病理生理学

先天性 MG 综合征是由数个不同的基因突变所导致的常染色体隐性遗传性疾病。先天性 MG 患儿肌电反应下降、血清中乙酰胆碱受体抗体及肌肉特异性激酶抗体呈阴性。患儿用抗胆碱脂酶治疗有效。目前认为神经肌肉接合处蛋白表达的几种基因与先天性 MG 有关（12）。

新生儿 MG 见于患 MG 母亲所生的新生儿。病理性免疫球蛋白经胎盘转运到患儿体内，或有或者无乙酰胆碱受体抗体。

与此相比，青少年 MG 是一种自身免疫性疾病。大部分患儿产生乙酰胆碱受体抗体。有些青少年 MG 的患者肌肉特异性激酶抗体阳性，仅有少数血清抗体呈阴性。患者血清乙酰胆碱受体抗体逐渐产生，引起突触后膜受损或者病变，导致发病，出现 MG 临床表现（13）。

临床表现

先天性 MG 综合征患儿通常在出生时就有症状，但是差异性较大。临床症状包括眼球和肢体的肌肉易疲劳。表现出喂养困难，延髓肌无力（14）。MG 急性加重可能会导致呼吸衰竭，而且通常由感染、发热及紧张诱发。其症状包括哭声弱，吸吮力、面部表情肌力弱及上睑下垂。

患 MG 的母亲抗胆碱酯酶受体抗体可以通过胎盘导致新生儿发生一过性的新生儿 MG。可是，并不是所有的 MG 母亲所生的新生儿都会患新生儿 MG。MG 母亲应该在三级保健中心分娩，以利及时治疗潜在的威胁生命的并发症，因为新生儿 MG 难以预测（15）。新生儿 MG 的患儿会表现出肌张力低下，面部肌肉无力和吸吮力弱。许多重症患儿在出生时表现出严重的呼吸衰竭和肌张力低下。新生儿 MG 常在出生后 2 天内出现症状，生后 2～4 周以内病情才得以缓解。

青少年 MG 的临床表现有所差异。有趣的是，在亚裔 2～4 岁患儿中以眼部症状为主，不伴随呼吸系

统合并症者占 70%（13）。尽管白种女性青少年 MG 患者通常表现出上睑下垂眼部症状，她们大多数还会有面部肌和延髓肌无力，以及与 MG 相关性呼吸危象。MG 呼吸危象可以表现为因呼吸肌无力突然出现呼吸衰竭及下气道黏液阻塞（13）。

管理和治疗

 在 MG 患者的管理中，呼吸治疗师所起的作用包括鉴别和处理因呼吸肌力减弱引起的症状，避免气道吸入。因为 MG 患者会迅速地或间断地出现呼吸衰竭，呼吸治疗师必须能够辨别和处理患儿出现的呼吸衰竭。即适时测定肺功能和清理气道。这样就包括气道吸引、保持气道开放和通畅，必要时启用非侵入性或正压通气。

新生儿 MG 患儿可能会病情较轻抑或严重。由于该病是因来自母体的抗体所致，所以是一过性的。严重的患儿可能需要 MV，支持性治疗及抗胆碱酯酶类药物治疗至其康复（15）。

先天性 MG 患儿预防性应用抗胆碱能药物有助于防止因紧张或感染诱发的、突然出现的呼吸衰竭或呼吸暂停。给药是由神经科医生来做决定。同时，应教会患儿家长学会使用呼吸暂停监护仪以及心肺复苏技术。因为该病患儿有突然发生呼吸衰竭和窒息的危险（13）。

青少年 MG 临床症状可能是发作性，也可以呈慢性抑或持续终生。与先天性 MG 患儿类似，有可能突然发生危及生命的呼吸功能障碍，甚至是那些只有轻微症状而表面正常的患儿。发作期间的呼吸支持和气道管理可以起到拯救生命的作用。应用诸如吡斯的明的抗胆碱类药物有助于控制症状。对那些慢性或较为严重症状的患儿需要进行胸腺切除术，如果是胸腺瘤患者需摘除胸腺。

针对那些重症或症状顽固的 MG 患儿应用类固醇及免疫抑制剂治疗。可是，如果长期运用这些药物，患儿会发生严重的副作用。

有些病情严重的患儿使用血浆置换及静脉输注免疫球蛋白有一定效果。

 某些药物制剂已经显现出对某种潜在基因缺陷有效。已经在使用的药物制剂如下：

- 乙酰胆碱抑制剂
- 3,4-二氨基吡啶
- 硫酸奎尼丁
- 氟西汀
- 麻黄碱（16）。

病程及预后

先天性 MG 的预后因人而异，但是对于那些病情进行性发展以及病情恶化威胁到生命的患儿一般预后比较差。新生儿 MG 通常在发病 2～4 周内缓解。有些青少年 MG 患儿会获得缓解，而其他患儿需要终身治疗。当患儿接受专业的神经科医师治疗时，会利于其达到理想的治疗效果（17）。

破伤风

破伤风是一种神经疾病，是由于梭状破伤风杆菌产生的神经毒素导致的疾病。破伤风可以使新生儿、儿童以及成人致病。在发达国家由于广泛普及免疫接种，鲜见该病发生。据报道自 1999 年以来美国每年仅有不足 40 例破伤风。然而，在发展中国家，该病依然是主要致病或致死病因之一（18）。根据 WTO 统计，2009 年全球小于 5 岁的破伤风患儿达 9836 例。估计在 2008 年在人群中死亡人数为 61 000。据报道 2009 年新生儿破伤风为 4712 例，2008 年估计死亡人数达 59 000（19，20）。

病理生理学

当梭状破伤风芽孢经伤口或其他受损的组织进入机体就会引起破伤风。这些孢子广泛分布于生活的周围环境，包括土壤、人或动物的排泄物、指甲、木头及其他物品上。芽孢需要厌氧的环境，比如伤口，才能生长、繁殖而导致发病。细菌培养的时间一般是介于 3～21 天，平均是 8 天。芽孢能释放破伤风毒素，它能阻止抑制性运动神经元发挥正常功能，导致骨骼肌痉挛或强直，这也是该病的特征性临床表现（21）。

临床表现

如果接生时消毒不严格，新生儿破伤风可能会发生在出生时或者出生后不久。比如，在一些发展中国家里，一些当地的风俗习惯会增加新生儿感染破伤风的风险，例如使用未经消毒灭菌的器械剪断脐带，在脐带上涂抹未经高温消毒的奶油。新生儿破伤风的典型表现为出生后第 3～14 天内，通常是在第 6～8 天。新生儿破伤风在初期患儿没有喂养困难，然而，数日后，患儿常出现张口困难，不能哺乳。这是因为面部肌肉痉挛或强直，之后发展为不能吸吮。面肌强直通常最早影响到与咀嚼和微笑有关的肌群。这种表现被称为牙关紧闭。破伤风患儿因面部肌肉紧张，

嘴唇平展表现出特有的苦笑面容（图 17-3）。这种表现在年龄大一些的患儿中可以见到，在婴儿中并不常见。婴儿表现出双拳紧握，双足背屈。进而他（她）们出现全身痉挛及肌强直，呈现特征性的角弓反张状。角弓反张状是一种剧烈的全身痉挛，患儿全身肌强直呈板状（22）。

典型的年长儿破伤风是芽孢经伤口感染机体。受细菌污染的伤口，尤其是深部贯通伤或带有坏死组织的创伤，是梭状破伤风芽孢杆菌侵入宿主最常见的部位。与婴儿破伤风相同，年长儿破伤风的最初临床表现从面部肌肉开始，可见到牙关紧闭及苦笑面容，全身肌肉痉挛及肌强直。呼吸系统的症状包括胸壁肌肉强直和膈肌功能障碍。喉部肌肉或声门痉挛会导致上气道阻塞。当患儿有吞咽困难或气道分泌物比较多时容易发生吸入性肺炎。患儿因其气道痉挛会表现出青紫及呼吸停止（22）。在所有的年龄组，通过胸部 X 线检查可显示出由于分泌物过多导致吸入性肺炎或肺不张。血气分析检查结果提示呼吸衰竭。

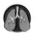 破伤风患儿的其他表现为自主神经系统的功能障碍。血流动力学不稳定会导致患儿出现高血压或低血压，心动过速或心动过缓或其他类型的心律失常。这些心律失常可能会引起致命性的心脏骤停（23）。

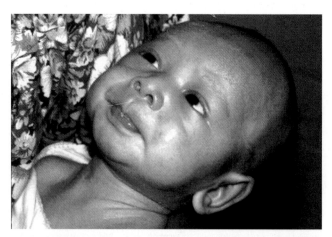

图 17-3　新生儿破伤风患儿表现出牙关紧闭，苦笑面容（世界卫生组织提供）

管理和治疗

 破伤风的治疗包括支持性治疗措施，典型患儿使用 MV 一直持续到其肌肉痉挛和肌紧张得到缓解。患儿可能需要进行气管切开术，为确保稳定的气道需进行长时间的呼吸支持。使用药物诱导使患儿肌肉松弛以缓解其痛苦。其他治疗还

包括循环系统的输液支持,抗心律失常及缩血管药物应用。疼痛管理及药物治疗包含(例如苯二氮䓬类药物)利于缓解痉挛。对于需要 MV 的患儿,可能会使用维库溴铵,因为该药对自主神经系统的影响比较小。由于患儿有吞咽困难及气道吸入的危险,其营养供给需要经导管进行肠内喂养(23)。其他治疗包括针对破伤风病原体治疗。当患儿确诊之后,肌内注射人类破伤风免疫球蛋白(TIG)。用甲硝唑抗菌治疗。同时清洁伤口实施清创术(24)。

破伤风的预防是通过常规免疫接种实现的。常规的儿童免疫接种序列包括能够预防破伤风的四剂破伤风类毒素。所有创伤的患儿,尤其是可能被破伤风杆菌芽孢污染的伤口,应该核查该患儿破伤风免疫接种史。为了预防破伤风,应该给予注射数剂破伤风类毒素及一次人类破伤风免疫球蛋白(24)。

病程及预后

自 20 世纪 40 年代以来,在美国和其他开展常规序列免疫接种的工业化国家里,破伤风致死的人数显著降低。1947 年,在美国每 100 000 人中,只有 0.4 例破伤风患者。到 20 世纪 90 年代,破伤风的死亡率降到每 100 000 人中,有 0.02 例。破伤风的病死率由实施免疫接种前的 91% 降至二十世纪九十年代之前的 11%。年龄超过 60 岁的成人,死亡风险较高。目前还没有过那些经历过完整抗破伤风的序列免疫接种的病人死于破伤风的报道(25)。

大多数破伤风发生于那些缺医少药的发展中国家的人口。如果破伤风患儿在 PICU 的得到妥善的治疗,其死亡率会很低,并且远期后遗症发生率也会降到最低。

那些需要延长患儿在 PICU 治疗和留观时间的情况,有患儿气管切开及使用 MV,要治疗直至破伤风毒素作用消失为止。在发展中国家,由于通常缺乏先进的医疗技术,通过适量的免疫接种是预防破伤风,以期降低发生率和死亡率的最主要的办法。

肉毒中毒

肉毒中毒是由梭状肉毒杆菌产生的肉毒毒素所导致的进行性的神经性麻痹,具有其特征性的临床表现。患者表现出急性对称性、下行性的迟缓性瘫痪。导致瘫痪的原因是梭状肉毒杆菌产生的肉毒素阻止乙酰胆碱经过位于运动神经元末梢的神经肌肉接头处的突触前膜。结果导致神经肌肉之间的冲动传导受到阻滞,出现迟缓性瘫(26)。

肉毒中毒依据其感染方式不同,分为三类,食源性肉毒中毒、伤口肉毒症及婴儿肉毒症。据报道,在美国每年大约有 145 例肉毒中毒。最常见的类型是婴儿肉毒中毒,约占发病者的 65%。据报道在 2007 年,在美国仅有 91 例婴儿肉毒症,年龄范围是 1～44 周龄。婴儿肉毒症的年龄中位数是 15 周龄。在典型的年份,有 15% 的病例与食物有关。在 2007 年报道 28 例食源性肉毒中毒,患者年龄范围是 13～74 岁。据报道,美国每年伤口肉毒症患者占全部肉毒症的 20%。在 2006 年仅仅报道有 22 例,患者年龄处于 23～58 岁(18,27)。

病理生理学

婴儿肉毒症系患儿吸收了其肠道内定植的 C 肉毒杆菌所产生的肉毒素所致。因为在这个年龄段患儿的肠道正常菌群还未完全建立,能产生毒素的细菌会定植于肠道。未经处理过的蜂蜜是最常与婴儿肉毒中毒有关的食物,约占发病人数的 20%(26)。其余肉毒中毒病例是因被污染的土壤或尘埃或者是被污染的食物致病。

食源性肉毒中毒,患者因消化吸收含有肉毒素的食物而致病。当食物中梭状肉毒杆菌在适当的条件下会迅速繁殖产生致病的肉毒素。这些条件包括低氧、低 pH、低盐和低糖成分,温度介于 4～121℃。食源性肉毒中毒通常与食用未经适当处理过的家庭制作的罐装食物有关(26)。

伤口肉毒症的患者伤口被梭状肉毒杆菌的芽孢感染。伤口脓肿内低氧环境利于细菌繁殖并产生肉毒素而致病。这种肉毒中毒在儿童中并不多见。它与皮内用黑条海洛因密切相关(18)。

临床表现

肉毒中毒临床症状的进展会经历数日抑或经历数小时而突然发病。典型婴儿患者的首发症状是便秘,紧接着是标志着脑神经功能受损的症状。患儿喂养困难,表现出吸吮力弱、吞咽功能差。患儿咽反射消失,哭声逐渐变弱,活动减少,颈部肌肉以及面部肌肉无力而显出面无表情。另外,患儿眼外肌运动功能受损,结果会导致眼外肌麻痹,眼球不能转动,经常合并有眼睑下垂。最终导致全身肌张力低下及肌无力。当患儿的膈肌受到影响而变得无力时,或患儿的呼吸肌无力时,就会引发呼吸衰竭(18,26)。

年长患儿是以脑神经受损的表现为首发症状。

经常遇到的主诉是复视、吞咽困难。下行性发展的随意肌麻痹，结果导致呼吸衰竭（18, 26）。

所有肉毒中毒症患儿，进行性发展的肌无力和麻痹，都是从面部开始，逐渐下行性进展。由于肉毒中毒造成面肌瘫痪，那些婴儿典型的呼吸窘迫表现，诸如呻吟、鼻翼煽动或胸廓凹陷，在肉毒中毒患儿都不会出现。即使是发生呼吸衰竭，患儿由于面部肌肉麻痹也不会有焦虑不安的表情。

由于患儿喉部肌肉麻痹会导致患儿发生气道阻塞。患儿的胸壁肌及肋间肌肉无力或瘫痪导致 V_T 异常。膈肌也可能会麻痹。X 线检查胸部可见到平展的膈肌，肺容量降低、肺不张，还会见到发病早期因吞咽困难导致吸入性肺炎的证据。血气测定值在发病初期显示高碳酸血症，随着呼吸功能失代偿，血气值显示出呼吸衰竭的表现（26）。

患儿病史对明确肉毒中毒症的诊断至关重要。例如，患儿食用过未经加工处理过的蜂蜜或家庭制作罐装保存的食物，有助于引导医生做出肉毒中毒的诊断。为了确诊，应该对患儿的粪便进行化验，以确定其粪便样本中含 C 型肉毒杆菌。此外，需要排除其他引起瘫痪的病因，包括 GBS 及蜱媒传染病及 MG（25）。

管理和治疗

肉毒中毒症的治疗依据其类型不同而有差异。

Baby BIG

婴儿肉毒中毒症患儿尽早使用人类肉毒素抗毒素免疫球蛋白（也被称为 Baby BIG）进行治疗。患儿应用 Baby BIG 之后，住院时间明显缩短，MV 的时间及经胃导管喂养的时间都缩短了（25, 28, 29）。

抗毒素

儿童、青少年及年轻的成年人患者的治疗还包括抗毒素。抗毒素能够阻止瘫痪的进展，使临床症状逆转。由于抗毒素是取自马血清。有可能会发生过敏性反应，只是极少发生。

抗生素

如病情需要，对创伤型肉毒中毒症患儿，继运用抗毒素之后，可用诸如青霉素或甲硝唑等抗生素（18, 26）。

营养支持

任何年龄组的肉毒中毒症患儿安全吞咽功能都会受损。可能都需要长期的经导管经肠道给予营养。

机械通气

在维持肺功能方面，患者通常需要长期的 MV，以帮助其渡过肉毒素作用的时间获得康复。采纳适当地技术有助于清理患者的气道，防止因黏液栓导致肺不张。同时，重要的是采用经导管经肠道喂养，确保口腔无物，以避免患儿发生吸入综合征。MV 的模式需根据每一位患儿的年龄及病情而定。年幼的患儿，通常运用压力控制型通气模式，年长儿经常使用容量控制通气。因为患儿的肺部通常是健康的，使用呼吸机辅助通气的目的是维持肺脏功能以避免发生诸如肺不张或呼吸机相关肺炎等并发症。

对于婴儿肉毒中毒的患儿，运用某种抗生素，包括红霉素或庆大霉素可能会增加 MV 的风险，延长神经肌肉阻滞以及瘫痪持续的时间。这些抗生素是不适宜用于肉毒中毒的患儿。

病程及预后

20 世纪 40 年代，肉毒中毒症的死亡率是 60%～70%。随着现代医疗技术的发展，现在总死亡率是 3%～5%，大部分患儿能完全康复，没有任何并发症（26）。为了改善预后，在适当的医疗机构提供专业的医疗服务，以避免患儿发展成需要长期制动和呼吸机依赖。继撤机之后，患儿需要接受病后康复训练，以帮助其重新获得因该病失去的肌力。大部分患儿都会完全康复，但是，有一些患儿仍然会较虚弱，需要进行物理及专业化的治疗。发音及语言病理学家能够帮助患儿恢复其吞咽功能及说话功能（26）（团队合作 17-1）。

团队合作 17-1　多学科康复团队

对于那些处于康复期的神经肌肉疾病，比如 GBS 的患儿，继急性期住院治疗之后，仍需要住院进行康复治疗都是常见的现象。在康复单元，呼吸治疗师和患儿的医疗团队、语言治疗师、专业治疗师及物理治疗师合作，使患儿恢复到他或她患病前的功能状态。呼吸治疗师和语言治疗师合作强化患儿的吞咽功能，教会气管切开术的患儿使用说话瓣发音。专业治疗师和物理治疗师致力于增强患儿的重要能力，以助其呼吸肌的恢复，这是促进或维持患儿呼吸状态的关键。围绕使患儿能耐受清洁气道的操作，比如使用胸部理疗、机械通气支持，对慢性 MV 患儿，在适当的时机进行脱机，呼吸治疗师在医疗团队中发挥至关重要的作用。呼吸治疗师是那些需要进行长期的呼吸治疗患儿家长，在患儿出院后的技术指导者。

肌营养不良

Duchenne 肌营养不良（Duchenne's muscular dystrophy, DMD）是一种最常见的、致命性的、X 相关的基因疾病，导致肌力迅速减弱，最终导致肌肉萎缩。它几乎无一例外的只侵袭那些由基因变异携带者并无显性发病的母亲所生的男性患儿。每 3500 名男性新生儿中有 1 例 DMD 患儿（30）。该病是由于产生肌营养蛋白的基因发生变异所导致的。尽管该基因早在 20 年前已经被发现，但还是没有治愈该病的办法。还有其他类型的肌营养不良，比如肢带的、贝克尔的、先天性的、面肩胛臂的、肌强直的、眼咽的、远端的、埃 - 德型肌营养不良症（临床差异 17-1）。

临床变化 17-1

肢带肌营养不良

肢带肌营养不良（LGMD）属于另外一种肌营养不良症，该病患儿的肌肉缺乏特殊的蛋白质。LGMD 的临床症状是由一种特异的基因变异所致。LGMD 患儿的临床表现及进展情况是根据其特殊的基因变异而有所差异。最常见的 LGMD 属于常染色体隐性遗传疾病，这就意味着患儿的父母有一个突变的基因和一个正常的基因。他们携带该病的基因，只是没有发病。这对夫妇的后代中每一位携带一个变异的基因有 1/4 的可能性患病。尤其是，如果一个小儿从其父母双方各遗传了一个变异的基因，他（她）就会患病。据估计 LGMD 总的发病率处于 1:14 500～1:123 000 之间（31）。

与 DMD 不同，LGMD 患儿之间在发病及病情进展方面有所差异，有的是童年时期就发病，而另外一些是迟至成年才发病。LGMD 典型的临床症状概括如下：

（1）翼状肩胛骨，即肩峰异常突出。

（2）Gower 征，该术语描述患儿靠近身体中轴线的肌肉无力，患儿用其手臂辅助移动身体至直立的姿势。

（3）假性肥大，是指患儿功能降低的腓肠肌及三角肌变得肥大。

（4）挛缩及骨骼变形（31）。通常需要对 LGMD 患儿进行类似的跟踪随访以及给予类似 DMD 患儿的医疗干预。不论 DMD 还是 LGMD 患儿，其呼吸肌及心肌都会受累（32）。

病理生理学

随着年龄的增加，DMD 患儿的心肌和骨骼肌肌力逐渐减弱，功能降低。儿童 DMD 患者在出生时表现正常，在 3～4 岁之前通常难以诊断。当出现显著的步态异常时，已经显现出腓肠肌过度发育。肌营养不良基因发生变异，随着时间的推移，导致肌纤维断裂（33）。除了骨骼肌纤维崩解之外，DMD 患者会发生心脏疾病，这与心脏的左右房室扩张以及左心室功能受损有关。DMD 患儿，心肌功能降低比一定和骨骼肌衰弱同步（33）。比如 DMD 患者在其表现出心脏功能异常之前，就已经丧失了长距离行走的能力了。DMD 患儿还会表现出吞咽异常、脊柱侧弯或脊柱弯曲（34）。DMD 早期患儿死于呼吸衰竭或心力衰竭。

临床表现

大部分 DMD 患儿大约在 10 岁时，需要依赖轮椅（35）。随着年龄增长，DMD 患儿通常并未意识到其呼吸肌力减弱的严重性，因为这是一个逐渐进展的过程。这些能够走动的 DMD 患儿每年测定其 FVC，当他们有呼吸系统症状时，测定会更频繁些（36）。对那些不能够走动的 DMD 患儿，应该更密切监测。他们应该一年内测定两次呼吸功能状态，所测试的指标应该包括 FVC，呼吸空气脉搏血氧饱和度，病患咳嗽峰速，以及 MIP/MEP 测定。除此之外，那些 FVCs 不足 50% 患儿，提示需要 NIPPV，而那些怀疑有低通气状态的病人，应该通过二氧化碳监测仪（图）测定清醒状态的呼气末 CO_2（E_TCO_2）。

管理和治疗

当患急性病或经历手术，DMD 患儿其呼吸肌力减弱和咳嗽无力所致呼吸功能衰竭及肺不张的风险会增加。当患儿患任何呼吸系统疾病或经受手术之后，只要有指征，应该考虑应用 NIPPV 以及咳痰机（如图 17-4），以防止黏液阻塞气道或肺不张。在 DMD 患儿外科手术过程中，应避免使用诸如琥珀酰胆碱之类的去极化肌松剂。因为此类药物会导致 DMD 患儿出现致命性的药物反应。建议 DMD 患儿使用 23- 化合肺炎球菌多糖及接种流感疫苗。

长期的呼吸治疗

随着 DMD 患儿年龄增加，其呼吸肌肌力逐渐减弱，表现为咳嗽变弱，最终发展成慢性呼吸衰竭。为了预防发生肺不张，当患儿出现下列情况时，需要开始使用咳痰机,并且作为每日维持性治疗的一部分。

- 当 FVCs 小于 40% 时,
- 咳嗽流速低于 270L/min
- MEPs 小于 40cmH$_2$O 或者如果病人难以清理上或下气道的分泌物(36)

当患儿出现以下情况中的任何一项时,该考虑使用 NIPPV:

- 当 FVCs 小于 30% 时,
- 患儿清醒时氧饱和度降低(低于 95%)
- 多频道睡眠记录图(或称睡眠研究)出现异常,提示有低通气状态和高碳酸血症(E$_T$CO$_2$ 数值大于 45mmHg)(36)

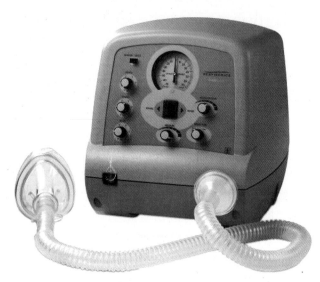

图 17-4 咳痰机(Respironics Media Resource Library, http://www.mrl.respironics.com 提供)

对患儿需要进行常规的动态跟踪观察和测试。业已证实,及时启动长期的治疗对提高患儿的生存质量及延长寿命大有裨益。

LGMDs 患者渐渐地会出现肢带肌无力,并且四肢变细。适宜于 DMD 患儿的肺功能测试方法及开始使用长期的呼吸治疗方法,也适合于 LGMD 患者。

当今,针对 DMD 和 LGMDs 患儿的呼吸管理和治疗是支持性治疗,主要是呼吸系统的症状及肺功能测试的结果(31, 37)。

睡眠相关性异常呼吸

绝大部分 DMD 患儿在出现白天的症状之前,会表现出睡眠相关性缺氧及上呼吸道阻塞(38)。业已证明,整夜的睡眠研究非常有益于确诊患者是否有早期慢性呼吸衰竭。对于那些有慢性呼吸衰竭证据的患者,应该考虑开始使用 NIPPV。NIPPV 在晚间可以

缓解白天的症状,同时还有助于预防呼吸功能低下的患者发生急性呼吸衰竭。开始使用 NIPPV 时,选择合适大小的鼻罩是十分重要的。那种罩住口部的全脸面罩,由于可能会吸入气道分泌物或胃内容物,所以不适宜用于家庭吸氧。鼻枕适用于轻度慢性呼吸衰竭,可能不会像鼻罩治疗低通气状态那样有效。因为 NIPPV 用于治疗慢性呼吸衰竭,双水平的气道正压通气(BiPAP)可以作为备选方法。鼻罩的副作用包括使用号码不合适的面罩造成鼻梁的压疮,因高流量导致鼻黏膜干燥,以及自儿童期就开始,长期的使用导致面中部变形。经过加湿的空气有利于防止鼻黏膜干燥,合适的面罩有助于预防压疮及中面部变形。医务工作者接受正确使用 NIPPV 的培训。假如面罩不合适或者是放在患者面部,会造成患者出现低通气状态,患者会出现缺氧。DMD 患者通常没有潜在性的肺实质性疾病。当其缺氧时,大多数情况下是由于呼吸肌无力或黏液阻塞气道及肺不张引起的低通气状态。那些接受 NIPPV 治疗的 DMD 患儿,只有当患呼吸系统疾病时,才需要吸氧。当患者需要吸氧时,意味着患儿正处于低通气状态,要增加压力或者调整面罩,抑或由于气道黏膜的自洁能力差,导致气道被阻塞。

急性呼吸系统疾病

对肺部有疾病的患儿采取积极的呼吸系统症状管理,将利于防止患儿发生急性呼吸衰竭。患儿如患呼吸系统疾病时,应该经常使用咳痰机,以防止发生气道被阻塞或肺不张。

联合运用胸部物理治疗(CPT)和咳痰机。因为如果单独使用 CPT 虽然可以移动黏液,可是患儿太虚弱,难以将黏液咳出。当 MEPs 等于或高于 60% 时,会产生有效的咳嗽,当 MEPs 小于 45 时,咳嗽是无效的(39)。

药物治疗和维持

药物制剂已经应用于 DMD 治疗。糖皮质激素能够延长 DMD 患儿自主行走的时间,降低发生脊柱侧凸的可能性。然而,激素的副作用也十分常见,包括骨质疏松及骨折(40)。通常使用一日一次口服类固醇的方案。目前正在进行的一些临床试验,试图探寻其他的治疗途径,比如氨基糖苷类的无义突变抑制,可以帮助已经发生基因变异的 13%15% 的 DMD 患儿,产生截断的萎缩蛋白(41)。还有许多基因治疗的研究实验,特别是由一种腺相关病毒基于向量产生的

萎缩基因研究。动物实验研究已经取得了令人鼓舞的结果,人们期待这种治疗方法用于人类的实验研究(42)。

病程及预后

据报道,FVC 小于 1L 是预示 DMD 患儿生存几率差的最好的指标(43)。一项研究报道,FVC 不足 1L 的患儿,5 年生存率只有 8%(44)。那些没有接受 NIPPV、气管切开及呼吸机辅助通气的 DMD 患儿,大约平均寿命在 18～21 年(44,45)。采取积极的预防性心肺干预措施,包括 NIPPV、喷入-吸出治疗以及保护心脏药物,使得患儿的生存率相应的升高(45)。有一组 DMD 患儿大报道,通过运用积极的预防性治疗措施和干预,存活年龄均值达到 35 年(35)。LGMDs 的患儿的存活率个体差异较大,主要取决于特异的基因变异。

脊髓性肌肉萎缩(SMA)

脊髓性肌肉萎缩(spinal muscular atrophy,SMA)是一种以下运动神经元变性,呼吸肌肌力较膈肌弱为特征的一种疾病。该病也是 2 岁以下小儿死亡的主要原因。这是一种常染色体隐性遗传性疾病,携带者几率为 1∶35,发病率每 6000～10 000 活产婴儿中有 1 例(46)。它是由存活者的运动神经元 1 基因(SMN1)发生变异或基因缺失所导致的一组疾病。在小儿 SMA 分三类——SMA I 型、SMA II 型和 SMA III 型,其中 SMAI 是最严重的一种而 SMA III 型是最轻的一类(46)。详见表 17-4。到目前为止还没有治愈 SMA 的方法,治疗以支持性为主。

表 17-4　脊髓性肌萎缩

类型	最佳功能	发病年龄	平均寿命
I	从不坐	0～6 月龄	<2 岁
II	从不站立	7～18 月龄	>2 岁
III	站立和走动	>18 月龄	成年

病理生理学

SMA 的严重性取决于 SMN2 基因的复制数值(47)。该基因在胎儿时期应该是并没有被激活,允许正处于发育过程中的胎儿体内发生正常的程序性死亡(凋亡)。这个基因仅在发育成熟的健康胎儿中被激活,以稳定其神经元的数目。一旦该基因缺乏,导致患儿体内的凋亡会一直持续进行。这样会损伤肌肉发育成熟、脊髓下运动神经元变性和死亡。

临床表现

患者病情的严重程度取决于不同的类型。最严重的一类是 SMA I 型,或称为 Werdning-Hoffman 病。SMA I 型患儿,如果没有采取支持性的呼吸功能进行干预,大部分会在 2 岁以内死于呼吸衰竭。该病患儿出现舌肌震颤,特征性的表现为整个舌不自主地震颤,对称性的肌力减弱,而且是近端肌肉(股部、上臂)的肌力较远端(足或手)的肌力减弱明显,肌张力显著降低。这些症状通常在患儿不足 6 个月时就会出现。SMA I 型的婴儿会因其胸壁肌肉无力,胸部 X 线片会出现典型的钟形胸壁征象(图 17-5)。

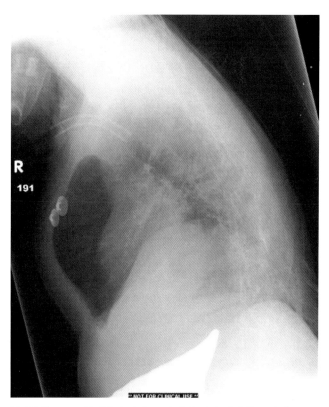

图 17-5　SMA I 型患儿胸部 X 线片出现典型的钟形胸壁(Jane Benson. MD 提供)

SMA II 型患儿的病情比 SMA I 型患儿较轻。该型患儿通常在 6～8 月龄之间出现肌力减弱。SMA II 型患儿常常能坐,但是不会站立。他(她)也有因呼吸肌无力而发生呼吸衰竭的危险,特别是当他们患下呼吸道疾病时,该病患儿还常常发生脊柱侧凸。

SMA III 型患儿的病情是 SMA 中最轻的一种类型,该类型的患儿通常是在 18 个月之后,经常是在 3 岁之内才获诊断。由于该类型患儿躯干部的肌肉肌力减弱,走路时容易疲劳而导致其步态异常。这一类型的患儿可能会有未来正常生活的预期（46）。SMA Ⅲ型患儿独立行走的延迟与其较晚出现病症有关（48）。

管理与治疗

无创性或者是正压辅助通气是提升 SMA Ⅰ 型患者生存率的必要措施。因为该病患儿将在 2 岁之前病情会发展至呼吸衰竭。如果可能的话，要在 SMA Ⅰ 型患儿进展到急性呼吸衰竭之前，和其家长进行关于要么采取呼吸机支持疗法要么选择延缓疗法的讨论（49）。一般情况下，SMA Ⅰ 型患儿应用 NIPPV 以支持患儿获得较长的生存时间，或者是采取延缓疗法都是适宜的办法。然而，要做出治疗的决定，应该由患儿的诊疗团队和其家长根据患儿的具体病情情况共同商定。SMA Ⅰ 型患儿也需要使用咳痰机，以防止发生呼吸道被痰阻塞或引发肺不张。

因为 SMA Ⅰ 型患儿呼吸肌肌力较弱，缺乏有效的咳嗽，假如不能经常使用咳痰机为其吸痰的话，将会发生肺不张或肺叶萎陷。这类患儿需要采取经鼻胃导管喂养。由于该病患儿呼吸肌无力、低通气状态和黏液阻塞气道，都会很快导致其发生低氧饱和度状态。

SMA Ⅱ 型患儿症状要比 SMA Ⅰ 型患者出现得晚一些，病情的严重性也因人而异。但是，许多 SMA Ⅲ 型患儿也有发生呼吸衰竭的危险，也需要长期的 NIPPV 支持及采纳有创性的气道清理措施。这些患儿因吞咽功能不全也需要经鼻胃导管喂养以防止发生吸入。也常见到该病患儿发生脊柱侧凸，同样也需要相应的治疗。需要对患儿家长开展有关气道吸引技术、如何使用咳痰机、胸部理疗以及 NIPPV 方面的培训。应该考虑采纳家用经脉搏血氧饱和度测定方法以评估患儿的氧饱和度。遵呼吸专科医生的医嘱给予患儿 NIPPV 或气管切开进行正压通气，同时还需要对其家庭成员进行健康教育，使其学会辨别呼吸窘迫加重的表现。和患有其他肌营养不良及慢性疾病的患儿一样，一个包括儿科医生、神经科医生、营养师、呼吸专科医生、心脏病专科医生、语言治疗师、呼吸治疗师以及其他专业人员在内的多学科医疗团队所制定的综合性医疗措施可能有助于该病患儿的实现理想的远期预后。

SMA Ⅱ 型及 Ⅲ 型患儿也应该像 DMD 患儿一样，每 1~2 年接受肺功能测定。一旦 SMA Ⅱ 型患儿肺功能显著降低，表明患儿的肺功能难以完成肺功能指标的测试。虽然与 SMA Ⅰ 型或者 SMA Ⅱ 型相比较，SMA Ⅲ 型患儿不太可能有呼吸系统症状，但是，他们

发生肺部合并症的危险性有所增加，也需依据他们所患呼吸系统的基础疾病情况，定期进行肺功能的评估。

目前正在进行的有关治疗方面的研发性研究，将会有助于治疗和改善 SMA 的症状。其中包括靶向性神经保护治疗及增加 SMN2 转录的药物实验研究（47）。基因治疗也是另外一种具有前景 SMA 的治疗方法。

病程及预后

SMA Ⅰ 型患儿如果没有呼吸机辅助通气支持的话，大部分将在 2 岁之内夭折。NIPPV 以及气道清理技术，诸如胸部理疗、体位引流以及咳痰机已经成功地应用于 SMA Ⅰ 型患儿能够延长患儿的寿命，使其能发声，帮助患儿重返家庭环境生活（40）。借助气管切开、呼吸机辅助通气已经能够使得某些 SMA Ⅰ 型患儿得以长久的生存。

SMA Ⅱ 型患儿经常出现低通气状态，尤其是当睡眠时，可能就需要 NIPPV。SMA Ⅲ 型患儿极少需要呼吸支持，但是，当其患有呼吸系统疾病或是在手术之后，可能就需要 NIPPV。典型的 SMA Ⅱ 型患儿一般能够活到成年期，SMA Ⅲ 型患儿有希望拥有正常的生活。

■■ 威廉姆拔管后的胸片显示双侧肺基底部有肺不张。开始启用辅助咳嗽装置及加强胸廓理疗措施。在接下来的几天里，威廉姆的 MIPs 和 MEPs 是 70~80，FVC 为 2.2L。他被转到一所康复医院以促进其四肢康复以及吞咽、发音及语言能力的恢复。他在康复医院恢复得很好。当在康复医院度过 4 周之后，需要对其进行吞咽功能测试，显示他有些许呛，但是没有吸入。经过吞咽功能的测试之后，威廉姆的鼻胃管被取出，他可以进食稠糊状或固体食物了。在他第 6 周随访的胸片显示，肺不张恢复。出院时，威廉姆的呼吸测量恢复正常。他还需要在门诊继续接受专业的、理疗、语言治疗。

■■ **评判性思维问题：威廉姆·斯塔博斯**

1. 当威廉姆第一次来急诊科就诊时，你是否认为医疗团队让他离开医院是犯了一个错误？在当时是否有充足的收住院的临床指征？

2. 当为威廉姆行气管插管后，你将会如何设定他的呼吸机参数？

3. 你是否认为威廉姆的症状会反复？假如是的话，如何教会他自我识别症状？

● 案例分析及评判性思维问题

■ 案例 1：托马斯·明

托马斯·明 12 周龄，他的父母因其便秘及持续 12 小时的"怪异的面部表情"将其抱到医院急诊科就诊。托马斯·明系胎龄 42 周时在家中出生，出生体重 8 英磅 7 盎司（3.946kg）。他的父母不相信常规免疫接种。其父母自种蔬菜并且自制罐装食物。托马斯以母乳喂养为主，1 周前，他母亲曾喂食过固体食物。在为其体检时，你发现他的体格发育与同龄儿相近，你突然注意到他的眼睑出现下垂，虽然有许多医生为其进行体格检查，但是他一直不哭。实际上，他的面部表情淡漠。在急诊科期间，你注意到他的呼吸逐渐变弱，变得浅表。你为他装上血氧饱和度监测仪，其血氧饱和度是 90%。

- 导致托马斯出现以上症状的原因是什么？
- 接下来你会采纳哪些方法评估他的肺部功能？
- 患儿使用 MV 有哪些指征？
- 你预测托马斯应该有怎样的预后？

■ 案例 2：蒂凡尼·布雷德利

蒂凡尼·布雷德利，3 个月月龄，以发绀、哭声弱及进食少之代主诉就诊于急诊科。蒂凡尼系足月儿，她的母亲注意到自从出院以来，蒂凡尼喂养困难，每一次哺乳需要超过 45 分钟。最近她进食奶量更少了，而且蒂凡尼比其 2 年前所生的孩子显得较松软。体格检查发现，蒂凡尼的肌张力很低，可是，她还会微笑，并且其能用目光追踪着母亲。她不能触及中线，蒂凡尼有轻微地舌肌震颤，颈部肌肉无力，不会抬头，

有胸廓凹陷，但是并没有明显的呼吸窘迫。心率快，但是没有呼吸急促。当吸入空气时，她的氧饱和度是 82%，单纯的面罩吸氧下，她的氧饱和度是 95%。她的胸部 X 线平片显示其胸壁呈现特征性的钟形征象。两侧下部肺叶有肺不张。

- 蒂凡尼最有可能的诊断是什么？
- 你认为应该为其请哪一科的专家进行会诊？
- 你认为应该为其进行哪些专科检查，将有助于患儿的呼吸功能改善？
- 假如患儿有发生呼吸衰竭的危险或者是已经发生呼吸衰竭，你应该如何做？
- 针对患儿家长，你应该进行哪些有关 MV 的健康教育呢？

■ 案例 3：约翰·巴尔内斯

约翰·巴尔内斯，18 岁，患迪谢纳型肌营养不良症（DMD）。他于秋季进入大学学习，最近几天他突然感到呼吸急促到急诊科就诊。他乘坐一辆摩托轮椅，有专人辅助他的日常活动。他仅仅偶尔使用辅助咳嗽装置，并不是经常使用。在急诊科，他有明显的发绀，呼吸急促，氧饱和度是 75%。两肺听诊布满细湿罗音，心脏听诊有奔马律。胸部 X 线平片，可见心影扩大，肺水肿，两肺底部有肺不张。

- 你为什么认为约翰缺氧？
- 单纯给予吸氧能缓解他的缺氧吗？
- 为了改善约翰呼吸窘迫，你还应该采取哪些措施？
- 哪些循环系统的检查对其有帮助？

选择题

1. 约翰 7 岁，系 DMD 患儿，一直在一所呼吸病诊所进行常规诊疗。他主诉近日感到非常疲惫，甚至连一点儿力气都没有了。并没有任何急性呼吸窘迫的主诉，最近一周，他一放学回家就睡下了。你会建议对约翰进行哪些检查，以有助于找到其疲惫不堪的原因？
   a. MIP 和 MEP
   b. 完成全部肺功能测试（PFT）进行评估
   c. 胸部拍 X 片检查
   d. 多导联睡眠图检查

2. 以下哪些疾病属于遗传性神经肌肉疾病
   I. 格林巴利综合征
   II. 重症肌无力
   III. 破伤风

   IV. 肉毒中毒症
   V. 肌营养不良
   VI. 脊髓肌肉萎缩
   a. I, II, V, VI
   b. V, VI
   c. II, V, VI
   d. IV, V, VI

3. 你正在为一 12 岁病情加重的 MG 患儿进行床边的肺功能测试，患儿的氧饱和度（SpO_2）显示为 92%，可是就在昨天，她的 SpO_2 还是 100%。你认为造成这个现象的原因可能是什么？
   a. 她在房间周围活动而劳累所致
   b. 患儿的呼吸系统症状加重，需要进行评估是否有潜在的呼吸衰竭的危险

选择题（续）

    c. 她在你来之前在睡觉，是不是正发生着呼吸暂停

    d. 她发生了早餐被吸入

4. 以下哪位患者最需要使用咳痰机？

    a. 一位 6 岁在家中接受治疗的 SMAII 型患儿

    b. 一位 14 岁 DMD 患儿，因肺炎收住院，夜间正在使用 NCPAP

    c. 一位患破伤风的新生儿，经气管插管使用 MV

    d. 一位 1 岁 SMA I 型患儿，夜间经气管切开使用 MV

5. 以下哪项肺功能测试最有利于评估青少年格林巴利患儿的渐进性呼吸肌无力？

    a. MIP 和 MEP

    b. 最大呼气峰流速

    c. 每分钟通气量

    d. 反向吸气力（NIF）

6. 在儿童人群肉毒中毒的原因是什么？

    a. 学龄期儿童进食含有肉毒杆菌的蜂蜜

    b. 婴儿肠道有肉毒杆菌植入

    c. 进食家庭自制罐装的食物

    d. 受到肉毒杆菌的侵入而感染

7. 一位来急诊科就诊的患儿既往并没有神经肌肉疾病史，数日以来，经常被绊倒，其四肢变得无力。最有可能导致她神经肌肉疾病症状的病因是什么？

    a. 肉毒中毒症

    b. 破伤风

    c. 重症肌无力

    d. 格林 - 巴利综合征

8. 对于一位学龄期的 DMD 患儿，在没有呼吸支持的情况下，应该做哪些评估肺功能的测试？

    I. 每年做 FVC

    II. 每两年做吸入空气情况下的 SpO_2

    III. 每年做一次多导联睡眠分析

    IV. 测试清醒状态下的 E_TCO_2

    a. I，II，III，IV

    b. I，II，

    c. III，IV

    d. I，III，IV

9. 为 6 岁神经肌肉疾病患儿进行黏膜纤毛治疗应包括以下几个方面除了一项之外？

    a. 喷入 - 抽出装置

    b 震荡疗法

    c. 胸壁高频震荡

    d. 高频震荡正压通气

10. 以下哪一种神经肌肉疾病在诸如美国这样的发达国家是比较罕见的？

    I. 格林 - 巴利综合征

    II. 重症肌无力

    III. 破伤风

    IV. 肉毒中毒

    V. 肌营养不良

    VI. 脊髓肌肉萎缩症

    a. I，II，III，IV

    b. III，IV，V，VI

    c. II，III，IV

    d. III，IV

（刘曼玲 译）

参考文献

1. McGrath-Morrow S, Lefton-Greif M, Rosquist K, et al. Pulmonary function in adolescents with ataxia telangiectasia. *Pediatr Pulmonol.* 2008;43:59-66.

2. Testa MB, Pavone M, Bertini E, Petrone A, Pagani M, Cutrera R. Sleep-disordered breathing in spinal muscular atrophy types 1 and 2. *Am J Phys Med Rehabil.* 2005;84(9):666-670.

3. Suresh S, Wales P, Dakin C, Harris MA, Cooper DG. Sleep-related breathing disorder in Duchenne muscular dystrophy: disease spectrum in the paediatric population. *J Paediatr Child Health.* 2005;41:500-503.

4. Finder JD. A 2009 perspective on the 2004 American Thoracic Society statement, Respiratory Care of the Patient With Duchenne Muscular Dystrophy. *Pediatrics.* 2009;123(suppl 4):S239-S241.

5. McGrogan A, Madle GC, Seaman HE, de Vries CS. The epidemiology of Guillain-Barré syndrome worldwide: a systematic literature review. *Neuroepidemiology.* 2009;32:150-163.

6. van Doorn PA, Ruts L, Jacobs BA. Clinical features, pathogenesis, and treatment of Guillain-Barré syndrome. *Lancet Neurol.* 2008;7(10):939-950.

7. Asbury AK. New concepts of Guillain-Barré syndrome. *J Child Neurol.* 2000;15(3):183-191.

8. Faloona J, Walsh-Kelley CM. Upper airway dysfunction—an unusual presentation of Guillain-Barré syndrome. *Ann Emerg Med.* 1992;21(4):125-127.

9. Lacroix LE, Galleto AH, Gervais A. Delayed recognition of Guillain-Barré syndrome in a child: a misleading respiratory distress. *J Emerg Med.* 2010;38(5):e59-e61.

10. Roodbol J, de Wit M, Walgaard C, de Hoog M, Catsman-Derrevoets C, Jacobs B. Recognizing Guillain-Barre syndrome in preschool children. *Neurology.* 2011;76(9):807-810.

11. Agrawal S, Peake DW. Management of children with Guillain-Barré syndrome. *Arch Dis Child Educ Pract Ed.* 2007;92:ep161-ep168.

12. Abicht A, Müller J, Lochmüller H. Congenital myasthenic

syndromes. In: Pagon RA, Bird TD, Dolan CR, Stephens K, Adam MP, eds. *GeneReviews*. Seattle, WA: University of Washington, Seattle; 1993.

13. Evoli A. Acquired myasthenia gravis in childhood. *Curr Opin Neurol*. 2010;23(5):536-540.

14. Liewluck T, Shen XM, Milone M, Engel AG. Endplate structure and parameters of neuromuscular transmission in sporadic centronuclear myopathy associated with myasthenia. *Neuromuscul Disord*. 2011;21(6):387-395.

15. Gveric-Ahmetasevic′ S, Colic′ A, Elvedji-Gasparovic′ V, Gveric T, Vukelic′ V. Can neonatal myasthenia gravis be predicted? *J Perinat Med*. 2008;36(6):503-506.

16. Schara U, Lochmüller H. Therapeutic strategies in congenital myasthenic syndromes. *Neurotherapeutics*. 2008;5(4):542-547.

17. Dunand M, Botez SA, Borruat FX, Roux-Lombard P, Spertini F, Kuntzer T. Unsatisfactory outcomes in myasthenia gravis: influence by care providers. *J Neurol*. 2010;257(3):338-343.

18. American Academy of Pediatrics. *The Red Book: 2009 Report of the Committee on Infectious Diseases*. 28th ed. Elk Grove Village, IL: American Academy of Pediatrics; 2009.

19. World Health Organization. Neonatal tetanus. http://www.who.int/immunization_monitoring/diseases/neonatal_tetanus/en/index.html. Updated September 27, 2012. Accessed January 10, 2013.

20. World Health Organization. Tetanus. http://www.who.int/immunization_monitoring/diseases/tetanus/en/index.html. Updated September 27, 2012. Accessed January 10, 2013.

21. Roper MH, Vandelaer JH, Gasse FL. Maternal and neonatal tetanus. *Lancet*. 2007;370(9603):1947-1959.

22. Thayaparan B, Nicoll A. Prevention and control of tetanus in children. *Curr Opin Pediatr*. 1998;10(1):4-8.

23. Bunch TJ, Thalji MK, Pellikka PA, Aksamit TR. Respiratory failure in tetanus: case report and review of a 25-year experience. *Chest*. 2002;122(4):1488-1492.

24. Centers for Disease Control and Prevention. Tetanus—Puerto Rico, 2002. *Morb Mortal Wkly Rep*. 2002;51(28):614-615.

25. Underwood K, Rubin S, Deakers T, Newth C. Infant botulism: a 30-year experience spanning the introduction of botulism immune globulin intravenous in the intensive care unit at Children's Hospital Los Angeles. *Pediatrics*. 2007;120(6):e1380-e1385.

26. Sobel J. Botulism. *Clin Infect Dis*. 2005;41:1167-1173.

27. Centers for Disease Control and Prevention. Botulism: General information. National Center for Zoonotic, Vector Borne and Enteric Diseases. http://www.cdc.gov/nczved/divisions/dfbmd/diseases/botulism. Updated November 11, 2010. Accessed January 10, 2013.

28. Fox CK, Keet CA, Strober JB. Recent advances in infant botulism. *Pediatr Neurol*. 2005;32(3):149-154.

29. Anderson T, Shah U, Schriener M, Jacobs I. Airway complications of infant botulism: ten-year experience with 60 cases. *Otolaryngol Head Neck Surg*. 2002;126(3):234-239.

30. Manzur AY, Kinali M, Muntoni F. Update on the management of Duchenne muscular dystrophy. *Arch Dis Child*. 2008;93(11):986-990.

31. Pegoraro E, Hoffman EP. Limb-girdle muscular dystrophy overview. In: Pagon RA, Bird TD, Dolan CR, Stephens K, Adam MP, eds. *GeneReviews*. Seattle, WA: University of Washington; 1993:32.

32. Broglio L, Tentorio M, Cotelli MS, et al. Limb-girdle muscular dystrophy-associated protein diseases. *Neurologist*. 2010;16:340-352.

33. Romfh A, McNally EM. Cardiac assessment in Duchenne and Becker muscular dystrophies. *Curr Heart Fail Rep*. 2010;7(4):212-218.

34. Nozaki S, Umaki Y, Sugishita S, Tatara K, Adachi K, Shinno S. Videofluorographic assessment of swallowing function in patients with Duchenne muscular dystrophy. *Rinsho Shinkeigaku*. 2007;47:407-412.

35. Kohler M, Clarenbach CF, Bahler C, Brack T, Russi EW, Bloch KE. Disability and survival in Duchenne muscular dystrophy. *J Neurol Neurosurg Psychiatry*. 2009;80(3):320-325.

36. Birnkrant DJ, Ashwath ML, Noritz GH, et al. Cardiac and pulmonary function variability in Duchenne/Becker muscular dystrophy: an initial report. *J Child Neurol*. 2010;25(9):1110-1115.

37. Finder JD, Birnkrant D, Carl J, et al. Respiratory care of the patient with Duchenne muscular dystrophy: ATS consensus statement. *Am J Respir Crit Care Med*. 2004;170(4):456-465.

38. Barbé F, Quera-Salva MA, McCann C, et al. Sleep-related respiratory disturbances in patients with Duchenne muscular dystrophy. *Eur Respir J*. 1994;7(8):1403-1408.

39. Szeinberg A, Tabachnik E, Rashed N, et al. Cough capacity in patients with muscular dystrophy. *Chest*. 1988;94(6):1232-1235.

40. Iannitti T, Capone S, Feder D, Palmieri B. Clinical use of immunosuppressants in Duchenne muscular dystrophy. *J Clin Neuromuscul Dis*. 2010;12(1):1-21.

41. Malik V, Rodino-Klapac LR, Viollet L, Mendell JR. Aminoglycoside-induced mutation suppression (stop codon readthrough) as a therapeutic strategy for Duchenne muscular dystrophy. *Ther Adv Neurol Disord*. 2010;3(6):379-389.

42. Wang Z, Kuhr CS, Allen JM, et al. Sustained AAV-mediated dystrophin expression in a canine model of Duchenne muscular dystrophy with a brief course of immunosuppression. *Mol Ther*. 2007;15(6):1160-1166.

43. Hukins CA, Hillman DR. Daytime predictors of sleep hypoventilation in Duchenne muscular dystrophy. *Am J Respir Crit Care Med*. 2000;161(1):166-170.

44. Phillips MF, Quinlivan RC, Edwards RH, Calverley PM. Changes in spirometry over time as a prognostic marker in patients with Duchenne muscular dystrophy. *Am J Respir Crit Care Med*. 2001;164(12):2191-2194.

45. Ishikawa Y, Miura T, Ishikawa Y, et al. Duchenne muscular dystrophy: survival by cardio-respiratory interventions. *Neuromuscul Disord*. 2011;21(1):47-51.

46. Schroth MK. Special considerations in the respiratory management of spinal muscular atrophy. *Pediatrics*. 2009;123(suppl 4):S245-S249.

47. Zanoteli E, Maximino JR, Conti RU, Chadi G. Spinal muscular atrophy: from animal model to clinical trial. *Funct Neurol*. 2010;25(2):73-79.

48. Montes J, Gordon AM, Pandya S, De Vivo DC, Kaufmann P. Clinical outcome measures in spinal muscular atrophy. *J Child Neurol*. 2009;24(8):968-978.

49. Mitchell I. Spinal muscular atrophy type 1: what are the ethics and practicality of respiratory support? *Paediatr Respir Rev*. 2006;7(suppl 1):S210-S211

第18章
小儿呼吸系统意外伤害

伊丽莎白·A·亨特, MD, MPH, PhD
迪拉吉·戈斯瓦米, MD

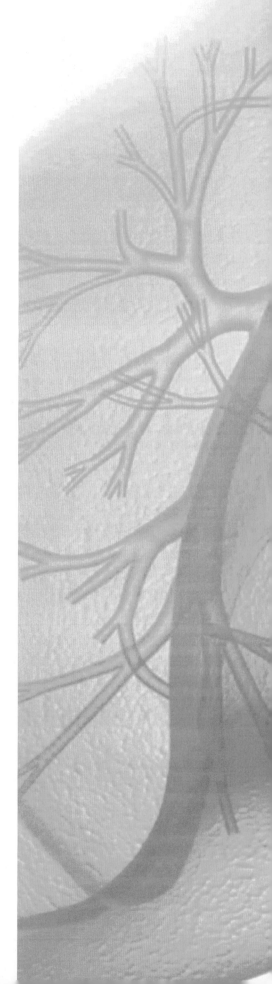

本章概要(续)

本章目标

本章学习之后,你将能够做到:

1. 区别干性或湿性淹溺,以及它们各自的临床表现。
2. 列举负压性肺水肿的三种治疗方法。
3. 理解如何使用和调节呼气末正压应对患儿的肺水肿。
4. 阐述普通急性呼吸窘迫综合征(ARDS)和淹溺诱发的 ARDS 在治疗方面有哪些不同?
5. 能识别出需要进行选择性气管插管症状,即使是那些表面看起来病情稳定的烧伤患儿。
6. 列举造成烧伤患者吸入性损伤的原因。
7. 一氧化碳中毒后,何时适宜行高压氧舱治疗。
8. 了解一氧化碳和氰化物吸入性损伤两种全身性并发症的治疗方法。
9. 讨论行为和发育在吸入性损伤风险中的重要性。
10. 说出部分性和完全性异物阻塞的不同点,及两种阻塞的各自治疗方法。
11. 叙述碳氢化合物和类脂误吸的相似点和区别。
12. 列出口、咽喉及胃分泌物吸入的治疗方法及其效果。

■■ 约翰·史密斯

夏季的某天当你正在儿科重症监护病房工作时,同事呼叫你,有一名叫约翰·斯密斯的 8 岁患儿将由儿科普通病房转入儿科重症监护病房。该患儿在当地淹溺,据估计他沉入水中有 2~3 分钟,他需要呼吸支持,不需要胸外按压,并且该患儿在事发地已咳出大量水。约翰被送到儿科急诊部后看上去身体状况还不错,并且主动说出所发生的事情。

意外伤害是导致 1~15 岁儿童死亡的主要死因(1),如果直接作用到气道及肺组织,也是导致呼吸系统疾病及肺部长期遗患的重要原因。呼吸系统意外伤害包括淹溺、烧伤及误吸。这些伤害都有其各自特殊的病理过程、临床表现、治疗措施。

淹溺

淹溺是导致 1~4 岁儿童因意外伤害而死亡的首要原因,同时也是 5~9 岁儿童中第三位最常见的死因。因淹溺死亡的男性患儿的数目是女性患儿的 4 倍,并且在美国同龄溺死儿童中非裔美国人的数目是白种人的 1.2 倍(1)。此外,每一次危及生命的淹溺,有 4 位儿童因溺水需前往医院急诊科进行治疗。缺少监管及对于游泳教学及水上安全教育的欠缺是导致淹溺的重要因素,但是痉挛发作及长 QT 综合征(可增加心律失常及意识丧失风险)等病理因素也可增加淹溺的可能性。

淹溺是指人体浸入水中或部分浸入水中,已经威胁其生命安全,但尚未死亡等情况,其在随后的数日或数周内仍有面临死亡的可能。而溺死指在意外发生时已经死亡。淹溺不仅与导致淹溺发生的原因有关，还与淹溺发生时的水质有关，因为咸水、淡水及含氯水对肺泡及表面活性物质稳定性有各自不同的影响。大多数的淹溺多发生在儿童家中或就近的游泳池，过去几年对于游泳池安全措施的宣教工作已经使淹溺事件的发生有所下降（2）。呼吸治疗师需要考虑淹溺及近乎淹溺的原因，以及淹溺发生时周围环境情况。因为最佳治疗方案可能因意外发生的某些细节因素的特殊情况而有显著不同。

多年来人们对淹溺已进行了大量动物实验及人体研究，当淹溺时，最初表现为屏气、恐惧及挣扎（3，4）。如吸入少量水及其他异物（如沙子）可导致喉痉挛，即喉部声带的非随意肌肉收缩。这样可以阻止液体或异物进入肺部。当声带不再收缩，最典型的情况是当人意识丧失之后，液体即被吸入肺部，这种情况称为湿性淹溺。然而大多数情况下当人体意识丧失之后，喉痉挛仍会持续存在，故液体未被吸入肺部，此情况称为干性淹溺。干性淹溺者多死于窒息引发的心脏骤停。值得注意的是，通过此后的章节学习，可以看到，淹溺的主要病理生理与是否吸入液体无关。

淹溺者会出现急性呼吸困难，所以一些医务人员主张应将所有到医院就诊的淹溺患者收住重症监护病房（5）。这样可以进行严密观察，并给予患者全面的治疗。

病理生理学

淹溺之后肺部的病理生理改变，决定患者的治疗方法及随后的肺部并发症。这些并发症有肺水肿、继发性溺死、肺表面活性物质失活、肺不张、吸入性肺炎及急性呼吸窘迫综合征（ARDS）。

喉痉挛是人体浸入水中一定时间后出现的第一个生理反应机制。声门闭合阻止异物经气道进入肺部，当引起声门关闭的诱发因素没有消失，这一保护性机制很快引发问题即空气无法进入肺部。在异常情况下，当脑组织遭受严重损伤时，机体仍存在基本的呼吸反射，尽管声门已闭合。需要澄清的是，在机体试图呼吸（以便吸入空气，为机体提供氧气）的同时，机体同时声门闭合抑制呼吸从而阻止异物进入肺部。这种矛盾的情况可导致严重的生理改变及急性肺损伤。

负压性肺水肿

在负压性肺水肿首先出现生理反应是胸腔负压

增大。即使在儿童这种负压也会很大，可以损伤肺泡及毛细血管床。胸腔负压如同真空一样可导致液体进入肺实质。此病例 1977 年首次被报道，随后即被称为负压性肺水肿或阻塞后肺水肿（图 18-1）（6，7）。

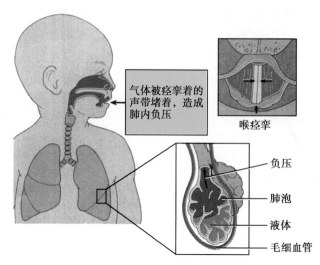

气体被痉挛着的声带堵着，造成肺内负压

喉痉挛

负压

肺泡

液体

毛细血管

图 18-1　负压性肺水肿

继发性淹溺

正常心血管肺动力学下，血液流入右心，吸气时肺膨胀。淹溺者可释放较多交感神经类物质，引起心率增快及全身血压升高，这些使得左心室需氧量增加。同时，肺血管阻力增加，这样导致右心室需氧量增加。这种情况下，由于没有空气进入肺部，机体氧输送量极低，而因为全身血压及肺血管阻力增加引起心脏做功增加。总之，大量血液流入肺部，但是心脏及肺内血流阻力仍很高。

流出肺部的血流阻力可导致血管内压增高。静水压增高使得液体进入肺实质，并诱发心源性肺水肿。医生一旦遇到两种水肿应明确其不同影响以及其后续病变，其后续病变称为继发性淹溺，这种情况多发生在淹溺后 24 小时，可见于 5%～10% 淹溺病例。

表面活性物质功能障碍及肺不张

表面活性物质是一种化合物，其主要作用于肺泡、细支气管气液界面以降低表面张力。较低的肺泡表面张力可提高肺顺应性防止肺泡萎陷，进而降低呼吸做功。

淹溺的危害通常与肺不张潜在危险因素无关。水质种类及湿性淹溺可造成表面活性物质失活，进而增加呼吸系统合并症的可能性。插管可影响临床症状。吸入淡水、含氯泳池水或者咸水可造成表面活性物质功能障碍。淡水可激活表面活性物质,淡水及咸水可引起液体转移从而造成表面活性物质降解。

吸入性肺炎

淹溺后肺部感染是因为吸入被污染的水及胃内容物。在淹溺患者中肺炎为常见并发症,尽早认识到其风险及症状能早期进行治疗。

细菌或其他微生物进入肺部是肺炎基本的病理生理机制。机体存在多种预防肺炎发生的机制,包括鼻腔纤毛阻挡微生物、纤毛清理呼吸道痰液及微生物、大量的气道免疫细胞。淹溺时吸入会破坏这些防御机制,并且水质或胃肠道内的微生物引起感染。

淹溺者吸入性肺炎的发生率波动在 0～50%(11-13)。因此很难获得淹溺患者吸入性肺炎的发病情况。淹溺的严重程度及吸入物质的量是导致肺炎发生的高危因素,但没有研究证实。肺炎症状可能较轻,或者出现类似于其他病理学异常,但也缺乏这方面的研究。

急性呼吸窘迫综合征

淹溺是急性呼吸窘迫综合征常见病因之一,其定义如下:
- 急性起病。
- 胸部 X 线检查显示两肺渗出影。
- 缺乏左房压力升高的证据,当肺毛细血管楔压低于 18mmHg 时,这就提示系心源性原因造成的渗出。
- 低氧。

淹溺引起的直接肺损伤是通过感染或肺泡毛细血管膜破坏引起的。此类急性呼吸窘迫综合征的预后不佳,而且是儿科淹溺患儿发病的主要原因(14)。

肺泡毛细血管膜的破坏可导致炎性物质释放,此期称为急性呼吸窘迫综合征的渗出期。炎性细胞侵入肺泡腔,液体及蛋白质可自由通过肺泡膜,由于渗透压液体能进一步渗入组织中(图 18-2)。这导致肺顺应性及氧交换降低,此时需要较高的呼吸支持。正压通气及肺扩张可促进炎性细胞因子释放,而即使是健康患者机械通气本身也能造成肺损伤。在急性炎性渗出期后即进入急性呼吸窘迫综合征的纤维增生期。慢性炎症能增加肺死腔、引起肺高压及肺泡毛细血管膜瘢痕。当肺泡毛细血管膜修复时即进展到恢复期,此时蛋白质不能再透过肺泡毛细血管膜。

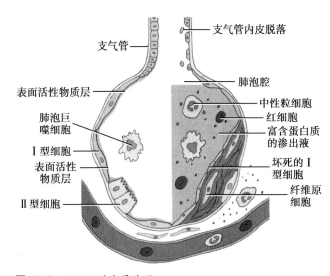

图 18-2 ARDS 的发展阶段

临床表现

液体充满肺组织可导致气体交换障碍及缺氧,临床上患儿将出现以下呼吸窘迫症状:
- 呼吸急促
- 发绀
- 胸廓凹陷
- 鼻翼扇动
- 啰音
- 缺氧 / 低氧血症
- 咳嗽
- 虽增加氧供及上调呼吸机参数仍存在氧合障碍(见第 15 章中急性呼吸窘迫综合征时导致低氧血症的生理机制)
- 泡沫痰,有时呈粉色,咳出或经气管插管导管涌出
- 气道内血清血液(由血液及血清组成)
- 胸片可表现为正常影,轻度时肺血管影增重,严重时甚至两肺实变
- 通常肺不张在气管插管及未行气管插管患者中均可发生。较大的肺萎陷时空气无法进入肺内进行气体交换。淹溺者肺不张时由于水吸入肺部导致表面活性物质失效引起的。可表现相似的临床症状如下:
- 呼噜声(年幼儿)
- 发热
- 胸痛
- 呼吸音不对称
- 影像学可见轻度纵隔移向萎陷侧
- 摆动性肺不张,一萎陷肺移向另一侧肺

- 肺顺应性改变，尤其当压力通气潮气量（VT）改变已期望达到相似的吸气压力

吸入性肺炎特异性临床症状如下：

- 发热
- 胸片可见高密度影
- 痰及气管内标本可见多形核细胞及微生物

急性呼吸窘迫综合征临床症状和肺水肿相似。其基本机制是液体透过肺泡膜。肺水肿，尤其是负压性，液体可迅速透过受损的肺泡膜，然而在急性呼吸窘迫综合征时，肺泡膜受损的过程相对较慢一些。肺水肿的临床症状如下：

- 啰音
- 通气障碍
- 高碳酸血症
- 肺顺应性降低
- 胸片可见两肺渗出影

■■ 在急诊科约翰状态良好，实验室检查结果未见异常，血气分析（空气）：pH 7.32，$PaCO_2$ 44mmHg，PaO_2 71mmHg，HCO_3 20mmol/L。他轻度咳嗽，生命体征：HR 104 次 / 分，BP 104/58mmHg，T 37℃，PO_2（脉搏血氧仪测值）97%（吸入空气），RR 34 次 / 分。胸片仅表现为轻度间质影。约翰的心率及呼吸频率偏高，尽管其他情况良好，也要经上级医师查房后再决定其是否出院。约翰转入其他病区进一步观察。发病后 3 小时约翰曾氧饱和度为 92%，给予 1L 的鼻导管吸氧，后转入普通病房。转入普通病房几小时后，约翰病情恶化，持续氧饱和度下降而经面罩吸氧，氧浓度渐上升至 60%。你作为儿科重症监护病房应急组的一名成员被呼叫前往普通病房评估患儿病情。你看过患儿在急诊科的血气分析结果，发现这些个别数据无明显特殊，然而你发现在患儿明显呼吸急促下（呼吸急促时多为呼吸性碱中毒），其血气分析中 CO_2 仍轻度升高。你怀疑患儿当时已有肺损伤存在。你很庆幸患儿已经入院，并将接受进一步治疗。你注意到约翰目前频繁咳嗽、呼吸急促、鼻翼扇动，这些症状都是因为他的需氧量增加的结果，这表明他可能存在吸入或肺水肿（在淹溺者症状出现可能较迟）。

你立即协助将约翰转入 PICU，针对呼吸衰竭将给予无创正压通气（NIPPV）以促进氧合，很可能需给予持续气道正压通气（CPAP）。一进入 PICU，约翰呼吸窘迫症状逐渐加重，转运途中未用呼吸器氧

饱和度在 80%，伴中重度三四征，决定立即给予气管插管。在进行气管插管准备工作期间给予气囊面罩通气维持血氧饱和度，气囊面罩通气下血氧饱和度基本在 88%，与医生沟通后决定将复苏囊呼气末正压上升到 10cmH₂O，并将吸气时间延长，随后氧饱和度上升到 95%。由于面罩气囊通气时胸廓活动良好，给予镇静及麻醉治疗，呼吸治疗师（RT）注意到肺顺应性有所改善，进而氧饱和度提高至 99%。在轻度氧饱和度下降到 92% 时可给予气管插管，能够达到预期氧饱和度。一旦行气管插管，就可见到泡沫样的血清血液经气管插管流出。

管理和治疗

淹溺肺水肿患者的肺损伤在其治疗前即已存在。减轻、中止已有肺损伤的方法有：

- 尽早给予正压通气
- PEEP
- 液体平衡

尽早给予上述治疗，患儿恢复痊愈的可能性越大。

🫁 早期正压通气

气管插管时淹溺患儿常用的正压通气方式，也可应用 NIPPV。NIPPV 能改善呼吸，还可能避免气管插管潜在并发症。成人数据表明正压通气能够降低发病率及死亡率，还可缩短住院时间，但其在儿童应用方面仍存在问题，尽管其有可能减少患儿镇静剂需要量（16，17）。其主要的不足在于呼吸道仍存在风险，如可增加胃扩张、胃分泌物吸入及持续呼吸困难。而且对于此类患儿其较难达到较高的压力以保证病人的通气及氧合。治疗组试图通过逐步调高 NIPPV 参数，但对于肺部病变渐加重的患儿，在一定时间后其疗效降低。压力滴定可能被认可，此治疗方法需要严密观察以避免给予过高的 NIPPV 参数及氧浓度，否则当进行气管插管时患儿氧饱和度会迅速下降。对于同时存在血流动力学不稳定的患儿 NIPPV 更是危险。医生应铭记这样一句话，"事情在出现好转之前可能会更糟糕"，对于需要逐渐提高呼吸支持的患儿因尽早选择气管插管。

PEEP

PEEP 可扩张气道，还可以增大肺泡压力以阻止液体经毛细血管床流出。实质上，导致液体渗漏的梯

度可以降低或克服。梯度被抵抗后液体可吸收入毛细血管床，这样可以提高肺功能（18）。PEEP 通常为5cmH₂O，但是可以上升至 12cmH₂O，在严重肺疾病时PEEP 可以更高。需要注意较高 PEEP 可以导致肺过度扩张，胸片可以明确是否存在肺过度扩张。肺扩张超过第 10 肋就不正常了，这时可考虑降低 PEEP。

PEEP 使胸廓内压升高，并降低回心血量，这些可引起血流动力学异常，如系统血压降低、中心静脉压升高、重要器官血流量及氧量减少。RT 应继续评估正压通气对其他器官的潜在影响，如果现有的治疗降低心脏功能可考虑改变参数或治疗方案。

体液平衡 / 利尿治疗

严重的淹溺可对机体多器官造成影响。在初步复苏后可能会出现体液超负荷。体液超负荷是 PICU发病及死亡的独立因素，早期应用利尿剂或持续肾替代疗法（即透析）有利于疾病恢复。不伴有其他器官异常的负压性肺水肿患者可应用利尿剂，然而，数据显示其实这些治疗并非必要。

> 约翰经呼吸机辅助通气治疗，呼吸机初始参数为：吸气峰压（PIP）26cmH₂O，PEEP 6cmH₂O，呼吸频率（RR）24 次 / 分，氧浓度 100%，但气管插管内可见较多分泌物，氧饱和度持续维持在 80%。PEEP 上调至 8cmH₂O，气管插管内泡沫样物不再涌出，氧饱和度稳定在 90% 达 15 分钟以上，随后的 30 分钟后氧浓度下降至 60% 不伴氧饱和度下降。早期胸片几乎看不到肺脏影，在随后所拍的胸片可见有明显改善。患者的肺顺应性 24 小时后可明显改善，呼吸机参数可下调至：PIP 1cmH₂O，PEEP 5cmH₂O，RR10 次 / 分，可准备拔除气管插管。然而，在常规查房中，你发现整夜 Vт 值为半量，右肺呼吸音减低，并且约翰出现呼吸急促，在与医生讨论后可考虑复查血气分析及胸片。

但患者度过急性期后，就有可能出现肺部并发症。这些将在后面章节讲述，同时讲述淹溺发生的原因及其治疗方案。

肺不张的治疗

淹溺患儿肺不张的治疗与其他原因引起肺不张的治疗及管理相似，但是这些治疗方案存在争议。争议的原因在于缺少治疗有效的证据。治疗方式有胸部理疗、PEEP、DNase 及外源性表面活性物质。

胸部理疗

胸部理疗（chest Physiotherapy，CPT）是研究及发表最多的关于持续肺不张的治疗方法。胸部理疗是肺不张治疗的基本方法，尽管有关其疗效的数据还不清楚。小气道分泌物清除后，气体可以进入并扩张终末细支气管及肺泡。同时给予盐水湿化比单独应用胸部理疗可促进痰液清除（21）。然而，加用支气管扩张剂尚未证实其疗效。

PEEP

提高 PEEP 也被用于扩张已塌陷的区域。PEEP对于淹溺者特别有用，因为这些患者由于肺表面活性物质丧失可引起呼吸道塌陷。较高的呼气末正压可以扩张萎陷的细支气管及肺泡，这样可以使肺表面活性物质产生并降低表面张力，进而当 PEEP 降低并最终停 PEEP 时，肺泡仍能保持扩张状态。

脱氧核糖核酸酶

脱氧核糖核酸酶是一种雾化用药，它可水解痰栓中细菌的 DNA。该药物针对伴有囊性纤维化的患者。然而，脱氧核糖核酸酶也用于肺不张及不伴有慢性呼吸疾病的患者，但通常多用于分泌物稀及痰栓稀薄的患者。该药物可与胸部理疗合用，促进痰液清除，肺不张区域扩张以利于空气进入。有数据表明对于经胸部理疗及支气管扩张剂治疗的持续性肺不张患者，应用核糖核酸酶是有益处的（23）。

外源性肺表面活性物质

如前所述，淹溺患儿肺不张的发病机制是肺表面活性物质失活。理论上，这些患者应用外源性肺表面活性剂可以解决肺不张问题。在淹溺患者中应用肺表面活性物质仅有少数报道，其目的是治疗急性呼吸窘迫综合征（本章节后续章节中进行讨论），不是针对肺不张（24，25）。肺表面活性物质价格比较昂贵，即使用于体重最小的患儿，肺表面活性物质的用量也比较大（3ml/Kg）。再结合所讨论的其他方法也能够有效治疗肺不张，这就是为什么肺表面活性物质仍未常规用于临床的原因。

> 约翰胸片显示其肺右下叶及右中叶塌陷。已经给予胸部理疗及盐水雾化治疗。呼吸机参数上调为：PIP 20cmH₂O，PEEP 7cmH₂O，随后胸片有所好转。当你再次当班查房时发现，约翰开始出现黏稠黄色分泌物，并且护士告诉你他开始发热了。胸片及气管内分泌物培养有阳性结果。胸片显示右侧实变，气管内分泌物培养见多形核细胞（中性粒细胞），革兰氏染色为 G⁺ 球菌。

吸入性肺炎的治疗

吸入性肺炎的治疗包括稳定肺泡及支气管清洁（已在前面章节讨论过），以及感染源的治疗、实变组织的治疗。

抗生素

抗生素是任何一种肺炎的常用治疗方法。由于引起淹溺者肺炎的微生物的多样性，使得决定使用某种抗生素成为问题。吸入的液体会是胃内容物、污染的淡水、咸水、池塘泡沫等，它们中生长的微生物不同。在淹溺患者出现肺炎临床表现时，首先要给予能够涵盖厌氧、需氧及格兰阳性、阴性微生物的广谱抗生素。没有数据显示某种抗生素最佳，但常用的抗生素有哌拉西林他唑巴坦、美罗培南、头孢吡肟、万古霉素、头孢曲松、克林霉素等。

直到 20 世纪 90 年代晚期，难治性感染受到关注时，预防性抗生素才被广泛应用。多项研究表明，预防性应用抗生素既不能阻止感染，也不能改善发病率或死亡率（5，26）。一些医生认为，当考虑水体被严重污染时，建议应用抗生素。但是，经验性用药的病例，当 48 小时无细菌生长时，处于谨慎应立即停用抗生素。

核糖核酸酶

肺炎时所见的实变组织由分裂、坏死的细菌及激活、坏死的炎性物质组成。这些细胞可以栓塞小气道，尤其是气管插管及不能自己咳嗽的患者。清除栓子可以改善临床症状，因此，核糖核酸酶理论上能够改善淹溺后吸入性肺炎患者的病程。然而，没有关于核糖核酸酶及其在淹溺患者肺炎应用的研究。

> 约翰已开始抗感染治疗，发热减轻，并且在 12 小时后呼吸系统症状得到改善。气管内培养为链球菌肺炎，并给以头孢曲松 7 天抗感染疗程。随后 12 小时约翰的病情恶化，包括呼吸急促、需氧增加、呼吸机参数上调、呼气末 V_T 降低。早晨胸片显示双肺渗出。约翰的呼吸机参数为：PIP 30cmH$_2$O，PEEP 8cmH$_2$O，RR 24 次 / 分，由于氧饱和度低而提高 FiO$_2$ 为 90%，血气分析：pH 7.21，PaO$_2$ 62mmHg，PaCO$_2$ 60mmHg。

急性呼吸窘迫综合征的治疗

很难通过研究确定淹溺者是否并发急性呼吸窘迫综合征。绝大多数淹溺者不会到急诊科就诊，报道的数据多来自 ICU 住院患者。在 ICU 淹溺导致急性呼吸窘迫综合征相对罕见的原因，但是 ICU 淹溺患者中最终诊断为急性呼吸窘迫综合征的百分比在 5%～50% 之间（27-29）。

第 15 章已对急性呼吸窘迫综合征进行了全面讨论，本章节将重点讨论淹溺者急性呼吸窘迫综合征的治疗。

呼吸机支持

关于淹溺诱发的急性呼吸窘迫综合征的呼吸治疗没有确切数据。较高的 PEEP 及 6ml/Kg 的低 V_T 的通气模式被认为是急性呼吸窘迫综合征的最佳治疗方法。由于允许性高碳酸血症及低氧血症可以减轻肺过度扩张，所以也被认可。高频振荡通气及气道压力释放通气作为可能的治疗方法已经有所研究，但是在急性呼吸窘迫综合征的治疗方面，没有一个较传统通气模式显示其优势所在。这两种治疗原理在于减轻肺扩张，进而减少炎症及慢性肺损伤的发生。

皮质类固醇

有一些关于类固醇在淹溺患者应用的数据。由于任何原因均可引发急性呼吸窘迫综合征，对于其应用存在一些类似的争论。在研究证明类固醇对于急性呼吸窘迫综合征的发病率及死亡率无改善之前，其已被广泛用于淹溺患者的治疗。使用皮质醇会增加感染风险（5，30）。一些动物实验表明地塞米松也许可以阻止咸水吸入造成的肺损伤（31）。通常，不建议淹溺患者使用皮质醇。皮质醇在渗出期能减轻炎症，因而在纤维增值其能减少瘢痕形成。如果一旦决定使用皮质醇，就应尽早用药。

一氧化氮

有一例关于淹溺患者进行一氧化氮治疗的病例报道（32）。关于此类患儿一氧化氮吸入治疗的热点集中在淹溺动物吸入一氧化氮致畸的动物实验研究（33）。一氧化氮可扩张肺动脉，增加肺实质血流量。一氧化氮作用机制在于促进氧交换。

患者体位

患者体位对于急性呼吸窘迫综合征的治疗没有帮助。目前尚无淹溺患者的数据。

表面活性物质

在使用表面活性物质治疗 ARDS 方面，业界尚未取得一致意见。其有关数据与上述淹溺患者的数据一样欠缺说服力。虽然现有的众多病例报告均记录了用于治疗 ARDS 的表面活性物质，但这些数据不足以明确该疗法的优势（24，25，34，35）。本疗法的作用机制为：替代被进入肺泡腔的液体破坏的表面活性物质（临床实证 18-1）。

补充表面活性物质（35）

在 2010 年的一项病例报告中，可见注入表面活性物质补充因淹溺而失活的表面活性物质。患者是一名两岁半的女孩，被人发现于游泳池中，呼吸暂停，没有脉搏，其最近的一次眼神交流见于被救之前 20 分钟，急诊部测量患儿体核温度为 27.3℃。30 分钟后，在给予 3 次肾上腺素治疗后，患儿病情稳定，氧饱和度较低，仅为 65%，FiO$_2$ 为 1.0，PaO$_2$ 为 35mmHg。置患儿仰卧位经气管内插管注入外源性表面活性物质（80ml/m^2）。患儿的缺氧表现得以迅速缓解，8 天后拔管，未见神经系统并发症。

体外膜氧合

虽然淹溺不常导致呼吸衰竭，但也有不少严重呼吸衰竭的患儿使用常规的呼吸治疗效果不佳。最后治疗方法是体外膜肺氧合（ECMO），这种治疗方法可以让肺部处于休息状态并使其恢复正常。已注册的 ECMO 体外生命支持组织（ELSO）表明该组织所有使用者中只有大约 50% 的患儿得以存活。目前尚没有关于淹溺患者的数据，但有该方法应用的病例报道（36，37）。还有 ECMO 在淹溺复温患者应用的报道（38-40）。淹溺患者继发急性呼吸窘迫综合征时，其是否可以应用 ECMO 决定于患者是否存在缺氧性脑损伤，缺氧性脑损伤意味着疾病已无法可逆。决定淹溺患儿给予 ECMO 之前，确定其淹溺时间长短及胸外按压等细节，有助于判断病情是否可逆。

病程及预后

不幸的是，儿童淹溺较为常见。此类意外大多数患儿病情较轻，在急诊科少见。淹溺结局的研究多集中在其神经系统预后方面。有两项关于淹溺幸存者肺功能检查研究；一项认为没有增加呼吸道疾病反应性风险，另一项倾向于会增加气道高反应性（41，42）。

已开展的关于神经系统预后的研究多关于急诊科（初步复苏）和 PICU（后续复苏）淹溺事件（急救医疗系统数据）。表 18-1 显示淹溺患儿相关死亡及神经系统不良预后（43）。关于较长时间淹溺患者神经系统预后也有例外情况：有关于冷水中较长时间淹溺幸存者的报道，尽管那样还有少数报道描述此类幸存者（40，44-46）。

多器官功能衰竭是发病及死亡的主要原因，但并不多见，仅见于危重淹溺患者。心脏、脑、肝脏及肾脏损伤基本系缺氧性损伤。肺部的特异性治疗可能对

这些器官存在潜在伤害。允许性高碳酸血症时，对于已经受损且功能障碍的心脏来说是有害的。应根据个体情况考虑这些复杂因素，并且要考虑患者的整体医疗条件（特殊人群 18-1）。

表 18-1　淹溺患者发生死亡及神经系统不良预后的影响因素

淹溺现场	急诊科	PICU
淹溺时间 >25 分钟	CPR	窒息或呼吸暂停
CPR>25 分钟	瞳孔散大并固定	Glasgow 昏迷等级 =3
现场应用肾上腺素或其他血管活性药物	初始 pH<7	颅内压 >20 及脑灌注压 <50 36 小时颅脑 CT 异常

吸入性损伤

吸入性损伤在儿童烧伤中不常见。儿童常见的是热水或其他液体烫伤，这些很少造成吸入性损伤。水蒸气或其他液体蒸汽造成损伤除外，并且蒸汽引起的吸入性损伤会非常严重。30% 的儿童烧伤将伴有吸入性损伤。受害者如果暴露于密闭环境的明火中，其吸入性损伤可可能性较大（47）。

吸入性损伤需要关注的有几点。头两项就是由于吸入化学物质或气体燃烧时的气体造成的上呼吸道及肺损伤。第三是由于吸入化学物质及气体导致的全身并发症。上呼吸道损伤与热强度有关；肺损伤及全身并发症与火灾时燃烧的物质有关。

造成损伤的原因不同其病理及临床症状、体征不同，但病程及预后相似。各吸入性损伤将分别进行讲解，病程及预后将本章节后进行讲解。

是否允许患儿有容许性高碳酸血症？

发生淹溺时因缺氧时间较长，导致患儿肺脏以及全身脏器发生病理学改变。对于小儿来说，最严重的情况是心脏骤停，从而引起全身多脏器功能衰竭。患儿的心功能受损最先受损，而且患儿再次发生心跳骤停的风险也比较高。这类患儿肺功能很可能也受损严重，因此，给予较低压力的呼吸支持有助于避免对肺部的进一步损伤。ARDS 的通气原则中容许性高碳酸血症虽然对肺部有益，却增加患儿再次发生心脏停搏的风险。心功能较差的患儿如发生酸中毒，是导致其再次发生心脏骤停的重要原因。这也是医疗团队不允许患儿出现容许性高碳酸血症及酸中毒。

上呼吸道损伤

上呼吸道烧伤开始症状很轻。患儿可以讲话，一般情况良好，然而，呼吸窘迫发展是隐伏存在的，还可能危及生命。因此对于复苏小组成员来讲，早期识别这些轻微症状可以尽早治疗，进而可以挽救生命。

病理生理学

上呼吸道损伤的病理过程是直接热损伤。在密闭环境中温度可达到537.8℃(49)。在热传递过程中，上呼吸道逐渐适应温度升高，这样可以避免造成肺损伤，但是可导致鼻咽及口咽的严重损伤。热传递可造成组织损伤，进而引起炎症及水肿。这有可能引起气道梗阻及死亡。

临床表现

烧伤患者气道梗阻的临床表现与其他原因导致气道梗阻的症状相似。这种情况的气道梗阻是由于呼吸道水肿造成，且病程进展很快。其临床体征出现较晚，尽快进行呼吸治疗以避免出现呼吸停止、临床表现如下：

- 烧焦的鼻孔
- 鼻子及口周烟灰
- 喘鸣
- 呼吸困难
- 增加呼吸做功/胸廓回缩
- 发绀

管理和治疗

烟雾吸入患者的治疗主要是呼吸道及呼吸管理。上呼吸道水肿后对呼吸窘迫及呼吸道稳定性的评估在治疗开始的几小时很关键。

气管插管

吸入烟雾的患儿早期给予气管插管至关重要。有文献报道延迟气管插管可增加后续治疗的难度(50)。因此当患儿出现上呼吸道损伤症状时应尽早为其气管插管。气管插管型号大小应与年龄相符、并带有气囊。带气囊气管导管会增加呼吸道并发症风险，但没有因漏气继发呼吸系统损伤或更换气管导管造成损伤严重(51,52)。带气囊气管导管最严重的并发症是引起气管狭窄，气管狭窄日后需要手术治疗。气管插管术需要由那些经验丰富的呼吸技

师完成，因为气管插管可能会比较困难，还可能需要使用先进的设备（如可视喉镜，纤维光学喉镜）。这些病例可能同时存在下呼吸道的损伤，这样患者就需要给予通气支持。

气管插管前后，应尽早完成全面的呼吸道评估，作为患者风险评估依据。这包括鼻口咽镜和（或）支气管镜。如果是声带或下呼吸道损伤，气管插管可进行机械通气。尽管气囊膨胀能阻碍气体交换，但气管插管下可行机械通气及氧合。

消旋肾上腺素

消旋肾上腺素是用于哮喘病人雾化吸入，也可用于烧伤、拔除气管插管后梗阻及细支气管炎患者。肾上腺素的药理作用有，α作用及黏膜血管收缩作用可以减轻水肿，β作用可以使肌肉松弛进而开放气道。这样可以改善肿胀区域气流及使呼吸系统症状好转。没有关于肾上腺素在烧伤患者应用的基础研究，但有几项小规模研究是关于肾上腺素在伴有轻微呼吸症状的吸入性损伤患者中应用的(53,54)。

地塞米松

地塞米松是一种皮质醇，其抗炎作用有助于缓解气道水肿。它也可以用于哮喘及气管插管拔除后梗阻，但其显效没有肾上腺素快。地塞米松半衰期（机体将药物一半代谢所需要的时间）较长（36～48小时），其作用可维持4～6小时。消旋肾上腺素可很快改善气道水肿时的急性轻微呼吸道症状，地塞米松可用于减轻后续可能出现的气道水肿。尚无关于地塞米松在呼吸道烧伤时应用的研究，但一些专家提倡在特定条件下可以使用肾上腺素。

直接肺损伤

热损伤不会影响实质组织，因为上呼吸道已把大部分热量消耗吸收了。大于10μm的颗粒能够沉积在上呼吸道，3～10μm的颗粒可沉积于邻近的细支气管，小于3μm的颗粒可进入终末气道及肺泡（图18-3）(56)。塑料和其他复合物的燃烧可产生多种物质对整个呼吸系统造成严重损伤，包括肺(48,57)。损伤程度与烟雾成分、暴露时间及病人的每分钟通气量有关(57)。

病理生理学

烟雾吸入导致肺损伤的病理生理学是多因素的，

但是由黏膜及细胞损伤引起的。其他重要因素有表面活性物质破坏、肺泡毛细血管膜的损伤及血流量增加（56，59）。机体烧伤、体液调整进一步加重肺损伤，并增加肺水肿及急性呼吸窘迫综合征的风险。这会加重肺实质损伤，并会提高呼吸支持。

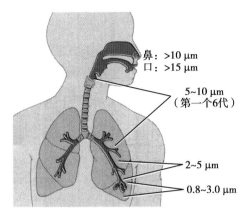

鼻：>10 μm
口：>15 μm
5~10 μm
（第一个6代）
2~5 μm
0.8~3.0 μm

图 18-3　气道内颗粒沉积示意图

黏膜及细胞的损伤会在 24 小时内导致水肿形成。损伤会引起炎性因子释放，炎性因子可增加血流，加重已经损伤的肺泡毛细血管膜。

抗炎细胞可以随液体通过屏障，清除坏死细胞并保护机体免于继发感染。上皮层脱落并出血，这可以使气管支气管内碎片堆积。这些地方充满炎性细胞及炎性因子，这些区域成为细菌的良好培养基（60）。碎片堆积继续发展形成纤维蛋白样释放，进而影响气体交换、氧合及通气，甚至在最高参数设置下（61）。

临床表现

直接肺损伤的临床表现与上呼吸道损伤相似。上呼吸道吸入损伤的患者也存在直接肺损伤。临床表现有：

- 烧焦的鼻孔
- 口周及鼻孔的烟灰
- 含碳分泌物
- 呼吸困难
- 低氧血症
- 胸部凹陷 / 呼吸窘迫

基本的诊断方法是支气管镜检查，是大多数烧伤中心都推荐的方法。纤维光学支气管镜可对直径 2.8mm 进行检查，能够观察到 3.5cm 气管插管内的情况。

管理和治疗

吸入性损伤呼吸治疗的关键是气道管理，在保证氧合及通气情况下减轻气道水肿。尽管这些治疗方法不能逆转气道损伤或促进气道细胞修复，它们可以稳定呼吸系统利于呼吸功能恢复。

胸部理疗

胸部理疗是肺吸入性损伤最常用的治疗方法。疼痛、分钟通气量和意外拔除气管插管等情况下使胸部理疗较难进行，但其受益远比风险大。胸部理疗可以有效清除患者的分泌物。吸入性损伤患者分泌物较多，且黏稠，尤其在上皮细胞脱落后。胸部理疗能够促进气道分泌物自行清理及吸收，减少气道分泌物在终末细支气管形成栓子并减少感染灶。

烧伤患者体内有移植物或体表有损伤时胸部理疗就较难进行了，听诊时尽量避免这些部位，可以考虑其他物理治疗方法。尽早活动，可能的情况下患者可以坐在椅子上，这样可以避免肌肉失用，还可以使萎陷的肺组织通气促进肺部理疗。

🩺 支气管扩张剂

烟雾吸入性损伤患者常用的支气管扩张剂是沙丁胺醇。沙丁胺醇是 β_2 受体激动剂，常用于哮喘患者扩张收缩的支气管以利于肺内气体排出。它可以降低气道阻力进而降低烧伤患者的分钟通气量。其第二个作用是减轻炎症。动物模型表明沙丁胺醇减少某些细胞因子的产生，这些细胞因子可造成肺泡 - 毛细血管漏，包括 TNF-a 及白三烯（63，64）。

目前没有沙丁胺醇或其他 β_2 受体激动剂在吸入性损伤患者临床应用的实验研究。一些动物实验数据显示沙丁胺醇能改善峰压和平台压，以及 PaO_2/FiO_2 比值。一项使用噻托溴铵（一种毒蕈碱拮抗剂）的相似实验显示类似的结果（65，66）。加利福尼亚大学 Shriners 医院正在对沙丁胺醇在吸入性损伤患儿的疗效进行初步研究（67）。

一氧化氮吸入

一氧化氮吸入临床作为肺血管扩张剂用于新生儿持续性肺动脉高压。肺动脉扩张可以改善血流并提高血氧合度。吸入性损伤的病理生理学是严重影响肺泡气体交换。一氧化氮吸入用于烧伤是试图改善这些患者的气体交换及分流。已经有一项关于儿童吸入性损伤及一氧化氮吸入的回顾性研究（68）。研究表明一氧化氮吸入可以改善儿童氧合，但因样本量不足无法说明其对发病率及死亡率的影响。

肝素雾化及其他抗凝剂

肝素作为全身抗凝剂以阻止血凝块形成。血凝块及纤维蛋白可以抑制通气及氧交换，二者是烟吸入损伤基本的损伤机制。这些凝块很难治疗，因为它们很难通过吸引、胸部理疗及其他方法清除。多项动物研究表明肝素雾化吸入用于吸入诱发的肺损伤。这些优势得到纽约一项关于烧伤患者的单中心研究的支持（69）。这些病人均为成人，研究显示应用肝素可显著降低死亡率。肝素雾化是吸入损伤患者一个很有希望的治疗方法，将在一些烧伤中心得到广泛应用。

肝素可阻止血凝块形成，但吸入损伤形成的血栓需要被分解并移除。一项新近的动物实验数据表明雾化的组织纤维蛋白溶酶原激活剂有助于移除这些血栓并解决梗阻时气体交换（70）。但是没有其在人类使用的研究。

皮质类固醇

皮质醇的基本作用是减轻急性损伤或感染后的炎症。因为皮质类固醇可抑制免疫系统，比较关注的是其应用可增加感染的风险。吸入性损伤可继发免疫及炎症反应，进而造成进一步的肺损伤。皮质醇可作为哮喘患者沙丁胺醇治疗的辅助治疗方法。尽管吸入性损伤和哮喘的发病过程不同，但二者生理学改变类似。然而，没有临床数据支持将皮质类固醇应用于烧伤患者。事实上，现有的临床数据似乎表明皮质醇的使用没有什么好处（71）。

焦痂切除术

焦痂是严重烧伤后发生组织坏死的区域。皮肤外层会变僵硬，如果焦痂抑制氧合血流入周围活组织，周围组织会出现水肿和（或）缺血。外周的焦痂有很高的风险（如上肢被焦痂环绕，手末梢就会存在较大风险）。

像绷带一样环绕胸壁的焦痂可造成生命危险，会对呼吸造成不利影响。如果复苏小组发现胸廓顺应性发生变化，并且达到相同的 V_T 值需要更高的压力时，就要确定问题是由于环绕胸壁的焦痂导致胸廓顺应性降低和（或）肺顺应性降低引起的。在严重病例，这不仅影响呼吸运动，还会因为平均气道压升高阻碍静脉回流、减少心脏输出而使血流动力学发生改变。焦痂切除术是在皮肤切口以减轻由于焦痂而产生的压力，并引起周围组织变化（图 18-4）。患者肺顺应性

的变化非常明显，并能挽救生命（72）。相同的吸气压下 V_T 值会显著增加，胸廓膨胀恢复正常，在几分钟内血流动力学可能恢复正常。

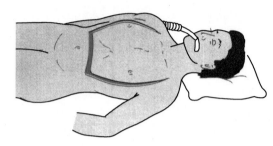

图 18-4　胸壁焦痂切开

全身性并发症

化学物燃烧及有毒气体的释放是造成直接肺损伤的主要原因。一些化学物和气体吸入是烟吸入全身损伤的重要原因。肺泡毛细血管膜血管丰富，可进行大量气体交换，但这也意味着肺泡毛细血管膜能吸收较多有毒化学物质。

一氧化碳中毒

火灾时会产生大量一氧化碳。密闭空间更易发生吸入性损伤，吸入性损伤的患者一氧化碳中毒的可能性更大。一氧化碳本身是没有气味的，其中毒症状不明显。迅速治疗会逆转其不良结局。

病理生理学

一氧化碳会竞争氧与血红蛋白的结合。血红蛋白携氧进入血液循环而产生能量，一氧化碳与血红蛋白结合称为碳氧血红蛋白，其与血红蛋白的结合力是氧的 200 倍（73）。血红蛋白携带一氧化碳进入机体，但其不能产生能量，所以机体就会出现缺氧。而且，氧与血红蛋白的结合更加紧密，组织无法利用氧。与碳氧血红蛋白结合的机体组织会出现缺氧。

临床表现

一氧化碳中毒临床表现与碳氧血红蛋白量有关（表 18-2）。光分析脉搏血氧定量法可以识别碳氧血红蛋白和氧合血红蛋白。因此尽管组织供氧很差时，脉搏氧饱和度显示氧饱和度正常。有脉搏血氧定量计能量化碳氧血红蛋白，但没有广泛使用。

表18-2 碳氧血红蛋白的体征和症状（73）			
碳氧血红蛋白水平	3%～20%	20%～40%	>60%～70%
对全身的影响	头晕、恶心头痛	感觉错乱迷惑定位性差	共济失调惊厥昏迷心肺功能失常

管理和治疗

一氧化碳中毒治疗应迅速进行，甚至可以在确诊之前就开始治疗。治疗的重点在于解除一氧化碳与血红蛋白的结合。最简单的首选治疗方法是经面罩吸入纯氧。碳氧血红蛋白在空气中的半衰期是5小时，纯氧时半衰期减低为1小时。高压氧舱可用于儿童一氧化碳中毒，但其疗效有争议。高压氧舱是在大于大气压的氧舱内给予纯氧治疗。高压氧舱能降低碳氧血红蛋白的半衰期，提高氧气压力及游离氧浓度。这样可以增加全身组织输送氧量，缩短碳氧血红蛋白的半衰期。血流动力学稳定的患儿在出现氧输送障碍时，可考虑给予高压氧舱治疗，能够改善精神状态及酸中毒。

氰化物中毒

塑料及用于交通工具及家庭日常用品中的各种胶燃烧时可产生氰化物。氰化物毒性可以致死，尤其在未及时治疗时。

病理生理学

氰化物吸收入血，并与细胞色素氧化酶结合。细胞色素氧化酶是电子传递链中的一种酶，其能够使机体利用氧产生能量。当有氧代谢被抑制时，机体经无氧代谢产生能量。无氧代谢产能效率较低，机体就会出现缺氧表现。

氰化物中毒时脉搏血氧仪无法识别。氧合血红蛋白量不会发生变化，但结合氧机体无法利用。

临床表现

氰化物中毒较难诊断，在绝大多数吸入性损伤均被排除时才考虑其中毒可能。尽管血气分析提示氧合正常，但仍有持续代谢性酸中毒是氰化物中毒诊断的决定性因素。原因在于肺损伤可影响氧交换，但是血流动力学稳定的患者当 PaO_2 大于 60mmHg 不会出现酸中毒。氰化物生物测定法被证实对于氰化物中毒诊断没有什么帮助，一旦确诊应尽早及时治疗（75）。

管理和治疗

氰化物中毒两种的治疗方法是硫代硫酸钠和羟钴胺素。硫代硫酸钠可以把氰化物转变成硝酸盐。这样可以抑制氰化物与细胞色素氧化酶结合，继而有氧代谢得以继续进行。值得关注的是硫酸盐与红细胞上血红蛋白结合生成高铁血红蛋白。高铁血红蛋白能够与氧结合，但其向机体输送氧明显下降。婴儿对于其更敏感，因为胎儿血红蛋白较易转变为高铁血红蛋白。氧运输障碍，尤其同时伴有碳氧血红蛋白升高时更明显（临床变化18-1）（76）。

羟钴胺素是维生素 B_{12} 的前体，其与氰化物结合形成氰钴维生素，并且羟钴胺素的分泌物没有任何毒性作用。这种治疗方法经常用于儿童高铁血红蛋白血症（77，78）。

病程及预后

烧伤的病程及预后差异比较大。首先，在意外发生后数日都很难确定吸入性损伤的严重程度。第二，体表烧伤面积对其发病及死亡有很大影响。众所周知，吸入性损伤是目前导致烧伤病人死亡的主要原因。

烟吸入时组织损伤的影响发生较迟。上皮层会出现蜕皮，这个过程持续3～4天。支气管镜检能较好地评估损伤程度范围及受害发病及死亡风险。

临床变化18-1

氰化物中毒

通常烧伤病人会被送至就近急诊科。氰化物中毒比较容易治疗，但由于其中毒临床表现比较隐匿，就可能因忽视而错失治疗机会。氰化物中毒临床表现有：

- 皮肤呈现少见的红色或粉色（氧未与血红蛋白分离）
- 头痛、恶心、神经系统异常（缺氧的早期表现）
- 充分氧合下仍有乳酸性酸中毒

紧急治疗能挽救生命，延误诊断可导致患者死亡。

30%的烧伤病人存在烟吸入性损伤。烧伤病人的发病率及死亡率在3%～10%，当伴随烟吸入时则上升至20%～30%。儿科死亡率与体表烧伤总面积有直接关系。烧伤面积达73%的患者其死亡率为10%，相同烧伤面积当合并烟吸入性损伤时，患者死亡率可明显升高达50%(47,78)。

烧伤百分比的计算与患者年龄及烧伤深度有关。常用的计算公式是九分法。该计算方法在成人，头9%，上肢各9%，背部18%，胸腹部18%，下肢各18%，会阴1%。儿童烧伤面积计算应考虑年龄，因为儿童身体组成比例与成人不同。九分法也适用于儿童，头18%，下肢各13.5%，其他计算与成人相同。Berkow公式根据年龄更精确计算儿童烧伤面积。

严重烧伤时多器官衰竭常见，其可以是烧伤原发引起，肺损伤可导致急性呼吸窘迫综合征、横纹肌溶解(骨骼肌破坏，可导致急性肾衰)、败血症及其他并发症。一氧化碳和氰化物中毒也可造成多器官衰竭。当器官缺氧时，机体即开始进行无氧代谢。无氧代谢时产生的酸性物质会进一步损害这些器官，导致其功能衰竭。受影响器官越多，病人发病率及死亡率越高(团队合作18-1)。

吸入性损伤患儿少见慢性并发症。然而值得关注的是，在剧烈运动时应尽可能降低运动耐力和心脏负荷(54,80)。合并症严重程度与吸入性损伤严重程度相关。绝大多数患儿只要限制运动量，就会收到显著疗效。

团队合作18-1　有时你必须做好协调工作

多发性损伤的病人需要内外科相互配合进行治疗。例如，烧伤患儿既是创伤病人，同时也是儿科重症监护室的病人，需要两个治疗小组对患儿进行治疗，有时彼此的治疗目的会出现冲突。气胸患者，吸入纯氧有利于气胸治疗，但对于肺部及机体其他部位有害。团队成员会向你表达其各自的观点，因为你是在患儿床边并负责调整其呼吸机参数的人员之一。此时，将他们的想法进行综合分析比较重要。下面这些策略会有所帮助：

● 客观的说明为什么你认为改变治疗可能是有害的。

● 邀请你的治疗小组其他成员到患儿床边进行讨论，并共同作出决定。

误吸

由于病因和治疗方法不同使得关于儿童误吸研究比较复杂。误吸指异物通过声带并进入气管支气管树。这些异物可能是挥发性物质、固体或口腔分泌物。因为误吸的原因不同，其流行病学、病理生理学、治疗及预后也不同，我们将分别进行讨论。

任何误吸都存在肺损伤，进而导致呼吸窘迫及呼吸困难。复苏小组成员应能够区别误吸类型，因为针对一种病因的治疗方法可能是对其他病因患者而言是不利的。

吸入异物

吸入异物在儿童为常见现象。误吸发生的高发年龄在1～2岁，大多数误吸发生在4岁之前(81)。食物和其他有机物误吸常发生在年幼儿，塑料及生产材料的误吸多见于年长儿(图18-5)(82)。国家安全委员会和其他产品安全委员会已经加强对玩具及其他儿童用品的安全监管，但仍有约1/5的误吸物能通过检查(83)。尽管在父母陪同及看管下，吸入异物仍有发生。

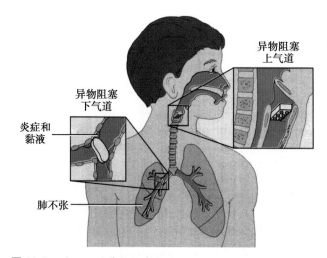

图18-5　被吸入的异物阻塞气道

病理生理学

儿童吸入异物的病理生理学变化分为两个方面。第一是其发生的解剖学或行为学因素，第二机体对误吸的反应。

行为

"可怕的2岁"与儿童误吸高发年龄之间并非巧

合。1~2 岁的儿童有很强的好奇心理，喜欢把东西放进自己口内，还会摆脱看护人的限制，喜欢探索自己的身体。他们容易被分散注意力而不能专心进食。当孩子会走路后，其看管将更困难，因此意外发生率也会增加。年长儿会被很多相似的东西所影响。儿童会把东西放入口内，笔帽最常见，当其被其他事情干扰或碰见某些东西，就会发生误吸而不是咽下异物。

解剖和生理因素

儿童的一些解剖及生理特点使得他们发生误吸的风险增加。咀嚼食物是复杂的神经肌肉运动过程，首先切牙要将食物撕开。切牙约在 1 岁时长出，磨牙把食物磨碎，直到 2 岁时才长出。2 岁之前食物都是被大块的吞下，磨牙长出之后，食物经过充分咀嚼后被咽下(81)。

吞咽动作是在大量脑神经及至少 20 块肌肉的协调下完成的。直到 8 岁这些神经、肌肉中的部分才发育成熟，因此肌肉协调不足而发生误吸。

上呼吸道异物

上呼吸道指鼻咽部及口咽部，声带以上的气道。误吸入上呼吸道的异物，其大小应能进入上呼吸道，但不能通过声门。机体的反应要看异物梗阻的部位了。完全卡在声门处的异物使进入肺部的空气极少，甚至没有气体进入肺部，这可引起负压性肺水肿，如果梗阻不能解除，会缺氧导致心脏骤停。

不完全气道异物梗阻(foreign body airway obstruction，FBAO)有其特殊所在。气体能够保证充分的氧合，但是会发生局限性炎症及水肿，并可能进展呈部分或完全性气道梗阻。当病人出现上呼吸道异物表现时，应尽快针对个体情况进行治疗。

下呼吸道异物

大多数的吸入异物在意外发生后能很快被发现。然而，当没有明确误吸病史，症状不明显时，几周甚至几个月仍不能做出诊断。其病理生理学与上呼吸道异物梗阻不同。

下呼吸道异物的最初反应是炎症和肿胀。下呼吸道异物时支气管直径减小，分泌物、炎性细胞及黏液包裹异物形成栓子。栓子使气流不能进入终末细支气管及肺泡，然后这些区域发生肺不张。这些栓子就成为感染灶，并发生大叶性肺炎(84)。慢性炎症可导致与哮喘相似的细支气管高反应性。

临床表现

上呼吸道与下呼吸道吸入异物梗阻的临床症状不同，这样有利于医生判断气道某部分受影响了。异物大小及呼吸道梗阻程度的快速评估能缓解症状并避免气道完全梗阻。

上呼吸道异物

上呼吸道梗阻症状因梗阻类型及发生时间而不同。误吸后很快出现上呼吸道梗阻症状，且其症状非常明显。症状包括(严重程度渐增加)：

- 咳嗽
- 声音变化(声色不同)
- 哮鸣
- 喘鸣
- 胸廓凹陷
- 低氧 / 发绀

还可见流涎和吞咽困难，但这较常见于食道异物、炎症、会厌炎时声门水肿。

下呼吸道异物

下呼吸道异物吸入临床症状多变。首先出现的是气道刺激引起的咳嗽、呼吸窘迫。一旦异物进入下呼吸道，这些急性症状很快消失，直到出现慢性哮鸣及复发性肺炎。在患儿没有任何临床症状的情况下，任何部位 10%～50% 的异物可去除，诊断时病史非常关键。下呼吸道异物症状如下：

- 哮鸣
- 呼吸音减低
- 肺泡音
- 继发肺炎时叩诊呈浊音
- 发热，继发肺炎时
- 胸片上同侧肺扩张(图 18-6)

管理和治疗

上呼吸道异物治疗较容易：立即清除异物。依据患儿是否咳嗽，采用不同治疗方法。如果患儿正在咳嗽，当气道梗阻清除后或患儿病情恶化时才给予治疗。

如果患儿病情稳定，但仍有异物吸入表现时，待某些关键治疗措施完成后，才能进行治疗。首先应定位(85)。这样可以在自主呼吸下使气道直径增大，气流增多。消旋肾上腺素可用于减轻异物周围肿胀，进而增加气流量。但也可造成部分梗阻进展成完全梗阻。

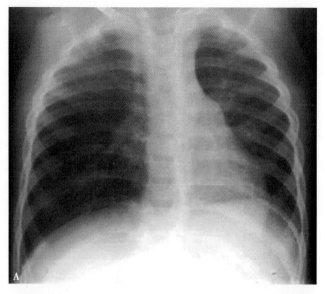

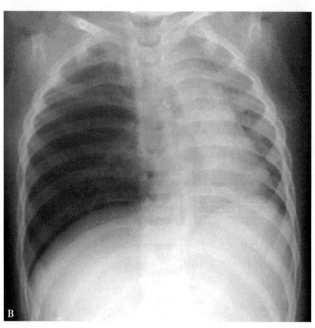

图18-6　20月龄小儿误吸花生阻塞右侧支气管的胸片（经Jane Benson, MD允许）

完全性气道梗阻要立即去除异物。任何人都会做的就是猛推腹部，被称为海姆立克急救法（86）。1岁以下儿童可选择猛推背部来进行治疗，因为海姆立克急救法可造成肝外伤。最佳治疗方法是异物由气道喷出，并在直视下清除。

在儿童直视下清除气道异物比较复杂，可能需要镇静（部分性梗阻）或需紧急清除梗阻（完全性梗阻）。部分性梗阻时，维持患儿的自主呼吸非常重要。已经报道的单独或联合用药的镇静药物有氯胺酮、异丙酚、咪达唑仑、右旋美托咪啶等（87）。可在喉镜下直视进行操作，Magill镊子可将异物移除，如果不能移除异物，可以使异物通过支气管及主支气管试图通过

一侧肺进行通气及氧合。气囊导管也可以去除异物。导管可通过梗阻部位，气囊膨胀，然后异物和导管一起被移除（88）。

急诊环甲膜切开术是上呼吸道异物治疗的一种侵入性治疗方法，这是最后可采用的治疗方法，但在特定情况下可挽救生命。用手术刀沿环甲膜切开个小切口，切口刺破环甲膜进入气管。经切口可置入气管内导管，在建立平稳通气前患儿可暂时给予呼吸机通气治疗（89）。

去除下呼吸道异物可缓解症状，可使用支气管镜进行检查、诊断及清除异物。专家推荐在有梗阻病史，甚至没有影像学表现的患儿均可使用支气管镜检（90）。长时间的坎顿后可给予短疗程抗生素及皮质醇治疗（91）。

据报道有三例吸入异物患者给予ECMO治疗。ECMO可使重症患者病情稳定，以利于清除异物或在异物清除后立即给予ECMO（92-94）。

病程及预后

吸入异物可完全缓解症状而痊愈，完全梗阻及窒息患儿例外，此类病人死亡率可高达45%，幸存者因缺氧时间较久而有30%神经损伤风险（95）。

化学性肺炎

化学性肺炎指因吸入化学性物质而造成的肺损伤及炎症。许多化学物质可引起化学性肺炎，本章节重点学习两种常见的造成严重损伤的化学性肺炎：碳氢化合物及脂质产品。

碳氢化合物

碳氢化合物指由碳及氢组成的化学物质。碳氢化合物多来源于原油，其可生产出汽油及其他油。常用的碳氢化合物有甲烷、丙烷、丁烷，其可见于燃料、清洁产品。摄取及吸入碳氢化合物时可造成损伤。碳氢化合物黏度较低，儿童因吞咽功能不完善容易发生误吸。碳氢化合物误吸占儿童意外中毒的2%，有研究认为其中约7%需要进行治疗（96, 97）。

病理生理学

绝大多数碳氢化合物黏度低，这增加了其发生误吸风险。它们的表面张力也较低，这使得碳氢化合物能广泛扩散，甚至可以全部覆盖受累区域。碳氢化合

物不稳定,容易被肺泡吸收导致发绀和急性呼吸窘迫。

碳氢化合物误吸造成的病理学改变是通气 / 灌流比例失衡。可以通过支气管镜检确诊,肺表面活性物质降解可导致肺不张,肺泡 - 毛细血管膜破坏。

- 支气管痉挛导致气道收缩,进而通气及氧合障碍,这会造成机体氧合不足及器官功能障碍。
- 碳氢化合物与表面活性物质作用后可发生肺不张,肺泡 - 毛细血管膜破坏后损伤仍存在。
- 肺泡 - 毛细血管膜受损可诱发炎性细胞及出血,引发急性呼吸窘迫综合征样症状。未被碳氢化合物影响的肺也会受全身炎症反应而遭受损伤,这样会增加治疗难度。

碳氢化合物吸入的全身作用虽少见,但会非常严重。它们包括:

- 中枢神经系统:震颤、昏迷
- 心脏:心肌病
- 胃肠道:恶心、呕吐

临床表现

碳氢化合物误吸可很快出现呼吸窘迫,而且症状严重。临床症状如下:

- 呼吸急促
- 咳嗽
- 发绀 / 缺氧
- 胸廓凹陷
- 胸片可见肺不张
- 肺大泡,可见于疾病急性发作缓解期末

管理和治疗

误吸碳氢化合物患儿的治疗取决于症状严重程度。大多数误吸无需医疗干预或者住院治疗(100)。碳氢化合物的发病和死亡由于急性呼吸窘迫综合征样症状引起,其治疗与急性呼吸窘迫综合征相似。表面活性物质治疗,吸入及全身应用皮质醇,一氧化氮等治疗方法将进行讨论(表 18-3)。

表18-3	误吸临床治疗方案制定(99)	
呼吸困难症状	胸片所见与误吸一致	住院 / 出院
是	是	住院
否	是	住院
是	否	观察 6 小时,复查胸片正常且症状缓解:出院
否	否	出院

外源性表面活性物质

肺表面活性物质在急性呼吸窘迫综合征应用的研究包括碳氢化合物吸入,但在碳氢化合物吸入患者的应用方面没有深入研究。动物实验数据表明这有助于改善肺顺应性、血气分析及生存(101)。仅有一例报道关于 17 个月男孩在给予 2 次肺表面活性物质后呼吸状况得到改善(102)。在表面活性物质被广泛应用于碳氢化合物诱发的肺损伤之前,建议开展深入的大样本研究。

皮质类固醇

有一些关于碳氢化合物误吸时可吸入或全身应用皮质醇。作用是减轻炎症和局限性或全身性炎症反应引起的继发损伤。皮质醇吸入的副作用很小,但全身性应用皮质醇会增加感染风险。许多病例报道提倡在碳氢化合物吸入引发急性呼吸窘迫综合征时可应用皮质醇,但没有关于其应用的前瞻性数据(103-105)。

一氧化氮

仅有一项病例报道关于一氧化氮在碳氢化合物吸入治疗中的益处,该患者的氧合及肺动脉高压得以改善(106)。

病程及预后

碳氢化合物误吸临床可完全恢复。发病原因主要是肺损伤。然而,只有 12% 病例发生肺损伤,损伤程度各异。已有的大样本回顾性研究表明碳氢化合物吸入的死亡率为 2%(107)。

关于碳氢化合物诱发肺损伤长期影响的数据相互矛盾。研究表明 8~14 岁儿童在碳氢化合物吸入后会出现肺功能异常(108)。那些无症状的患儿,在急性呼吸窘迫综合征指南制定之前这些患儿已得到充分研究。两项小型研究发现在这些事件之后肺功能没有显著变化(99, 109)。

脂类

脂质(油和动物脂肪)吸入不是儿童呼吸困难的常见原因。然而,许多其他物质,如矿物油或凡士林,被用于一些疾病的家庭治疗。包括慢性便秘、唇干和胃肠不适。脂质吸入后呼吸症状出现较晚,个人家庭治疗应谨慎,以免导致严重肺损伤。

病理生理学

脂质吸入病理生理学与碳氢化合物吸入类似。脂质吸入多由于儿童试图吞咽其不该吞咽的物质引起的，并且由于儿童的解剖及生理特点也容易发生误吸。这些可能影响其临床表现及治疗。

这些化学物质的味道和酸度不同。油和脂肪没有味道，或者是儿童喜欢的味道。碳氢化合物有毒，儿童误食后会很快出现不良反应。较难获得脂质误吸病史。油能减弱或抑制咽反射，也使得其误吸确诊困难(110)。父母给予儿童脂质产品进行治疗，可能会引起与治疗目的不相关的呼吸衰竭。

脂质误吸时肺损伤的原理是炎症。油可以导致细胞因子释放，吞噬细胞及其他炎性细胞释放入肺实质。其炎症反应与碳氢化合物时相似，不同的是，脂质误吸的炎性反应不会很严重，临床症状可急性发作，也可能在初次暴露后数年才发作。脂质可残留在肺泡内，这样会使症状延迟发作。脂质吸入对气管支气管纤毛反应产生影响，这样可抑制咳痰，使炎症持续存在(111)。

临床表现

患儿在出现呼吸症状以前，可能已经存在脂质反复吸入了。病史非常重要，并且通常是脂质误吸诊断的关键。临床症状和影像学检查无法提示脂质误吸，其临床表现与其他原因导致的呼吸困难相似：

- 呼吸急促
- 持续咳嗽
- 复发性肺炎
- 支气管肺泡灌洗液内充满脂质的巨噬细胞可明确诊断

管理和治疗

治疗脂质吸入应有耐心。绝大多数疾病进展缓慢，所以治疗重点是减轻急慢性炎症，减少肺炎继发损伤。脂质引发肺炎治疗的主要药物是抗生素及皮质醇(112-115)。也有报道应用免疫球蛋白，但其应用没有抗生素和皮质醇广泛(115)。该治疗用于疾病初期，早期治疗或任何治疗并不能改善病程。

病程及预后

脂质吸入的结局和预后较好，病人基本可痊愈。然而，也有急性失代偿和死亡病例。发病缓慢，有些患者痊愈需数年时间。有数据表明慢性炎症可引起纤维化和肺功能不全(116)。一些成年患者可导致右心衰竭，但没有关于儿童远期结局的研究(117)。

口腔分泌物

分泌物包括口腔及胃分泌物。儿童口腔分泌物误吸指奶粉及其他分泌物误吸。胃分泌物主要关注反流和胃内容物对肺实质的作用。

口咽分泌物误吸已成为儿科常见问题，并逐渐增多。吞咽障碍指吞咽运动或吞咽口咽分泌物异常；它是儿童误吸的主要原因，其由于早产、中枢神经系统异常及颅面综合征引起(118,119)。口咽分泌物误吸可导致肺损伤和肺炎发病增多。足月儿吞咽障碍的原因不是暂时性的，其可导致误吸反复发作、肺损伤及肺炎(特殊人群18-2)。

数据表明口咽分泌物吸入是儿童复发性肺炎的常见原因，也是占院内肺炎的8%(120)。神经损伤患儿肺炎发病渐增多。神经系统异常患儿数量在增加，这是新生儿重症监护病房及儿科监护病房患者存活的结果。但是也有患儿反复发生误吸，但却没有吞咽障碍。这些儿童常被误诊，以至于在数月至数年时间未得到治疗(121)。

病理生理学

口咽误吸病理生理学与碳氢化合物及脂质误吸相似。吞咽功能通过脑神经和肌肉协调进行。吞咽功能发育较慢，且吞咽障碍的患儿存在吞咽障碍高危因素。早产儿发育迟缓，口腔及舌运动功能较低。中枢神经系统异常可引起脑神经功能障碍，无法吞咽协调。颅面综合征吞咽不协调是继发于解剖异常。这些情况是暂时的，需要手术或药物治疗减少误吸风险。

● 特殊人群 18-2

暂时性还是持续肠内营养？

脑瘫或神经肌肉障碍患儿较健康儿童更易发生吞咽障碍。脑瘫患儿不同于神经认知正常或解剖畸形的儿童。脑瘫和神经肌肉障碍患儿的吞咽障碍很难改善。实际上，他们的病情可能会恶化及误吸。脑瘫患儿的姑息治疗并非最佳选择，应选择手术治疗。相反，受益于肠内营养的儿童有：

- 烧伤病人：高热量需求及止痛可能增加误吸风险。
- 脑外伤病人
- 近期手术病人：婴儿需要学习经口进食。

口腔分泌物误吸，甚至没有其他液体，也能造成肺损伤。误吸如果反复发作就有问题了，因为复发性损伤能引起很多远期损伤。儿童误吸常急性发作。正常的化学感受器及反射可引起咳嗽已试图将异物从呼吸道清除出去。不伴咳嗽等反射的误吸成为无声误吸，可见于80%的误吸患者(122)。

误吸的口咽分泌物及液体含水多。造成肺损伤的事呢唾液中的酶及外源性液体中的酸。唾液的基本作用是湿化食物及消化食物中的蛋白质和糖。这些酶可以分解肺实质的蛋白质引起局限性炎症及进一步肺损伤。唾液的pH通常约是7.0(正常情况下)，但也会发生变化并造成细胞损伤。液体一般不会分解肺蛋白质，但可引起局限性炎症和细胞损伤。误吸可将细菌带入肺组织，并感染引起肺炎(119, 120)。

临床表现

口咽分泌物误吸的患儿通常是健康的，但有一些需要治疗。临床症状因患儿健康情况而不同。最常见的口咽分泌物误吸症状包括：

- 咳嗽
- 呼吸急促
- 缺氧 / 发绀
- 复发性肺炎

食物及分泌物误吸的诊断有2个金标准。口咽内放入染料，然后检查呼吸道可证实是否存在误吸，气管插管患者可进行气管内吸引。放射性染料可用于未行气管插管的患儿，连续胸片检查可明确诊断(121)。食物误吸诊断的金标准是可视透视研究吞咽X线荧光透视检查(VFSS)。吞咽X线荧光透视检查由受培训的医师动态观察吞咽食物后，食物经声带的运动过程。食物也要求是具有放射活性的，因射线不能透过食物而显影。

管理和治疗

误吸要根据其原因进行治疗。对于早产及发育迟缓的患儿只需暂时缓解症状即可。颜面畸形的患儿需进行远期治疗。神经受损患者发生误吸在所难免。且治疗只是姑息治疗。

肠内营养

肠内营养是口腔运动障碍患者疾病治疗之一。这需使用鼻胃管或鼻十二指肠管。这些导管可在床旁置管，风险很小。不幸的是，置管只是临时使用，很容易发生移位而误吸，还有可能增加上呼吸道感染风险。胃管和胃空肠管是长期肠内营养的选择。这些需进行手术，增加了并发症的风险，但属于外科常规手术。导管末端经过胃可减少呼吸并发症(124)。

格隆溴铵

格隆溴铵是抗胆碱能药物，能够抑制毒蕈碱受体。这些受体能够分泌唾液，研究表明使用格隆溴铵能够显著减少唾液分泌。没有数据显示格隆溴铵能够改善呼吸状况或减少肺炎发病(125)。

气管切开术

气管切开术是通过手术将导管经上呼吸道置入气管内的方法，其应用于儿童的原因很多，其中一条就是可以用于口腔分泌物误吸治疗。由于儿童神经肌肉功能障碍使得咳嗽较弱，通过气管切开导管可以清除分泌物。理论上说，这样可以减少因持续误吸造成的肺损伤，但目前尚无关于其潜在优势的研究。气囊气管切开导管的应用将对患者具有保护作用。

病程及预后

慢性误吸罕见于健康儿童，它可引起持续的呼吸道症状，包括喘息、咳嗽、慢性梗阻及肺炎(121)。对于有其他合并症的患者，慢性误吸会是一个大问题。这种情况多见于合并慢性肺疾病的早产儿。这些患儿存活率低，甚至轻度的误吸都会引起呼吸衰竭和严重肺损伤。长期持续肺损伤会造成肺高压并导致心衰。神经和发育异常的儿童，在接受药物或手术治疗之前，就会出现这些情况，使得他们的肺功能受限。误吸的早期积极治疗，可降低慢性误吸相关发病率(126)。

胃分泌物

胃内容物反流常见于健康婴儿及许多患病婴儿。胃食管反流病(GERD)婴儿发生合并症不多见。婴儿胃食管反流可引起不适，其主要治疗方法是提高胃内容物PH以减轻疼痛。当胃内容物误吸时可并发合并症，其可造成肺严重损伤及发病。

病理生理学

胃和口腔分泌物误吸与病理生理学息息相关。反流能引起食管和上呼吸道损伤，但不会造成气管和下呼吸道的损伤，除非合并吞咽障碍。早产及神经障碍儿童易患吞咽障碍及反流。食管下括约肌肌张力的基础作用是阻止胃内容物进入食管,食管下括约肌张力减低见于两中情况。反流及吞咽障碍也可见于正常儿童,当发生口腔分泌物误吸时他们可能没有症状(127)。

胃内容物是酸性的,富含酶类可降解食物以消化。食物消化时,胃内 pH 为 1～2,胃排空时为 4～5。酸可以引起炎症反应及细胞因子释放,它们将造成肺实质损伤。反复发作会对肺造成持续损伤,吸入口腔内细菌可引起复发性肺炎。胃蛋白酶是胃内唯一消化蛋白质的酶类。胃蛋白酶能水解肺实质蛋白质,是引起胃内容物慢性吸入时肺纤维化的主要原因。胃蛋白酶已用于慢性吸入的标记物,但是胃内容物吸入引发的呼吸症状的患病率仍不清楚(128)。

临床表现

胃内容物吸入的临床症状如下:
- 咳嗽
- 呼吸急促
- 低氧/发绀
- 复发性肺炎

有许多科研是关于反流诊断的。发生误吸的儿童肯定有吞咽障碍。pH 探针可作为研究反流的工具。有多种检测方法可用,但常用的是探针,其具有多接口可置入食管以检测 PH 和(或)液体。接口可显示反流发生频率有多高,还可显示胃内容物 PH。数据可显示反流标记或食管 pH 低于 4 的时间百分比(129)。

有研究报道可检测呼吸道分泌物的胃蛋白酶,这可以显示蛋白质进入肺内,可借此判断胃内容物吸入。此方法还需要得到其他常规研究的证实(130)。

管理和治疗

若患者持续发生反流及误吸,药物治疗只能部分起效。治疗的关键是降低 pH,可在反流患者应用 H₂ 受体阻滞剂或质子泵抑制剂(PPIs)。H₂ 受体阻滞剂或质子泵抑制剂(PPIs)可提高胃内容物 PH,但不能抑制误吸发生。值得关注的是,降低 pH 也许实际上增加了误吸继发肺炎的可能性,尽管这仅见于成人(131)。药物如胃复安和红霉素已经用于缩短食物在胃内消化时间,在于这些药物是胃动力药物,因此可减少反流发生机会。

手术治疗是胃内容物反流的唯一确切疗法。基本的手术方法称为 Nissen 胃底折叠术,此方法通过扎紧食管下括约肌以减少反流。胃顶部包绕并缝合于食管周围。这样可使括约肌紧缩并阻止胃内容物流

入食管。应用该方法治疗口腔分泌物吸入治疗时,留或不留胃管均可。

胃内容物反流最简单的治疗方法是体位疗法。最佳体位头部抬高 30° 仰卧可减少误吸发生,该体位是利用重力作用阻止分泌物进入食管。

病程及预后

胃内容物吸入的结局与口咽吸入相似。当研究误吸影响时,其合并症非常重要,很多早产儿患有慢性肺疾病,神经肌肉功能障碍患儿有呼吸运动障碍,脑瘫患儿因脊柱侧弯而肺容量较低,这些患儿发生反流及误吸风险较高。发生误吸的病人越多,发生肺部炎症和复发性肺炎的可能性越大。炎症可导致慢性纤维化及肺功能减低,也是误吸发病的主要原因。

> ■■ 约翰已给予 MV 模式 8 天,但其呼吸状况仍不稳定。这期间,你和你的团队成员 ICU 医护及复苏小组仍在努力治疗低氧血症和因肺水肿、肺不张引起的呼吸急促,以及早期即已确诊的肺炎。第 8 天,约翰拔除气管插管,给予双水平气道正压通气 3 天,最后给予 2L 的鼻导管吸氧。其淹溺后 2 周,约翰由 ICU 转入学龄儿童呼吸住院部。在不需呼吸支持后 6 天约翰出院回家。

> ■■ 评判性思维问题:约翰·史密斯
> 1. 当约翰入院面罩通气后很快就出现呼吸困难,在给以通气后你发现没有胸廓起伏,你会建议医生给予什么干预治疗措施?
> 2. 当约翰出现肺不张,且 PEEP 持续升高,为什么 PIP 也要升高?什么通气策略也许能改善约翰肺膨胀度?
> 3. 你认为约翰病情进展到急性呼吸窘迫综合征了吗?有什么依据支持你的结论?

●● 案例分析及评判性思维问题

■ 案例 1:杰米·林恩

杰米·林恩,6 岁,女,消防员凌晨 2 点在她房间地板上发现的她。邻居发现房子地下室有火焰冒出时呼叫消防员。消防员到达之前,其他居民已转移出房子。大火已蔓延到主楼,15 分钟后消防员把杰米救出。她被救出时没有意识,但在前往医院的救护车上她被叫醒。她一到急诊科就咳嗽,颜面可见烟灰。初

步治疗后杰米开始喘鸣。

- 杰米•林恩的初步治疗方案是什么？
- 考虑吸入损伤和全身并发症时，需要获得哪些重要的实验室数据？

气管插管后杰米•林恩的情况好转，生命体征：HR 104 次 / 分，BP 104/72mmHg，RR 24 次 / 分，末梢氧饱和度 100%（纯氧下），体温 37.4℃。血气分析 7.34/42/480，乳酸是 4。反复乳酸试验，回到 5.4。碳氧血红蛋白恢复至 24%。

- 后续需要关注什么？
- 你将如何治疗？需要监测哪些副作用？

■ 案例 2：史蒂芬•海德

史蒂芬•海德，2 岁，男，其母诉患儿喘息 2 天来急诊科就诊。其母诉患儿过去无喘息病史，近期也没

有病史。当你听诊时，右侧呼吸音正常，左侧呼吸音低且可闻及喘息。

- 你需要关注的是什么？明确诊断的最佳方法是什么？
- 下一步需要做什么？

■ 案例 3：TJ•约翰逊

TJ•约翰逊，18 个月，男，其父在车库中照看患儿。患儿父亲使用含乙醇清洁剂清理工具上的油污。他听到儿子的咳嗽声，并且患儿手握清洁剂。约翰逊的衣服上有液体痕迹，父亲认为他吞下了清洁剂并将他带到急诊科。

- 判断约翰逊治疗方案的关键是什么？
- 接下来你打算做什么？
- 约翰逊是会住院还是出院呢？

选择题

1. 对一肺水肿患儿病情加重时，最好的呼吸机变化是什么？
   - a. 降低 PEEP
   - b. 增加 PIP
   - c. 增加 PEEP
   - d. 降低 FiO_2
2. 以下哪一项不是急诊室内淹溺患者发生不良预后的征象
   - a. 现场 CPR
   - b. 持续 CPR 下送入急诊科
   - c. 初次动脉血气分析 pH 为 7.3
   - d. 瞳孔固定并散大
3. 当患者处于以下哪一种情况时，最具有吸入的危险
   - a. 通气频率快
   - b. 暴露于一个密闭空间的火焰中
   - c. 暴露于一个有大量的化学品和塑料制品燃烧的房间里
   - d. 以上都是
4. 以下哪一位患者最适宜使用高压氧舱治疗
   - a. 10 岁男孩，因汽油箱爆炸火焰烧伤面部，碳氧血红蛋白小于 0.9%
   - b. 17 岁女性患者，从一燃烧的化学厂内被救出，精神状态发生改变，血压 70/45，碳氧血红蛋白为 58%
   - c. 6 岁男孩，因家中失火被救出，没有呼吸系统症状，生命体征 BP 98/44mmHg，RR 为 34 次 /

分，碳氧血红蛋白是 48%
   - d. 2 岁女患儿，从一失火的房间中被救出，经现场抢救，6 小时后被送到你这里，患儿的意识状态和生命体征正常，5 小时之前查的碳氧血红蛋白是 48%
5. 针对怀疑一氧化碳中毒患儿的首选的治疗是：
   - a. 打电话寻找你周边是否有可以利用的高压氧舱？
   - b. 为患儿进行气管插管
   - c. 给患儿使用 100% 氧气的非重复吸入性面罩
   - d. 开始使用硫代硫酸钠
6. 一患儿家中吸入碳氢化合物，无症状，但胸片显示两肺渗出。应如何对其进行治疗？
   - a. 住院
   - b. 观察 6 小时，复查胸片
   - c. 出院
   - d. 完善血气分析，如结果正常可出院
7. 34 周早产儿生后 6 周已有三次肺炎病史，VFSS 发现有液体误吸入气道，患儿可以耐受较浓稠喂养，患儿母乳喂养，针对该患儿应采取哪种营养支持？
   - a. 手术留置胃管
   - b. 经鼻饲管鼻饲喂养 2～3 周后再次行 VFSS 实验
   - c. 常规喂养
   - d. 将母乳吸出，强化母乳，后期行吞咽功能检查
8. 2 岁男孩因咀嚼糖果包装纸造成被哽噎，将其送入急诊科时无法说话，偶有咳嗽，有严重的呼吸

选择题（续）

病变表现。急诊科医生使用喉镜无法将包装纸取出，包装纸已完全造成呼吸道梗阻。你会建议急诊科医生什么？

a. 立即气管造口术

b. 利用 Magill 钳子将包装纸推入气道解除梗阻

c. 气管插管

d. 将患儿镇静使其感到舒适

9. 解除 9 个月婴儿完全性气道梗阻的最佳方法是什么？

a. 海姆立克急救法

b. 手术清除

c. 徒手取出

d. 猛拍背部

10. 什么病人可受益于外源性肺表变活性剂治疗？

I. 淹溺者

II. ARDS

III. 误吸

IV. FBAO

a. I, II, III

b. I, III, IV

c. I, II, IV

d. II, III, IV

（张燕燕 译）

参考文献

1. Centers for Disease Control and Prevention, National Center for Injury Prevention and Control. Web-based Injury Statistics Query and Reporting System (WISQARS). http://www.cdc.gov/injury/wisqars. Published November 24, 2009. Accessed January 15, 2013.

2. Thompson DC, Rivara FP. Pool fencing for preventing drowning in children. *Cochrane Database Syst Rev.* 2000;2: CD001047.

3. Karpovich PV. Water in the lungs of drowned animals. *Arch Pathol.* 1933;15:828-833.

4. Orlowski JP. Drowning, near-drowning, and ice-water submersions. *Pediatr Clin North Am.* 1987;34(1):75-92.

5. van Berkel M, Bierens JJ, Lie RL, et al. Pulmonary oedema, pneumonia and mortality in submersion victims; a retrospective study in 125 patients. *Intensive Care Med.* 1996;22(2):101-107.

6. Oswalt CE, Gates GA, Holmstrom MG. Pulmonary edema as a complication of acute airway obstruction. *JAMA.* 1977; 238(17):1833-1835.

7. Willms D, Shure D. Pulmonary edema due to upper airway obstruction in adults. *Chest.* 1988;94(5):1090-1092.

8. Pearn JH. Secondary drowning in children. *Br Med J.* 1980;281(6248):1103-1105.

9. Pratt FD, Haynes BE. Incidence of "secondary drowning" after saltwater submersion. *Ann Emerg Med.* 1986;15(9) 1084-1087.

10. Giammona ST, Modell JH. Drowning by total immersion: effects on pulmonary surfactant of distilled water, isotonic saline, and seawater. *Am J Dis Child.* 1967;114(6):612-616.

11. Modell JH, Graves SA, Ketover A. Clinical course of 91 consecutive near-drowning victims. *Chest.* 1976;70(2): 231-238.

12. Kennedy GA, Kanter RK, Weiner LB, Tompkins JM. Can early bacterial complications of aspiration with respiratory failure be predicted? *Pediatr Emerg Care.* 1992;8(3): 123-125.

13. Lee KH. A retrospective study of near-drowning victims admitted to the intensive care unit. *Ann Acad Med Singapore.* 1998;27(3):344-346.

14. Nichols D. *Rogers' Textbook of Pediatric Intensive Care.* Philadelphia, PA: Lippincott Williams & Wilkins; 2008.

15. Ware LB, Matthay MA. The acute respiratory distress syndrome. *New Engl J Med.* 2000;342:1334-1349.

16. Pelosi P, Jaber S. Noninvasive respiratory support in the perioperative period. *Curr Opin Anesthesiol.* 2010;23(2): 233-238.

17. Ruza F. Noninvasive ventilation in pediatric acute respiratory failure: a challenge in pediatric intensive care units. *Pediatr Crit Care Med.* 2010;11(6):750-751.

18. Kredel M, Muellenbach RM, Schlegel N, et al. Pulmonary effects of positive end-expiratory pressure and fluid therapy in experimental lung injury. *Exp Lung Res.* 2011;37(1): 35-43.

19. Lubrano R, Cecchetti C, Elli M, et al. Prognostic value of extravascular lung water index in critically ill children with acute respiratory failure. *Intensive Care Med.* 2011;37(1): 124-131.

20. Koh MS, Hsu AA, Eng P. Negative pressure pulmonary oedema in the medical intensive care unit. *Intensive Care Med.* 2003;29(9):1601-1604.

21. Peroni DG, Boner AL. Atelectasis: mechanisms, diagnosis and management. *Paediatr Respir Rev.* 2000;1(3):274-278.

22. Fowler AA 3rd, Scoggins WG, O'Donohue WJ Jr. Positive end-expiratory pressure in the management of lobar atelectasis. *Chest.* 1978;74(5):497-500.

23. Hendriks T, de Hoog M, Lequin MH, Devos AS, Merkus PJFM. DNase and atelectasis in non-cystic fibrosis pediatric patients. *Crit Care.* 2005;9(4):R351-R356.

24. McBrien M, Katumba JJ, Mukhtar AI. Artificial surfactant in the treatment of near drowning. *Lancet.* 1993;342(8885): 1485-1486.

25. Cubattoli L, Franchi F, Coratti G. Surfactant therapy for acute respiratory failure after drowning: two children victim of cardiac arrest. *Resuscitation.* 2009;80(9):1088-1089.

26. Fields AI. Near-drowning in the pediatric population. *Crit Care Clin.* 1992;8(1):113-129.

27. Dahlem P, Van Aalderen WM, Bos AP. Pediatric acute lung injury. *Pediatr Respir Rev.* 2007;8(4):348-362.

28. Gregorakos L, Markou N, Psalida V, et al. Near-drowning: clinical course of lung injury. *Lung.* 2009;187(2):93-97.

29. Forler J, Carsin A, Arlaud K, et al. Respiratory complications of accidental drowning in children. *Arch Pediatr.* 2010;17(1):14-18.

30. Munt P, Fleetham J. Corticosteroids and near-drowning. *Lancet.* 1978;311(8065):665-666.

31. Xinmin D, Yunyou D, Qinzhi X, et al. Dexamethasone treatment attenuates early seawater instillation-induced acute lung injury in rabbits. *Pharmacol Res.* 2006;53(4):372-379.

32. Taknoa Y, Hirosako S, Yamaguchi T, et al. Nitric oxide inhalation as an effective therapy for acute respiratory distress syndrome due to near-drowning: a case report. *Nihon Kokyuki Gakkai Zasshi.* 1999;37(12):997-1002.

33. Pence HH, Pence S, Jurtul N, Kocuglu H, Bakau E, Kok AN. Changes in nitric oxide levels in striated muscles of rats following different types of death. *Soud Lek.* 2005;50(1):2-6.

34. Suzuki H, Ohta T, Iwata K, et al. Surfactant therapy for respiratory failure due to near-drowning. *Eur J Pediatr.* 1996;155:383-384.

35. Varisco BM, Palmatier CM, Alten JA. Reversal of intractable hypoxemia with exogenous surfactant (calfactant) facilitating complete neurological recovery in a pediatric drowning victim. *Pediatr Emerg Care.* 2010;26(8):571-573.

36. Eich C, Bräuer A, Kettler D. Recovery of a hypothermic drowned child after resuscitation with cardiopulmonary bypass followed by prolonged extracorporeal membrane oxygenation. *Resuscitation.* 2005;67(1):145-148.

37. Guenther U, Varelmann D, Putensen C, Wrigge H. Extended therapeutic hypothermia for several days during extracorporeal membrane-oxygenation after drowning and cardiac arrest: two cases of survival with no neurological sequelae. *Resuscitation.* 2009;80(3):379-381.

38. Wollenek G, Honarwar N, Golej J, Marx M. Cold water submersion and cardiac arrest in treatment of severe hypothermia with cardiopulmonary bypass. *Resuscitation.* 2002;52(3):255-263.

39. Coskun KO, Popov AF, Schmitto JD, et al. Extracorporeal circulation for rewarming in drowning and near-drowning pediatric patients. *Artific Organs.* 2010;34(11):1026-1030.

40. Bolte RG, Black PG, Bowers RS, et al. The use of extracorporeal rewarming in a child submerged for 66 minutes. *JAMA.* 1988;260(3):377-379.

41. Butt MP, Jalowayski A, Modell JH, Giammona ST. Pulmonary function after resuscitation from near-drowning. *Anesthesiology.* 1970;32(3):275-277.

42. Laughlin JJ, Eigen H. Pulmonary function abnormalities in survivors of near-drowning. *J Pediatr.* 1982;100(1):26-30.

43. Buford A, Ryan LM, Klein BL, et al. Drowning and near-drowning in children and adolescents. *Pediatr Emerg Care.* 2005;21(9):610-618.

44. Young RSK, Zaineraitis EL, Dooling EC. Neurological outcome in cold water drowning. *JAMA.* 1980;244(11):1233-1235.

45. Sekar TS, MacDonnel KF, Namsirikul P, Herman RS. Survival after prolonged submersion in cold water without neurologic sequelae: report of two cases. *Arch Intern Med.* 1980;140(6):775-779.

46. Siebke H, Rød T, Breivik H, Lind B. Survival after 40 minutes' submersion without cerebral sequelae. *Lancet.* 1975;305(7919):1275-1277.

47. Barrow RE, Spies M, Barrow LN, Herndon DN. Influence of demographics and inhalation injury on burn mortality in children. *Burns.* 2004;30(1):72-77.

48. Einhorn IN. Physiological and toxicological aspects of smoke produced during the combustion of polymeric materials. *Environ Health Perspect.* 1975;11:163-189.

49. Fein A, Leff A, Hopewell PC. Pathophysiology and management of the complications resulting from fire and the inhaled products of combustion: review of the literature. *Crit Care Med.* 1980;8(2):94-98.

50. Madnani DD, Steele NP, de Vries E. Factors that predict the need for intubation in patients with smoke inhalation injury. *Ear Nose Throat J.* 2006;85(4):278-280.

51. Haponik EF, Meyers DA, Munster AM, et al. Acute upper airway injury in burn patients: serial changes of flow-volume curves and nasopharyngoscopy. *Am Rev Respir Dis.* 1987;135(2):360-366.

52. Dorsey DP, Bowman SM, Klein MB, et al. Perioperative use of cuffed endotracheal tubes is advantageous in young pediatric burn patients. *Burns.* 2010;36(6):856-860.

53. Hudson DA, Jones L, Rode H. Respiratory distress secondary to scalds in children. *Burns.* 1994;20(5):434-437.

54. Fidkowski C, Fuzaylov G, Sheridan R, Coté C. Inhalation burn injury in children. *Paediatr Anaesth.* 2009;19(suppl 1):147-154.

55. Miller K, Chang A. Acute inhalation injury. *Emerg Med Clin North Am.* 2003;21(2):533-557.

56. Demling R, Lalonde C, Youn YK, Picard L. Effect of graded increases in smoke inhalation injury on the early systemic response to a body burn. *Crit Care Med.* 1995;23(1):171-178.

57. Enkhbaatar P, Traber DL. Pathophysiology of acute lung injury in combined burn and smoke inhalation injury. *Clin Sci (Lond).* 2004;107(2):137-143.

58. Murakami K, Traber DL. Pathophysiological basis of smoke injury. *News Physiol Sci.* 2003;18:125-129.

59. Head JM. Inhalation injury in burns. *Am J Surg.* 1980;139(4):508-512.

60. Walker HL, McLeod CG, McManus WF. Experimental inhalation injury in the goat. *J Trauma.* 1981;21(11):962-964.

61. Herndon DN. Inhalation injury. In: Herndon DN, ed. *Total Burn Care.* 2nd ed. Philadelphia, PA: Elsevier; 2002:242-253.

62. Mlcak RP, Suman OE, Herndon DN. Respiratory management of inhalation injury. *Burns.* 2007;33(1):2-13.

63. Zhang H, Kim YK, Govindarajan A, et al. Effect of adrenoreceptors on endotoxin-induced cytokines and lipid peroxidation in lung explants. *Am J Respir Crit Care Med.* 1999;160(5, pt 1):1703-1710.

64. Gauglitz GG, Finnerty CC, Herndon DN, Micak RP, Jeschke MG. Are serum cytokines early predictors for the outcome of burn patients with inhalation injuries who do not survive? *Crit Care.* 2008;12(3):R81.

65. Palmieri T, Enkhbaatar P, Bayliss R, et al. Continuous nebulized albuterol attenuates acute lung injury in an ovine model of combined burn and smoke inhalation. *Crit Care Med.* 2006;34(6):1719-1724.

66. Muscarinic receptor antagonist therapy improves acute pulmonary dysfunction after smoke inhalation in sheep. *Crit Care Med.* 2010;38(12):2399-2344.

67. Palmieri T. Use of B-agonists in inhalation injury. *J Burn Care Res.* 2009;30(1):141-142.

68. Sheridan RL, Zapol WM, Ritz RH, Tompkins RG. Low-dose inhaled nitric oxide in acutely burned children with profound respiratory failure. *Surgery.* 1999;126(5):856-862.

69. Miller AC, Rivero A, Ziad S, Smith DJ, Elamin EM. Influence of nebulized unfractionated heparin and N-acetylcysteine in acute lung injury after smoke inhalation injury. *J Burn Care Res.* 2009;30(2):249-256.

70. Enkhbaatar P, Murakami K, Cox R, et al. Aerosolized tissue plasminogen activator improves pulmonary function in sheep with burn and smoke inhalation. *Shock.* 2004;22(1):70-75.

71. Robinson NB, Hudson LD, Riem M, et al. Steroid therapy following isolated smoke inhalation injury. *J Trauma.* 1982;22(10):876-879.

72. Orgill DP, Piccolo N. Escharotomy and decompressive therapies in burns. *J Burn Care Res.* 2009;30(5):759-768.

73. Kao LW, Nañagas KA. Carbon monoxide poisoning. *Med Clin North Am.* 2005;89(6):1161-1194.

74. Barillo DJ, Goode R, Esch V. Cyanide poisoning in victims of fire: analysis of 364 cases and review of the literature. *J Burn Care Rehabil.* 1994;15(1):46-57.

75. Geller RJ, Barthold C, Saiers JA, Hall AH. Pediatric cyanide poisoning: causes, manifestations, management, and unmet needs. *Pediatrics.* 2006;118(5):2146-2158.

76. Tung A, Lynch J, McDade WA, Moss J. A new biological assay for measuring cyanide in blood. *Anesthes Analg.* 1997;85(5):1045-1051.

77. Berlin CM. The treatment of cyanide poisoning. *Pediatrics.* 1970;46(5):793-796.

78. Shepherd G, Velez LI. Role of hydroxocobalamin in acute cyanide poisoning. *Ann Pharmacother.* 2008;42(5):661-669.

79. Gómez R, Cancio LC. Management of burn wounds in the emergency department. *Emerg Med Clin North Am.* 2007;25(1):135-146.

80. Desai MH, Mlcak RP, Robinson E, et al. Does inhalation injury limit exercise endurance in children convalescing from thermal injury? *J Burn Care Rehabil.* 1993;14(1):12-16.

81. Altkorn R, Chen X, Milkovich S, et al. Fatal and non-fatal food injuries among children (aged 0-14 years). *Int J Pedatr Otorhinolaryngol.* 2008;72(7):1041-1046.

82. Rimell FL, Thome A, Stool S, et al. Characteristics of objects that cause choking in children. *JAMA.* 1995;274(22):1763-1766.

83. Milkovich SM, Altkorn R, Chen X, et al. Development of the small parts cylinder: lessons learned. *Laryngoscope.* 2008;118(11):2082-2086.

84. Zur KB, Litman RS. Pediatric airway foreign body retrieval: surgical and anesthetic perspectives. *Pediatr Anesthes.* 2009;19(1):109-117.

85. Gomez-Acevedo HH. Maneuver for the recovery of a foreign body causing a complete airway obstruction: illustrative case. *Pediatr Emerg Care.* 2010;26(1):39-40.

86. Heimlich HJ. A life-saving maneuver to prevent food-choking. *JAMA.* 1975;234(4):398-401.

87. Bullock SM, Rabar S, Demott K; Guideline Development Group. Sedation for diagnostic and therapeutic procedures in children and young people: summary of NICE guidance. *BMJ.* 2010;341:c6819.

88. McAfee SJ, Vashisht R. Removal of an impacted distal airway foreign body using a guidewire and a balloon angioplasty catheter. *Anaesth Intensive Care.* 2011;39(2):303-304.

89. Toye FJ, Weinstein JD. Clinical experience with percutaneous tracheostomy and cricothyroidotomy in 100 patients. *J Trauma.* 1986;26(11):1034-1040.

90. Even L, Heno N, Talmon Y, Samet E, Zonis Z, Kugelman A. Diagnostic evaluation of foreign body aspiration in children: a prospective study. *J Pediatr Surg.* 2005;40(7):1122-1227.

91. Daines CL, Wood RE, Boesch RP. Foreign body aspiration: an important etiology of respiratory symptoms in children. *J Allergy Clin Immunol.* 2008;121(5):1297-1298.

92. Brown KL, Shefler A, Cohen G, DeMunter C, Pigott N, Goldman AP. Near-fatal grape aspiration with complicating acute lung injury successfully treated with extracorporeal membrane oxygenation. *Pediatr Crit Care Med.* 2003;4(2):243-245.

93. Ignaco RC Jr, Falcone RA Jr, Brown RL. A case report of severe tracheal obstruction requiring extracorporeal membrane oxygenation. *J Pediatr Surg.* 2006;41(10):E1-E4.

94. Isherwood J, Firmin R. Late presentation of foreign body aspiration requiring extracorporeal membrane oxygenation support for surgical management. *Interact Cardiovasc Thorac Surg.* 2011;12(4):631-632.

95. Lima JA. Laryngeal foreign bodies in children: a persistent life-threatening problem. *Laryngoscope.* 1989;99(4):415-420.

96. Bronstein AC, Spyker DA, Cantilena LR Jr, Green JL, Rumack BH, Giffin SL. 2008 Annual Report of the American Association of Poison Control Centers' National Poison Data System (NPDS): 26th Annual Report. *Clin Toxicol (Phila).* 2009;47(10):911-1084.

97. Press E, Adams WC, Chittenden RF, et al. Co-operative kerosene poisoning study: evaluation of gastric lavage and other factors in the treatment of accidental ingestions of petroleum distillate products. *Pediatrics.* 1962;29(4):648-674.

98. Giammona ST. Effects of furniture polish on pulmonary surfactant. *Am J Dis Child.* 1967;113(6):658-663.

99. Eade NR, Taussig LM, Marks MI. Hydrocarbon pneumonitis. *Pediatrics.* 1974;54(3):351-357.

100. Anas N, Namasonthi V, Ginsburg CM. Criteria for hospitalizing children who have ingested products containing hydrocarbons. *JAMA.* 1981;246(8):840-843.

101. Widner LR, Goodwin SR, Berman LS, Banner MJ, Freid EB, McKee TW. Artificial surfactant for therapy in hydrocarbon-induced lung injury in sheep. *Crit Care Med.* 1996;24(9):1524-1529.

102. Horoz OO, Yildizdas D, Yilmaz HL. Surfactant therapy in acute respiratory distress syndrome due to hydrocarbon aspiration. *Singapore Med J.* 2009;50(4):e130-e132.

103. Kamijo Y, Soma K, Yasushi A, Ohwada T. Pulse steroid therapy in adult respiratory distress syndrome following petroleum naphtha ingestion. *J Toxicol Clin Toxicol.* 2000;38(1):59-62.

104. Steele RW, Conklin RH, Mark HM. Corticosteroids and antibiotics for the treatment of fulminant hydrocarbon aspiration. *JAMA.* 1972;219(11):1434-1437.

105. Gurkan F, Bosnak M. Use of nebulized budesonide in two critical patients with hydrocarbon intoxication. *Am J Ther.* 2005;12(4):366-367.

106. Patwari PP, Michelson K. Use of inhaled nitric oxide for hydrocarbon aspiration. *Chest.* 2005;128:445S.

107. Beamon RF, Siegel CJ, Landers G, Green V. Hydrocarbon ingestion in children: a six-year retrospective study. *JACEP.* 1976;5(10):771-775.

108. Gurwitz D, Kattan M, Levison H, Culham JA. Pulmonary function abnormalities in asymptomatic children after hydrocarbon pneumonitis. *Pediatrics.* 1978;62(5):789-794.

109. Olstad RB, Lord RM. Kerosene intoxication. *Am J Dis Child.* 1952;83(4):446-453.

110. Franquet T, Giménez A, Rosón N, Torrubia S, Sabaté JM, Pérez C. Aspiration diseases: findings, pitfalls, and differential diagnosis. *Radiographics.* 2000;20(3):673-685.

111. Proetz AW. The effects of certain drugs on living nasal ciliated epithelium. *Ann Otol Rhinol Laryngol.* 1934;43:450-463.

112. Marchiori E, Glaucia Z, Mano C, Hochhegger B. Exogenous lipoid pneumonia: clinical and radiological manifestations. *Respir Med.* 2011;105(5):659-666.

113. Furuya M, Martinez I, Zúñiga-Vásquez G, Hernández-Contreras I. Lipoid pneumonia in children: clinical and imagenological manifestations. *Arch Med Res.* 2000;31(1):42-47.

114. Ayvazian LF, Steward DS, Merkel CG, Frederick WW. Diffuse lipoid pneumonitis successfully treated with prednisone. *Am J Med.* 1967;43(6):930-934.

115. Amato GM, Novara V, Amato G. Lipid pneumonia: favorable outcome after treatment with intravenous immunoglobulins, steroids, cephalosporins. *Minerva Pediatr.* 1997;49(4):163-169.

116. Chin NK, Hui KP, Sinnah R, Chan TB. Idiopathic lipoid pneumonia in an adult treated with prednisolone. *Chest.* 1994;105(3):956-957.

117. Casey JF. Chronic cor pulmonale associated with lipoid

pneumonia. *JAMA.* 1961;177:896-898.

118. Newman LA, Keckley C, Peterson MC, Hamner A. Swallowing function and medical diagnoses in infants suspected of dysphagia. *Pediatrics.* 2001;108(6):E106.

119. Morton RE, Wheately R, Minford J. Respiratory tract infections due to direct and reflux aspiration in children with severe neurodisability. *Dev Med Child Neurol.* 1999; 41(5):329-334.

120. Owayed AF, Campbell DM, Wang EEL. Underlying causes of recurrent pneumonia in children. *Arc Pediatr Adolesc Med.* 2000;154(2):190-194.

121. Lefton-Greif M, Carroll JL, Loughlin G. Long-term follow-up of oropharyngeal dysphagia in children without apparent risk factors. *Pediatr Pulmonol.* 2006;41(11):1040-1048.

122. Weir K, McMahon S, Taylor S, Chang AB. Oropharyngeal aspiration and silent aspiration in children. *Chest.* 2011;140(3):589-597.

123. Sleigh G, Sullivan PB, Thomas AG. Gastrostomy feeding versus oral feeding alone for children with cerebral palsy. *Cochrane Database Syst Rev.* 2004;(2):CD003943.

124. Metheny NA, Stewart BJ, McClave SA. Relationship between feeding tube site and respiratory outcomes. *J Parenter Enteral Nutr.* 2011;35(3):346-355.

125. Bachrach SJ, Walter RS, Trzcinski K. Use of glycopyrrolate and other anticholinergic medications for sialorrhea in children with cerebral palsy. *Clin Pediatr.* 1998;37(8):

485-490.

126. Khoshoo V, Edell D. Previously healthy infants may have increased risk of aspiration during respiratory syncytial viral bronchiolitis. *Pediatrics.* 1999;104:1389-1390.

127. Sheikh S, Allen E, Shell R, et al. Chronic aspiration without gastroesophageal reflux as a cause of chronic respiratory symptoms in neurologically normal infants. *Chest.* 2001;120(4):1190-1195.

128. Beck-Schimmer B, Bonvini JM. Bronchoaspiration: incidence, consequences and management. *Eur J Anesthesiol.* 2011;28(2):78-84.

129. Vandenplas Y, Sacré-Smits L. Continuous 24-hour esophageal pH monitoring in 285 asymptomatic infants 0-15 months old. *J Pediatr Gastroenterol Nutr.* 1987;6(2):220-224.

130. Farhath S, He Z, Nakhla T, et al. Pepsin, a marker of gastric contents, is increased in tracheal aspirates from preterm infants who develop bronchopulmonary dysplasia. *Pediatrics.* 2008;121(2):253-259.

131. Sarkar M, Hennessy S, Yan YX. Proton-pump inhibitors use and the risk for community-acquired pneumonia. *Ann Intern Med.* 2008;149(6):391-398.

132. Srivastava R, Berry JG, Hall M, et al. Reflux related hospital admissions after fundoplication in children with neurological impairment: retrospective cohort study. *BMJ.* 2009;339:b4411.

第19章
小儿神经系统意外伤害

珍妮弗·舒特, MD

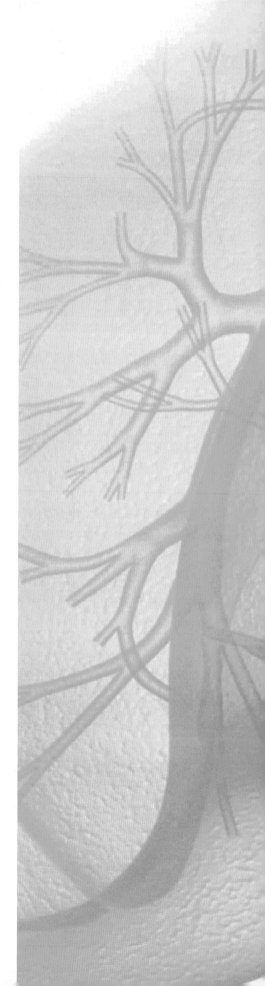

本章目标

学习完本章之后,你将能够:

1. 小结儿科颅脑创伤和脊髓创伤的流行病学情况。
2. 叙述脊髓损伤的病理生理学变化及其对自主呼吸的潜在影响。
3. 列出神经损伤患儿进行气管内插管的指征有哪些。
4. 叙述为神经损伤的患儿进行气管插管的最佳操作方法,包括对患儿颈椎的保护、并能减少该治疗对已知或疑似颅脑创伤的患颅内压影响。
5. 叙述呼吸机参数设定、胸腔压力和颅内压之间的关系。
6. 识别神经系统损伤患儿发生肺部并发症的危险因素,并能在患有多系统创伤的儿科患者中确定可能发生胸部并发症的风险。
7. 讨论创伤性脑损伤患儿所使用的各种呼吸机辅助通气措施的管理。
8. 神经损伤患儿拔管的指征。

约翰尼·泰勒

你是一名佩戴着创伤传呼机的儿科呼吸治疗师(RT),此时,被传呼要为一名 5 岁的男孩做治疗准备,男孩在跑到邻居家的街道后,被一辆汽车撞伤。当急救医疗服务(EMS)人员到达现场时,据路人所述,该男孩名叫约翰尼·泰勒,被一辆时速约为 48.3km 的越野车撞到头部,并被抛掷至空中,随后落到约 4.6m 远的路面上。EMS 的服务人员称,虽然约翰尼的意识水平有所下降,但他呼吸状态尚能维持。人们跟他讲话时,他能睁眼睛看,对疼痛刺激有回缩反应。他一直在哭,虽然人们能听懂他在说什么,但其表达不够清晰(例如,他说很饿,问能否吃他的棒球);当他认识的邻居用一种抚慰的方式跟他说话时,能安慰他。为约翰尼佩戴颈椎项圈及安装靠背将其固定,并建立静脉通路,将其送到你所在医院的小儿急诊科。

对呼吸治疗师来说,管理颅脑创伤患儿的通气功能具有一定的挑战性。对于有些患儿来说需要支持患儿的自主呼吸,而针对另外一些患儿,为了将其血液二氧化碳浓度维持在适当的水平,你需要克服患儿的生理性呼吸模式。呼吸机辅助通气对患儿的脑损伤及其愈合都会产生深远的影响,适当的呼吸治疗和管理是重症监护小儿脑损伤的重要组成部分。

脑创伤

颅脑创伤(a traumatic brain injury,TBI)是指因头部受到撞击,或击打、头部受到颠簸或者颅脑受到贯通伤而影响到大脑的正常功能的一类创伤(1)。TBI 是导致儿科人群死亡的主要原因之一,据估计近年来,在美国每年急诊科接诊 0~14 岁因颅脑创伤就诊的患儿达 50 万,其中 35 000 患儿需要住院治疗,2000 多患儿死亡。0~4 岁小儿、15~19 的青少年代表三个遭受 TBI 最大的人口群体中的两组人群(65 岁以上的人群是第三个 TBI 高发人群)。0~4 岁的男性患儿以 TBI 急诊科就诊、住院、死亡发生率最高(1)。患儿因被汽车撞伤,或是以乘车者或以行人/骑自行车的人被机动车撞倒所致的 TBI 大约占住院 TBI 患儿的 50%。另外,从高处跌落约占 10%,有 7% 以上的小儿 TBI 是因枪击受伤。儿科 TBI 中 86% 是无意中意外受伤,是在袭击 10% 时间以内发生的,只有非常少的比例(不到 2%)是自己造成的(2)。

病理生理学

从解剖学角度讲,大脑位于颅骨腔内,外面覆盖有三层组织(即硬膜、蛛网膜和软脑膜),它们起到保护大脑组织(图 19-1)。儿科患者脑部损伤最常见原因是钝性创伤。原发性脑损伤是指由作用到颅骨和大脑上的冲撞力所直接导致的结果(图 19-2)。脑损伤可能发生在遭受创伤的同一侧,或者是因神经组织加速或者减速和与颅骨碰撞而造成对侧颅脑损伤(一种对冲伤)。

最常见的原发性损伤模式如下:

- 颅骨骨折
- 挫伤(脑挫伤),即局部脑损伤,其是由脑和任何头骨表面或凸起发生用力接触而导致的。

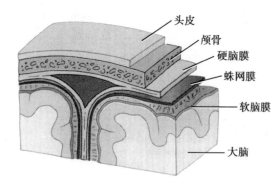

图 19-1　大脑的保护屏障

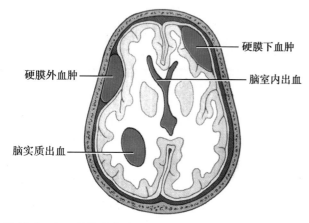

图 19-2　颅脑创伤的类型

- 硬脑膜外血肿：指血液集聚于颅骨与脑膜之间的血肿，最常见的原因是动脉血管受损并且加速恶化所引起的。人们常常把硬脑膜外出血的成年人描述为有一个"中间清醒期"，随后，患者的意识水平会有所下降；这种现象在年幼患者中并不常见。
- 硬膜下血肿：即血液聚集于硬膜下和大脑之间，通常是因链接颅骨和大脑之间的桥静脉受损所致。
- 脑实质出血：血液积聚在脑实质内。
- 脑室内出血：血液进入大脑内充满脑脊液的脑室腔内。

继发性损伤发生在对原发性损伤产生反应的时候，这是一种瀑布样的生物化学反应。如果没有及时处理，则会导致脑水肿和脑组织功能的进一步受损。继发性损伤的类型包括弥漫性轴索损伤（深层脑结构发生的剪力性损伤），脑缺血和缺氧损伤，以及由颅骨内压升高引起血管损伤或脑组织由颅内一处突入另一处，形成脑疝。对 TBI 患儿的治疗重点是将继发性损伤的发生率降至最低，并进行恰当的气道管理和呼吸支持，才是该治疗策略的关键所在（3）。

TBI 会对患者的呼吸功能产生直接或神经介导的

影响，另外还有影响患儿呼吸功能的其他非脑部损伤（4，5）。在给 TBI 患者评估适当的通气模式时，要记住这些可能性损伤及其影响，这点很重要。

对 TBI 患者的呼吸系统产生的直接影响如下所示：

- 一侧脑叶损伤和脑干损伤，会直接影响患者的意识水平及其保护气道的能力。
- 脑水肿。
- 脊柱损伤，其可能导致患者失去对呼吸肌的控制能力。
- 因外来异物，分泌物，面部骨折或软组织水肿导致气道受阻。
- 因患者意识水平下降或因解剖部位受伤直接导致患者口咽肌张力改变。
- TBI 会直接影响炎症介质的释放影响肺部。

以下几项为影响呼吸系统的非脑部损伤：

- 吸入性肺炎：即由吸入所引起的肺组织炎症。
- 肺挫伤：即由钝性创伤导致的肺组织挫伤，其会损害肺毛细血管，从而导致血液和其他液体渗入肺组织。因该损伤会影响气体交换，故会导致低氧血症。
- 气胸：即肺与胸壁之间的积气，其由损伤胸腔的钝伤或穿刺引起或者由气道损伤导致。
- 肺水肿：即肺实质中组织液增加，导致创伤患者发生肺水肿的主要原因有两个。梗阻后肺水肿，亦名负压肺水肿，第 18 章会讨论该问题。在该病患者中，其是由因面部或气道创伤造成上呼吸道阻塞所致。神经源性肺水肿起病较急，神经受损后几个小时内便会形成，稍后我们会讨论此问题。
- 肋骨骨折：骨骼受损会引起连枷胸，气胸，肺穿刺创伤，或肺挫伤。
- 气道，食管或膈膜破裂：这些软组织损伤会对呼吸产生机械性干扰。

临床表现

根据脑或脊柱受损的具体区域，损伤的程度及影响患者血流动力学稳定性的其他非神经损伤，可以判定 TBI 患者的范围较广。在首次为创伤患者做快速评测时，气道充足性，呼吸效力及灌注水平的评估十分关键。神经受到明显损伤的患者，也许已丧失了保护气道的能力，也许已没有有效的呼吸来支持氧合和通气，或者有危害血液动力学的神经损伤或非神经损伤。这些临床结果中的任何一种都会使继发性脑损伤发生恶化；因此，评估呼吸系统和神经系统十分重要。

呼吸模式

观察创伤患者的呼吸模式能为有无出现颅内损伤提供线索（图 19-3）。虽然呼吸急促是脑损伤患者最常见的呼吸模式，但下面这几种呼吸变化应该提醒人们可能发生的颅内损伤（6）：

- 陈 - 施（Cheyne-Stokes）呼吸（也叫潮式呼吸）：过度通气与低通气之间交替出现的一种周期性呼吸模式。
- 长吸式呼吸：深吸气并有吸气停顿，接着是短时间呼气的模式。
- 失调性呼吸：呼吸节律完全丧失。呼吸时间不规律且潮气量值（VT）的变化较大。
- 丛集式呼吸：以一种不规则的顺序进行快速呼吸的呼吸组群，每一个组之间，被有规则的停顿隔离开。

正常呼吸

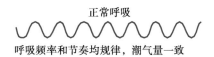

呼吸频率和节奏均规律，潮气量一致

呼吸急促

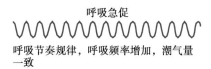

呼吸节奏规律，呼吸频率增加，潮气量一致

潮式呼吸

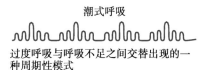

过度呼吸与呼吸不足之间交替出现的一种周期性模式

长吸式呼吸

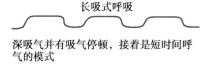

深吸气并有吸气停顿，接着是短时间呼气的模式

失调性呼吸

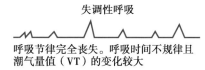

呼吸节律完全丧失。呼吸时间不规律且潮气量值（VT）的变化较大

丛集式呼吸

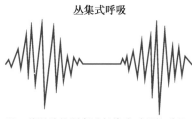

以一种混乱的顺序进行快速呼吸的呼吸组群，每组之间，都有规则的停顿

图 19-3 与脑损伤相关的呼吸模式

格拉斯哥昏迷评分法

格拉斯哥昏迷评分法（Glasgow Coma Scale，GCS）（表 19-1）是一种临床工具，当对颅内损伤患者要进行急性评估时，通常用于快速评估患者的意识状态和神经功能状况。1974 年首次对此概念进行描述，如今该方法仍广泛用于指导急性治疗和判断患儿预后。儿科运用的 GCS 已经做了一定修改，如表 19-1 所示；然而，该量表在儿科群体中使用，还没有获得统计学的证实。GCS 依靠三方面的功能进行评分：睁眼反应（分 1～4 级），语言反应（分 1～5 级）和运动能力（分 1～6 级）。最高分 15 分，表明神经功能良好；3 分为最低分，通常与不良的预后相一致。

> 当约翰尼抵达医院，创伤治疗团队开始对患儿进行快速评估。他的气道完好，肺部听诊呼吸音清晰，大血管及末梢脉搏有力。对疼痛刺激没有睁眼反应，且发出无法被理解的声音，并逐渐对疼痛刺激没反应。虽然现场的评估医护人员给出了格拉斯哥昏迷指数 10 分，而在医院他的得分是 7，急诊医生要求你为其做好进行气管插管的准备。

颅内压

颅内压（intracranial pressure，ICP）是颅腔内的压力（包裹大脑的头骨部分），根据 Monro-Kelie 学说，颅腔内总容量严格受固定了的颅骨构成的壁的限制。该容量由大脑、血液和脑脊髓液（CSF）组成。如果这三者中的任何一个容量发生改变，而 ICP 仍能保持在一个稳定水平，那么另两个成分的容量就会代偿性的向与其相反方向变化。例如，由于 TBI 导致的颅内出血会引起颅穹窿血液容量增加。为了避免 ICP 增加，医疗团队必须找到一种方法减少血管内血液、脑组织或脑脊液的容量（例如可以通过在手术室抽空（或除去）血肿来实现）。TBI 的很多治疗性干预就是在这一基本原理指导下进行的（7）。

监测 ICP 需要在大脑内放置导管，临床神经外科团队可以在床边完成该项无创操作（图 19-4）。TBI 初始管理时期，在急诊和 ICU 救治初期阶段进行 ICP 直接监测是不可行的。因此，会使用其他机制用于估计 ICP 以有助于指导治疗。健康人群的 ICP 水平波动很大，但通常不超过 10mmHg；但对于患病或受伤人群，如果 ICP 大于 20mmHg，就需要进行干预和治疗。

表19-1 格拉斯哥昏迷量表

评分	反应		
眼睛睁开	**0~1岁**	**>1岁**	
4	自发的	自发的	
3	喊叫	发声	
2	疼痛	疼痛	
1	无	无	
言语	**0~23个月**	**2~5岁**	**>5岁**
5	适当的哭泣	使用适当的词语	有判断力且能够对话
4	哭泣	词语使用不当	无判断力但能够对话
3	不适当的哭泣或尖叫	哭泣或尖叫	使用不当的词语
2	发出咕哝声	发出咕哝声	发出无法理解的声音
1	无	无	无
运动	**0~1岁**	**>1岁**	
6	自发的	按照指令	
5	能指出疼痛位置	能指出疼痛位置	
4	疼痛屈曲反应	疼痛屈曲反应	
3	不正常屈曲(去皮质)	不正常屈曲(去皮质)	
2	不正常伸展(去大脑)	不正常伸展(去皮质)	
1	无	无	

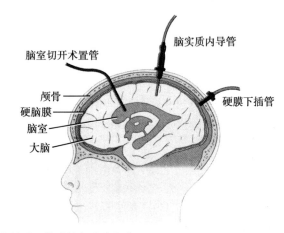

图19-4 监测颅内压的方法

对于那些囟门未闭合的婴儿(头顶部的"柔软部位",其中构成颅骨的骨板还未融合),可以触诊这个区域以作为粗略评估ICP的方法;婴儿表现出意识水平改变,且囟门隆起并紧张,可以考虑是(但绝不是诊断)ICP增加。通常婴儿长到1岁时,囟门已经关闭。

脑损伤患者ICP增高的一个标志是出现被称为Cushing三联征的临床表现,即心动过缓、高血压和不规则呼吸同时存在。瞳孔检查见单侧改变也高度提示ICP一定程度的增加,这会导致脑疝,或隆起突入颅穹窿的另一个区域或向下疝入椎管(图19-5)。这些体征中任何一个都是患儿病情严重的征兆,早先通常采用有效方法是通过控制通气造成呼吸性碱中毒

以快速降低ICP。既往过度换气的方法一直作为治疗ICP增高的初始方法,而且从过去以来成为一种长期治疗的方法。这个方法的效果是建立在过度换气使得二氧化碳(PCO_2)降低会导致脑血管收缩。

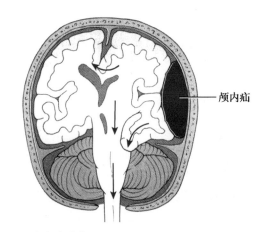

图19-5 脑疝的种类

按照Monro-Kelie学说,血管收缩导致大脑血容量减少,因此ICP会降低(8)。尽管ICP升高的急性控制非常有效,但是过度换气不再作为长期稳定ICP管理的重要手段(9),因为有资料已证明这种方法会导致缺血性脑损伤,包括那些原发性损伤未涉及的区域。

虽然人们早就开始研究ICP、动脉二氧化碳分压

（PaCO₂）、动脉（PaO₂）氧分压和平均动脉血压之间的相互影响，但是至今仍没有完全理解。正常的大脑存在多种机制以确保 ICP 维持在稳定的水平，即使是当血压发生改变的时候。该体系被称为自动调节，如图 19-6 所示。该图还表明通气和氧合的改变对脑血流量及 ICP 产生的影响。正如图中所演示的，过度换气导致血管收缩和脑血流量减少，而只有严重低氧血症（PaO₂<50mmHg）导致脑血流增加。值得注意的是，在生理范围内（PaCO₂ 20～60mmHg）大脑血管似乎对二氧化碳分压的变化特别敏感，因此可以提供一个切实可行的控制 ICP 增高的通气方法。

> 你在约翰尼病床边协助为其气管插管。他正在用非循环呼吸器面罩，吸入氧分数浓度为 1.0（FiO₂），气管插管所需的药物和设备都已准备好。麻醉师正在考虑针对这样一位疑似 TBI 并且颈椎受损情况不明的患者采用最安全的插管方法。

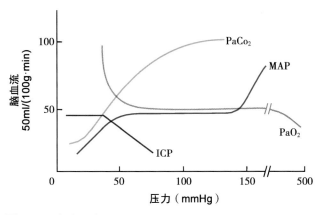

图 19-6　自动调节

管理和治疗

TBI 患者的管理和治疗涉及许多不同的身体系统。最初管理包括保护呼吸道和快速评估和控制 ICP。接下来的管理将包括脑灌注压，其中包含机械通气（MV）和药物治疗。

插管法

采取气管插管以保护气道被广泛用于治疗 GCS 评分为 8 分或更低的患者（10）。主治医生也可以选择对于那些 GCS 评分高于 8 但稳步下降的患者进行气道管控。一旦决定进行插管，关键就要做到以下几点：

● 将加重颈椎损伤的可能性降到最低
● 防止出现吸入的可能性

● 将插管对 ICP 的伤害性刺激作用控制到最小

最大限度地减少颈椎损伤

在紧急情况下为疑诊为创伤性神经损伤的患者进行气管插管时，患者的颈椎状况通常是未知的。因此在整个操作过程中保持颈椎的内部结构联系的稳定显得至关重要。最容易做到的办法是在病人的头侧由另一位护理人员，略靠患者的左侧，在整个插管过程中，用双手分别放在患者头部的一侧。以确保病人头部处于于中线位置，并且在病人头部位置发生明显改变或难以控制头部位置时负责提醒负责插管的医护人员。该名护理人员不应该再肩负其他护理责任，要与同在患者头部位置的负责气管插管的医护人员和协助插管的 RT 区分开。关于这种方法对限制患者颈椎移位的有效性以及它是否会妨碍插管操作在文献中资料结论不一（11，12）。虽然在插管过程中，一些医疗中心会使用建立气道的附属物，例如视频喉镜和气管插管喉罩气道来最大化地保护颈椎，因为这些设备可以最大化的减低颈椎的伸展，然而，不论是这些设备还是熟练掌握这些操作技术的医护人员都不可能随处可见。

防止吸入

吸入，即吸入口咽或胃内容物并进入下呼吸道，也是对 TBI 患儿进行气道管理时另一个需要关注的问题。以下是几个造成 TBI 患者有吸入危险的综合性原因（12）：

● 最近摄入的食物
● 因创伤所致应激性胃排空延迟
● 呕吐
● 上气道保护反射减弱
● 面部或口咽创伤造成血液或其他异物留在口腔

1961 年，布赖恩•亚瑟•塞立克介绍了一种在麻醉诱导期间利用环状软骨加压来尽量减少患者误吸风险的方法（13）。这个操作（也称为塞立克操作法）其理论基础是从外部向环状膜施加压力，这样可以有效地关闭食管开口，并阻止胃内容物进入气道（图 19-7）。自这种方法推出以来，就有人质疑这项技术是否可以有效防止误吸（14-16）。美国心脏协会在 2010 年重新修订的心脏急症治疗中，已经不再建议针对心脏骤停患者进行环状软骨加压，表明延缓插管的风险超过了它可能存在的好处（17）。

 在所有的可能性中，减少 TBI 患者吸入风险的最有效方法是进行**快速序列插管（RSI）**以确保气道安全（框 19-1）。RSI 是在给予麻醉药物之后到理想的插管条件之间用最短的时间插入气道内导管（ETT）的操作。RSI 的辅助操作包括用浓度 100% 氧气预吸氧，插管前使用最小化的正压通气以避免胃部填充空气（并因此增加呕吐和吸入的危险），以及使用环状软骨加压。

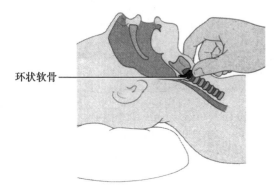

环状软骨

图 19-7　塞立克操作法

框 19-1　快速序列插管（RSI）的组成
用 FiO₂ 为 1.0 氧气进行预吸氧
最小化面罩进行正压力通气
使用能够快速作用的药物
环状软骨加压（塞立克操作法）

选择能够快速有效对患者起到镇静、镇痛和麻醉效果的药物，特别注意避免使用那些可能导致 ICP 增加的药物。具体地说，有相关动物实验数据表明氯胺酮的使用与 ICP 增加有关联，因此历来都避免为 TBI 病人使用此药物；但最近有人质疑了这一做法（18）。必须避免使用会造成低血压和脑灌注下降（诸如麻醉药和苯二氮的组合）的高风险的药物。一种方法是使用咪酯麻醉，然后用罗库溴铵使患者丧失意志进行插管。

插管对 ICP 的影响

插管是一种可导致 ICP 增高的有害性刺激，一些医护人员一直在找寻针减少这种刺激反应的干预措施。一种方法是在气管插管前经静脉给予利多卡因希望可以使气道麻醉。然而目前还不清楚这种做法是否具有显著的保护作用（19，20）。TBI 患者气道管理中最关键的要素包括是否能够充分发现通气不足和（或）氧合不足，防止高碳酸血症和吸气延长，以及当镇静和肌肉松弛达到适当水平后高效插入人工气道。

脑灌注压力

对 ICP 增加的 TBI 患者的治疗使用一系列的干预（21）。虽然不同的操作者在使用这种方法时会有一些变化，最近发表在儿科文献上的全国指南支持了这种方法（22）。干预的目标通常为了维持目标脑灌注压（CPP）。CPP 等于 ICP 和平均动脉压（MAP）之间的差，近似于乘以三分之二舒张压并再加上三分之一的收缩压：

$$CPP = MAP - ICP$$

还没有一个前瞻性随机性研究来确定 TBI 患儿的 CPP 精确目标。基于成人的研究，常用的目标 CPP 为 60～70mmHg，但是对年幼患者，CPP 低于 500mmHg 也就够了（23）。有时会利用一些监测患者大脑用氧状况的辅助监测装置来更精确地评估是否为患者大脑提供充足的氧气。建议针对所有重度 TBI 患者，即那些 GCS 评分为 8 或更低的患者，使用分层管理策略，该分层管理策略在以后的章节中有述。专家们对该方法已达成共识，与二级治疗相比，科学文献中对顶级治疗支持的基础更强（24）。每种治疗的生理学原理都用一种介入进行描述（小结见表 19-2）。

表 19-2　CPP 的管理	
一级治疗	二级治疗
头侧床头抬高 30°	中等过度通气
头中线	巴比妥昏迷
镇静和止痛	亚低温
正常通气	去骨瓣减压术
脑室切开脑脊液引流术	
神经肌肉阻滞剂	
高渗治疗	

一级治疗

● 合适的体位：患者头朝向的床头呈 30°，并且患者的头部位于病床的中线。能够使头部静脉血更容易回流进体循环。

● 适当镇静和止痛：未缓解的疼痛或刺激可以提高大脑的代谢需求，这导致血流增加以满足这一需求。

● 正常通气（PaCO₂ 35～40mmHg）：除非患者有急性脑疝形成的临床证据（Cushing 三联征、单侧瞳孔固定、散大），PaCO₂ 应在维持在正常范围内。必须避免通气不足（团队合作 19-1）。

● 脑脊液引流：在脑和头骨之间的空隙、在脑实质内或大脑心室内（含 CSF 的腔），可放置压力显示器（图 19-4）。如果监测装置位于脑室（称为脑室切开术），可经导管将 CSF 引流出来以抵消突然增加的 ICP 对患儿的影响。

团队合作 19-1　治疗师操作协议

治疗师操作协议的目的是为维持患者参数（例如血气结果和心率），允许医护人员在治疗目标范围内调整医疗设备的设置或药物剂量。如 TBI，属于一种复杂的疾病过程，需要医生采取多种治疗措施才能将 ICP 保持在理论上的安全范围内。允许治疗师不需要每一次调整 MV 变化都要问询医生的医嘱，这样可以使得医生有更多时间精力做出其他更加紧急的决定。医生的主要责任是明确治疗目标是什么以及是什么样的情况值得报告。举个例子医嘱是"调整呼吸速率使 ETCO$_2$ 保持在 35～40mmHg。如果患儿的呼吸频率超过 30 次 / 分以上，通知医生。"RT 的职责就是监测标出的参数，如果参数超过预期值的范围，就需要立即通知医生。

- 神经肌肉阻滞剂：如果单独镇静和止痛不能充分限制大脑的代谢需求，可以使用神经肌肉阻滞作为下一步骤。神经肌肉阻断剂作为化学麻痹剂，能够抑制机体随意肌的所有活动。从理论上说，通过减少大脑的代谢需求来降低 ICP，可以通过放松胸廓消除颤抖改善头部静脉血回流（25）。因为患者肌肉松弛时，不能进行神经系统检查，应考虑进行连续性脑电图监测（EEG），以确保能够识别可能存在的癫痫样放电活动并且及时治疗，否则这些癫痫样放电活动将进一步加剧 ICP。
- 高渗治疗（例如甘露醇和高渗生理盐水）：高渗疗法的目的是降低大脑内血管外的液体量。即通过增加血液的渗透压，使流体进入血管腔内，随后流经肾脏被排出体外。

二级治疗

- 中等过度通气（PaCO$_2$ 30～35mmHg）：如前所述，过度换气导致脑血管收缩，这样对血液的限制降低脑血液量而减少 ICP。但是脑血管收缩将导致脑缺血（即大脑的特定区域血流不足）。
- 巴比妥昏迷：此治疗方法的生理目标是通过脑电图实现爆发抑制，这是一种测量脑电活动的临床试验。爆发抑制即将大脑活动降至其最低水平，从而限制为脑组织输送所需的氧和葡萄糖的血流量。
- 亚低温（体核温度为 32～34℃）：该疗法的目的还在于限制大脑的代谢需求，但由于有潜在的副作

用，如出血和感染的危险性增加，仍然存在争议。

- 去骨瓣减压术：在其他干预措施未能充分控制 ICP 时，可尝试去除颅骨骨瓣，可以有效地提高颅腔大小；有研究观察在治疗的早期使用这种干预方法（26）。

机械通气策略

针对 TBI 患者最有效的初始 MV 策略应注重正常通气。当 ICP 突然增加时进行急性过度换气已经显示出可以减轻脑疝的急性临床表现，这是通过碱中毒引起脑血管收缩发挥作用的（27-30）。在这种情况下，过度换气只能作为临时措施使用，长期和更有效的治疗（例如高渗性疗法或巴比妥类）也可用。在 20 世纪 80 年代，过度换气作为控制 ICP 的一种手段用于那些度过急性期的患者。然而已有的证据表明长时间过度换气可能不能被当作长期有效的方法，它甚至可能会对患者造成潜在的不利影响：

- 过度通气的早期碱中毒的正性效果，对脑血管的作用会随着时间推移而降低。原因是血管周围的 pH 在 24 小时之后会变正常（31）。
- **半影区**是指围绕在受损脑组织周围的高危脑组织。该区域实际上在创伤发生后可能对二氧化碳分压的变化高度敏感（32）。在创伤性损伤后通常发生区域性脑血流低灌注，这可能导致有希望挽救的大脑区域发生缺血性损伤。
- 通气恢复正常后，长期过度通气可导致脑血流产生反弹效应，这其实是二氧化碳分压恢复正常后，有一些区域会发生血液超常流动；因此任何时期过度换气必须后续有撤机中断过程来使 pH 和二氧化碳分压恢复正常（33）。

因此目前对于 TBI 患者管理的建议是使用呼吸机维护正常的 PaCO$_2$，除非患儿即将或已经发生脑疝。在那种情况下，可以使用急性过度通气（二氧化碳分压 30～35mmHg），直到可以使用一级治疗所介绍的药物，并且二氧化碳分压达到临床的正常值。由于存在上述描述的缺血性风险，因此不建议进行预防性过度换气（34，35）。框 19-2 总结了基于呼吸治疗的 TBI 管理策略。

随着对 TBI 必要的严格 PaCO$_2$ 管理，二氧化碳监测或呼气末二氧化碳（E$_T$CO$_2$）是二氧化碳含量连续性监测的首选方法。美国呼吸治疗协会的临床实践指南提供了针对 E$_T$CO$_2$ 的使用和管理的指导（36）。必须定时将 E$_T$CO$_2$ 和二氧化碳分压一并进行密切观察，以确保测量的准确性，以及评估 ETCO$_2$ 读数的可靠性。出现 E$_T$CO$_2$ 读数不准确的常见原因见框 19-3。

框 19-2 RT 管理 TBI 的目标

1. 即使在面罩通气时，也保持患者头侧的病床倾斜 30° 及以上（HOB）
2. 一旦能用就用 E_TCO_2，即使是在面罩通气过程中也用
3. 使用急性轻度过度通气（CO_2 30～35mmHg），直至可用其他的一级疗法为止
4. 使用连续 E_TCO_2 进行通气
5. TBI 治疗期间使用正常通气（CO_2 35～40mmHg），除非发生上述所列的第 3 项

框 19-3 E_TCO_2 出现读数不正确的常见原因

读数不正确
- 死腔与潮气量之间比值
- 呼吸模式的变化
- V_T 较大变化
- 经 E_TCO_2 装置释放氢气
- 呼吸快
- 气道阻力高（侧流二氧化碳分析仪）
- 吸气与呼气比值较高（侧流二氧化碳分析仪）
- 监护仪或采样过程被分泌物或冷凝结污染
- 呼吸机回路有漏气
- 导管翻边周边漏气（或者用的是无翻边导管）
- 支气管胸膜瘘
- 透析或者体外膜氧合

假阴性
- 心输出量减少
- 严重的气道阻塞
- 肺水肿

拔管

到目前为止几乎没有关于重度 TBI 患儿气管插管或者进行外科气管切开术的安全性和适当时机方面的研究报道。对成人患者的研究表明，TBI 患者即使已经达到拔管标准（即呼吸有力、有咳嗽和作呕表现以表明其具备完整的保护呼吸道的反射、以最低正压维持通气和氧合）仍通常会对其延迟拔管[37]。没有理由认为儿科的治疗经验会有不同。总体来看，一个关于儿科重症治疗的认识是，由于各种原因对患儿进行气管切开术并未受到充分的利用[38]，需要在这方面付出更多的努力以使这些高危患儿的康复潜力得到最大程度的发挥。

約翰尼在接受安全的气管插管后，正在进行临床评估，结果如下：体温正常、心率 52 次 / 分、血压 164/98mmHg、气囊频率 12 次 / 分，吸入 FiO_2 1.0 氧气，SpO_2 98%。外科住院医生重新检查約翰尼，发现他右侧瞳孔散大，对光反应消失，而左侧瞳孔大小正常且光反应敏感。其余部分的体检因为插管给予镇静药和肌肉松弛剂的缘故无法进行。创伤主治医生要求你将气囊频率增加至 20～25 次 / 分。

经过短暂的人工气囊过度通气后，約翰尼的血压和心率恢复到其年龄范围内的正常值，瞳孔检查也正常。他被送去进行计算机断层扫描（CT），结果头部 CT 检查显示颅内出血和早期疝形成。然后他被送到 ICU 接受进一步治疗和管理，同时放置的 ICP 压力显示器显示 ICP 为 32mmHg（正常 ICP 低于 10mmHg；TBI 患者治疗的目标通常是保持 ICP 在 20mmHg 以下）。医疗团队正在考虑给以他最合适的药物治疗，包括呼吸机策略。

病程及预后

中度至重度 TBI 所造成的身体、行为和认知的后遗症可能非常显著且影响深远。人们曾经认为，由于发育中的大脑更加具有"可塑性"，因而婴儿和年幼儿比年长儿有着更良好的修复能力。因为大脑有一种能力是受损部位的功能可由其他未受损部位代偿。但是最近的证据建议年轻患者受伤可能会更加严重。具体而言，当受伤超过 1 至 2 年之后，学龄及以上的儿童中年龄较低者的持续恢复能力似乎更容易达到瓶颈期[39,40]。已经研究出一些预测指标用于更好地描述病人功能恢复的前景。例如 GCS 就有一定的预测价值，可在患儿出院前对其进行分类，评估出死亡风险较高的患者。有一项研究表明，那些 GCS 评分低于 8 分的患儿中有 20% 在出院前死亡，而那些得分高于 8 分的患儿没有一例死亡。此外，GCS 评分较低；儿科死亡率（PRISM）评分较高（入院 24 小时后进行的一次生理参数评估，如心率、血压和 pH）；受伤时年龄较小，等这些指标综合起来可以更准确地预测患儿死亡率[41]。

预测不良预后的附加指标，特别预测患儿行为和认知方面的指标如下所示[41,42]：

- 意识：持续时间较长的意识障碍
- 失忆：创伤后失忆症持续时间较长
- 受伤的病因：尤其是那些遭受非意外性创伤的婴幼儿的结果更糟糕（特殊人群 19-1）
- 影响到大脑的特定区域：如果脑干损伤会导致呼吸的控制受损，而额叶损伤常导致病人出现行为方面的问题

- 存在弥漫性轴索损伤：见于与神经传导通路的紊乱有关的多发性区域出血。主要是这样会加速 / 减缓切断神经元之间的链接，并且通常会导致严重的功能损失，这是这种损伤的普遍表现
- 医疗指标
- ICP 升高
- 发热
- 损伤 24 小时之后仍然持续性惊厥
- 血压有波动

■■ 开始对约翰进行的镇静、麻醉和高渗性治疗效果良好，他的 ICP 降至 20mmHg 以下。此时医疗团队接到神经放射学家的电话，他正在查看在急诊科完成的 CT 扫描结果。除了前面描述的颅内损伤之外，颈椎 CT 显示第三颈椎和第四颈椎骨折，医生担心他这个部位的脊髓受到了撞击。由于为了控制 ICP，约翰尼接受麻醉和镇静治疗，因此该团队无法对其进行体格检查。作为呼吸治疗师，你要考虑到这个新发现的损伤，推荐一个适当的呼吸机策略，并制订下一步计划，将颈椎损伤及其潜在影响和后遗症考虑在内。

脊髓损伤

在儿童中脊髓损伤（spinal cord injury，SCI）并不常见，大约仅占创伤性损伤的 1%～2%。每年 15 岁以内人群中新发生的 SCI 患儿约为 3%～5%。大约有 60%～80% 的儿科 SCI 是在颈椎水平，而在成人中，该水平损伤的比率显著低于儿科人群，仅仅占 30%～40%。造成这个差异的原因，医学界认为是由于小儿的头部重量较脊髓其余部分相对较大，使得脊髓受创时着力支点相对较高。8 岁以内的儿童颈椎损伤很可能发生于较高的脊髓水平，8 岁以上的小儿发生颈椎损伤就与成人相似，一般容易损伤较低水平的颈椎。年幼的 SCI 患儿很有可能发生韧带异常（没有 X 线检查异常的 SCI）而不是骨性损伤。这种现象与年幼患儿的解剖学特征有关：与椎骨的构型差异、脊椎骨未完全骨化、韧带也很容易因受到外力而偏离其最初始的位置有关（44，45）。虽然在青少年人群中与运动相关的损伤占据主要地位，但是，在小儿发生骨折的病因中，与其他因素相比，多数是因车祸所致（46）。

病理生理学

当创伤导致脊髓损伤时，由于脊髓周围出血会从外部压迫脊髓，造成椎骨骨折的冲击力经椎骨体作用到脊髓，或者是当脊髓受到过度的牵拉而伸展或过度的弯曲都会造成组织断裂。脊髓损伤可能是暂时性的，也可能是永久性的，可能是部分性的损伤（该水平脊髓的某些神经通路功能仍然保留）也可能是完全性的（该水平脊髓及其远端所有的神经功能全部丧失）。对一已经确诊脊髓损伤水平的患者，理解受损部位的解剖学对于预测其损伤的结局，以及评估患儿后续的呼吸支持需求和肺部合并症的危险性至关重要。

临床表现

脊髓损伤患儿的临床表现取决于脊髓受损的水平。颈椎由七块椎骨构成，其周边附着韧带将椎骨彼此连接（图 19-8）。第一和第二颈椎（C_1 和 C_2）受损常常是致命性的，因为呼吸功能及循环功能的中枢调节功能迅速丧失所致。第三到第五颈椎（C_3～C_5）损伤会伤及支配着膈肌的膈神经。医学院流传着记忆口诀"C_{3-4-5} 维持着膈肌的活力"。这一位置受损还会影响到肋间肌和腹肌功能，腹肌还受胸神经根支配。但是，当颈部的所有组织受伤时，腹肌也会失去其功能。膈肌在吸气过程中发挥着重要作用，约占正常呼吸 V_T 的 65%。肋间肌受胸神经根的支配，它们在吸气过程中协助抬举胸廓的肋骨。值得注意的是辅助呼吸肌（斜角肌、胸锁乳突肌、斜方肌以及胸肌）也参与呼吸运动，除非是最高层次的脊髓损伤之外，它们的功能都会得到保护（47，49）。

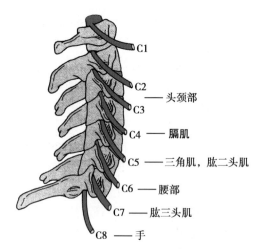

图 19-8　颈椎

C1

C2 —— 头颈部
C3

C4 —— 膈肌

C5 —— 三角肌，肱二头肌

C6 —— 腰部

C7 —— 肱三头肌

C8 —— 手

较低水平的脊髓损伤（C_5～C_8）通常不会伤及膈肌，但是，会损伤次级呼吸肌。特别是这一水平的损伤可能影响患者深呼吸及有效咳嗽的功能，致患者于发生肺不张或肺炎的风险中（49）（详见第 15 和 17 章）。主要的呼气肌包括胸部胸肌、腹直肌、腹横肌以及内外斜肌。一般来说，C_5 以上水平的损伤的患者都可能会长期依赖呼吸机辅助通气，而那些 C_5 及其以下水平损伤的患者通常最终都能够脱离呼吸机（45）。请记住，由于胸椎受伤会影响次级呼吸肌的功能，即使是那些胸椎受伤的患者也有发生呼吸系统并发症的危险（49）。

在紧急情况下，尤其是当患儿合并颅脑或胸廓损伤需要 MV 时，颈椎损伤可能就不是呼吸机管理中考虑的主要因素。取而代之的在设定呼吸机参数时，以保障患者在后续的数日至数周内能维持正常通气及提供足够的氧气，将继发性脑损伤的可能性降到最低。然而，随着时间的推移，经历了恢复期，与 SCI 相关的远期健康问题在其管理策略中显得十分重要。如果单纯从呼吸功能的立场考虑，脊髓损伤的水平和是否为完全的或部分的损伤都会影响着患儿的预后。

脊髓部分或完全损伤会导致患儿发生呼吸衰竭，同时还会影响患者尽早脱离呼吸机的功能发挥。导致两者的特殊病因如下（49）：

- 吸气功能受损：
  - 呼吸肌因疲劳肌力降低
  - 呼吸功增加（WOB）出现反常呼吸
  - 经床边测最大吸气力得出最大吸气容量降低
  - 肺不张
- 呼气功能受损：
  - 分泌物增加
  - 咳嗽的有效作用降低

- 自主神经功能障碍：
- 分泌物增加
- 支气管痉挛
- 肺水肿

管理和治疗

当发生损伤时，应尽早采取适当的维持呼吸系统功能的措施，以最大限度地降低那些可能会在损伤最初 5 天以内发生的呼吸系统并发症的可能性。在成人的 SCI 患者中，平均在发生损伤的 3～4.5 天，患者会发生呼吸衰竭（50）。绝大部分儿科 SCI 患者，尤其是那些年幼患儿，为了保护气道，在治疗初期就进行气管插管及相关的 X 线检查以评估肺部情况。正如之前 TBI（创伤性颅脑损伤）患儿，当颈椎状况不明时的情况一样，当为 SCI 患儿进行气管插管时，保持患儿的脊柱固定十分重要。

急性期呼吸管理

SCI 最常见的急性期呼吸系统并发症是肺不张，会导致肺炎及呼吸衰竭。早期呼吸治疗的重点主要集中在采取一些干预措施以避免发生肺不张。这些干预措施包括侵入性的支气管清洁方法，诸如频繁地气道吸引以及肺复张方法（叹息式呼吸、屏气），还有运用支气管扩张剂。使 V_T 保持在高值（即 12-15cc/kg）也能降低患儿发生肺不张的可能性。

在急性期可以采取以下措施减少患儿气道的分泌物，如吸入温暖潮湿的空气，运用支气管扩张剂，黏液溶解剂。气道吸引实际上是一把双刃剑，因为它可能会导致患儿缺氧、低血压，如果没有无菌技术保障地话有可能会诱发感染，可能会损伤患儿气道黏膜，迷走神经受刺激导致患儿心率减慢，患儿焦虑、恐惧，反而会刺激气道产生更多的分泌物（49）。

亚急性期呼吸管理

在患儿的亚急性期管理阶段，可以运用一系列的评估工具评估某位患者的呼吸功能，保护其气道。以下是针对 SCI 患儿制定长期的肺部功能康复策略所包括的主要方面（45）：

- **脉搏血氧饱和度测定**：在急性期患儿血氧饱和度应该高于 95%，如果可能的话，（除急性期之外，根据患儿总的身体状况），仔细地评估该患儿在清醒状态下、睡眠状态下以及活动或安静状态的氧饱和度。颈椎损伤的患儿有因潜在性的脑源性或气道阻塞引起睡眠障碍性呼吸的危险。睡眠障碍性呼吸会导致组织缺氧，以及清醒时认知能力降低和耐受力差。

- **二氧化碳分析仪**：呼吸动作主要是靠血清中的 CO_2 水平启动的。避免 SCI 患儿发生过度通气就显得十分重要，否则，就会导致患儿呼吸启动变得迟钝，进而影响产生自然的呼吸动作。同样重要的是避免患儿处于低通气状态，否则将会增加患儿发生肺不张、感染及气道塌陷的危险。将 E_TCO_2 保持在 $35\sim45$mmHg 能够将发生以上两种状态的可能性降到最低。

- **肺功能测试**（PFTs）：尽管年幼患儿难以合作或者患儿有共存疾病制约其遵照指令的行动能力，从而制约了该项检查在患儿中的广泛应用。对于 SCI 患儿，PFTs 仍然能够提供反映患儿呼吸系统功能状况的重要信息。

- **最大肺活量（FVC）**：是指继最大限度吸入气体之后，所能呼出的最大气体量。无论是因患儿不能用力吸入气体还是因患儿胸壁功能障碍影响其用力呼出气体都会影响到患儿的 FVC。FVC 已经显示出对于患儿在相当长的时间段里，即便是在没有难以接受的呼吸功增加的情况下也能维持足够的气体交换的能力，以及在长期治疗过程中，一旦患急性疾病，证明患儿正处于早期的呼吸功能代偿阶段的方面都具有预测价值。

- **最大吸气压（MIP）和最大呼气压（MEP）**：分别评估吸气和呼气肌力变弱的程度。如何获得 MIP 和 MEP 的方法详见第 17 章。

- **最大呼气流速（PEFR）**：是指用力呼气过程中，所能产生的最大呼气流量。常用来评估急性哮喘患儿是否有病情加重（详见第 13 章）。如果患儿该测定值减少，提示患儿可能因气道管壁痉挛或气道阻塞所造成的进行性加重地气道梗阻。

- **膈肌荧光检查仪**：该项检查是借助放射技术观察患儿吸气时其膈肌的运动状态。还能用于评估急性期能自主呼吸患儿的膈肌功能级别，在疾病亚急性阶段也可以用。那些 SCI 失去膈肌功能的患儿中只有大约 1/5 的患儿膈肌功能能够恢复，该方法也可以用于动态观察一段时期患儿膈肌功能的恢复情况以及评估膈肌对膈神经起搏的反应情况（52）。

- **荧光镜检查 / 改良钡餐**：该项检查能够证明患儿具有完善的咀嚼和吞咽功能并且没有气道吸入，成为长期用于评估 SCI 患儿的方法。鉴于 SCI 患儿咳嗽反射及吞咽反射经常受损，因此证实患儿是否存在"无症状的吸入"（详见第 18 章描述）情况，对于避免由此可能对肺部造成的慢性损伤就显得格外重要。除此之外，对于那些需要使用定制司喂方式的患儿，如胃造口术患儿，也可通过本方法得以验证。

- **睡眠研究**：该项研究测定患儿睡眠时 EEG，呼吸运动及其气流的变化情况。它对于明确那些患有睡眠呼吸异常综合征的患儿是否存在此之前所叙述的呼吸问题至关重要。也能够为那些在正常睡眠过程中出现紊乱的患儿，比如某些已经供给足够的热卡却没有相应的体重增加的患儿提供有力的临床诊断依据。

一些装置和治疗干预手段能够用于患儿的亚急性期康复期，以辅助患儿的呼吸肌肌力恢复正常（45）。其中一些方法可以在患儿拔管前使用，而其他办法可以在患儿拔管后使用。但是，值得注意的是有一些方法不能用于小儿，因为这些措施需要患儿的配合才能完成，而年幼的患儿难以做到。

- **锻炼呼吸肌**：需要每天都坚持练习，以促进呼吸肌肌力的恢复。

- **束腹带**：该方法能够预防因腹部张力减低所导致的体位性的肺容量损失。对成年患者研究表明束腹带能够增加自主呼吸的 V_T 高达 16%，并建议在早期就开始使用。

- **非侵入性的正压通气**：经面罩或鼻罩进行持续性气道正压通气（CPAP）或者对那些呼吸肌无力的患儿使用吸气 - 呼气气道压力（双水平支持，或者是 BiPAP）以避免患儿处于低通气状态或发生肺不张。这些装置曾经在诸如囊胞性纤维症及脑瘫等慢性呼吸系统疾病患儿中使用，获得良好的效果。

- **膈肌起搏**：通过控制放置在膈肌或膈神经上的电极（膈神经起搏），释放电信号以刺激功能障碍的膈肌。该项较为先进的技术，至少在一定时期内，使得患儿有可能避免某些仪器检查或操作（52）。

- **清理气道的装置或技术**（详见第 14 章）

- 拍背及体位引流。

- **正压性呼气压（PEP）装置**：手持的一种震荡装置，能够在患儿呼气时经面罩或口膜片对气道产生震荡，发挥清理气道的作用。

- **喷入 - 吸出装置**（详见第 17 章的描述：通过提供快速的吸气时正压和呼气时负压循环刺激，模仿起到咳嗽的作用,注意患儿使用的时间不能超过5分钟,同时还需要气道吸引装置以清理分泌物。

- 高频胸壁震荡:通过一个高频震荡背心经外部造成胸壁震荡,它通过加速进入肺部的气流,使得小气道内的分泌物移动到较大内径的气道,以利于排痰。
- 肺内叩击通气:经一面罩或者是口罩在患儿呼气时突然将一股高流量空气气流送入气道,使得附着在气道壁的分泌物松动脱落,或者是小气道痉挛得以缓解。也可以经该装置进行雾化给药。

病程及预后

迄今为止一项已经发表的一系列研究报道中强调儿科患者颈椎的 SCI 的结局,45% 的患儿需要进入 ICU 监护治疗并且平均超过 24 天(33)。大约 33% 的患儿在住院期间死亡,然而其中仅有 1/4 的患儿直接死于 SCI,其余造成死亡的原因是其他脏器损伤所致,最常见是因脑损伤所致。在这些颈椎 SCI 患儿中,66% 的患儿被证实有原发性的神经缺陷,其中 1/4 的患儿表现出神经完全损伤(例如患儿受损水平以下所有的神经功能全部丧失)。神经完全损伤组患儿的死亡率为 75%。有神经损伤定位体征的患儿中只有 68% 的患儿其神经功能得以完全恢复。该文章的作者没有叙述关于患儿需要短期或者长期呼吸治疗支持方面的内容(44)。

在另一篇有关儿科颈椎 SCI 回顾性文章(35)中可见,患儿历时数周至数月,脱离呼吸机的机会逐渐增加。使人们觉得这结局部分原因是腹部肌肉组织由迟缓性瘫(没有肌张力)变换到痉挛性瘫(肌肉张力增加),造成肋骨围成的胸廓反常运动一段时间,从而使得患儿的呼吸力学得以改善。该项研究还将患儿脱机指标的标准界定如下:

- 血流动力学状态稳定
- 没有感染存在的迹象
- 处于代谢平衡,处于营养正性平衡状态(即摄入标准的热卡并有适当的体重增加)
- 能够产生一负性的 −3 至 −5cmH_2O 吸气力量,V_T 至少达到 1～3cc/kg
- 吸入空气时气体交换状态稳定(血氧饱和度大于 95%,E_TCO_2 小于 45mmHg)
- 没有单侧或双侧反常膈肌运动

与许多针对成年人的研究相同,脱机的过程就像完成一次次不断延长的冲刺或者关闭计时的呼吸机。与典型的病房内患者脱机方法不同,会有较长时间的

相对持续性的呼吸频率减慢的过程。当准备为患儿脱机时,对于那些获得准确预测受损水平的患儿,有63% 患者会成功脱机(46)。尽管有文献显示在成人患者中气管切开术最晚在受伤 1～2 周内实施(49)。在儿科领域罕见有关气管切开术合适时机这个方面的文献报道。

关于幸存者及其远期预后,2007 年的一项关于 I 级创伤中心 25 年内收住的儿科颈椎损伤研究表明,总死亡率为 28%,2/3 的患儿留有神经系统后遗症(44)。

> 在接下来的几天里,你再次负责约翰尼,其责任护士向你通报患儿的气道分泌物急剧增加并呈粉红泡沫状。当你为他吸痰时,你对患儿大量的分泌物感到震惊,同时经手捏复苏囊感觉患儿肺的顺应性较前几日变差。你呼叫主管医生。有关该患儿新的病情变化将在后续部分讨论,准备为该患儿运用呼吸机。

神经源性肺水肿

神经源性肺水肿(neurogenic pulmonary edema,NPE)是伴随着中枢神经系统严重损伤,肺间质液突然增加的一种状态。中枢神经系统损伤包括以下几种情况(54):

- 颅内出血
- TBI
- 颈椎损伤
- 脑血管意外(卒中)
- 颅内肿瘤
- 癫痫
- 感染
- 多发性硬化

据估计 NPE 发生率差异比较大,似乎最常见于蛛网膜下腔出血患儿,据统计在严重的 TBI 患儿的发生率高达 20%(55)。

病理生理学

那些没有潜在心肺疾病的患儿发生 CNS 损伤合并肺水肿的潜在机制并不清晰。目前认为存在两个不同的途径,其中之一是血流动力学机制,另一个是炎症机制。

以上所提及的血流动力学病机制也被称为是冲

击波理论,该理论认为 ICP 的突然增加,引起强烈的 α-肾上腺素能儿茶酚胺反应。结果导致体循环及肺循环血管阻力迅速增加-使得血液流过血管床时的阻力明显增加。在肺循环,这样会损伤处于肺泡腔与毛细血管腔之间三种解剖成分,即肺毛细血管内皮,肺泡内皮,和毛细血管床的基底膜,一旦以上三层膜受损伤时,红细胞和蛋白质会由血管腔渗出进入肺泡腔,出现临床上肺水肿时典型的红粉色泡沫性分泌物(56)。

与 NPE 一样,当神经系统严重受损时,全身性炎症反应会起到极其重要的作用。一其中包含一系列特异性的炎症因子,而这些物质具有增强毛细血管内膜渗透性的作用。结果导致红细胞及蛋白质通过血管壁(被称为外渗)进入肺间质,病情严重者再从肺间质进入肺泡。有趣的是,以往认为儿茶酚胺释放本身就能够上调炎症反应或者出现高反应性(56)。

临床表现

NPE 的临床体征和其他病因所导致的肺水肿临床表现相似,包括缺氧、呼吸急促(如果是自主呼吸的患儿),心率快,尤其是在肺底部可闻及水泡音,这是肺水肿常见的体征。与继发于左心(LV)功能衰竭所致的肺水肿不同,NPE 患儿心脏检查不会有异常,也不会有第三心音或奔马律。

NPE 患者胸部放射线检查:尽管有 NPE 单侧发生的报道,但是,最常见到的是双肺有渗出影像改变。心脏检查(心电图、心脏超声波心动图以及中心静脉压)显示正常,除非患儿有相关的心脏病理学改变比如心脏挫伤、患儿因受伤,缺氧或缺血性损伤导致其心脏功能降低。

鉴别诊断包括吸入性肺炎,如果患儿已经气管插管超过 48 小时,还会有呼吸机相关性肺炎(VAP)的可能(详见表 19-3)。吸入性肺炎对于有意识障碍的

患儿是相当危险的,尤其是那些在住院前比较长时间段没有任何气道保护措施的患儿。NPE 通常进展迅速,而吸入性肺炎及 VAP 的症状和体征发展会经历较长的时间。两种肺炎都可以见到黏稠、脓性的分泌物以及发热(由于脑损伤的患儿常见有发热,使得该体征缺乏鉴别诊断的价值)。

管理和治疗

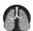NPE 患儿初始的呼吸机策略是强调增加呼气末正压(PEEP),目的是降低跨壁压力梯度,最大限度地减少由毛细血管腔渗入肺泡腔的液体量。然而,你需要记住的是,理论上 PEEP 会对患儿的 ICP 产生影响。伴随着每次增加 PEEP,都会影响到患儿的 ICP。如果压力经胸腔影响到患儿颅内,会导致其 ICP 升高。同理,如果 PEEP 增加使得颅内静脉回心血流量减少,脑血流量会增加,同样会导致 ICP 升高。研究表明,只要将 PEEP 控制在 15 以下,不会对患儿的脑血流动力学造成不利影响(57,58)。

当 NPE 患儿在常规的呼吸机通气模式下通过增加 PEEP 数值仍不能改善其缺氧状态时,可以考虑切换到高频模式(HFV)。有些研究已表明 HFV 在改善缺氧的同时,实际上也使得 ICP 降低。分析其原因主要是由于静脉血回流增加,导致脑血流量减少所致(59,60)。

另外还可以运用患儿俯卧位的方法(61)。据有关急性肺损伤(ALI)或者急性呼吸窘迫综合征(ARDS)报道,虽然在所有采纳俯卧位的患者中并未显示出其存活率明显升高,但是在某些组别的患者中,俯卧位的确对患者有益(62)。TBI 患者由于缺氧能危及到原发损伤病灶周边的组织而加重神经组织的损伤,因此可以考虑采用这一方法。由于有些研究已经证明俯卧位会使患者的 ICP 增加,因而必须密切监测这类患者 ICP。同时,还要注意要将患者头所在位置的床位抬高,即使患者的俯卧位也同样。

表 19-3 水肿和肺炎的鉴别诊断				
	神经源性肺水肿	心源性肺水肿	呼吸及相关性肺炎	吸入性肺炎
病因	神经系统损伤	左心功能衰竭	病原微生物经人工气道或者呼吸机进入患儿肺部	胃内容物、口腔、咽部分泌物、食物或者是液体经没有保护措施的气道进入肺部
症状、体征出现的时间	进展迅速,仅在神经系统受伤后几小时就发生	逐渐进展是左心功能衰竭所致	逐渐进展使用 MV48 小时之后发生	逐渐进展在患儿吸入之后发生
分泌物	粉红色泡沫样	粉红色泡沫样	黄色/绿色,黏稠,脓性	黄色/绿色,黏稠,脓性
发热	无	无	有	有

■■ 你和主治医师决定将约翰尼的 PEEP 由 5cmH$_2$O 升至 10cmH$_2$O。你继续为他吸痰，并注意观察他的气道分泌物的量以及肺顺应性的增加。你告诉护士，一旦约翰尼的 MAP 趋于下降，请他（她）通知你。因为那样的话，将会给你一个提示，即增加的 PEEP 可能影响到患儿的静脉血回流。在你交班之前，约翰尼的 PEEP 仍保持在 10cmH$_2$O，你已经能够将他的 FIO$_2$ 调到 0.4 而且动脉血氧饱和度（SpO$_2$）维持在 97% 以上，MAP 没有改变。

病程及预后

　　NPE 患儿如经过积极的治疗，一般都是可逆转的。治疗目标的关键是维持患儿正常的氧合，避免发生高碳酸血症，运用呼吸机并不会加重 ICP。患儿的预后，从总体上看，主要取决于其潜在的脑损伤。

■■ 在此之后，约翰尼一直使用呼吸机，直到他的神经系统损伤愈合时已达 2 周。在第 17 天，当他符合拔管的条件时，为他进行一次自主呼吸试验，即在 CPAP 上，压力为 5cmH$_2$O，观察他能够耐受并持续 2 小时以上。为他拔管后改成 2L 经鼻导管（NC），开始进行深呼吸训练 PEP 治疗以排出气道分泌物。3 天后，约翰尼离开 ICU 时，他能够呼吸空气，并能自己排痰。他将会继续在医院内的康复科跟着物理治疗师进行深呼吸练习，锻炼其呼吸肌。之后再从那里出院。

■■ 评判性思维问题：约翰尼·泰勒

- 在为约翰尼·泰勒进行气管插管后，使用气囊显得比较费力，你注意到他的左肺听诊呼吸音减低，在这种情况下，患儿的鉴别诊断应该包括哪些疾病？
- 如果约翰尼·泰勒的缺氧继续加重，3～4 天后使用呼吸机。应该和哪些疾病鉴别诊断？
- 如果约翰尼 ICP 突然升高达 35，你会采取哪些干预措施？
- 为约翰尼使用呼吸机已经 2 周，在 10cmH$_2$O 的通气压力支持，CPAP 为 5cmcmH$_2$O 时，他能够维持正常的氧合。如果医疗团队针对约翰尼是否适合拔管进行评估的话，你认为还需要哪些进一步的医疗信息。

●● 案例分析及评判性思维问题

■ 案例 1：卡洛斯·迪雷

　　你正在儿科 ICU 内工作，一 8 岁男孩被一辆越野车撞成 TBI 收住。你被告知该患儿有脑硬膜外出血，需要尽快被送到手术室抽出积血。该患儿已经在急诊室进行了气管插管，BCG 评分为 8。没有为患儿放置 ICP，经历了气管插管后，患儿仍处于镇静和软瘫状态。该患儿进入急诊科时的生命体征如下：

- 体温 35℃
- 心率 136 次／分
- 呼吸频率 20（呼吸机频率）
- 血压 110/65mmHg
- SpO$_2$ 98%，FiO$_2$ 1.0
- E$_T$CO$_2$ 65

呼吸机的其他设定参数为吸气峰压（PIP）22，PEEP 5。气管插管后在急诊科拍摄的 X 线胸片显示 ETT 在合适的位置，同时肺野显示清晰。

- 根据患儿目前的情况，你认为下一步应该如何调整患儿的呼吸机参数？
- 如果为促进患儿通气状态的尝试没有成功，下一步你应该对患儿采取哪些治疗和管理措施？

■ 案例 2：萨拉·柯林斯

　　你在 PICU 巡视病房时，遇到一位 10 岁 40kg 重的患儿，她在骑自行车时被汽车撞伤，因 TBI 收住 PICU，而且已经住了 5 天。该患儿有头部外伤，在事故现场已进行了气管插管，GCS 评分为 5。患儿因使用镇静剂处于镇静、瘫痪状态，经高渗剂治疗，ICP 保持在合理区间。该患儿的医疗团队计划即将在接下来的 24 小时以内终止以上的治疗。她的责任护士反应，该患儿在过去的 24 小时内，患儿发热，体温达 39℃，患儿的 ETT 的分泌物变成了黄色、黏稠，带有腐败的气味。在当时她的呼吸机参数是，使用的是压力调节型 - 容量控制型，TV 为 350ml，间歇指令性通气（IMV）20，PEEP 5，FiO$_2$ 0.4，吸气时间为 1 秒钟。每一次通气呼吸机 PIP 达 28～30。她最近的血气分析（ABG）结果如下：

- pH 7.32
- PaCO$_2$ 55
- PaO$_2$ 60
- PaCO$_2$ 55
- 血氧饱和度 90%

患儿刚完成的血气分析发现，以上数值都有显著的改善,为什么患儿的血氧饱和度能保持在 90%?

针对改善患儿缺氧状态,此时,应该如何调节呼吸机参数?

能够改善高碳酸血症的有效措施有哪些?

■ **案例 3:胡安·罗德里格斯**

一位 15 岁、70kg 重的男孩,在一次撞车事故中受伤,昨日被送到医院。在创伤病区他的初始 GCS 分值为 5,经为其进行气管插管后,收住于 PICU。最初他需要较高的呼吸机参数以维持其足够的氧合和通气。住院后不久就接受 CT 肺部扫描显示双肺受挫伤,但是没有气胸和血胸。他的头部 CT 显示弥漫性的轴索损伤,有多发性小出血灶,而这些出血灶通常与脑部的剪力性损伤有关,需要进行密切观察。为患儿放置 ICP 监护,整晚上,患儿的 ICP 读数为 20。经过 24 小时,患儿的呼吸机参数调高,以维持患儿的碳酸水平处于正常范围以及通气状态正常。当前,患儿的呼吸机处于容量控制模式,为了将血氧饱和度维持在高于 92%,呼吸机的参数是 TV 700,IMV 24,PEEP 12,FiO_2 0.9。当患儿脉搏血氧饱和度突然降低时,同时还伴随其血压突然下降及 ICP 升至 30 以上,你被呼叫来到患儿病床前,

● 最有可能造成该患儿病情突然恶化的病因是什么?

● 最应该对患儿采取哪些措施?

● 如果这些血流动力学及呼吸系统的变化是以亚急性的方式发生的话,应该需要做哪些鉴别诊断?

■ **案例 4:博比·巴顿**

一位 12 岁 50kg 的男孩。因潜入一浅水坑造成其颈椎受伤而收住院。到现在已经住院 6 周。在受伤后的 4 周内一直在 PICU 经气管插管辅助通气。2 周前,他已经成功地经历拔管,逐渐脱离高流量 NC 氧气一直到使用常规的 NC。他的神经系统损伤包括双下肢丧失功能,双上肢有少许功能。他的胸片曾显示有肺不张,进行过肺部理疗。48 小时之前,他离开 PICU 转入儿科病房。当你为他查体时,发现患儿两肺底部的呼吸音减低。

● 应该为患儿提供哪一种物理疗法有助于降低该患儿发生伴随着肺不张出现的序列问题?

● 当非侵入性通气方式已经不能为该患儿提供其所需要的支持时,除了 MV 之外,你还能为患者提供哪些干预办法能长期支持患儿呼吸功能?

■ **案例 5:珍妮·坤兰**

珍妮是 6 个月婴儿,在其由一张可调桌子上跌落后,因反复发生呕吐 6 小时,由一位临时照顾者送进医院。既往没有发热和腹泻的病史,既往病史无异常。

患儿入院时查体可见:患儿昏睡状,哭声尖叫,当挤压其指甲时,患儿睁开眼睛并回缩手臂。患儿的前囟膨隆且张力较高。

● 该患儿的 GCS 评分值应该是多少?

正当你为珍妮做查体时,她的 GCS 分值降到 7,并实施了气管插管。

● 在为该患儿拔管后,你如何能正确地评估患儿通气频率?

● 如果患儿的 CT 扫描显示有明显的脑水肿,为启动 ICP 管理你应该使用的一线治疗是什么?

选择题

1. 当为一位严重 TBI 患儿进行呼吸机辅助通气时,$PaCO_2$ 最初的目标值应该是多少?

   a. 小于 25mmHg

   b. 25~30mmHg

   c. 30~50mmHg

   d. 35~40mmHg

   e. 40~50mmHg

2. 如果一位被高速行驶的汽车撞伤的患儿,在发生 TBI 后的 6 小时,其 GCS 分值为 6,你认为以下哪一项不可能是在患儿进行气管插管 24 小时后造成其呼吸功能代偿增强的原因?

   a. 肺不张

   b. 气胸

   c. 血胸

   d. VAP

   e. 吸入性肺炎

3. 以下哪一个脊髓神经能抑制膈肌?

   a. C_1~C_5

   b. C_3~C_5

   c. C_5~C_8

   d. T_1~T_3

   e. T_1~T_5

4. 当一气管插管 TBI 患儿的 ICP 突然显著升高时,应该首先采取以下哪项措施?

   a. 胸穿以降低胸腔内压力

   b. 给予单次剂量的镇静剂

选择题(续)

c. 给予单次计量的麻醉剂

d. 手动通气以降低 $PaCO_2$

e. 提高呼吸机的 PIP 数值

5. 一位 TBI 及颈椎 SCI 的患儿,当从其气管插管导管里吸出大量浅粉红色分泌物时,其原因可能是:

a. 肺挫伤

b. 血胸

c. NPE

d. 气管损伤

e. VAP

6. 以下措施中除了哪一项之外,都适宜治疗 TBI 患儿,避免发生肺不张:

a. 增加 PEEP

b. 增加 PIP

c. 降低呼吸频率

d. 开始胸壁理疗

e. 肺复张方法例如吸气末屏气

7. 以下哪一项增加 TBI 患儿发生吸入的危险性?

I. 胃排空延迟

II. 失去咳嗽和(或)作呕的能力

III. 面部创伤

a. I, II

b. II, III

c. I, III

d. I, II, III

e. 以上都不是

8. 颈椎 C_2 到 C_3 损伤的患儿进行长期的呼吸机辅助通气很可能包括以下哪一项?

a. 气管切开术及 MV

b. 气管切开术不用 MV

c. 间歇进行 BiPAP

d. 供氧

e. 可能就不需要呼吸支持

9. 除了哪一项之外,以下都是发生包括 TBI 在内的多发性创伤患儿出现张力性气胸时的临床表现?

a. 血压突然下降

b. 血氧饱和度突然降低

c. ICP 突然降低

d. 一侧肺部呼吸音减低

e. 气管移位

10. TBI 的患儿当 GCS 分值达到多少时需要建立人工气道?

a. 12

b. 11

c. 10

d. 9

e. 8

(谢宛玲 刘曼玲 译)

参考文献

1. Faul M, Xu L, Wale MM, Coronado VG. *Traumatic Brain Injury in the United States: Emergency Department Visits, Hospitalizations and Deaths 2002–2006*. Atlanta, GA: Centers for Disease Control and Prevention; 2010.
2. Tilford JM, Aitken ME, Anand KJ, et al. Hospitalizations for critically ill children with traumatic brain injuries: a longitudinal analysis. *Crit Care Med*. 2005;33(9):2074-2081.
3. Granacher RP Jr. *Traumatic Brain Injury: Methods for Clinical and Forensic Neuropsychiatric Assessment*. 2nd ed. Boca Raton, FL: CRC Press; 2008.
4. Baigelman W, O'Brien JC. Pulmonary effects of head trauma. *Neurosurgery*. 1981;9(6):729-740.
5. Stevens RD, Lazaridis C, Chalela JA. The role of mechanical ventilation in acute brain injury. *Neurol Clin*. 2008;26(2):543-563.
6. Nyquist P, Stevens RD, Mirski MA. Neurologic injury and mechanical ventilation. *Neurocrit Care*. 2008;9(3):400-408.
7. Gruen JP, Weiss M. Management of complicated neurologic injuries. *Surg Clin North Am*. 1996;76(4):905-922.
8. Stocchetti N, Maas AI, Chieregsato A, van der Plas AA.

Hyperventilation in head injury: a review. *Chest*. 2005;127(5):1812-1827.
9. Bullock R. Hyperventilation. *J Neurosurg*. 2002;96(1):157-159.
10. Adelson PD, Bratton SL, Carney NA, et al. Guidelines for the acute medical management of severe traumatic brain injury in infants, children, and adolescents. Resuscitation of blood pressure and oxygenation and prehospital brain-specific therapies for the severe pediatric traumatic brain injury patient. *Pediatr Crit Care Med*. 2003;4(suppl 3):S12-S18.
11. Hastings RH, Wood PR. Head extension and laryngeal view during laryngoscopy with cervical spine stabilization maneuvers. *Anesthesiology*. 1994;80(4):825-831.
12. Dupanovic M, Fox H, Kovac A. Management of the airway in multitrauma. *Curr Opin Anaesthesiol*. 2010;23(2):276-282.
13. Sellick BA. Cricoid pressure to control regurgitation of stomach contents during induction of anaesthesia. *Lancet*. 1961;2(7199):404-406.
14. Brisson P, Brisson M. Variable application and misapplication of cricoid pressure. *J Trauma*. 2010;69(5):1182-1184.
15. Landsman I. Cricoid pressure: indications and complications. *Paediatr Anaesth*. 2004;14(1):43-47.

16. Smith G, Ng A. Gastric reflux and pulmonary aspiration in anaesthesia. *Minerva Anesthesiol.* 2003;69(5):402-406.

17. Field JM. Part 1: executive summary: 2010 American Heart Association guidelines for cardiopulmonary resuscitation and emergency cardiovascular care. *Circulation.* 2010; 122(18, suppl 3):S640-S656.

18. Filanovsky Y, Miller P, Kao J. Myth: ketamine should not be used as an induction agent for intubation in patients with head injury. *CJEM.* 2010;12(2):154-157.

19. Vaillancourt C, Kapur AK. Opposition to the use of lidocaine in rapid sequence intubation. *Ann Emerg Med.* 2007;49(1):86-87.

20. Salhi B, Stettner E. In defense of the use of lidocaine in rapid sequence intubation. *Ann Emerg Med.* 2007;49(1):84-86.

21. Madikians A, Giza CC. Treatment of traumatic brain injury in pediatrics. *Curr Treat Options Neurol.* 2009;11(6):393-404.

22. Kochanek PM, Carney N, Adelson PD, et al. Guidelines for the acute medical management of severe traumatic brain injury in infants, children, and adolescents. *Pediatr Crit Care Med.* 13(suppl 1):S1-S82.

23. Hutchison JS, Frndova H, Lo TY, Guerguerian AM. Impact of hypotension and low cerebral perfusion pressure on outcomes in children treated with hypothermia therapy following severe traumatic brain injury: a post hoc analysis of the Hypothermia Pediatric Head Injury Trial. *Dev Neurosci.* 2010;32(5-6):406-412.

24. Adelson PD, Bratton SL, Carney NA, et al. Guidelines for the acute medical management of severe traumatic brain injury in infants, children, and adolescents. *Pediatr Crit Care Med.* 2003;4(suppl 3):S2-S4.

25. Hsiang JK, Chesnut PM, Crisp CB, Klauber MR, Blunt BA, Marshall LF. Early, routine paralysis for intracranial pressure control in severe head injury: is it necessary? *Crit Care Med.* 1994;22(9):1471-1476.

26. Bell MJ, Kochanek PM. Traumatic brain injury in children: recent advances in management. *Indian J Pediatr.* 2008;75(11):1159-1165.

27. Lassen NA. Brain extracellular pH: the main factor controlling cerebral blood flow. *Scand J Clin Lab Invest.* 1968;22(4):247-251.

28. Lassen NA. Control of cerebral circulation in health and disease. *Circ Res.* 1974;34(6):749-760.

29. Lundberg N, Kjällquist A, Bien C. Reduction of increased intracranial pressure by hyperventilation: a therapeutic aid in neurological surgery. *Acta Psychiatr Scand Suppl.* 1959;34(139):1-64.

30. Raichle ME, Posner JB, Plum F. Cerebral blood flow during and after hyperventilation. *Arch Neurol.* 1970;23(5):394-403.

31. Muizelaar JP, Marmarou A, Ward JD, et al. Adverse effects of prolonged hyperventilation in patients with severe head injury: a randomized clinical trial. *J Neurosurg.* 1991;75(5):731-739.

32. McLaughlin MR, Marion DW. Cerebral blood flow and vasoresponsivity within and around cerebral contusions. *J Neurosurg.* 1996;85(5):871-876.

33. Muizelaar JP, van der Poel HG, Li ZC, Kontos HA, Levasseur JE. Pial arteriolar vessel diameter and CO_2 reactivity during prolonged hyperventilation in the rabbit. *J Neurosurg.* 1988;69(6):923-927.

34. Adelson PD, Bratton SL, Carney NA, et al. Guidelines for the acute medical management of severe traumatic brain injury in infants, children, and adolecents. *Pediatr Crit Care Med.* 2003;4(3 suppl):S1-S75.

35. Curley G, Kavanagh BP, Laffey JG. Hypocapnia and the injured brain: more harm than benefit. *Crit Care Med.* 38(5):1348-1359.

36. Keenan HT, Runyan DK, Marshall SW, Nocera MA, Merten DF, Sinal SH. A population-based study of inflicted traumatic brain injury in young children. *JAMA.* 2003;290(5):621-626.

37. Coplin WM, Pierson DJ, Cooley KD, Newell DW, Rubenfeld GD. Implications of extubation delay in brain-injured patients meeting standard weaning criteria. *Am J Respir Crit Care Med.* 2000;161(5):1530-1536.

38. Principi T, Morrison GC, Matsui DM, et al. Elective tracheostomy in mechanically ventilated children in Canada. *Intensive Care Med.* 2008;34(8):1498-1502.

39. Taylor HG, Alden J. Age-related differences in outcomes following childhood brain insults: an introduction and overview. *J Int Neuropsychol Soc.* 1997;3(6):555-567.

40. Anderson V, Catroppa C, Morse S, Haritou F, Rosenfeld J. Functional plasticity or vulnerability after early brain injury? *Pediatrics.* 2005;116(6):1374-1382.

41. Campbell CG, Kuehn SM, Richards PM, Ventureyra E, Hutchison JS. Medical and cognitive outcome in children with traumatic brain injury. *Can J Neurol Sci.* 2004;31(2): 213-219.

42. Johnson AR, DeMatt E, Salorio CF. Predictors of outcome following acquired brain injury in children. *Dev Disabil Res Rev.* 2009;15(2):124-132.

43. Keenan HT, Runyan DK, Marshall SW, Nocera MA, Merten DF, Sinal SH. A population-based study of inflicted traumatic brain injury in young children. *JAMA.* 2003;290(5):621-626.

44. Platzer P, Jaindl M, Thalhammer G, et al. Cervical spine injuries in pediatric patients. *J Trauma.* 2007;62(2):389-396; discussion 394-396.

45. Porth SC. Recognition and management of respiratory dysfunction in children with tetraplegia. *J Spinal Cord Med.* 2004;27(suppl 1):S75-S79.

46. Padman R, Alexander M, Thorogood C, Porth S. Respiratory management of pediatric patients with spinal cord injuries: retrospective review of the duPont experience. *Neurorehabil Neural Repair.* 2003;17(1):32-36.

47. Lanig IS, Peterson WP. The respiratory system in spinal cord injury. *Phys Med Rehabil Clin North Am.* 2000;11(1): 29-43, vii.

48. Winslow C, Rozovsky J. Effect of spinal cord injury on the respiratory system. *Am J Phys Med Rehabil.* 2003;82(10):803-814.

49. Berlly M, Shem K. Respiratory management during the first five days after spinal cord injury. *J Spinal Cord Med.* 2007;30(4):309-318.

50. Claxton AR, Wong DT, Chung F, Fehlings MG. Predictors of hospital mortality and mechanical ventilation in patients with cervical spinal cord injury. *Can J Anaesth.* 1998;45(2):144-149.

51. Birnkrant DJ. The assessment and management of the respiratory complications of pediatric neuromuscular diseases. *Clin Pediatr (Phila).* 2002;41(5):301-308.

52. Shaul DB, Danielson PD, McComb JG, Keens TG. Thoracoscopic placement of phrenic nerve electrodes for diaphragmatic pacing in children. *J Pediatr Surg.* 2002;37(7): 974-978.

53. Gilbert J. Critical care management of the patient with acute spinal cord injury. *Crit Care Clin.* 1987;3(3):549-567.

54. Baumann A, Audibert G, McDonnell J, Mertes PM. Neurogenic pulmonary edema. *Acta Anaesthesiol Scand.* 2007;51(4):447-455.

55. Bratton SL, Davis RL. Acute lung injury in isolated traumatic brain injury. *Neurosurgery.* 1997;40(4):707-712; discussion 712.

56. Hachenberg T, Rettig R. Stress failure of the blood-gas barrier. *Curr Opin Anaesthesiol.* 1998;11(1):37-44.

57. Huynh T, Messer M, Sing RF, Miles W, Jacobs DG, Thomason MH. Positive end-expiratory pressure alters

intracranial and cerebral perfusion pressure in severe traumatic brain injury. *J Trauma*. 2002;53(3):488-492; discussion 492-493.

58. McGuire G, Crossley D, Richards J, Wong D. Effects of varying levels of positive end-expiratory pressure on intracranial pressure and cerebral perfusion pressure. *Crit Care Med*. 1997;25(6):1059-1062.

59. Salim A, Miller K, Dangleben D, Cipolle M, Pasquale M. High-frequency percussive ventilation: an alternative mode of ventilation for head-injured patients with adult respiratory distress syndrome. *J Trauma*. 2004;57(3):542-546.

60. Barrette RR, Hurst JM, Branson RD. A comparison of conventional mechanical ventilation with two forms of high-frequency ventilation for the control of intracranial pressure in closed head injury. *Respir Care*. 1987;32:733-740.

61. Fletcher SJ, Atkinson JD. Use of prone ventilation in neurogenic pulmonary oedema. *Br J Anaesth*. 2003;90(2): 238-240.

62. Slutsky AS. The acute respiratory distress syndrome, mechanical ventilation, and the prone position. *N Engl J Med*. 2001;345(8):610-612.

63. Lee ST. Intracranial pressure changes during positioning of patients with severe head injury. *Heart Lung*. 1989;18(4): 411-414.

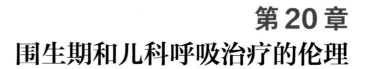

芮妮·博斯，MD，MHS

梅根·麦凯布，MD，FAAP

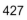

本章概要（续）

本章目标

读完本章之后，你将能做到：

1. 明确支持现代伦理学的四大伦理原则。
2. 理解专业人员的工作职责。
3. 讨论当一个医疗差错出现时临床医生的职责。
4. 定义在流行病或公共健康问题出现时的伦理标准。
5. 描述如何将最好的标准应用于儿科医疗决策的制定中。
6. 了解知情同意，临床诊疗同意的差别并对儿科学进行研究。
7. 理解医院伦理委员会的角色功能。
8. 描述危重或濒死患儿的精神状况。
9. 解释有关高危新生儿复苏的伦理争议。
10. 解释和应用双重标准对临终前的症状管理的影响。
11. 讨论为什么心跳停止的器官捐赠是有争议的。

■■　**丹尼尔•罗杰斯**

丹尼尔是一位12岁的男孩在他6岁时被确诊为杜氏肌营养不良。从那时起，他变得越来越虚弱，从能独立行走发展到需要腿部支架，现在需要使用轮椅。由于他的肌肉无力，他出现了脊柱侧弯，在一次后路脊柱融合术后他住进了儿科ICU，对他进行了气管插管术和适度镇静治疗。

生命伦理学是致力于研究在生物医学研究和临床病人诊疗过程中出现的复杂的伦理和道德问题。生命伦理学领域借鉴哲学、法律、历史、神学、公共卫生和医学专业知识。

综合这些方法制定生物伦理学医学研究和照顾病人的伦理实践的指导原则。本章回顾了临床和职业道德的本质要素，阐述如何使社会、医疗系统、私人医生和研究人员在道德责任和义务下为患者和家属提供医疗保健。特别注意那些出现在儿童和他们的家庭护理过程中的独特伦理问题（1）。

历史上，出现过几种关于医学研究和病人照顾的不同的哲学框架（2）。每个框架提供了一个不同的角度，或侧重于道德决策，或了解医生、卫生保健系统和社会的道德义务和责任。对五个共同的道德决策的哲学框架：功利、正义、权利、美德和共同利益

做了一个完整的回顾。这些哲学知识超出本章的范围，但表20-1提供并简要介绍了每个决策的方法的优缺点。

本章首先讨论了基本的伦理原则，然后介绍了职业道德的基本要素，包括在突发公共卫生事件中的职业能力、医疗差错和执业责任。回顾了相关的临床伦理，包括保密、病情的知晓、诊疗目标、效果和评价。最后，它探讨了生命伦理学原则、职业道德和临床伦理在护理复杂疾病患儿（例如，极度早产，脊髓性肌肉萎缩症1型）中的应用，以及有关临终关怀和器官捐献的问题。

表20-1　道德决策的五个哲学框架

哲学框架	适用的道德问题
功利	决定应使是绝大多数的人受益
正义	决定对每一个人都是公平的
权利	决定必须尊重道德权利（例如，对隐私，不受伤）
美德	决定应该促进个体达到最高潜能（例如，诚实，同情，勇气）
共同利益	决定必须加强一个群体、社区、社会的共同利益

生命伦理学原则

在实践中,四种伦理原则指导着很多病人的诊疗和研究自 20 世纪 70 年代。它们是自主性、正义、仁慈和无害的原则(3)。

这些原则应用于指导病人诊疗(图 20-1)。

自主性

自主性代表一个人做出的决定是基于他或她的个人价值的权利,不受他人的不当影响,包括家庭成员或医生。这意味着,例如,患者有权决定放弃化疗治疗晚期恶性肿瘤,如果他们觉得生命的长度并没有意义,而没有治疗的并发症及住院的负担,自由的生活更有价值。病人自主性权利的实现会要求责任医生提供有关诊断、治疗、风险、预后足够的信息,对诊断和治疗,以便于患者可以作出明智的决定。它也赋予促使责任临床医生尊重病患,在治疗计划中考虑患者的目标,价值观。

自主权一般是一个有能力做出独立决定的成年人的权利。但当病人是一位孩童时自主的原则通常是指父母为其子女做决定的权利。父母为其子女所做的医疗决策必须得到尊重,只要他们不危及,虐待,或忽视孩子(4)对于那些被虐待或忽视的孩子,国家会委派社会工作者和律师作为其有关医疗保健决策者。当患者很年轻,他们一般不被允许对他们的医疗照顾发表实质性意见。例如一位 1 岁的婴儿,即使其父母要求也是不允许拒绝接种疫苗。当一位儿童不遵从有益的治疗措施时,采取分散注意力、哄骗或某些物理或化学的限制措施是被允许的(图 20-1)。

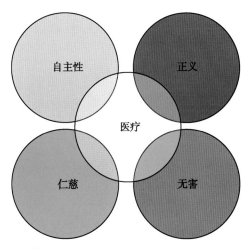

图 20-1　生命伦理学指导原则

儿童的权利和自主性是伴随着他们的情感和认知能力的发展而增加的。青少年所受的教育和思考的方式往往会影响其医疗干预或参与研究的决定。儿童可以了解一个特殊的医疗决定,这是他们意愿的体现。本章稍后会讨论,尊重自主的年龄较大的儿童往往需要确保家长和患儿的知情同意(特殊人群 20-1)。

框 20-1　提高患儿的依从性

医疗干预和治疗会使孩子们害怕和焦虑。当这样的治疗或干预被认为是必要的,临床医生和家长往往需合作使用最低强制手段,提高患者的依从性。

分散注意力: 用玩具或游戏分散孩子对雾化器的注意力
哄骗: 告诉孩子那种药会有好的味道
引导或奖励: 如果孩子接受一种药物,给他或她一个礼物
身体约束: 约束固定孩子,给他或她进行雾化

● **特殊人群 20-1**

脱离父母而独立生活的未成人指那些年龄还不满 18 岁儿童。他们可以同意或拒绝医疗干预好像他们已成年。针对该人群各州和法院的标准和程序不同,但一般包括以下内容:

- 与父母分开生活
- 经济独立和自立
- 父母放弃了对他们的权利和责任
- 已婚
- 已进入现役军人服务

公平正义

公平正义的原则要求医疗保健资源公平地分配,每一位患者、群体都不会遭受稀缺资源的困扰。正义意味着所有个体都有权平等享有医疗保健和医疗保健的最低标准。举例来说,这意味着,生活在一个城市最贫穷的和最富裕地区的儿童应该有相同的机会接受到基本的医疗服务。在一个特定的环境中,平等地享用医疗服务很容易受到现有的资源的影响。因此各国政府、卫生保健系统和个人医生往往要设置一些条件使得那些受到限制的人可以享受到基本医疗。正义赋予医疗机构一定的责任:增进受到贫穷、种族不平等影响者的社会成员的健康状况,正义也赋予临床医生和卫生保健系统有责任证明文化能力可以使医疗在不同的人群中有效分配。

在临床研究中,尊重正义原则要求所有的人在人类研究中都有平等的机会成为参与者。特别保护弱势群体,如孕妇和儿童,已经形成一种认识否认新的治

疗方法对他们是不公平的(6)。在过去 15 多年来，有一个历史时期的禁止对儿童的研究。自 1998 以来，全国卫生研究所要求的儿童被列入人类受试者的研究协议，没有一个令人信服的理由排除他们(7)。管理儿童研究的伦理原则与管理研究成人不同：对人的尊重、正义和仁慈。这些原则应用于研究儿童是针对复杂的儿童发育变异、认同能力、关注弱势群体的风险及家庭决策的复杂性。它是一个机构审查委员会的作用，以评估风险和利益相关的研究协议(特殊人群 20-2)。

行善、不伤害

行善原则要求临床医生提供给病人的服务是有利于病人的健康和利益的。在这种情况下提供的照顾可能包括疾病的治疗，缓解疼痛，或提高健康和生活质量。社会和精神支持对病人和家庭是很重要的。

不伤害原则要求临床医生照顾病人的方法不会带来伤害。保护病人免受伤害，可能包括有足够的疼痛和症状管理，避免一些对病人健康状况改善不大的治疗，并治疗时怀有对病人的同情和诚实。医学治疗往往带给病人一定程度的危害或风险；行善原则和不伤害原则往往要权衡哪种方法对病人是最有利的。

职业道德

职业道德指专业人士、个人和社会之间的相互作用。专业管理机构为他们的成员制定的行为标准。例如，美国呼吸治疗协会发布了一份专业操守的声明，该声明定义了呼吸治疗师的职业道德标准(RTS)(框 20-2)(9)。这些原则的职业行为是基于以前描

框 20-2　美国呼吸治疗学会的职业道德声明(9)

RT 的专业活动受职业道德原则约束。呼吸治疗师应做到以下几点：

- 行为完整性，客观性，受到专业人士信任
- 寻求改善和保持专业能力的教育机会，并准确记录他们的参与
- 执行在一定范围内可接受和负责的做法
- 尊重和保护病人的法律权利，包括隐私权、知情同意权和拒绝接受治疗
- 不泄露任何关于患者或家属的信息除非病人和(或)家庭授权
- 在任何情况下不歧视，尊重所有人的权利和尊严
- 促进疾病预防和健康
- 拒绝非法或不道德的行为
- 拒绝隐瞒，并将报告他人非法，不道德，欺诈，或不称职的行为
- 遵循科学的科学程序和伦理原则
- 遵守国家或联邦法律中规定他们的做法
- 避免任何形式的欺诈行为或制造利益冲突，并遵循道德商业行为的原则
- 通过改善病人护理的方法、疗效和费用，促进保健服务
- 鼓励和促进资源的合理管理

述的医学伦理的基本原则。这种行为准则融合了理论原理和法医学专业从业者的行为指南。他们称为 RTS 的职责。

例如呼吸治疗协会发布了界定呼吸治疗师职业道德的标准(RTS)(框 20-2)(9)。这些专业行为准则是基于以前描述的医学伦理的基本原则。这种行为准则融合理论原则和法医学专业行为从业指南。他们指出了呼吸治疗师对病人、同事和社会的权利和职责，这一部分探讨了一些呼吸治疗师共同面临的职业道德问题。

专业能力

> ▐▐ 后路脊柱融合术丹尼尔仍然在 PICU 接受气管插管。他的父母在床边时，你和你的老师来做一个呼吸机检查。罗杰斯夫人要求你介绍自己。

一个基本的职责职业道德要求临床医生在他们的专业领域通过相当水平的培训，获得专业能力。卫生保健提供者经常有义务完成病人护理的理论和实践培训，在作为一个独立的实践者之前。卫生保健提供者必须保持继续教育的学习在自己擅长的领域不断了解相关医学进步和不断变化的护理标准。

虽然教学医院和培训学员必须结合病人的诊疗，这种照顾患者的培训应该是在经验丰富的临床

● **特殊人群 20-2**

婴幼儿研究(53)

普通规则的 D 分部通常是由制度审查委员会确定在参与儿科人口研究所带来的风险的可接受性。D 规定包括：

- 健康的儿童可能只参与涉及最小风险研究。
- 患有某种特定的疾病的儿童可能有资格参加风险稍大一些的研究，如果研究给他们提供了潜在的直接利益，
- 没有特定疾病的儿童可能参与涉及一个较小风险的研究，如果该研究对一个特定的功能障碍将提供重要的信息。

医生的密切监督下进行。实践培训项目具有社会效用，因为未来的患者受益于学习者在他们的监督训练期间的经验。当一位患者同意在一个培训项目中接受医疗保健，就等于同意允许学员参与对其照顾(10)。尽管如此，个别学员有责任向病人及家属透露自己的经验水平。病人有权要求了解参与临床诊疗学员的水平和对他们监管细节的更多信息。这些权利和义务规定在许多国家通过的病人权利法案(11)中。

临床医生也有义务通知监管者关注同行的专业能力。此外，临床医生有责任通知监管者任何涉及系统，有可能危及病人安全的问题。这可能包括对设备故障的问题，不规范的治疗，或不安全的人员(团队20-1)。临床医生也有责任通知监察人，当有需要关注的专业能力的同龄人。此外，临床医生有责任通知主管任何系统为基础的问题，有可能危及病人安全的任何问题。这可能包括设备故障的问题，不规范治疗的使用，或不安全的人员配置(团队合作20-1)。

团队合作20-1　不够安全的人员编制

大多数医院的部门有一个最低的人员配置水平，或呼吸治疗师的人数是在平常看来提供给病人安全诊疗服务所必需的。

然而，病人的需求迅速增加，如果他们因为任何理由无法完成指定的病人诊疗，工作人员必须有足够的信心向一线主管医生清楚地表达。作为一线的呼吸治疗师有几种技巧可以确保你或你的同事不会因为要照顾一个病人而牺牲另一个正在照顾的病人：

● 与同事定期检查。这对于呼吸治疗师尤为重要，经常工作在多个单位或不可能总是看到或听到其他呼吸治疗师正在进行的工作。

● 当你需要帮助时，知道如何联系你的同事。有他们的呼机号码吗？

● 是否有一个指导或流动治疗师可分配帮助他人？

● 在交接之初，确定一位治疗师承担较轻的任务或一位治疗师当其他人任务增加时可能提供帮助。

● 在开始的时候，确定一位呼吸治疗师他是最有可能经历其病人的需求迅速增加。这可能是一位病人数量最多的呼吸治疗师或是一位在科室拥有最高数量的开放病床的呼吸治疗师。也可能是在外科的一名治疗师，他将接受许多手术后在康复中的病人。

医疗差错

> 丹尼尔在后路脊柱融合术后三天已拔管，在住院部经历手术后康复。他是在夜间接受的双水平正压通气。你看到的医嘱是备用支持频率为12，吸气正压(IPAP)20，呼气正压(EPAP)6，吸入氧浓度(FiO₂)21%。当你看到呼吸机上的显示的参数是支持频率为20，已设置为IPAP 12，EPAP 6，FIO₂ 21%。

医疗差错是一种可以预防的不良事件——本来可以避免对病人安全造成的威胁。医疗错误可能会导致病人感染、损伤、药物过量或剂量不足，误诊或甚至死亡。医疗差错可能会或不会导致实际的临床危害，不造成患者损害的错误通常被称为"有惊无险"。

医学研究所2000年报告中估计，在美国每年死于医疗差错的人数为44 000~98 000人(12)。由于报告的出版，许多卫生保健系统已经主动采取大量的质量安全措施帮助识别和防止医疗差错。除了这方面的努力，大多数机构制定了向病人及其家属披露这些差错的指南。

对卫生保健人员这是一个重大的文化变革。在过去，即使误差真的发生了，他们很少会对患者和家属公开。然而，在多个层面上，披露对病人的错误是有伦理的要求。

病人的安全被作为治疗的一个固有风险的结果或一个错误的结果。固有的风险包括那些已知的在医学的治疗过程中出现的不可避免的危害。例如，有一定数量的患者将患拔管后的喉水肿，部分患者可能需要再插管以维持呼吸。在这种情况下，病人的安全问题不应归结于卫生保健提供者的错误，这是经喉插管一个已知的不良反应。另一个例子，与医疗保健相关的固有风险，包括药物的副作用，如雾化吸入支气管扩张剂后心动过速。医生有义务预期在提供医疗干预或干预前，给病人预测和告知这些可预见的事件和其发生的可能性。当潜在的风险严重时，可能采取让病人签署知情同意书的形式告知给病人。

尽管医疗错误最常发生在像重症监护室这样提供高技术医疗服务环境中，但它也会发生在任何其他医疗环境中。2007年联合委员会发现多达一半的严重不良医疗事件是由于临床医生和患者、临床医生和其他临床医生之间不良的沟通造成的(13)。

虽然个别医生可能在患者的诊疗过程中犯错误，但医疗系统有责任采取一些措施，防止、发现和改善个人所犯的过失责任。一些旨在减少医疗差错的干预，包括电脑文件和医嘱录入系统可消除书写字迹造成的问题，以及过敏通报，工作时间的限制，对病人信息的传递进行标准化和对医院的翻译进行认证。正在越来越多地努力，以教育病人为尽量减少医疗差错他们可以采取的方法，比如要求临床医生要洗手，手术前询问外科医生最初确定的手术部位、与临床医生一起关注体检的结果。

在医疗错误确实发生的情况下，临床医师有责任进行仔细分析：发生了什么事，为什么会发生，由于错误导致发生了什么结果，还可能发生什么。这个分析的过程应涉及参与诊疗患者的资深医务人员。一些机构正式的规定中要求医院管理员参与。临床医生还应寻求支持缓解由于医疗过错带来的情绪压力。分析错误的过程应该是全面、系统、快速的。对人的尊重是指病人有权及时、完整和透明披露医疗差错对病人已经造成或可能造成的危害。当错误导致患者受到严重损害或甚至死亡时，定点事件分析可以帮助避免事件复发。尽管恐惧对医疗差错的诉讼，但有显著的证据表明实际的诉讼是罕见的(14)。

传染病和突发公共卫生事件

在公共卫生突发事件或其他类型的灾害中职业道德规范经常被称为卫生保健提供者的权利和义务。医院，以及地方、州和联邦政府，可能会迫使人员在公共卫生紧急情况下工作。2001年9月11日以后，国家紧急卫生权力标准法案给国家医疗许可权要求卫生保健提供者在这样紧急的情况下工作(15)。由于部分人群需要卫生保健医师拥有特别技能，这个现实也能证实该法案限制医务人员个人自主权的合理性。

这一对医务人员的个人自主权业的限制已证明了人口越多，越需要卫生保健提供者拥有特殊技能。

最近我们经历了严重急性呼吸系统综合征(SARS)和H1N1流感大流行和全球大规模伤亡事件(16)，这样看来呼吸治疗师很可能在突发公共卫生事件是主要照料者。

在一个公共卫生急救设置，临床医生可能有竞争的义务。如前所述，临床医师有责任稳定和治疗病人通过借鉴其相关的经验，培训及可用的资源。临床医师同时负有保护自己和自身健康的义务，这样他们才可能继续照顾病人，不会使自己成为病人，才可以完成他们对自己家庭的义务。正因为如此，一些卫生保健系统需要人员接种疫苗以预防某些疾病，如流感疫苗。这个强制性接种疫苗的拥护者提出几点伦理主张。第一对患者，尤其是对那些在监护室接受诊疗的最易受感染的患者而言，未接种疫苗的卫生保健工作者就是感染源。院内感染是危重病人发病率、死亡率升高和医疗成本增加的原因；至少80%的医务工作者必须接种疫苗以减少院内感染的发生。强制接种疫苗也可以防止员工在流行病高发时被传染。它可以防止卫生保健提供者自己成为紧张的卫生系统的额外负担，并接受治疗。一些卫生保健提供者反驳专业责任不接受疫苗接种，理由是担心副作用，疫苗短缺和不便。这被视为个人和职业伦理之间的冲突(18)。

地方和国家政府的医疗系统在突发公共卫生事件中有很多注意事项和义务。有几种方法可以减少人群被感染的风险，包括健康教育、接种疫苗、检疫、或提供感染后医疗和心理支持，在灾难预防和应对大规模灾难中医院和政府的合作越来越多。在确定所需的医疗设备和病人需要的药物，器械，或医务人员超过现有的水平的情况下如何用客观的标准来分配资源时医疗保健系统和政府都扮演着重要角色。

在最近的甲型H1N1流感疫情中，标准呼吸疗法-机械通气和无创通气模式是卫生保健配给的伦理争论的中心。

灾害伦理可能会限制患者的个人自主性，在公共卫生水平决定资源的分配。理想情况下，对资源分配的决策应该是一个透明的和公开辩论过程。这将促进公平分配和持续的公众信任，决策者的行为是他们最佳利益的体现。分配政策必须客观，必须长期实施，必须最大限度地为大多数人的利益服务。临床医生必须接受暂停自己的专业自主权，因为他需要保证分配过程的完整性。

临床伦理学

临床伦理是指生命伦理学原则在病人诊疗、医学研究及卫生政策中的应用。临床伦理可以帮助医生分析和处理那些涉及特殊病人复杂的临床病例。这些道德上复杂的案件可能会产生保密、最佳利益、准确性、知情同意、关怀的目标和无效等一系列问题。在这些情况下，临床医生可能会遇到道德困扰或同情心的丧失。

保密

一些职业有义务尊重保密，包括医疗保健提供者和律师。医疗保密性是指医生有责任不透露病人或病人告诉他们的信息。这体现了对人的尊重。医疗保密的法律保护并不是绝对的;临床医生有义务保护患者的隐私除非他们计划伤害自己或他人。这种情况,例如,如果一位母亲泄露出她体罚其子女,医生需要出具她子女的法律报告。

在儿科,关于保密的矛盾会出现在父母要求医生不要告诉其子女医疗条件、治疗或预后。例如,一位父亲可能会要求不要告诉其女儿她患癌症。

当患儿要求临床医生不要向其父母透露信息时,也会出现保密性的冲突,例如怀孕测试的结果。在每一种情况下,临床医生的作用是明确病人或家长希望隐瞒真相的原因。通过讨论披露和隐瞒信息的风险和益处,临床医生往往能协助创造一个安全和尊重的空间,在那里信息可以共享。

随着医务工作者使用社交媒体的增加,引发对病人保密性问题更多新的关注。利用互联网分享患者信息,无论是照片或文字的形式,都侵犯病人的隐私。越来越多的医院医疗培训项目正在制定有关工作人员使用摄像机和社会媒体的严格的政策(19)。

最佳利益标准

因为即使在最好的情况下,儿童拥有自主性是有限。他们自己所作出的医疗决定,从来没有被认为是合法的。从道义上和法律的层面上来说,这是父母为孩子做决定的权利。这些决定的目标是孩子的最佳利益。最佳利益标准认为,决策应该理想地最大限度地提高儿童的利益。事实上,父母只为自己的子女做了一个合理的决定。也就是说,家庭没有为他们的孩子做出最好的决定,这个决定只是不偏离医生和法官的判断标准太远。

确定儿童最佳利益是什么,有时是模糊和矛盾的。例如,如果一位存活机会不超过5%的极早产儿,有些人认为,目前还不清楚积极的监护治疗是否是婴儿的最佳利益(20)。

在这种情况下,临床医生可能认为姑息治疗对婴儿最有利,而父母可能认为监护治疗有机会延长其生命,这是婴儿的最佳利益。当面对冲突时,临床医生应该努力通过耐心、富有同情心、真诚的沟通达到理解和认同。此外,要仔细考虑一个家庭的文化、宗教和信仰的方式会影响他们的价值观和决定。重要的是要让一个人的家庭认同他们的重要顾问,比如扩展家庭成员或社区宗教领袖。对于这些情况下,医生认为,家庭为他们的子女做出了不合理的决定,这可能涉及医院伦理委员会和(或)法律顾问。在极端情况下,法律制度可能承担监护权和决策权。

知情同意

> 手术后6个月,丹尼尔回到医院。你正在儿科住院楼工作,走到丹尼尔的房间,帮助他进行胸部物理治疗。他更加衰弱。他告诉你,他回到医院要做一个"实验",你问他什么样的实验,他告诉你"我不知道,但我的父母替我签署了,他们希望实验会帮助我变得更好。"

知情同意的概念是建立在一种尊重病人自主责任的基础上的。这需要临床医生和研究人员为患者提供做出理性决策所需的事实和信息;它要求患者必须发挥理性的判断能力(21)。患者或研究参与者获得知情同意,不只是签名;真正的知情同意是一个过程,需要明确的沟通有关的风险和利益,充分的时间进行质疑和理解,不受过分的影响,并在任何情况下,保证撤销权的透明度。知情同意要求医生诚实。

只有18岁或以上的法定成人才可享有知情同意。在儿科用药和临床研究中,通常是父母一方或双方享有他们子女治疗情况的知情同意。

虽然18岁以下儿童的家长之法律地位在各个国家不同,但大多数国家都在某些程度上承认了儿童父母的地位,并允许他们替自己的孩子享有知情同意。

正如在本章前面提到的,当他们为自己的子女做出医疗决定时,父母没有义务做出最好的决定或建议的卫生保健团队,只要他们作出的决定是合理的,子女没有受虐待、被忽视或受到伤害。临床医生必须提供足够的信息和指导,以提高患儿父母的能力,提供真正的知情同意。

同意

同意在儿科属于一种特殊的概念。同意是指由一个在法律上所形成的一种协议,是由自信能够理解当下的决策和表达意愿的患儿父母和抚养者完成,而儿童本人不能给予知情同意。11岁以上的儿童可以有能力衡量不同治疗方案的假设结果。在简单的情况下,7岁或8岁的患儿能够参与对他们的治疗决策。

美国儿科学会(AAP)概括了儿科同意的必要步骤(4)。类似于成人获得知情同意,临床医生和研究人员为保证同意,他们提供足够的关于患儿的状态、预测风险和治疗或干预效果的信息给患儿。医务工作者回答患儿的所有问题,直到患儿满意。这些对话中最重要的一个方面是,他们必须针对患儿的发展能力做决策。临床医生和研究人员还应该清楚患儿做决定的自主性的程度。例如，一个晚期癌症患儿可能会同意实验性化疗，因为她知道这是她的母亲想要的，即使患儿自己宁愿永远不返回医院。临床医生可能仍然尊重患儿的同意，但应评估如何最好地帮助患儿和母亲交谈其目标和期望。

有时父母和患儿都不同意医疗决策。在某些临床情况下，患儿可能会同意治疗，但他们的父母不会，有时情况相反。这种冲突需要医疗团队的成员和家属之间有关的患儿的最佳利益进行持续的和诚实的沟通，以确定最佳的治疗方案。因为一位患儿的同意，没有成人家长同意的法定意义重要，如果治疗或干预对患儿有明确的好处，即使没有患儿的同意，临床医师可根据父母的同意实施治疗。

诊疗目标

当为病人提供诊疗时，临床医生和病人家庭关于治疗效果的沟通是非常重要的。对于一位患致命性疾病的儿童，因为没有已知的治疗方法，可以考虑多种治疗方案。从多种治疗方案中选择一个治疗方法往往没有明确的临床指征。一些治疗可能延长寿命，但有相当大的副作用，其他治疗可能会最大限度地提高患儿的生活质量，但可能会减少生存天数。因为一个治疗方案的临床和伦理价值是不明确的，这些决定应该与病人家庭一起做。应鼓励家长反映和表达他们的子女接受治疗对他们的重要性。通常，年轻的父母没有其他机会来思考相关的诊疗的价值，特别是维持生命的治疗，并可能需要临床医生大量的支持，明确他们的目标(22)。家庭的社会关系中的核心人物，以及宗教和文化是至关重要的。

在治疗过程中建立一些早期的诊疗目标可以帮助临床医生确定优先给予病人的哪些干预是合理的。许多医院有关于负责征求病人或其家属的关怀目标和明确讨论程序的相关政策。一个家庭的诊疗目标应记录清楚，并可在卫生保健设置中获取，以使所有可能为患儿提供诊疗的医生(例如，急诊室医生)都可获得细节。各种标准化的工具存在，用于记录一个家庭的目标和价值观，如我的愿望(23)。一个家庭的照顾目标往往不是静态的，临床医生应准备调整他们的医疗管理适应家庭的优先发展。当一位患儿的病情恶化时，特别重要的是明确目标相关的诊疗和护理，如家庭临终关怀，以及复苏的目标。

无效医疗

无效医疗是一个概念，是指医学治疗不会对病人有任何好处。干预可能会被认为是无用的或医治无效，因为他们不会延长生命或导致更差的生活质量。医生没有义务提供无意义的照顾，事实上，在道德上他们有义务，不提供可能导致病人不必要的痛苦的无意义的照顾。无效治疗违背了不伤害原则。

确定哪些干预是明确无效的充满着矛盾。没有一个国家或国际协议规定如果治疗方法的好处太小则被认为是无效的。那些对患相似疾病有类似临床表现患者的干预效果明显低于诊疗标准，最清楚的定义是无效的。例如，将体外膜式氧合(ECMO)用于那些患致死性成骨不全所致肺发育不全的婴儿被认为是无效的；这不仅不能治愈肺发育不全，还给患儿带来了显著的额外伤害的风险。另一方面，许多干预措施被认为对病人仅有较小或不确定的好处。在专业的医疗团体，个别医生和家人，对这些干预措施是否为无效(24)可能有分歧。在这些情况下，临床医生应该从他们的机构政策，医院伦理委员会，和国家法律对医疗无效的规定这些途径寻求指导。

道德困境

道德困境描述了临床医生的困境：当他们被阻止做他们认为对病人有益的事情或当他们认为有义务做一些事情但这并不是病人的最佳利益。例如一位临床医生在对一位5岁的晚期癌症患儿进行心肺复苏(CPR)时可能会经历道德困境。在非洲治疗艾滋病毒感染者的医生可能会感到道德困扰，他们知道在其他国家使用的抗逆转录病毒药物治疗，这类病人却无法获得。临床医生可能会因感觉到在他们工作的ICU(25)有不安全的人员配备水平而困扰。临床医生强烈的感觉到道德困扰通常发生在家属的要求，或否认，治疗过程中。**考虑到道德和法律尊重父母为他们的孩子做决定的权利，医生常常会觉得他们没有否认自主性的权利(26)。**

多学科的医疗团队成员在照顾病人的时候，由于不同的角色和责任，团队成员经常会遇到的道德困扰可反映出他们的角色功能。例如，医生往往会感觉到最大的道德责任是拒绝对医疗无效的诊疗要求，护士可能会遇到最大的道德困扰主要是护理质量或团队合作(27)。

呼吸治疗师们可能会在执行临终拔管撤机过程中感到道德困境，特别是如果他们感到参与临终关怀准备不足(28, 29)。不同的角色和多学科团队成员的经验可能会导致冲突；家属往往会发现这种冲突并因此降低了他们对医疗保健的信任。临床医生管理这些冲突最好是提供安全的环境使得他们相互间密切沟通(30)。

当临床医生没有机会直接表达他们的道德困境和接受同事的支持，将会引发疲溃和倦怠。疲溃源自于卫生保健提供者在持续的压力下没有足够的能力或时间来从事自我保健。疲溃的症状可以包括冷漠、愤怒、焦虑、自我怀疑、难以集中注意力，工作缺席，和物质滥用。为获得解决的疲溃可能导致倦怠和引起临床医生在他们的工作中面临困难或考虑离开医疗领域(31, 32)。

医生的道德反对对一个特定的病人或群体的照顾的影响是强大的，他们被允许撤回其参与的诊疗。条款的反对和拒绝是指临床医生有道德方面和法律方面的权利不提供他们认为道德上令人反感的诊疗(33)。医生个人道德信仰的合法性被允许超过其专业责任，目的是保护他们的正直和自尊。医疗机构一般有明确拒绝的规定，它描述了临床医生必须采取的步骤，使一个病人的治疗减少、护理下降。在保护医生权利的同时，明确拒绝，也有可能侵犯病人的权利。

例如，一位新生儿专家拒绝为一名第18号染色体异常的新生儿插管，这是一个有争议的问题，这可能妨碍婴儿获得诊疗的权利(34)。因为拒绝可终止临床医生参与一位病人的治疗，他们有责任为病人找到一位更称职的卫生保健提供者、继续为病人提供照顾如果病人的健康面临危险。

> 3年后你再看见丹尼尔，他已住进儿科重症监护室。这一次，他被确诊为心肌病引起了阵发性室性心动过速。对他实施气管插管，放置除颤器。关于这个案例当地的一位居民想知道这是否是无效的照顾，因为丹尼尔可能死于肌肉萎缩症。要求道德咨询。与丹尼尔讨论后(虽然他接受气管插管，但能用电脑进行沟通)，他的家人，和治疗的医疗团队，医院伦理委员会支持放置除颤器。除颤器的放置使丹尼尔能够经历长期气管插管后拔管。在住院期间有几次与他的家人、门诊及住院医疗队的会议。他们认为，当丹尼尔能够更好地自我表达时，他们将与他讨论气管切开的可能性和长期的机械通气，并制定一个决策计划。丹尼尔回家，回到学校。
>
> 联合委员会的任务是，所有的医院都在为解决病人的诊疗过程中出现的伦理冲突而制定的程序。大多数医院满足这个要求保持一个或多个医院伦理委员会，委员会成员来自多学科包括医学和社区成员。医院伦理委员会的主席一般由拥有生物伦理学

的先进学术水平的人员担任。虽然委员会成员不需要有广泛的职业道德培训，他们应该提高技能和兴趣，提高他们的专业知识，超出一般的临床医生(图20-2)。医院伦理委员会成员的作用是充当顾问、仲裁员、伦理专家医疗团队。医院伦理委员会没有权力做出医学决策；这种权力仍然是属于病人的医疗团队。医院伦理委员不会充当法律顾问的角色，即使有时委员会提出的问题与法律容许性重叠。

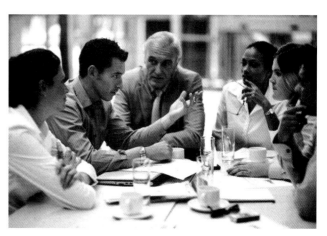

图 20-2　医院伦理委员会

在一些医院，建立独立的伦理委员会，专门解决儿科问题。在其他设置中，知识渊博的儿科医学代表参与较大的医院伦理委员会，审查成人和儿科病例。医院伦理委员会应当随时对不确定或有争议的临床护理伦理性问题进行商讨。例如，医院伦理委员会通常会就病人的最佳利益关系，来评论医生和家属之间的冲突。许多医院还要求在确定医学无效治疗时道德咨询应作为临床实施规定的一部分。

任何医疗团队成员、任何医院工作人员、或任何家庭成员都会被要求道德咨询。医院伦理委员会可以由个别委员会成员、委员会的小组委员会或全体委员会提供咨询。一般的委员会邀请涉及多学科的临床医生，家庭成员，如果可能的话，病人可以参与协商，并就各自目前的情况提出他们的观点。道德委员会然后根据规范性伦理原则对临床方案进行仔细审议。医院伦理委员会的结论性文件一般会包括在病人的病历中。

除了为个人临床病例提供咨询，许多医院伦理委员会的委员在医院协议的发展起到了不可或缺的作用来解决复杂的临床伦理的情况，如器官捐赠，建立关怀的目标，不复苏指令。医院伦理委员会还经常参加有助于组织行政运作的商业活动如收到来自制药

公司的礼物。大多数医院伦理委员会在更广泛的医疗界从事有关病人诊疗方面的伦理问题的教育。

卫生政策伦理

　　临床伦理也影响着国家和国际层面上的卫生政策。卫生政策的伦理重点关注对卫生保健造成广泛影响的问题，这种影响涉及很多机构部门。关于人权问题、获得必需的药品、干细胞研究、负责生物技术和国家卫生保健只是一些卫生政策的伦理问题。在美国，研究生命伦理问题的总统委员会与总统制定政策，促进临床医学和医学研究的道德责任。纵观历史，该委员会已经关于照顾老年人、人类克隆和生物技术这些主题发表声明。

儿科呼吸治疗临床实践指南和伦理影响

　　在儿科的日常工作中有很多情景可能导致道德困境。本节介绍了几种更常见的情况，用道德的含义，并采取一些策略，去解决它们。

极度早产儿或严重先天异常的新生儿复苏

　　新生儿复苏术是一种极为常见的医疗措施。其目标是为婴儿由胎儿期的生活向具备自主呼吸和循环功能的过渡过程提供支持。对于大多数新生儿来说，这是一种简单的干预和刺激新生儿的行为，评估确定良好的灌注和呼吸作用，随后将新生儿送到骄傲和兴奋的父母面前。对于早产儿或先天性异常的新生儿，新生儿复苏可能会远远超出这些常规操作项目。气管插管、血管通路心肺复苏术或其他侵入性措施可能需要在出生后的第一分钟进行。这些新生儿需要在新生儿重症监护室支持治疗几天到数月，直到他们的身体适应宫外生活为止。呼吸治疗技术和医疗的进步使得许多可能无法生存的新生儿得以幸存，医务人员所面临的道德困境已变得严峻和频繁。对于那些濒临死亡和严重先天畸形的新生儿，这是一个事实：虽然技术可以挽救生命，它也能维持身体的机能作用但不能使患儿康复，这样只能延长痛苦和拖延生命，但不能预防死亡。

　　本节回顾了在何时以及如何能更好支持那些患病虚弱的新生儿和他们的家庭所面临的伦理挑战问题。

　　道德问题可能会出现在一位新生儿出生之前。超声波检查及母血产前筛查工作允许早期识别某些严重的先天性异常。这为家人和医务人员提供了机会，对维持与终止妊娠作出决定。如果继续妊娠，分娩和新生儿出生后的支持和诊疗成为核心问题。同样的决策过程可能会发生在一个简短的时间范围内，当一位妇女在 23 周的孕龄时发生早产。

　　有关新生儿复苏的适应证和实施的决定受到伦理和法律的影响。法律的影响需要了解联邦和州的法律，医院的法律顾问参与制定的医院政策将反映联邦和地方法规。专业社团如 AAP 已出版高危新生儿的决策指南(35)。这些指南不提供具体的措施，而是为从业者创建一个框架，(图 20-3)。这些准则所使用的道德框架是基于利益，这意味着决策的制定应该根据病人的最佳利益。伦理学家使用这种方法，部分是因为原则为基础的方法(例如，功德无量，自主性)往往难以与现实世界的决策整合，原因就是原则冲突。在成年人不能为自己作出决定，利益为基础的方法(即，"什么是对病人的最佳利益？")是公认的。对新生儿使用这种方法的前提是假设：不论年龄，新生儿和其他所有个人一样拥有权利和利益。因为新生儿不能表达和主张自己的利益，医生依靠代理决策者回答问题"病人的最佳利益是什么？"

　　确定一位单独的病人的最佳利益，需要检查的权利。在高危新生儿的情况下，有几个人和团体需要考虑。首先是新生儿，其次是家人(父母和兄弟姐妹)，最后是医疗队和更大的社会。在这一讨论中新生儿的权利是主要的，虽然不是唯一重要的。新生儿首先有生命的权利，因此需要医疗维持生命。这是基本的但不是不可侵犯的，这意味着在某些情况下，其他权利可以优先(36)。新生儿也有一个正义的权利，或平等的待遇，除非有一个道义上的理由不履行这项权利。

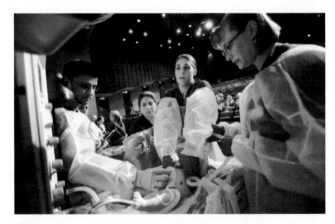

图 20-3　新生儿复苏组(Courtesy of Keith Weller)

　　在评估决定时，这项权利特别重要。性别，种族，社会经济地位等特点被广泛认为是与道德无关的，因此不能被用来驱动决策。确保新生儿有一个称职的替代决策者是公正的。通常情况下，这个替代者是家长，但在父母瘫痪或无力的情况下，有义务为新生儿提供另一个替代决策者。可以由另一个家庭成员或由法院任命的人代表新生儿。最后，新生儿也有一个权利，避免没有好处的治疗带来的痛苦。成年人有权拒绝他们认为是过分负担或不太可能是有益的医疗待遇。儿童和婴儿有同样的权利。

当与临床医生做出有关新生儿复苏的决定时，父母双方都有权利和义务。我们的社会认为，父母有权利为他们的子女做决定，这包括医疗决策。这项权利包括几个方面：明确，诊断的准确信息，治疗方案的选择，风险和收益的权利，父母自己的价值观或宗教信仰影响其子女做出选择或拒绝的决策。然而，这些父母的权利不是无限的。对婴儿或儿童的权利，如前所述，优先考虑(36)。一个常见的例子是，耶和华的证人拒绝输血的权利。如果拒绝导致严重的伤害、痛苦或死亡，证人不得拒绝接受输血。在这种情况下，子女的生命权取代父母做出基于他们的宗教信仰的决定权。家长也没有权利要求对其子女无效或有害的治疗。

例如，父母没有权利要求产房工作人员为 21 周胎龄的早产儿进行复苏。在这种情况下，避免新生儿遭受痛苦就取代了父母的决策权。

医疗团队的权利，也可以在决定对新生儿复苏过程中发挥作用。医疗队有权避免提供无效或有害的干预措施。医疗队可能在有义务提供道义上令人痛心的照顾时受到伤害。医疗团队有义务为支持患儿的家庭，在决策过程中提供完整和准确的信息。他们也有义务受到关于他们所提供照顾的临床能力的正确的培训。

有些人认为，更大的社会也有权利和利益，应纳入高危新生儿复苏的决策中。例如，对这些婴儿所需的金钱和医疗资源的重要投资，可能能给数百人提供药品或食物。有些人主张分配公正，或者说社会资源应该平等分配给所有成员。在这个时候，没有任何规定来公平地应用这些决定，所以他们很少在日常实践中发挥作用。

鉴于所有这些潜在的相互矛盾的权利和义务，如何在新生儿复苏时做出以最佳利益为基础的决策？第一步是确保所有相关方（家长、医疗队）都被告知已知事实。在一个高风险的新生儿的情况下，这将包括什么是已知的预后。对于极早早产儿，这将包括基于其体重和胎龄估计的死亡率，以及可能发生的残疾类型。同样，对于先天性疾病患儿，包括预期的生存时间和

可能性，需要的手术或技术干预，审查期望的功能结果是重要的事实。同样重要的是，不确定的领域对医疗团队和新生儿的家庭都是明确的。其他重要的事实包括干预措施的有效性和他们的期望成功的可能性。

下一步是确定家长和医疗团队的价值观和观点。这包括共同决定对生存下来的新生儿具有什么样的生活质量被认为是可以接受的和什么程度的痛苦是可以接受的。

决策一般分为三类（表 20-2）。第一组是生存是极不可能的，并会伴随着不可接受的痛苦或较差的生活质量。在这个群体中，不实施复苏是适当的因为婴儿将不会得到好处。第二组为生存的可能性大，复苏很可能会导致生活质量良好。第三组是有生存的机会，但不清楚，但可能是生存机会较小，或幸存者生活质量较低。在这第三个群体中，利益为基础的决策应该发生(35)。家长，在医疗团队的支持下，应仔细权衡婴儿的权益，以便作出决定。无论决定复苏的结果如何，医学伦理实践要求为所有病人，包括新生儿提供人文关怀以确保舒适。

表 20-2　复苏决策指南

结果	决策
生存极不可能的，并会伴随着不可接受的痛苦或较差的生活质量	不实施复苏
生存的可能性大，生活质量良好	实施复苏
生存的机会不确定，可能生存机会较小，或幸存者生活质量较低	决定是否需要复苏应优先考虑病人的最佳利益

尽管医疗团队竭尽全力对病人复苏，有时候病人却会病情恶化或没有反应。当医疗技术服务只能延缓死亡，没有复苏的希望，这将是一种无效的诊疗。下一步可能是维持生命的治疗的讨论。

在西方伦理学中，撤销维持生命的治疗被认为与不进行或不给予维持生命的治疗在道德上是等效的(37)。这对许多人是一个困难的概念，因为除去某物的行为造成了因果关系的出现或产生随后的效果。例如，顽固性呼吸衰竭患者撤销 MV 将导致死亡。许多医务人员在这种情况下是不舒服，因为他们觉得他们有"造成患者死亡之嫌。"一个没有进行气管插管和机械辅助通气的顽固性呼吸衰竭患者的死亡对一位医务人员来说往往会觉得更容易接受。虽然这两种方法的情感体验是不同的，道德的含义是相同的。对于高危新生儿，预后可能是不确定的，有关各方同意复苏和支持治疗的初步尝试是适当的，道德等价的维持和退出治疗变得尤其是重要的。伦理决策需要终

止治疗会导致死亡的结果的显著确定性。正如前面所述，许多情况下不会有这样的确定性。在这些情况，治疗的试验很清楚：患者可能会反应良好，因此受益于进一步的干预措施。相反，患者可能不反应或病情恶化，在这种情况下，负担和持续干预的益处必须重新评估。如果医务工作者和病人的父母确定进行治疗可能会导致痛苦和效果甚微，终止维持生命的治疗在道德上是适当的(35)。

脊髓性肌萎缩 1 型

脊髓性肌萎缩(spinal muscular atrophy, SMA)是一种遗传性神经肌肉疾病，引起脊髓运动神经元的变性。在 6000～10 000 位活产儿中(38-41)发生率为 1。导致 SMA 的基因位于第 5 号染色体，叫做 SMN，生存运动神经元。受影响的患者出现进行性肌肉萎缩和无力。有一个常见的临床表现，范围从婴儿在出生时或不久后出现症状，到只有轻微的减弱和正常功能的成年人。根据活动能力的不同 SMA 分为四种类型(表 20-3)(42)。

表 20-3　脊髓性肌萎缩分型			
类型	最佳功能	发病年龄	大约平均寿命
1	从不会坐	0～6 个月	<2 岁
2	从不会站立	7～18 个月	>2 岁
3	能站会走	>18 个月	成人
4	能走至成年	10～30 岁	成人

SMA 是渐进性的，例如 1 型患儿最终会失去所有的自主和非自主骨骼肌肉功能，包括沟通能力。呼吸肌无力导致气道清除能力降低，出现微弱的咳嗽，低通气睡眠，胸壁和肺的发育异常，因此，增加肺部感染和肺功能受损发生机会。延髓功能障碍导致伴有吞咽困难和气道保护能力降低，因此呼吸功能不全和疾病是 2 型和 3 型的儿童 SMA 的发病率和死亡率的主要原因。尽管 SMA 儿童的神经功能受损，他们没有认知障碍。

2007 年儿童神经病学协会发表了脊髓性肌萎缩诊疗标准的共识声明(42)。在这份文件中，就诊断，紧急救护，呼吸支持，营养保健，骨科护理，康复和姑息治疗方面提出了建议。强烈建议，早期开始气道清洁治疗，营养支持，和无创通气，因为这些已被证明可改善患儿的功能和生存治疗。更具争议性的问题是 1 型 SMA 儿童的气管切开和强制通气。

从严格的生理角度来看，气管切开和机械通气会延长 1 型 SMA 儿童的存活，但不可能无限期延长。然而在医疗实践中，提供和(或)推荐有创通气支持的过程会有很多的变化。这种变化反映了在实践中这些患者的医疗照顾的道德复杂性。对于许多医生来说，根本性的矛盾是气管切开和强制通气会延长 1 型 SMA 儿童的生存期，但孩子会失去说话的能力，最终会被"locked in(锁定)"，甚至无法进行交流，只能眨眨眼睛。

这一问题的伦理分析集中在划定 1 型 SMA 儿童可接受的生活质量阈值和权衡治疗带来的益处和负担(最佳利益标准)。总的来说，是一个脱离生活质量的争论。这是因为两点原因：一是，多项研究表明，医疗工作者经常认为长期通气患者的生活质量要远远低于病人自己的感觉(43)；二是，没有具体的已发表有关评估 1 型 SMA 儿童机械通气的生活质量的研究。因此，医务工作者对任何个体患者的生活质量的判断仍然是纯粹的猜测。

采用最佳利益标准，医务工作者希望平衡某一治疗的益处和负担来帮助患者或家属决定是否采取干预。气管切开和强制通气给 1 型 SMA 儿童的生存带来好处。在一些国家，如日本，和一些宗教团体，鼓吹这样做的好处胜过所有其他方法。无论怎样都比死亡好。其他人认为气管切开本身是有负担的。由于设备的性质，它影响了使用者发音和语言沟通能力。特别注意 1 型 SMA 儿童，气管切开的患儿通常是 6 个月和 18 个月的年龄。他们还没有形成另一种交流方式的能力。此外，气管切开术需要频繁气道吸痰以保持气道清洁，这个过程被认为是不舒服的。最后，很多人认为气管切开和强制通气是延长死亡过程不可接受的。正如一位作者指出，"这样的患儿在睫状肌调节能力减弱和面瘫的原因引起完全性上睑下垂之前，都能看到。那段时间，他们可以很高兴地看到他们的照顾者，玩具和电影。这些孩子的生活负担包括他们无法传达他们的感觉、欲望、不适或痛苦，而不是眼泪或是心率的提高。"(44)

确定谁最终决定病人的最佳利益的斗争仍然是一个挑战。正如一个高风险的新生儿病例，决策者最合乎道德的、实用的方法依赖于医疗事实的组合和由决策者确定的价值观。儿童的权益必须得以确认。需要一个共享决策的过程，这也被称为审议决策(45)。当医生或其他医务工作者，独自做决定，随后把他们的行为告知给患者或家属，这就是所谓的家长式作风。当医生或医务工作者只是执行任何父母或家庭要求的行动，这是众所周知的消费主义。无论是家长作风还是消费主义产生的决定，医学上适当的、双方都能接受(框 20-3)。

审议：通过与医务人员和家庭成员讨论以决定是否进行有关的诊疗

家长式作风：医务人员单方做决定，然后将其决定告知患者或家属

消费者主义：医生或医务工作者执行父母或家庭要求的任何行动。

对于共享决策的发生，必须有一个真正的选择在手。此外，选择必须是价值敏感。对 1 型 SMA 儿童有三个可行的选择：气管切开和强制通气，呼吸支持气道清洁和无创通气，一个特定的协议不能超过这一水平的支持和专属的舒适护理(46)。这些选项在某些情况下，医学上的和道德上可以接受的，因此做出的选择应该建立在医疗小组提出的建议和作为自己孩子代理人的家庭功能的价值观基础上。这一过程对参与者有着固有的义务。医疗团队必须与病人或家庭分享他们的知识和经验。病人或家属必须与医疗队分享他们的价值和优先考虑的事项。一旦发生这种交流的信息，一个行动计划可以确定。双方必须进行评估，同意，并开始计划。

临终关怀

丹尼尔在他最后一次住院回家后的 18 个月，由于肌肉营养不良引起呼吸衰竭返回到医院。这一次他不能脱离呼吸机。他的父母和初级保健团队报告说，丹尼尔在家的时间，一再告诉他们，他不愿意依靠气管切开或慢性通气而活着。曾与丹尼尔一起工作的临床心理学家花了很长时间和他一起回顾这个问题，丹尼尔仍然拒绝气管切开，所有与他接触的人认为这是一个理智的决定。他和他的父母决定在与其他家庭成员和朋友举行一个生命的庆典后确定时间为他拔管。他们要求对丹尼尔提供所有的安慰措施但不接受心肺复苏术，再插管，或无创通气。心脏团队在拔管前关掉了他的除颤器。

呼吸治疗师们经常参与新生儿或儿科患者死亡时的临终照顾。在高危新生儿复苏部分的讨论中，当维持生命的干预没有进行，或不成功，或被拒绝时，病人可能会死亡。涉及呼吸治疗师最常见的情况是临终拔管。临终拔管是将强制通气和气管插管（ETT）设备从一个快要死亡的病人身上撤除。

虽然病人退出维持生命治疗过程中的管理是一个医疗程序，有一些道德问题的理解对所有参与者，是非常重要的。撤除维持生命的治疗并不意味着病人不再接受照顾。临终前的照顾包括医疗、心理和精神各方面。积极性的症状管理是临终关怀的一个重要组成部分。症状管理的目标是提供舒适，它不寻求延长生命或加速死亡。

在呼吸衰竭的病人中，一个很常见的症状是呼吸困难，也称为空气饥饿。这是一个主观的体验，病人形容为不舒服。它可以是异常呼吸或呼吸困难。麻醉药物如吗啡能有效地缓解呼吸困难的感觉，虽然它们不能改善肺功能。事实上，麻醉药物缓解患者的呼吸困难是众所周知的，但许多医疗机构表示不愿意或担忧对临终病人使用。他们犹豫是因为他们也知道，毒品可以抑制病人的呼吸驱动，甚至导致呼吸暂停，因此他们担心，用来治疗病人的呼吸困难，事实上会加速或导致病人的死亡。医疗服务提供者和伦理学家一致认为，为呼吸困难病人提供毒品在双重效应原则下道德上是允许的。

双重效应法则阐述：一个已知的行动有两种可能的结果，其中预期的一个是有益的，预期以外的结果是没有益的，在特定情况下，在道义上可以允许。这些情况如下：

● 该行为本身必须是良好的或道德中立的。

● 这个人必须有良好的意图。

● 坏的效果是必要的，以达到良好的效果。

● 良好的效果必须比不良效果更为显著(3)。

这会如何影响临终前呼吸困难的患者？吗啡的预期效果是缓解缺氧。意想不到的效果是麻醉药物的副作用，包括吗啡，减少患者的呼吸驱动，从而导致一个无效呼吸的发生或呼吸暂停。如果我们考察吗啡提供给一个呼吸困难的病人，我们发现了什么？

● **这是一个很好的还是道德中立的行为？**

给病人提供安慰、减轻症状是一个很好的行为。

为满足这一标准，给予的药物必须是已知的，能缓解正在治疗的症状。其他镇静药物，也可以减慢呼吸，但不缓解呼吸困难，因此，从这一目的衡量他们并不是一个很好的行为。

● **医疗提供者的行为有良好的意图吗？**

通过使用吗啡，医疗提供者试图缓解一个令人痛苦的症状，因此是有良好的意图。如果目的是引起呼吸暂停导致死亡，这将不是一个有着良好意图的行动。重要的是要区分可能加速死亡和直接导致死亡的行动之间的区别

● **以达到良好的效果，不良影响是必要的吗？**

在给药中发现适当的平衡两者确实需要仔细确定输液的药物，但不需要用吗啡（呼吸抑制）来缓解呼吸困难。

● **好的效果比坏的影响更显著是吗？**

鉴于病人接受姑息治疗，主要目标是缓解痛苦和提供舒适，改善呼吸困难带来的痛苦比减慢呼吸或导致呼吸暂停的危险更重要。

如果医疗提供者的意图和实践符合双重效应原则下，对晚期呼吸困难患者给予吗啡其实是道德上允许的，即使它会抑制患者的呼吸做功。在美国最高法院已经明确，绝症患者有权得到充分的止痛药，即使药物加速死亡(47)。

许多接受临终拔管患者出现拔管后呼吸窘迫的迹象。这可能令家庭和医疗机构非常不安的，特别是如果他们没有准备好。一种方法是使用神经肌肉阻断剂来抑制呼吸困难或呼吸困难的体征。神经肌肉阻断剂药物如琥珀酰胆碱、维库溴铵、泮库溴铵。它们在神经肌肉接头处阻止肌肉收缩，导致瘫痪。在麻醉和气管插管时，通常使用它们来保持病人的稳定，放松肌肉。有时，它们也在 ICU 中使用，让完全强制通气病人的呼吸不受自身呼吸的影响。神经肌肉阻滞药不能缓解疼痛或呼吸困难等症状。

医疗服务提供者和伦理学家认为，神经肌肉阻断剂对管理临终拔管病人没有作用。我们可以应用双重效果的规则来理解为什么。预期的效果是减少患者痛苦的表现。意想不到的效果是双重的。

首先，药物通过呼吸肌麻痹引起呼吸暂停。其次，一个完全瘫痪的病人不能表达任何令人痛苦的症状，如疼痛或恶心，或进行口头或非口头交流，如与所爱的人握手。让我们浏览一下的双重效应法则的条件：

● **这是一个很好的还是道德中立的行为？**

给病人服药以防止观察者被打扰是一个不好的行为。至多，它是道德中立的。有些人会认为治疗病人，受益的是病人的医疗服务提供者或家庭，不够尊重病人自己作为一个独立个体的自主性。

● **提供者的行为是否有良好的意图？**

提供者试图减轻由于一个家庭所爱的一个人正在死亡或照顾垂死的人可能遭受的痛苦的行为是有着良好的意图。

● **产生良好的效果必然有不好的影响吗？**

就神经肌肉阻断剂而言，要得到良好的效果，不好的影响就是瘫痪，这是一个外在的表现。

● **好的效果是比坏的影响更重要的吗？**

良好的效果是重要的，可以保护观察者因为看到他们所爱的人呼吸困难而不安。然而，它并没有覆盖病人避免痛苦的权利。通过使病人无法表达不适或痛苦，在这种情况下使用神经肌肉阻断剂有限考虑了的家庭权利和在医疗团队中的病人。此外，这可能会

伤害病人，如果他或她正在经历无法减轻的不适和疼痛，因为它是无法识别的。

因此，双重效应法则不能应用于神经肌肉阻断剂治疗生命垂危患者的呼吸困难。

临终关怀的症状管理更详细的讨论见第 21 章。

> 在准备为丹尼尔行临终拔管时，他提出了器官捐献的愿望。一位来自当地器官捐献组织的协调人员来到医院和他及家人谈论有关事宜。丹尼尔说，如果可能的话，他想成为一个器官捐赠者。

心脏死亡后器官捐献

一个人的器官成功移植到另一个人身上是现代医学的一个奇迹。这个成功并没有出现重大的道德问题。但是当前的医学伦理争论是心脏死亡器官捐献(donation after cardiac death DCD)，又称为无心搏/跳器官捐献(NHBOD)。有意思的是，在 20 世纪 60 年代末之前，所有的器官捐献者都是非心脏跳动的捐赠者。通过神经死亡标准的确立，称为脑死亡或全脑死亡，器官移植已完全使用神经死亡供体的器官。这是因为移植受者的预后较好。随着对移植器官的需求量的增加远远超过了供应，对于那些迫切需要它们的病人，非心脏跳动的捐赠再次被认为是获得更多器官的方法。自 20 世纪 90 年代末以来，许多医疗机构已经制定了协议，允许从非心脏跳动的捐赠者获取器官，这一过程并没有争议。

DCD 的典型过程如下：一个病人或病人家属要求撤消维持生命的治疗，也要求复苏措施(例如 CPR、插管)不启动。他们还要求病人做器官捐献的候选人。

捐赠同意过程完成后，患者将不再进行维持生命的治疗。撤消维持生命的治疗后他将会在 1 小时内对死亡，他会被观察一系列的时间(这取决于制度政策)，看是否能恢复自然循环或呼吸。如果他反应迟钝，无呼吸，观察期间没有脉搏，他被宣告死亡，器官采集将开始。如果他没有死在 1 小时的等待期，他不再是一个捐赠的候选人，则会在死亡过程中继续接受适度的治疗和护理措施。

这个过程是有争议的，有几个原因。第一必须搞清楚什么是通常被称为"死人捐赠规则"。这是 20 世纪 60 年代开发的，明确规定器官采集必须在病人的死亡后开始，而不是引起病人的死亡。心肺死亡定义为同时、不可逆的反应迟钝，呼吸暂停，没有循环。心脏必须停止跳动。以神经标准宣布死亡的病人是因为他

们不再有任何的大脑功能，即使他们可能在保持呼吸机时仍然有心跳。如果呼吸机被拆除，他们将不能呼吸，心脏也会很快停止搏动。病人原本可能不会死，因为心脏或其他重要器官已被摘除而造成死亡。对这一问题的伦理争论的中心是在这种情况下不可逆性的不同理解。心脏骤停并没有接受心肺复苏术的病人将死亡。而隔壁床上的病人心脏骤停，并进行成功的心肺复苏术，他或她将存活。可以说，第一个病人可能不可逆地死了，但很少有伦理学家会要求这个病人需要复苏，如果她选择或她的家庭替代她选择了死亡。

2008 年《新英格兰医学杂志》描述几个 NHBOD 后小儿心脏移植的实例(48)。在这篇文章中，三名婴儿非心脏跳动器官捐献者的死亡的声明发生在心脏循环停止后 75～180 秒。3 个受者心脏被重新启动，在 6 个月内还活着。本报告的许多读者认为这是违反死者供体规则的一个例子，心脏没有不可逆地停止。重点是最后两例心脏停搏的时间缩短到 75 秒。

心脏停搏时间的长度有着特殊的重要性，因为它说明了我们对于死亡发生时间的不可逆性的不确定。尽管死者的捐赠规则确定了死亡的标准，但它没有一个时间界限。一些伦理学家认为，这种不确定性是不可接受的，因此在一定时间内去除器官，病人可能不是真死(尽管进行了干预仍不可逆)这是不道德的。事实上，有些人说，器官采集过程是杀死病人的行为(49)。

其他伦理学家采取不同的方法，声称不可逆的死亡和永恒的死亡是有区别的。采取这一立场的人认为，在重要功能的开始结束后要分清几个阶段的死亡。第一阶段是一段时间内的自动复苏，或可能发生呼吸和脉搏的恢复。第二阶段是永久性的死亡，但如果干预发生，则可能是可逆的。第三阶段是永久性的，不可逆的死亡。不可逆的死亡意味着无论是什么干预措施，病人仍然会死。永久性死亡是适用于该人的死亡，而不是一个人器官的可能恢复功能。在这场争论中，如果一个人没有被复苏，然后死后撤掉生命支持系统实际上死亡是永久性的，会发展到不可逆的。事实上，器官切除和移植后不改变供者个体死亡的事实。他们还认为，第二期 NHBOD 在道德上是允许的，永久但不一定不可逆的死亡时期(50)。他们同意，在自动复苏可能的时间段内的器官采集是不允许的。

为了规范的实践和解决这些伦理问题，一些专业机构已经为 NHBOD 的伦理实践提出建议。这些团体包括医学研究所(51)、美国重症医学院(52)和美国移植外科医生协会(53)。他们提出具体建议包括：等待期反应迟钝，呼吸暂停，没有脉搏和器官采集；护理

可能成为供者的垂死病人；护理病人的家庭。这个争论还会继续，由于器官短缺，社会仍然继续努力寻求以满足持续的需求的最好方式。

临床医学和临床研究都是由生命伦理学原则指导。呼吸治疗师因为他们的专业技能，提供维持生命的治疗如机械通气，可能遇到的道德上的复杂的临床情况。生命伦理学提供了一种方式来思考不仅可以为病人做，而且应该做什么。

> ■■ 医院团队安排丹尼尔和他的家人，在他拔管时间一起待在医院的一个麻醉前保持区。拔管三十分钟后，丹尼尔平静地死去。他是心搏停止，呼吸暂停 2 分钟，与医院拟定的计划一致。他的父母离开了这个区，丹尼尔被带到了手术室。他的肾脏移植给一个 6 岁的女孩和一名 65 岁的男子。他的肝脏被移植给一个 35 岁的女人。

■■ 评判性思维问题：丹尼尔·罗杰斯

1. 在你的机构中，如何报告呼吸机设置的错误？
2. 如果你不同意为丹尼尔所选的呼吸疗法，你怎么能拒绝接受？
3. 在对丹尼尔的医疗照顾中，被照顾者是否会成为一个合适的决策模型？
4. 如果丹尼尔在拔管后 1 小时内没有出现心脏停搏，那么进行心脏死亡的捐献恰当的做法是什么？

●● 案例分析与评判性思维问题

■ 案例 1：男婴麦克·格拉斯

你在一家拥有 15 张床位的 II 级 B 类 NICU 工作，是产房的专职呼吸治疗师。因为新的任务来临，新生儿专家和护士长呼叫分娩和新生儿转运团队的援助。凯蒂麦克格拉斯是一个 22 岁的孕妇，她妊娠 23^{+6} 周。已被诊断为胎膜早破和早产，目前她的宫颈扩张 3cm。产科工作人员所有停止她子宫收缩的尝试迄今均未奏效。新生儿专家将与她的家人讨论如果在接下来的几天或几周内娩出的麦克·格拉斯的生存情况和预后。新生儿专家希望带回家人关于采取复苏的初步决定。

- 根据章节 2、3 和 4 的信息，而男婴麦克·格拉斯无长期后遗症生存的可能性是什么？
- 使用复苏决策指南，新生儿专家和家长做出合理、慎重的决定是什么？
- 基于你对胎龄为 24^{-1} 周新生儿的了解，由新生儿

专家提出的这个计划是合理的吗？

● 如果他们保证在新生儿复苏计划的指引下，是允许他们停止产房复苏，不提供胸外按压或药物吗？

两天之后，你被呼帮助麦克格拉斯凯蒂分娩，因此你又一次出现在产科队伍里。你，新生儿专家和新生儿护士（NNP），新生儿重症监护室护士对麦克格拉斯凯蒂的分娩做出了反应。新生儿专家接待了家长，把他们带到产床和婴儿辐射保暖台之间，这里是在复苏期间和患者父母交流的地方。5分钟后麦克·格拉斯出生，肌张力低下和窒息。新生儿护士开始复苏。护士给男婴覆盖塑料薄膜，塑料薄膜盖在男婴脖子以下的身体部位，你开始用气囊-面罩复苏器进行通气每分钟30次。正压通气（PPV）过程中护士听诊心率（HR）和确定心率约为70次/分（BPM）。新生儿护士准备气管插管，注册护士把脉搏血氧仪放置在麦克格拉斯的右手。你将2.5cm的气管插管导管（ETT）插至距男婴口唇6.5cm深的位置，CO_2监测仪发生颜色变化并能听到患儿的双侧呼吸音，这一切表明插管成功。然而，在插管过程中，心率低于60次/分，你都无法通过PPV增加心率。新生儿专家把该患儿最新的状况告诉了麦克格拉斯夫妇。他们很快决定不采取进一步的复苏措施，但要求你继续进行机械通气。又过了2分钟，心率仍小于60次/分。父母要求停止复苏，这样他们就可以抱抱他们的儿子。新生儿专家将父母的决定传达给了抢救团队并要求复苏停止。新生儿专家去除了ETT和塑料薄膜，给麦克·格拉斯戴上帽子，用襁褓包好他，然后把他交给他的父母。你和其他人悄悄离开房间，让父母与麦克·格拉斯有时间独处。新生儿专家会多呆几分钟，在房间里与家人讨论潜在的生理表现并记录死亡时间。

■ 案例2：露西·斯坎伦

2岁以前露西·斯坎伦是一位健康的儿童，3天前住进PICU。她在邻居家的聚会上，走到游泳池里，意识丧失并吸入氯化水。她被淹没了不到5分钟。自从入院以来，她一直在接受高频振荡通气。露西目前的呼吸机设置如下：频率5Hz，压力变化（P）65mmHg，平均气道压力33mmHg，33%吸气时间，FiO_2为1.0。她最近一次血气分析的血液酸碱度pH是7.32，$Pa\,CO_2$ 48mmHg，$Pa\,O_2$ 55mmHg，HCO_3^+ 24.4mEq/L。

● 露西的氧合指数是多少？

● 可能改善露西氧合的先进呼吸治疗方法是什么？

露西最初表现为心房颤动，后得以治疗。但在过去的18小时，小儿重症监护室的人员一直努力维持其血压。尽管已开始滴注多巴胺和多巴酚丁胺，露西的血压只保持在86/42mmHg（平均55.3mmHg）。一个由她的父母、祖父母，床边的护士，护士长，儿科重症监护人员，ECMO协调员和呼吸治疗师参与的会议，要讨论露西现有的心脏问题。需要家人决定在下一步团队协作对露西要采取的诊疗，包括是否继续治疗。

● 关于露西的诊断和表现，什么可以使她成为适用ECMO的候选人？基于预后、溺水和露西目前的临床图片，你认为她满足ECMO的标准吗？

儿科重症监护人员向露西的父母告知了露西最近的病情以及在接下来的几个小时或几天可能出现的情况。ECMO作为一种治疗选择。重症监护人员介绍使用ECMO的优点："ECMO不能医治露西的肺。它可能不会使事情变得更好，它可能使事情更糟。我不知道这是否会奏效。但它可以给我们一些时间来解决露西的肺部问题在还没有进行有创性通气的情况下，这可能导致或促成了她最近的血压不稳定。"露西的父母一直希望PICU团队"竭尽全力"治愈露西的肺。PICU重症将启动ECMO团队，估计露西将在1小时内治疗。

● 伦理委员会是否应在露西插管、放置ECMO前召开会议？如果在团队中有人不同意这样的决定，父母的决定是否会优先考虑？

选择题

1. 伦理原则包括许多现代生命伦理学：

   I. 正义

   II. 自主性

   III. 忠诚

   IV. 准确性

   V. 同情

   VI. 知情同意

   VII. 善行

   VIII. 不伤害原则

   a. I, II, IV, VI

   b. I, II, III, IV, V

   c. I, II, VI, VII

   d. I, II, VII, VIII

2. 在医疗保健中，正义的原则是指：

   a. 一位患者获得平等医疗服务的权利

   b. 卫生保健工作者对所犯错误负责

选择题（续）

c. 一位病人有根据他或她的个人价值观作出决定的权利

d. 提供的诊疗不应对病人有害。

3. 可预防医疗差错的干预措施：

a. 电脑病案

b. 限制工作时间

c. 对病人进行教育

d. 手术部位在术前做明显标志

e. 以上所有的

4. 在公共卫生紧急情况下，临床医生可能有责任：

I. 报告工作

II. 遵守强制接种

III. 中止专业自主权，从事资源配置

IV. 与患者不讨论资源限制

a. I，II，III，IV

b. I，II，III

c. I，III，IV

d. I，II，IV

5. 在儿科，同意书表示：

a. 临床医生与家长协商决策

b. 一位患儿理解并同意提供的医疗方案

c. 父母同意他们的子女要求的医疗待遇

d. 父母同意医生的建议

6. 医院伦理委员会的作用是：

a. 作为医疗保健团队的顾问

b. 在复杂的伦理情况下做出医疗决策

c. 在复杂伦理案件中担任法律顾问

d. 鼓励病人同意医生的建议。

7. 根据双重效应原理：

a. 父母有权为孩子接受任何治疗，即使治疗是医学上的无效

b. 患者有权利接受任何医疗，即使这种治疗是无效的

c. 患者有权要求足够的止痛药，即使药物加速其死亡

d. 医生有权拒绝提供无效的治疗

8. 3 岁的安得烈气管切开 SMA1 型。你需要给他吸痰。他妈妈警告过你，安得烈不喜欢吸痰，他整个早晨都很不高兴。用什么方法能分散安得烈的注意力，提高吸痰的效果？

a. 请他妈妈为安得烈读故事，你同时吸痰

b. 告诉安得烈，吸痰不会伤害到他

c. 用毯子裹着安得烈的胳膊和腿

d. 告诉安得烈你会为他打开电视，如果他让你为他吸痰

9. 在过去的 4 年里，你一直在照顾一个 SMA2 型的病人。他由于肺部感染入院的次数增加，一个关于讨论是否进行气管切开的家庭会议即将召开。下列哪一个原则可以用来作为一个有效的论点，有利于履行程序？

a. 双重效应原理

b. 生活质量

c. 不伤害原则

d. 这些都不能作为支持气管切开的论据

10. 心脏死亡后的捐赠是一个器官捐献的过程：

a. 在病人宣布神经死亡后进行器官采集

b. 器官捐赠是在经过家庭同意撤销生命支持治疗和初期复苏后开始

c. 器官采集在心脏停搏后 1 小时

d. 器官的采集可以被认为是死亡的原因

（周晓丽　译）

参考文献

1. Miller G. *Pediatric Bioethics.* New York, NY: Cambridge University Press; 2010.
2. Veatch R. *The Basics of Bioethics.* 2nd ed. Upper Saddle River, NJ: Prentice Hall; 2003.
3. Beauchamp T, Childress J. *Principles of Biomedical Ethics.* 6th ed. New York, NY: Oxford University Press; 2009.
4. Committee on Bioethics, American Academy of Pediatrics. Informed consent, parental permission, and assent in pediatric practice. *Pediatrics.* 1995;95(2):314-317.
5. American Medical Association. Council on Ethical and Judicial Affairs Report G–A-92. Confidential care for minors. http://www.ama-assn.org/ama1/pub/upload/mm/369/40b.pdf. June, 1992. Accessed December 28, 2012.
6. The National Commission for the Protection of Human Subjects of Biomedical and Behavioral Research, Department of Health, Education, and Welfare. *The Belmont Report: Ethical Principles and Guidelines for the Protection of Human Subjects of Research.* DHEW publication OS 78-0014. Washington, DC: Department of Health, Education, and Welfare; 1979.
7. Berlinger N. *After Harm: Medical Error and the Ethics of Forgiveness.* Baltimore, MD: Johns Hopkins University Press; 2005:156.
8. U.S. Department of Health and Human Services, Office for Human Research Protections. *Code of Federal Regulations. Title 45: Public Welfare. Part 46: Protection of Human Subjects.* www.hhs.gov/ohrp/policy/ohrpregulations.pdf. Updated January 15, 2009. Accessed December 28, 2012.
9. American Association for Respiratory Care. *Position Statement: AARC Statement of Ethics and Professional Conduct.* Irving, TX: American Association for Respiratory Care; 2009. http://www.aarc.org/resources/position_statements/ethics.html. Accessed December 28, 2012.

10. Williams CT, Fost N. Ethical considerations surrounding first time procedures: a study and analysis of patient attitudes toward spinal taps by students. *Kennedy Inst Ethics J.* 1992;2(3):217-231.

11. Annas G. *The Rights of Patients: The Basic ACLU Guide to Patient Rights.* Totowa, NJ: Humana Press; 1992.

12. Institute of Medicine. *To Err is Human: Building a Safer Health System.* Washington, DC: Committee on Quality of Health Care in America; 2000.

13. The Joint Commission. *Improving America's Hospitals: The Joint Commission's Annual Report on Quality and Safety, 2007.* Oakbrook Terrace, IL: The Joint Commission; 2007.

14. Kachalia A, Kaufman SR, Boothman R, et al. Liability claims and costs before and after implementation of a medical error disclosure program. *Ann Intern Med.* 153(4): 213-221.

15. Gostin LO, Sapsin JW, Teret SP, et al. The Model State Emergency Health Powers Act: planning for and response to bioterrorism and naturally occurring infectious diseases. *JAMA.* 2002;288(5):622-628.

16. Simonds AK, Sokol DK. Lives on the line? Ethics and practicalities of duty of care in pandemics and disasters. *Eur Respir J.* 2009;34(2):303-309.

17. Rakita RM, Hagar BA, Lammert JK. Vaccination mandates vs opt-out programs and rates of influenza immunization. *JAMA.* 304(16):1786.

18. Poland GA. Mandating influenza vaccination for health care workers: putting patients and professional ethics over personal preference. *Vaccine.* 28(36):5757-5759.

19. Kind T, Genrich G, Sodhi A, Chretien KC. Social media policies at US medical schools. *Med Educ Online.* 2010;Sep15(15) .doi: 10.3402/meo.v15i0.5324.

20. Orzalesi M, Cuttini M. Ethical considerations in neonatal respiratory care. *Biol Neonate.* 2005;87(4):345-353.

21. Faden R, Beauchamp T. *A History and Theory of Informed Consent.* New York, NY: Oxford University Press; 1986.

22. Meyer EC, Burns JP, Griffith JL, Truog RD. Parental perspectives on end-of-life care in the pediatric intensive care unit. *Crit Care Med.* 2002;30(1):226-231.

23. Fraser J, Harris N, Berringer AJ, Prescott H, Finlay F. Advanced care planning in children with life-limiting conditions—the Wishes Document. *Arch Dis Child.* 2010; 95(2):79-82.

24. Sibbald R, Downar J, Hawryluck L. Perceptions of "futile care" among caregivers in intensive care units. *CMAJ.* 2007;177(10):1201-1208.

25. Schwenzer KJ, Wang L. Assessing moral distress in respiratory care practitioners. *Crit Care Med.* 2006;34(12): 2967-2973.

26. Peerzada JM, Richardson DK, Burns JP. Delivery room decision-making at the threshold of viability. *J Pediatr.* 2004;145(4):492-498.

27. Cadge W, Catlin EA. Making sense of suffering and death: how health care providers construct meaning in a neonatal intensive care unit. *J Relig Health.* 2006;45(2):248-263.

28. Brown-Saltzman K, Upadhya D, Larner L, Wenger NS. An intervention to improve respiratory therapists' comfort with end-of-life care. *Respir Care.* 2010;55(7):858-865.

29. Rocker GM, Cook DJ, O'Callaghan CJ, et al. Canadian nurses' and respiratory therapists' perspectives on withdrawal of life support in the intensive care unit. *J Crit Care.* 2005;20(1):59-65.

30. Back AL, Arnold RM. Dealing with conflict in caring for the seriously ill: "it was just out of the question." *JAMA.* 2005;293(11):1374-1381.

31. Robins PM, Meltzer L, Zelikovsky N. The experience of secondary traumatic stress upon care providers working within a children's hospital. *J Pediatr Nurs.* 2009;24(4): 270-279.

32. Meadors P, Lamson A, Swanson M, White M, Sira N. Secondary traumatization in pediatric healthcare providers: compassion fatigue, burnout, and secondary traumatic stress. *Omega (Westport).* 2009;60(2):103-128.

33. Committee on Bioethics, American Academy of Pediatrics. Policy statement—physician refusal to provide information or treatment on the basis of claims of conscience. *Pediatrics.* 2009;124(6):1689-1693.

34. Pope TM. Legal briefing: conscience clauses and conscientious refusal. *J Clin Ethics.* 2010;21(2):163-176.

35. Bell EF. Noninitiation or withdrawal of intensive care for high-risk newborns. *Pediatrics.* 2007;119(2):401-403.

36. Mercurio MR. The ethics of newborn resuscitation. *Semin Perinatol.* 2009;33(6):354-363.

37. Whittall H. Noninitiation or withdrawal of intensive care for high-risk newborns. *Pediatrics.* 2007;119(6):1267-1269.

38. Burd L, Short SK, Martsolf JT, Nelson RA. Prevalence of type I spinal muscular atrophy in North Dakota. *Am J Med Genet.* 1991;41(2):212-215.

39. Koul R, Al Futaisi A, Chacko A, et al. Clinical and genetic study of spinal muscular atrophies in Oman. *J Child Neurol.* 2007;22(10):1227-1230.

40. Ludvigsson P, Olafsson E, Hauser WA. Spinal muscular atrophy: incidence in Iceland. *Neuroepidemiology.* 1999; 18(5):265-269.

41. Thieme A, Mitulla B, Schulze F, Spiegler AW. Chronic childhood spinal muscular atrophy in Germany (West-Thuringen)—an epidemiological study. *Hum Genet.* 1994;93(3):344-346.

42. Wang CH, Finkel RS, Bertini ES, et al. Consensus statement for standard of care in spinal muscular atrophy. *J Child Neurol.* 2007;22(8):1027-1049.

43. Bach JR, Campagnolo DI, Hoeman S. Life satisfaction of individuals with Duchenne muscular dystrophy using long-term mechanical ventilatory support. *Am J Phys Med Rehabil.* 1991;70(3):129-135.

44. Bush A, Fraser J, Jardine E, Paton J, Simonds A, Wallis C. Respiratory management of the infant with type 1 spinal muscular atrophy. *Arch Dis Child.* 2005;90(7):709-711.

45. Emanuel EJ, Emanuel LL. Four models of the physician-patient relationship. *JAMA.* 1992;267(16):2221-2226.

46. Hardart MK, Truog RD. Spinal muscular atrophy—type I. *Arch Dis Child.* 2003;88(10):848-850.

47. *Vacco v Quill.* 521 US 793 (1997).

48. Boucek MM, Mashburn C, Dunn SM, et al. Pediatric heart transplantation after declaration of cardiocirculatory death. *N Engl J Med.* 2008;359(7):709-714.

49. Potts M, Byrne PA, Evans DW. Infant heart transplantation after cardiac death: ethical and legal problems. *J Clin Ethics.* 2010;21(3):224-228.

50. Antommaria AH. Dying but not killing: donation after cardiac death donors and the recovery of vital organs. *J Clin Ethics.* 2010;21(3):229-231.

51. Committee on Non-Heart-Beating Transplantation, Institute of Medicine. *Non-Heart-Beating Organ Transplantation: Practice and Protocols.* Washington, DC: National Academy Press; 2000.

52. Ethics Committee, American College of Critical Care Medicine, Society of Critical Care Medicine. Recommendations for nonheartbeating organ donation: a position paper by the Ethics Committee, American College of Critical Care Medicine, Society of Critical Care Medicine. *Crit Care Med.* 2001;29(9):1826-1831.

53. Shehab N, Schaefer MK, Kegler SR, Budnitz DS. Adverse events from cough and cold medications after a market withdrawal of products labeled for infants. *Pediatrics.* 2010;126(6):1100-1107.

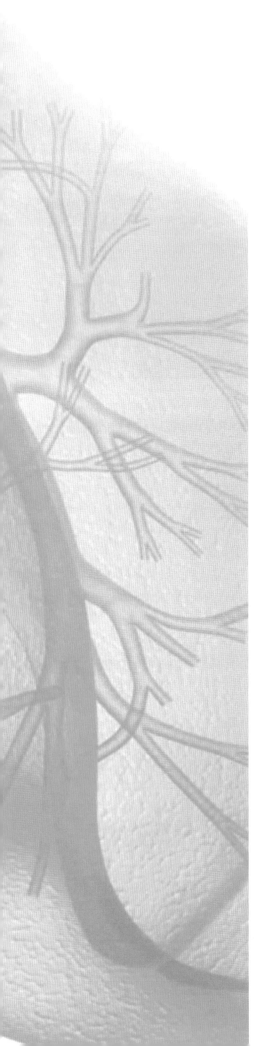

第21章
姑息治疗和临终关怀

怀恩·莫里森, MD, MBE

本章目标

读完本章之后,你将能做到:

1. 了解在帮助家庭困难的儿童临终决策中呼吸治疗师的角色。
2. 掌握一个家庭如何在合理的范围内最好地照顾他们患有威胁生命疾病的患儿。
3. 解释负担和利益的平衡,以确定临终阶段采取什么样的呼吸支持。
4. 勾勒出"不尝试复苏"的过程。
5. 了解在生命终止前停止机械通气的至少两种不同的方法。
6. 确定至少两种非药物的策略,对临终患者呼吸困难的治疗。
7. 确定三名姑息护理团队成员和各自的角色。
8. 掌握麻醉和镇静药物在生命结束时的使用和副作用。
9. 根据病人和家庭的情况,帮助一个家庭确定死亡的理想地点。
10. 熟悉从临终关怀机构到在家中死亡的服务。
11. 列出五种方式,在病人的死亡时,该团队可以为家庭提供帮助和支持。
12. 了解临终关怀的重要组成部分,包括自我照顾和团队支持。

■ 迈克尔·辛普森

迈克尔 4 岁,患有肌管性肌病,一种肌肉功能失调的遗传疾病,导致他的脸,四肢和呼吸肌极度疲软。在他几个月大时,不能像预期那样自己翻身滚动或坐时被诊断为这种疾病。由于吞咽困难,频繁噎呛,所以他有一个胃造瘘置管。在他 8 个月大时,他开始一天 18~20 小时无创正压通气(NIPPV),但由于在家里频繁发生感染再次住院接受进一步的呼吸支持。由于肺炎在过去 2 年中他已插管三次,每次要在 ICU 住 2 到 4 周,现在他再次感染腺病毒。在过去的数日内,即使正压通气几分钟他迅速出现代谢紊乱,他需要呼吸治疗小组积极的干预,几乎每小时帮助他清除分泌物。这包括吸痰、调节他的双水平气道正压通气(BiPAP)接口,设备给予雾化吸入药物,并使用咳嗽辅助装置。你和他的母亲一起在床边管理其诊疗已经进行了 45 分钟,她转向你,问你是否认为这些措施对他太多了。

现代医学已经能治好许多疾病。卫生保健专业人员能够挽救许多患儿的生命,减轻病人的痛苦,这些病人的疾病在多年前会导致他们在年轻时死去。许多这些拯救生命的干预措施涉及呼吸的支持与治疗、机械通气(MV)、分泌物的管理方式,甚至体外支持直至呼吸衰竭,这些措施可以治疗或稳定病情。一些患儿可以从危急的疾病康复,即使反复发作的这种疾病,也可以快乐生活。现代技术也使医疗专业人员要稳定许多患有慢性疾病患儿的病情,帮助他们比过去拥有更长的生命,即使不能治愈疾病。细心的医疗管理下,许多儿童糖尿病、囊性纤维化、先天性心脏病或其他慢性疾病的治疗效果能做得很好。

然而,有些其他情况会很难处理,因为他们很可能是限制生命的。有这些情况的患儿到成年前生存往往没有良好的生活质量,医疗专业人员能够管理出现的威胁生命的并发症很重要,这些并发症是否会导致死亡有很大的不确定性。即使面对一种医疗团队几乎可以肯定,短期生存是不可能的疾病,如癌症,病人不再对治疗有反应,卫生保健专业人员仍然面临着决定使用生命维持技术的可能性。这些决定是困难的,因为虽然这样的技术可能会延长生命,但有时它只会延长死亡的过程,而不能减轻痛苦。

患者和公众担心这一可能性,当病人死亡时医疗干预可能引起痛苦和非人道的结果。这也许是不令人惊讶的,那么,现代临终关怀和姑息治疗运用已成倍增长,在同一段时间,在这一技术已变得越来越好,可延长寿命的限期。姑息治疗的重点是帮助患者和家庭决定什么样的医疗干预是最有可能的,最有益的,而不是有害的。它还专注于管理疼痛和其他症状,因此,无论是什么样的选择,在生命的尽头患者可以尽可能舒适。古老的谚语强调姑息治疗的重点是生命质量而不是生命的长度,"增加生命的时间,而不是延长几年的生存时间。"

为有一个患儿的家庭提供最佳的诊疗可能是具有挑战性的。看到一个痛苦的家庭有自己的情绪,和工作人员可能会争吵,当他们感觉治疗失败,一个患儿快要死了。然而，它是希望，工作人员可以利用其积累的知识和经验，帮助家庭应付，并最大限度地减少患儿的痛苦，通过这最后的过渡期。

辅助呼吸治疗师帮助家庭困难儿童临终决策，本章将提供姑息治疗和临终关怀的核心原则的概述。主题将包括：以关怀为目标的讨论，停止机械通气的逻辑过程，症状的药物和非药物管理，以及典型的支持服务提供给患者、家庭和医疗队。

请注意，在本章中，姑息治疗将被用来指在生命结束时进行有效的、全面的、多学科的症状管理和心理护理，而不是指由一个特定的专家或在任何特定的机构提供的治疗。那些受过训练和（或）经临终关怀和姑息医学认证的专家意见会是非常宝贵的，当必要时应该寻求（表21-1），但许多其他的健康保健专业人士也呼吁在正常范围的实践中提供高品质的生活护理。

为恰当的诊疗目标建构相关讨论

尽管治疗和管理儿童疾病方面取得进步，在美国每年仍然死亡超过 50 000 的儿童（1, 2）。这些患儿大多会死在医院里（3, 4）；因此，对于医院的工作人员提供这些患者及家庭最好的照顾，使他们舒适，是很重要的。

家庭首先关注"多少是太多的"，他们的患儿与一个治疗师或护士在床边，而不是与医生的团队。护士和治疗师目前谁可能是最了解他们的患儿的痛苦和病情的人。父母可能会担心向医疗团队表达他们的思想导致在他们仍然不确定正确的行动过程中出现过于快速的变化。也许他们正在寻找一个早期有经验的非医疗人员去问这些问题。

当一个家长提出了一个患儿关心的问题，特别是如果治疗师为患儿已经有了什么确定的选择时，这种情况可以让一个治疗师处于尴尬的境地。制定适当的诊疗目标的讨论时，重要的是要先听取意见，并提出意见。一个母亲可能会问你，你的想法，你还不知道她对各种选择的想法，或者她甚至知道可以在这一点上的不同的选择。医生和护士同事谈话早期一定要确保整个团队同意给予或建议的行动过程，这很重要（团队合作21-1）。

不回答迈克尔母亲的问题，而是你问她，她一直在想什么，她认为迈克尔痛苦吗？她和她的丈夫谈论这些问题吗？你问她是否会感到舒适，让她接触医疗团队，商谈关于确定一个时间与他们谈论迈克尔现在如何，并制定一个适当的照顾计划。辛普森夫人说，她很感激有机会谈论她的担忧。

表21-1　姑息护理团队是由来自不同学科的人组成，一定注意到这一点。个别团队结构有所不同

学科	作用
医生 / 护士	评估和开处方药物治疗疼痛和痛苦，帮助患者和家庭的决策；写命令限制复苏
护士协调员 / 案例管理	与保险公司和临终关怀机构的沟通，组织适合的病人护理和家庭支持
社会工作者	与保险公司和临终关怀机构的沟通，组织适合的病人护理和家庭支持，商讨病人和家属的经济和心理问题，提供死者家属的支持
牧师	为病人和家属提供精神上的支持和需要的具体的宗教仪式
儿童生活治疗师 / 艺术治疗师 / 音乐治疗师	在一个患儿死亡的时候，与兄弟姐妹一起工作，以没有威胁的方式处理使人痛苦的情况；提供记忆活动和家庭支持
心理学家	为病人和家庭提供支持和咨询，需要时提供更广泛的心理健康支持
丧亲之痛的协调员 / 悲伤辅导员	为家庭提供服务或纪念；提供资源或家庭辅导和支持小组
通常来自外部机构	
临终关怀医疗主任（医院医生会经常为患儿行使这个功能	与团队一起管理病人的症状
临终关怀护理	帮助患者和家属控制症状，提供电话和上门服务；提供便利通常会在家里宣告死亡
安宁疗护医院义工 / 护士助理	为在家中的患者提供需要的服务
临终关怀机构也可以有自己的社会工作者、辅导员和丧亲支持	

团队合作 21-1 主动地倾听

术语"主动地倾听"是指按照以下所述去做：

● 承认正在说话人的感受和痛苦的经历

● 使讲述者感到你在听他或她的述说

● 避免过早结束谈话

如果一个家庭成员表达其困惑或向一名团队成员提出难题，这些技巧可能有用。如果某个没能提出建议方案或通过参与协商达成一致方案的成员想象其他团队成员一样获悉关于病人的一些问题的时候，这些方法就非常有效。

重要的主动倾听行为：

● 停顿，当被问时，如果可以的话，暂停手头的事务，给病人或家庭投入你全部的注意力

● 有眼神交流

● 在适当的时候点头或肯定

● 重复讲话者的一些词或短语

● 不要试图尽快离开房间

● 让他们知道你将跟进谈话

可能有用的语句：

● "一定是非常困难的…"

● "我想我听到你说…"

● "很多家人都担心同样的事情。"

● "所以你现在最担心的是…"

● "我想与其他团队成员谈谈这些问题。这样可以吗？还有什么你想让我一定要告诉他们？"

另一个重要的原因有可能是患儿的临床状况以外的其他因素，影响一个家庭如何看待他们的情况。也许母亲和父亲不觉得他们的患儿是多么的痛苦。也许是祖父母说他们"永不放弃"患儿。也许他们的宗教团体的成员不断告诉他们，如果他们祈祷足够努力，他们的患儿将被治愈。或者他们有一个患儿死于同一种疾病，感觉难过，生气，或者为他内疚。通常医院团队成员看到病情危重、紧急的患儿在医院比在家有更好的生活质量(5)。试图帮助一个家庭决定对患儿的照顾，因此，让他们告诉你更多关于患儿在家的生活质量，这些是有助于你的。

当团队正在与家人讨论关于适当的护理目标，重要的是要避免侵入性的干预措施，诸如插管和机械通气或心肺复苏术或选择重点放在安慰"放弃"或"什么都不做"，很少有家庭会想放弃他们的患儿，如果问他们这样的问题，几乎所有的人都会说"是的，做每件事！"更好的方法是建议家庭，注重患儿生活的舒适性和生活质量而非侵入性的

干预，这是他们可以做出的最积极的选择。一个患儿已经受到很多痛苦的折磨，如果他们决定继续治疗并不意味着这个家庭低估了患儿的生命价值，他们可能需要从团队再次确定这是一个有爱心的抉择，可以珍惜和保护他们的患儿。有趣的是，一个患儿的剩余时间的"质量与数量"可能是一个有效的选择，而不是医生认为的。在一些成年人群中，早期转介到姑息治疗已被证明不仅提高舒适性和生活质量，而且实际上有助于患者活得更长(6)。但是，目前还不清楚，这是否是因为病人避免了不断升级的治疗带来的并发症，或因为专注于生活质量实际上提高了健康状况。

当疾病的预后不确定时，在儿科的决策更加复杂。一些疾病的过程，如癌症，可能有一个预期的疾病进展时间，但许多慢性疾病，如神经肌肉或代谢性疾病，静态性脑病，心脏衰竭，慢性肺部疾病，有一个不太可预见的进程。许多家庭都知道，当他们的患儿快要死亡时，他们不希望有侵入性的措施实施，但它可能很难确定什么时候死亡快要发生。经常性的并发症，如肺炎可能是频繁的。如果家长看到患儿从许多这样的事件中恢复过来，那么下次他们会继续努力这可能是唯一合乎逻辑的。除了确定一个特定的病情是否可以治愈，它可以帮助一个家庭想想繁重的干预是否对一个住院治疗越来越困难的患儿的病程有好处，或患儿是否每次疾病恢复后能有良好的生活质量。随着时间的推移，它可能会变得清晰，这样积极的治疗护理，对这样的病情的患儿是否会有好处。如果患儿是在医院度过的时间越来越多，较少的"好时光"在家里，也许是时候重新评估什么是对患儿最好的治疗干预。

预留的愿望(有时被称为"生前意愿")阐明了一个病人想或不想发生的具体的干预措施。成人患者可以有法律约束力的预留的愿望，但在儿童医院接受护理的一些患者也可能有预留的愿望。这些文件通常可以被用来作为粗略的指导方针，因为对个体而言很难预期可能出现一些复杂具体的情况。

例如，病人以前不希望侵入性措施，如果诊断为终末期的患者在某些情况下可能会改变他们的想法，如只要机械通气，就可以让他们度过一个短暂的并发症，如肺炎。预先指令，意为病人预先指定医疗保健决策者为代理人，或预先写好"永久授权书"给指定代理人让其在自己病重而无法表达时帮助做出治疗决策。预先指示要求团队邀请该代理人一起参与决策。在儿童中心，大多数患者小于18岁，所以他们的父母也因此成为默认的决策者(特殊人群21-1)。应作出合理的努力，如果可能的话包括两个父母一起决策，除非有一个父母的权利合法终止。

特殊人群21-1

儿童中心的成年患者

在儿科中心的一些患者年龄大于18岁，但继续从儿科团队得到照顾，或者因为他们是长期的患者，或者因为他们的疾病，可以被儿科专家更好地理解应对。在过去胰腺囊性纤维化和先天性心脏病患者属于这一类，但现在他们往往得到相应的照顾，方便过渡到成人中心。当成人患者在儿科中心接受照顾时，团队有时会忘记，他们是独立的决策者。

一位有能力的20岁的年轻病人，应该问他是否可以接受团队在父母面前谈论他的病情。一个只有有限生命的24岁的病人应提供机会完成预先声明而不是让团队假定其父母取而代之成为决策者(51)。配偶或对患者其他重要的人都可能做出决策。如果一个20岁的年轻人不再能够为自己说话，他已经确定了他的女朋友为他的健康保健代理人，那么女朋友的意见将优先于他的父母。

一些成年患者的认知功能受损，无法为自己做决定。在这种情况下，通常是父母继续在决策中起作用。这种情况下，应必需与社会工作者或在医院的法律团队讨论，以确定是否需要额外的法律程序，如文件指定监护。

对于任何有能力的成人患者，病人自己目前的陈述，他或她想在任何给定的情况下所做的意愿将优先于前面的法律文件。即使病人病情危重或无法说话，只要有可能应努力沟通，并确定目前的愿望。

你告诉迈克尔的医生和其他护士他母亲提出的问题，第二天安排一个会议与迈克尔父母。监护病房的主治医生，初级护士，你都参加的会议。在讨论过程中，迈克尔的父母说他们担心这么多的干预来帮助迈克尔处理分泌物，避免堵塞，但他通常是不舒服的，被打扰的。然而，当他在家里时做得很好，他们觉得他是快乐的，舒适的，他喜欢与家人互动、看电影。经过多次讨论，决定在需要的时候为迈克尔插管。每个人都希望他能恢复到疾病的最初，但医疗团队将评估随着事情的演变这个结果出现的可能性。

辛普森夫妇还担心，让陌生人进入房间会让迈克尔受到惊吓，他的母亲觉得她永远不会离开他的床边。该团队表示会在床边张贴标志，确保所有员工意识到迈克尔是认知完整和警觉的。他们计划鼓励每一个在开始任何程序或治疗之前和他交谈，让他做好准备。他们还决定允许他的狗到医院里探望

他，试图改善他的情绪。此外，主治医生告诉家属在医院有姑息治疗小组（"一个团队，有助于支持有生命危险的许多家庭"），并说，她计划打电话给这个团队，以便他们可以了解迈克尔和他的家人。

早期转诊／联合治疗

启动姑息治疗不应等到决定不继续治疗或退出干预措施时进行。在持续潜在的严重疾病的治疗过程中它可能更专注于舒适性和生活质量。在有专门的姑息治疗团队的医院里，它可以帮助团队早期了解一个病人和家庭，在需要作出困难的决定前为他们提供支持和建立联系。这样做通常比患者和家属第一次与团对接触后，就作出决定不继续治疗或退出治疗，能发展一种更好的关系。

人们越来越认识到，同步护理，或同时寻求姑息和治疗措施，对大多数患者的好处(7)。而在过去，患者为了得到临终关怀必须放弃治愈性治疗（如化疗），许多消费者开始看到允许更多的灵活性选择的好处。

事实上，2013年，最近的卫生保健改革立法包括一项规定，儿童的医疗保健费用是由医疗补助或儿童健康保险资助计划（CHIP）支付的，有资格同时进行根治性治疗和姑息性干预措施，包括临终关怀(8)。许多私人保险公司也开始提供类似的福利。鼓励早期转诊和进行同步护理的优点是，它避免了人为强迫一个家庭在支持治疗和正在进行的治疗之间作出艰难的选择。

意识到插管、通气和气管切开并不是不重要的、治标不治本的、不能容忍的方法是非常重要的。有一些情况下，插管和镇静比不插管可能会使病人更舒适。例如在迈克尔的案例中，如果他插管管理他的分泌物会容易得多，治疗团队可能更愿意给他药物使他镇静下来，因为他们已经不需要担心药物会抑制咳嗽反射。一旦气管插管他也许更容易喂食，他也不会因为每小时的胸部物理治疗被吵醒了。然而，他也可能很难脱离开机械通气及可能需要插管数周。相仿地，气管切开术对走向生命的尽头的病人有意义，让病人在没有气管内插管（ETT）不适的情况下保证剩余时间的生命质量。这样的程序的优点缺点总是需要权衡的，考虑干预是促进高质量的生活或延长痛苦。

迈克尔的情况是一个很好的例证，试图考虑如何改善他的生活：教育工作人员，甚至当迈克尔正在进行积极的干预治疗时，允许让他看到他的宠物。医生介绍，以一种积极的方式介绍姑息治疗小组，作为一

个群体能帮助迈克尔和他的家庭，不使它看起来，唯一的任务是照顾那些即将死去的患儿。

一些家庭还需要确认姑息治疗团队和其他人员一起工作，而不是取代其他医疗人员（如肿瘤学家、肺病专家），他们和这些人员已经有着密切的关系。通过有护理和呼吸治疗工作人员参加家庭会议，促进团队交流，这也是一个很好的做法。护士和治疗师可以是非常有帮助的，他们关注病人的困难。让每个人都参与讨论并制定一个计划，向家庭提出一个一致信息。一个家庭常向床边的护士或治疗师询问医生在一次会议上所说的问题，这是普遍的现象。

> 在接下来的一周，迈克尔的气道分泌物变得越来越黏稠，更难以清除。一天晚上，他变得痛苦，觉得缺氧。胸部 X 线检查显示，他的整个左肺已经塌陷，可能继发于粘液栓。吸痰、增加的正压和吸入氧浓度（FiO_2）都没能使他的情况改善，他因此插管。一旦他插管，他的肺能够恢复，辅助供氧也可以慢慢减少。
>
> 持续两周的支持治疗。迈克尔病情开始好转，他的呼吸机参数逐渐调整到最小的设置，但他在第一次尝试拔管后病情迅速恶化。他现在已经出现了发热，心动过速，低血压，需要液体复苏和输注肾上腺素。他的肺部情况恶化，因为脓毒血症和液体超负荷，导致需要他改用高频振荡通气（HFOV）维持氧合。
>
> 该小组再次会见了迈克尔的父母考虑此时此刻如何最好地照顾他。在他们的讨论中，主治医生提到，一些家庭可能会选择停止机械通气，并专注于保持迈克尔此时的舒适，但其他人会认为只要有一点点使得患儿可以恢复的机会，想继续下去。医生还说，如果迈克尔的感染性休克进展引起心脏骤停，这将使他不可能成功复苏。迈克尔的父母说，他们仍然希望迈克尔有机会恢复，但同意，如果他的心脏停止，"这是他应该离去的时间。"

不再尝试进一步复苏

一个不尝试复苏（a do not attempt resuscitation，DNAR）的指令指定某些干预措施，如 MV、胸外按压、除颤，如果病人病情恶化不会尝试使用（9）（图 21-1）。一个特定的指令是必需放弃这些干预，因为默认的假设是，所有的患者和家属会认为在紧急情况下这些尝试可维持生命，除非事先医疗团队与病人或家属之间谈话确定，他们不要求或不希望。

DNAR 指令不都是一样的。重要的是，在写的时候，他们专门指示团队什么要做和不要做。这是相当普遍，有一个提供所用干预措施的指令，如 MV、氧、抗生素、液体和血管活性注射在心脏骤停时，但后来放弃胸外按压、除颤，并阻滞药物如果心脏停止。

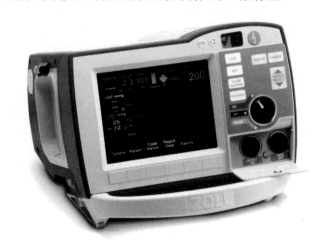

图 21-1　Zoll®R 系列®加除颤器（Zoll 公司提供）

在不同的情况下，一个命令可以指定某个病人不需要插管。其次，员工需要知道 DNAR 并不意味着病人的需要被忽视（参见图 21-2 的 DNAR 示例）。这是非常重要的，在这个时候要非常密切的关注，以确保病人的舒适。病人和家人不应该感到他们已经被放弃，因为他们已经决定，少数的干预措施是不利于病情的。在迈克尔的案例中，他有恢复的可能，所以团队需要保持其重点干预措施，治疗和防止进一步的器官衰竭。

最近的文献经常指出维持生命治疗的局限性，"不尝试复苏的命令"而不是以前使用的"不要抢救"（DNR）的术语。支持使用"不尝试复苏"这个短语的人们认为，这并不意味着复苏过程会是成功的，但只是试图抢救病人而已。由于频繁的媒体报道心肺复苏的成功（10），公众可能对心肺复苏术的有效性有过度乐观的评估。因此，教育必须纠正这个错误。表 21-2 显示心肺复苏后出院病人的生存状况，只有一些是具有良好的神经系统功能的幸存者。一些学者主张限制复苏的努力应该被称为"让自然死亡"的命令，所以他们不强调将不再做什么（11，12）。

表 21-2　已发表的研究中每组发生心脏骤停后复苏的整体成功率（13-20）

人群	出院的生存情况	
	院外心脏骤停	院内心脏骤停
成人	3%～16%	6%～22%
小儿	4%～16%	27%

病人姓名_____在我目前的治疗过程中，现要求放弃以下的复苏措施：

☐　选择在呼吸或心脏骤停情况下不进行的干预措施
☐　无创通气
☐　手动正压通气
☐　插管
☐　机械通气
☐　正性肌力药物
☐　胸外按压
☐　除颤

我（有 / 没有）_____和我的亲戚朋友讨论这个决定，描述我的决定的性质和理由。

我的医生_____，向我解释了复苏措施的性质、风险及其好处，以及拒绝这种干预的风险和好处。我有一个机会问问题，并由我的医生回答我所有的问题。

经过仔细考虑，我和我的医生讨论，我要求放弃上述尝试复苏。

名称：_____
签名：_____
日期：_____
时间：_____

证人：_____
日期：_____
时间：_____

图 21-2　DNAR 示例

虽然在床边的团队成员将需要详细的医嘱，指出哪些干预措施是要提供的。但通常最好的家庭对话，要避免提出可能的干预措施的列表，然后要求他们对每一项说要或不要。家人对话应该聚焦整体诊疗目标（例如，舒适度，延长寿命的可能，一次短时间的试验干预，看看是否有效果），医疗小组从而可以确定那些具体的干预措施可以达到这些目标。

在迈克尔这种情况下，主治医生给他的家人在几个备选的方案中一个选择，每一个从医学的角度来看都是合理的。"一些家人选择"这个短语的使用可能有助于家人认识到，多个方法是可用的，理智的家人可以选择其中的任何一个选项。医生引导他们面对如果迈克尔心脏骤停，复苏成功的有限性，大概是因为先进的通气支持和血管活性药物已经到位，复苏的努力仍然不可能成功。很明显，家人要最终决定，医生为他们提供了医疗专业知识，帮助他们作出决定。

家属偶尔会问医务人员他们对最好的行动方案的意见。他们会问："如果是你的子女，你会怎么办？"你会处理这个问题吗？（21，22）。可以提供一个有益的意见，最好放弃他们必须承担的负担完全取决于他

们自己的决定这个想法，应该做的方式是不假设他们接纳你的价值观，或者在这种情况下只有一个可以接受的选择（框 21-1）（23-25）。

框 21-1　有用的短语来支持一个家人作出艰难的决定的例子

我知道这些都是很难的讨论，但我可以告诉你，你正在很努力地去思考什么对你的患儿来说是最好的。"

"在这样的情况下，我看到了充满爱的家庭，选择不同的路径，这取决于他们的患儿最近的生活是什么样的。
你想让我谈谈这些选择中的一些可能是什么样子的吗？"

"我希望你的孩子不是现在这种情况，希望可以提供治疗让他更好。我们将继续做我们所能想到的一切，尽可能的照顾他。但考虑到目前这种情况治愈他的疾病是不可能的，我们也需要考虑如何确保不让他受到任何不必要的痛苦。"

"告诉我什么对你的患儿是重要的。"

"在这种情况下，你真的可以帮助我们，让我们知道当他健康而不在医院时，他的生活是什么样的。我们只能看到他生病的时候。你最了解他，最好能告诉我们他有什么样的生活质量。"

"考虑到我们讨论过的一切，对于你患儿的情况，我们必须提供的医疗干预措施的一些想法是有用的。这会有助于你对我提出一个建议，认为最好的方案是什么吗？"

更多的例子，在 Dr. James Tulsky 关于沟通的文章中可以看到（23）

■■ 继迈克尔经历脓毒血症之后，他的病情又一次好转，通气支持可在 4 周时间内脱离。尽管正在处于可以拔管的设定，和日常的"冲刺"练习，到持续气道正压通气（CPAP）和压力支持，还是因为他的身体虚弱未能完成拔管而转为无创正压通气。现在他已经在重症监护室超过 3 个月，团队开始与家属讨论有关气管切开提供他持续呼吸机械支持的可能性。经过几天的考虑迈克尔的父母告诉团队他们不想进行气管切开术。他们认为，迈克尔的行动会受到不断的通气的限制和可能反复住院，他会失去生活乐趣。他们偶遇另一家人，有一个患儿在家气管切开，使他们清楚了这将意味着什么，但是辛普森仍然认为这不是他们想要为迈克尔做的。因此该团队计划另一次拔管的尝试同时决定，如果失败了，将不会重新插管。

终止机械通气

迈克尔的情况与那些停止机械通气的患儿是不同的，因为他们有一个中等程度的机会，在拔管后可以生存，因为他使用的是低呼吸机设置。因此，让家人了解一系列的拔管 - 可能的结果很重要，他能通过经鼻间歇正压通气充分呼吸（如果都同意提供）并可能出院回家。然而，有可能，他将呼吸困难，并需要药物来帮助他舒适。即使在这种情况下，拔管后他即使可以活几个小时到几天。因此，避免过于肯定预测拔管后死亡时间是重要的，即使病情最严重的病人。

以迈克尔为例，他的呼吸机脱机拔管可能是相当标准的，如果他表示需要治疗呼吸困难的药物将会使用。当一个病人在呼吸机高的设置状态下并预期无法生存时呼吸机被停止，重要的是有一个计划，以确保病人在整个过程中的舒适性（26）。拆卸管可提高舒适性，但正压损失会增加呼吸肌做功。如果使病人舒适的药物能被使用，与团队讨论是否应该给予或输注比停用呼吸机之前更大的剂量。本章后面讨论了呼吸困难的具体药物治疗。

临终拔管与临终撤机

常用的有两种方法来停止将要死亡患者的机械通气：临终拔管和临终撤机（27，28）。临终拔管，呼吸机被停止、气管内插管被拔除不像之前脱机那样。这种技术通常适合患者使用大量镇静剂或反应迟钝，因此呼吸机停止时不会经历明显的呼吸窘迫。临终撤机是在去除 ETT 之前一段时间内慢慢降低通气支持的一个

方法（或几天，在早期的描述）。根据情况，一定程度上脱机能更好地评估病人在低压通气和去除 ETT 之前的补氧状态下是否舒适，这将允许升级以前使用的镇静剂或麻醉剂。脱机还有一个理论上的好处，拔管之前允许保留的二氧化碳，因为严重的呼吸性酸中毒可以有镇静作用。不幸的是，呼吸性酸中毒常明显导致二氧化碳分压（PCO_2）显著上升，所以这是罕见的缓慢脱机的真正好处。用药物治疗呼吸窘迫是一个更好的选择。缓慢的脱机也有延迟拔管的缺点，家庭很可能已经准备尽快拆除呼吸机。在较低的设置的几分钟是足够评估病人是否舒适，使用的药物是否是必要的。如果一个病人正在从一个先进的通气模式如 HFOV 模式拔管，这将有助于家庭切换到拔管前的常规通气模式，让他们像之前或在 ETT 撤去后抱着患儿。

家庭准备

在拔管之前，团队应该制定出整个过程的流程。团队应该事先决定其他医疗设备，如鼻胃管、静脉导管和静脉注射（IV）管或导管，是否将同时删除。维持某种形式的静脉输液可能对用药物治疗痛苦是有用的。如果可能许多家庭希望在拔管的现场，但他们不应该被迫在床边，如果他们可以更舒适的在其他地方等待。有些家庭有文化或精神上的传统，他们想在拔管之前陪伴患儿。家属可能需要时间来召集亲戚。一些家庭成员喜欢在拔管时候抱着患儿或与患儿一起躺在床上。直接询问患儿的父母有多少其他家庭成员将出现在现场，这将有助于团队准备一个足够大的房间来保证操作不受影响。相反，放松对出席现场人数的限制，也有助于许多家庭受益于家族成员的支持。在拔管前将患儿移到一个私人房间，如果可以会见，往往有助于给这个悲伤的家庭一个私人的空间，避免给可能会出现的其他家庭成员带来痛苦，并帮助医疗人员专注于濒死的患儿的需求。

家人也应该事先知道患儿在拔管后可能会出现哪些情况。如呼吸肌做功增加、皮肤颜色变化、嘈杂的呼吸和分泌物增加，这些都是可以预期的。家庭成员可以放心，任何痛苦的迹象都会被处理，但是如果出现不寻常的呼吸模式，如喘鸣或濒死呼吸，他们可以放心，这是一个正常的现象，他们的患儿是没有知觉、不痛苦的。

工作人员应在拔管后经常检查，以确保患儿是舒适的，让家庭感觉到支持。关闭监视器和在房间外的另一个监视器上监测生命体征可以将房间里的干扰减到最小。

器官捐赠

撤除 MV 之前,重要的是要评估心脏死亡后,是否给家庭提供器官捐赠程序。大多数器官捐赠发生在确定神经系统的死亡("脑死亡")时,在这种情况下,呼吸机在器官的采集之前不需要停止,因为病人已经被宣布死亡。对于那些没有脑死亡,但预计在停止机械通气 1 小时内死亡的患者,使用心肺标准宣布死亡后仍然有可能进行(见第 20 章进行的深入讨论)。一些疾病的过程,往往是感染或转移的癌症,病人将不能成为一个捐助者。在拔管前主动与当地器官采购组织探讨这些问题,将有助于确定是否有可能对家庭提供这个程序。

> 迈克尔的父母要求在家庭会议之后的一天给他拔管,以便安排有他的祖父母也在场。迈克尔在拔管后有可能幸存,他的家人正在准备所有的可能性。他们决定继续用双水平式呼吸道正压呼吸,这是合理的,因为这样可以给他合理的基础支持。团队与他的父母已经计划,不会把压力增加到平时家庭双水平正压通气(BiPAP)基线之上,避免增加压力可能引起的不适,需要一个更严格的适合的面罩。他们一起决定,但是,他们可以用比他的基线较高的氧气浓度,至少是暂时的,通过 ICU 呼吸机而不是他家的通气机。理由是,高 FiO_2 不应该引起不适,并有望帮他过渡到家庭支持水平。如果他家的压力设置不足以治疗他的呼吸困难,将计划增加他的药物治疗呼吸困难直到他能够舒适。一位刚入职的呼吸治疗师,负责照顾他一天,并要求你帮助,因为他从来没有从一个可能在停药后死亡的人身上移除过呼吸机。
>
> 当团队和家庭都准备好了,你和新的治疗师,连同一个医生,把迈克尔的 ETT 去除。他有一个很浅的呼吸。很快把他的鼻面罩 BiPAP 接口与他的家庭设备(呼气末气道压力 6、吸气气道正压 15)100% 补氧相接。他的氧饱和度从 70 升至 90 以下,他的呼吸做功有所改善,但他仍然看起来有点焦虑和难受。他的家人问是否应该给他服药让他舒适。

治疗呼吸困难

通常,一个家庭和医疗团队必须密切合作,以确定何时有必要在生命结束时用药物治疗呼吸系统疾病。对于每一个干预,有必要权衡利弊,以确定它是否在特定的临床情况下是有意义的。临终拔管后有许

多因素要考虑,例如,特别是拔管后快速死亡的不确定性。是病人比平常的拔管经历了更多的痛苦?患者的症状在无创正压状态下随着时间的推移改善或恶化?在许多患者中,区分是否伴随着空气缺乏的主观感受的呼吸窘迫或呼吸困难是重要的(29)。那些反应迟钝或昏迷,生命末期的患者可能表现出痛苦的迹象,如气道梗阻或难以处理的分泌物,但如果病人没有足够的警惕意识到症状,通常需要家人或工作人员来观察。在这种情况下这种症状是正常的,病人并不痛苦。患者警觉而苦恼,就需要进一步治疗(图 21-3)。

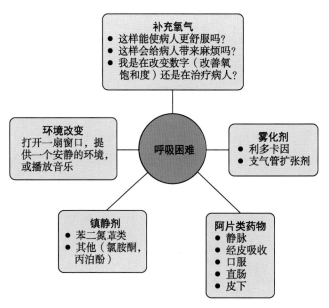

图 21-3　治疗呼吸困难

补充氧气、非药物治疗

一个重要的问题是,对一个濒死的病人是否提供补充氧气或机械支持,如无创正压通气或鼻咽通气道。再次,必须根据具体情况权衡这种行为的利弊。如果病人不习惯 NIPPV,因为在病人脸上的压力可能使他或她更不舒服,这样会带来小的好处,延长了死亡的过程。然而,迈克尔一生中的大部分时间都在 BiPAP,所以他不太可能由于面罩而觉得痛苦。如果他开始出现难以治疗的并发症,如皮肤破裂,使他的家人意识到继续 BiPAP 是没有道德的需要,这一点很重要。尽管他已经使用 NIPPV 治疗很长一段时间,它仍然是一个可以停止的医学干预,如果情况允许这样做。

为濒死的病人补充氧气不同于在其他情况下这样做。无论是在家里还是在医院,在决定为濒死病人补充氧气时,应考虑以下问题:

● 这样能使病人更舒服吗?
● 这样会给病人带来麻烦吗?

● 我是在改变数字(改善氧饱和度)还是在治疗病人?

有时候,其他物理措施也可以帮助呼吸困难的病人,如考虑打开一扇窗口,提供一个安静的环境,或播放音乐。面对病人的脸吹风扇也可以缓解空气的缺乏感。当这样的干预措施还不够时,药物可以使用。

药物治疗

药物治疗广泛的应用于在生命结束时的疼痛处理。本节将主要介绍治疗严重呼吸系统症状时可能有用的药物,将涵盖各种麻醉和镇静药。此外,雾化吸入药物的使用将简要介绍,因为呼吸治疗师通过这条途径可能参与管理药物。

阿片类药物(麻醉类药物)

阿片类药物或麻醉药物通常是在生命结束时治疗呼吸困难或疼痛的第一线治疗用药(30)。有很多的速效制剂,包括静脉输注的药物,口服液体或药片,舌下或经皮肤吸收的贴片,和通过直肠给药的药物。口服的片剂或胶囊又分为即时和缓释制剂。皮下输液导管可以用于不能通过口服服用足够药物剂量的患者,但是维持静脉输液是困难的、繁重的工作(31)。

所有的阿片类药物作用于中枢神经系统(CNS)的 μ 阿片受体引起镇痛(镇痛),兴奋,和抑制咳嗽。他们也有可预见的副作用,如抑制呼吸,瘙痒,恶心,便秘,尿潴留。副作用可能最终导致几乎一样多的窘迫的症状之一就是必须尝试治疗,所以预见性处理(例如,一个用于便秘通便方案)是重要的。从一种药物改变到到另一种药物可以减少副作用,提高疼痛控制效果。麻醉剂持续作用时间的显著变化,受到更多脂溶性药物的影响,如芬太尼,麻醉剂有很短的半衰期。

吗啡的作用长,但因为它导致组胺释放,可能会导致比其他麻醉剂明显的瘙痒。长时间使用高剂量时也能引起的神经系统毒性反应如肌阵挛(肌肉不自主抽动),特别是在多器官衰竭的患者(32)。如果不出现副作用,吗啡和羟考酮是有用的替代品。可待因特别有问题,因为它必须代谢成吗啡才能起效,而10% 的人无法代谢(30)。在这些患者中,它可以导致严重的恶心但无缓解疼痛的好处。哌替啶也应避免使用,由于代谢产物的积累,已被报道在成人和儿童造成癫痫发作。美沙酮具有很长的半衰期,使剂量调整的困难,但它具有 NMDA 受体的影响,有时帮助减轻神经病理性疼痛和增加止痛效益,对那些阿片类药物耐受的患者具有优势。耐受性可以随着时间的推移发展到所有的阿片类药物,需要剂量升级。如果这

些药物突然停止或减量过快,会出现戒断症状,包括焦虑、出汗、心动过速、发热、震颤、打哈欠、呕吐、腹泻。在儿科使用联合药物(阿片类药物联合对乙酰氨基酚类药物)的具体护理时,严重的疼痛可能使阿片类药物的剂量升级成为必要,但不断升级可能会导致毒性和从其他方面引起器官损伤。因此通常最好,将阿片类药物剂量与对乙酰氨基酚或非甾体类抗炎药物分开计量来避免这个问题。

双重效应规则

临床医师在使用阿片类药物治疗疼痛时,对阿片类药物引起的呼吸抑制作用,尤其担忧,因为他们担心剂量增加会引起或加速死亡。"双重效应"的规则,在第 20 章中深入探讨过,证实了阿片类药物治疗疼痛的作用,即使会导致呼吸抑制,病人不会死亡,呼吸抑制可以通过降低剂量,使用逆转剂,或需要时提供 MV 来处理。患者将要死亡,药物可能会加速死亡,但治疗疼痛和呼吸困难比这种风险更重要。在现实中,临床医生很少遇到这种性质的选择。如果药物剂量逐渐增加,直到疼痛被控制,他们是非常不可能导致呼吸抑制,因为疼痛本身是一个强大的呼吸兴奋剂。最后,剂量远远高于最大推荐的起始剂量是必要的,特别是在那些已经接受这些药物治疗一段时间的患者中。没有可以管理的上限的剂量,只要有益的影响和副作用是平衡的。在生命结束时的成人患者的研究显示,也许令人惊讶的是,那些接受最高剂量的麻醉和镇静药的人往往在撤除维持生命的治疗后生存的更长(33),这表明,通常用法使这些药物会加速死亡的情况是罕见的。即使在新生儿,高剂量的麻醉剂用于适当地控制症状,并不与死亡时间相关(34)。在生命的尽头,止痛药物剂量不足是比过量更经常的问题(35)。

雾化吸入药物

人们一直在研究雾化吸入药物如吗啡,试图确定这种给药途径减轻了主观感觉呼吸困难而没有副作用和呼吸抑制,这些被认为与毒品的系统管理研究有关(36)。虽然病例报告和病例系列提出了一个高比例的患者报告:雾化的阿片类药物可以减轻症状(37)、随机对照试验没有显示出改善的效益超过安慰剂或皮下注射吗啡(38,39)。鉴于阿片类药物雾化吸入相互矛盾的数据,对于任何一个需要治疗呼吸困难,但希望尽可能保持警惕的病人进行试验可能是必要的。

在一些患者中,尤其是那些有慢性肺部疾病,雾化吸入支气管扩张剂如沙丁胺醇还可以缓解呼吸窘

迫症状。雾化吸入利多卡因有时被用来治疗严重呼吸困难和咳嗽（40）。

> 迈克尔的父母担心他会在拔管过程中焦虑，所以团队决定药物的静脉注射最好能改成雾化药物因为这样会让他平静。他已备好的静脉也有了注射机会。

镇静剂

在许多患者中，呼吸困难和焦虑可以成为一种恶性循环。相互影响加剧呼吸窘迫，二氧化碳的积累导致恐慌和一种不能得到足够空气的感觉。阿片类药物可以改善这种痛苦，但有时单独使用效果是不够的。有难以治疗症状或有高水平焦虑的患者，镇静药可能是非常有帮助的。在成人和儿童中最常用的是苯二氮䓬类化合物，如地西泮、劳拉西泮或咪达唑仑。这些药物通常是镇静的、也有遗忘作用（减少压力事件的记忆）。虽然长期用药可导致正常睡眠觉醒周期中断，但在急性期他们可以降低呼吸机做功，也可以帮助患者睡眠。它可以尽可能使用足够低的剂量，以减轻症状，而不会引起精神状态的变化。然而，对疼痛或呼吸困难症状可能变得难以管理的某些患者，值得讨论当嗜睡或无意识时提供镇静剂是否更好。许多患者和家庭将选择容忍一些症状，以使病人在生命结束时尽可能保持清醒，但其他有足够的、令人痛心症状的人则认为镇静是必需的。当添加镇静剂时，阿片类药物不应该被停止。

临终镇静是一个短语，有时用来指在生命结束时，当症状不能通过其他手段处理，使用镇静剂造成意识的丧失。镇静剂滴定直到症状控制，没有故意致人死亡。安乐死是指有目的地使用药物，以结束生命，它在美国是非法的。如果症状不受任何其他手段的控制，任何镇静剂，包括丙泊酚或氯胺酮的使用，都可以接受。只加速死亡没有缓解症状的药物，如神经肌肉阻断剂或氯化钾，是不可接受的（见第 20 章）。

分泌物的管理

在生命的尽头许多患者的分泌物难以管理，由于积累的分泌物造成的呼吸噪音使他的家人痛心。在这个阶段的大多数患者自己不再清醒到被这些症状所困扰。重要的是要确保患者家人知道在这个阶段分泌物和呼吸的噪音是正常的。如果分泌物特别令人不安的，可给予患者抗胆碱能药物，如阿托品或格隆溴铵使分泌物干燥，但分泌物可能不会完全消失。虽然苯海拉明也可以干燥分泌物，但它有显著的神经系统的副作用如生命末期的眩晕或混乱，特别是当与其他药物相结合。过度的静脉输液可能会使分泌物更多，减少补充液体可能是有益的。许多家庭需要指导确定吸痰的合适度。过量吸痰会令人烦恼，导致更多的痛苦，但一定可以帮助患者处理他们的分泌物，使他们更舒适。个别病人的情况需要考虑，始终要坚持心理舒适的总体目标。

> 关于迈克尔的神经肌肉疾病，该小组担心，用药物使其肺部的分泌物干燥会导致病情恶化，引起堵塞、无法咳嗽、无法清除他肺部的粘液。因此，他们决定不使用抗胆碱能药物，继续使用分泌物清除疗法如使用咳嗽辅助装置，不断频繁评估这些干预是否造成了不应有的痛苦。迈克尔拔管后，他们也给他间歇性剂量的吗啡，这似乎使他更舒适，他能够休息，并由他的家人抱着。他的血氧饱和度在 24 小时内保持在 80 以上。接下来的日子，尽管良好的肺部清洁和持续无创性支持，他的血氧饱和度进一步下降。

死亡地点

随着时间的推移，更多的复杂慢性疾病患儿的家庭都选择在家里结束患儿的生命（41-43）。这种选择是可能的，因为已经发展的医疗系统，支持家庭在家里可以提供护理和药物治疗。特别侧重于为在家中死亡的病人提供这样的照顾的机构，被称为临终关怀机构。大多数的临终关怀机构都能够安排一个护士接听电话，他们会回答有关如何管理症状的问题，并在需要的时候到家里服务。如果需要的话阿片类药物和苯二氮䓬类药物在家里要备有。大多数机构也提供一个多学科团队的支持，通常包括社会工作者，牧师，护士的助手，或悲伤辅导员。在家里一个患儿的医疗方向可以通过临终关怀医疗主任提供的，但因为大多数机构照顾成年人比儿童患者更多，药物的日常管理可以由儿科医生、儿科专科医师在医院做。如果需要大多数机构也能一定程度提供在家里进行呼吸支持、吸氧、常用的吸痰设备。临终关怀机构也能够运送药物到家庭，使家庭能够有尽可能多的时间与所爱的人在一起，但他们往往无法提供特别昂贵的药物，因为那样的话，会很快超过限额，超过机构所接收到的津贴值。临终关怀工作人员有丰富的经验处理各种各样在家庭环境中出现的症状，在病人去世时通常把尽可能避免过度使用技术作为他们的使命。

儿科患者的预后的不确定性有时会导致难以决定，将一个患儿送到临终关怀机构，还是协助家庭护理更适合（44）。对于一个患儿要获得在成人临终关怀的资格，目前必需有医生证明，如果病情进展正常，该病人的寿命不到 6 个月。如果他或她生存超过 6 个月，病人可能仍然有资格或被重新再登记。许多儿童关怀机构也需要这样的认证，可以理解，可能因为病程进展有很大的不确定性。然而，如果一个患儿的生活比预期的时间长，有必要让他们过渡到一个家庭护理管理计划中去，更适合一个慢性疾病的临终关怀。

即使有许多原因，家庭可能会选择带他们的患儿回家，在家里死去，在所有可能的情况下，这不是正确的选择。一些症状，将难以在家里处理（表 21-3）或在家庭环境下会成为问题。最佳地点可能由许多问题决定，包括病人的生存时间有多长。一个家庭的选择也可能会改变随着时间的推移，如果症状恶化或改善，当然时间是不确定的。任何家庭，带着患儿回家等待死亡，应该保证他们可以在需要时回医院。

表 21-3 在家中难以处理的症状以及在家属坚持留守家中时帮助他们的策略	
症状 / 问题	处理策略
剧烈的疼痛需要静脉用药	家中持续输液
出血 / 严重出血的危险	用深色毛巾擦拭使血液不那么显眼 / 令人痛心的
癫痫发作	地西泮直肠给药
呼吸窘迫 / 焦虑	安静的环境 / 使用风扇 / 使用镇静剂和麻醉剂 / 供给氧气（见文中）
兄弟姐妹的窘迫	社会工作者 / 艺术治疗师 / 儿童生活专家家庭访问
家庭的疲惫 / 倦怠	延长住院或在关怀机构的时间
住院可能是必要的	

许多家庭担心兄弟姐妹会如何反应。通常社会工作者和儿童生活专家可以帮助父母与濒死的患儿的兄弟姐妹交谈，并决定如何让他们在适当的情况下说再见，无论是在家里或在医院里。迈克尔的情况需要密切关注他的分泌物，在医院里，让他的家人更多地关注与他在一起的机会，而不是他的医疗。虽然在许多情况下，可以适当的用 DNAR 将病人转移出 ICU，在某些情况下，ICU 团队更了解病人和家庭因为他们已经相处几个月。在这种情况下，如果可能的话，家庭经常会很感激能够和熟悉的工作人员待在一起。

如果一个以前有慢性医疗在家里治疗的病人准备回家死亡，重要的是家庭或医疗团队与家庭护士关于他的护理目标和预期的进展要有一个明确的对话。相对于临终关怀护士，家庭护理的护士以前可能照顾或没有照顾过濒死的病人，如果他们一直与病人和他的家人在一起很长时间，在这种情况下他们可能会心痛。讨论的计划确保每个人都是舒适的，这样可以避免不必要的电话紧急医疗服务，在那种情况下家庭护理护士可能会不舒服。

■■ 姑息治疗团队与辛普森的父母会谈，问他们是否愿意回家，或者他们是否觉得待在医院里会更舒服？在思考了一段时间后，他的父母决定，如果他是清醒的，能感知到周围的环境，他们想带他回家，但是他们觉得他不可能清醒。他们还担心他 7 岁的妹妹如何面对他死在家里，他们觉得在管理他的症状和肺部清洁方面 ICU 团队的帮助是无价的。过去的相处他们也非常好地了解 ICU 团队，因此觉得待在医院有熟悉的团队支持会更舒适。

在接下来的一天，迈克尔的血氧饱和度继续下降。这时，他已经接受注射吗啡，他看起来很舒服，像睡着了。他的母亲一直睡在他旁边的床上，当她醒来时将他放在她自己的腿上。当迈克尔的氧饱和度不再升高于 60 时，他的父母问 BiPAP 是否可以停止。该团队认为这是合理的。在给他追加了吗啡剂量，使他舒适后，你移开 BiPAP 面罩、帮他妈妈擦拭他的脸。你和他的父母呆在一起，以确保他继续看起来很舒服，15 分钟内迈克尔就在他们的怀里死去。

支持患儿家属

除了为生命的结束时的患儿们提供良好的症状管理，团队可以以许多其他方式帮助支持家庭。对于大多数家庭来说，在患儿的生命结束时保持与他们的患儿接触是非常重要的（45）。团队可以帮助让家庭抱患儿或与患儿一起躺在床上。正如前面提到的，如果可以做到的话转移到一个私人房间，并允许比平常更多的探望者。即使家庭已经不能指望他们的患儿在这时恢复，他们可以希望许多其他的东西，如患儿的痛苦将很快结束，死亡将有一定的意义，也许有助于医学知识的进步，或者他们的家人将会在痛苦磨难中恢复过来（24）。工作人员还可以帮助家人留下一些纪念，如提供手印或脚印，剪下的头发，或照片。建议患儿的父母与其他家庭成员和朋友通话并沟通交流，并带给父母食物，帮助父母有尽可能多的时间与患儿在一起，并帮助其他家庭成员和朋友们保持忙碌的工作。

仅仅与一个家庭坐在一起谈论他们的患儿和他们的患儿的生活就是一个非常有爱心的行为。无论是在死亡前后，工作人员都应该与家人一起检查，以确保患儿是舒适的，让家人知道他们是会得到帮助的，但让家庭有私人时间与患儿一起也是重要的。

许多家庭想在患儿死亡前后举行一个宗教或精神上的仪式(46)。可能的仪式例如：为照顾身体的特定祈祷或程序。工作人员可以询问是否有任何团队应该知道的做法，需要的时候可以招募医院的牧师或家庭自身的精神顾问来帮助。

家庭报告说，他们的宗教和精神信仰是他们面对患儿死亡的一个重要的支持来源(47)。

患儿死后，对家庭的支持应该继续下去。很多医院已经有这样针对丧亲服务的流程或委员会，通过发送一张卡片或打一个电话来跟踪。其他机构的纪念服务，家庭会被邀请参加。有些项目还可以为家庭提供咨询或支持小组。许多工作人员报告说，他们参加葬礼(48)，家庭通常会感激一些后续行动，特别是如果患儿住院时间很长。如果进行尸检，医生会经常安排一个后续会议讨论结果。后续会议对家庭是有用的，即使尸检没有完成(49)。

支持团队

照顾病人和家庭，重要的是要记住，一个病人的死亡对医疗保健团队的成员可能是一个困难、情感经历。团队成员经常在他们自己需要休息和确定一个病人死亡后，需要迅速转移到照顾医院里需要他们关注的其他患儿的平衡之间进行斗争。帮助迈克尔拔管的新呼吸治疗师可能需要与有更高级的处理经验的人员交谈。一些机构可能会通过人力资源办公室或员工援助计划为员工提供咨询。在特别困难的情况下一个员工汇报可能是有用的(50)。工作人员经常要确认，患儿不再受痛苦，在困难的时候他们对患儿和他或她的家人提供了最好的照顾。

有时，团队成员想知道如何在个人层面上密切参与一个家庭，如果他们花了很多时间与他们在一起。病人死亡后保持与一些家庭的接触，虽然可能是合理的，但应注意保持专业的关系。在与病人的母亲会面共进午饭之前或通过在线社交网络成为一个家庭的朋友，与同事和主管讨论，这种互动是一个好主意，以确保专业的界限是没有交叉的。

团队成员也不知道，当他们由于一个病人的死亡而难过时，哭泣或在一个家庭面前显露自己的情绪是否合适。工作人员显露他们的关心时，大多数家庭会理解。哭泣或表达悲伤，可能是适当的，特别是当与家庭有长期的关系时。一个很好的原则是，情绪的显露使患儿的家人开始觉得他们需要安抚工作人员，这将是不恰当的。工作人员应保持足够的冷静，才能够成为一个对家庭支持的来源。

儿科病人的临终护理对所有学科的临床医生是具有挑战性的。情绪可以高涨，无论是家庭成员和工作人员。症状可能是难以管理的，对症状积极干预的顺序进行排序需要耐心，仔细观察和技巧。当这样的护理管理好了，工作人员可以帮助一个病人和病人的家庭渡过一个生活中可以想象的最困难的事件而自豪。学习如何优雅地去做，尽可能地胜任可能是我们卫生保健提供者最重要的责任。

■■ 评判性思维问题：迈克尔·辛普森

1. 如果迈克尔的母亲不接受与迈克尔护理计划团队谈话的建议，你能做什么？
2. 你如何接近一个你注意到的工作人员在提供支气管卫生服务的时候没有和迈克尔说话？
3. 对迈克尔气管切开有什么可能的好处？
4. 如果迈克尔已经没有静脉输液合适的位置，可能缓解他呼吸困难的一些疗法是什么（药物和非药物）？
5. 如果迈克尔又活过了3天，需要什么额外的考虑？又活过了3周呢？

●● 案例分析与评判性思维问题

■ 案例1：史蒂芬·卡特

史蒂芬·卡特16岁，患有囊性纤维化，肺移植3年后他的肺功能进行性恶化。他决定，他不接受再次移植，他的父母支持他这个决定。研究小组解释说，将不尝试复苏的医嘱，包括不插管，将有助于实现史蒂芬的目标：在生命的尽头，避免不必要的积极的干预，尽可能有更多的时间待在家里。他和他的父母同意。史蒂芬·卡特在晚上和白天的几个小时使用BiPAP帮助他减轻呼吸肌的做功，让他在死亡之前有更多的时间与朋友和家人在一起。

● 你怎么能最大的帮助史蒂芬想到在死之前他可能想做的事情？保存他融入家庭的记忆？和他的朋友们一起庆祝他的生命？有没有一些事情史蒂芬想告诉他所爱的人或他可以的时候想完成的特殊任务？

- 在史蒂芬确定什么时候在家里，什么时候在医院时，考虑哪些因素可能是重要的？
- 史蒂芬的呼吸窘迫恶化出现了严重的呼吸急促，什么策略可以帮助到他？
- 关于史蒂芬的治疗谁是法定决策者？有没有办法让这个团队和家人倾听并尊重他作出的决定？

■ 案例2：女婴肯普

该早产儿在孕 23 周出生，现已两月龄。患有重度呼吸窘迫综合征和 IV 级脑室内出血。尽管给她吸入 FiO_2 1.0 氧气，高频通气、使用镇静剂和神经肌肉阻滞剂。当新生儿科团队解释说，他们并不认为该婴儿能存活，她的父母含泪表示他们不想延长她的痛苦。

- 一个关于不升级治疗或撤除机械通气的决定在这种情况下是否适当？什么因素可能是与这个决定相关的？
- 从肯普出生，她的父母从来还没有能够抱抱她。团队能做什么来帮助她的父母在她去世之前能抱抱她，有更多时间和家人在一起？
- 重症监护室的物理环境有没有可能促进或阻碍这一目标的实现？可以采取什么步骤来克服这样的限制？
- 当父母问呼吸机停止时是否可以把气管内插管移开，以便让他们能看到女儿肯普的脸。你的答案是什么？
- 在停止呼吸机之前你会增加药物吗？有任何你会停止使用的药物吗？

■ 案例3：帕特尔

帕特尔是一个患有 Leigh 氏病的 4 岁男性患儿（进行性肌无力，最后会出现呼吸衰竭和脑损伤）。2 年前由于严重的肌张力减退，他接受了气管切开，但他仍能笑并与家人互动。他每天在家里接受 16 小时的家庭护理，在剩余的时间里他的父母接受过训练可以管理他的气管切开气道及其呼吸机。帕特尔的大脑疾病已经进展到，他不再对自己的环境有意识，具有频繁发作心动过速和高血压。帕特尔夫妇觉得他的生活质量如此之差，他们要求停止机械通气。他们宁愿让他死在家里，与家人在一起，而不是在医院里。

- 开始停止机械通气是合乎伦理的吗？对一个长期机械通气的病人是否有特殊的因素要考虑？
- 什么资源将有助于帕特尔家人在家里为帕特尔进行呼吸机撤离？
- 帕特尔的家人不想把帕特尔固定起来进行静脉输液，有什么其他的给药途径可以满足他舒适的需要吗？
- 帕特尔有两个兄弟姐妹，年龄是 6 岁和 9 岁。什么资源可以帮助他们面对帕特尔的病情及现状？

选择题

1. 一位 14 岁的男性患儿被汽车撞成重伤。受伤后两天，他的父母说，"他永远不想被连接到机器上"，并要求停止机械通气。在什么情况下有可能这样做？
   a. 病人必须是"脑死亡"，才能停止机械通气
   b. 法官将必须下命令停止机械通气
   c. 家长和医疗团队必须认为预后差，持续的机械通气带来的负担高于对患儿可能的益处
   d. 父母有资格这样要求，必须尊重他们

2. 下列术语中的哪一个重点是指减轻病人的痛苦？
   a. 临终关怀
   b. 治疗护理
   c. 姑息护理
   d. 协同护理

3. 一位 24 岁的囊性纤维化患者，仍然在儿科中心受到照顾。他有一个预先指定他的男朋友为他的决策者的法律文件，并指出在紧急情况下他不想插管。由于肺炎引起呼吸窘迫，他的母亲将其送到急诊科并要求对他采取机械通气。合理的

行动方案包括以下内容：

   a. 为他插管，因为他妈妈的要求
   b. 尝试与病人讨论情况，并确定他在目前的情况下是否能够表达他的意愿
   c. 如果病人无法沟通，使用非侵入性的通气方式稳定他的病情，同时尝试接触他的法律决策者——他的男朋友
   d. 打电话给他的父亲问他想让我们要为之做什么
   e. b 或者 c
   f. a 或者 d

4. 一位 12 岁复发性白血病、败血症和多器官功能衰竭的患者，正接受机械通气和大剂量的去甲肾上腺素注射治疗。她的父母与肿瘤学团队决定下不尝试复苏的医嘱，因为她存活下来的可能很小。下一步应该是：
   a. 拔管，因为她现在是 DNAR 状态
   b. 要求从医生那里确定当前的干预是否要继续进行，如果不发生心脏骤停，医疗护理是否会升

选择题（续）

c. 停止评估她的喘息和对沙丁胺醇的需要量,在这一点上其他患者将受益更多

5. 一位 6 岁,由于进展性的脑肿瘤导致呼吸衰竭的患儿。他的父母接受了医生的建议,为他拔管,在这个时候他们更关注患儿的舒适度。在准备停止呼吸机时,你降低 FiO_2,他变得发绀、焦虑,惊恐地睁大眼睛。一个适当的行动过程将是:

a. 迅速地拆下管子,看看他是否更舒服

b. 暂时增加 FiO_2,使用其他药物使他在停用呼吸机之前舒适些

c. 告诉他的父母,你认为如果停止机械通气他会痛苦挣扎,建议为他采取气管切开术

d. 要求在拔管前给予患儿一定剂量麻醉剂,以免他的呼吸窘迫状况使他的父母痛苦

6. 下列哪一个选项是在临终拔管过程中父母的选择?

a. 拔管时抱着患儿

b. 在拔管前或在拔管过程中完成宗教仪式

c. 拔管期间待在家庭等待室

d. 上述任何一项都是应该提供给家庭的选项

7. 麻醉药物(阿片类药物)可引起下列症状或体征,哪一项除外:

a. 腹泻

b. 缓解空气不足的感觉

c. 缓解疼痛

d. 瘙痒

e. 恶心

8. 临终关怀机构通常:

a. 提供 24 小时的护理,为使用呼吸机准备回家的病人进行康复服务

b. 为没有资格享受医疗保险或医疗补助的病人提

供保险

c 帮助安慰和支持家庭,使病人可以留在家里,在生命的尽头避免不必要的医疗干预

d. 与医院协商以获得不尝试对病人复苏程序

9. 你走进一位 9 岁患癌症晚期女患儿的胸部理疗室。她正睡觉,但她的妈妈问你是否有几分钟的时间来谈谈你是否认为她女儿的呼吸治疗是"值得",用什么方法可以帮助你对这个问题作出回应?

a. 提议让医生或床边护士来讨论这些问题

b. 暂停你正在做的事情,把你的全部注意力给这个妈妈

c. 不要让谈话太久而困扰家人

d. 向妈妈推荐一个呼吸顺序的改变计划

10. 你是一位家庭护理呼吸治疗师接到一位父亲的电话,他 4 岁的儿子,杰姆斯,正采用经鼻插管吸氧作为他的临终关怀的一部分。爸爸说他打电话是杰姆斯看起来呼吸更加急促,他担心也许是因氧气设备无法正常工作所致。你会去他家查看,以确保设备工作正常,你还有什么建议可以改善杰姆斯的呼吸困难吗?

I. 沙丁胺醇

II. 使杰姆斯平静,安静的环境

III. 使用风扇

IV. 镇静

V. 增加供氧

VI. 无创通气

a. I, II, III, IV

b. II, III, IV, V

c. I, IV, V

d. II, III

(周晓丽 译)

参考文献

1. Mathews TJ, Minino AM, Osterman MJ, et al. Annual summary of vital statistics: 2008. *Pediatrics*. 2011;127(1): 146-157.

2. National Center for Injury Prevention and Control, Centers for Disease Control and Prevention. WISQARS leading causes of death reports, 1999-2007. http://webappa .cdc.gov/sasweb/ncipc/leadcaus10.html. Updated June 1, 2010. Accessed January 3, 2013.

3. Feudtner C, Christakis DA, Zimmerman FJ, et al. Characteristics of deaths occurring in children's hospitals: implications for supportive care services. *Pediatrics*. 2002;109(5): 887-893.

4. Feudtner C, Connor SR. Epidemiology and health services research. In: Carter BS, Levetown M, eds. *Palliative Care for Infants, Children, and Adolescents: A Practical Handbook*. Baltimore, MD: Johns Hopkins University Press; 2004.

5. Janse AJ, Gemke RJ, Uiterwaal CS, et al. Quality of life: patients and doctors don't always agree: a meta-analysis. *J Clin Epidemiol*. 2004;57(7):653-661.

6. Temel JS, Greer JA, Muzikansky A, et al. Early palliative care for patients with metastatic non-small-cell lung cancer. *N Engl J Med*. 2010;363(8):733-742.

7. Corcoran AM, Casarett DJ. Improving communication and rethinking hospice care. *Chest*. 2010;137(6): 1262-1263.

8. National Hospice and Palliative Care Organization. Hos-

pice wins big impact tournament. http://www.nhpco.org/i4a/pages/index.cfm?pageid=5853. Published July 26, 2011. Accessed January 3, 2013.

9. Morrison W, Berkowitz I. Do not attempt resuscitation orders in pediatrics. *Pediatr Clin North Am*. 2007;54(5): 757-771.

10. Diem SJ, Lantos JD, Tulsky JA. Cardiopulmonary resuscitation on television: miracles and misinformation. *N Engl J Med*. 1996;334(24):1578-1582.

11. Cohen RW. A tale of two conversations. *Hastings Cent Rep*. 2004;34(3):49.

12. Knox C, Vereb JA. Allow natural death: a more humane approach to discussing end-of-life directives. *J Emerg Nurs*. 2005;31(6):560-561.

13. Nichol G, Thomas E, Callaway CW, et al. Regional variation in out-of-hospital cardiac arrest incidence and outcome. *JAMA*. 2008;300(12):1423-1431.

14. van Walraven C, Forster AJ, Parish DC, et al. Validation of a clinical decision aid to discontinue in-hospital cardiac arrest resuscitations. *JAMA*. 2001;285(12):1602-1606.

15. Tortolani AJ, Risucci DA, Rosati RJ, et al. In-hospital cardiopulmonary resuscitation: patient, arrest and resuscitation factors associated with survival. *Resuscitation*. 1990; 20(2):115-128.

16. Bloom HL, Shukrullah I, Cuellar JR, et al. Long-term survival after successful in-hospital cardiac arrest resuscitation. *Am Heart J*. 2007;153(5):831-836.

17. Young KD, Gausche-Hill M, McClung CD, et al. A prospective, population-based study of the epidemiology and outcome of out-of-hospital pediatric cardiopulmonary arrest. *Pediatrics*. 2004;114(1):157-164.

18. Nadkarni VM, Larkin GL, Peberdy MA, et al. First documented rhythm and clinical outcome from in-hospital cardiac arrest among children and adults. *JAMA*. 2006;295(1): 50-57.

19. Samson RA, Nadkarni VM, Meaney PA, et al. Outcomes of in-hospital ventricular fibrillation in children. *N Engl J Med*. 2006;354(22):2328-2339.

20. Girotra S, Nallamothu BK, Spertus JA, Li Y, Krumholz HM, Chan PS; American Heart Association Get with the Guidelines–Resuscitation Investigators. Trends in survival after in-hospital cardiac arrest. *N Engl J Med*. 2012; 367(20):1912-1920.

21. Truog RD. "Doctor, if this were your child, what would you do?" *Pediatrics*. 1999;103(1):153-154.

22. Kon AA. Answering the question: "Doctor, if this were your child, what would you do?" *Pediatrics*. 2006;118(1): 393-397.

23. Tulsky JA. Beyond advance directives: importance of communication skills at the end of life. *JAMA*. 2005;294(3): 359-365.

24. Feudtner C. The breadth of hopes. *N Engl J Med*. 2009; 361(24):2306-2307.

25. Sulmasy DP, Snyder L. Substituted interests and best judgments: an integrated model of surrogate decision making. *JAMA*. 2010;304(17):1946-1947.

26. Munson D. Withdrawal of mechanical ventilation in pediatric and neonatal intensive care units. *Pediatr Clin North Am*. 2007;54(5):773-785.

27. Truog RD, Cist AF, Brackett SE, et al. Recommendations for end-of-life care in the intensive care unit: The Ethics Committee of the Society of Critical Care Medicine. *Crit Care Med*. 2001;29(12):2332-2348.

28. Gianakos D. Terminal weaning. *Chest*. 1995;108(5): 1405-1406.

29. Ripamonti C, Bruera E. Dyspnea: pathophysiology and assessment. *J Pain Symptom Manage*. 1997;13(4):220-232.

30. Friedrichsdorf SJ, Kang TI. The management of pain in children with life-limiting illnesses. *Pediatr Clin North Am*. 2007;54(5):645-672.

31. Bruera E, Brenneis C, Michaud M, et al. Use of the subcutaneous route for the administration of narcotics in patients with cancer pain. *Cancer*. 1988;62(2):407-411.

32. Glare P, Walsh D, Sheehan D. The adverse effects of morphine: a prospective survey of common symptoms during repeated dosing for chronic cancer pain. *Am J Hosp Palliat Care*. 2006;23(3):229-235.

33. Chan JD, Treece PD, Engelberg RA, et al. Narcotic and benzodiazepine use after withdrawal of life support: association with time to death? *Chest*. 2004;126(1):286-293.

34. Partridge JC, Wall SN. Analgesia for dying infants whose life support is withdrawn or withheld. *Pediatrics*. 1997;99(1): 76-79.

35. Solomon MZ, O'Donnell L, Jennings B, et al. Decisions near the end of life: professional views on life-sustaining treatments. *Am J Public Health*. 1993;83(1):14-23.

36. Ullrich CK, Mayer OH. Assessment and management of fatigue and dyspnea in pediatric palliative care. *Pediatr Clin North Am*. 2007;54(5):735-756.

37. Coyne PJ, Viswanathan R, Smith TJ. Nebulized fentanyl citrate improves patients' perception of breathing, respiratory rate, and oxygen saturation in dyspnea. *J Pain Symptom Manage*. 2002;23(2):157-160.

38. Davis CL. The use of nebulized opioids for breathlessness. *Palliat Med*. 1995;9(2):169-170.

39. Bruera E, Sala R, Spruyt O, et al. Nebulized versus subcutaneous morphine for patients with cancer dyspnea: a preliminary study. *J Pain Symptom Manage*. 2005;29(6): 613-618.

40. Hagen NA. An approach to cough in cancer patients. *J Pain Symptom Manage*. 1991;6(4):257-262.

41. Siden H, Miller M, Straatman L, et al. A report on location of death in paediatric palliative care between home, hospice and hospital. *Palliat Med*. 2008;22(7):831-834.

42. Feudtner C, Silveira MJ, Christakis DA. Where do children with complex chronic conditions die? Patterns in Washington state, 1980-1998. *Pediatrics*. 2002;109(4): 656-660.

43. Feudtner C, Feinstein JA, Satchell M, et al. Shifting place of death among children with complex chronic conditions in the United States, 1989-2003. *JAMA*. 2007;297(24): 2725-2732.

44. Feudtner C, Kang TI, Hexem KR, et al. Pediatric palliative care patients: a prospective multicenter cohort study. *Pediatrics*. 2011;127(6):1094-1101.

45. Meert KL, Briller SH, Schim SM, et al. Examining the needs of bereaved parents in the pediatric intensive care unit: a qualitative study. *Death Stud*. 2009;33(8):712-740.

46. Lanctot D, Morrison W, Kock KD, et al. Spiritual dimensions. In: Carter BS, Levetown M, Friebert SE, eds. *Palliative Care for Infants, Children, and Adolescents: A Practical Handbook*. 2nd ed. Baltimore, MD: Johns Hopkins University Press; 2011:227-243.

47. Meyer EC, Burns JP, Griffith JL, et al. Parental perspectives on end-of-life care in the pediatric intensive care unit. *Crit Care Med*. 2002;30(1):226-231.

48. Borasino S, Morrison W, Silberman J, et al. Physicians' contact with families after the death of pediatric patients: a survey of pediatric critical care practitioners' beliefs and self-reported practices. *Pediatrics*. 2008;122(6):e1174-e1178.

49. Eggly S, Meert KL, Berger J, et al. A framework for conducting follow-up meetings with parents after a child's death in the pediatric intensive care unit. *Pediatr Crit Care Med*. 2011;12(2):147-152.

50. Serwint JR. One method of coping: resident debriefing after the death of a patient. *J Pediatr*. 2004;145(2):229-234.

51. Luce JM. End-of-life decision making in the intensive care unit. *Am J Respir Crit Care Med*. 2010;182(1):6-11.

词 汇 表

A

Accelerations: 加速

胎儿心率增加，与胎儿运动有关；胎儿健康的迹象。

Acinar unit: 腺泡单位

由呼吸性细支气管、肺泡管和肺泡囊组成的肺单位。

Activated clotting time(ACT): 活化凝血时间

属于床边实验室检测项目，检测刚从体外生命支持系统回路中抽取的血样或注入设备的血样开始凝结的速度；通常 ACT 为 180～220 秒。

Active cycle of breathing(ACB): 主动呼吸周期(ACB)

通过循环进行三种呼吸方式的基本呼吸练习：膈肌呼吸、胸部扩张和用力呼气技术。

Active phase: 活跃期

产程中宫颈扩张至约 8～9cm 的时期；宫颈扩张最快的时期。

Acute lung injury: 急性肺损伤

涵盖性术语，用于表示缺氧性呼吸衰竭，其特征为双侧肺内有大量的中性粒细胞浸润，且临床上无心力衰竭表现。

Acute respiratory distress syndrom e(ARDS): 急性呼吸窘迫综合征(ARDS)

由肺内外致病因素所导致的急性进行性严重低氧血性呼吸衰竭。

Adenoid hypertrophy: 腺样体肥大

腺样体组织增大。

Adrenergic: 肾上腺素能药物，释放肾上腺素的药物:

属于一类药物，通过刺激气道平滑肌的 β2 受体，从而使平滑肌松弛和缓解气道阻塞。

Advance directive: 事前指示

一种对病人想做或不想做的特殊干预的具体说明；有时被称为活着的遗嘱。

Adverse drug event: 不良药物事件

因使用药物所造成的伤害。它可以是可预防的抑或是不可预防的原因。

Air-oxygen blender: 空气 - 氧气混合器

将压缩空气和来自高压源氧气输送到一个装置内，然后将气体送至计量装置，该装置控制两种气体的混合。

Airway edema: 气道水肿

由气道壁组织间隙液体聚集所引起的肿胀，限制气道局部的气流。

Airway hyperresponsiveness: 气道高反应性

支气管平滑肌对多种刺激所引起的一种过度收缩反应；属于哮喘的一个主要特征。

Airway pressure release ventilation(APRV): 气道压力释放通气(APRV)

一种改良的通气模式，将高持续性气道压力和间歇性时间循环控制释放相结合，以增强患者的自主通气能力。

Airway remodeling: 气道重塑

由炎症和反复及持续的支气管收缩所致。气道的这些永久性改变可以增加阻塞，降低反应性，并能因为病人对治疗反应不太灵敏。

Airway resistance 气道阻力

气流中运动的分子之间以及这些运动分子与呼吸系统气道壁之间发生的摩擦力。

Allergic bronchopulmonary aspergillosis(APBA): 过敏性支气管肺曲霉菌病(APBA)

肺部真菌感染，其特点是对真菌曲霉菌的过度免疫反应或高度敏感。

Alveolar phase: 肺泡期

即胎儿肺发育时期，开始于妊娠 36 周左右，持续到第二年；也是肺泡快速增殖的时期。

Amnioinfusion: 羊膜腔内灌注

一种方法，即当羊膜囊破裂时将生理盐水或乳酸林格氏液注入子宫。

Analgesia: 无痛觉，痛觉缺失

缺乏正常的疼痛感

Angioedema: 血管性水肿

一种引起皮下迅速肿胀的过敏反应，通常发生在嘴唇和眼睛周围。

Angioplasty: 血管成形术

将狭窄的血管扩张和增宽。

Anticholinergics: 抗胆碱能类

一类通过阻断气道平滑肌内副交感神经纤维，从而使气道平滑肌肌肉松弛和气道内在的迷走神经张力降低的药物。

Anti-immunoglobulin E（IgE）therapy: 抗免疫球蛋白E（IgE）疗法

用于预防哮喘症状的免疫治疗的方法。

Antileukotrienes: 抗白三烯药物

通过阻止白三烯引起哮喘患者的气道炎症的一类药物。

Antipyretics: 退热剂

能够降低发热体温的一类药物

Aortic stenosis: 主动脉狭窄

在左心室和主动脉之间任何部位所发生的狭窄。

Apgar score: Apgar 评分

一种量化评估新生儿出生后不同阶段状况的方法，以帮助指导早期复苏治疗。常被临床医生用于评估新生儿复苏效果。评估项目包括体表（颜色）、脉搏、表情或皱眉、活动度及呼吸。

Apnea of prematurity（AOP）; 早产儿呼吸暂停 AOP

胎龄不足 37 周（WG）的新生儿呼吸突然停顿持续超过 20 秒，或伴有心跳减慢或氧饱和度降低（发绀）。

Apoptosis: 凋亡

程序性细胞死亡。

Applicability: 适用性

在临床实践中有用。

Areflexia: 无反射

没有反射。

Arterial switch operation: 动脉调转手术

一种用于修复大血管转位的手术方式；将主动脉从右心室移出与肺动脉近端相连，形成新的主动脉，将肺动脉从左心室移出与近端主动脉链接形成新肺动脉。

Aryepiglottic folds: 会厌褶皱:

会厌外侧缘与杓状软骨之间突出的黏膜皱襞。

Ascites: 腹水

腹腔积液。

Aspiration: 吸入

（挥发性物质、固体物质或口腔分泌物）等物质经声带被吸入气管支气管。

Assent: 赞成

一种针对那些不能提供法律上正式知情同意书的小儿，而其父母和监护人认为有一定能力理解当前的决定和表达做出一种选择所达成的协议。

Assist-control ventilation: 辅助 - 控制通气

属于一种病人触发通气模式，由呼吸机承担了大部分的呼吸功，病人只需付出很小的努力。病人只需在吸气初期用力，呼吸机将提供一个完整的机械呼吸；如果病人没有自主呼吸，将提供时间触发的机械通气模式。

Asthma: 哮喘

一种常见的慢性气道疾病，属于一种由气流阻塞、支气管高反应性和潜在炎症反应相互作用的复杂疾病。

Asthma action plan: 哮喘行动计划

一种书面表述的患者疾病管理工具，包括哮喘的日常管理策略和如何识别和处理哮喘症状恶化的指南。

Asthma severity: 哮喘严重度

哮喘患者的严重度。

Asymptomatic cyanosis: 无症状发绀

新生儿有发绀，其血氧饱和处于 75%～85% 之间，没有呼吸窘迫的表现。

Atelectasis: 肺不张，肺萎陷:

因肺顺应性下降、潮气量不足或气道阻塞引起的肺萎陷或无空气状态。

Atelectrauma: 剪切力损伤（肺不张伤）

由于反复发生肺泡反复塌陷和再膨胀所造成的肺损伤。

Atop: 特异质

对过敏原高度敏感的一种基因特异质。

Atresia: 闭锁

正常身体开口或管状结构的先天性缺失或闭锁。

Atrial septal defect（ASD）: 房间隔缺损

心脏左右心房之间的房间隔内的开口。

Atrial septostomy: 房间隔造口术

在心房壁上造成一个洞，以增加心房水平的分流，使得动静脉血混合，稳定患者的血氧饱和度，也称为拉什金手术。

Auto-positive end expiratory pressure（PEEP）: 自动呼气末正压（PEEP）

因呼气时间不足，使得气体在呼气末被滞留在肺泡中所致。

Autogenic drainage: 自体引流

一种病人在不同的肺活量情况下呼吸以排出分

泌物自主呼吸技术。

Autonomy：自治，自主权

代表一个人有权根据他或她的个人价值观作出决定，而不受其他人，包括家庭成员或临床医生的不当影响。

B

Bacterial tracheitis：细菌性气管炎

指由于气管部位的感染引起明显的声门下水肿，使黏液或脓性分泌物增多；又称为细菌性喉炎、膜性喉炎或细菌性膜性喉炎。

Ball-valve obstruction：球阀阻塞

指吸气时打开的气道堵塞，允许空气进入肺泡，但在呼气时关闭气道，造成局部空气滞留。

Beneficence：慈善

要求临床医生提供合适的照护，这些照护需有益于病人健康，并能保证病人最大利益。这种照护可以包括治愈患者的疾病、减轻患者的疼痛或增进患者的健康和生命质量。

Best-interest standard：最佳利益标准

所做的决策，应最大限度保障孩子的利益。

Bicuspid：二尖瓣

由两个功能的单瓣组成的心脏瓣膜。

Bidirectional Glenn（BDG）procedure：双向格林手术

指将肺血流改变为被动流或引流系统的手术干预，将上腔静脉与肺动脉相连，绕过右心。

Bi-level positive airway pressure（BiPAP）：双水平气道正压通气（BiPAP）

通过面罩或鼻钳提供的呼吸支持方法，可预先设定呼气和吸气压力，并允许预先设定呼吸频率。

Bioethics：生物伦理学

致力于在生物医学研究和临床病人护理过程中产生的伦理和道德复杂性的学科。

Biomarkers：生物标志物

可用于筛查疾病的生化、遗传或分子指标。

Biventricular hypertrophy：双心室肥厚

心室增大。

Blalock-Taussig（BT）shunt：Blalock-Taussig（BT）分流术

右锁骨下静脉与右侧肺动脉相连，提供肺内血流的外科手术。

Botulism：肉毒中毒

一种渐进性的神经麻痹疾病，有几种不同的临床表现；表现为急性对称下行弛缓性麻痹。

Breath-actuated nebulizer：吸入式雾化器

吸入药物输送装置，只有在吸气时才会提供药物。

Breath-enhanced nebulizer：呼吸增强雾化器

该装置在人体吸气量增加时会增加药物的输入，当人体吸气结束时减少药物输入。

Bronchiolitis：细支气管炎

引起小细支气管气道炎症的病毒性呼吸道感染。

Bronchoalveolar lavage（BAL）：支气管肺泡灌洗（BAL）

一种用于确定肺部感染的病原体的诊断技术，尤其是免疫系统受损患者感染的机会性病原体。采用无菌技术，将导管放置在气管导管内，由纤维支气管镜引导。注入盐水，然后用吸力吸进相应的组织处，不取出导管。注射和吸入生理盐水的过程是重复的，直到获得足够的标本或病人表现出不耐受的迹象。

Bronchoconstriction：支气管收缩

支气管平滑肌收缩。

Bronchoprovocation：支气管痉挛

肺功能试验，试图故意刺激支气管平滑肌，以评估气道高反应性。

Bronchopulmonary dysplasia（BPD）：支气管肺发育不良（BPD）

一种慢性肺部疾病，目前普遍认为患儿在出生后至少 28 天内需要氧气支持，在出院时或婴儿接近他或她的足月年龄时进行评估；该病在 1967 年首次被提出，但是随着人类对其病理、体征和症状的不断认知，目前临床医生已将其定义由最初的定义改为上述的定义，并将其改为"新 BPD"。

C

Caffeine citrate：枸橼酸咖啡因

一种甲基黄嘌呤，作为一种刺激剂，用于治疗新生儿呼吸暂停非常广泛的治疗指标。

Canalicular phase：小管期

妊娠期 17～26 周的肺发育；细支气管继续增殖，肺血管化开始，腺泡开始形成。

Capillary blood gas（CBG）：毛细血管血气（CBG）

从温暖的脚后跟或指尖或脚趾的侧面所采集的动脉血样本。

Capnometry：二氧化碳测定

测定人体呼出气体中二氧化碳浓度的方法。

Cardiac murmur：心脏杂音

因心血管结构异常或血液动力学改变、血液在心脏或大血管内引起湍流而产生的声音。

Cardiomegaly：心脏肥大

在胸部 X 线片上，心脏轮廓大于胸骨前后径的 60%。

Catastrophic deterioration：严重恶化

指婴儿状态突然改变，包括低血压，惊厥，需要增加通气支持，癫痫，酸中毒，或贫血。

Central apnea：中枢性呼吸暂停

在脑干的呼吸中枢不向呼吸肌肉发送正常的周期性信号时，出现的呼吸暂停。

Central chemoreceptors：中枢化学感受器

存在于脑干中，当脑脊液（CSF）pH 值降低时便会发出信号以增加通气，这一系列过程均受血 - 脑屏障的二氧化碳含量的影响。

Cerebral perfusion pressure（CPP）：脑灌注压（CPP）

即平均动脉压（MAP）与 2 / 3 舒张压加 1/3 收缩压之差

Cerebrum：大脑

大脑中最大的部分，控制感觉，自主肌肉活动，意识，以及更高的心智功能，如记忆学习、推理、判断、智力和情感。

CHARGE syndrome：CHARGE 综合征

一组先天性缺陷，包括眼窝（眼结构之一），心脏畸形，后鼻孔闭锁，智力发育迟缓，生殖器发育不全，耳朵畸形。

Chemical pneumonitis：化学性肺炎

由于吸入某些化学物质、肺不张和肺动脉高压而引起的肺部炎症和损伤。

Chest physiotherapy：胸部物理治疗

气道清除技术包括叩击、振动和体位引流。

Chest wiggle factor：胸部摆动因素

从脐部到乳头线处出现连续的、可见的胸部振动；用于临床医生评估 HFOV 中振幅是否足够。对于青春期前的病人该震动常见于从大腿中部到乳头线处，对于成年人该震动常见于从腹股沟到乳头线。

Choanal atresia：后鼻孔闭锁

鼻道后段以盲囊结束的先天性疾病，完全阻塞鼻和鼻咽之间的通道。

Choanal stenosis：后鼻孔狭窄

鼻腔后部狭窄但未完全阻塞。

Chorioamnionitis：绒毛膜羊膜炎

羊水的感染。

Chorionic villi：绒毛膜绒毛

包括胎盘胎儿部分的血管；负责营养和废物的交换。

Chronic lung disease（CLD）：慢性肺病（CLD）

由新生儿呼吸系统疾病引起的肺部疾病；支气管肺发育不良（BPD）是 CLD 最常见的一类。

Cleft lip：唇裂

在妊娠前 12 周，嘴唇部分裂，未完全融合在一起。

Cleft palate：腭裂

在妊娠的前 12 周内，硬腭部未能完全融合，导致口腔和鼻腔之间异常连接。

Clinical ethics：临床伦理学

生物伦理学原则在病人护理、研究和卫生政策中的应用。

Coarctation of the aorta：主动脉缩窄

胸降主动脉的离散狭窄，通常到左锁骨下动脉远端的分支点。

Columella：鼻小柱

鼻中隔的前外侧。

Compassion fatigue：同情疲劳

指那些没有足够的能力或时间从事自我护理实践的卫生保健提供者所拥有的持续压力。同情疲劳的症状包括冷漠、愤怒、焦虑、自我怀疑、注意力不集中、工作缺勤和药物滥用。

Complete vascular ring：完整的血管环

在胎儿发育过程中出现的多种主动脉弓的异常生长和延续。其中包括双主动脉弓和右主动脉弓，左锁骨下动脉异常，使食管和气管受压。

Concurrent care：同步治疗

为了维护病人的利益，同时实施标本兼治治疗措施的方法。

Conduit：导管

管路

Confidentiality：保密性

临床医生的职责是不泄露病人或病人向他们透露的信息。

Congenital diaphragmatic hernia（CDH）：先天性膈疝（CDH）

一种严重的先天性畸形，当隔膜的部分在妊娠的第 8 周不能融合时，腹腔内的东西就会突出，或从膈肌突出进入胸腔。

Congenital vascular malformations：先天性血管畸形

气道内动脉、静脉或淋巴结构异常发育导致气道阻塞，需要外科手术。

Conscientious refusal：良心拒绝

临床医生在发现有伦理上的异议时，有道德和法律权利不提供治疗。

Consolidation：凝固

肺泡凝固，导致到达肺泡毛细血管膜的氧气减少。

Consumerism: 消费主义

医生或医疗提供者执行父母或家庭要求的任何行为。

Continuous positive airway pressure(CPAP): 持续正压通气(CPAP)

一种非侵入性呼吸支持的方法，通过口罩或鼻尖将持续的正压气流送入气道，使患者在整个呼吸循环中维持恒定的正气道压力。

Coronary sinus: 冠状窦

由心大静脉延续而成，以冠状窦口开口于右心房。

Corticosteroids: 皮质激素

由大脑的肾上腺皮质分泌的一组荷尔蒙。也可以人工合成，能极大地改善肺的机械功能和气体交换，减少炎症细胞和其他因子。

Cranial vault: 颅穹窿

大脑被包裹的部分颅骨。

Cricoid pressure: 环状软骨压力

将环状软骨推向颈椎，压缩食管，防止被动反流；也被称为 Sellick 手法。

Cricothyroidotomy: 环甲膜切开术

在前颈部中线的环状软骨和甲状软骨之间切开的紧急手术气道程序；也称为环状软骨切开术。

Critical opening pressure: 临界打开压力

肺部开始扩张或膨胀的压力。

Cromones: 色甘酸钠

是一种作用于稳定肥大细胞并干扰氯离子通道功能的药理学药物，能够阻止调解因子的释放、减少气道炎症。

Croup: 哮吼(克鲁格急性喉炎)

一种由病毒介导的舌下气道炎症状态，它与真声带和气管之间的区域相对应。

Cushing's triad: 库欣三联征

属于一种脑损伤的临床表现，包括心动过缓、高血压和呼吸不规则等。

Cyanotic congenital heart disease: 青紫先天性心脏病

一组由心脏结构异常引起的新生儿心脏缺陷疾病，导致动脉血和静脉血混合，进而导致氧饱和度低于 85%；即便有足够的通气和氧合，在新生儿氧饱和度较低或婴儿皮肤呈青紫色时，应考虑此疾病。

Cyanotic heart defects: 青紫型心脏缺陷

先天性异常导致动脉血和静脉血的显著混合，导致氧饱和度低于 85%。

Cystic fibrosis transmembrane conductance regulator (CFTR)gene: 囊性纤维化跨膜电导调节(CFTR)基因

这两种基因的突变都会导致囊性纤维化。

Cytochrome oxidase: 细胞色素氧化酶

是电子传递链的组成部分，可以将氧气转化为身体能量。

D

Dead space ventilation: 死腔通气

每次吸入的气体，一部分留在从上呼吸道至呼吸性细支气管以前的呼吸道内，这一部分气体不参与肺泡与血液之间的气体交换。

Decannulation: 拔管

去除体外生命支持套管和结扎血管的过程。

Deceleration phase: 减速期

分娩时子宫颈完全扩张(10cm)，胎儿(通常是头部)的呈现部分进入到骨盆(过渡期)。

Deliberative decision-making: 协商决策

护理提供者和家庭成员通过讨论决定护理决策的过程。

Demyelination: 脱髓鞘

神经纤维上的髓鞘缺失。髓鞘在神经冲动传导过程中至关重要。

Diffuse axonal injury: 弥漫性轴索损伤

对较深的脑结构的剪切损伤。

Discontinuing resuscitation efforts: 终止复苏

停止拯救生命疗法的医学决定；在复苏过程中，新生儿的心率在 10 分钟内无法检测到时采取此医学决定。

Disruption(in fetal development): 破坏(胎儿发育)

在胎儿发育过程中，正常结构发育后所产生的异常的缺陷。

Disseminated intravascular coagulation(DIC): 弥散性血管内凝血(DIC)

消耗凝血因子的过程；表现为从黏膜部位渗出或出血，或进入皮肤形成瘀斑。

Do not attempt resuscitation(DNR)order: 勿尝试复苏(DNR)指令

一份书面文件规定，如果病人的病情恶化，某些干预措施，如机械通气、胸部按压或除颤，将不会被尝试。

Donation after cardiac death(DCD): 心脏死亡后的捐赠(DCD)

也称为非心脏跳动器官捐赠(NHBOD)；指在计划停止维持生命的治疗后的 1 小时内死亡，没有随后的自发循环或呼吸作用的迹象。

Doppler interrogation: 多普勒监测

用超声波测定心脏不同部位的血流速度。

Double aortic arch: 双主动脉弓

一种较为常见的主动脉弓异常,其右、左主动脉弓在出生时出现并环绕气管和食管,是最常引起临床症状的类型。

Drooling: 流口水

口水从嘴里流出;一种典型的会厌炎的症状,是由于吞咽困难引起的。

Dry drowning: 干型溺水

在个体失去知觉后持续存在的喉痉挛,因此并没有液体进入肺部。

Duchenne's muscular dystrophy(DMD): 杜氏肌肉萎缩症(DMD)

最常见的、致命的、与 x 基因相关的遗传疾病,导致肌肉衰弱迅速恶化,肌肉量逐渐减少。

Ductus arteriosus: 动脉导管

胎儿的血管中,肺动脉连接到左锁骨下动脉,从而使静脉多余的血液进入肺部系统,绕过心脏的左侧。

Ductus venosus: 静脉导管

在胎儿血液循环中,接受胎盘中的血液,连接了脐静脉和肝内下腔静脉。

Dysfunctional swallowing: 吞咽障碍

描述吞咽或管理口咽分泌物的异常;是公认的儿童误吸的原因之一。

Dysmotility: 运动障碍

胃肠道平滑肌功能异常。

Dysphagia: 吞咽困难

吞咽困难,使病人无法处理分泌物。

Dysphonia: 言语障碍

声音嘶哑或说话困难,是一种由于疼痛而引起的会厌炎的典型症状。

Dyspnea: 呼吸困难

主观感觉呼吸短促。

E

Early decelerations: 早期减速

一种胎儿心率的良性变化,表明头部受压、短暂缺氧后迷走神经张力改变;始于宫缩(指子宫收缩)开始时,其最低点出现在宫缩最强时,后随宫缩结束而恢复至基准线。

Ebstein anomaly: 埃布斯坦畸形

一种心脏畸形,指位于右心房和心室之间的三尖瓣内瓣叶异常,且瓣叶移位至右心室。

Echocardiogram: 超声心动图

一种应用超声波将心脏结构可视化的无创性检查方法。

Electrocardiogram(EKG): 心电图(EKG)

一种显示心脏电活动的检查方法。

Embryonic phase: 胚胎期

是指从受孕至妊娠 6 周胎儿发育的阶段;在此阶段,呼吸上皮开始生长,包括肺芽和气管。

Empyema: 脓胸

指胸膜腔内有脓液。

Endobronchial masses: 支气管内包块

支气管内意外出现生长物;不常见于儿童。

Endocarditis: 心内膜炎

心脏瓣膜发炎。

Endoderm: 内胚层

胚胎的内胚层。

Endoscopy: 内窥镜检查

一种诊断性检查,将一末端带有摄像头的柔性管插入体内,以作确切诊断;可用于辅助成功完成插管和加强气道保护。

Epiglottitis: 会厌炎

会厌和声门上区全部(声带上的喉部)等周围组织发生细菌性感染,可迅速演变为威胁生命的气道阻塞。

Epinephrine: 肾上腺素

呼吸治疗中使用的一种可吸入的药物,用于减轻上呼吸道炎症;通常用消旋肾上腺素。

Epithelialization: 上皮形成

开放性伤口表面上皮生长,进而愈合。

Escharotomies: 焦痂切开术

皮肤切口,可释放焦痂的压力,外围组织发生变化。

Eschars: 焦痂

严重烧伤后的坏死组织部位。

Esophageal atresia(EA): 食管闭锁(EA)

一种先天性缺陷,食管末端未能与胃正常相连,而是形成一个盲端的囊。

Euthanasia: 安乐死

有目的地使用药物,以结束生命;在美国属非法行为。

Evidence-based medicine: 循证医学

在为治疗病人而做决策时,认真负责、明确理智地使用当前的最佳证据。

Exacerbations: 恶化

症状加重。

Excision：切除

切除一个结构的部分或全部。

Exclusivity：独家经营

属于专利保护，允许在一段时间内生产某种药物，且无来自其他厂商的竞争。

Exercise-induced asthma：运动诱发性哮喘

只在强体力活动期间出现哮喘的症状。

Exhaled breath condensate：呼出气体冷凝物

针对哮喘患者的生物标记检测。当接触冷却的收集器时，呼出的气体冷凝，从而收集呼吸微粒、飞沫和水蒸气；较低的呼出气体冷凝物 pH 是一种生物标记，表明哮喘控制欠佳。

Expressive language：语言表达

一个人表达自身当前想法和感受的能力。

Extracorporeal life support（ECLS）：体外生命支持（ECLS）

一种当自身心脏和（或）肺无法再能提供足够支持时，外部支持心脏和（或）肺的技术。

Extracorporeal membrane oxygenation（ECMO）：体外膜式氧合（ECMO）

为重症监护室（ICU）的病人提供人工支持，使其自身的肺和（或）心脏休息一段时间。

Extracorporeal membrane oxygenation（ECMO）heaters：体外膜式氧合（ECMO）加热器

将血加热后，再将其输入患者体内，以保持热调节。

Extracorporeal membrane oxygenation（ECMO）pump：体外膜式氧合（ECMO）泵

伺服控制的容积式泵。两个滚动物有效地闭合或挤压泵里的管，引导血液经过管道，从而产生经过系统的压力和流动。

Exudative stage：渗出阶段

急性呼吸窘迫综合征的初始阶段；始于直接或间接肺损伤引发的炎症级联反应，其造成肺细胞结构破坏。炎症介质的渗出增加了肺泡毛细血管膜的通透性。

Exudative tracheitis：渗出性气管炎

气管细菌性感染，导致水肿，气道壁液体和细胞碎片溢出。

F

Fetal bradycardia：胎儿心动过缓

胎儿心率（FHR）小于每分钟 110 下。

Fetal circulation：胎儿循环

胎儿血液的循环路径；包括一个分流系统，异于正常的血压，引导血液流过不同于成人循环系统的管道。

Fetal heart rate（FHR）monitoring：胎儿心率（FHR）监测

在分娩期间对胎儿进行持续性地胎心监测。

Fetal lung fluid：胎儿肺部液体

是指至分娩前胎儿肺上皮细胞分泌的液体，以保持气道和腺泡单位处于开放状态；其化学性质为 pH、碳酸氢盐和蛋白质水平较羊水低，但钠和氯化物浓度比羊水高。

Fetal scalp blood sampling：胎儿头皮血取样

如果产时胎儿心率监控不足以为判断胎儿的酸碱状态提供可靠依据时，在破膜后由胎儿头皮取血样。

Fetal tachycardia：胎心过速

胎儿心率（FHR）大于每分钟 160 次。

Fibrotic stage：纤维化阶段

急性呼吸窘迫综合征的第三阶段；引发全肺重塑，导致弥漫性纤维化和瘢痕形成。

Fixed split S2：固定分离 S2

在房间隔缺损患者可闻及的一种心脏杂音。由于经过患者肺动脉瓣的血流增多，导致在吸气和呼气时，肺动脉瓣关闭较主动脉瓣关闭得晚。

Flaccid paralysis：迟缓性瘫痪

肌肉张力松弛或缺失。

Flow inflating bag：气流充气囊

一种手动式复苏气囊 / 气囊 - 阀 - 面罩；当与压缩氧气源相连接时，气囊内才会充盈氧气，只有当面罩和患者间的严密密封时，才会实现为患者充氧。

Fomites：污染物

存在于无生命体上的气道分泌物。

Fontan procedure：方坦手术

手术治疗左心发育不全综合征的第三阶段；通过一条心内或心外导管使得腔静脉血流从右心房流至肺动脉。

Foramen ovale：卵圆孔

胎儿期分流时左右心房之间的孔。

Forced expiratory technique（FET）：用力呼气法（FET）

一种使得呼气流上升的办法，使得黏液从远端的小气道移进更靠中央的气道，并可经咳嗽将其排出；亦称为喷气或吹气。

Foreign antigen：外来抗原

来自体外的物质，可引发免疫应答。

Fractional exhaled nitric oxide（FeNO）：呼出气一氧化氮（FeNO）

最为广泛运用于哮喘患者气道炎症的呼出气生

物指标,主要测量呼出气体中一氧化氮的量。

Functional residual capacity(FRC):功能残气量(FRC)

一次正常平静呼气后残留在肺中气体的容积。

Futility:无效

用于描述未给患者带来任何益处的治疗。

G

Gangliosides:神经节苷脂

神经细胞膜里的复杂分子,在识别细胞和细胞通讯方面发挥作用。

Gastroschisis:腹裂

即腹壁缺损,主要特征为肠管经未被腹膜覆盖的腹壁暴露突出。

Gentle ventilation:温和通气

一种保护肺的通气方法,即所选择的吸气峰压以保证充足的进气量,起始的呼吸频率为每分钟 20～40 次,调整至 $PaCO_2$ 保持在 40～60mmHg。

Germinal matrix:生发基质

在处于发育中的大脑侧脑室内支撑组织薄弱高度血管发达的区域,形成后协助细胞快速形成。

Gestation:妊娠期

从受孕至出生的时间段。

Glasgow coma scale(GCS):格拉斯哥昏迷量表(GCS)

一种临床上经常用来快速评估颅内损伤患者的意识和神经系统状态工具。

Glossoptosis:舌后坠

因舌体引起的气道阻塞。

Glottic web:网状声带

前联合附近声带之间的膜。

Glottis:声门

喉部发声的部位,包括两条声带和其间空隙;打开时吸气,关闭时协助说话、气道保护和增加胸腔内压力。

Goals of care:关怀目标

由家人和临床医师确定的患者理想和不良预后。

Golden minute:黄金一分钟

在 60 秒内,新生儿复苏计划的实施者必须完成新生儿复苏的初始评估和干预。

Grunting:呻吟

因呼吸时气流通过部分闭合的声门所产生的一种声音;属于呼气延迟的一种形式,当新生儿在呼气末声门发生部分闭合,肺内产生回压,以期稳定肺泡和终末气道,防止其萎陷,这也表明该新生儿有显著的呼吸窘迫。

Guillain-Barré syndrome:格林 - 巴利综合征

影响到周围神经的一种神经系统疾病,表现为渐进性、上行性的四肢无力和无反射状态。

Gyri:脑回

两个脑半球表面众多的褶皱。脑回和脑沟均增加大脑的表面积,于妊娠约 14 周时开始出现。

H

Hamartomas:错构瘤

一种先天性的包块,可以出现在鼻后部,咽鼓管的内部开口附近。

Heated, humidified, high-flow nasal cannula(HFNC):加温湿化高流量鼻导管吸氧(HFNC)

一种输氧设备,可产生高流量气体,湿度接近 100%,内无微滴,其温度等于或高于体温,以使得患者能耐受较高的气体流量。

Heliox:氦氧混合气体

一种含氦气和氧气的混合气体,用于治疗气道阻塞期间的低氧血症。据报道,可有效治疗多种呼吸疾病,如上气道阻塞、哮喘持续状态、潜水减压病、拔管后喘鸣、毛细支气管炎和急性呼吸窘迫综合征。

Hemoptysis:咯血

经咳嗽动作排出气道或肺组织出血的过程。

Herniate:患疝气

从闭合的腔中异常突出。

High-frequency chest wall oscillation(HFCWO):高频胸壁振荡(HFCWO)

一种利用装有空气脉冲发生器的充气背心清理气道黏液的装置。该装置按照设定的压力,通过气体脉冲发生器迅速填充和放掉背心内气体,产生振荡效果。

High-frequency jet ventilation(HFJV):高频喷射通气(HFJV)

一种机械通气的方法,使用可调式气体输送模式,使得富含氧的新鲜气体以高速率小型喷射的形式沿气道中央移动,沿着气道受限部分顺流而下进入肺泡,绕过受损伤的肺组织避免发生气漏。

High-frequency oscillatory ventilation(HFOV):高频振荡通气(HFOV)

一种通气模式,即利用一活塞—膈振荡器产生频率为 180 至 900,同时通过直接设置平均气道压控制氧合和通气。

High-frequency ventilation(HFV):高频通气

一种通气模式,即使用快速的呼吸频率(大于每分钟 150 次)和极小的潮气量(通常小于解剖死腔),

实现通气和保护肺部的目的。

Histamine：组胺

一种引发即刻过敏反应的化学介质。

Hospice agencies：临终关怀机构

主要任务是在家里为临终患者提供关怀。

Hospital ethics committee：医院伦理学委员会

属于一种多学科委员会，成员为医学人士和非专业人士。

Hyaline membrane disease（HMD）：肺透明膜病（HMD）

一种常见于早产儿的特征性肺部疾病，首次 20 世纪初叶予以描述。因该病患儿肺部独特的细胞病变而得名。也常被称为呼吸窘迫综合征（RDS）。

Hydrocarbons：碳氢化合物

仅由氢和碳所构成的化合物。

Hydroxycobalamin：羟钴胺素

维他命 B_{12} 的前体物，可与氰化物结合，形成氰钴维生素被排出，并无毒性作用。

Hygiene hypothesis：卫生假说

该理论认为，在生命早期，若呼吸道、胃肠道或皮肤暴露于微生物，自然界会给予其对过敏疾病的免疫力。

Hyperbaric chambers：高压舱

一种能够提供高于大气压条件下吸入氧气（FIO_2）浓度为 1.0 的压力舱。

Hyperoxia test：高氧试验

患者分别吸入室内空气和吸入浓度（FiO_2）1.0 的氧气，从其右测桡动脉抽取血样测血气，比较评估病人的氧合能力；若在 FiO_2 1.0 的条件下，氧分压（PaO_2）低于 150mmHg，则应疑为发绀型心脏病；若在 FiO_2 1.0 的条件下 PaO_2 高于 150mmHg，则应疑为肺部疾病。

Hypertrophy：肥大

管腔或解剖结构增大。

Hypoplasia：发育不全

肺泡腔和毛细血管之间的距离增加，加重气体交换不良和肺组织发育不全。

Hypoplasia：发育不全

器官或组织发育不全。

Hypoplastic：发育不全的

静脉发育不全。

Hypoplastic left heart syndrome（HLHS）：左心发育不全综合征（HLHS）

一种发绀型心脏病，左心未充分发育。

Hypoxic-ischemic encephalopathy：缺血缺氧性脑病

因缺氧或酸中毒引起的急性或亚急性脑损伤。

I

Iatrogenic：因医生治疗而引起的

是指医疗干预（例如机械通气）造成的肺损伤。

Immunocompromised：免疫系统受损

免疫系统抵抗传染病的能力低下或完全缺失的状态。

Immunotherapy：免疫疗法

皮下注射已知过敏源以增加其数量的疗法。

Incubator：早产婴儿保温箱

用于新生儿，以控制环境温度和湿度；使得经传导丢失的热量降至最小，帮助形成安静黑暗的环境，减少外部刺激对早产儿不利影响。

Induced hypothermia：人工低温

人为地降低体温，其目的是有助于减轻严重长时间缺氧所致的脑损伤。在新生儿出生 6 小时内开始降低体温，新生儿低体温持续 72 小时后逐渐使体温回升。

Informed consent：知情同意

指一种程序，即让患者家属明确知道风险、好处；给予家属足够的时间进行质疑和表示理解；不良后果的预防和保护；公开透明地使家属有权在任何时候撤销同意。

Inhaled antibiotics：吸入性抗生素

一种雾化吸入性抗菌剂，常用于那些经常反复呼吸道感染的囊性纤维化的病人。该药的吸入理论依据是使得最需要药物气道表面药物浓度最高，同时全身性的药物毒性最低。

Inotropes：正性肌力药物

是指那些用于增强心肌收缩力的药剂。

Insufflation-exsufflation device：无创面罩式咳痰机

一种清理气道黏液的设备，有助于那些咳嗽无力的患者保持气道清洁通畅，防止黏液阻塞气道或聚集在肺部。其工作机制是先用正压使肺部充盈，然后再用负压将气体排出，以此压力峰值和持续性的高气流产生足够的高速度及切力，使分泌物松动并移动至口腔被吸出或被咳出。

Intracranial pressure（ICP）：颅内压（ICP）

是指头骨内部大脑所在位置的压力。

Intrapulmonary percussive drainage：肺内振荡引流

一种黏液清除设备，使用一种能每分钟产生 100-300 周（cycles/min），压力达到 5～35cmH_2O 正压喷射的面罩或口罩，并叠加于患者的自主呼吸，它能有效治疗肺不张。

Intrapulmonary shunt：肺内分流

肺内灌注血流未经换气氧合。

Intraventricular hemorrhage（IVH）：脑室内出血

一种常见于早产儿新生儿并发症，其特征是脑室内出血。

J

Justice：公正

一种要求医务人员公平地对病人进行医治的原则，不让任何病患群体因医疗资源稀缺而感到负担。公正意味着所有病人可平等地享有医疗护理，并有权接受最基本的医疗护理。

K

Ketamine：开他敏，氯胺酮

一种麻醉剂，具有较强镇痛及介导支气管扩张作用。

L

Labor：分娩

是指胎儿和胎盘由子宫内娩出的过程。

Laryngoceles：喉囊肿，喉膨出

指喉室内喉黏膜的异常外翻。

Laryngomalacia：喉软骨软化症

因喉部组织变软所致，属于一种很常见喉部异常，也是先天性喘鸣的病因。

Laryngopharyngeal reflux（LPR）：咽喉反流

是指胃酸逆流至咽喉。

Laryngospasm：喉痉挛

喉头痉挛指喉部肌肉反射性，是指喉部声带的非随意肌收缩，以阻止液体或其他物质进入肺部。

Laryngotracheobronchitis（croup）：喉气管支气管炎（哮吼、义膜性喉炎、格鲁布喉炎）

一种病毒性疾病，引起声门以下气道狭窄，临床上表现有犬吠样咳嗽、喘鸣，偶尔伴有声音嘶哑。

Late decelerations：迟发性减速

表示子宫胎盘功能不全。如果迟发减速反复发作则考虑有胎儿窘迫的可能，并需要对分娩做进一步评估；宫缩达到顶峰之后，迟发减速出现，并随着宫缩而变化。宫缩停止后，迟发减速依然存在，随后逐渐回归正常基线。

Latent phase：产程潜伏期

产程的第一阶段，该阶段的特点是宫缩规律，宫

颈口扩至 4cm。

Law of Laplace：拉普拉斯（Laplace）定律

表示流体优先进入部分开放的肺段。

Leukocytosis：白细胞增多

是指白细胞的数量增多。

Leukotrienes：白三烯

在肥大细胞内，具有强烈地收缩血管作用，能调节炎症反应。研究表明，抑制白三烯能提高肺功能和减轻哮喘症状。

Ligation：结扎，缝合

用手术纠正畸形，就像为动脉导管未闭的新生儿实施动脉导管闭合手术一样。

Limb-girdle muscular dystrophy（LGMD）：肢带肌营养不良

是指一种因肌肉缺乏特定蛋白质而引起的多型肌营养不良性疾病。

Lipoids：脂，脂质

包括油脂和动物脂肪。会引起儿童呼吸窘迫。

Long-acting beta agonists（LABAs）：长效 β- 激动剂

是一种药物，用于长期控制和预防中、重度哮喘持续状态病人的症状。

Lung transplantation：肺移植

通过外科手术用健康的供体肺或肺叶取代受损的肺。

M

Macroglossia：巨舌症，舌肥大

指舌体肥大。

Magnesium：镁

人体内一种洪量离子，经静脉给药，能有效地松弛气道的平滑肌，缓解气道炎症。

Maladaptation：适应不良

是指肺血管床已正常形成，然而围产期的不利状况会导致血管主动收缩，使胎儿出生后的肺血管阻力不能正常降低，最终导致新生儿持续性肺动脉高压（PPHN= 新生儿持续性肺动脉高压）。

Maldevelopment：发育不良

是指一种状态，即肺正常发育，但是肺动脉肌层异常肥厚，那些正常情况下不含肌肉细胞的肺小动脉也有肌层，结果导致肺动脉高压。

Malformation：畸形

是指形状、结构异常，残缺畸形。

Mandatory vaccination：强制性接种疫苗

有些医疗卫生系统要求所有个人接种特定疾病

如流感的疫苗。

Mast cells：肥大细胞

是指那些聚集在呼吸道黏膜下一种细胞。当其表面覆盖免疫球蛋白 E（IgE）时，就会与外来抗原相结合，刺激细胞脱颗粒，释放出组胺、前列腺素 D_2 和白三烯类。这些介质引发气道壁即可产生超敏反应。肥大细胞还可被渗透性刺激激活，诸如运动诱发的支气管哮喘患者，使其持续性释放信号，在没有过敏源参与的情况下也能诱发炎症。

Maximum expiratory pressure（MEP）：最大呼气压

当病人快速用力呼气让残气量最小时产生的压力。

Maximum inspiratory pressure（MIP）：最大吸气压

当病人用力快速吸气使肺部完全充气时产生的最大压力。

Mean airway pressure（Paw）：平均气道压

由呼吸机推算出来的接近反映肺泡平均压的数值；用于评估机械通气患者所接受支持的量。

Meconium：胎粪

新生儿的首次排出的粪便，也是妊娠的副产物或代谢废物。

Meconium aspiration syndrome（MAS）：胎粪吸入综合征

是指那些羊水被胎粪污染的新生儿在出生后出现呼吸窘迫。其原因仅仅是胎粪吸入。X 线检查下可见肺野有斑片状浸润或不规则的条状物、线性的聚集物和整个肺野实变阴影。

Meconium aspirator：胎粪吸引器

指一种能够进行附壁吸引，也可以对出生时羊水胎粪污染无活力的新生儿，用大口径的气管插管尽快进行气管内胎粪吸引的设备。

Meconium ileus：胎粪性肠梗阻

指出生后不排出胎粪，致使胎粪导致肠道梗阻。

Medical error：医疗差错

一种可防范的医疗不良事件，对病人的健康产生威胁。

Medication error：用药错误

是指任何发生在开药或送药过程中可预防性事件，无论是否已经对病人造成伤害或者对患者有潜在的危害。

Mesenchyme：间充质

胚胎的结缔组织。

Mesentery：肠系膜

是指将肠管连接在腹腔后壁上的两层腹膜。

Mesoderm：中胚层

指处于外胚层和内胚层之间的细胞层。

Methacholine：乙酰甲胆碱

一种能使得支气管收缩的拟副交感神经药物，可直接作用于平滑肌受体，引起支气管收缩。对支气管进行检测时可吸入此药。

Methemoglobin（MetHb）：高铁血红蛋白

是指失去一个电子的亚铁离子的红细胞，不能与氧气结合。

Methylxanthines：甲基黄嘌呤

一种刺激性药物，能刺激中枢神经系统和心肌；也能刺激呼吸的驱动，提高膈肌工作效率，增加每分钟通气量，改善体内化学感应器对二氧化碳的敏感性，减少周期性呼吸，减少缺氧性呼吸抑制，增加代谢率，增加氧耗，促进利尿。

Micrognathia：小颌畸形

指下颌骨形态异常。

Mixed apnea：混合性呼吸暂停

一种呼吸功能失调，伴有阻塞性或中枢性呼吸暂停的现象。

Monro-Kellie doctrine：门 - 克里二氏学说

颅内的容积严格受限于固定的颅骨。

Moral distress：道德困境

是指临床医生面临的一种困境，一方面指医生为病人最大利益着想的初衷得不到许可，另一方面指医生无法做出对病人完全有利的行为。

Morbidity：患病率；发病率

患病的病人人数。

Mucolytics：化痰药

指能够使呼吸道黏液变稀薄的药物。

Mucus：黏液

由黏蛋白、白细胞、无机盐、水和上皮细胞组成的黏性流体。

Muscle relaxant：肌肉松弛剂

指用于消除病人自发运动的药物。

Myasthenia gravis（MG）：重症肌无力

一种自身免疫性疾病，特点是波动性出现肌无力和疲劳。

Myelomeningocele：脊髓脊膜膨出症

一种先天性缺陷，出生前椎管闭合缺陷，导致脊柱椎板发育不全，属于脊柱裂的一种。

Myocardial cells：心肌细胞

心脏肌肉的细胞。

Myocardial ischemia：心肌缺血

指心肌的血液和氧气供应不足。

N

Nasal endoscopy: 鼻内镜检查

一种检查方法，即用细小的纤维镜或精确的镜管（固定望远镜）、耳镜检查上气道的异常。

Natural history of asthma: 哮喘的自然病程

指个体生命中哮喘的发病过程，其进展和症状在个体的一生中不尽相同。

Necrosis: 坏死

指细胞、组织或器官的死亡。

Necrotizing enterocolitis(NEC): 坏死性小肠结肠炎

一种主要影响早产儿胃肠道（GI）的严重并发症；病程发展包括缺氧缺血性损伤和炎性损伤，可导致几乎胃肠道任何部位的组织坏死。

Needle decompression: 针刺减压

一种急救措施，当发生张力性气胸时，将针头插入胸膜腔内以降低胸腔内压力。

Negative pressure pulmonary edema: 负压性肺水肿

发生在当人试图对抗闭合着的声门进行深呼吸时，通常发生于人被淹没在水下时；极高的负压会损伤肺泡和毛细血管床，导致液体像被吸尘器吸入肺实质。

Neonatal Resuscitation Program(NRP): 新生儿复苏术

由美国儿科学会和美国心脏协会（AHA）联合发起的一项教育计划；主要针对包括在分娩时有可能接触到新生儿的医生、护士和呼吸治疗师培在内的医务人员，进行以循证医学为基础的新生儿复苏术培训。

Neurogenic pulmonary edema(NPE): 神经源性肺水肿

肺间质液突然增加，与大量的中枢神经系统损伤相关。

Neuropathy: 神经性疾病

神经疾病或神经功能障碍。

Newborn screening: 新生儿筛查

一种通过检查新生儿血液鉴别是否患有囊性纤维化（CF）的方法，但是，如果筛查结果呈阳性并不能确定该新生儿患有囊性纤维化。在确诊患儿为 CF 之前，必须进行进一步的检查。

Nitric oxide(NO): 一氧化氮

属于一种人体内几乎每个细胞和器官都会产生的物质。一氧化氮具有许多功能，包括舒张血管、抑制血小板、调节免疫、调节酶和神经传导。

Nitrogen washout: 氮洗出

因吸入（FIO_2）1.0 的氧气所致，可能会引起吸收性肺不张。氮气起到稳定肺泡的作用，防止在气体交换过程中发生肺泡萎陷或肺不张。当吸入氧气 FIO_2 增加时，肺泡内的氮气量减少（"被洗出肺泡"），无法再保证肺泡稳定。

Non–heart-beating organ donation(NHBOD): 无心跳器官捐赠

一种器官采集过程。患者在停止生命维持治疗后 1 小时内病情恶化渐入死亡，并且确定死亡持续一定时间后，进行器官采集。

Noninvasive positive-pressure ventilation(NIPPV): 无创正压通气

一种通过面罩或鼻塞提供呼吸支持的方法，可预先设置的呼气和吸气压力，以及呼吸频率。

Nonmaleficence: 非侵害

要求临床医生以不伤害患者的方式进行诊治。

Nonvigorous: 无活力

患者处于呼吸困难、肌张力差、和（或）心率低于每分钟 100 次的状态。

Normothermia: 常温

正常体温。

Norwood procedure: 诺伍德手术

指左心发育不全综合征手术治疗的第一阶段，由四个步骤组成：使用肺动脉和同种移植材料创建新主动脉，重建主动脉弓与右心室的连接；去除房间隔；通过体循环至肺动脉分流（如布来洛克—陶西格分流术或佐野改良术）提供肺血流；结扎未闭的动脉导管。

O

Obstructive apnea: 阻塞性呼吸暂停

当上呼吸道出现间歇性阻塞，会发生无呼吸或功能失调。

Off-label use: 适应证外使用

当药物被用于标识之外的用途时所使用的术语。

Omphalocele: 脐膨出

一种发生于腹部中线部位疾病，脐带从中部突起，被腹膜囊包裹；小肠、肝脏和胃也常常膨出。

Optimal positive end expiratory pressure(PEEP): 最佳呼气末正压

是指一种压力在该压力值时肺脏的静态顺应性最高，氧输送压力最大。

Ostium primum ASD: 原发孔型房间隔缺损

发生于第一房间隔上并直接位于房室瓣上部的

缺损。

Ostium secundum ASD：继发孔型房间隔缺损

当第一房间隔发育不良，无法完全覆盖第二房间隔并与其融合时，就形成该类型房间隔缺损。

Ostomies：造瘘术

经手术所形成的一种开口，允许一部分肠道通过瘘管到达皮肤表面。

Oxygen hood（oxyhood）：氧气头罩

一种由透明塑料制成头盔样物，可罩住新生儿的头部，并与经加湿气体源连接以提供固定浓度的氧气浓度。

Oxygenation index（OI）：氧合指数

评估肺功能障碍严重程度的方程式，常用于帮助确定是否需要提升呼吸治疗等级。

Oxygenator：氧合器

一种经机械使血液氧合的装置。

P

Palliation：缓解

旨在改善疾病症状的一种治疗。

Palliative care：姑息治疗

旨在帮助患者和家属决定何种医疗干预手段对他们最有益，而不是有害，以及管理疼痛和其他症状，使得无论做出何种选择，患者在生命最终阶段的痛苦可以被降至最低。有句古谚语说良好的姑息关怀关注的是生命的质量而不是数量，这句谚语是"为时间注入生命，而不是为生命注入时间"。

Pancreatic insufficiency：胰腺功能不全

是指胰腺无法分泌足量的酶来消化食物。

Paradoxical split：反常分裂

表示肺动脉瓣关闭的心脏杂音；经常在主动脉瓣关闭之前被听到。

Paresis：瘫痪

手臂和腿部无力，进而发展成部分或不完全瘫痪。

Partial obstruction：部分阻塞

一种不完全阻塞，可允许空气进入和离开肺泡腔。

Patent ductus arteriosus（PDA）：动脉导管未闭

患儿在出生后动脉导管未闭合，导致血液分流。

Paternalism：家长作风

医生或其他医护人员擅自作出决定，随后才通知患者或家属。

Patient-triggered ventilation：患者触发式通气

对所测得或预估的患者的呼吸动作来启动呼吸的一种机械通气模式。

Peak expiratory flow（PEF）：呼气流量峰值

用于评估哮喘症状严重程度的肺功能检查；让患者站立，深呼吸使肺部完全充盈，然后尽力尽快的一次全部呼出。

Pentamidine isethionate：喷他脒羟乙基磺酸盐

用于治疗耶氏肺孢子虫肺炎的一种抗生素，经雾化或静脉注射用药。

Penumbra：半影或半暗带

指围在脑部受损组织的高危区域。

Percussion：叩击

属于胸部物理治疗方法之一；双手成杯形，有节奏地敲击胸壁；在肺段部位上进行，使气道壁上的黏液松动。

Perforation：穿孔

指打孔的动作或过程。

Pericardiocentesis：心包穿刺

一种急救措施即向心包囊内插入针头以排出空气。

Perimembranous ventricular septal defect：膜周部室间隔缺损

一种先天性心脏病，即在主动脉环（固定瓣叶的纤维组织环）下方的心室壁上有孔。

Periodic breathing：周期性呼吸

一种常见于新生儿的，良性的呼吸异常形式，其特征是在过度通气后出现少于 3 秒的短暂呼吸暂停。

Peripheral chemoreceptors：外周化学感受器

位于颈动脉体内，在颈内动脉和颈外动脉之间，对 O_2、CO_2、pH、葡萄糖和温度变化敏感。

Peritonsillar abscess：扁桃体周脓肿

在扁桃体的上外侧聚积脓液；被认为是继发于小唾液腺的阻塞。

Permissive hypercapnia：容许性呼吸过度

一种机械通气的方法，可提供充足的氧合，且可接受略高的二氧化碳以保持通气，同时将气道高压和气压伤的风险降至最低。

Persistent pulmonary hypertension of the newborn（PPHN）：新生儿持续性肺动脉高压

一种表现为严重低氧血症和高肺动脉压的综合征，当胎儿时期较高的肺血管阻力（PVR）在其出生后无法下降时即出现该综合征。

Phagocytosis：吞噬作用

吞噬和破坏微生物、外来抗原或细胞碎片。

Pharmacodynamic：药效学

药物的作用。

Pharmacokinetic：药物动力学

药物代谢，特别是药效持续的时间、体内分布和代谢方法。

Phenotype：表型

可观察到的有机体的症状。

Phosphatidylcholine（PC）：磷脂酰胆碱

一种表面活性剂所含重要的磷脂；从妊娠约 24 周出现；磷脂与肺泡腔内的空气相互作用，有助于在肺泡回缩或呼气时降低肺泡的表面张力。

Phosphatidylglycerol（PG）：磷脂酰甘油

构成成熟表面活性剂的一种磷脂；在妊娠约 35 周时出现；磷脂与肺泡空间中的空气相互作用，有助于在压缩或呼气时降低肺部的表面张力。

Pilocarpine iontophoresis：毛果芸香碱离子导入

通常称为"汗液测试"，它测量汗液中氯化物的含量；汗液中出现大量氯化物是囊性纤维化的一个指标。

Placenta：胎盘

子宫内的一种结构物质，胎儿经其获得营养和氧气。

Plateau pressure：吸气平台压

施加于肺泡的压力值，在机械呼吸时，通过短暂的吸气暂停来测量。

Pleurodesis：胸膜固定术

使胸膜的脏层和壁层之间相互粘连，防止气胸复发。

Pneumatosis：积气

肠壁内积气。

Pneumocytes：肺细胞

肺脏的细胞。

Pneumomediastinum：纵隔气肿

额外的肺泡气体穿过肺间质，破裂进入纵隔的疾病。

Pneumonia：肺炎

肺实质炎症，通常是由于感染细菌、病毒或其他致病原因所致。

Pneumopericardium：心包积气

心包腔内有空气。

Pneumoperitoneum：气腹

腹部存在游离的空气。

Pneumothorax：气胸

胸膜腔内存在气体。

Poiseuille's law：泊肃叶定律

用于计算气管导管阻力，它指出计算该阻力的函数方程式是导管长度除以导管半径的四次方。

Polyhydramnios：羊水过多

羊水量异常增多。

Polysomnogram：多导睡眠图

一项针对睡眠的研究。

Pores of Kohn：肺泡间孔

存在于相邻的肺泡之间的微小开口。

Positive end expiratory pressure（PEEP）：呼气末正压

是指机械通气中一种设置，经呼气末测得，在整个呼吸周期中使得肺泡内保持一定的压力。

Positive expiratory pressure（PEP）：呼气正压

属于一种清理气道的策略，通过阻止呼气而在气道产生正压。

Post-ductal SpO₂：导管后血氧饱和度

是指在动脉导管之后的身体某一部位所测得血氧饱和度，通常是指下肢。

Postural drainage：体位引流

是一种胸部物理治疗技术，利用重力使不同肺段的黏液流动。

Preductal SpO₂：导管前血氧饱和度

是指身体某一部位的血氧饱和度，该部位的动脉血供给在动脉导管之前；包括头部和右上肢。

Pressure control ventilation：压力控制通气

是一种机械通气的方法，输送到肺部的压力保持恒定，并且输送量将随着肺部特征而改变；在特定的时间段内将一定体积的气体输送至肺部，直至达到临床设定的"安全压力"值。

Pressure support ventilation：压力支持通气

是一种辅助通气模式，当仪器感受到患者开始自主吸气，即在通气时提供恒定的压力。

Preterm：早产

孕周不足 37 周即分娩。

Primary apnea：原发性呼吸暂停

出生时没有呼吸，经刺激可以使呼吸恢复。

Professional competence：职业胜任力

职业道德要求临床医生通过与其专业领域相关的适度水平的培训所获得专业岗位胜任能力。

Professional ethics：职业道德

主要强调的是处理职业专业度、个人和社会之间的互动关系。

Proliferating：增殖

增长。

Proliferative stage：增生期

急性呼吸窘迫综合征的第二阶段；其特征在于 Ⅱ 型肺细胞和成纤维细胞（在伤口愈合中起作用的细胞）的增生（快速增加）。

Prone positioning：俯卧位

是指患者面朝下处于卧位，机械通气的患者如果有持续性氧合或通气困难时可采用俯卧位。

Prostaglandin E(PGE): 前列腺素 E

一种人体内具有多种功能的激素样物质。

Pseudoglandular phase: 假腺期

属于胎儿肺发育的一个阶段,发生在妊娠 7～17 周;命名原因是在这个阶段出现肺的腺样外观;该阶段气道快速增殖,喉和声带发育,口咽和鼻咽的发育完成。

Ptosis: 上睑下垂

眼睑下垂。

Pulmonary atresia: 肺动脉闭锁

一种先天性心脏病,位于右心室和肺动脉之间的肺动脉瓣发育异常。

Pulmonary edema: 肺水肿

液体从肺内的毛细血管渗入间质和肺泡囊。

Pulmonary exacerbation: 肺部恶化

以气道分泌物增多、感染和炎症为特征。

Pulmonary function testing(PFT): 肺功能检查

是指由一系列不同的评估呼吸系统状况的实验所组成的一套检查;直接测量气流量和肺容量。

Pulmonary hypertensive crisis: 肺动脉高压危象

肺血管阻力迅速增加,其结果是肺动脉压超过体循环血压,导致右心衰竭。

Pulmonary hypoplasia: 肺发育不良

是指在胎儿发育期间肺组织先天性发育不良。

Pulmonary interstitial emphysema(PIE): 间质性肺气肿

是指游离空气分散至肺血管周围的肺组织内。

Pulmonary vascular resistance(PVR): 肺血管阻力

是指因肺动脉扩张或收缩所致对流经肺部血流形成的阻力。

Pulmonary vein confluence: 肺静脉汇合处

是指肺静脉汇合的位置。

Pulmonic stenosis: 肺动脉瓣狭窄

是指位于右心室与主肺动脉之间的右心室流出道狭窄。

Pulse pressure: 脉压

收缩压与舒张压之间的差。

Pulsus paradoxus: 奇脉

在吸气时收缩压下降超过 15mmHg。

R

Rapid sequence intubation(RSI): 快速序贯插管

在麻醉药物输送和理想插管条件形成时以最短

的时间间隔插入气管内导管。

Receptive language: 接受性语言

指一个人能够理解他 / 她所听到的语言的能力。

Recurrent respiratory papillomatosis(RRP): 复发性呼吸道乳头状瘤病

一种由人乳头瘤病毒(HPV)引起的病毒性疾病;一般为已感染病毒但无症状的母亲传染给孩子;导致肿瘤样物质在喉部生长。

Refractory hypoxemia: 难治性低氧血症

尽管需氧量增加,但低氧血症仍然持续存在。

Regurgitation: 反流

在心脏舒张期血液回流入心房。

Resection: 切除

切除整个器官或某器官的一部分。

Respiration: 呼吸

通过肺泡毛细血管膜,扩散氧气和清除二氧化碳。

Respiratory distress syndrome(RDS): 呼吸窘迫综合征

一种早产儿肺部疾病,主要特征因肺表面活性物质缺乏导致呼吸功能严重受损,还有气体交换面积减少,肺泡 - 毛细血管膜变厚,血管化发育不良(因此不足)。

Respiratory syncytial virus(RSV): 呼吸道合胞病毒

是一种病毒性病原体;也是导致年幼儿童毛细支气管炎的常见致病病毒。

Reticulogranular: 网状颗粒状

在胸片上显示为粗糙的、呈颗粒状的肺组织。

Retinopathy of prematurity(ROP): 早产儿视网膜病

早产的一种眼部并发症,也是发达国家儿童失明的主要原因之一;当视网膜血管的正常发育被早产和宫外环境破坏时发生。

Retropharyngeal abscess: 咽后脓肿

在后咽壁后部发生的脓肿,引起颈部僵硬、颈部疼痛、发热和颈部淋巴结肿大症状和体征。

Ribavirin: 利巴韦林

一种广谱抗病毒药物,用于治疗儿童严重呼吸道合胞病毒,通过小颗粒气雾剂使用。

Right ventricular outflow tract obstruction(RVOTO): 右心室流出道阻塞

由于血液不能流出右侧心脏并进入肺动脉而引起的肺血流减少。

Robin sequence: 罗宾序列征

由下颌偏小(小颌畸形或下颌后缩),舌后缀(舌头大部分阻塞气道)和腭裂组成的一种综合征。

Rule of double effect: 双重效应原则

已知某行为可能有两种后果,其中预期的后果是有利的,而非预期的后果是不利的;在某些特定的情况该原则在道德上是允许的。

Rule of nines: 九分法

一种通用于计算皮肤烧伤面积百分比的公式。

S

Saccular cysts: 球囊囊肿

喉腔内喉黏膜的异常膨出或外翻。

Saccular phase: 囊状的阶段

属于胎儿肺发育的一个期,大约开始于 30 周;即在气道远端到小支气管末端开始出现真正的肺泡。

Saccules: 囊:

在肺泡发育囊状阶段所形成的短而浅的囊;充当肺泡 - 毛细血管膜,但结构上比肺泡更简单。

Saltatory syndrome: 跳跃综合征:

在神经系统状态、肌张力和自发运动方面逐渐发生变化。

Sano modification: Sano 修复:

通过导管将右心室与肺动脉相连接的一种外科修复手术。

Scaphoid abdomen: 舟状腹

腹部中部凹陷的一种体征

Scoliosis: 脊柱侧弯:脊柱侧凸;通过加重限制肺扩张,可使肺功能下降。

Secondary apnea: 继发性呼吸暂停

出生时无呼吸;经刺激也不能使患儿恢复呼吸。

Secondary drowning: 二次溺水

溺水事件发生后 24 小时内可出现暂时的延迟性水肿。

See-saw breathing pattern: 反常式呼吸模式

在呼吸过程中,腹部和胸部之间运动相互不同步。

Seldinger technique: Seldinger 技术

经皮导入一种装置(如人工气道)的方法,先放置导向器,再将大一些、更持久的结构穿过它,以确保植入的装置放置妥当;该方法是 Sven I. Seldinger 于 1921 年所描述的一种将导管置入血管的方法,并经常用于放置中央静脉导管。

Self-inflating bag: 自动充气囊

一种手动复苏囊 / 气囊 - 阀 - 面罩复苏装置。该装置不需要压缩气体源使其膨胀,因为它会在被挤捏后自动充盈气体。当将其与氧气源接通,并连接一个储氧袋即可输送浓度为 1.0 的氧气。

Septa: 隔膜

一种分隔的间隔或隔状物,如在内耳迷路中的球囊或肺泡之间的隔膜。

Septum: 隔膜

划分两个腔之间的间隔

Septum primum: 第一房间隔

连接心内膜垫的一块薄壁组织。

Septum secundum: 第二房间隔

从胚胎心房的上部向下生长的肌肉组织。

Serosanguineous: 血性浆液

由血液和血清组成的体液。

Shock: 休克

低血压及全身灌注减少。

Short-acting beta agonist(SABA): 短效 β 兴奋剂

当支气管收缩时能松弛气道平滑肌的药物,以缓解急性气流阻塞的症状和体征,即咳嗽、胸闷、气喘。

Silent aspiration: 无声吸入

一种气道吸入,即未能引起咳嗽反射而将异物排出气道。

Sinus venosus: 静脉窦

位于上腔静脉和右心房连接处的后面,通常与肺静脉异常回流有关。

Sinusoidal FHR pattern: 正弦型的胎心率模式

一种胎心率模式与严重的胎儿缺氧、酸中毒、贫血有关,表现为在基线上规则地、平稳的震荡,典型地会持续至少 10 分钟。

Sniffing position: 吸气位

把病人的头和下巴略向前推,目的是开放气道。

Sodium thiosulfate: 硫代硫酸钠

药理作用常用于氰化物中毒时,可以帮助氰化物转化为特殊的硝酸盐,从而阻止氰化物与细胞色素氧化酶结合,保证有氧代谢继续进行。

Spinal cord injury(SCI): 脊髓损伤

脊髓部分或完全断裂,受压或拉伸。

Spinal muscular atrophy(SMA): 脊椎肌肉萎缩症

其特征为下一级运动神经元退化,相比膈肌呼吸肌力量不成比例的减弱;是 2 岁以下患儿的主要死亡原因。

Spirometry: 呼吸量测定法

测量气流和肺活量的方法。

Starling's forces: Starling 力

胎儿经过产道时胸部受到阴道的挤压。

Static compliance: 静态顺应性

在没有气流的条件下衡量肺的扩张性。

Status asthmaticus: 哮喘持续状态

是指一种严重的、持续性的、顽固性的哮喘状态，对最初的短期 - 受体激动剂治疗没有反应。

Subglottic：声门下

在喉的下半部，位于声带以下至气管入口之间。

Subglottic cysts：声门下囊肿

位于声门下方一种封闭的囊或囊袋，囊内有液体、半液体或固体物质。

Subglottic hemangiomas：声门下血管瘤

在声门下组织中血管的异常增生，可引起气道阻塞。

Subglottic stenosis：声门下狭窄

声带下方的气道狭窄。

Sulci：沟

在大脑中分离脑回的沟。

Supraglottic larynx：声门以上的喉部

在声带以上的喉部的部分。

Supraglottis：上喉部

声门以上的喉部，包括会厌、双侧假声襞、双侧甲状软骨和双侧杓会厌皱襞，以发挥保护气道以免发生误吸的作用。

Supravalvar stenosis：瓣膜上狭窄

在大血管连接处心脏瓣膜以上部位的血管狭窄。

Surfactant：表面活性剂

一种化学复合剂，其主要作用是稳定肺泡和细支气管的气液交换，并降低表面张力。

Surfactant-replacement therapy：表面活性剂替代疗法：

通过人工方法将表面活性剂直接推送到肺里。

Synchronized intermittent mandatory ventilation（SIMV）：同步间歇强制通气（SIMV）

一种由患者触发的机械通气模式，能将呼吸机预设的呼吸次数与患者的呼吸动作同步；呼吸机能监测患者超出预先设定呼吸率以外的自主呼吸并不予以支持。如果没有监测到自主呼吸，呼吸机就会产生一个时间触发的机械呼吸。

Systemic vascular resistance（SVR）：全身血管阻力（SVR）

血液流向外周系统所遇到的阻力。

T

Tamponade：填塞

心包内积聚液体或空气，影响心脏舒张期的充盈，并阻碍心脏输出量。

Target effect：目标效应

一种药物使用的方法，在达到预期效果或发生不可接受的副作用或毒性反应之前，会一直给药。

Team support：团队支持

为医疗团队成员所提供的服务，帮助他们应对病人的死亡。

Tension pneumothorax：张力性气胸

一种危及生命的疾病，胸膜腔内积聚气体。每一次呼吸都有新的空气通过破裂口进入胸腔而没有气体经破裂口排出。

Terminal extubation：终末拔管

在没有脱离呼吸机之前，呼吸机不连续使用，拔出气管内插管的一种操作。

Terminal sedation：终末镇静

对临终前病人，当不能用其他手段来控制症状时，对临终前病人进行镇静到失去意识的状态。

Terminal weaning：终末期脱机

在取出气管内插管前，经数小时（或数天）缓慢减少通气支持的方法。

Tet spell：缺氧发作

法洛四联症患者所发生现象；因右心室流出道狭窄突然加重所导致了一段时间的严重发绀。

Tetanus：破伤风

由厌氧菌产生的神经毒素所引起的一种神经疾病。

Tetralogy of Fallot（TOF）：法洛四联症（TOF）

一种由四种异常合并引起的先天性青紫型心脏病，四种异常包括：室间隔缺损（VSD）；主动脉骑跨；右心室流出道梗阻；右心室肥大。

Time-cycled pressure-limited（TCPL）ventilation：时间循环压力限制（TCPL）通气模式

属于新生儿机械通气中传统的最常见的模式，在忽略病人自主呼吸动作的情况下，以固定频率提供正压通气；呼吸机按照预设的压力、时间将气体输送给患者，并通过预设的时间启动和终止。

Time-triggered breaths：定时触发呼吸

强制呼吸机通气。

Tissue test：组织试验

一种用来鉴别诊断鼻后孔闭锁的评估方法，在这种方法中，医生在每一个鼻孔前放置一块纸片或一束棉缕——如果患儿有鼻后孔闭锁的话，纸片（或棉缕）不会随着呼吸而移动。

Tocolytic drugs：宫缩抑制剂

用于抑制或减弱子宫收缩的药物。

Tonsillar hypertrophy：扁桃体肥大

腭扁桃体（常被称为扁桃体），位于舌腭弓和咽腭弓之间，变大会造成气道阻塞。

Total anomalous pulmonary venous return(TAPVR):完全异常肺静脉回流(TAPVR)

一种先天性青紫型心脏病,在肺静脉汇流和左心房之间没有连接。

Total obstruction:完全梗阻

气道发生阻塞,不能吸入气体或也不能呼出气体,导致肺不张和换气不足。

T-piece resuscitator:T型复苏器

一种复苏器,该装置的设计目的是以一个固定的流量进行人工呼吸,以确保输送气体维持在固定的吸气峰压和呼气末正压。

Tracheal masses:气管内肿块

在气管内意外生长肿块;儿童少见。

Tracheal occlusion:气管闭塞

在子宫内将气管塞经插管插入胎儿体内一段时间,以促进其肺的生长。

Tracheoesophageal fistula(TEF):气管食管瘘(TEF)

食管闭锁的一种形式,包括食管和气管的连接。它可能导致严重的肺部并发症,需要多学科的方法来处理消化和呼吸畸形。

Tracheostomy:气管造口术

在气管切开术中形成的永久性开口,以提供和确保一开放的气道。

Tracheotomy:气管切开术

一种为建立长期稳定开放的气道所进行的气管切开手术;经颈部皮肤和软组织切开气管。

Transcutaneous monitoring:经皮动态监测

用电化学方法通过加热局部皮肤区域来诱导发生高灌注,而测量皮肤表面局部的氧分压(PO_2)和二氧化碳分压(PCO_2)。

Transient tachypnea of the newborn(TTN):新生儿短暂性呼吸急促(TTN)

指新生儿或接近足月新生儿在出生最初几小时内出现的轻度呼吸窘迫症状,这是由于未能在分娩前清除胎儿肺部积液造成的。

Transillumination:透照

将一高强度光源放在患儿胸壁上,以诊断或排除新生儿的气胸方法。

Transposition of the great arteries(TGA):大动脉转位(TGA)

属于一种先天性青紫型心脏病,缺损是由于两大动脉离开心脏的位置发生改变,导致主动脉起源于右心室,肺动脉起源于左心室。

Traumatic brain injury(TBI):创伤性脑损伤(TBI)

因头部受到撞击、重击或震荡或穿透性损伤所导致大脑功能受到损伤。

Trismus:牙关紧闭症

表现为面部僵硬,通常始于与咀嚼和微笑相关的面部肌;常被描述为牙关紧闭症。

Truncus arteriosus:永存动脉干

一种先天性青紫型心脏病,该病患儿仅有一根单独的大血管离开心脏,供应全身和肺循环。

Type I cells:Ⅰ型细胞

即构成肺泡毛细管膜的一种肺泡细胞。

Type II cells:Ⅱ型细胞:

一种能制造、储存和分泌以下物质:如Ⅰ型细胞、胎儿肺液、肺表面活性剂的肺泡细胞。

U

Underdevelopment:发育不全

新生儿持续性肺动脉高压,其特征是由于肺发育不全引起肺血管发育不良,形成相对固定的肺动脉高压。

V

Validity:有效性

贴近事实或实际情况。

Valleculae:沟

位于舌根和会厌之间的间隙。

Vallecular cysts:会厌囊肿

可见于会厌的密闭的囊或囊袋,内含液体、半液体或固体物质。

Valvotomy:瓣膜切开术

一种心脏外科手术包括心脏瓣叶分割或瓣膜置换术。

Valvuloplasty:瓣膜成形术

一种心脏手术,在术中将一末端有球囊的导管插入瓣膜口内,给球囊充气以扩大瓣膜口。

Variable decelerations 变异性减速:

属于一种最常见的减速类型,表示胎儿的脐带受压;与子宫收缩没有时相之间关系。

Vascular endothelial growth factor(VEGF)inhibitors:血管内皮生长因子(VEGF)抑制剂:

用于眼内玻璃体的药物,可降低血管内皮生长因子对视网膜发育的影响,阻止早产儿视网膜病变的发展。

Vascular resistance:血管阻力:

为推动血液通过循环系统所必须克服的流动阻力。

Venoarterial extracorporeal membrane oxygenation:静脉 - 动脉体外膜氧合

一种体外生命支持系统，经外科医生将两个大的导管插入患儿的血管内，其中一个插入右颈内静脉，另一个插入右颈总动脉。导管与一个体外膜氧合回路相连，形成一个与人体自身心肺系统相应的体外心肺循环系统旁路。

Venovenous extracorporeal membrane oxygenation: 静脉 - 静脉体外膜氧合

一种体外生命支持系统，由外科医生在右颈内静脉放置一双腔套管将低氧氧血从右心房导出，循环血液流经人工肺氧合器，然后泵回到右心房，病人自身的心脏将负责血液泵到全身。

Ventilation: 通气

气体进出肺部。

Ventilator-associated pneumonia(VAP): 呼吸机相关肺炎(VAP)

是指正在接受机械通气的患者所发生的肺炎；并不意味着机械通气是导致肺炎的原因。

Ventricular septal defect(VSD): 室间隔缺损(VSD)

一种先天性心脏病，系右心室和左心室之间有通道相连。

Vestibular stenosis: 前庭狭窄

鼻孔内软组织的收缩或缩小；可发展为使用鼻塞患儿中并不常见的后果。

Viability: 生存能力

在子宫外生存的能力。

Vibration: 胸部震荡

一种胸部物理治疗技术，在呼气时用手或机械装置轻轻地震动胸壁，通过振动气道帮助分泌物松动排出气道、增加呼气流量。

Viscous: 黏性的液体

一种黏的、胶质的、凝胶状的黏液，阻塞周围的气道，很难被咳出。

Vitamin A(retinol): 维生素 A(视黄醇)

细胞和组织的生长必不可少的一种物质。当其缺乏时可能导致发生支气管肺发育不良。

Vocal fold paralysis: 声带麻痹

因控制声带运动的喉神经冲动的中断所致。

Vocal fold nodules: 声带小结

在声带前部与中间三分之一处形成的胼胝体样病变。

Volume-control ventilation: 容量控制式通气

每次呼吸都要保持一致的容量，这样能更好地控制每分钟的通气量。

Volume-targeted ventilation: 以容量为目标的通气

一种通气模式，即当临床医生为实现一定的潮气量目标时，能够允许其提供压力式呼吸。

Volutrauma: 过度充气

肺过度膨胀，导致组织损伤。

Volvulus: 肠扭转

肠子本身扭曲，引起肠梗阻。

Vomer: 犁骨

位于鼻中隔的后部。

W

Westley croup score: Westley croup 评分

一种常用于描述患儿呼吸困难严重程度的工具。

Wet drowning: 湿式溺水

当喉结不再收缩时，通常是在人失去意识后，液体被吸入肺部。

Withholding resuscitation efforts: 阻止复苏

在分娩后有意识地决定不发起一些或所有形式的维持生命的治疗；该决定对于那些因胎龄、出生体重和(或)先天性异常所致高死亡率和不良预后的病例可能是适当的。

Work of breathing(WOB): 呼吸功

指病人为克服阻止肺扩张的摩擦阻力和静态弹力所付出的努力。

X

Xanthines: 黄嘌呤类药物

一类兴奋型药物，归入支气管扩张剂之列，比 β2 激动剂的药效弱。

附　　录

不同年龄的标准生命体征值

年龄（岁）	心率（每分钟心搏次数）	呼吸频率（每分钟呼吸次数）	血压（mmHg）[*]	
			收缩压	舒张压
新生儿	95～160	30～60	72	55
婴儿	110～180	24～38	90	54
1	90～150	22～30	85	53
			86	40
2			88	42
			88	45
3			91	46
			89	49
4	65～135	20～24	93	50
			91	52
5			95	55
			93	54
6	60～130		96	55
			94	56
7		18～24	97	57
			96	57
8			99	57
			96	57
9	60～110		100	60
			100	59
10		16～22	102	61
			102	60
11			104	61
			103	61
12			106	62
			105	62
13			108	62
			107	63
14			111	63
			109	64
15		14～20	113	63
			110	65
16			116	65
			111	66
17	60～100		118	67
			111	66
18		12～20	120	80

[*] 血压值：第50百分位的血压值是指处于同等年龄正常血压第50百分位处的血压值（即同等年龄正常血压的平均值）。男前，女后

呼吸室内空气时（37℃）标准动脉血气值

年龄	pH	PaCO$_2$（mmHg）	PaO$_2$（mmHg）	HCO$_3$（mEq/L）
早产婴儿（胎龄 <28 周）	≥7.25	45～55	45～65	20～24
新生儿（出生）	7.26～7.29	55	60	19
新生儿（>24 小时）	7.37	33	70	20
婴儿（1～24 月）	7.40	34	90	20
儿童（7～19 岁）	7.39	37	96	22
成人（>19 岁）	7.35～7.45	35～45	90～110	22～26

儿科呼吸用具型号的选择（根据体重）

设备	患儿体重					
	6 ~ 9	10 ~ 11	12 ~ 18	19 ~ 23	23 ~ 31	>31
经口导管（mm）	50	60	60	70	80	80
经鼻导管（F）	14	18	20～22	24	26	30
吸氧面罩	婴儿	儿童	儿童	儿童	儿童 / 成人	成人
喉罩气道	1.5	2	2	2～2.5	2.5	3
喉镜叶片	Miller 1	Miller 2	Miller 2	Miller 2 Macintosh 2	Miller 2 Macintosh 2	Miller 3 Macintosh 3
气管内导管（ETT）（cm）	ETT 大小 =[16+ 年龄（年）]/4					

新生儿气管插管导管型号的选择

胎龄（周）	体重	导管型号（mm）	距口唇的距离（cm）
<28	<1000	2.5	7
28～34	1000～2000	3.0	8
34～38	2000～3000	3.5	9
>38	>3000	3.5～4.0	10